Ludwig V. Geiger

Kunst der Bewegung

So funktioniert der Körper

Ludwig V. Geiger

Kunst der Bewegung

So funktioniert der Körper

rosenheimer

Inhalt

Zum Geleit

Die medizinische Betreuung unserer Athletinnen und Athleten über alle Altersstufen hinweg ist in vielfacher Hinsicht von entscheidender Bedeutung im Sport. Sie hat große Einflüsse und Auswirkungen sowohl im Bereich des Leistungssports an der Spitze der Pyramide als auch an der Basis im Bereich Breitensport/Sportentwicklung. Vor allem aber die Betreuung von Kindern und Jugendlichen hat in all unseren Mitgliedsorganisationen weichenstellenden Charakter – denn in diesem Alter wird der Grundstein dafür gelegt, dass die richtige Mischung aus Bewegung und Ernährung, aus der leistungsorientierten Belastung bei dann konsequenter Entlastung des Körpers zu einem dauerhaft gesunden Leben auch im Erwachsenenalter führt. Nicht zuletzt gewinnt auch der Bereich des Senioren-Sports erkennbar an Bedeutung und Wahrnehmung.

Ludwig V. Geiger hat über Jahrzehnte hinweg an der Nahtstelle zwischen Medizin und Sport aktiv im vorgenannten Sinne mitgewirkt und immer wieder neue Akzente gesetzt. Gerade im Bereich der Kinder und Jugendlichen hat er nicht nur mit seinem gelungen Werk »Super-Henry«, sondern über viele Vorträge und Einzelgespräche dafür Sorge getragen, dass das Thema »Bewegung und Sport« in eine gute und gesunde Balance kommt.

Dafür hat er nicht nur seine hohe fachliche Expertise und viel Zeit, sondern vor allem die notwendige Portion »Herz« eingebracht – das war und ist ein Beitrag mit hohem fachlichen und psychologischen Wert für die Sportfamilie. Luk, wie er von seinen Freunden genannt wird, kennt den Sport auch aus eigener intensiver Erfahrung und hat viele der körperlichen und geistigen Herausforderungen selbst erlebt.

Ohne den Inhalt seines neuen Werks bis ins letzte Detail zu kennen, bin ich mir sicher, dass sein Beitrag zum Thema »Kunst der Bewegung« ein erneut wertvoller sein wird. Und er wird weiterhin »Bewegung« sowohl in der Praxis als auch in der Diskussion über die Praxis schaffen. So kann das Buch allen, die die Bewegung als essenziellen Bestandteil der Menschwerdung betrachten, empfohlen werden.

Alfons Hörmann
Präsident DOSB
Deutscher Olympischer SportBund

Vorwort: Zum Verständnis der Physiologie

Ein Verständnis von Physiologie umfasst mehr, als der Anatomie der Marionette Mensch Leben einzuhauchen. Sie beschäftigt sich mit der Plastizität, also der Formbarkeit lebendiger Strukturen. Physiologie ist damit die Zukunft und Vergangenheit menschlicher Biologie. In ihrem Mittelpunkt steht die Bewegung. Regelmäßige Bewegung fördert nahezu auf allen Funktionsebenen die organische Qualität, die wiederum die Voraussetzung für eine verbesserte Bewegungsausführung ist. Bewegung wird damit zur Kunst, nicht im musischen, sondern im ästhetischen Sinn. Dies gilt nicht nur für bestimmte sportliche Bewegungen, wie Turnen, Tanz und Gymnastik, sondern auch für Alltagsbewegungen. Verdeutlichen lässt sich, was damit gemeint ist, wenn man beispielhaft die fließend anmutigen Gang-, Lauf- oder Armbewegungen junger Menschen dem steif und holprig anmutenden Gangbild eines alten Menschen gegenüberstellt. Nun mag man sagen, so ist das halt, wenn man älter wird. Doch diese Annahme trügt. Regelmäßige gezielte Bewegung verbessert das Erscheinungsbild des alten Menschen, sein Gangbild wird geschmeidiger, die Muskeln arbeiten ökonomischer, es macht Spaß, ihm zuzuschauen, wenn er geht, läuft oder klettert. Den Weg dorthin nennt man Training.

Sämtliche biologischen Systeme des Menschen sind bis ins höhere Lebensalter trainierbar. Die physiologische Funktion der einzelnen Organsysteme, ihr Beitrag zur Bewegung und ihre Trainierbarkeit werden in diesem Buch auf verständlich plastische und bildhafte Weise beschrieben. Darüber hinaus wird auch auf die »Fernwirkungen« der Bewegung hingewiesen: höhere intellektuelle Leistungsfähigkeit, höhere soziale Kompetenz, höhere Lebensqualität, geringere Krankheitsinzidenz und positiver Anti-Aging-Effekt. Behandelt werden auch die Rahmenbedingungen des Sports, wie Training in der Höhe, Kälte- und Wärmeregulation, Ernährung, biomechanische Aspekte usw. Großen Wert lege ich dabei auf Verständlichkeit auch komplizierter Zusammenhänge. Konzipiert wurde dieses Buch für alle, die regelmäßige Bewegung und Sport als Lebenselixier genießen und sich daher mit den »Basics« auseinandersetzen wollen, sowie für diejenigen, die Physiologie als Ausbildungsfach benötigen, wie Lehrer, Sportlehrer, Trainer, Bergführer, Skilehrer, aber auch für Medizinberufe. Weiterhin wird es so manchem Sportler helfen, sein Training besser zu analysieren. Vor allem aber möchte ich den Bewegungsfaulen motivieren, in die glitzernd schöne Welt der Bewegung einzutauchen, ihre Ästhetik zu verstehen und selbst diese Kunst auszuüben.

Der derzeitige Trend zu höherer Lebenserwartung hält an und wird auch von Zukunftsforschern über Jahrzehnte hin bestätigt. Höheres Lebensalter fordert aber auch Investitionen in die dann erreichbare Lebensqualität. »Körperliches Training ist die einzige wissenschaftlich gesicherte Maßnahme, alternsbedingten Leistungseinbußen von Herz, Kreislauf, Atmung, Stoffwechsel, Skelettmuskulatur und Nervensystem entgegenzuwirken.« Mit diesem Satz von Wildor Hollmann aus dem Jahr 1983 wird die Bedeutung von Bewegung auch aus sozialmedizinischer Sicht klar.

Einleitung: Bewegung hat Zukunft

Bewegung ist der induktive Reiz für zahlreiche, teilweise sehr komplexe Reaktionen des menschlichen Organismus. Regelmäßige Bewegung (Training) führt nicht nur zu positiven Anpassungsreaktionen im Bereich der Muskulatur, der Knochen, der Gelenke, des Herz-Kreislauf-Lungen-Systems, sondern auch zu verbesserter Funktion übergeordneter Regulationsgrößen wie des Nerven- und Hormonsystems. Die daraus resultierende Verbesserung der Organqualität kann über biotechnische Messverfahren bestätigt werden, genauso wie ihre Verschlechterung durch Bewegungsmangel. In Anlehnung an diese rein biologische Betrachtungsweise gilt aus medizinischer Sicht: Regelmäßige Bewegung erhält die Gesundheit, Bewegungsmangel macht krank. So schützt ein regelmäßiges Ausdauertraining vor Gefäßkomplikationen wie Herzinfarkt, Schlaganfall und peripheren arteriellen Durchblutungsstörungen, während Bewegungsmangel zu Übergewicht, Herz-Kreislauf-Krankheiten, Fettstoffwechselstörungen und Zuckerkrankheit Typ II führt. Daneben gibt es glaubhafte Hinweise darauf, dass eine angemessene körperliche Aktivität die Alterung der Körperzellen im Sinne eines Anti-Aging-Effektes verlangsamt, das Immunsystem im Kampf gegen krank machende Keime und Krebszellen stärkt und psychische Störungen rascher überwinden hilft. Bringt man diese wissenschaftlichen Erkenntnisse auf den Punkt, so lässt sich eine Bewegungsnotwendigkeit ableiten, um eine hohe Lebensqualität zu erreichen: **Leben ist Bewegung**.

Der heutige Mensch ist das Ergebnis einer über vier Millionen Jahre langen Entwicklung. Sie wurde durch die Evolution und die Nutzung genetischer Vorzüge geprägt. Unsere heutige physiologische Ausprägungsform gleicht nach wie vor der des Steinzeitmenschen vor über 40 000 Jahren, der eine wesentlich höhere Bewegungsanforderung zu bewältigen hatte. Noch heute bestimmt der »Kampf ums Überleben« physiologische Gesetzmäßigkeiten, wie beispielsweise die Stresshormonregulation. Die physiologisch betrachtet besonders enge Verbindung zwischen Zentralnerven-, Immun- und Hormonsystem bestätigt diese Überlebensstrategie. Das Verständnis für die Prinzipien der Physiologie wird aus der Sicht einer evolutionär begründbaren Bewegungsnotwendigkeit erheblich erleichtert. Sie stellt auch den Motor für dieses Buch dar.

1. Begriffe – Definitionen – Prinzipien – Gebote

Wer dieses Buch liest, möchte Informationen über die Physiologie der Bewegung bekommen. Sachlichkeit, Wissenschaftsnähe und verständliche Darstellung sind gefragt, um das Gehirn des Lesers zu erreichen. Um aber sein Herz zu erobern, bedarf es einer Übereinstimmung von Sprache und Intuition. Deshalb werden im Folgenden zehn komplexe physiologische Begriffe, Definitionen, Prinzipien und Gebote dargestellt, die die Einstellung des Autors bei der Betrachtung physiologischer Probleme widerspiegeln.

1.1. Zum Wissenschaftsbegriff der Physiologie

Physiologie ist definitionsgemäß die Lehre von den Lebensvorgängen. Streng genommen sind aber die physiologischen Abläufe im menschlichen Organismus einer exakt wissenschaftlichen Methodik mit der Forderung einer konstanten Reproduzierbarkeit bei gleichen Versuchsbedingungen nur näherungsweise zugänglich. Im Gegensatz zu den exakten Wissenschaften, die bei identischen Versuchsbedingungen immer gleichbleibende Ergebnisse liefern, stehen biologische Systeme unter zusätzlichen Einflussgrößen, die das Versuchsergebnis beeinflussen. Zum besseren Verständnis sei dies am Bild des geschlossenen und offenen Modells dargestellt (siehe Abb. rechts).

Die Formeln aus Mathematik, Physik und Chemie produzieren eine exakte wissenschaftliche Wahrheit (geschlossenes System), während die Gesetzmäßigkeiten der Physiologie, Biologie und Medizin Flussgrößen sind, die sich in Abhängigkeit von äußeren und inneren Einflüssen der »Wahrheit« höchstmöglich annähern (offenes System). Überträgt man diese Modellvorstellung auf die einfachste lebende Einheit, die Zelle, so stellen sich dieser folgende Aufgaben: Einerseits soll sie ihr inneres Milieu aufrechterhalten, andererseits braucht sie von außen Nährstoffe und Sauerstoff und gibt Stoffwechselabfall und Kohlendioxid wieder nach außen ab (siehe Abb. S. 12, links).

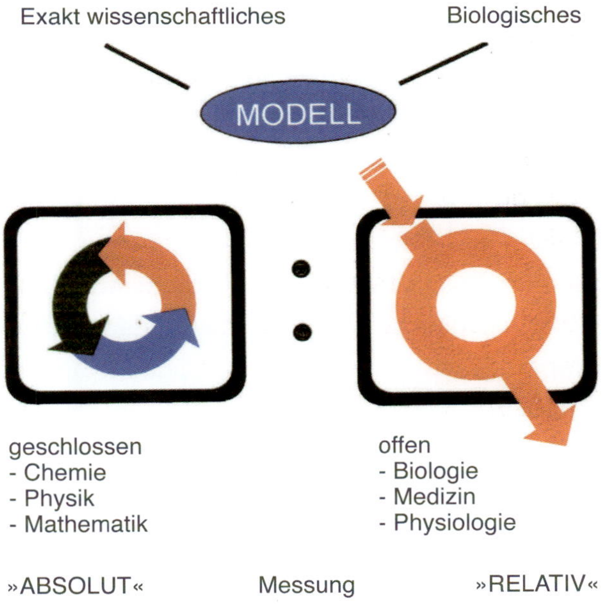

Die modellhafte Erkenntnis, dass biologische Messgrößen einer von äußeren und inneren Bedingungen abhängigen Variabilität unterliegen (offenes System), im Gegensatz zu mathematischen Messkonstanten (geschlossenes System), ist wichtig, um die Physiologie als lebendige Wissenschaft zu begreifen.

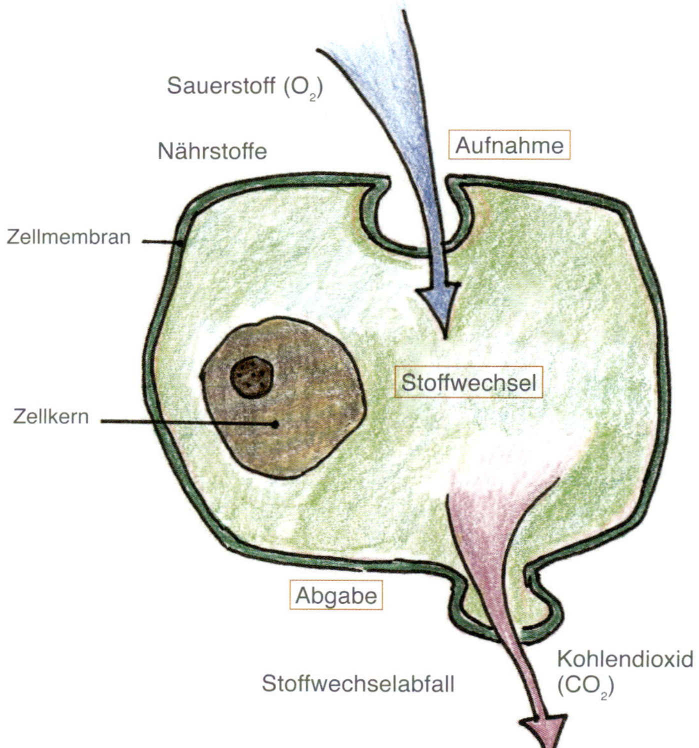

Die Zelle als offenes System: die Zellmembran schottet einerseits das innere Milieu ab, andererseits ermöglicht sie über »Membrantüren« (Poren, Carrier) die Aufnahme von lebenswichtigen Stoffen und entledigt sich schließlich von deren Stoffwechselabfall (Sekretblasen).

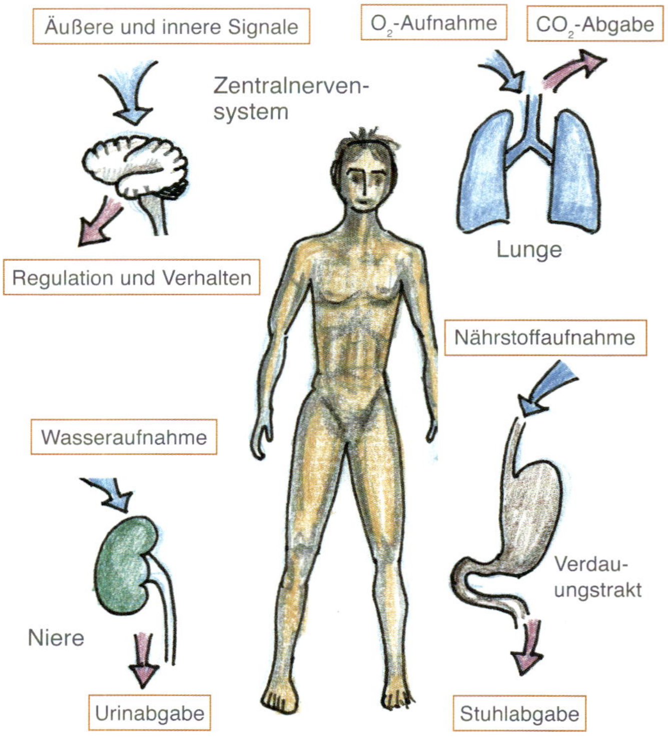

Aufrechterhaltung des inneren Körpermilieus durch Kontakte mit der Außenwelt

Die Entwicklung vom Einzeller zum »Vielzeller« Mensch erforderte über Jahrmillionen eine Spezialisierung zu den verschiedensten Zellstrukturen, z. B. des Nervensystems, der inneren Organe, der Muskulatur, des Binde- und Stützgewebes. Die Problematik aber bleibt die gleiche: Stabilisierung des inneren Körpermilieus unter dem ständigen Kontakt und den wechselnden Einflussgrößen der Außenwelt (siehe Abb. S. 12, rechts). Dies gilt für den Aufenthalt auf einem sturmumtosten Himalajariesen genauso wie im Liegestuhl am Südseestrand. Der Regulations- und Steuerumfang ist aber mit der Spezialisierung erheblich angewachsen. Einerseits muss in den unterschiedlich spezialisierten Zellen der einzelnen Organe ein inneres Gleichgewicht (Homöostase) zur Sicherung der Organfunktion aufrechterhalten werden, andererseits müssen über Fühlersysteme (Rezeptoren) Signale von außen erkannt und entsprechend beantwortet werden. Dies gilt für Höhen-, Hitze- und Kälteexposition genauso wie beim Angriff von Viren, Bakterien und Pilzen: Die Integrität (Gesundheit) des menschlichen Körpers und damit die Stabilität des inneren Milieus steht immer im Vordergrund. Im weitesten Sinn betrifft dies auch menschliche Verhaltensweisen, wie Angst, Wut, Aggression, aber auch Zuneigung, Zärtlichkeit und Liebe, die durch äußere und innere Einflussgrößen auf das Nerven- und Hormonsystem entstehen, um den Organismus in seiner Gesamtheit zu schützen und überleben zu lassen.

Bei der Bewertung physiologischer Messgrößen muss deshalb immer deren Relativität in Abhängigkeit von äußeren und inneren Bedingungen beachtet werden.

πάντα ῥεῖ
(panta rhei)

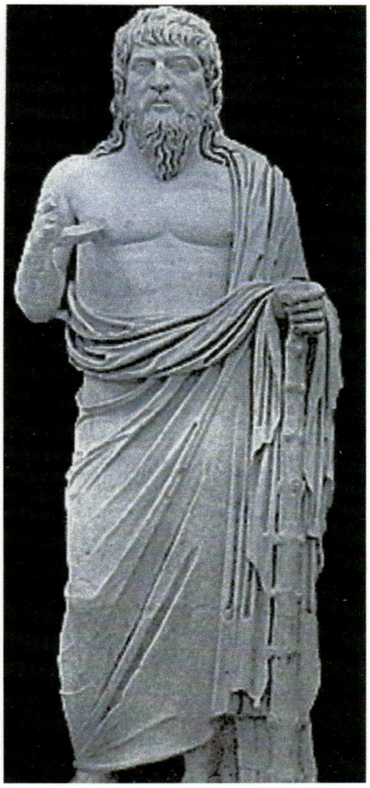
Heraklit aus Ephesos (540–480 v. Chr.)

»… alles ist in Fluss …«

»… man kann nicht zweimal in denselben Fluss steigen …«

Bereits 500 Jahre vor Christus beschäftigten sich die Philosophen des alten Griechenlands mit den durch die Naturgesetze bedingten ständigen Veränderungen menschlichen Lebens.

Wer dies verinnerlicht, begreift nicht nur die Physiologie, sondern das Leben!

1.2. Das Prinzip der Evolution

Als Evolution bezeichnet man die Entwicklung der Organismen im Lauf der Erdgeschichte.

Das Zusammenwirken von genetischer Variation und natürlicher Selektion gilt auch heute als wichtigstes Organisationsprinzip der Biologie, wenngleich auch Charles Darwins (1809–1882) Theorie der natürlichen Auslese (»Über die Entstehung der Arten« 1859) durch neuere molekulare Grundlagenforschungen modifiziert wurde. Doch die dort entdeckte große genetische Variationsbreite innerhalb der einzelnen Arten widerlegt nicht das biologische Grundprinzip der Evolution (siehe Abb. rechts): In einer ersten Stufe entsteht eine genetische Variante innerhalb der Entwicklung des lebenden Organismus durch Mutation, Rekombination oder Zufall. In einer zweiten Stufe muss sich dieser veränderte Organismus nun im Kampf ums Dasein der Umwelt, z. B. den klimatischen Bedingungen, anpassen oder sich natürlicher Feinde erwehren. Je besser diese spezifische Anpassung funktioniert, umso größer ist die Überlebens- und Vermehrungschance. Die biologisch schwächeren Varianten scheiden aus. Nach diesem Prinzip hat sich auch der Mensch entwickelt. Wieder spielt hier die Bewegung als »Evolutionsziel« eine zentrale Rolle. Soweit sich die Stammesgeschichte der Menschwerdung über vier Millionen Jahre zurückverfolgen lässt, selektioniert der Fortbewegungsanspruch als Jäger, Fischer und Sammler die Ausbildung des Körperbaus. Aus den im Knöchelgang auf allen vieren laufenden Hominiden entwickelt sich der aufrecht gehende Mensch (siehe Abb. S. 15) mit einem hohen Anspruch an das Zentralnervensystem und den Bewegungsapparat.

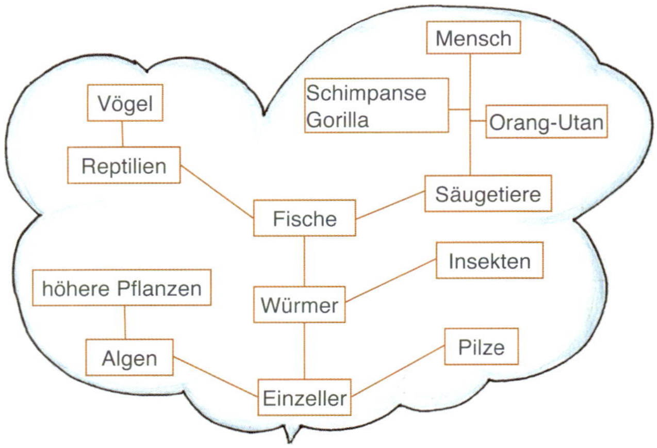

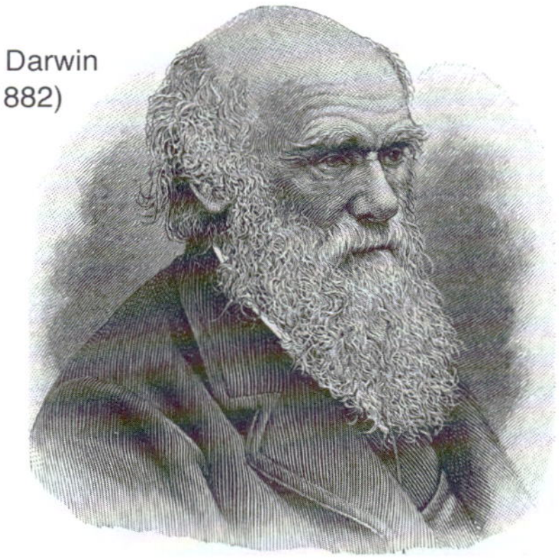

Charles Darwin (1809–1882)

Als Evolution bezeichnet man die Entwicklung der Organismen im Lauf der Erdgeschichte. Auch wenn neuere biochemische und biomolekulare Erkenntnisse das Wissen um die Artenvielfalt erweitern, die grundlegende Idee der genetischen Variation und natürlichen Selektion geht auf Charles Darwin zurück.

Der heutige Bewegungsapparat, der prinzipiell bis auf die damals kleineren Proportionen dem Entwicklungsstand des Altsteinzeitmenschen vor 40 000 Jahren entspricht, verfügt über eine enorme Belastbarkeit für alle motorischen Leistungen. Sämtliche Organsysteme, wie Herz/Kreislauf, Verdauungstrakt, Hormone und Nerven, beliefern ihn mit Blut und Nährstoffen, steuern und regeln ihn. Die tägliche Wegstrecke des männlichen Steinzeitmenschen war beachtlich, sie lag im Durchschnitt bei 15 bis 20, im Extremfall bei 40 Kilometern,

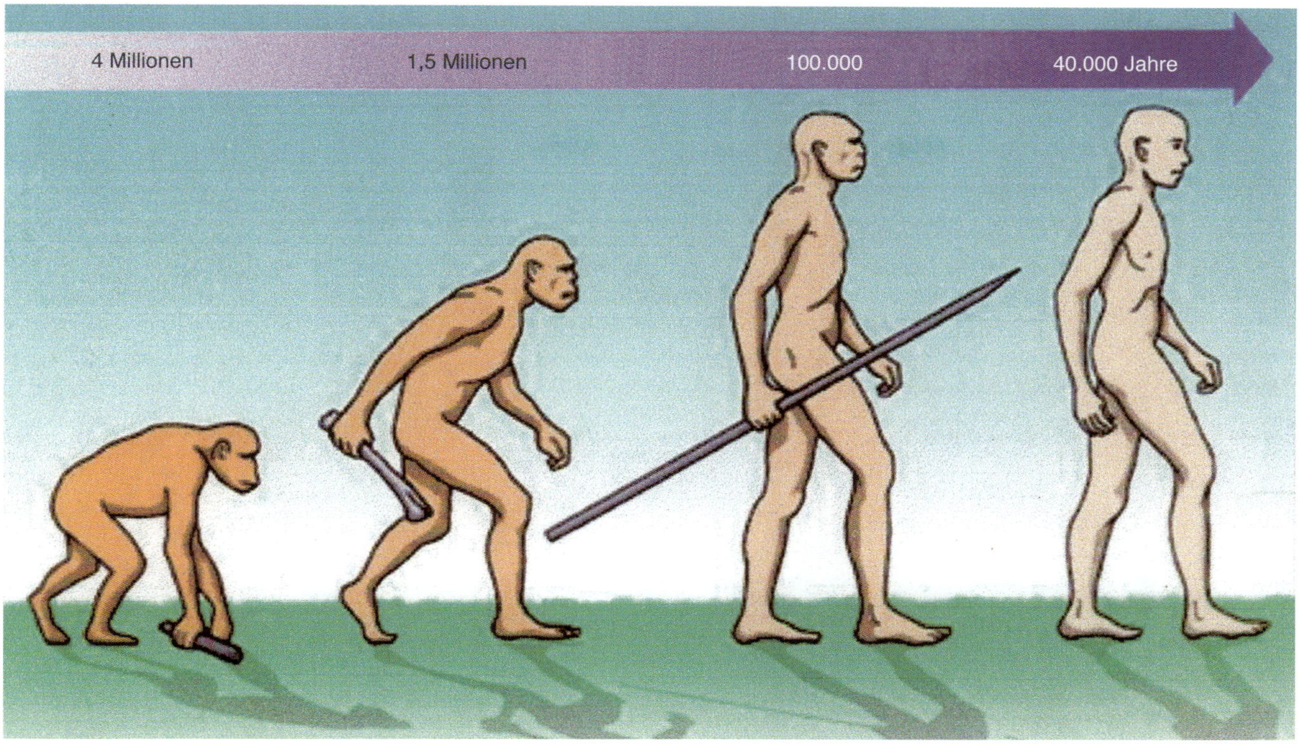

Über 4 Millionen Jahre lässt sich die Evolution des Menschen aus dem Zwischenstadium menschenähnlicher Wesen (Hominiden), die sich im Knöchelgang fortbewegten, über den aufrecht gehenden Menschen (Homo erectus) bis zum Jetztmenschen (Homo sapiens sapiens), der sich in den letzten 40 000 Jahren nicht wesentlich verändert hat, zurückverfolgen.

um zu jagen und die Art zu erhalten. Die Frauen legten sechs bis acht Kilometer zurück, um Früchte, Wurzeln und Samen zu sammeln. Noch heute streifen die Buschmänner der Kalaharisteppe bis zu 25 Kilometer, die Frauen bis acht Kilometer täglich umher, um zu jagen und zu sammeln. Im krassen Gegensatz dazu stehen wir Jetztmenschen in der hoch entwickelten westlichen Industriegesellschaft. Unsere Wegstrecken sind durch den technischen Fortschritt minimiert. Bewegungsarmut kennzeichnet den Lebensstil. Das über Hunderttausende von Jahren erreichte Evolutionsergebnis Mensch (Homo sapiens sapiens) gerät ins Wanken, denn Bewegungsarmut schwächt die Organqualität und macht krank. So steigt die Zahl der Stoffwechsel- und Gefäßkrankheiten wie auch der vorzeitig degenerativen Gelenk- und Wirbelsäulenerkrankungen seit dem Beginn der sogenannten industriellen Revolution im 19. Jahrhundert (Maschinierung, Automatisierung, Mikroprozessierung) bis heute. Das kurzlebige Revolutionsprinzip erlaubt der langsamen evolutionären Entwicklung keinen Anpassungsspielraum. Zu kurz ist die Adaptationsfrist. Die sogenannten Wohlstandskrankheiten sind in erster Linie Bewegungsmangelkrankheiten, erst in zweiter Instanz primäre Überernährungseffekte. Denn die Bewegung reguliert die Instinkte Hunger, Durst und Sättigungsgefühl.

Vier Millionen Jahre Mensch: Das Wissen um das Prinzip Evolution sollte in uns das Bewusstsein für die Bewegungsnotwendigkeit zum Erhalt der Organqualität wachrufen.

1.3. Leben ist Bewegung

Die evolutionär von der Bewegung geprägte Vergangenheit determiniert die biologische Gegenwart und Zukunft: Der Bewegungsapparat und seine zuliefernden und steuernden Systeme stehen im Zentrum physiologischen Denkens.

Die **Muskulatur** ist das größte Organ des Menschen (siehe Abb. rechts). Bezogen auf die Gesamtkörpermasse macht sie beim Mann 40 Prozent, bei der Frau 30 Prozent aus. Über 400 Muskeln bewegen das Skelett aus Knochen, Knorpel und Bindegewebe, das bei mehr als 200 Knochen 20 Prozent der Körpermasse ausmacht. Diese sogenannte Skelettmuskulatur erfüllt im Wesentlichen drei Aufgaben:

- Kontrollierte und zielgerichtete Bewegungen
- Stabilisierung der aufrechten Körperhaltung
- Produktion von Wärme zum Erhalt der Körpertemperatur

Ein stark verzweigtes **Gefäßsystem** aus Arterien und Venen überzieht den gesamten Körper und versorgt ihn mit Blut. Hintereinandergelegt sind diese Gefäße beim Erwachsenen über 100 000 Kilometer lang (siehe Abb. S. 17, links). Den geringsten Durchmesser weisen die Lungenkapillaren mit 0,007 Millimetern, den größten die Hauptschlagader (Aorta) mit 20 Millimetern auf. In Ruhe durchströmen pro Minute ca. 20 Prozent des Gesamtblutvolumens die Muskulatur, unter Maximalbelastung ca. 85 Prozent.

Das **Herz** als unermüdlicher Motor dieses in sich geschlossenen Kreislaufs saugt Venenblut an, schickt es zur Sauerstoffaufsättigung in die Lungen und befördert es dann mit einer Stundenleistung von 300 Litern beim Erwachsenen als arterielles Blut bedarfsgerecht in die Muskulatur und sonstige Organsysteme. Unter Belastung kann die Pumpleistung des Herzens auf 900 Liter pro Stunde erhöht werden.

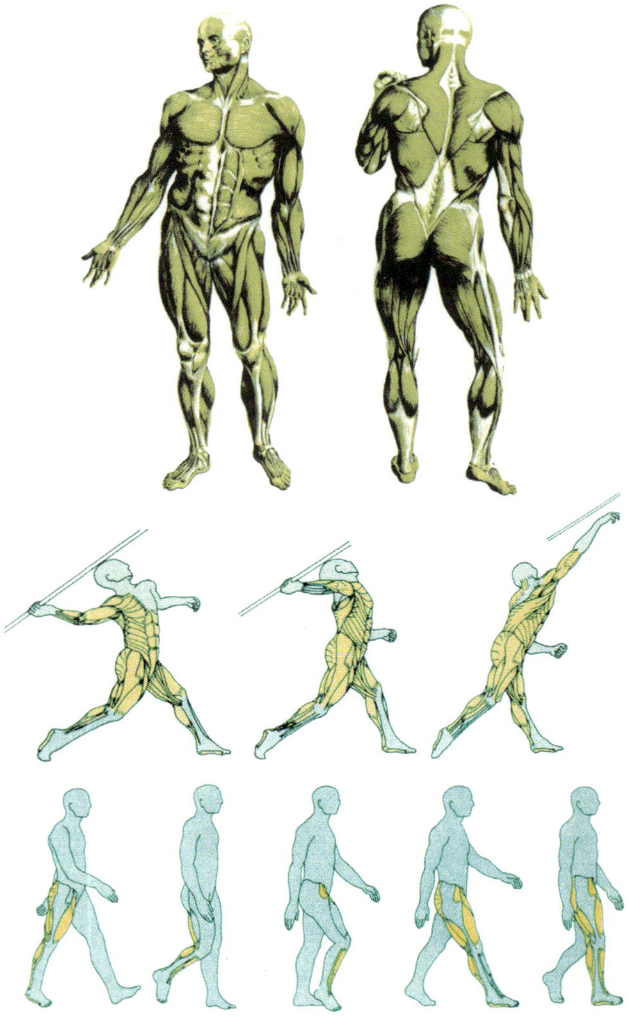

Ein Bewegungsapparat aus über 400 Muskeln lässt eine Vielfalt von Bewegungsvariationen zu, die die Fortbewegung, das ursprüngliche Jagen und letztendlich das Überleben sichern. Die Leistungen im Sport profitieren von diesem nahezu unerschöpflichen Bewegungsspektrum (modifiziert nach Weineck, J. und Tittel, K.).

Auch das Herz, der Motor des Kreislaufsystems, wird vom Netz der Gefäße überzogen.

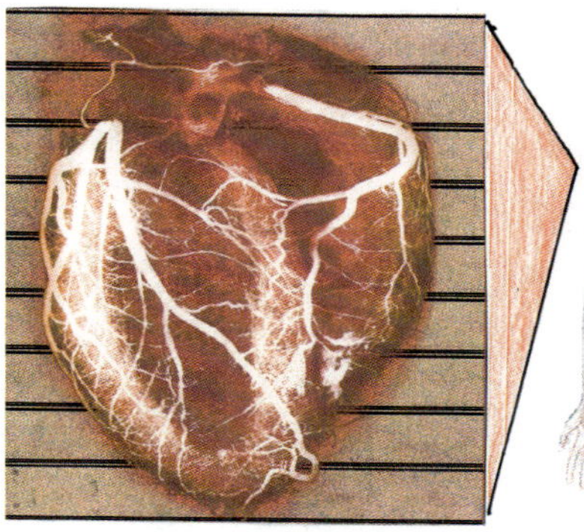

Selektive Gefäßdarstellung am Beispiel der Koronarangiografie (Herzkatheter)

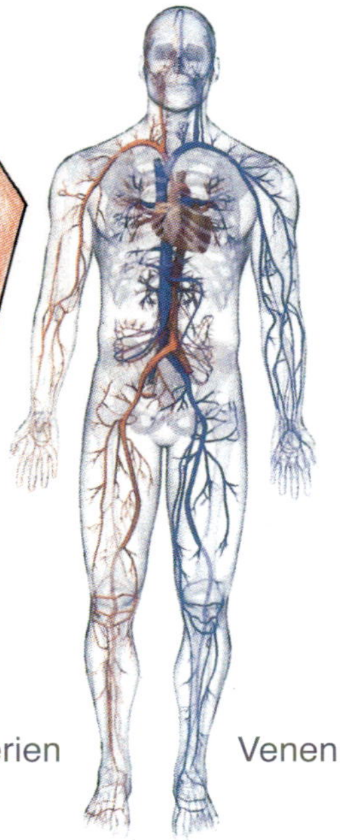

Das Gefäßsystem zieht als engmaschiges Netz aus Arterien und Venen über den gesamten Körper und seine Organe. Hintereinandergeschaltet besitzt es beim Erwachsenen eine Gesamtlänge von über 100000 Kilometern! Anmerkung: Aus Übersichtlichkeitsgründen wurden die vom Herzen wegführenden Arterien (rot) in der Abbildung links, die zum Herzen leitenden Venen (blau) rechts dargestellt. In der Wirklichkeit sind beide symmetrisch angelegt.

Über 45 **Hormone** sind sekundenschnelle Überbringer von Nachrichten auf dem Blutwege. Körperliche Bewegung aktiviert die Ausschüttung dieser Botenstoffe und reguliert damit die Antwort auf physische und psychische Reize.

Das **Nervensystem** mit über 100 Milliarden Nervenzellen im Gehirn und Rückenmark, die über ein ausgeklügeltes Netzwerk miteinander kommunizieren, leitet Informationen und Befehle über elektrische Signale mit Spitzengeschwindigkeiten bis zu 80 Meter pro Sekunde durch den Körper (siehe Abb. rechts).

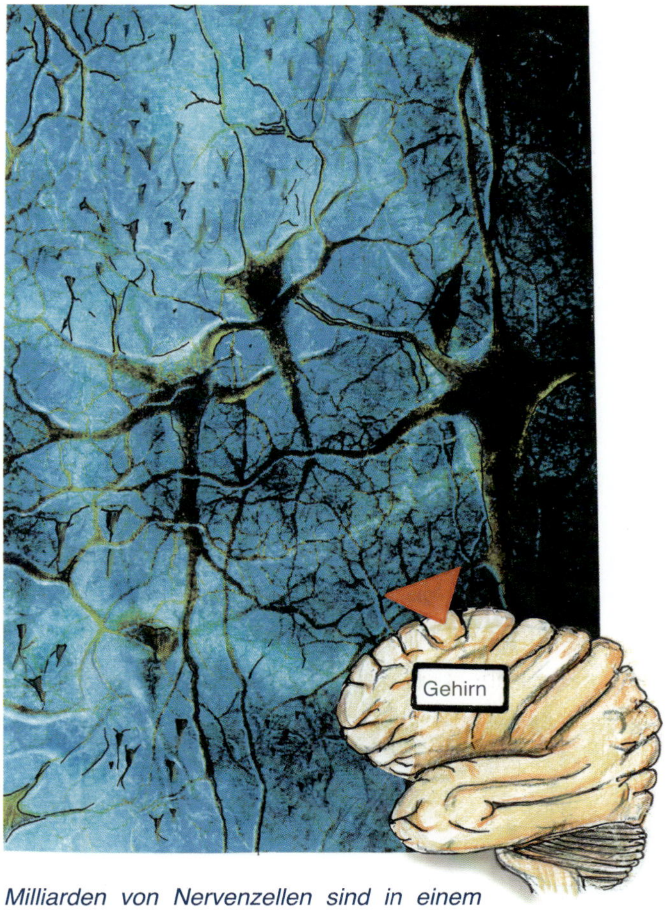

Milliarden von Nervenzellen sind in einem perfekten Informationssystem miteinander verknüpft. So laufen im Gehirn, der übergeordneten Schaltstelle, nahezu sämtliche Informationen zusammen und lösen Bewegungsentwürfe, Bewegungen, Denkvorgänge, Gedächtnisleistungen und Gefühlsreaktionen aus.

All diese qualitativ und quantitativ überdimensionierte Ausstattung des Bewegungsapparates und seiner Zuliefer- und Steuersysteme garantiert eine hohe Lebensqualität. Denn man kann damit nicht nur Tiere jagen und Beeren sammeln, sondern auch die höchsten Berge besteigen, in der Tiefsee tauchen oder auch nur joggen.

1.4. Reize bestimmen das Leben

Reize verursachen bei Lebewesen Empfindungen und Reaktionen. Dabei muss eine bestimmte **Reizschwelle** überschritten werden, damit der Reiz registriert wird. Diese ist abhängig von der Intensität, aber auch der Reizdichte und -häufigkeit (siehe Abb. rechts). Je höher der Entwicklungsgrad eines Lebewesens, umso abhängiger wird sein Organismus von äußeren und inneren Reizen. **Äußere Reize** sind beispielsweise Berühren, Sehen, Hören. **Innere Reize** sind vegetative Aktionsweisen wie Hunger und Sexualität oder psychisches Verhalten wie Angst oder Aggression (siehe Abb. S. 19). Auf der Entwicklungsstufe des Menschen findet man eine direkte Abhängigkeit der Organqualität von den vielfältigen Reizinhalten, ihrer Intensität und Häufigkeit. Diese Abhängigkeit ist so groß, dass ein langfristiges Fehlen äußerer Reize im Verein mit psychischer Isolation und absoluter Bewegungslosigkeit unweigerlich zur Erkrankung und im Extremfall zum Tod des Individuums führt.

Sieht man von der äußerst belastenden psychosozialen Isolation mit ihren vorwiegend psychischen Auswirkungen wie Angst, Depression und Selbstaufgabe ab, übt der **Bewegungsmangel** den ungünstigsten Einfluss auf die Organqualität aus. Unter Bewegungsmangel versteht man definitionsgemäß eine muskuläre Belastung, die chronisch unterhalb der Reizschwelle liegt, die für den Erhalt der funktionellen Organkapazität notwendig ist. Es resultiert daraus eine verminderte Organqualität, die man als **Atrophie** und bei chronischem Fortschreiten als **Degeneration** bezeichnet. Regelmäßige »überschwellige« Reize hingegen erhal-

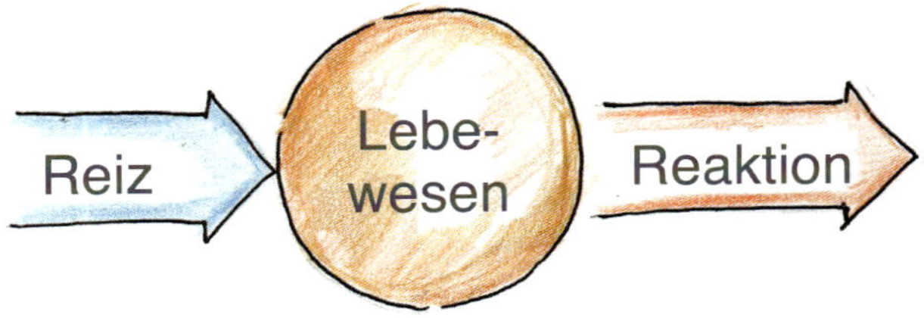

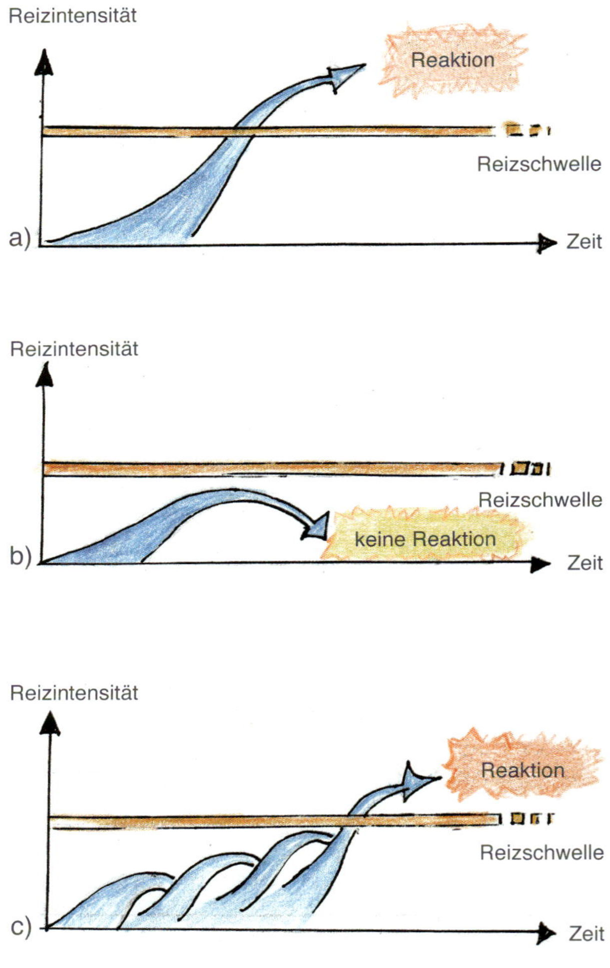

Lebende Organismen reagieren auf Reize, wenn die Intensität des Einzelreizes eine bestimmte Reizschwelle überschreitet (a) oder ein Summationseffekt aus unterschwelligen Einzelreizen besteht (c). Ein einzelner unterschwelliger Reiz führt zu keiner Reaktion (b).

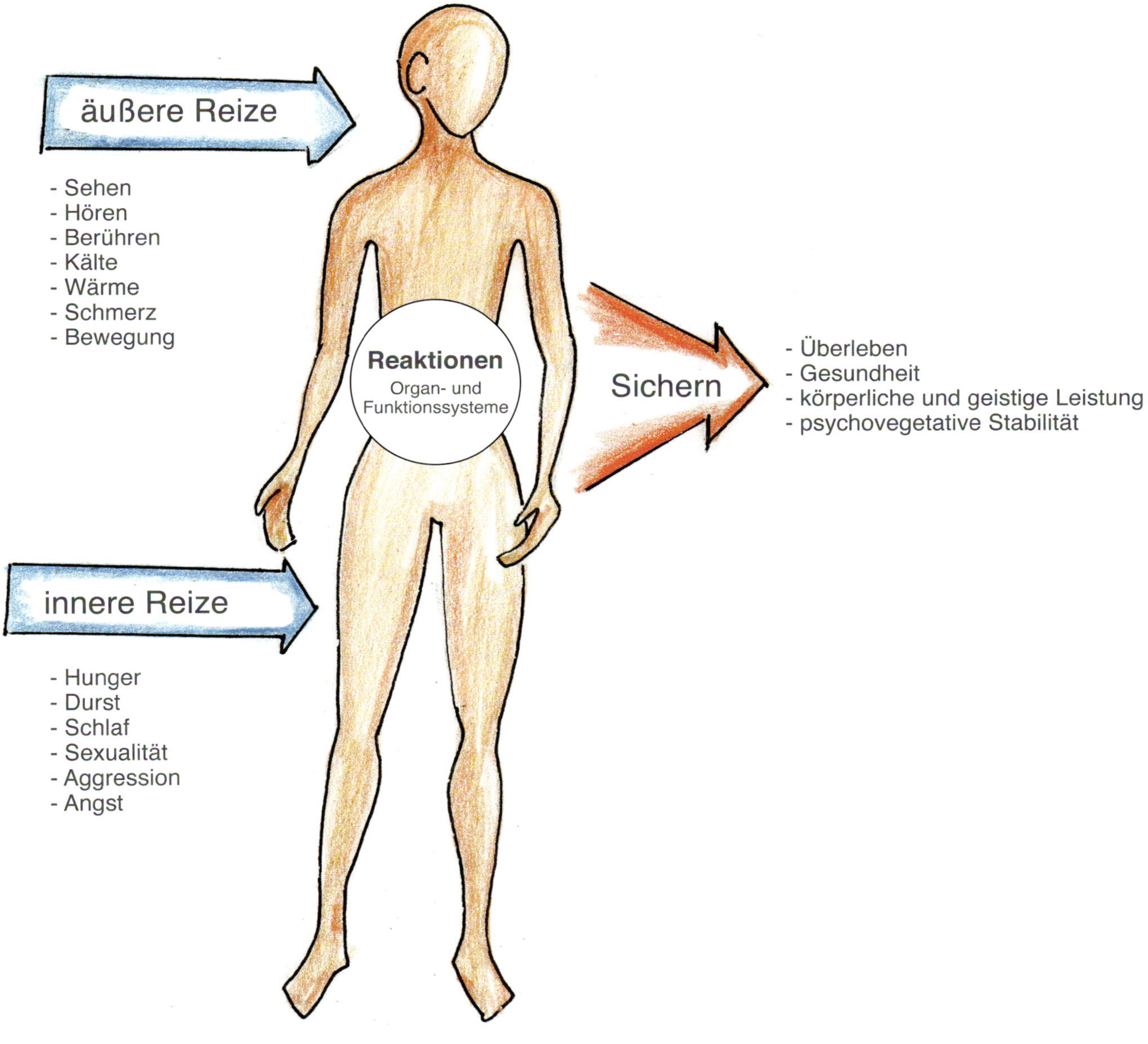

Äußere und innere Reize bestimmen und erhalten das Leben, die Gesundheit und Leistungsfähigkeit des menschlichen Organismus.

ten oder fördern die Organqualität. Letzteres führt zu einer Funktionsverbesserung und häufig auch zu einer Vergrößerung des ausführenden Organs, z. B. eines Muskels, was als **Hypertrophie** bezeichnet wird. Der Weg dorthin heißt **Training** (siehe Abb. rechts). **Bewegungsmangelkrankheiten** sind, wie mehrfach aufgeführt, die Folge ungenügender Reizeinwirkung auf den menschlichen Bewegungsapparat und seine steuernden und energiebereitstellenden Organsysteme. Im Vordergrund stehen dabei degenerative Gelenk- und Wirbelsäulenerkrankungen, wie Arthrosen, Bandscheibenschäden usw. Am Beispiel der **Osteoporose** lassen sich die Folgen fehlender Reize auf den Skelettapparat gut darstellen. Bei der Osteoporose handelt es sich um einen krankhaften Mangel an Kalksalzen und elastischen Fasern im Knochen mit dem Risiko von spontanen Knochenbrüchen. Bei körperlicher Inaktivität fehlt der natürliche Reiz mechanischer Biege- und Druckbelastung, die der Knochen braucht, um seinen Stoffwechsel anzuregen. Bei **akuter** Entlastung, z. B. Gipsbehandlung über sechs bis acht Wochen, kommt es selbst bei jungen Menschen zur »Entkalkung« der ruhig gestellten Extremität (Inaktivitätsosteoporose).

Auch die für das höhere Lebensalter typische Osteoporose infolge hormoneller Regulationsstörung wird durch **chronische** Minderbelastung ungünstig beeinflusst, das Osteoporose-Risiko steigt. Fehlt erschwerend ein weiterer Reiz, die Sonneneinstrahlung auf die Haut, so erhöht sich dieses Risiko zusätzlich. Denn UV-Licht fördert die Bildung von Vitamin D_3 in der Haut, das wiederum über die Bildung des Hormons Calcitriol die Calciumaufnahme aus dem Darm unterstützt (siehe Abb. S. 21).

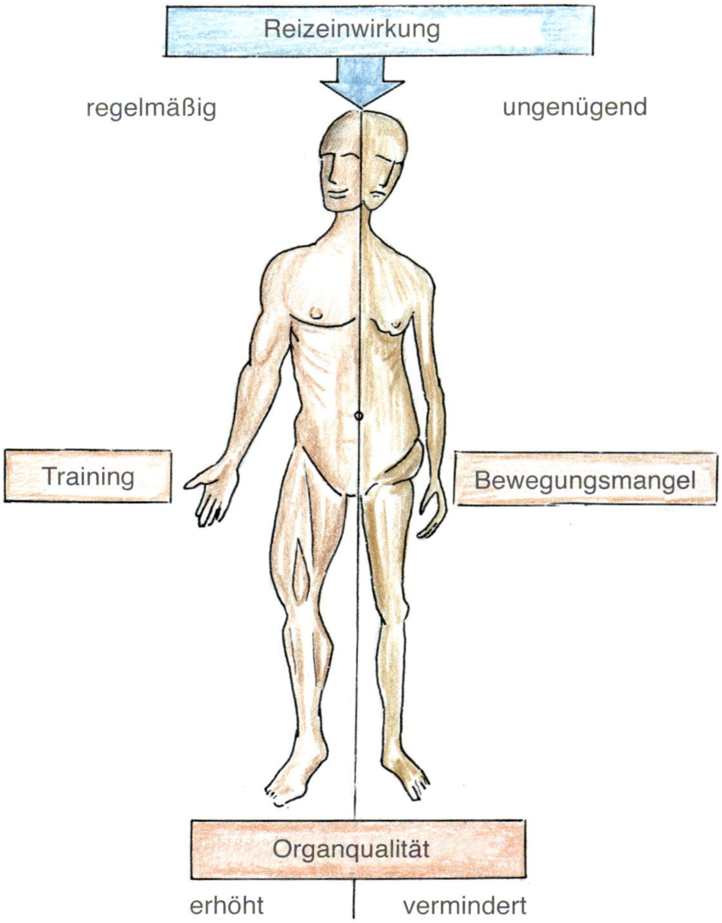

Regelmäßige systematische Reizeinwirkung durch Training führt zu einer Verbesserung der Organqualität (Hypertrophie), hier am Beispiel der Muskulatur, chronischer Bewegungsmangel hingegen mindert die Organqualität (Atrophie).

Damit bestimmen äußere und innere Reize die Qualität und Leistungsfähigkeit der Organe. Die bedarfsgerechte Dosierung dieser Reize ist eine Lebenskunst, die zu beherrschen sich lohnt.

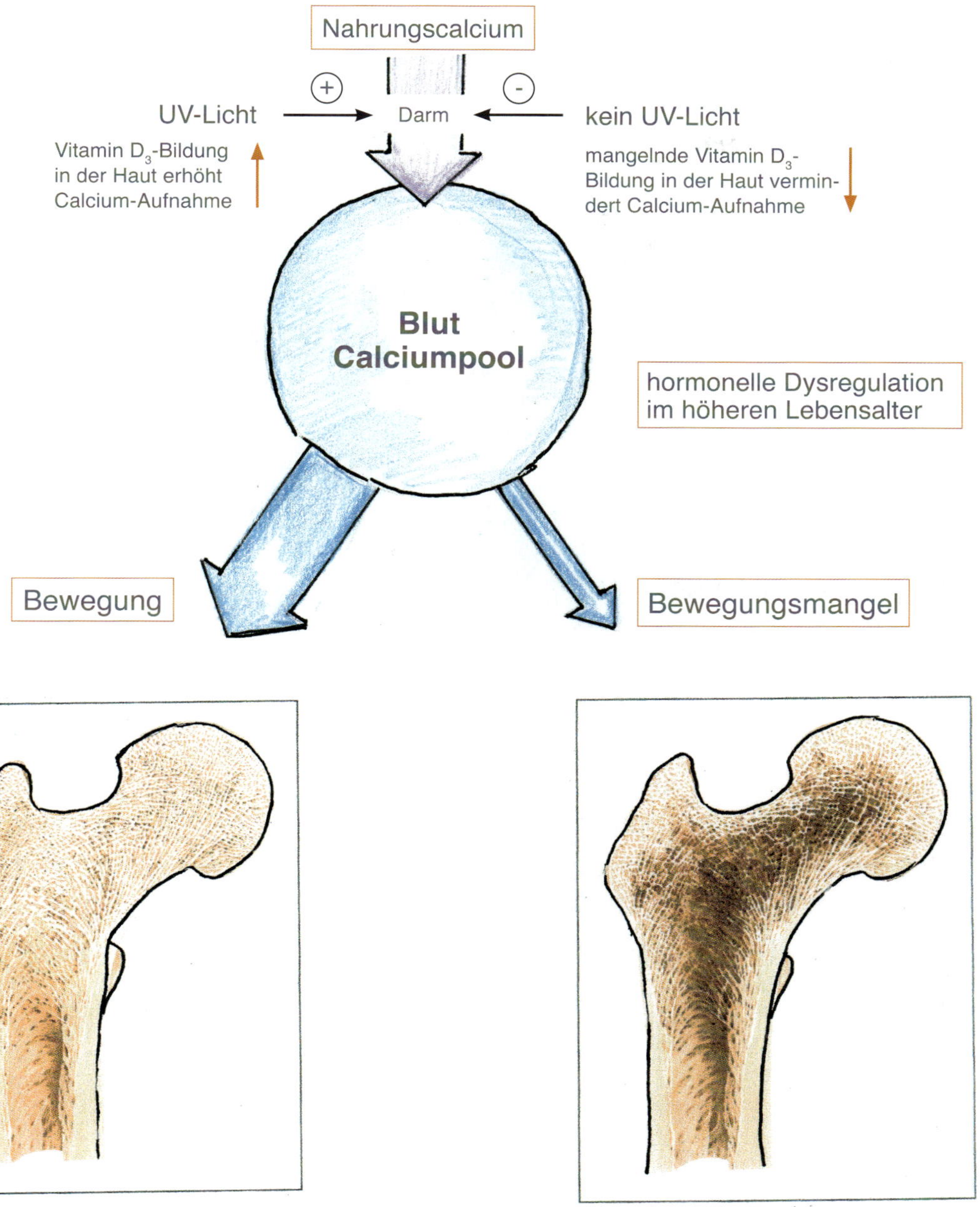

gesunder Knochen

Osteoporose

Am Beispiel des Schenkelhalses am Hüftgelenk sei links ein gesunder Knochen mit filigraner Knochenbälkchengitterkonstruktion, rechts ein entkalkter Knochen mit rarefizierter Bälkchenstruktur und Bruchneigung dargestellt.
Mangelernährung, hormonelle Fehlregulation, Bewegungsmangel und ungenügende UV-Bestrahlung der Haut begünstigen eine Osteoporoseentwicklung.

1.5. Die biologische Anpassung (Adaptation)

Neben der durch den Evolutionsprozess determinierten **genetischen Adaptation** (siehe Kapitel 1.2.), die die Entwicklung der Art Mensch bestimmt, unterscheidet man die **extragenetische biologische Anpassung** des menschlichen Individuums, die bei festgelegten Genen die Entwicklung und Leistungsfähigkeit des einzelnen Menschen zusätzlich moduliert und formt. Bereits hier ist aber zu erwähnen, dass die genetische Ausgangsposition interindividuell variieren kann. So gibt es den »geborenen Sprinter« genauso wie den »geborenen Ausdauersportler«. Diese Nuancen sind aber für die allgemeine Betrachtungsweise der biologischen Zusammenhänge nicht entscheidend (wohl aber für den Hochleistungssport). Die Prinzipien dieser biologischen Adaptation im engeren Sinne sind **modellhaft** auf sämtliche Antworten des menschlichen Organismus auf überschwellige Reize anwendbar, auch wenn im Einzelfall biochemische und physiologische Reaktionsweisen durch eine individuelle Eigendynamik von Zellstrukturen und Steuersystemen unterstützt oder gehemmt werden.

Grob gesagt gilt: Ausgehend von einem individuellen Gleichgewichtszustand (Homöostase/Leistungsniveau) führt ein überschwelliger Reiz zur »Ermüdung« der belasteten Organstrukturen, das ursprüngliche Leistungsniveau fällt bis zum Belastungsende hin ab. Noch vor, aber besonders ab dem Belastungsende setzen gegenregulatorische Mechanismen ein, die den ermüdeten Organismus im Verlauf einer von der Ermüdungstiefe abhängigen Regenerationszeit auf das Ausgangsniveau zurückführen und – nun kommt der Bruttoeffekt der Belastungsreaktion – dieses sogar anheben **(Über- oder Superkompensationseffekt)**. Eine globale Formel kann demgemäß lauten: **Belastung induziert eine Ermüdung, diese wiederum eine überschießende Regeneration** (siehe Abb. unten).

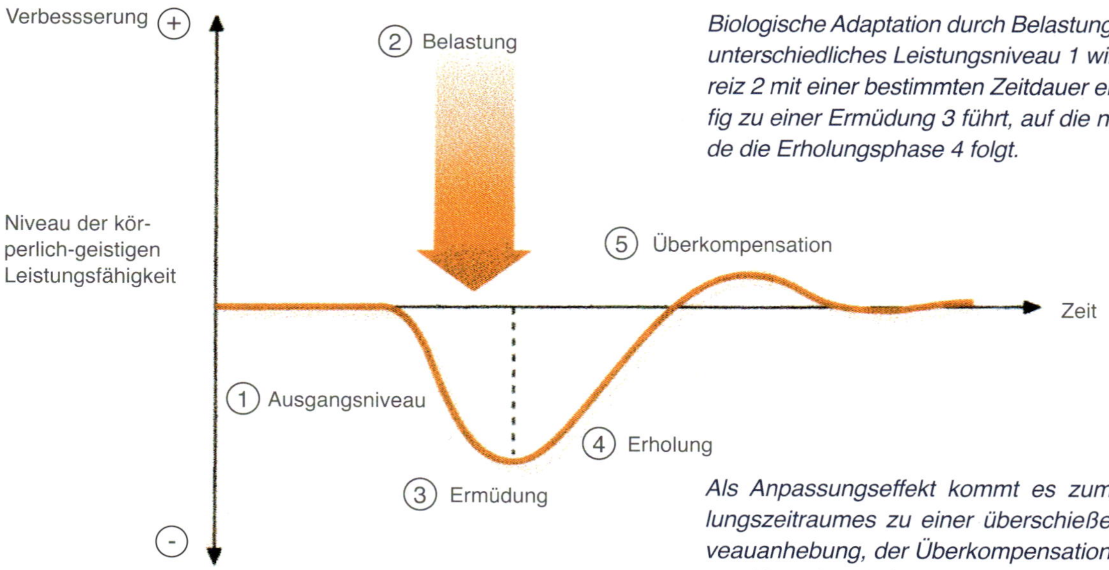

Biologische Adaptation durch Belastung: Auf ein individuell unterschiedliches Leistungsniveau 1 wirkt der Belastungsreiz 2 mit einer bestimmten Zeitdauer ein, was zwangsläufig zu einer Ermüdung 3 führt, auf die nach Belastungsende die Erholungsphase 4 folgt.

Als Anpassungseffekt kommt es zum Ende des Erholungszeitraumes zu einer überschießenden Leistungsniveauanhebung, der Überkompensation 5, als Bruttoeffekt resultiert eine Verbesserung der Leistungsfähigkeit.

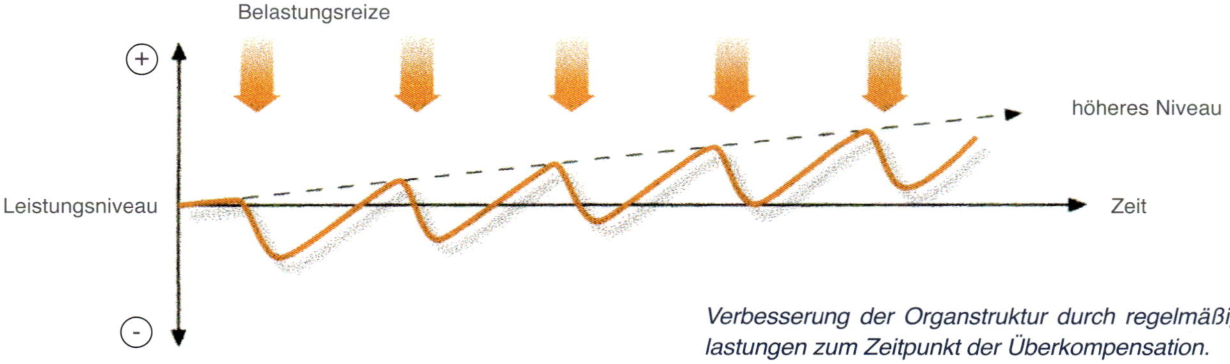

Verbesserung der Organstruktur durch regelmäßige Belastungen zum Zeitpunkt der Überkompensation.

Damit ist die Belastung Voraussetzung für ein Überschwingen des biologischen Systems, vergleichbar dem Perpendikel einer Uhr. Eine starre Mitte gibt es im Bereich biologischer Funktionen nicht (vgl. auch Kapitel 1.1.). Werden nun die Belastungsreize z. B. durch regelmäßige Bewegung (Training) optimal gesetzt, ist eine Verbesserung der belasteten Strukturen und ihrer Zuliefersysteme zu erwarten (siehe Abb. oben).

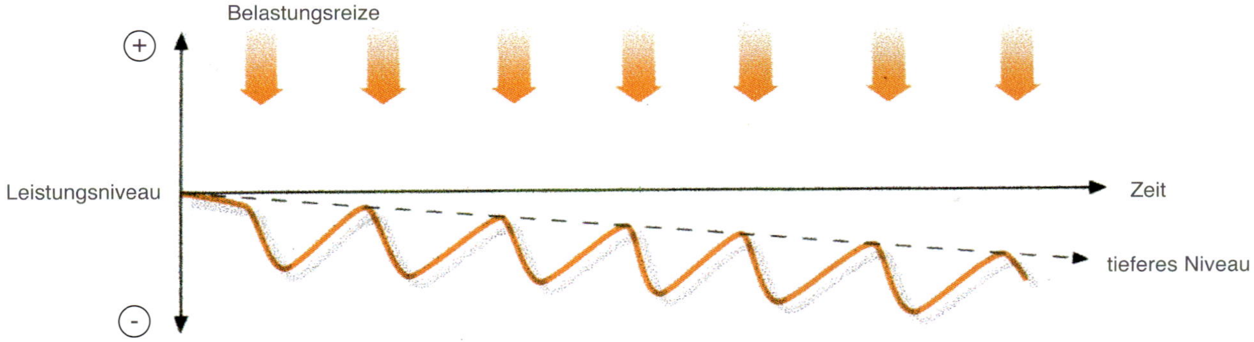

Überforderung des adaptativen Systems am Beispiel eines leistungssportlich induzierten Übertrainings. Zu häufige und/oder zu intensive Belastungsreize lassen keine Erholung bzw. Überkompensation zu und führen zu einer organismischen Niveauerniedrigung bzw. im Leistungssport in ein Übertraining.

Zu häufige oder zu intensive Reize lassen keine ausreichende Regeneration, geschweige Superkompensation zu, sie können sogar zu einer Abnahme der Leistungsfähigkeit führen (siehe Abb. oben). Zu wenige, unsystematische oder gar keine Reize begünstigen eine Leistungsstagnation, langfristig sogar einen Leistungsabfall (siehe Abb. S. 24, oben).

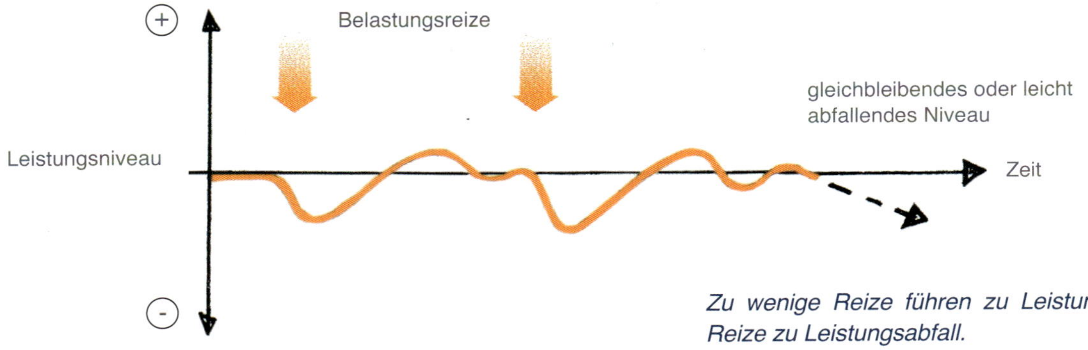

Zu wenige Reize führen zu Leistungsstagnation, keine Reize zu Leistungsabfall.

Unter dem Gesundheitsaspekt gibt es ein Belastungsoptimum, das sich nicht mit dem im Leistungssport üblichen hohen Belastungsregime deckt (siehe Abb. unten).

Die Kenntnis von Belastung, Ermüdung, Regeneration und Superkompensation ist die Voraussetzung für das Verständnis der biologischen Adaptation und des Trainings.

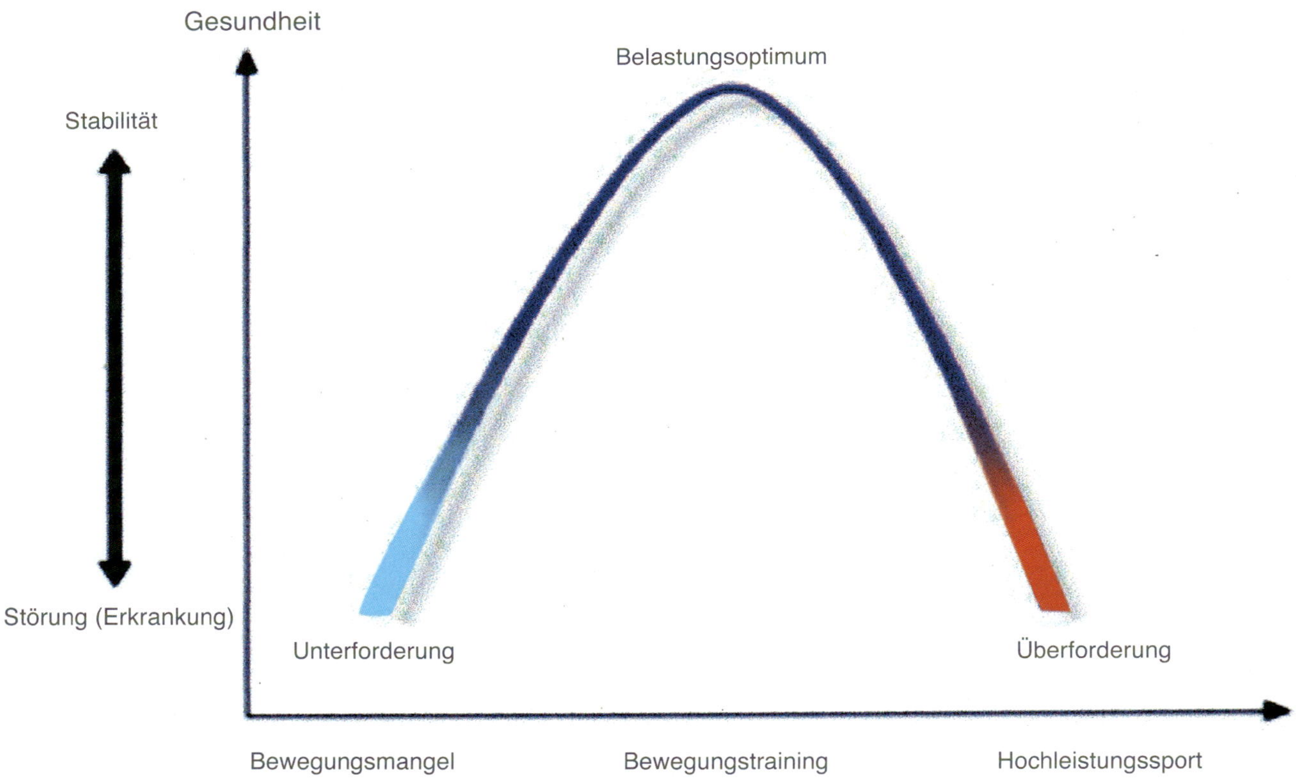

Gesundheit als Ergebnis einer optimalen Belastungsadaptation durch Bewegungstraining. Bewegungsmangel unterfordert die adaptativen Regulationsmechanismen, der Hochleistungssport kann sie überfordern. Beides begünstigt Erkrankungen. Beispiel: Ein gesundheitsorientiertes Training beinhaltet 2–3 Trainingseinheiten pro Woche, ein Hochleistungstraining 2–3 Trainingseinheiten pro Tag.

1.6. Akute und mittel- bis langfristige biolog. Adaptation

Der Mensch, wie im Übrigen alle biologischen Erscheinungsformen (Tiere/Pflanzen), ist innerhalb bestimmter Grenzen ein **selbstregulierendes System**. Mithilfe der biologischen Adaptation kann es sowohl akut wie auch mittel- und langfristig die Leistungsfähigkeit und Qualität des gesamten Bewegungsapparates, der inneren Organe, des Gehirns und der regulierenden Steuersysteme wie peripheres und vegetatives Nervensystem sowie Hormone verbessern.

Akut kann sich der Organismus damit einer bestimmten äußeren (z. B. Hitze, Kälte, Arbeit, Sport) oder inneren Belastung (z. B. Stress, Krankheit, Sexualität, Schwangerschaft) durch entsprechende Reaktionsweisen wie Herzfrequenzerhöhung, Blutumverteilung, Aktivierung des Immunsystems, hormonelle Umstellung usw. anpassen.

Mittel- und langfristig (chronisch) werden Vorkehrungen für zu erwartende höhere Belastungen getroffen und damit die Qualität der zu belastenden Strukturen erhöht.

Ein einfaches Beispiel stellt die Herzfrequenzregulation dar (siehe Abb. S. 26). In der akuten Untersuchungssituation am Fahrradergometer nimmt mit ansteigender Wattleistung die Herzfrequenz kontinuierlich (annähernd linear) zu, um über eine verstärkte Pumpleistung die vermehrte Muskeldurchblutung zu sichern **(Akutanpassung)**. Wiederholt man in regelmäßigen Zyklen (Training) die Ergometerbelastungen, so passt sich das Herz mit seinen Regulationssystemen in der Weise an, dass es mit niedrigerer Frequenz, aber erhöhtem Schlagvolumen (Blutmenge pro Pumpschlag) auf vergleichbare Belastungen reagiert **(chronische Anpassung)**. Diese Ökonomisierung (Spareffekt) der Herzfrequenzreaktion führt langfristig zu einem Schoneffekt im Gesundheits- und zu einer Steigerung der Herzleistung im Leistungssinn. Bei Spitzenbelastungen (z. B. Hochleistungssport) kann damit dann ein höherer Blutumsatz erfolgen (Herzleistungsreserve). Die Effekte der mittel- bis langfristigen Anpassung werden im sportlichen Gesundheits- wie Leistungstraining genutzt (siehe Kap. 1.7.).

Die akute Anpassung ist die **Reaktion auf eine Störung** des homöostatischen Gleichgewichts, die chronische Anpassung ist das Ergebnis einer **Entwicklung** auf ein höheres Gleichgewichtsniveau.

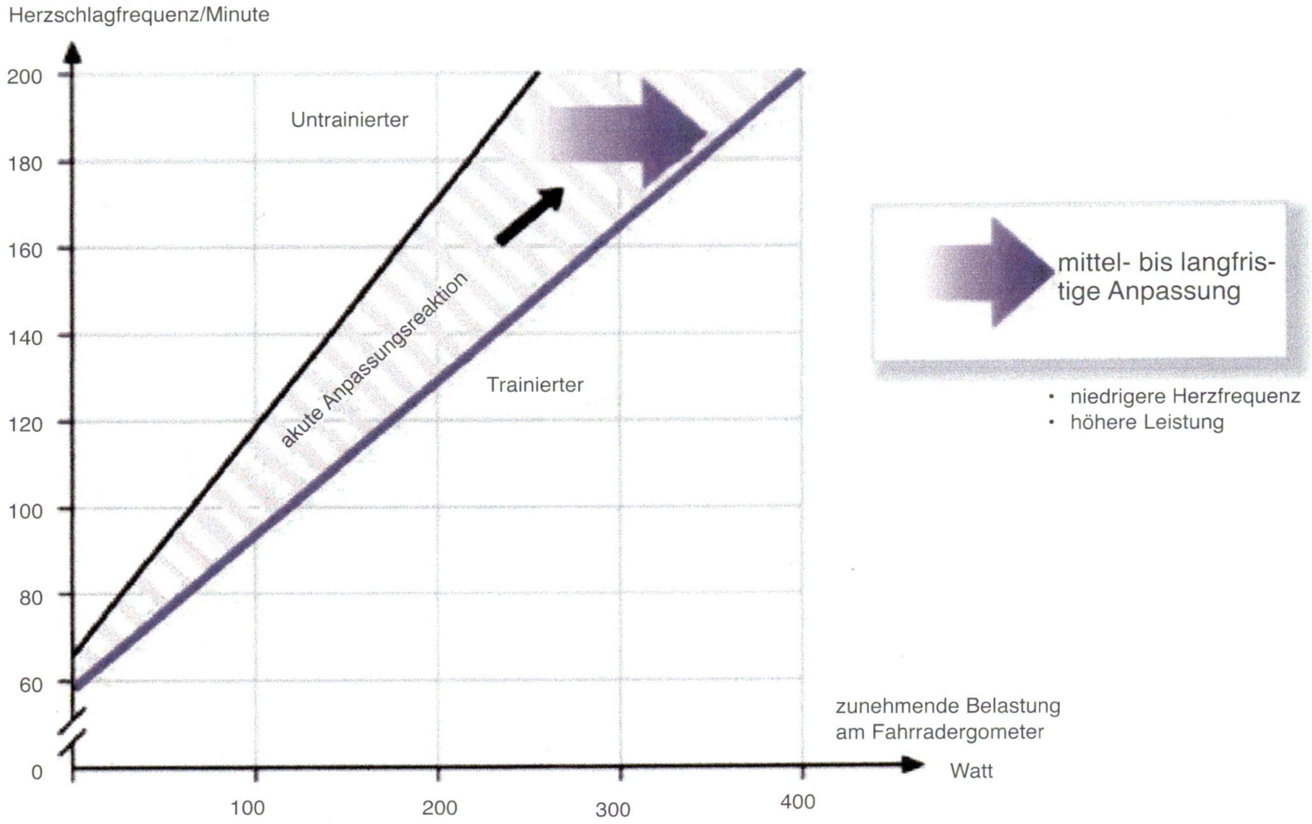

Akute und chronische Belastungsanpassung am Beispiel der Herzschlagfrequenz. Eine von der Intensität her zunehmende Belastung, hier Wattzahl am Fahrradergometer, induziert einen nahezu linearen Anstieg der Herzfrequenz (Akutanpassung). Regelmäßiges Radtraining führt nun zu einer Absenkung der Herzfrequenz an den einzelnen Belastungsstufen (mittel- bis langfristige Anpassung). Das Ergebnis dieser chronischen Anpassung ist ein Schoneffekt für das Herz und eine Erhöhung der Herzleistungsreserve.

1.7. Training

Begriffsbestimmung: Unter Training wird gemeinhin die Summe aller Maßnahmen verstanden, die zur planmäßigen Steigerung der körperlichen Leistungsfähigkeit führen. Diese allgemeine Definition, die auch die Einflüsse von Ernährung und Lebensführung mitberücksichtigt, spezifiziert Hollmann (2000) im engeren Sinn »**als systematische Wiederholung gezielter überschwelliger Muskelanspannungen mit morphologischen und funktionellen Anpassungserscheinungen zum Zweck der Leistungssteigerung**«.

Training macht sich damit die Gesetzmäßigkeiten der mittel- bis langfristigen biologischen Anpassung zunutze (siehe Abb. unten):

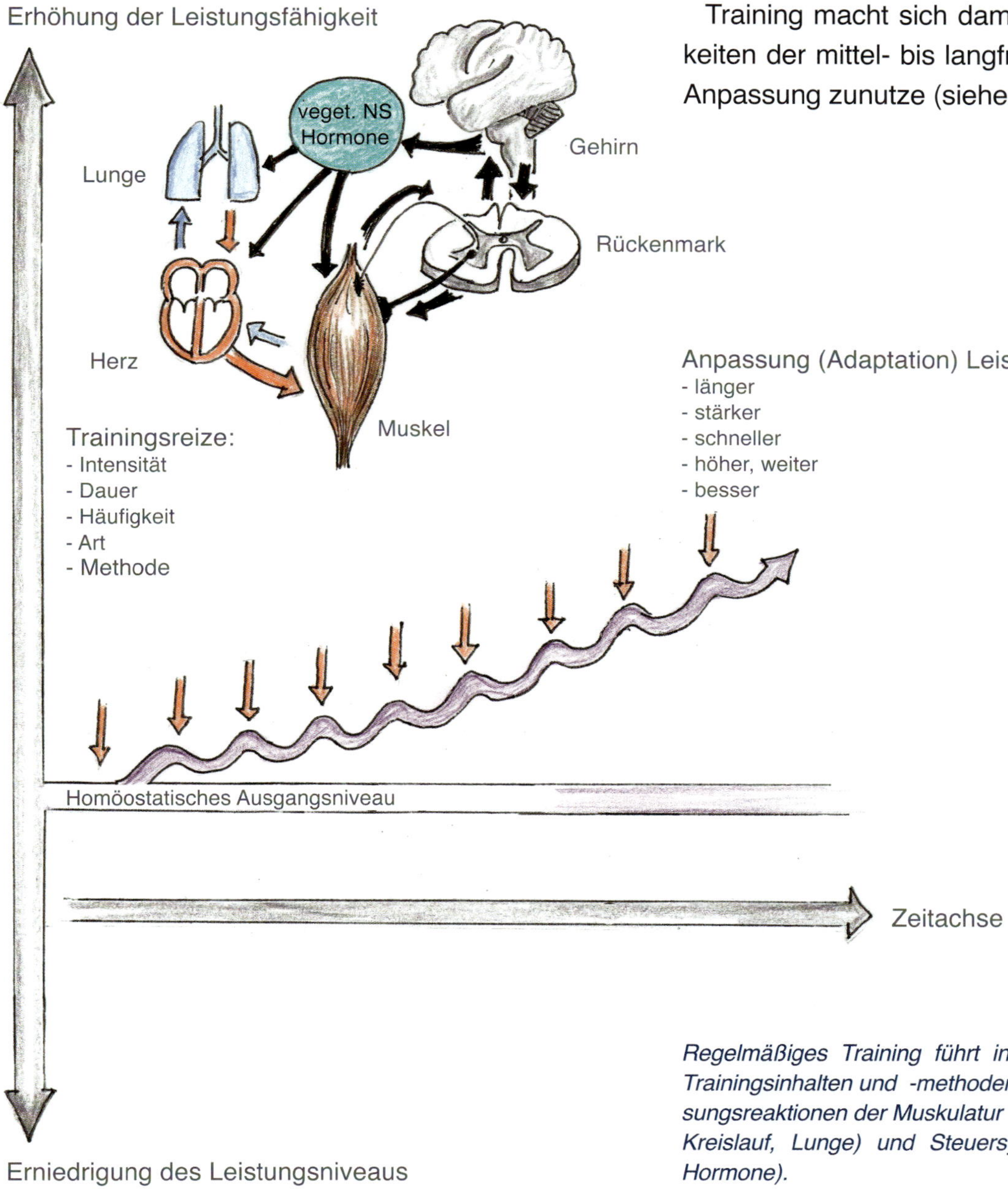

Regelmäßiges Training führt in Abhängigkeit von den Trainingsinhalten und -methoden zu spezifischen Anpassungsreaktionen der Muskulatur und ihrer Zulieferer- (Herz, Kreislauf, Lunge) und Steuersysteme (Nervensystem, Hormone).

Spezifische überschwellige Reize führen zu spezifischen Anpassungsreaktionen. Vereinfacht dargestellt, verbessert sich z. B. durch Ausdauerreize die Ausdauerleistungsfähigkeit, durch Schnelligkeitsreize die Schnelligkeit. Durch die Komplexität der organismischen Strukturen mit ihren zahlreichen hemmenden und aktivierenden Querverbindungen gilt es hier allerdings Einschränkungen zu machen. So kann beispielsweise durch ein Krafttraining die Grundschnelligkeit erhöht werden, während ein bevorzugtes Schnelligkeitstraining die Grundlagenausdauer verschlechtert.

Die Anpassungsreaktionen selbst werden durch Qualität und Quantität der Trainingsinhalte bestimmt. Hierzu gehören:

- **Trainingsart:** Auswahl der motorischen Beanspruchungsform, z. B. Ausdauer, Kraft, Schnelligkeit, Beweglichkeit, Koordination
- **Reizintensität:** Stärke des einwirkenden Reizes, z. B. Laufgeschwindigkeit, Gewichtswiderstand usw.
- **Reizdauer:** Einwirkdauer des Reizes, z. B. Laufzeit, Wiederholungszahl usw.
- **Trainingshäufigkeit:** Zahl der Trainingsbelastungen pro Woche, z. B. 3-mal Lauftraining, 2-mal Krafttraining usw.
- **Trainingsmethode:** Trainingsverfahren und Belastungsweise, z. B. Dauermethode, Pyramidentraining usw.

Die wichtigsten Voraussetzungen für ein erfolgreiches Training aber sind:

- Hohe Motivation und Konzentration
- Regelmäßigkeit
- Anpassung an das individuelle Leistungsniveau

Auf das spezielle Training der fünf hauptmotorischen Qualitäten **Ausdauer, Kraft, Schnelligkeit, Beweglichkeit und Koordination** wird in späteren Kapiteln eingegangen. Gleichfalls auf eine zu hohe Reizbelastung mit Überforderung bzw. Störung der adaptativen Leistung im Sinne eines **Übertrainings**.

Zunächst gilt es zu klären, auf welchen biologischen Ebenen sich die trainingsinduzierte Anpassungsreaktion vollzieht. Dazu stehen folgende Kenntnisse und Modellvorstellungen zur Verfügung (Neumann 1994) (siehe Abb. S. 29):

In einer **ersten Stufe von etwa zehn Trainingstagen** lässt sich eine verbesserte Steuerung der Muskulatur nachweisen. Diese wird einerseits durch eine genauere Abstimmung der Muskelfaserkontraktion innerhalb des Muskels **(intramuskuläre Koordination)**, andererseits durch eine Verbesserung des Zusammenspiels mehrerer Muskeln **(intermuskuläre Koordination)** erreicht. Die Ursache liegt in einer verfeinerten Informationsübertragung durch das Nervensystem (Ansteuerung). Bewegungen werden flüssiger und effektiver, ohne dass bereits ein echter Kraft- oder Ausdauerzuwachs besteht. Dieser sogenannte Ökonomisierungseffekt hilft unnötige Kraftverluste zu vermeiden. Gleichzeitig erhöht sich die **Aktivität wichtiger Enzyme** (»Stoffwechselarbeiter«) im Energiestoffwechsel. Pro Zeiteinheit kann damit mehr Energie für die Muskelarbeit zur Verfügung gestellt werden.

In einer **zweiten Stufe, die insgesamt 20 Trainingstage**, also zehn weitere Tage in Anspruch nimmt, erhöhen sich die **Energiespeicher in der Muskulatur** (Glykogen, Kreatinphosphat). Damit nimmt die Arbeitskapazität bezüglich Dauer und Intensität zu, da auf diese Weise ein längerer und schnellerer Energiefluss gesichert ist. Der dadurch erhöhte muskuläre Einsatz wiederum führt zum Verschleiß von muskulären Ei-

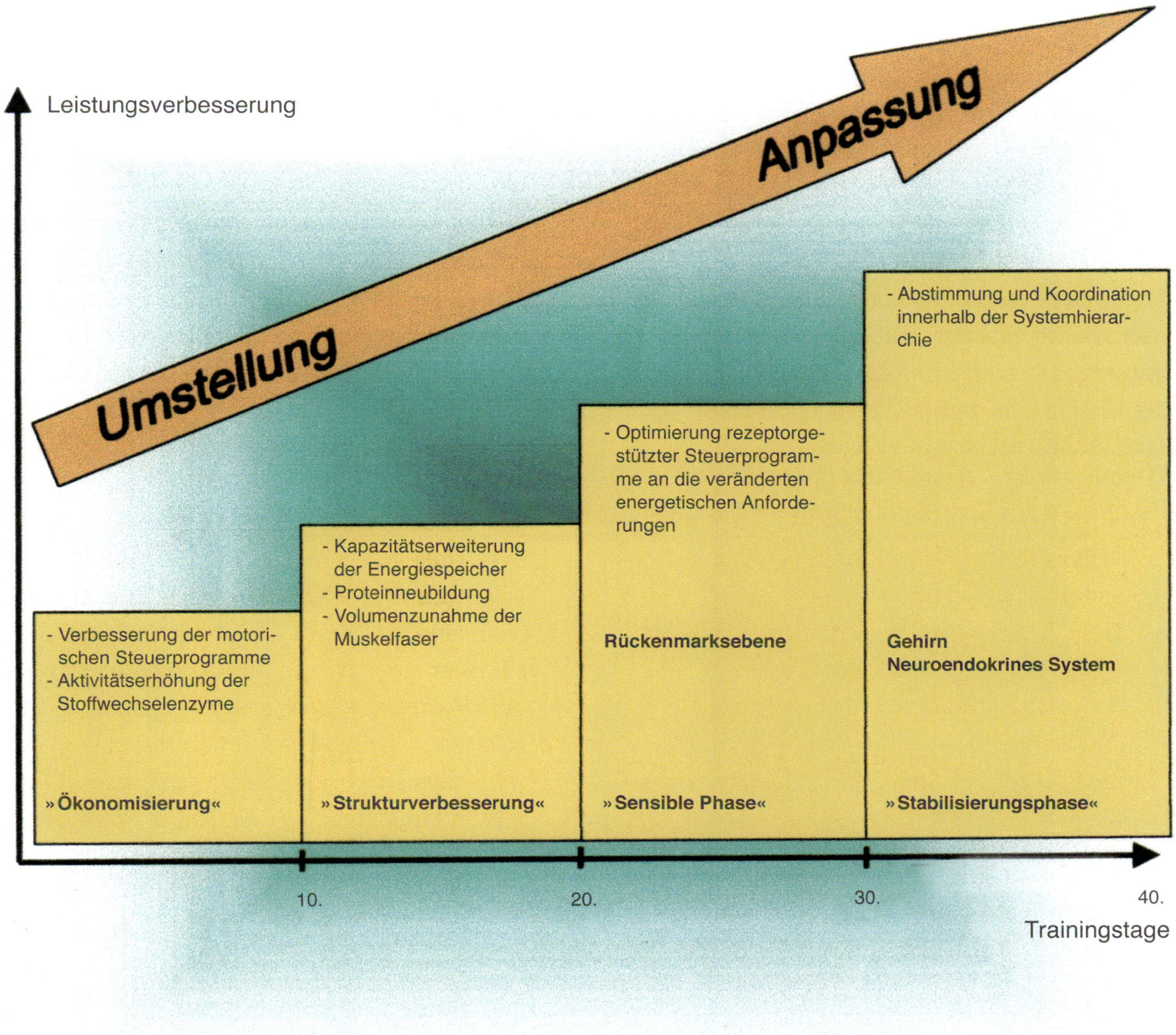

Vereinfachte Darstellung der Trainingsauswirkungen auf unterschiedlichen biologischen Funktionsebenen im zeitlichen Verlauf (nach Neumann 1994). Das Modell soll einerseits den doch beträchtlichen Zeitaufwand bis zum Erreichen eines stabilen Adaptationsergebnisses demonstrieren, andererseits die Bedeutung des Zentralnervensystems und der hormonellen Achse in der »Adaptationshierarchie« veranschaulichen. Auf spezifische Anpassungsreaktionen, wie Kapillarisierung, Mitochondrienzunahme, Sportherz usw. wird in späteren Kapiteln eingegangen.

weißstrukturen, deren Fragmente die **Proteinneubildung** anheizen. Die Muskelfaserdicke nimmt zu, wobei neben dem vermehrten Proteingehalt auch die vergrößerten Energiespeicher eine Rolle spielen.

Nach neuerlichen zehn, also insgesamt **30 Trainingstagen** setzt die **dritte Stufe** ein. Jetzt wird der Zugewinn an Muskelstruktur und Energie über **verbesserte Informationen** aus der Peripherie (Rezeptoren = Fühlersysteme) in Abstimmung mit vorgegebenen **Rückenmarksprogrammen** funktionell optimiert. Damit ist ein höherer Kraft-, Schnelligkeits- und Ausdauereinsatz unter veränderten strukturellen Bedingungen möglich.

Die **vierte Stufe erfordert mit insgesamt 40 Trainingstagen** zwar zehn weitere Trainingseinheiten, ist aber auf lange Sicht gerechnet am effektivsten. Denn jetzt erfolgt die hierarchische Abstimmung der durch das bisherige Training erworbenen Strukturen. Das Gehirn übernimmt zusammen mit dem Hormonsystem die zentrale Steuerfunktion und regelt auch die koordinative Stabilität differenzierter Bewegungen (Stabilisierungsphase). Hier setzen auch die Effekte auf das psychische Befinden ein, die zu »seelischer« Stabilisierung und Wohlbefinden führen können. Ein Zwischenziel des Trainings ist nach dieser vierten Stufe erreicht. Will man den erreichten Leistungszuwachs erhalten bzw. weiter ausbauen, sind gezielt neue bzw. höhere Belastungsreize zu setzen. Denn ein immer gleichbleibendes (monotones) Training oder gar seine Beendigung lassen die erreichten biologischen Anpassungserscheinungen wieder auf ein entsprechend niedrigeres Niveau absinken.

> Training ist der Zugang zur unendlichen Vielfalt biologischer Anpassungsreaktionen, der Schlüssel zur Schatztruhe körperlicher Leistungsfähigkeit und seelischen Wohlbefindens.

1.8. Sekundäreffekte körperlichen Trainings

Gesundheit: Nach der Definition der WHO (Weltgesundheitsorganisation) ist die Gesundheit ein »Zustand völligen körperlichen, seelischen und sozialen Wohlbefindens«. Diese Definition genügt einer allgemeinen eher statischen Zustandsbeschreibung, nicht aber der individuellen Dynamik der Gesundheit. Gesundheit ist wie Krankheit ein beständiges Agieren bzw. Reagieren. So macht Bewegungsmangel krank, Bewegung hält gesund. Gesundsein heißt, den beständigen äußeren und inneren Angriffen auf die Integrität des Körpers durch Viren, Bakterien, Pilze, Parasiten, Entzündungen, Verletzungen, Stoffwechselversagen, Stress usw. zu trotzen. Es gibt zwar keine Steigerung zu Gesundheit, wohl aber ein stabiles und ein labiles Gesundheitsverhalten (siehe Abb. unten).

Das heißt, ein wirklich gesunder Körper besitzt eine Gesundheitsreserve, die ihm hilft, unter krank machenden Bedingungen gesund zu bleiben (er ist »abgehärtet«) und bei bereits eingetretener Erkrankung schneller zu gesunden, während der Gesundheitszustand im labilen Gleichgewicht krankheitsanfällig ist. Ein regelmäßiges Training, z. B. ein Ausdauertraining 2- bis 3-mal pro Woche, schafft die gewünschte Reservekapazität. Bewegungsarmut hingegen begünstigt einen instabilen Gesundheitszustand.

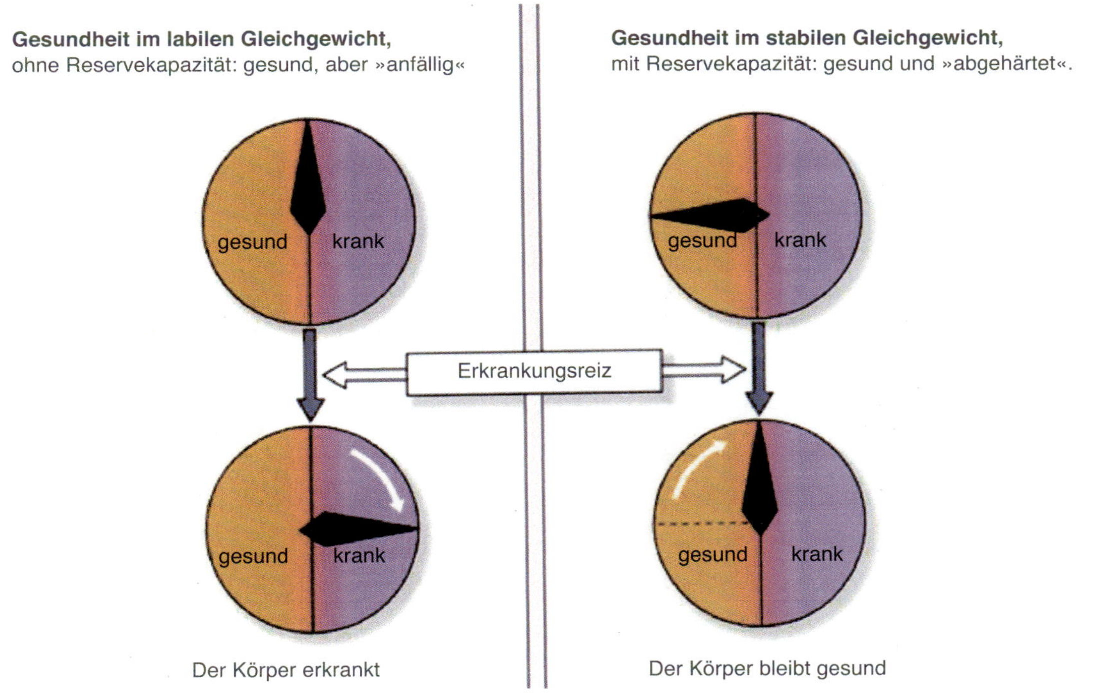

Gesundheit im labilen und stabilen Gleichgewicht. Der Zeiger symbolisiert links das labile Gleichgewicht zwischen gesund und krank, rechts liegt er weit im Gesunden. Bereits geringe Krankheitsreize stören das labile Gesundheitsverhalten, der Körper erkrankt. Beim stabilen Gesundheitsverhalten bleibt er gesund. Dieses biologische Prinzip der körperlichen Integrität infolge Reservekapazität gilt für alle Körperstrukturen, egal ob es sich um gelenkführende Muskeln oder das Immunsystem handelt. Körperliches Training schafft diese Reservekapazität.

Intellektuelle Leistungsfähigkeit: Nicht erst seit neueren Studien (z. B. Heim, R./Stücke, Ch., 2002) weiß man um die positive Interaktion von Bewegung und geistiger Leistungsfähigkeit. Schon Johann Wolfgang von Goethe (1749–1832) und Lord George Gordon Byron (1788–1824) haben den geistig produktiven Effekt von Eislaufen und Schwimmen für sich entdeckt.

Die sensibelste Phase hierfür ist die Kindheit. Durch sensomotorische Reize aus den Rezeptoren (Fühlersystemen) des Bewegungsapparates, des optischen, akustischen und Gleichgewichtssystems wird die Vernetzung (Verbindung) der Nervenzellen im Gehirn gefördert. Mehr Informationsfluss führt auf ein höheres Informationsniveau, das nicht nur auf den Bewegungsapparat beschränkt bleibt, sondern auch mit den übrigen Systemen des Zentralnervensystems kommuniziert (siehe Abb. rechts).

Im Erwachsenenalter übt die körperliche Aktivität eine Art Weckreiz auf die intellektuellen Funktionen aus: Gedächtnis- und Konzentrationsleistung sind während und nach körperlicher Aktivität gesteigert (Israel, S., 1995). Die physiologischen Zusammenhänge befinden sich noch in der Diskussion (siehe Abb. S. 33). Gesichert ist eine erhöhte Hirndurchblutung bereits bei mittleren Belastungsintensitäten großer Muskelgruppen und die Aussendung von Signalen durch die motorischen Zentren nicht nur an die Muskulatur, sondern als Kollateralimpulse z. B. an Lernareale und vegetative Steuerzentren in Form von Befehlskopien. Ähnliches gilt für die Informationen aus der Peripherie. Auch hier wird nicht nur der sensorische Kortex informiert, sondern auch weitere Orte der intellektuellen und psychischen Gehirnfunktionen.

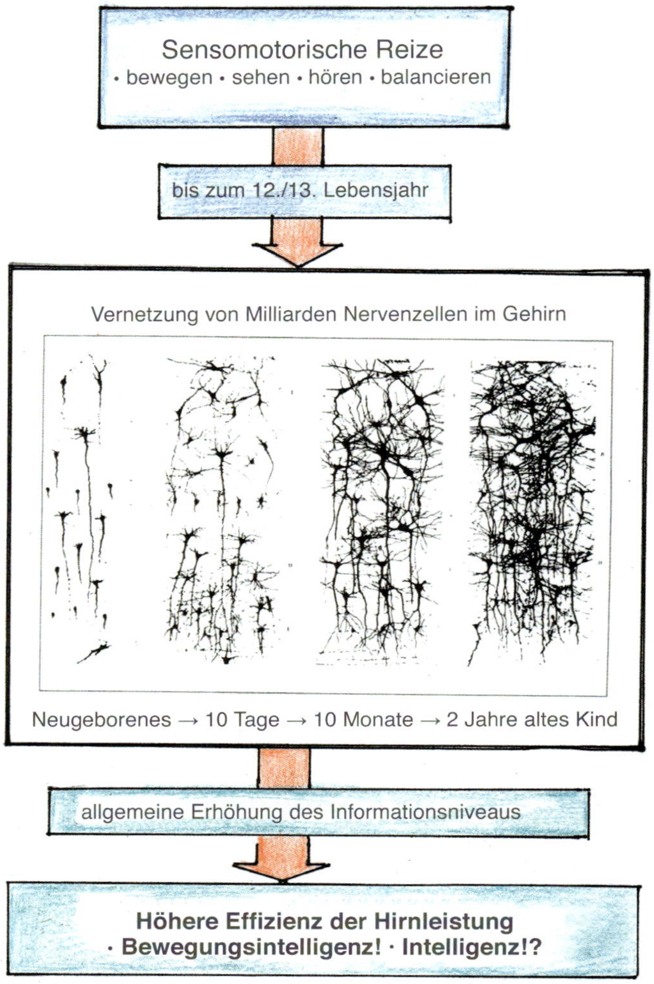

Ein hohes sensomotorisches Reizangebot fördert die Vernetzung von Nervenzellen im Kindesalter und erhöht damit den Informationsfluss und das Informationsniveau. Die Effizienz der Hirnleistung wird so durch eine unspezifische Kommunikation mit weiteren Hirnzentren zusätzlich gesteigert.

Psychoregulation: Körperliche Aktivität aktiviert nicht nur die intellektuellen Funktionen des Gehirns, sondern auch die stressregulierenden Systeme, wie Psyche, vegetatives Nervensystem und Hormone. Psyche, Vegetativum und Hormone stehen mittels Regelkreisen in enger Beziehung (siehe Abb. S. 34).

Emotionale und mentale Effekte sind untrennbare »Kampfgenossen« evolutionärer Entwicklung zur Sicherung des Überlebens.

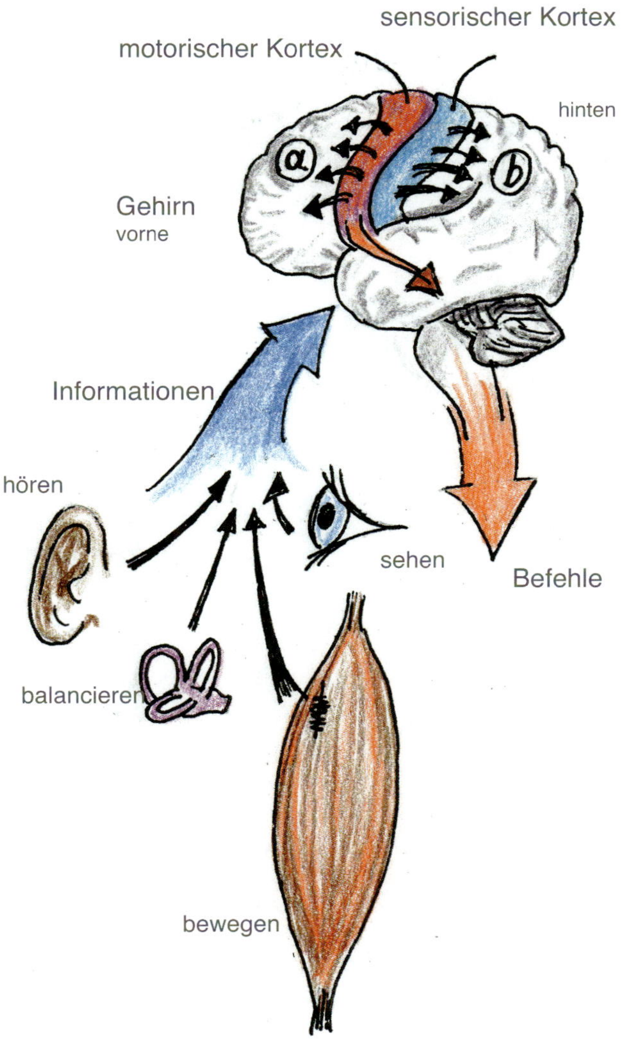

So führen Ausdauerbelastungen zu einem positiven Lebensgefühl, wirken damit **angstlösend** und **antidepressiv**. Dies wird in der Psychotherapie von Depressionen unterstützend genutzt. Regelmäßiges Training der Ausdauer kann die Psyche stabilisieren, vegetativ ausgleichen und die hormonelle Regulation verbessern. Die in unserer Gesellschaft so häufigen »Panikattacken« mit Angst (Psyche), Hyperventilation (Vegetativum) und Herzrasen (Stresshormone) werden dadurch gemildert, die individuellen Probleme aber nicht gelöst.

- Befehle vom motorischen Kortex werden als Kopie auch an andere Hirnareale weitergegeben (Kollateralimpulse [a])
- Afferenzen aus der Peripherie werden nicht nur im sensorischen Kortex bearbeitet, sondern auch in anderen Hirnbereichen (Kreuzadaption [b])
- Verbesserte Hirndurchblutung und Sauerstoffversorgung
- Aktivierung der Transmitter- und Hormonproduktion
- Verbesserte Perfusion von Sauerstoff durch die Blut-Hirn-Schranke
- vorübergehende Erhöhung des Blutdruckes und der Körperkerntemperatur

Körperliche Aktivität regt die geistige Leistungsfähigkeit an. Die diskutierten Mechanismen hierfür sind oben aufgeführt. Zum bildhaften Verständnis: die unter a) dargestellten Kollateralimpulse und die unter b) angezeigten Kreuzadaptationen sind vergleichbar mit den nach den Seiten ausrollenden Bugwellen eines großen Schiffes.

Soziale Kompetenz: Sportinaktive Kinder weisen im Vergleich zu aktiven vermehrt psychosoziale Störungen auf (Bauer, J./Burrmann, U., 2000 und Brettschneider, W. D./Kleine, T., 2002). Unter dem Einfluss grenzenloser medialer Einflüsse und Computeranimationen, die von echten und virtuellen Menschentötungen bis hin zu Hardcore-Pornos reichen und bereits konsumbedingt zu Bewegungsmangel verführen, neigen gerade bewegungsfaule Kinder zu aggressiven Handlungsmustern, Alkohol- und Drogendelikten. Für sportlich aktive Kinder stellt der Sport eine Art »Blitzableiter« dar, um die inneren Spannungen loszuwerden. Der Sport dient als Stressventil (siehe Abb. S. 35). Das Erleben des eigenen Körpers fördert Selbstvertrauen und Erlebnisfähigkeit.

Soziale Qualitäten wie Zielstrebigkeit, Durchhaltevermögen, Fairness, Umgang mit Niederlagen und Anerkennung von Regeln werden hier gelernt und gelebt, ein unschätzbarer Vorteil für die familiäre und berufliche

Zukunft. Es wäre blauäugig und gefährlich, anzunehmen, der Sport kompensiere politische Fehlleistungen, heile eine zunehmend dekadente gesellschaftliche Entwicklung oder helfe gar, radikal religiöse Handlungsvorgaben zu vermeiden. Sport kann aber in Spielgruppen, Mannschaften und Vereinen eine integrative Qualität besitzen, die selbst Sprachbarrieren und religiöse Vorurteile überwinden hilft. Der Sport besitzt ein einfaches Regelwerk, das im Gegensatz zu langatmigen Gesetzesänderungen schnell an sich verändernde sportsoziologische Verhältnisse angepasst werden kann. Damit ist es möglich, über die Moral des Sports mit Eigenschaften wie Fairness, Beachtung der Integrität des Gegners, Akzeptanz von Regelstrafen usw. die Entwicklung einer Lebensmoral zu unterstützen.

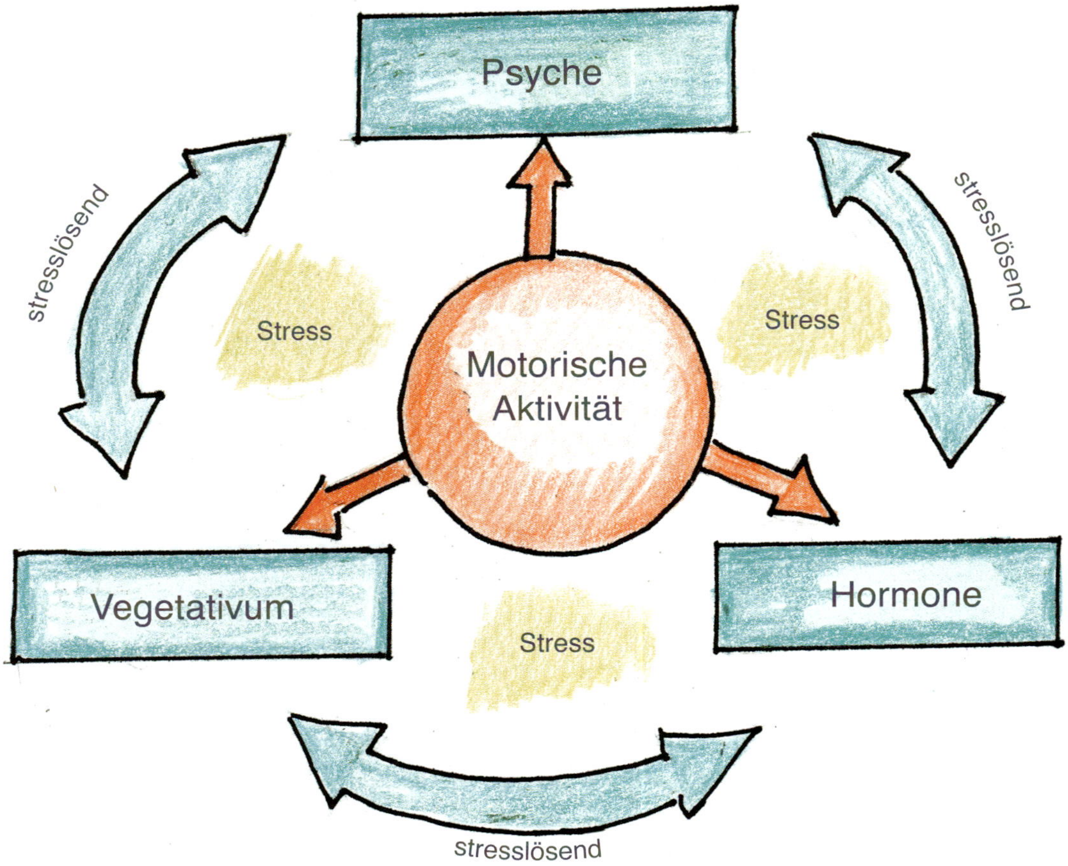

Regelmäßiges Bewegungstraining fördert und formt Körper und Geist und damit die Integration in eine leistungsorientierte Gesellschaft. Ob Winston Churchill ein guter Sportler war, ist heute nicht mehr die Frage …

Körperliche Bewegung aktiviert die Psyche, das vegetative Nervensystem und die hormonellen Steuerzentren. Diese wiederum stehen untereinander über enge Regelkreise in Verbindung, um unter physischem und/oder psychischem Stress die Integrität des Körpers zu sichern.

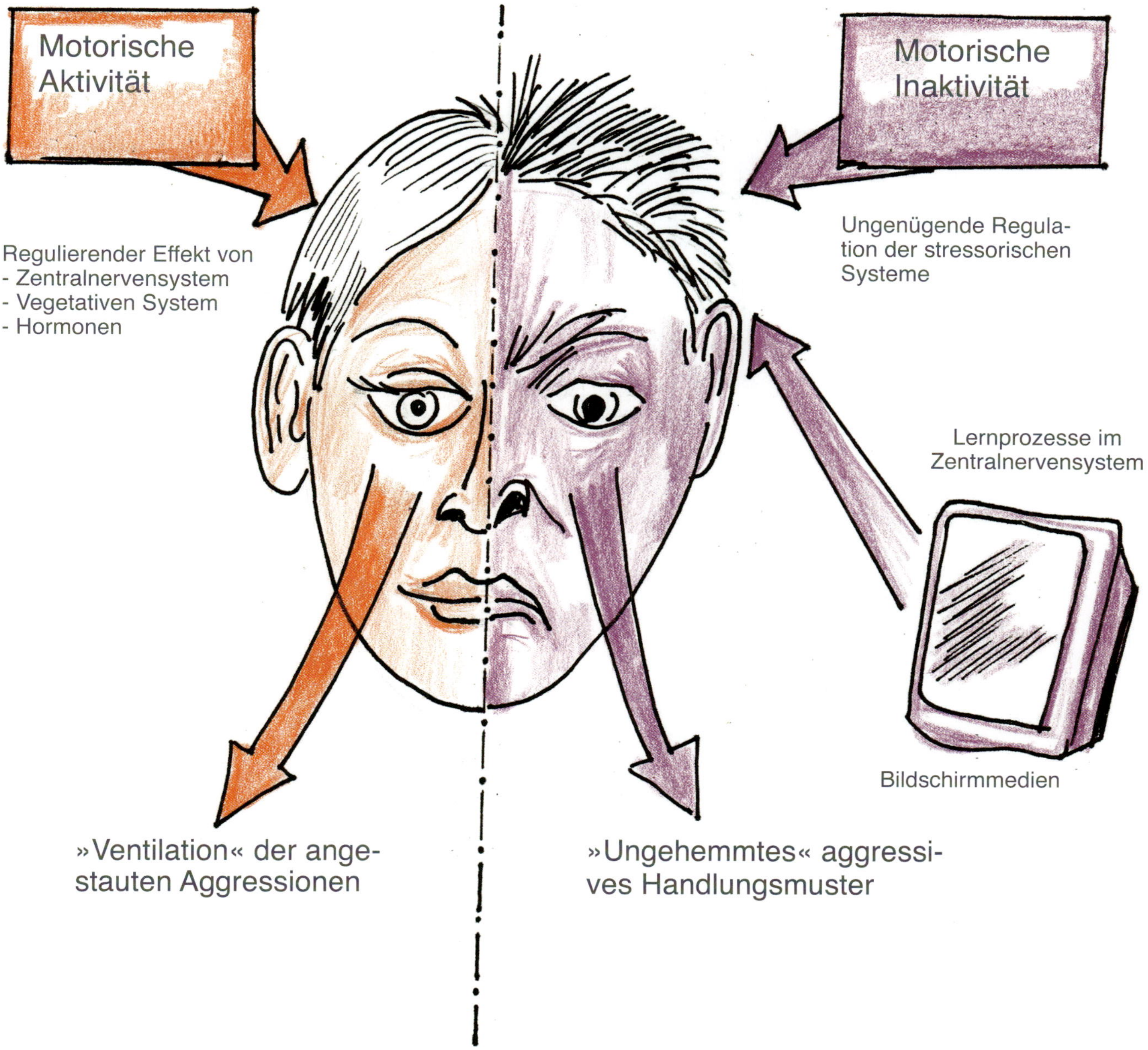

Grenzenloser »Bildschirmgenuss« von Gewalt induziert Lernprozesse zur Gewalt. Gleichzeitig führt motorische Inaktivität zu mangelnder Stress- und Krisenregulation. Die Hemmschwelle zu aggressiven Handlungsmustern sinkt. Motorische Aktivität hingegen reguliert das Stressmanagement des Zentralnervensystems, des vegetativen Nerven- und Hormonsystems und kann damit angestaute Aggressionen ventilieren.

1.9. Trainierbarkeit von Kindern und Jugendlichen

Prinzipiell sind im Kindes- und Jugendalter sämtliche motorischen Qualitäten wie Ausdauer, Kraft, Schnelligkeit, Beweglichkeit, Koordination und ihre steuernden und energiezuliefernden Systeme hervorragend trainierbar. Die in den letzten Jahren rasch zunehmenden Erkenntnisse der Neurobiologie über die hohe Plastizität (Formbarkeit) des Nervensystems gerade bei Kindern relativiert die bisher einseitig angenommene Trainierbarkeit nach eng definierten Altersabschnitten, hormoneller und metabolischer (Energiestoffwechsel) Entwicklung. Man muss heute anerkennen, dass die im sportphysiologischen Bereich gepflegten Messungen von »Endprodukten« wie Laktat, Harnstoff, Hormone usw. Hinweise auf realisierbare Belastungsmöglichkeiten geben, in keinem Fall aber die Kapazität der vom Zentralnervensystem bestimmten Antworten auf Trainingsreize beschreiben. **Die Erkenntnisse über die Vernetzung, möglicherweise Neubildung von Nervenzellen erklären die hohe Plastizität und die schier unendlichen Möglichkeiten des Nervensystems** (siehe Abb. rechts).

Das Beispiel eines 2002 7-jährigen Mädchens, dem man im Alter von drei Jahren aus Krankheitsgründen die linke Großhirnhälfte entfernen musste und das bis auf eine leichte Spastik (Lähmung mit Muskeltonuserhöhung) im rechten Arm und Bein ein normales Leben führt, lässt ahnen, dass wir erst am Anfang des Wissens über Trainierbarkeit und Lernvorgänge des Zentralnervensystems stehen (siehe Abb. S. 37, links).

Natürlich werden den Trainingsreizbelastungen durch die kindliche Entwicklung auch

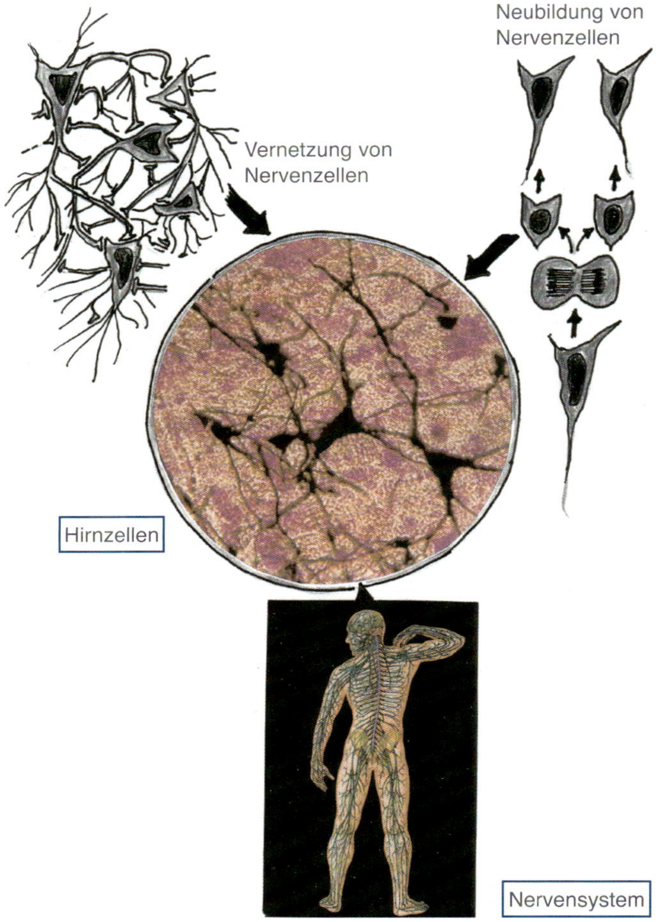

Die hohe Plastizität des Nervensystems mit über 100 Milliarden Nervenzellen, davon über 20 Milliarden allein im Gehirn, ergibt sich aus deren Vernetzung mit nahezu unendlichen Möglichkeiten und zum Teil auch aus Zellneubildungen, wie für den Hippocampus (Hirnabschnitt im limbischen System) bewiesen.

Grenzen gesetzt, wie Verletzungsanfälligkeit der Wachstumsfugen bei hohen Kraftspitzen, koordinativ ungünstige Extremitätenhebel bei raschem Längenwachstum, verringert fokussierbare konzentrative Leistung bei Trainingsmonotonie und vieles mehr. Unter Berücksichtigung der oben angeführten Diskussionspunkte hat es sich bewährt,

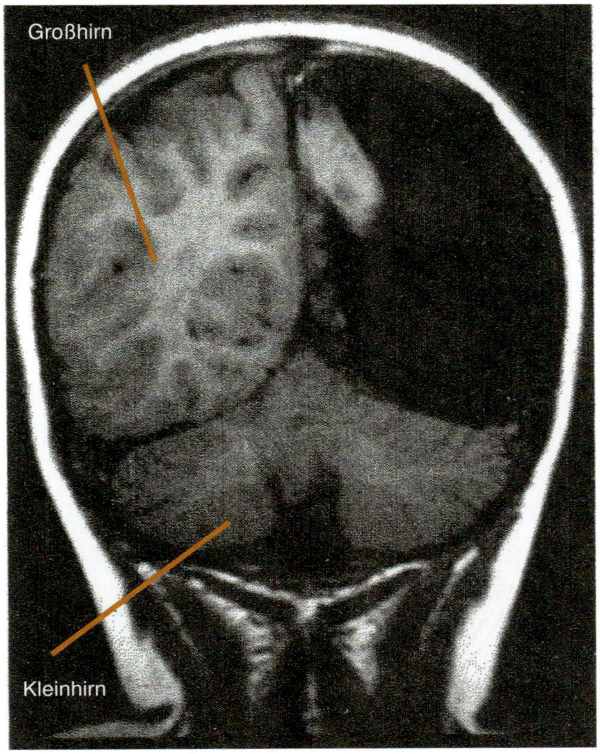

MRT (Kernspin) – Schnittbild frontal mit Darstellung von Großhirn, Kleinhirn und Anteilen der oberen Halswirbelsäule: Es fehlt die linke Großhirnhälfte!

Das Bild zeigt das MRT-Schädel-Schnittbild eines siebenjährigen Mädchens (2002), dem im Alter von drei Jahren wegen einer ansonsten tödlich verlaufenden Gehirnentzündung mit symptomatischer Epilepsie die linke Großhirnhälfte entfernt wurde (aus: Spitzer, M. 2003). Das Kind ist mit sieben Jahren bis auf eine leichte rechtsseitige Arm- und Beinlähmung praktisch normal und spricht fließend zwei Sprachen.

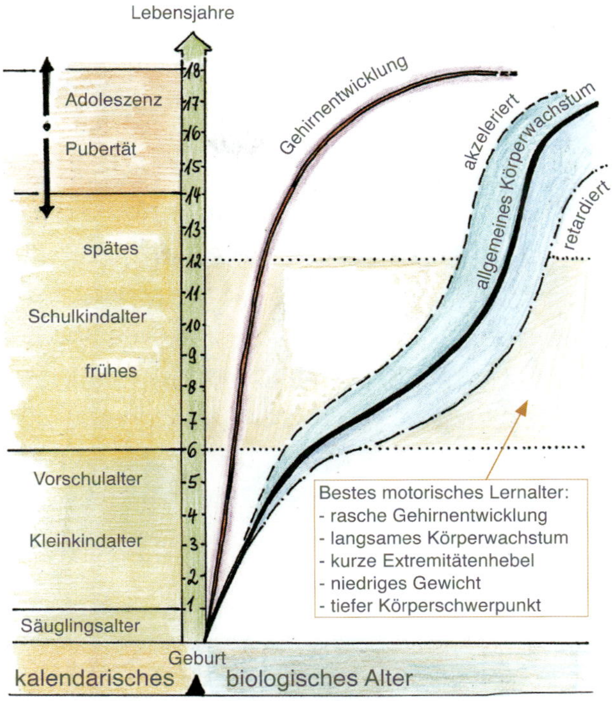

Die biologische Variationsbreite der kindlichen Entwicklung deckt sich nicht immer mit dem streng kalendarischen Alter. Zwischen sog. Früh- (akzeleriert) und Spätentwicklern (retardiert) kann bei gleichem kalendarischem Alter eine Entwicklungsdifferenz bis zu 4 Jahren liegen. In jedem Fall eilt die Gehirn- und Nervensystementwicklung dem allgemeinen Körperwachstum weit voraus. Im Alter zwischen 6 und 12 Jahren verlangsamt sich das Körperwachstum vorübergehend, was bei weiter rasch ansteigender Gehirnentwicklung besonders günstige Voraussetzungen für die Entwicklung hoher koordinativ-motorischer Fertigkeiten schafft (»bestes motorisches Lernalter«). Diese Chance gilt es sowohl im Schul- wie im Leistungssport zu nutzen!

im Gegensatz zum **streng kalendarischen Alter**, das beispielsweise den Schuleintritt bestimmt, ein **biologisches Alter** zu favorisieren, das die Variationsbreite der kindlichen Entwicklung berücksichtigt (siehe Abb. rechts). Die dort verwendeten Begriffe »akzeleriert« (der Entwicklung ein bis zwei Jahre vorauseilend) und »retardiert« (der Entwicklung ein bis zwei Jahre hinterherhinkend) signalisieren die biologische Situation, sind aber von der Namensgebung her unglücklich gewählt. Damit kann die Spannweite einer individuellen Entwicklungsdifferenz insbesondere in der spätkindlichen Entwicklung (Pubertät) bis zu vier Jahre betragen! Beispielhaft sei hier das erste Auftreten der Regelblutung (Menarche) im Mädchenalter zwischen 12 und 16 Jahren aufgeführt. Die Ursachen können einerseits in genetischen Dispositionen zu finden sein, andererseits prägen diese Differenz häufig auch äußere Reize wie sensomotorische Mehr- oder Minderbelastung und das psychosoziale Umfeld, vor allem die familiäre Situation in der frühen Kindheit.

Trainingsphysiologisch betrachtet bietet das Alter zwischen sechs und zwölf Jahren besonders günstige Trainingsvoraussetzungen (»bestes Lernalter«): Langsames Körperwachstum, aber rasche Entwicklung des Gehirns und des Nervensystems. Geringes Körpergewicht, kurze Extremitätenhebel und ein zunehmend ausreifendes Nervensystem lassen bereits in dieser Entwicklungsphase eine hohe **neuromuskulär bestimmte** sportliche Leistungsfähigkeit zu. Ein in diesem Lebensabschnitt durchgeführtes **kindgerechtes** Krafttraining führt zu einer deutlichen Steigerung der Kraftfähigkeiten (siehe Abb. links), die im Wesentlichen auf einer verbesserten Ansteuerung der Muskelfasern durch das Nervensystem beruht (intramuskuläre Koordination) und nicht auf einer Muskelfaserquerschnittserhöhung, die erst in der Pubertät unter dem anabolen Einfluss der Sexualhormone (Testosteron ♂, Östradiol ♀) zum Tragen kommt. Unter Berücksichtigung motorischer Zielqualitäten und biologischen Alters lassen sich damit allgemeine Hinweise zum Training in verschiedenen Entwicklungsphasen geben (siehe Abb. S. 39).

Die für die erste Phase der Pubertät häufig beschriebene geringere Trainierbarkeit ist ein **pädagogisches**, kein biologisches Problem, sieht man von den längeren Rumpf- und Extremitätenhebeln ab. Unter dem Einfluss der Sexualhormone ändert sich das psychische Verhalten: Hinwendung zum anderen Geschlecht, Ablösungstendenzen vom Elternhaus, anti-autoritäre, überkritische Einstellung, emotionale Instabilität usw. Doch bietet gerade diese Entwicklungsstufe bei glaubwürdigem pädagogischem Geschick die Chance, ein Bewegungsbewusstsein zu schaffen und »überschüssige« Kräfte zu bündeln. Trillerpfeifenmentalität, aber auch strukturlose antiautoritäre Trainingsmethoden sind hier wenig hilfreich.

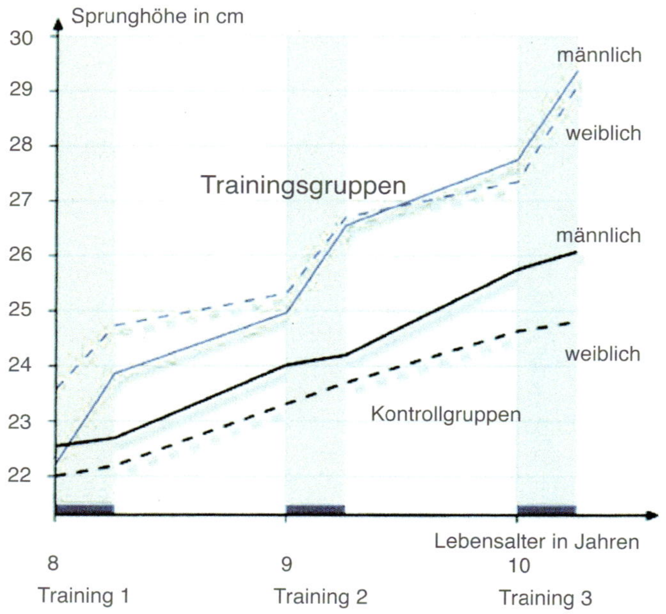

Trainingsbedingte Verbesserung der Kraftfähigkeiten durch ein kindgerechtes Krafttraining bei Mädchen und Jungen im Alter von 8–10 Jahren gemessen an der Sprungkraft (Jump-and Reach-Test ≙ Standhochsprung): Die Trainingsgruppe hat 3 Monate trainiert, 9 Monate pausiert, wieder 3 Monate trainiert, 9 Monate pausiert usw. Jeweils vor und nach dem 3-monatigen Trainingsblock wurde die erreichte Sprunghöhe (Handanschlag) gemessen. Der nicht trainierenden Kontrollgruppe wurde der gleiche Messzyklus zugeordnet. Ergebnisse: 1. Ein kindgerechtes Krafttraining bewirkt tatsächlich höhere Kraft (Schnellkraft)-Fähigkeiten bei Kindern. 2. Diese erworbenen Kraftfähigkeiten sinken nach 9-monatiger Pause nicht ab, sondern bleiben im Niveau erhalten. 3. Die Kontrollgruppe zeigt lediglich einen leichten Kraftanstieg im Altersgang (nach Diekmann, W., Letzelter, M. 1987).

Altersstufen	Ausdauer	Kraft	Schnelligkeit	Koordination	Beweglichkeit
Geburt – 3 Jahre	Keine spezifische sportmotorische Belastungsform, aber möglichst »buntes« Bewegungs- und Umgebungsmuster: Rezeptortraining, z. B. Kriechen, Gehen auf verschiedenen Untergründen (Wiese, Sand, Kiesbett usw.), Bewegungskontakt mit verschiedenen Medien, z. B. Wasser, Anregung des optischen und vestibulären (Gleichgewichts-)Systems, z. B. Fahrten im offenen Kinderwagen, auf dem Radsitz und Tragen in der Kinderkraxe.				
3–6 Jahre Vorschulalter – Kindergartenalter		Abstimmung der Bewegungsmotorik über Klettern, Schaukeln, Spiele usw.			
6–12 Jahre frühes und spätes Schulkindalter	unsystematische Ausdauerbelastung über Rad, Schwimmen, Skilanglauf, Wandern, Inline-Skating usw. Mindestens 2x/Woche	Verbesserung der allgemeinen Kraftfähigkeiten über kindgerechtes Krafttraining mit Schnelligkeits- und Koordinationsanteilen (2x/Woche), z. B. Zirkeltraining: Seilschwingen modifiz. Liegestützen Kurzsprint Medizinball werfen & heben Bankspringen			
12–14/15 Jahre 1. puberale Phase	Systematisierung des Ausdauertrainings, z. B. 2x/Woche, Radtour, Bahnenschwimmen usw.	Sportartspezifisches Umsetzen der erlernten Kraft-, Schnelligkeits- und Koordinationsfähigkeiten, z. B. durch Eintritt in einen Sportverein, durch Spielsportarten, Kampftechniken usw.			Erlernen von Dehntechniken (Stretching) in der Schule
	Die Biologie der Bewegung als Lerninhalt im Schulunterricht!				
14/15–18/19 Jahre 2. puberale Phase	Fortführen eines 2-maligen Ausdauertrainings pro Woche	Systematisierung des jugendgerechten Krafttrainings 2x/Woche, alternativ sportartspezifische Belastung im Sportverein			Systematisierung des Stretchings nach Schule, Sport oder Beruf

Allgemeine Vorgaben zum Bewegungstraining in den verschiedenen kindlichen Entwicklungsphasen

> Nicht der Kalender, sondern das individuelle Entwicklungsstadium sollten das kindgerechte Training steuern, dann sind Kinder in jedem Lebensabschnitt gut trainierbar.

1.10. Zehn Thesen zu Mensch und Bewegung

1) Das Ergebnis einer mehr als vier Millionen Jahre langen evolutionären Entwicklung ist der Mensch als Bewegungswesen. Die Vorteile eines bis ins Kleinste ausgeklügelten Bewegungsapparates mit über 400 Muskeln und eines unterstützend regulierenden Organ-, Hormon- und Nervensystems liegen auf der Hand, solange sie primär dem »Überlebenskampf« dienen.

2) Durch die Auswirkungen einer sich rasant entwickelnden Technisierung und Mikroprozessierung ist die Bewegungsanforderung an den menschlichen Organismus aber dramatisch abgesunken. Das sich langsam entwickelnde (evolutionäre) Prinzip der biologischen Anpassung ist einem sich rasch (revolutionär) verbreitenden Mobilitätsprinzip gewichen: Der Mensch wird bewegt, Bewegungsapparat, Organ- und Regulationssysteme werden nur noch unterschwellig belastet.

3) Im Gegensatz zu technischen Systemen, die bei Nichtbenutzung neu bleiben, braucht das biologische System Mensch aber die Belastung, um funktionstüchtig (gesund) zu bleiben. Inaktivität bedeutet Funktionsverlust (Atrophie/Krankheit).

4) Wir wissen heute, dass Bewegungsarmut mit zu den wichtigsten krankheitsauslösenden Kofaktoren unserer westlichen Industriegesellschaft gehört. Bewegungsmangel begünstigt Übergewicht, Fettstoffwechselstörungen, Zuckerkrankheit Typ II, Bluthochdruck und letztlich die Arteriosklerose, die wiederum zu Herzinfarkt, Schlaganfall und peripheren arteriellen Durchblutungsstörungen führen kann.

5) Besonders dramatisch wirkt sich Bewegungsmangel im Kindesalter aus: 30 bis 40 Prozent unserer Kinder weisen Haltungs- und Bewegungsstörungen auf, 20 bis 30 Prozent zeigen sich übergewichtig, 15 Prozent leiden an psychosozialen Störungen. Bei in Sportvereinen organisierten aktiven Kindern findet sich diese negative Entwicklung nicht.

6) Betrachtet man die Problematik aus sozialmedizinischer Sicht, so drohen in Zukunft die ohnehin schon grenzwertig belasteten sozialen Sicherungssysteme mit den prinzipiell vermeidbaren Bewegungsmangelkrankheiten (»Wohlstandskrankheiten«) überlastet zu werden. Bereits jetzt zeigt sich, dass die kostenintensive Behandlung des häufigen Lumbalschmerzes mit Krankengymnastik, Medikamenten, Rehabilitation usw. bei sportlich Inaktiven um durchschnittlich 20 Prozent höher zu finden ist. Ähnliches gilt für die Zahl der Arbeitsunfähigkeitstage, die die volkswirtschaftlichen Ressourcen vermehrt belasten.

7) Gebot der Stunde ist es, diese Zusammenhänge zu erkennen und gegenregulierend einzugreifen. Voraussetzung hierfür ist, die Bewegungsnotwendigkeit als integrativen Bestandteil der Menschwerdung zu begreifen und ein allgemeines Bewegungsbewusstsein zu schaffen.

8) Hierzu sind mehrere Lernebenen notwendig. Die wichtigste stellt die Kindheit dar, denn die höchste Plastizität besitzt das »beste Lernalter« zwischen sechs und zwölf Jahren. Der Sport sollte hier nicht nur praktiziert, sondern auch gelehrt und gelernt werden, z. B. in Verbindung mit dem Biologieunterricht. Regelmäßige Bewegung sollte so selbstverständlich wie Zähneputzen sein.

9) Auch das Erwachsenenalter bietet noch realistische Chancen. Ein regelmäßiges Ausdauertraining wirkt sich positiv auf die häufigen Herz-Kreislauf- und Stoffwechselkrankheiten aus. Aber auch Hormonregulation, Immunsystem und Psyche profitieren davon. Ein leichtes Krafttraining schützt Wirbelsäule und Gelenke und beugt der Osteoporose vor. Ein Koordinationstraining vermindert Sturzrisiko und Verletzungsgefahr.

10) In Kenntnis dieser Fakten und Zusammenhänge, die noch um die pädagogischen Lerneffekte erweitert werden, gilt es zusammen mit den Kindern, Eltern, Lehrern, Sportvereinen, Politikern und dem Industriemanagement Konzepte zu erarbeiten, die eine gesunde und bewegungsbewusste Entwicklung unserer Kinder zulassen und den Erwachsenen die Chance geben, diesbezügliche Versäumnisse nachzuholen.

2. Allgemeiner Teil

Die nachfolgenden Kapitel geben einen Überblick über allgemeine biologisch-physiologische Funktionsweisen, wie Zellfunktion, nervale Steuerung, hormoneller Regelkreis, Zustand der Homöostase, Bewegungsimpulse, Energiekaskade, motorische Qualitäten und ihre psychische Beeinflussbarkeit. Ihre Komplexität konfrontiert den Leser mit neuen unbekannten Begriffen und Funktionsweisen, die aber im speziellen Teil erläutert werden.

2.1. Die Zelle – »Baustein des Lebens«

Die Zelle ist die **kleinste biologische Einheit,** die sämtliche Grundfunktionen eines lebendigen Organismus erfüllt: Stoffwechsel, Wachstum, Vermehrung und Vererbung. Trotz verschiedenster Zellspezialisierungen in den einzelnen Organen liegt der einzelnen Zelle doch ein gemeinsames Bauprinzip zugrunde (siehe Abb. S. 43). Von einigen Ausnahmen abgesehen (größer: Eizelle, Muskelzelle, Nervenzelle) liegt der Durchmesser der meisten Zellen bei 1/100 mm. Sie sind daher nur einer mikroskopischen Untersuchung zugänglich.

In der Zellhierarchie ganz oben steht der **Zellkern**. Er ist der Träger der Erbanlagen und sorgt bei der Vermehrung der Zellen über die Zellteilung für die Weitergabe des Erbgutes (Gene auf den Desoxyribonukleinsäure(DNS)-Strängen der Chromosomen). Mit Hilfe eines genetischen Codes liefert er die Baupläne für über 100 000 unterschiedliche Eiweißstrukturen (Proteine). Die Abnahme des Codes von den DNS-Strängen und seine Anlieferung durch die Poren des Zellkerns zu den Eiweißfabriken (Ribosomen) besorgt die ebenfalls im Zellkern gebildete m-RNS (Messenger Ribonukleinsäure). Sie leitet auch in den **Ribosomen** die Eiweißsynthese ein. Die Ribosomen befinden sich außerhalb des Zellkerns im **Zytoplasma** (Zellwasser), auch Zytosol genannt, entweder frei schwimmend oder an das sog. **endoplasmatische Retikulum** gekoppelt. Das endoplasmatische Retikulum stellt sich als schlauchartiges Labyrinth dar, das die Zelle durchzieht und aus kleinen von den Ribosomen produzierten Eiweißmolekülen große Makromoleküle, wie Hormone, Zellmembranbausteine und in nicht von Ribosomen besetzten Bezirken auch Fette (Lipide) produzieren kann. Die so hergestellten Produkte werden in abgeschnürten Transportbläschen zum **Golgi-Apparat** transportiert. Dieser sortiert, verpackt und adressiert die angelieferten Zellprodukte in einem Netzwerk aus Höhlen, Schläuchen und Bläschen und bringt sie dann zielgerichtet in Transportvesikeln an ihren Zielort. Alles was an »Zellabfall« anfällt, aber auch zellfremdes Material, wie Bakterien, wird von bläschenartigen Gebilden, den **Lysosomen** aufgenommen und durch deren Enzyme »verdaut«. Die daraus entstehenden Endprodukte werden entweder aus der Zelle befördert (entsorgt) oder zu neuen Zellbestandteilen »recycelt«. Die Energie für diese Prozesse liefern im Wesentlichen die **Mitochondrien**. Da diese bohnenförmigen innenseptierten Gebilde unter Sauerstoffverbrauch Energie (ATP) aus Kohlenhydraten und Fetten herstellen können, werden sie auch als Zellkraftwerke bezeichnet. Neben den besprochenen »Zellorganen«, die auch als Organellen bezeichnet werden, finden sich im Zellwasser **Energiesubstrate**, wie Glykogengranula und Fette, **Bausteine**, wie Aminosäuren, Mineralstoffe und Spurenelemente und **Stoffwechselkatalysatoren**, wie Vitamine. Auf sie wird in speziellen Kapiteln eingegangen. Die **Zellmembran**, die schützend die Zelle umhüllt, aber zur Aufrechterhaltung des Zellmilieus, der Zellfunktion und zur Kooperation mit den Nachbarzellen und der Außenwelt zahlreiche aktive und passive Transport- und Verbindungswege aufweist, wird wegen ihrer bewegungsphysiologischen Bedeutung im nächsten Kapitel gesondert behandelt.

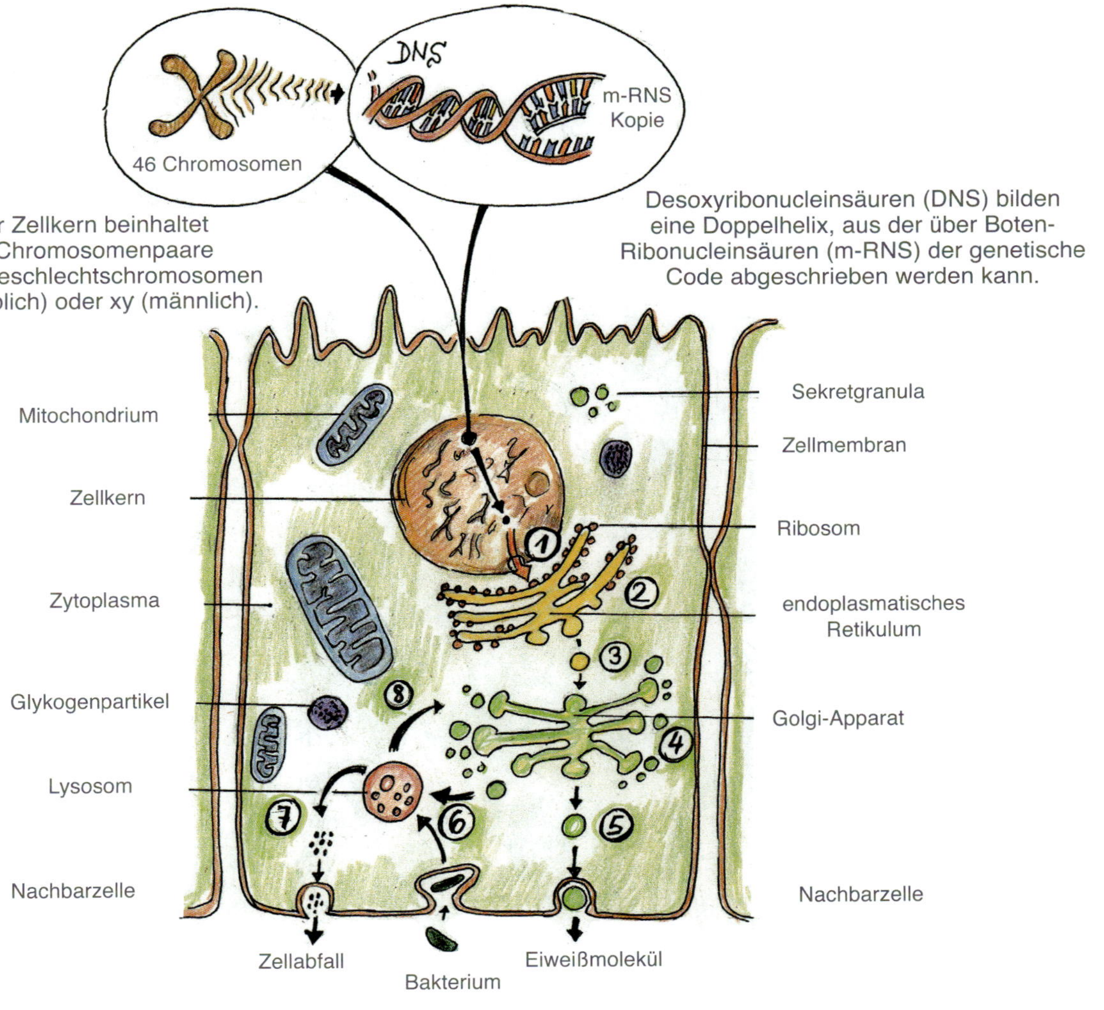

Die Zelle mit ihren wichtigsten Bestandteilen und Funktionen: 1) Der Zellkern übergibt den durch eine Boten-Ribonucleinsäure (m-RNS) abgenommenen genetischen Code an die Ribosomen. 2) Die Ribosomen stellen kleinere Eiweißmoleküle her, die im endoplasmatischen Retikulum zu großen Molekülen (z. B. Hormone) zusammengebaut und an den Golgi-Apparat geliefert 3) werden. 4) Der Golgi-Apparat sortiert, verpackt und transportiert 5) diese Moleküle nach außen. 6) Zellabfall und von außen kommende Fremdstoffe (z. B. Bakterien) werden von den Lysosomen »verdaut« und nach außen abgeführt 7) oder zu Zellbestandteilen recycliert 8). Die Energie für diese aktiven Prozesse wird von Mitochondrien geliefert.

2.2. Die Zellmembran – »Mädchen für alles«

Die Zellmembran nur als Zellhülle und Auslaufschutz zu betrachten, würde der Beurteilung ihrer vielfältigen Aufgaben nicht gerecht. Sie regelt das Zellmilieu, stellt den Transfer von Bau- und Brennstoffen sicher, kommuniziert mit Nachbarzellen, wehrt Krankheitserreger ab, stellt die elektrische Erregbarkeit der Zelle her und ist sogar bei der Bildung von Gedanken im menschlichen Gehirn entscheidend beteiligt (Ionenströme). Ihre Dicke beträgt ca. 8 nm (10^{-9} Meter). Mikroskopisch zeigt sie sich als **Doppelschicht von Lipiden** (Fettmolekülen) (siehe Abb. S. 45). Diese sind einander so zugekehrt, dass ihr wasserlöslicher »Kopf« zum Zellwasser bzw. zur wässrigen Zellumgebung zeigt. Die fettlöslichen »Fäden« liegen sich innerhalb der Zellmembran gegenüber. Die Zelle ist dadurch »wasserdicht«, denn Fett stößt Wasser ab. Damit die notwendigen Membranfunktionen (siehe S. 43) erfüllt werden können, sind **Proteine** (Eiweißmoleküle) direkt in die Membran ein- bzw. angelagert. Sie bilden Kanäle, Transport- und Pumpensysteme durch die Membran und fungieren schließlich auch als Fühler (Rezeptoren), z. B. für Hormone und die Anmeldung und Aufnahme größerer Moleküle. Die sowohl nach innen wie nach außen angelegten Transportwege können **passiv** ohne energetischen Aufwand oder **aktiv** unter Energieverbrauch benutzt werden. Nicht jede Zelle verfügt über alle Möglichkeiten. Die Transportlogistik richtet sich nach den zu transportierenden Stoffen. Gas- und Wassertransporte erfolgen passiv, Ionen werden passiv und aktiv transportiert, für größere körpereigene oder fremde (Erreger) Moleküle ist ein ausschließlich aktiver Transport notwendig. Für den **passiven Transport** gelten die Gesetze der Physik: Das **Diffusionsprinzip** (siehe Abb. S. 45 a) kommt an biologischen Membranen dann zustande, wenn erstens die Membran für den Transportstoff durchlässig ist, zweitens ein Konzentrationsgefälle als treibende Kraft besteht. Dies gilt vor allem für Gase und fettlösliche Stoffe. Finden sich sog. Ionenkanäle in der Zellmembran, können auch geladene Teilchen (Ionen) diese entlang einer elektrischen Potenzialdifferenz passieren. Neben den Ionenkanälen gibt es noch zusätzliche Transporter (Carrier) aus Membranprotein, die die Diffusion nicht fettlöslicher Substanzen erleichtern. Wassertransporte durch die Zellmembran erfolgen durch **Osmose und Filtration** (siehe Abb. S. 45 b). Hierfür finden sich in der Membran Poren (Aquaporine), die als Wasserkanäle dienen. Die treibende Kraft für die Osmose ist die Teilchendichte. Eine hohe Teilchendichte auf der einen, eine niedrige auf der anderen Membranseite »saugt« Wasser zur höheren Teilchenkonzentration. Für die Filtration zählen die Druckgradienten an der Membran. Wasser wird von der hohen Wasserdruckseite zur niedrigeren »gepresst«.

Der **aktive Transport** durch die Zellmembran benötigt Energie, da er häufig »bergauf«, also gegen ein Konzentrationsgefälle oder ein elektrisches Potenzial erfolgt. Ein Großteil des menschlichen Ruheenergieumsatzes wird für diese Arbeit verwandt. Nur so können das Eigenleben der Zelle und ihre Funktion unter Belastungsanforderung überhaupt erhalten werden. Zuständig hierfür sind: **Ionenpumpen (ATPasen)** (siehe Abb. S. 45 c), wie

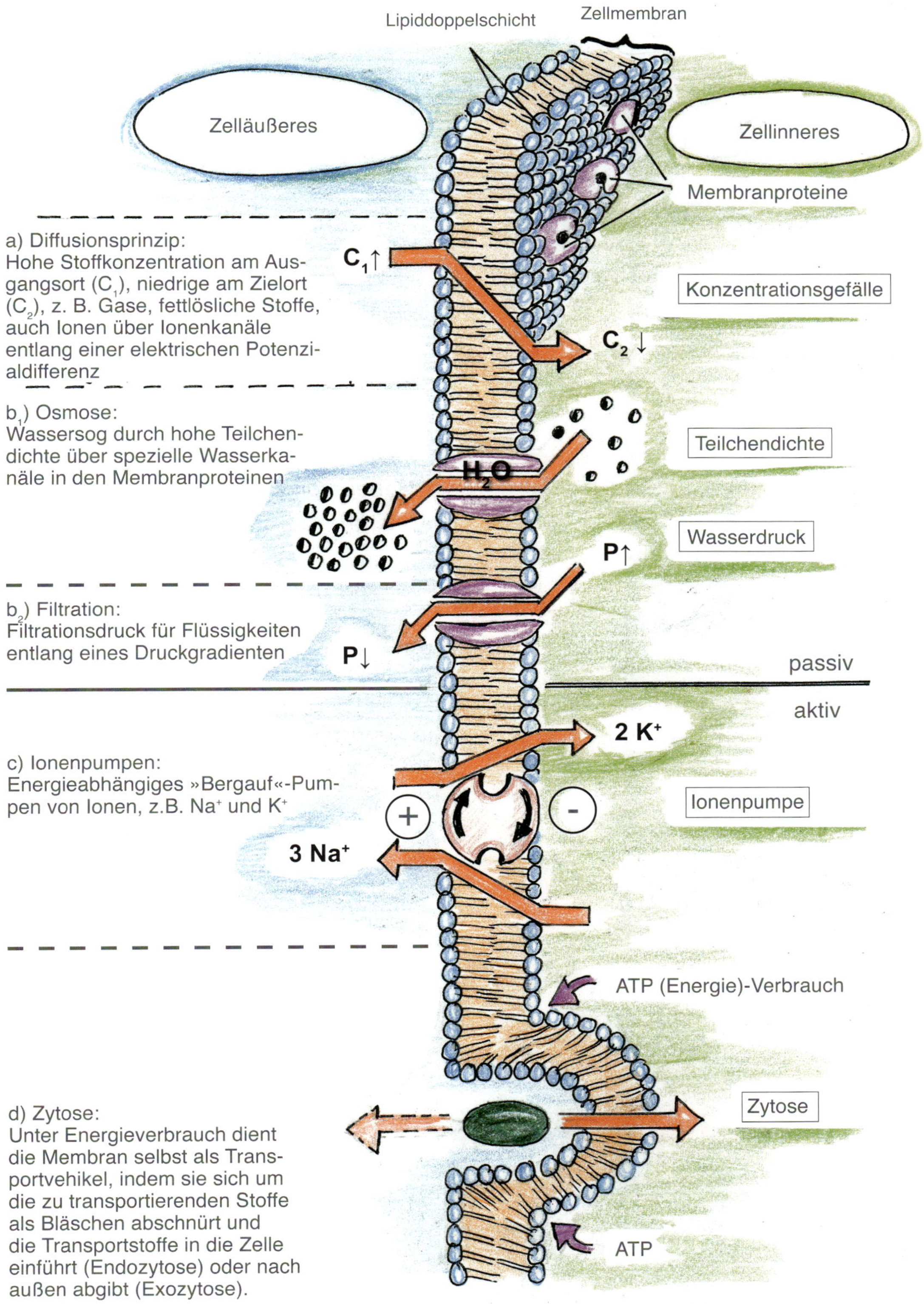

Passive und aktive Transporte durch die Zellmembran – dreidimensionaler Zellmembranausschnitt

beispielsweise die Natrium (Na^+)-Kalium (K^+)-ATPase, die für die Aufrechterhaltung des Membranpotenzials (Zellladung) zuständig ist. Dabei werden pro Transportzyklus 3 Natrium-Ionen (Na^+) aus der Zelle heraus und 2 Kaliumionen (K^+) in die Zelle hineingepumpt. Pro Zyklus wird 1 Energiemolekül (ATP) verbraucht. Als **Zytose** (siehe Abb. S. 45 d) bezeichnet man einen weiteren aktiven Transportmechanismus, der Teile der Zellmembran als Transportvehikel größerer Moleküle und Flüssigkeiten benutzt, indem er sie in dafür angelegte Membranabschnitte einhüllt und so in Blasenform (Vesikel) ein- oder ausschleust (Endo- oder Exozytose). Die Spezialisierung der verschiedenen Zellen in den einzelnen Organen verlangt der Zellmembran ein hohes Maß an Variationsbreite und Adaptationsfähigkeit an die unterschiedlichsten Aufgaben ab. Eine regelmäßige moderate sportliche Betätigung verbessert bereits in diesem mikroskopischen Bereich die Membran- und damit die Zellfunktion. Dies gilt nicht nur für Muskelzellen, sondern auch für die Zellen des Immunsystems (z. B. die Killerzellen und Makrophagen) und vieler anderer Organsysteme. Neuere Untersuchungen bestätigen dies sogar für den Ionenaustausch an der Membran der Gehirnzellen. Der Forscher B. Sakmann erhielt dafür den Nobelpreis.

2.3. Spezialisierte Zellen – »Im Dienst der Bewegung«

Die mehr als 200 verschiedenen Zellarten des Menschen unterscheiden sich entsprechend ihrer Funktion trotz gleichen Erbguts in vielen Einzelheiten. Dies liegt daran, dass auf den DNS-Strängen der Chromosomen im Zellkern eine nahezu unendliche Vielzahl von gengebundenen Informationen abrufbar ist. Die Gene selbst können durch ein kompliziertes Steuersystem aus **Signalstoffen (Transkriptionsfaktoren)** an- und abgeschaltet werden. Diese Signalstoffe sind bereits in der Eizelle ungleich verteilt, sodass bei gleichem Erbgut, aber unterschiedlichen Transkriptionsfaktoren auch unterschiedliche Eiweiße gebildet werden können (siehe Funktion der m-RNS in Kapitel 2.1.). Ergebnis sind Zellen verschiedenster Art und Funktion, aus deren Zusammenschluss sich Zellsysteme, Gewebe und Organe bilden. Betrachtet man die embryonale Entwicklung des Menschen im Detail (siehe Abb. rechts), so entstehen bereits wenige Tage nach der Befruchtung der Eizelle durch ein Spermium über Zellteilungsvorgänge **embryonale Stammzellen**. Aus diesen formt sich die **Keimscheibe** mit zunächst zwei (Ektoderm, Entoderm), später drei (Mesoderm) Zellschichten, die auch als **Keimblätter** bezeichnet werden. Sie besitzen bereits die Spezialisierung zu unterschiedlichen Organentwicklungen:

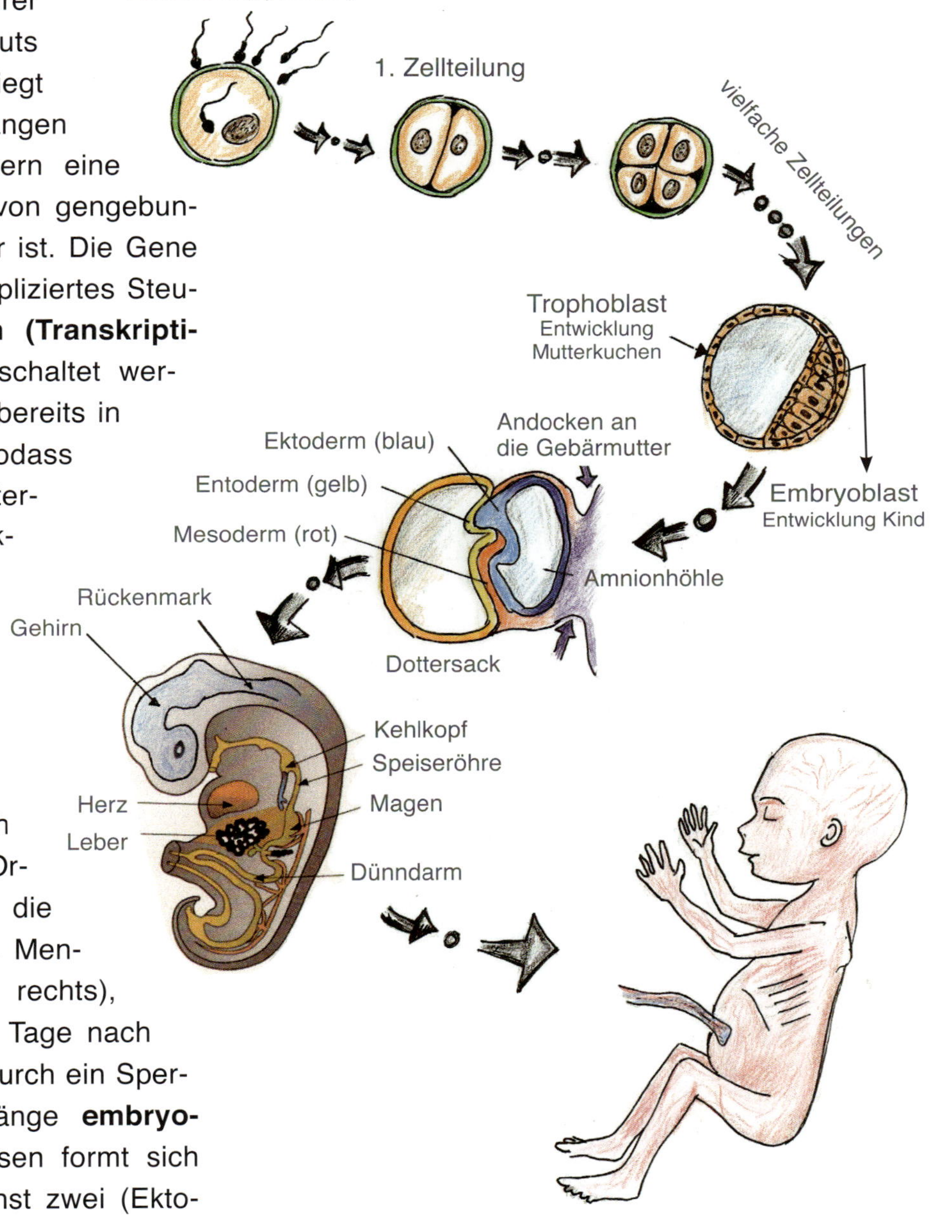

Die embryonale Entwicklung des Menschen von der befruchteten Eizelle bis zum 25 cm langen Fetus im Mutterleib (20. Schwangerschaftswoche).

- **Das äußere Keimblatt (Ektoderm)** vermittelt die Beziehung zur Umwelt: Ausbildung von Haut, Sinnesorganen und Nervensystem.
- **Das innere Keimblatt (Entoderm)** hat die Aufgabe der Stoffaufnahme und -verarbeitung: Herstellung von Magen-Darm-Trakt, Luftröhre-Lungen, Leber, Bauchspeicheldrüse, Blase.
- **Das mittlere Keimblatt (Mesoderm)** produziert am vielseitigsten: Herz, Blutgefäße, Blut, Nieren, Sexualorgane, Muskeln, Knochen.

Spezielle Regulator-Gene (Hox-Gene) und »Lotsenmoleküle« sorgen dafür, dass die einzelnen Organstrukturen an die anatomisch richtigen Stellen kommen, z. B. die Hände an die Arme usw. Stellvertretend für die Differenzierung in die verschiedensten Organzellen sei die Entwicklung der roten Blutzellen (Erythrozyten) angeführt (siehe Abb. S. 49, links). Aus mesodermalen Stammzellen im Knochenmark entstehen innerhalb von sechs Tagen über Zwischenstufen sogenannte Normoblasten, die ihren Zellkern ausstoßen und als Retikulozyten plastisch verformbar durch die engen Austrittsschlitze des Knochenmarks in die Blutbahn eindringen. Über Ribosomen und Mitochondrien können die Retikulozyten noch kurzzeitig roten Blutfarbstoff (Hämoglobin) bilden, ehe sie sich ganz in die Endstufe des Erythrozyten (rote Blutzelle) umwandeln. Dieser ist nun auf den Transport von Sauerstoff (O_2) und Kohlendioxid (CO_2) spezialisiert. Durch den Verlust des Zellkerns besteht keine Möglichkeit mehr, sich durch Teilung zu vermehren oder andere genetische Informationen weiterzugeben. Aus der Stammzelle ist eine Speditionsfirma entstanden.

Die Typisierung der Zellen geht so weit, dass sie auch ein unterschiedliches Lebensalter erreichen. So existieren Dünndarmzellen nur etwa drei bis fünf Tage, Hautzellen 19 bis 20 Tage, rote Blutzellen 100 bis 120 Tage und Leberzellen sechs Monate, während Nervenzellen ein Leben lang funktionieren. Entsprechend dem unterschiedlichen Zeitpunkt des individuell programmierten Zelltodes (Apoptose) findet im menschlichen Körper ein ständiger Ab- und Aufbau von Zellen statt. Millionen von Zellen gehen pro Sekunde zugrunde, entstehen aber schon im gleichen Augenblick aus Stammzellen oder Zellteilungen neu. Damit aber nicht genug: Veränderungen der äußeren und inneren Bedingungen, die die zelluläre Homöostase (Gleichgewicht) stören, führen ebenfalls zu Anpassungen und Reaktionen auf zellulärer Ebene. Beispielsweise induziert **chronischer Sauerstoffmangel** unter Höhenbedingungen (> 1800 Meter) wie auch bei chronischen Lungenkrankheiten mit eingeschränkter Sauerstoffaufnahme eine **Vermehrung** roter Blutzellen, während **Eisenmangel** die Zellzahl **reduziert**. Diese Modulation der genetisch determinierten (Spezial-)Zellen ist ein weiterer Schritt zur Erhöhung der Zellqualität und Funktionsverbesserung unter erhöhten Anforderungen, aber auch ein Ökonomisierungs-(Spar-)Effekt unter verschlechterten äußeren und inneren Bedingungen (extragenetische Anpassung).

Dieses **Prinzip der biologischen Anpassung**, das wir bereits im Kapitel 1.5. besprochen haben, findet man unter allen Anforderungen der körperlichen Bewegung und deren Rahmenbedingungen realisiert. Vereinfacht bedeutet dies: Über 200 genetisch determinierte Zelltypen erhöhen unter dem Reiz regelmäßiger Bewegung (Training) ihr Leistungsniveau individuell nach Belastungsintensität, -dauer und -häufigkeit. Bei der Skelett-

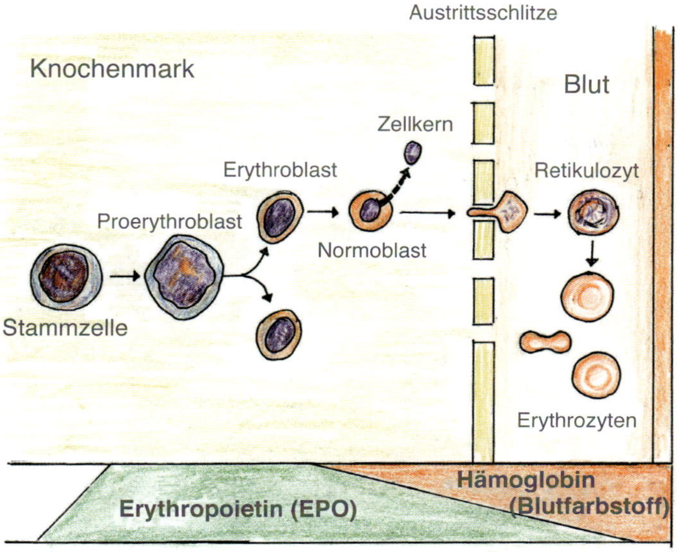

Die Bildung der roten Blutzellen (Erythrozyten) unter dem Einfluss des Hormons Erythropoietin. Zunächst wird die Zellproliferation (Zellreifung) aus den Stammzellen angeregt, dann die vermehrte Bildung des Blutfarbstoffes (Hämoglobin) in den Normoblasten und Retikulozyten. Ergebnis dieser Spezialisierung ist eine kernlose, hämoglobinangereicherte Zelle mit hoher Verformbarkeit. Sie ist damit ideal für den Sauerstoff- und Kohlendioxidtransport selbst durch engste Gefäße (Kapillaren) geeignet.

muskelzelle ist eine Leistungssteigerung bis zu 60 Prozent z. B. für Ausdauerbelastungen möglich. **Sportliches Training** wirkt somit als eine **Art von »Zell-Tuning«**. Langfristige Bewegungsarmut hingegen lässt die Zellleistung sogar unter das genetisch vorgegebene Ausgangsniveau absinken (siehe Abb. rechts).

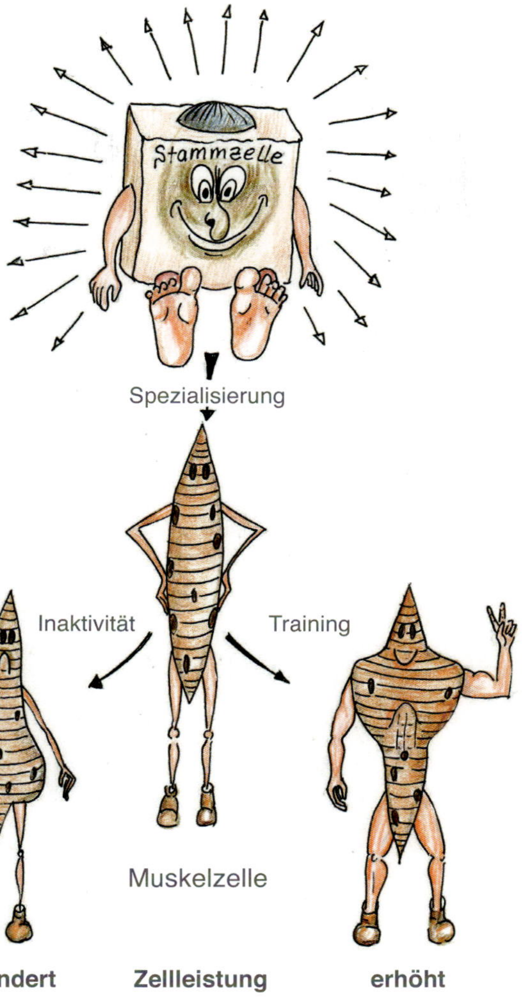

Die aus der Stammzelle spezialisierten Zellen (Beispiel Muskelzelle) können unabhängig von der genetischen Typisierung die Zellleistung durch regelmäßige Reize (Training) verbessern oder durch verminderte Reizgebung (Inaktivität) verschlechtern.

2.4. Nervensystem – »Kapitän und Steuermann zugleich«

Nichts auf diesem Universum ist so kompliziert und gleichzeitig wissenschaftlich so herausfordernd wie das menschliche Gehirn, die Kommandozentrale des Nervensystems. Über viele Jahrzehnte gelang es der Neuroanatomie und Neurophysiologie stetig, aber nur langsam, Einblicke in die **Morphologie des Gehirns und des Rückenmarks** zu erarbeiten, die die Lokalisation verschiedenster Steuer- und Informationsareale zuließen. So gelang es, körperbezogene Repräsentationszentren zu katalogisieren und als immer noch gültige Hirnkarten zu systematisieren (siehe Abb. S. 50 und 51). Erst in den letzten 15 Jahren konnte dieses eher »**statische**« **Wissen** durch neue bildgebende Verfahren, wie die Magnetresonanztomografie (= MRT = Kernspin) und die Positronen-Emissionstomografie (= PET) in Verbindung mit biochemischen Untersuchungsmethoden revolutionär »**dynamisiert**« werden, indem erstmals Einblicke in die

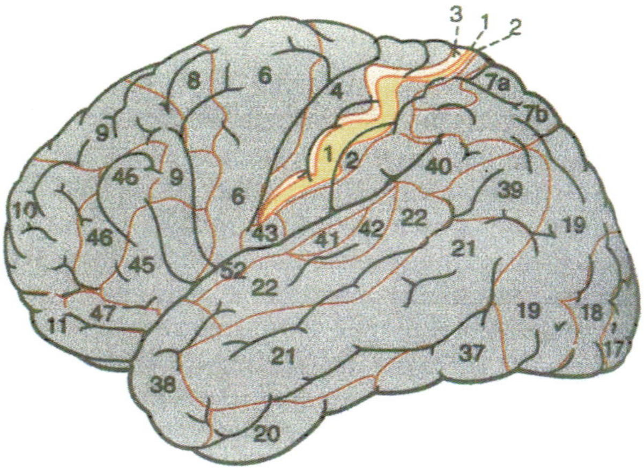

a) Brodmann-Hirnkarte von 1909
Die Hirnrinde wird aufgrund unterschiedlicher Nervenzellarchitektur in kleine Rindenareale eingeteilt.

Funktionsweisen des Gehirns möglich wurden. So lassen sich nun »Gedanken« über eine vermehrte Durchblutung und Ionenaustauschvorgänge auch in kleinsten Hirnarealen darstellen bzw. lokalisieren. Seit 1998 ist auch die apodiktisch vertretene Vorstellung, dass sich Nervenzellen im Gehirn erwachsener Menschen niemals vermehren können, nicht mehr haltbar. Eriksson und andere haben Zellneubildungen im Temporallappen (Hippocampus) beweisen können. Das Gehirn ist daher nicht, was naheläge, mit einer Computer-Festplatte vergleich-

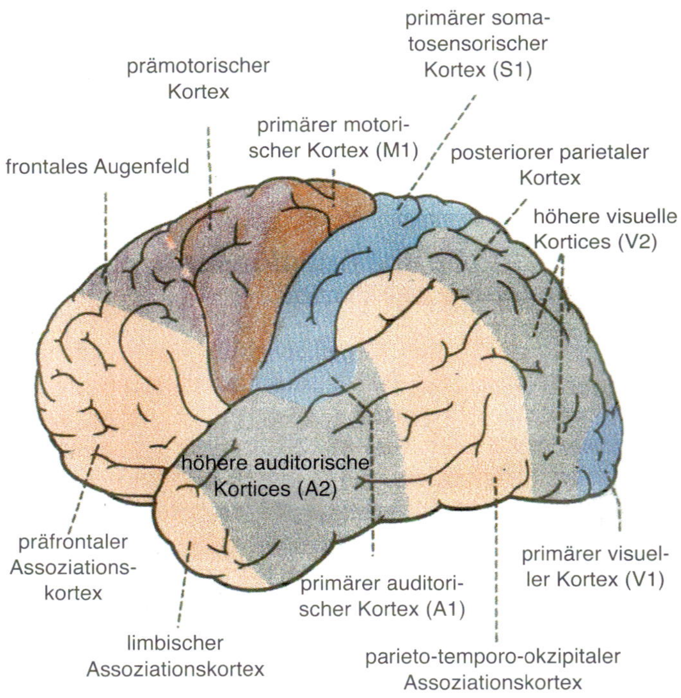

b) Sensorische, motorische und assoziative Rindenfelder
Die Einteilung erfolgt hier nach Repräsentationsgebieten der sensorischen und motorischen Hirnleistung, z. B. Sehen (visueller Kortex), Hören (auditorischer Kortex) usw. Die Assoziationsfelder sind Verbindungsareale mit anderen motorischen und sensorischen Rindengebieten für komplexe Leistungen, wie Bewegungsmuster, Gedächtnis usw.

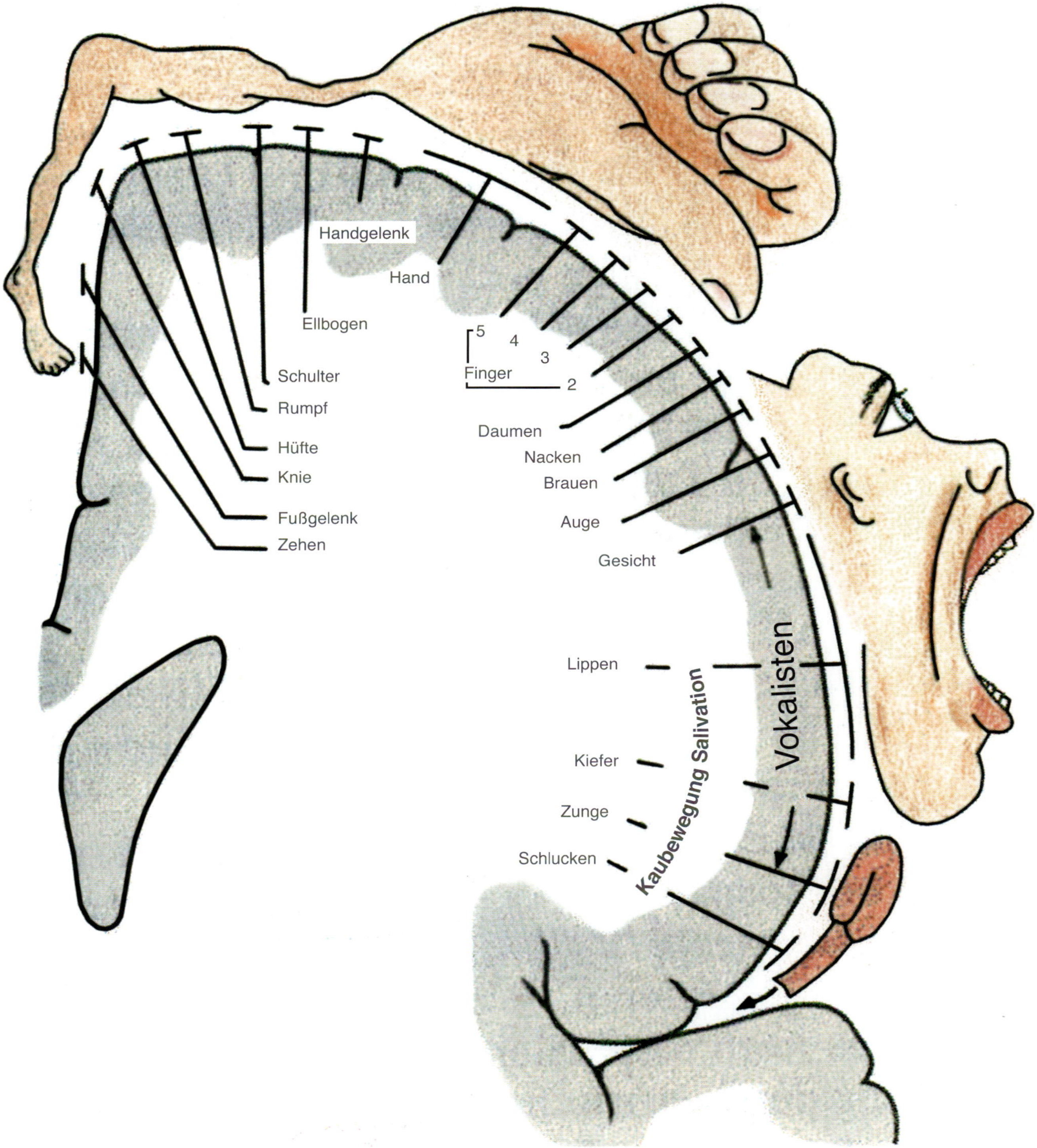

c) Motorischer Kortex
Repräsentationsverhältnis der einzelnen Körperbereiche. Je wichtiger eine Region für den Menschen ist, umso größer repräsentiert sie sich, z. B. ist die Hand größer als der Fuß. Diese disproportionale Darstellung führt zur karikaturistisch anmutenden Gestalt des »Homunculus«.
Hirnkarten, Rindenfelder und somatotopische Projektionsfelder geben Auskunft über die Architektur, Funktionsstruktur und Lokalisation der Hirnleistungszentren.

bar, sondern es besitzt eine hohe, sich ständig verändernde Anpassungs-Plastizität. Diese »plastische Verformbarkeit« betrifft sowohl die Reaktionsweisen wie die Hirnstrukturen selbst. Die Stimuli für diese strukturellen, biochemischen und elektrischen Anpassungen, auf die im speziellen Teil näher eingegangen wird, sind geistiger (z. B. Lernen) und/oder körperlicher (z. B. Ausdauerbelastungen) Natur. Reize aus der Umwelt bestimmen damit die Leistungsfähigkeit und Kapazität des Gehirns im Sinne einer biologischen Anpassung. Chronische Überbelastungen (z. B. jahrzehntelanger Ultrasport im Langstreckenlauf > 42 Kilometer) hingegen schaden dem Gehirn. Durch eine chronisch vermehrte Cortisol(»Kortison«)ausschüttung wird Nervenzellgewebe abgebaut, was mit Kernspin-Bildern beweisbar ist: Sie zeigen eine dünnere Hirnrinde als beim vergleichbaren Alters- und Geschlechtsdurchschnitt. Umgekehrt kann auch eine Reizverarmung (Bewegungsmangel, Vereinsamung) zu einem Abfall der Hirnleistung führen. Wie hoch die Plastizität des Gehirns noch im Alter (> 60 Jahre) ist, wird durch zahlreiche Studien belegt: Regelmäßiges moderates Ausdauertraining (z. B. langsamer Dauerlauf, Nordic Walking, Ergometerbelastung 75 bis 100 Watt) **verlangsamt** die altersbedingten Gehirnmodifikationen im Sinne einer höheren Lernfähigkeit und eines besseren Kurzzeitgedächtnisses im Vergleich zum inaktiven Altersdurchschnitt. Damit verfügt das Nervensystem über ein genetisch angelegtes Grundkapital, entscheidend für seine Leistungsfähigkeit aber ist, was wir daraus machen. Zum bildhaften Vergleich sei das Steuern eines großen Ozeanriesen herangezogen: Ein System von Sensoren wie Satelliten-Navigation, Kompass, Radar, Echolot, Windmesser, Temperaturanzeige, Luftdruckmesser, Wetterstation und sonstige Funkkontakte versorgt den Steuermann mit Informationen. Dieser stellt danach den Lenkeinschlag der Ruder ein und gibt Befehle an den Maschinenraum und die Mannschaft. Gleichzeitig informiert er den Kapitän über Geschwindigkeits- und Routenänderungen sowie gegebenenfalls über zu erwartende Gefahren. Aufgrund seines langjährigen Erfahrungsschatzes korrigiert dieser die Anweisungen oder stimmt zu. Beim Menschen erfolgen die Informationen über das **sensorische System**. Fühler (Rezeptoren) für Sehen, Hören, Gleichgewicht, Schmerz, Berührung, Muskeldehnung, Sehnenspannung, Kälte, Wärme usw. leiten ihre Informationen über Nervenbahnen (periphere Nerven, Hirnnerven) zunächst zum Rückenmark (Ausnahme: Hirnnerven) und weiter zum Gehirn. Dort erfolgt die Informationsverarbeitung unter Abstimmung mit bereits gespeicherten Erfahrungswerten. Der daraus resultierende **motorische** Befehl wird an die Muskeln und andere Organsysteme wieder auf umgekehrtem Weg zunächst über das Rückenmark, dann über die peripheren Nerven hinausgegeben (siehe Abb. S. 53). Ist blitzschnelles Handeln erforderlich, so passiert die Umschaltung sensorisch zu motorisch bereits auf Rückenmarksebene (monosynaptischer Reflex, siehe S. 165–167), erst verzögert wird von dort aus das Gehirn informiert. Zusammenfassend bleibt festzustellen: **Das Gehirn funktioniert nicht aus sich selbst heraus, sondern nur in der Auseinandersetzung mit der Umwelt, es ist Kapitän und Steuermann zugleich.**

Epilog: Die neuen Erkenntnisse der **Neuroplastizität auf Reize** aus der Umwelt relativieren die Gewichtung **genetische Anlage: Lernprozesse** zugunsten des Lernens. Was heißen soll, man wird wohl nicht als Gewaltverbrecher oder Nobelpreisträger geboren, sondern höchstens mit der genetischen Disposition dazu. So zeigt auch die feingewebliche Analyse von Einsteins Gehirn keine Besonderheiten, die auf sein wissenschaftliches Genie hinweisen. Garanten für eine hohe Leistungsfähigkeit des Nervensystems sind: Erziehung in einer intakten Familie (soziales Lernen), ein pädagogisch konsolidiertes Schulsystem (kognitives Lernen) und regelmäßige körperliche Bewegung (allgemeine Verbesserung der Hirnleistung). Diesen Lernvorgängen im positiven humanistischen Sinn steht ein negativer Lerneffekt gegenüber: Gewalt- und Hardcore-Sex verherrlichende Bildschirmmedien programmieren Kinder, aber auch Erwachsene zu Gewalt und Distanzlosigkeit.

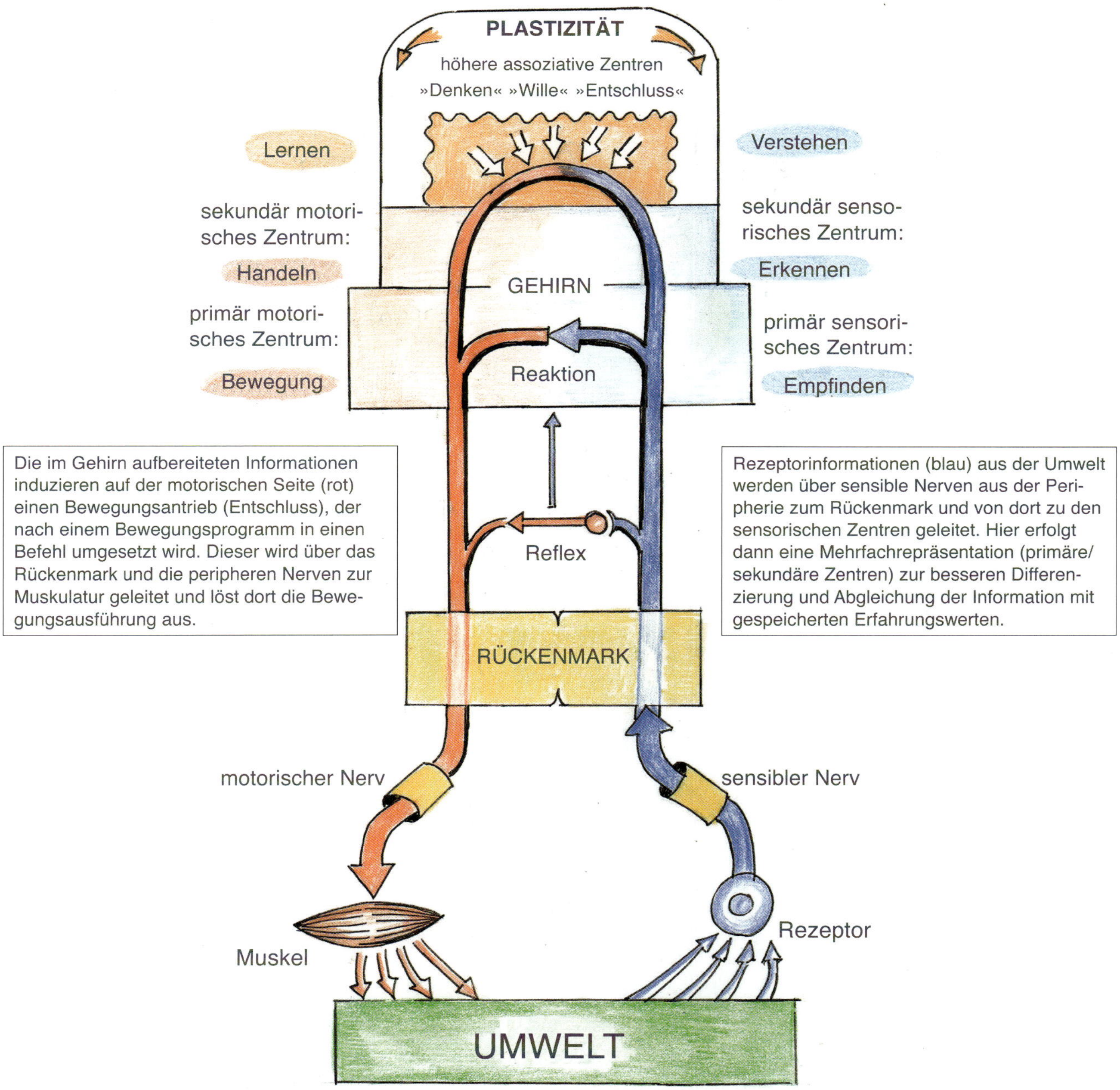

Wechselbeziehung des Nervensystems mit der Umwelt

2.5. Hormonsystem – »Regelkreis durch Selbstkontrolle«

Neben den **elektrischen** Signalen des Nervensystems bedient sich der menschliche Organismus zur Steuerung und Regelung des inneren Milieus, des Stoffwechsels, des Wachstums, der Fortpflanzung und der Stressregulation **biochemischer Botenstoffe**, der Hormone. Die Signalgebung erfolgt hier auf dem Blutweg über das Kreislaufsystem. Sie ist damit deutlich langsamer und nicht so punktgenau wie die des Nervensystems, aber von der Wirkdauer her länger anhaltend und auf praktisch alle Zellsysteme ausgelegt. Zellen, in denen die verschiedenen Hormone wirken, sind mit spezifischen **Fühlersystemen (Rezeptoren)**, die jeweils nur auf ein Hormon ansprechen, ausgerüstet. Das heißt, für jedes Hormon befinden sich eigene Erkennungsmoleküle in der Zellmembran. Zellen ohne passende Rezeptoren ignorieren die hormonellen Signale (siehe Abb. unten). Auf die einzelnen Hormone und

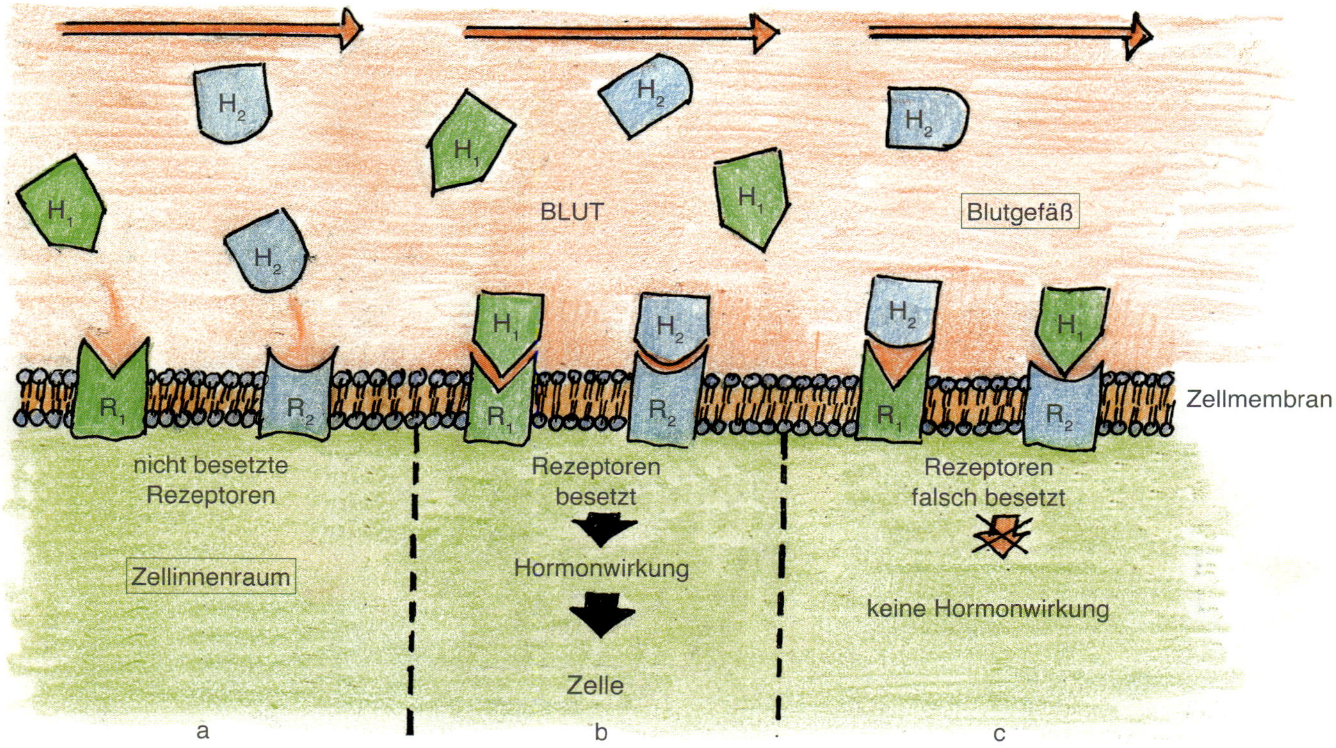

Rezeptoren als Vermittler der Hormonwirkung in der Zelle. Die Fühlersysteme (Rezeptoren) sind in die Zellmembran eingearbeitet (a). Jedes Hormon besitzt einen eigenen Rezeptortyp. Passen Hormon und Rezeptor zusammen (z. B. H_1 und R_1), so kann die Hormonwirkung einsetzen (b). Nicht kompatible Hormone und Rezeptoren (z. B. H_2 und R_1) bleiben inaktiv (c).
H_1 ≙ Hormon 1
H_2 ≙ Hormon 2
R_1 ≙ H_1 kompatibler Rezeptor
R_2 ≙ H_2 kompatibler Rezeptor

Hormonwirkungen wird im speziellen Teil eingegangen.

Die Steuerung fast aller Hormone unterliegt dem **Prinzip der Rückkopplung** (siehe Abb. unten). Hormondrüsen produzieren ein bestimmtes Hormon, um spezifische Zellfunktionen anzuregen, aufrechtzuerhalten oder ihnen entgegenzuwirken. So induziert beispiels-

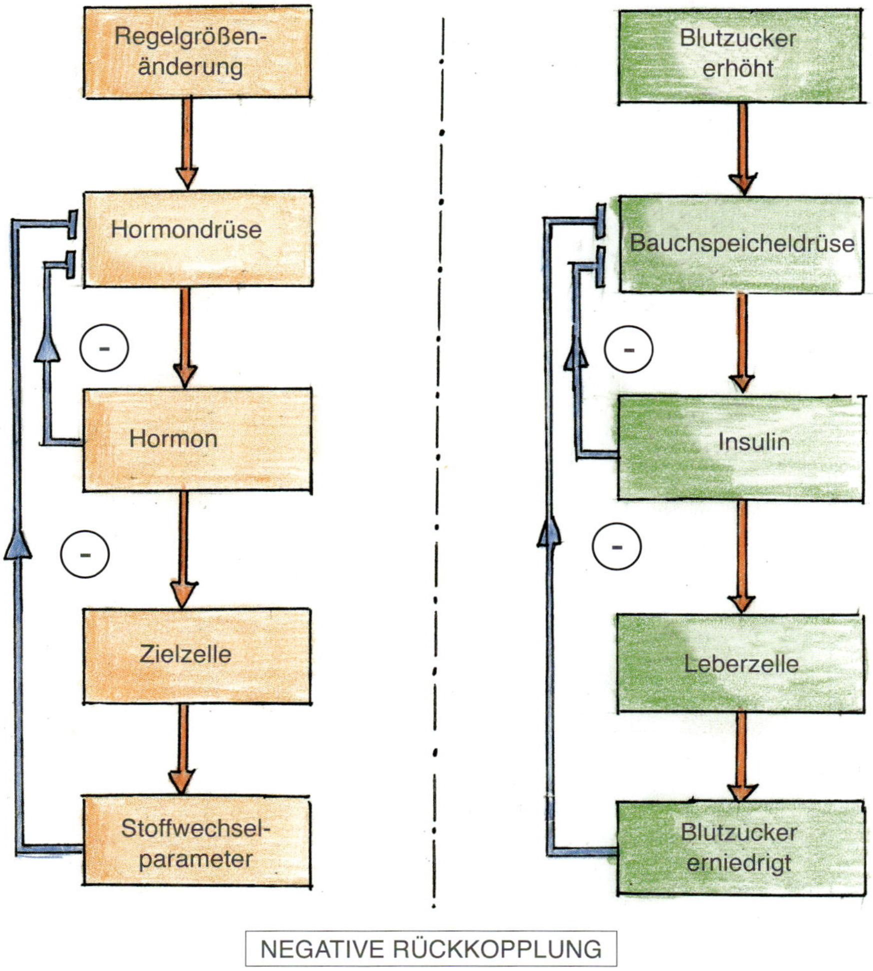

Allgemein:
Die Änderung einer wichtigen Regelgröße wird zum auslösenden Parameter für eine vermehrte Hormonproduktion, die wiederum an der Zielzelle zu veränderten Stoffwechselparametern führt. Sowohl die nun erhöhten Hormonwerte als auch die Änderung der Stoffwechselparameter hemmen rückwirkend die Produktion der Hormondrüse!

Beispiel Insulin:
Der Anstieg des Blutzuckers regt in der Bauchspeicheldrüse eine vermehrte Insulinproduktion an. Diese induziert z. B. in der Leberzelle den Blutzuckerabbau. Die erhöhte Insulinproduktion, wie auch der abgesunkene Blutzuckerspiegel hemmen rückwirkend die Produktion der Bauchspeicheldrüse für Insulin.

Einfacher hormoneller Regelkreis mit negativer Rückkopplung. Links ist das allgemeine Prinzip dargestellt, rechts als Beispiel der Insulinregelkreis (rote Pfeile: Aktivierung, blaue Pfeile: Hemmung).

weise ein Blutzuckeranstieg die vermehrte Ausschüttung von Insulin aus der Bauchspeicheldrüse. Das Hormon Insulin senkt den Blutzuckerspiegel. Das Absinken des Blutzuckers wie auch die erhöhte Insulinkonzentration im Blut wiederum hemmen, um einen »Unterzucker« zu vermeiden, die Insulinproduktion in der Bauchspeicheldrüse. Diese **negative Rückkopplung** hält den Blutzuckerspiegel im »Normalwertbereich«. Mithilfe dieser einfachen Rückkopplungsmechanismen gelingt es besonders Hormonen, die für das zelluläre Gleichgewicht (Homöostase) zuständig sind, die einzelnen Stoffwechselparameter konstant zu halten.

Eine Reihe von Hormonen wird über diese Eigenkontrolle hinaus zusätzlich vom Gehirn gesteuert. Dabei wird das Regulationssystem um weitere Kontroll- und Sicherungsebenen erweitert (siehe Abb. S. 57). Eine zentrale Rolle spielt dabei der **Hypothalamus** im Zwischenhirn. Er bildet einerseits eigene Hormone, die die zur **Hirnanhangsdrüse (Hypophyse)** absteigenden Signale regeln, andererseits kann er selbst durch übergeordnete Hirnzentren nerval beeinflusst (»moduliert«) werden. Die Hypothalamushormone erreichen über eigens dafür angelegte Blutgefäße (Portalgefäße) die Hypophyse und aktivieren diese **(Liberine = releasing factors)** oder hemmen sie **(Statine = release inhibiting factors)**. Wird die Hypophyse aktiviert, so regt sie mittels **glandotroper Hormone (Tropine)** die Hormondrüsen in der Körperperipherie zur Produktion an. Wird die angeforderte Hormonkonzentration erreicht, hemmen diese selbst und die durch die Hormonwirkung anfallenden Stoffwechselprodukte die weitere Produktion der hypothalamischen und hypophysären Hormone. Mit diesem Regelkreis kann prinzipiell auf jedem Aktivitätsniveau ein Gleichgewicht erreicht werden, das allerdings von höheren Zentren der Hirnrinde und anderen hormonellen Regelkreisen beeinflussbar ist. Der biologische Vorteil dieser Selbstregelung der Hormonfunktion ist die **Aufrechterhaltung eines stabilen homöostatischen Gleichgewichts unter den verschiedensten äußeren und inneren Bedingungen**. Die Störanfälligkeit dieses selbstkontrollierenden Systems ist gering, zumal es willentlich nicht beeinflussbar ist. Unabhängig von Erkrankungen kann nur eine extreme psychische und physische Dauerstressbelastung dieses »Ursystem« der Körperregulation ins Wanken bringen (siehe auch »Endorphine« in Kap. 3.3.2.). Regelmäßiges sportliches Training aktiviert die hormonellen Regelkreise und verbessert ihre Feinabstimmung, insbesondere das Zusammenspiel mit dem Zentralnervensystem und dem Immunsystem.

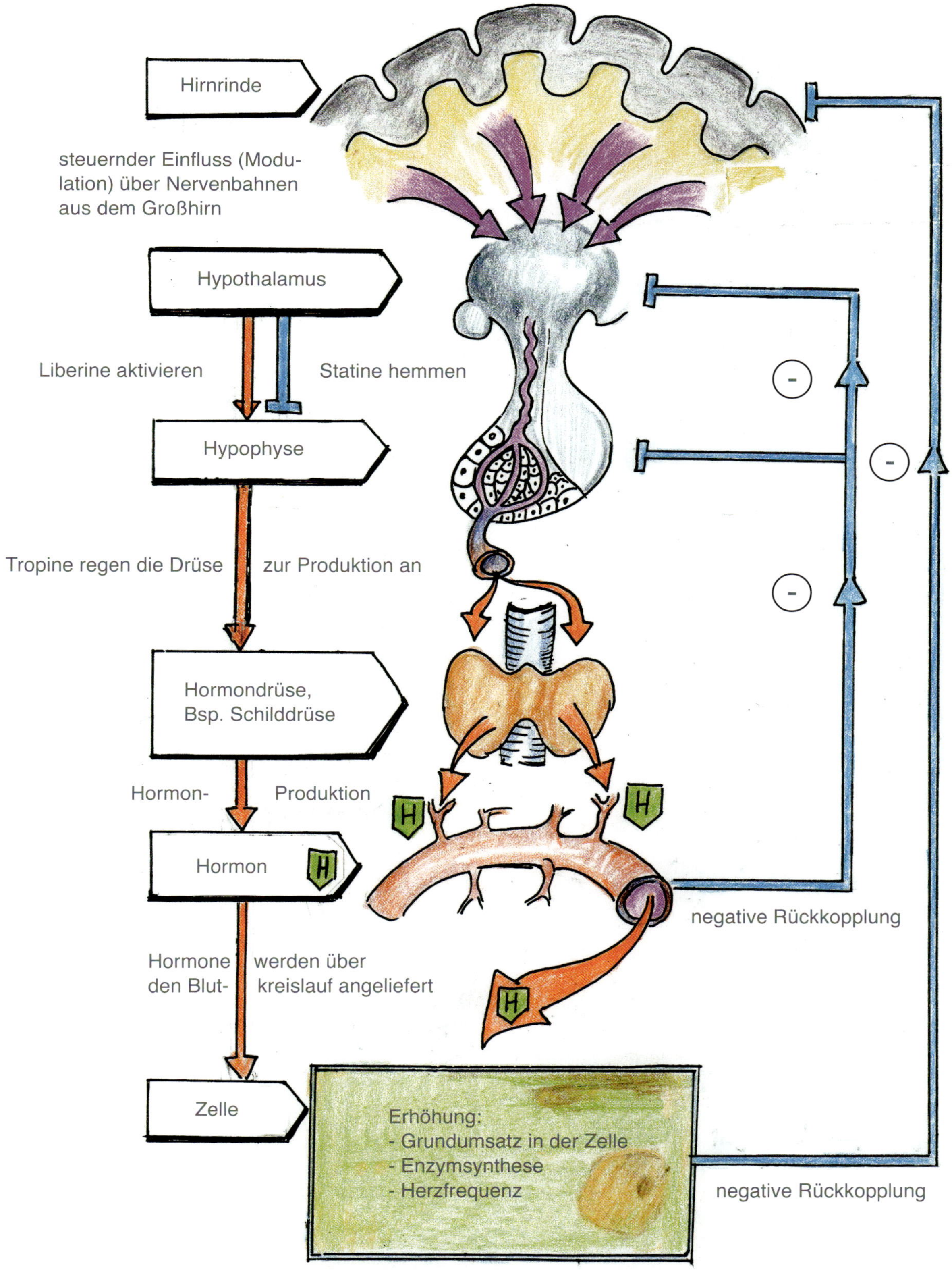

Mehrstufiger hormoneller Regelkreis (Bsp. Schilddrüsenhormon): übergeordnete Zentren, wie der Hypothalamus, die Hypophyse und sogar das Gehirn beeinflussen die Hormonregulation in der Peripherie. Diese Kooperation birgt den Vorteil einer schnellen Auslösung durch elektrische Signale und einer langen Wirkdauer durch biochemische Botenstoffe.

2.6. Homöostase – »Exerzitien für die Zelle«

Der Begriff der Homöostase als **Gleichgewichtszustand im inneren Milieu des Organismus** ist bereits mehrfach aufgetaucht. Mit dem Wissen um die Zellphysiologie und die Steuerungsmöglichkeiten durch Nerven und Hormone können wir uns näher mit seiner Bedeutung beschäftigen. Er ist deswegen so wichtig, weil eine Störung des inneren Gleichgewichts einerseits notwendig ist, um eine **Organanpassung** zu induzieren (biologische Adaptation), andererseits aber auch bei ungenügender Gegenregulation oder Überforderung eine **Krankheit** provoziert werden kann.

Homöostase ist ein dynamischer Zustand: Alle Organsysteme arbeiten und regulieren permanent, um einen relativen Gleichgewichtszustand innerhalb normaler Grenzen zu erreichen und zu halten. Es ist, als ob man auf die Oberfläche eines klaren Gebirgssees blickt: Man sieht nicht die unzähligen emsigen, milieuerhaltenden Mikroorganismen, die sauerstoffproduzierenden Pflanzen in der Tiefe und die erneuernden Strömungen, man sieht nur die ruhige, glatte, klare und hell spiegelnde Oberfläche. Das ist Homöostase.

Der biologische Sinn der Homöostase ist nicht eine Art Heilschlaf für die Zellen und Organsysteme, sondern entspricht mehr dem von Exerzitien: Erreichen eines hohen Stabilitätsniveaus durch Selbstkontrolle. Zuständig hierfür ist ein Regelkreissystem (Rückkopplungssystem) (siehe Abb. rechts), wie wir es schon bei der Hormonregulation kennengelernt haben. Ein Reiz stört die Homöostase durch Anheben oder Senken einer Regelgröße. Sensoren (Rezeptoren) registrieren dies und geben die Nachricht an ein Kontrollzentrum im Gehirn

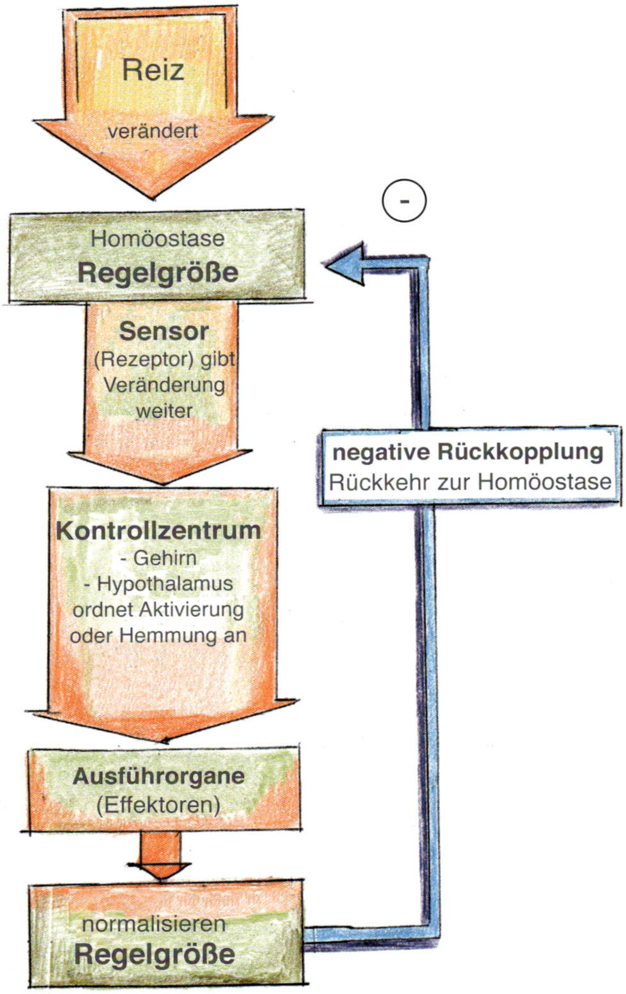

Regelkreis mit negativer Rückkopplung: Stört ein Reiz die durch Regelgrößen abgesicherte Homöostase, wird dies über ein Fühlersystem (Rezeptoren) registriert und an ein Kontrollzentrum im Gehirn (Hypothalamus) gemeldet. Dort wird über einen Abgleich IST-Wert: SOLL-Wert ein Organisationsplan an die zuständigen Organe (Effektoren) gegeben, den Sollwert wieder herzustellen. Ist dies erreicht, erfolgt über eine negative Rückkopplung der Abbruch der eingeleiteten Korrekturmaßnahmen.

weiter. Dieses vergleicht den Ist-Wert mit dem Sollwert und sendet aktivierende oder hemmende Signale zurück in die Periphere, wo über geeignete Maßnahmen der alte homöostatische Zustand wiederhergestellt wird. Ist dieser erreicht, erfolgt über eine negative Rückkopplung die Normalisierung der geänderten Regelgröße. Alle lebenserhaltenden Körperfunktionen unterliegen den Gesetzen der Homöostase, so z. B. die Blutdruckregulation (Kreislauffunktion), die Atmung, der Energiehaushalt, die Temperaturregulation usw. (siehe Abb. unten). Wie wichtig die Homöostase als Funktionsprinzip ist, zeigt die Tatsache, dass jede Regelgröße mehrfach abgesichert ist. Allein für die Konstanterhaltung des Blutzuckerspiegels sind vier hormonelle Regelkreise zuständig: Insulin (Abbau), Glucagon (Aufbau), Cortisol (Aufbau) und Adrenalin (Aufbau). Darüber hinaus finden wir auch eine Hierarchie der homöostatischen Regelkreise. Diese richtet sich ausschließlich nach dem Überlebensprinzip. Ist die Gesamtkörperhomöostase (Summe aller homöostatischen Regelkreise) bedroht, so werden nicht unmittelbar lebenserhaltende Regelkreise außer Kraft gesetzt und erst, wenn die Gefahr vorüber ist, wieder aktiviert. Als Beispiel hierfür kann die Temperaturregulation dienen. Fällt durch den Reiz einer kalten Umgebungstemperatur

Homöostase – Regelkreis	Sensor/Rezeptor	Kontroll-/Regelzentrum	Ausführorgane/Effektor
Kreislaufsystem	- Druckfühler und Sauerstoff-/Kohlendioxidsensoren in den Hals- und Brustschlagadern - Druckfühler in den Nieren	- Kreislaufzentrum im verlängerten Rückenmark - Nieren: Renin-Angiotensin-System	- Blutgefäße Weit- oder Engstellung - Herzfrequenzanstieg oder -abfall - Nieren: Renin → Angiotensin II – Blutdruckanstieg
Atmung	- Sauerstoff-, Kohlendioxid- und pH-Wertsensoren in den Hirnarterien - Lungendehnungsrezeptoren	- Atemzentrum im verlängerten Rückenmark	- Quergestreifte Atemmuskeln am Brustkorb - glatte Muskulatur der Bronchien Atemfrequenz, -tiefe
Energiehaushalt	- Insulinrezeptor für Blutzuckerhaushalt - Leptinrezeptor für Fett-/Gewichtsstoffwechsel	- Bauchspeicheldrüse - Hypothalamus	- Blutzuckerabbau in Muskeln und Leber - Gewichtsabnahme über Abbau Fettdepots
Temperaturregulation	- Kaltsensor - Warmsensor in der Haut und im Hypothalamus	- Hypothalamus	- Gefäße: weit/eng - Muskeln: Aktivität/Zittern - Schweißdrüsen: Schwitzen

Beispiele lebenswichtiger Regelkreise zum besseren Verständnis ihrer Komplexität und ihres Ineinandergreifens zum Erhalt der Homöostase. Details finden sich in den späteren speziellen Kapiteln.

die Hauttemperatur ab, so wird diese Störung durch Thermosensoren in der Haut gemessen und dem Kontrollzentrum (Hypothalamus) im Gehirn übermittelt. Besteht die Gefahr einer allgemeinen Unterkühlung, die im Extremfall zum Tod führt, werden vom Gehirn aus elektrische (Nerven) und biochemische (Hormone) Befehle in die Peripherie gegeben, die Durchblutung der **Körperschale** (Extremitäten, Rumpfhaut) zu reduzieren und die Hauptblutmenge in den **Körperkern** (Gehirn, innere Organe) zurückzuführen. Die Regelgröße für die Körperkerntemperatur beträgt dabei 37 °C, die der Peripherie kann auf weit unter 28 °C abfallen. **Der Körperkern hat Vorrang über die Körperschale**. Neben diesen regulierenden Maßnahmen werden auch aktive Muskelbewegungen (wie »Arme schlagen«) und ein reflektorisches Muskelzittern zur Wärmeproduktion vom Körper eingesetzt. Nach Beendigung der Kälteexposition werden über eine negative Rückkopplung die getroffenen Maßnahmen wieder beendet. Die Komplexität der homöostatischen Regelung sei am Beispiel der Höhenexposition (siehe Abb. S. 61) demonstriert. Sie bedeutet für den Menschen eine **Verminderung des Sauerstoffgehalts in der Atemluft**, entsprechend der Luftdruckabnahme, eine **geringere Wasserdampfsättigung in der Umgebungsluft** und eine **erhöhte Kälteeinwirkung**. Zusätzlich erhöht sich die UV-Strahlung auf die Augen und die Haut, die Erdanziehung nimmt kontinuierlich ab. Diese Störreize werden in unterschiedlicher Weise kompensiert:

- Die Verminderung des Sauerstoffs über einen **vermehrten Atemantrieb**,
- die vermehrten Flüssigkeitsverluste durch die geringere Wasserdampfsättigung der Luft über **Wassereinsparmechanismen in den Nieren, Erhöhung der Herzfrequenz sowie vermehrtes Durstgefühl**
- die Kälte durch **Blutumverteilung in den Körperkern, Kältezittern** und **erhöhte Muskelaktivität.**

Bis auf eine Höhe von 1800 Metern funktionieren die homöostatischen Anpassungen ohne Probleme. **In mittleren Höhen von 1800 bis 3000 Metern** benötigt der Organismus eine akute Akklimatisationszeit von ca. drei Tagen, um ein allerdings labiles homöostatisches Gleichgewicht zu erreichen. Stabile Regelkreise entstehen erst nach einer Anpassungszeit von drei bis vier Wochen in dieser Höhe. **Große Höhen zwischen 3000 und 5500 Meter** erfordern vom Menschen einen hohen zusätzlichen Organisationsaufwand, wie Thermobekleidung, wärmeisolierte Unterkünfte, Windschutz, hochkalorische Ernährung und erhöhte Flüssigkeitszufuhr, um einen homöostatischen Gleichgewichtszustand halten zu können. Neben den biologischen Adaptationsmechanismen zeigen die Bewohner großer Höhen auch genetische Anpassungen, wie eine starke Vermehrung des Blutfarbstoffes zum besseren Sauerstofftransport bei den Indianern in Peru auf 4500 Meter Höhe. **Sehr große Höhen zwischen 5500 und 7500 Meter** lassen keine stabile Anpassung mehr zu. Die Rezeptorsensibilität nimmt aufgrund des zunehmenden Sauerstoffmangels ab, immer mehr Regelkreise versagen, die Homöostasemechanismen funktionieren nur noch mit dem Ziel des Überlebens, eine vollständige Regeneration ist nicht mehr möglich. **Über 7500 Meter** betreten wir die »Todeszone«. Ein Überleben oberhalb dieser **extremen Höhe** ist auf längere Sicht nicht möglich. Der Körper baut sowohl von seiner Leistungsfähigkeit wie auch seiner Organqualität her kontinuierlich ab (kataboler Zustand), die Regelsysteme versagen. Trotzdem lehrt uns die Geschichte des Himalaja-Bergsteigens, dass unter Bündelung der lebenserhaltenden Stresshormone, wohl vor allem des Adrenalins und der Endorphine, bei zielgerichtetem unbeugsamem Willen für einen **begrenzten Zeitraum** selbst in dieser »Todeszone« höchste bergsteigerische Leistungen vollbracht werden können. Man denke nur an die dramatischen Besteigungen (Erkletterungen) des K2 (8614 m) und des Nanga Parbat (8126 m). **Der Wille versetzt nicht nur Berge, sondern ersetzt hier auch Regelkreise, aber nur für kurze Zeit!**

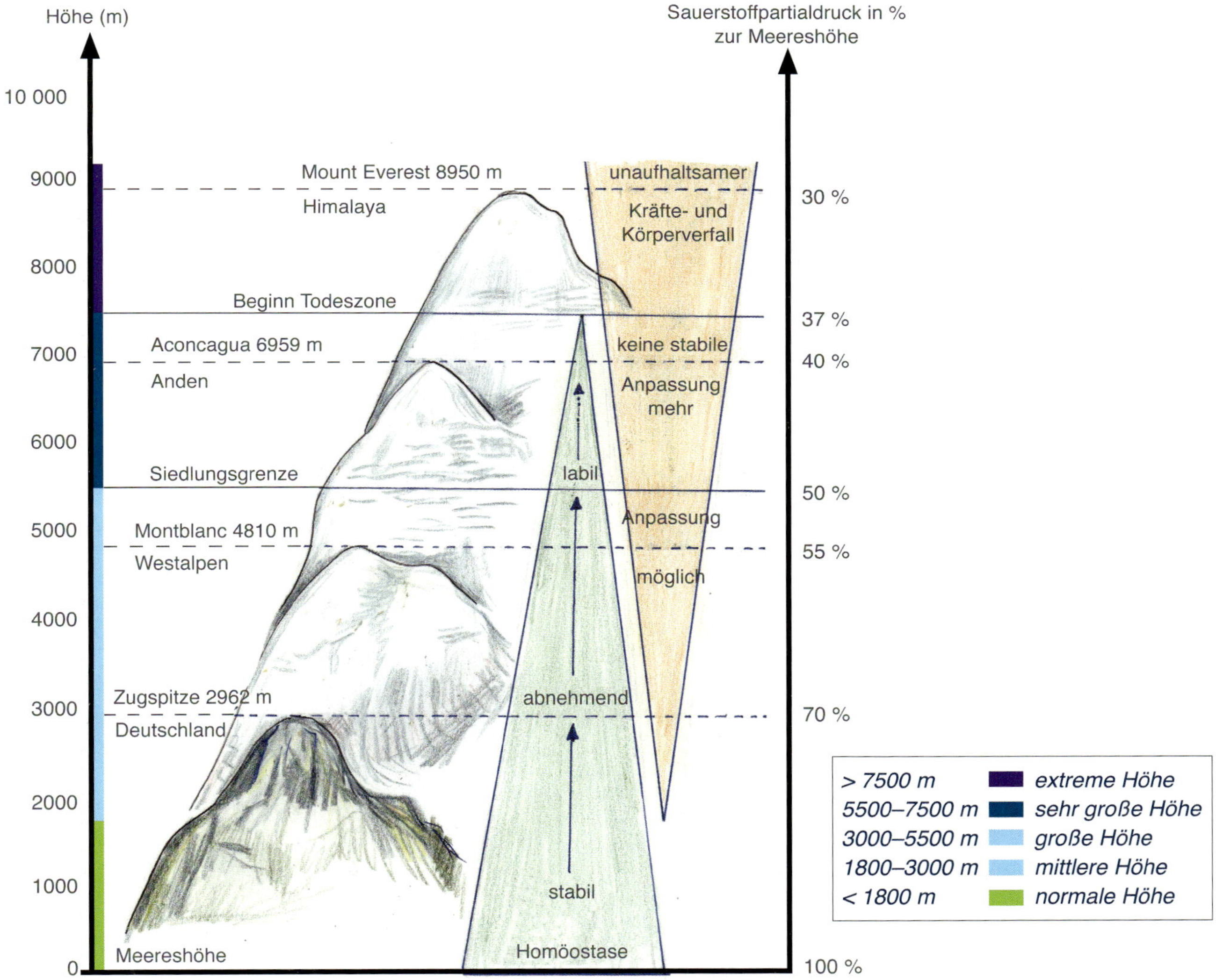

Höhenexposition und Homöostase. Ab ca. 1800 m bis 3000 m sind die Homöostasereaktionen noch gut möglich, aber wegen des zunehmenden Sauerstoffmangels verlangsamt (Akklimatisation). Von 3000 m bis 5500 m müssen zusätzliche Maßnahmen, wie spezielle Kleidung, wind- und kälteabweisende Zelte und Hütten usw., getroffen werden, um sich überhaupt akklimatisieren zu können. Oberhalb der Siedlungsrgrenze von 5500 m bis 7500 m sind nur noch homöostatische Überlebensstrategien wichtig und mittelfristig haltbar. Ab 7500 m gibt es keine Homöostase mehr.

2.7. Energiekaskade – »Power für alle Fälle«

Jede Zelle benötigt **Energie**, einerseits, um das eigene Zell-Leben zu sichern, andererseits, um die spezifischen Zellaufgaben zu erfüllen. Die zentrale Substanz, aus der alle Körperzellen ihre Energie beziehen, heißt **A**denosin**tri**p**hosphat **(ATP)**. ATP ist eine hochenergetische biochemische Verbindung aus der Purinbase Adenin, dem Zuckermolekül Ribose und drei Phosphaten. Die Abspaltung einer Phosphatgruppe setzt Energie frei. Die entsprechende Formel lautet:

ATP → ADP + P + Energie

ADP steht für Adenosindiphosphat (Adenosin-Ribose-2-Phosphate)

Leider ist die Menge an ATP, das als Sofortenergie zur Verfügung steht, nur auf wenige Sekunden begrenzt. Für länger dauernde Energieanforderungen muss der ATP-Pool kontinuierlich wiederaufgefüllt werden (Resynthese). Diese Wiederherstellung der Energiespeicher kann auf verschiedenen Wegen in Abhängigkeit von der Geschwindigkeit, Intensität und Dauer des notwendigen Energieflusses erfolgen. Am Beispiel der Muskulatur, des Organs mit dem größtmöglichen Energieumsatz, lässt sich gut darstellen, wie chemische Energie auf unterschiedliche Weisen in mechanische Arbeit umgesetzt wird (siehe Abb. S. 63). Die gefüllten ATP-Speicher in den einzelnen Muskelzellen reichen bei maximaler Muskelarbeit nur für **zwei bis drei Sekunden**, also beispielsweise eine Wurfbewegung oder einen explosiven Sprintstart. Im Sinne des evolutionären Überlebenskampfes wäre mit diesen geringen Energiemengen allein bei Gefahr durch wilde Tiere o. Ä. ein Überleben kaum möglich. Deshalb bietet sich für den Kampf oder die blitzschnelle Flucht eine Sofortauffüllung der ATP-Speicher durch ein weiteres energiereiches Phosphat, das **Kreatinphosphat (CrP)** an. Praktisch ohne messbare Verzögerung überträgt es seinen Phosphatanteil auf das beim ATP-Zerfall entstandene ADP, um es zu ATP zu resynthetisieren (siehe Abb. S. 63).

ADP + CrP → ATP + CR

Da Kreatinphosphat in der drei- bis vierfach höheren Menge wie ATP in der Muskelzelle vorhanden ist, reicht die Arbeitszeit bei maximaler Muskelbeanspruchung für **acht bis zehn Sekunden**. ATP und CrP zusammen werden als **Phosphagene** bezeichnet und produzieren gemeinsam einen maximalen Energiefluss von **12 bis 15 Sekunden**, bei niedriger Arbeitsintensität bis **20 bis 30 Sekunden**. Damit ist immerhin ein Fluchtweg von 60 bis 100 Meter bei maximaler Laufgeschwindigkeit möglich, um beispielsweise dem Angriff einer Giftschlange zu entkommen. Für längere Distanzen reicht die »ATP-CrP-Batterie« nicht mehr, sodass sich entwicklungsphysiologisch die Notwendigkeit ergab, Wege zu finden, Energie **herzustellen**, um die ATP-Speicher zu füllen. Dabei haben sich zwei Möglichkeiten etabliert (siehe Abb. S. 64): **die sauerstofflose (anaerobe)** Herstellung von Energie aus Zucker (Glucose oder seiner Speicherform Glykogen) und die **sauerstoffverbrauchende (aerobe)** Produktion aus Zucker (Glucose/ Glykogen) und Fetten (Fettsäuren). Für welche der beiden Möglichkeiten sich der Körper entscheidet, hängt wieder von der Schnelligkeit, Intensität und Dauer der Energieanforderung ab. Die schnellere ATP-Bildungsrate zeigt der anaerobe Energiestoffwechsel, der auch als **Glykolyse** bezeichnet wird. In nur wenigen enzymatischen Schritten wird Zucker aus seiner Speicherform Glykogen im Muskel und in der Leber oder als Glucosemolekül (Traubenzucker) im Blut schwimmend zu ATP und Milchsäure (»Laktat«) abgebaut.

Die vereinfachte Formel hierfür lautet:

Glucose (Glykogen) → ATP + Laktat

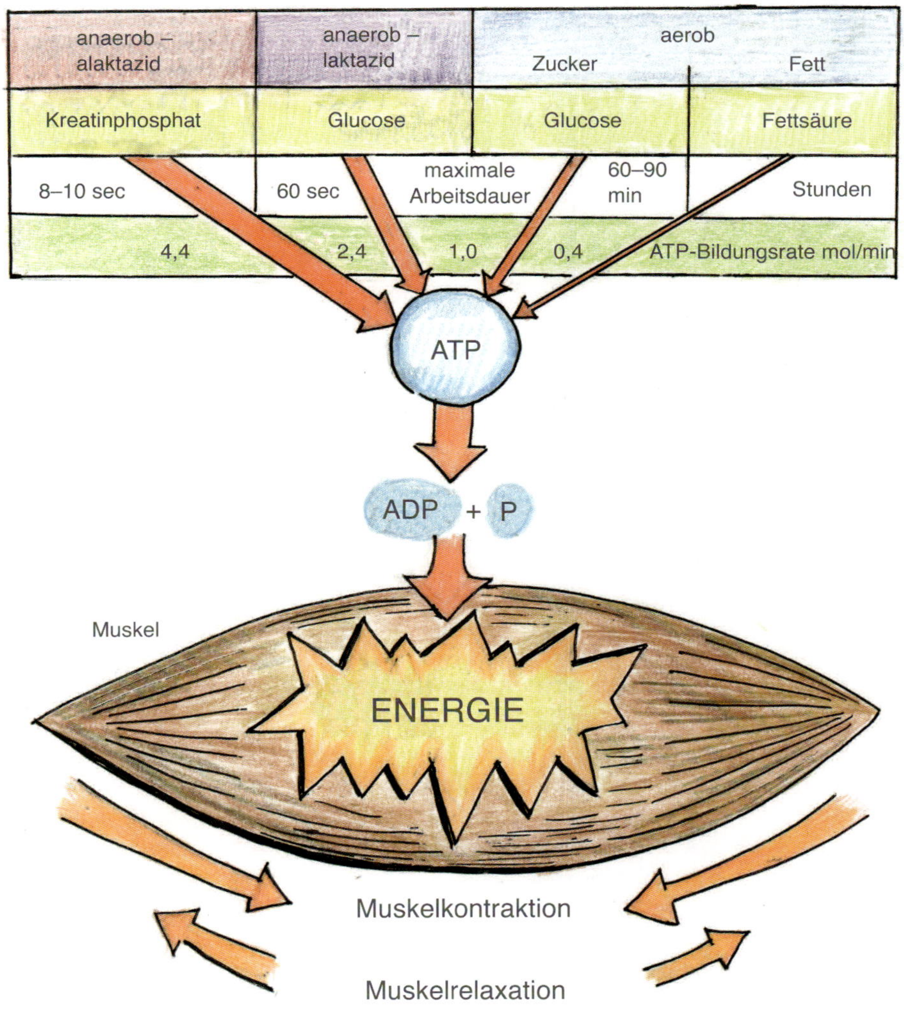

Umwandlung biochemischer Energie in mechanische Muskelarbeit.
ATP steht als Hauptenergielieferant im Zentrum des Energiestoffwechsels. Da die verfügbare Menge an ATP nur für 2-3 sec maximaler Muskelarbeit reicht, muss bei längerer Höchstbelastung ATP durch Kreatinphosphat ohne messbaren zeitlichen Verzug regeneriert werden. Die maximale Arbeitskapazität wird dabei auf 12-15 sec erhöht. Da kein Sauerstoff zur chemischen Reaktion verbraucht wird und auch kein Laktat entsteht, bezeichnet man diesen Stoffwechselweg als anaerob alaktazid. Für Höchstbelastungen bis 60 sec wird der anaerob laktazide Metabolismus benutzt, Zucker wird ohne Sauerstoff zu Milchsäure (»Laktat«) abgebaut (synonym: anaerobe Glykolyse). Allerdings ist hier die ATP-Bildungsrate langsamer. Alle weiteren längeren Muskelbelastungen werden zunehmend aerob (unter Sauerstoffbedingungen) abgedeckt, wobei die Zuckerspeicher (Glykogen) bis maximal 90 min reichen, die Fettreserven über mehrere Stunden, was aber nur mit einer niedrigeren ATP-Bildungsgeschwindigkeit erreicht werden kann. Merke: anaerob: ohne Sauerstoff, aerob: mit Sauerstoff.

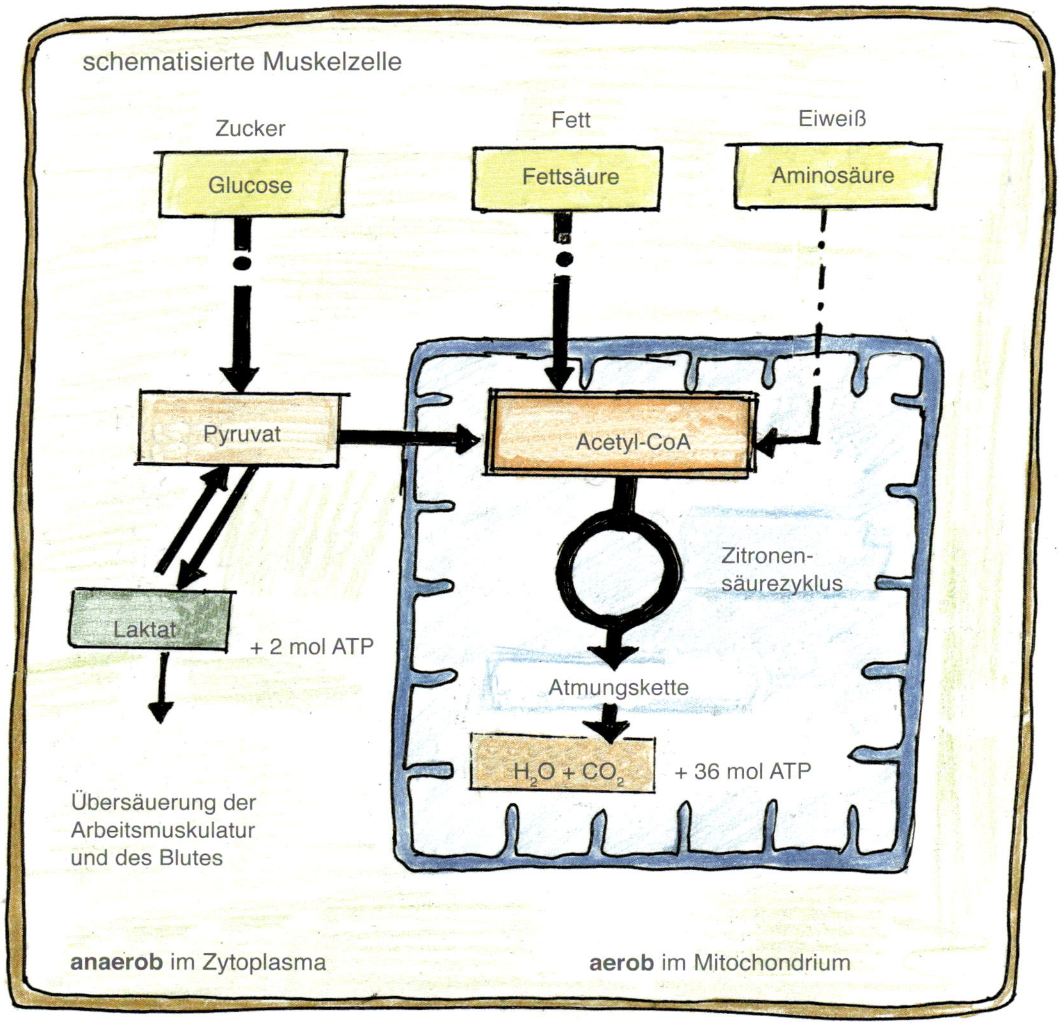

Anaerob laktazide und aerobe Energieherstellung. Der Glucoseabbau bis zum Zwischenprodukt Pyruvat ist anaerob und aerob identisch und findet ausschließlich im Zytoplasma (Zellwasser) statt. Hier scheiden sich dann die zwei Abbauwege. Ist die Energieanforderung pro Zeiteinheit sehr hoch und/oder steht kein Sauerstoff zur Verfügung, wird Pyruvat zu Laktat abgebaut, es entstehen 2 mol ATP. Ist die Energieflussrate niedriger und steht ausreichend Sauerstoff zur Verfügung, wird Pyruvat in den Mitochondrien zu Acetyl-CoA und weiter über den Zitronensäurezyklus und die Atmungskette zu Kohlendioxid (CO_2) und Wasser (H_2O) mit 36 mol ATP Energiegewinn abgebaut. Die Energieproduktion aus Fetten (und bedingt aus Eiweiß) erfolgt ausschließlich aerob in den Mitochondrien. Zum besseren Verständnis seien die Vor- und Nachteile des anaerob laktaziden und aeroben Stoffwechsels gegenübergestellt:

Anaerob laktazid im Zytoplasma		Aerob in den Mitochondrien	
Vorteile:	- schneller Wirkungseintritt - submaximale bis maximale muskuläre Beanspruchung	Nachteile:	- verzögerter Wirkungseintritt - leichte bis mittlere muskuläre Beanspruchung
Nachteile:	- kurze Wirkdauer - Muskel- und Blutazidose wirken leistungsbegrenzend - geringer Wirkungsgrad: 1 mol Glucose → 2 mol ATP - Fett als Substrat nicht verwertbar	Vorteile:	- lange Wirkdauer - keine Leistungsbegrenzung durch »Abfallprodukte« $H_2O + CO_2$ - hoher Wirkungsgrad: 1 mol Glucose → 36 mol ATP - große Fettdepots dienen als Verbrennungssubstrat

Dieser **anaerobe**, wegen seiner Laktatbildung auch **laktazid** benannte Metabolismus (Stoffwechsel) kann unter maximaler Muskelarbeit Energie für **ca. 60 Sekunden** liefern. Die sich dabei anhäufende Milchsäure (»Laktat«) begrenzt dann den weiteren anaeroben Abbau von Zucker durch eine **Übersäuerung** des muskulären Zellmilieus. Diese wiederum hemmt die Aktivität der glykolytischen Enzyme (»Stoffwechselarbeiter«), die ATP-Produktion kommt zum Stillstand. Das heißt, die bevorzugte Nutzung des anaerob-laktaziden Stoffwechselweges führt in die Sackgasse der Übersäuerung. Subjektiv wird diese biochemische Reaktion als Schweregefühl und rapide nachlassende Leistungsfähigkeit in der Arbeitsmuskulatur empfunden, z. B. in den Beinen bei einem maximalen 400-Meter-Lauf. Trotz dieser Missempfindungen und der sich selbst limitierenden Leistungsfähigkeit macht diese anaerobe Energiebereitstellung doch Sinn, da sie doppelt so schnell ATP produziert als die im Weiteren zu besprechende **aerobe Energiegewinnung** (siehe Abb. S. 64). Sind niedrig dosierte, aber langdauernde Belastungen der Skelettmuskulatur angesagt, so werden diese über den aeroben Energiestoffwechsel abgedeckt. Bereits zwei Minuten nach Belastungsbeginn liegt der Anteil der aeroben im Vergleich zur anaeroben ATP-Produktion bei 50 Prozent, nach zehn Minuten bei über 90 Prozent. Als Substrate für diese sauerstoffverbrauchende Form der Energieherstellung, die auch als **Oxidation** bezeichnet wird, dienen bevorzugt **Zucker (Kohlenhydrate) und Fette (Triglyceride). Eiweiße (Proteine)** spielen als Energielieferanten eine untergeordnete Rolle (fünf Prozent). Ihre Ressourcen werden nur unter den Bedingungen eines ernährungs- oder trainingsbedingten Glykogenmangels und bei besonders langen Ausdauerbelastungen (> 90 Minuten) angegriffen. Hierunter kann der Eiweißanteil 15 bis 20 Prozent an der Gesamtenergiebereitstellung betragen.

So lautet unsere vereinfachte Formel für die aerobe Energiebereitstellung:

$$\text{Glucose, Fettsäuren, (Aminosäuren)} + O_2 \rightarrow \text{ATP} + CO_2 + H_2O$$

Glucose ≙ Kohlenhydrate
Fettsäuren ≙ Fette
Aminosäuren ≙ Eiweiß

O_2 ≙ Sauerstoff
CO_2 ≙ Kohlendioxid
H_2O ≙ Wasser

Bezogen auf die Geschwindigkeit der Energieproduktion (ATP-Bildungsrate) und die Arbeitsdauer der Muskulatur ergeben sich Unterschiede zwischen der aeroben Kohlenhydrat- und der Fettverbrennung. Ausdauerbelastungen mittlerer Intensität werden bevorzugt von Kohlenhydraten, niedriger Intensität bevorzugt von Fetten abgedeckt. Während die Oxidation von Kohlenhydraten schon nach zwei Minuten 50 Prozent und nach zehn Minuten über 90 Prozent der erforderlichen Energie liefert, benötigt die Fettverbrennung in etwa die doppelte Anlaufzeit, da hierzu mehr Sauerstoff benötigt wird und der Abbau der freien Fettsäuren langsamer als der von Glucose ist. Somit kommt die Fettverbrennung erst 15 bis 20 Minuten nach Belastungsbeginn voll in Gang, was beim Übergewichtsabbau durch niedrig dosierte Ausdauerbelastungen (z. B. Nordic Walking) Beachtung finden sollte: Die Mindestbelastungsdauer muss über 45 Minuten liegen.

Ein weiterer Unterschied liegt in der Größe der Substratspeicher. Die Kohlenhydratspeicher (Glykogen) im Muskel und in der Leber sind begrenzt. Sie reichen für mittlere Ausdauerbelastungen 60 bis 90 Minuten. Ganz anders die Fettspeicher in Muskelzellen, Unterhaut und Bauchgekröse, sie garantieren für mehrere Stunden eine niedrig dosierte Ausdauerbelastung, theoretisch sogar für mehrere Tage (Fettüberschuss). Voraussetzung hierfür ist allerdings die Beteiligung geringer Mengen von Zuckern am Verbrennungsprozess: »Fett verbrennt nur im Feuer der Kohlenhydrate.«

Aus didaktischen Gründen wurden die einzelnen Energieformen bisher isoliert betrachtet. Die Komplexität der verschiedensten physiologischen Belastungsbedingungen verlangt aber fließend überlappende Übergänge zwischen den dargestellten Möglichkeiten, wie sie in der sogenannten **Energiekaskade** zum Ausdruck kommen (siehe Abb. unten). Hier sind maximale energetische Anforderungen an die einzelnen Energieformen hintereinandergestellt. Wird eine **Muskelbelastung mit maximaler Kraft und Schnelligkeit** begonnen, z. B. Sprint, führt dies zu einem hohen ATP-Verbrauch mit rascher Ausschöpfung der Kreatinphosphatspeicher bis ca. 15 Sekunden (anaerob-alaktazide Energiebereitstellung). Verlängert sich die Maximalbelastung darüber hinaus, so kommt die anaerobe Glykolyse (anaerob-laktazide Energiebereitstellung)

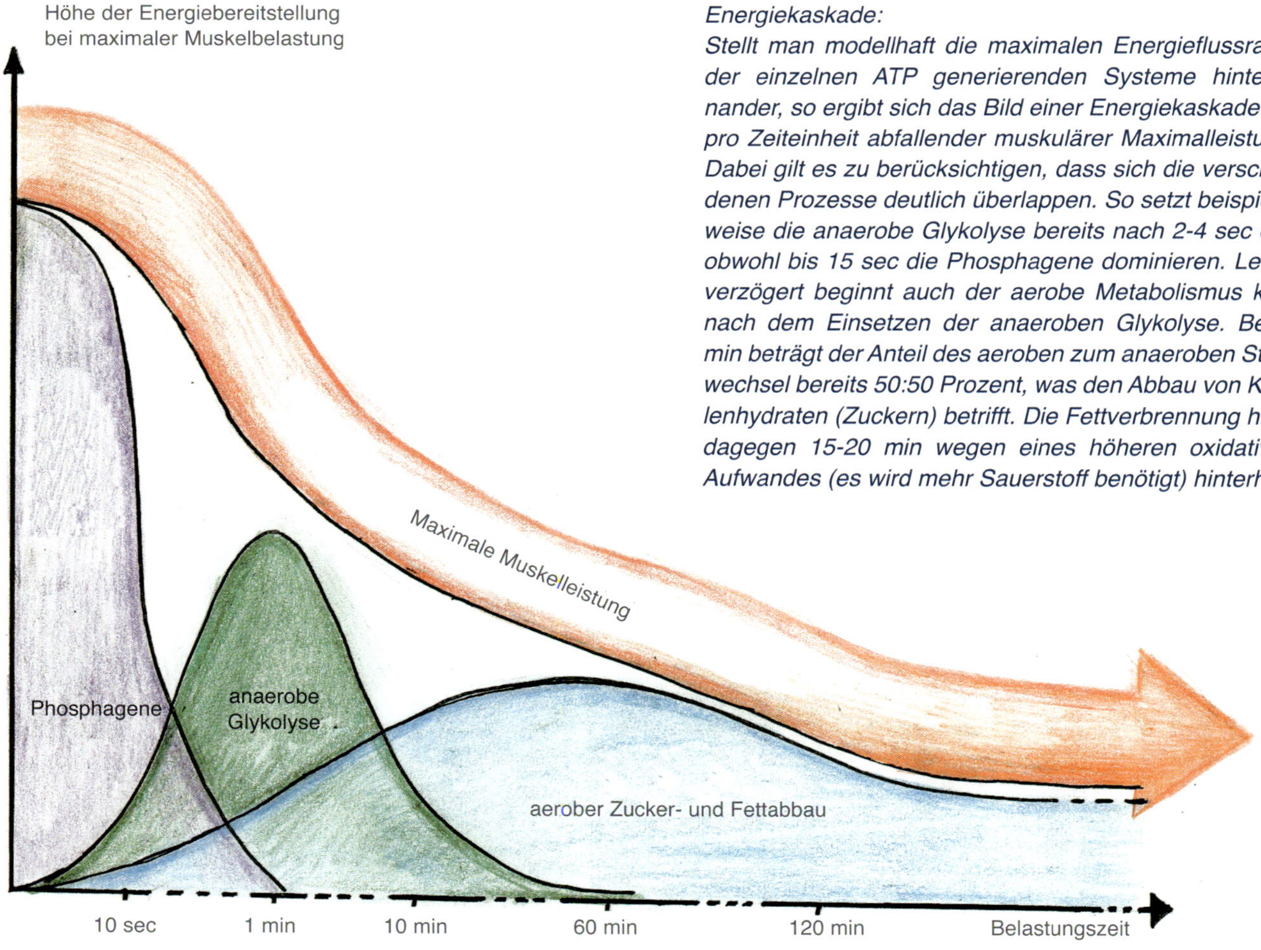

Energiekaskade:
Stellt man modellhaft die maximalen Energieflussraten der einzelnen ATP generierenden Systeme hintereinander, so ergibt sich das Bild einer Energiekaskade mit pro Zeiteinheit abfallender muskulärer Maximalleistung. Dabei gilt es zu berücksichtigen, dass sich die verschiedenen Prozesse deutlich überlappen. So setzt beispielsweise die anaerobe Glykolyse bereits nach 2-4 sec ein, obwohl bis 15 sec die Phosphagene dominieren. Leicht verzögert beginnt auch der aerobe Metabolismus kurz nach dem Einsetzen der anaeroben Glykolyse. Bei 2 min beträgt der Anteil des aeroben zum anaeroben Stoffwechsel bereits 50:50 Prozent, was den Abbau von Kohlenhydraten (Zuckern) betrifft. Die Fettverbrennung hinkt dagegen 15-20 min wegen eines höheren oxidativen Aufwandes (es wird mehr Sauerstoff benötigt) hinterher.

zum Tragen, die bereits zwei bis vier Sekunden nach Belastungsbeginn einsetzt und Energie für 60 Sekunden mit allerdings nur halb so schneller Bildungsrate liefert. Wird die maximale Muskelbelastung noch weiter fortgesetzt, wird zunächst bei weiter verminderter ATP-Bildungsgeschwindigkeit der aerobe Abbau von Kohlenhydraten bis 90 Minuten und darüber hinaus mit nochmals herabgesetzter Energiebereitstellungsgeschwindigkeit von Fetten über mehrere Stunden in Anspruch genommen. Auch der aerobe Metabolismus beginnt mit langsamem Crescendocharakter bereits wenige Sekunden nach Belastungsbeginn.

Wird eine muskuläre Belastung mit **kontinuierlich ansteigendem Charakter** gewählt, so gilt die Energiekaskade in umgekehrter Richtung. Lediglich die ersten Sekunden müssen durch die Phosphagene kompensiert werden. Von besonderem Interesse ist bei der kontinuierlichen Belastungszunahme der energetische Bereich, an dem der aerobe und der anaerob-laktazide Stoffwechsel aufeinandertreffen. Ab 50 bis 60 Prozent der maximalen Leistungsfähigkeit lässt sich bei bevorzugter Kohlenhydratverbrennung ein zunehmender Laktatanstieg messen (siehe Abb. rechts). Dieser zeigt den beginnenden Umschlag in die anaerobe Glykolyse an. Um eine Übersäuerung des Zellmilieus zu vermeiden, baut der Organismus im gleichen Maß das entstehende Laktat auf verschiedenen Wegen ab und kann so, trotz Belastungs- und Laktatanstieg, ein Gleichgewicht zwischen Produktion und Elimination halten. Ab 60 bis 70 Prozent der maximalen Leistungsfähigkeit wird dieses Gleichgewicht überschritten, die Laktatproduktion überwiegt. Den Grenzbereich, an dem zum letzten Mal die Laktatproduktion und -elimination ein Gleichgewicht halten,

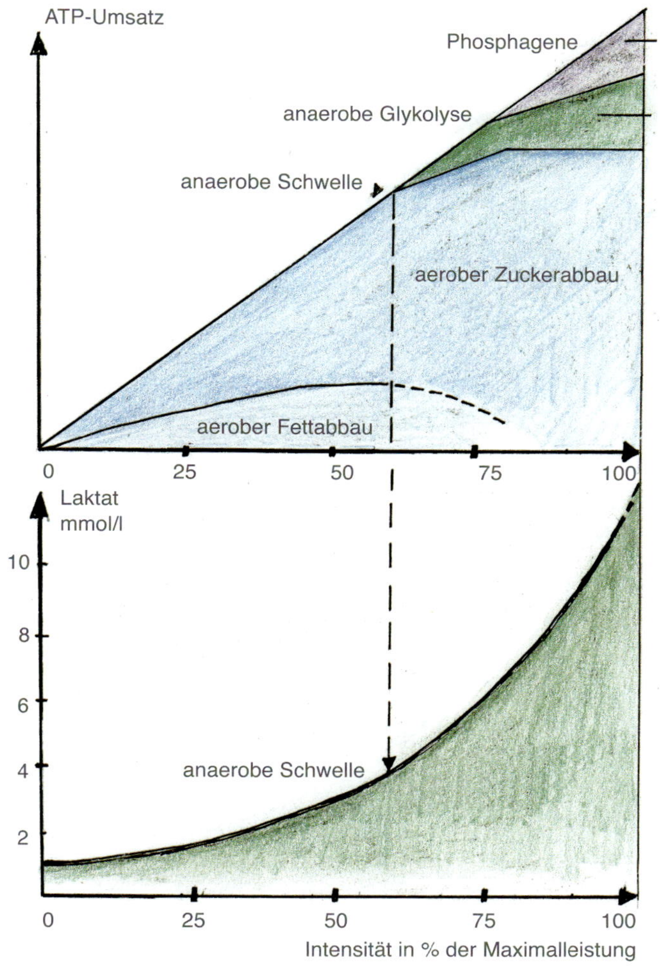

Kontinuierlicher Belastungsanstieg:
Bei kontinuierlichem Belastungsanstieg (in % der Maximalleistung) werden die einzelnen energieliefernden Systeme entsprechend der Geschwindigkeit der ATP Anlieferung (ATP-Umsatz/ATP-Bildungsrate) angesprochen: Bei leichter bis mittlerer Leistung das aerobe Produktionssystem über die Verbrennung von Kohlenhydraten (Zuckern) und Fetten, bei mittleren bis hohen muskulären Leistungen der anaerobe Abbau von Zucker zu Milchsäure (anaerobe Glykolyse) und bei Höchstleistungen die Nutzung des ATP-Kreatinphosphatpools (Phosphagene); siehe oberer Teil der Grafik.
Mittels Laktatmessung lassen sich Rückschlüsse auf die Arbeitskapazität im aeroben und anaerob laktaziden Bereich erstellen: ab ca. 50 % der Maximalleistung wird zunehmend Laktat produziert, aber auch gleich wieder abgebaut (eliminiert) = Laktat-steady-state. Den Bereich, an dem zum letzten Mal dieses Gleichgewicht gehalten werden kann (maximales Laktat-steady-state) bezeichnet man als anaerobe Schwelle. Jede Leistung darüber führt zwangsläufig zur Übersäuerung; siehe unterer Teil der Grafik.

bezeichnet man in der Sportmedizin als **anaerobe Schwelle**. Im Kapitel »Leistungsdiagnostik« werden wir näher darauf eingehen.

Neben den maximal ab- und den ansteigenden Belastungen sind im Sport wie im Alltag zahlreiche Belastungsvariationen möglich. So werden **Dauerbelastungen** (Ausdauer) bevorzugt **aerob** abgedeckt, wobei auf Streckenlängen über 60 Minuten eine ungenügende Füllung der Kohlenhydratspeicher (Glykogen) leistungsbegrenzend wirken kann.

Intervallartige Muskelarbeit und der sogenannte **Endspurt** verlangen über 15 Sekunden eine bevorzugt **anaerob-laktazide** (anaerobe Glykolyse), unter 15 Sekunden eine **anaerob-alaktazide** (Phosphagene) Energiebereitstellung. Übersäuerung und Ausschöpfung der ATP/CrP-Reserven begrenzen hier die muskuläre Leistung. Doch die Evolution des Menschen hat sich auch da einen Ausweg einfallen lassen: Kommt es in kürzester Zeit zu einem dramatischen Abfall von ATP mit gleichzeitigem Anstieg von ADP, kann die Muskulatur kurzfristig noch eine energetische Trumpfkarte ausspielen, die Herstellung von ATP aus zwei ADP. Als Zwischenprodukt entsteht dabei **AMP** (Adenosin**mono**phosphat = Adenosin + 1 Phosphat). Die Formel heißt:

$$2\ ADP \rightarrow ATP + AMP$$

AMP wird weiter verstoffwechselt, wobei u. a. **Ammoniak (NH_3)** entsteht. Dessen Messung lässt Rückschlüsse bezüglich grenzwertiger Belastungsintensität, aber auch metabolischer Überforderung bei zu langen Muskelbelastungen zu. Seine Messung findet deshalb auch als Hilfsparameter bei der sportmedizinischen Leistungsdiagnostik Anwendung.

Nach dieser zunächst beschwerlich anmutenden Reise durch die Physiologie des Energiehaushalts sollten wir kurz innehalten, durchatmen und nochmals das Wesentliche rekapitulieren:

> Im Mittelpunkt steht das hochenergetische ATP. Seine Spaltung in ADP und P setzt Energie frei, die aber nur für zwei bis drei Sekunden reicht. Verschiedene Systeme stehen nun bereit, das energetische Potenzial zu erweitern, indem sie unmittelbar ATP regenerieren (Kreatinphosphat) oder herstellen (anaerob-laktazider und aerober Produktionsprozess). Welcher Weg gewählt wird, ist prinzipiell eine Frage der Geschwindigkeit und der Intensität des angeforderten Energieflusses. Am schnellsten, aber auch am kürzesten (acht bis zehn Sekunden) generiert Kreatinphosphat ATP aus ADP. Für längere Belastungen bis 60 Sekunden erweist sich die anaerobe laktazide Glykolyse als nächstschnellster Mechanismus, der sich aber selbst durch Übersäuerung des Zellmilieus limitiert. Am längsten hält, bei weiter verlangsamter ATP-Bildungsrate, der aerobe Metabolismus durch, der Zucker und Fett zu Wasser und Kohlendioxid »verbrennt«. Die Zucker liefern Energie bis 90 Minuten, die Fette gar über mehrere Stunden. Dabei wird der Energiefluss von den Zuckern zu den Fetten hin immer langsamer, die Energieausbeute nimmt im gleichen Maße zu. Es gilt: Je langsamer die ATP-Produktion, umso ökonomischer ist sie.

2.8. Bewegung – »Kreative Hierarchie«

Die nahezu unerschöpfliche Komplexität der körperlichen Bewegung resultiert aus dem harmonischen Zusammenspiel verschiedener, hierarchisch geordneter anatomischer Strukturen. Im Gegensatz zu **physikalischen** Gesetzmäßigkeiten funktionieren sie nicht als ein- oder mehrdimensionale, jederzeit reproduzierbare Einheit, sondern im **physiologischen** Sinne situativ variabel, d. h. unmittelbar an jede nur erdenkliche Situation anpassungsfähig (siehe Kap. 1.1.). Dies gilt für **bewusste, unbewusste** (reflektorische) und **autonome** (vegetative) Handlungsmodelle. Die Basis dieser Kreativität ist die Information durch einfache oder komplexe Reize, wie Sehen, Hören, Riechen, Berühren, Schmerz, Lageveränderung, Hitze, Kälte, aber auch Hunger, Durst, sexuelle Signale und vieles mehr. Jeder dieser Reize erreicht das Zentralnervensystem (Rückenmark, Gehirn) und kann dort, entsprechend seiner physiologischen Bedeutung, spezifische Reaktionen auslösen, so z. B. Wegzucken auf Schmerzreize (Rückenmarksebene) oder Antworten auf Fragen (Gehirnebene). Nicht alle gleichzeitig auf das Individuum einströmenden Reize werden beantwortet. Über eine Anhebung der Reizschwellen in den peripheren Fühlersystemen (Sinnesorgane, Rezeptoren) und dem Gehirn vorgeschalteten Filtereinrichtungen (z. B. im Hirnstamm) können für die aktuelle Situation unwichtige Reize ausgeschaltet werden, während qualitativ und quantitativ wichtige Reize sogar verstärkt aufgenommen werden (»Bahnung«). Diese Reizbewertung ist einerseits nach überlebenswichtigen (evolutionären) Gesichtspunkten angelegt, andererseits basiert sie auch auf Lernprozessen, die diese Anlage im positiven wie im negativen Sinne modulieren können. Das Nagelbrett des Fakirs kann als Folterinstrument oder als Gartenliege empfunden werden.

Die auf diese Weise registrierten Reize (Informationen) sind der Auslöser für die Bewegung. Doch damit nicht genug, die Bewegung selbst steigert über muskeleigene Dehnungsfühler (Muskelspindeln) die Aktivität des Gehirns (»Weckreiz«). Die Fantasie und die Kreativität des Denkens und Handelns werden angeregt. So induzieren äußere und innere Reize (siehe Kap. 1.4.) über eine **spezifische Aktivierung** des Zentralnervensystems eine zielgerichtete muskuläre Bewegung, die wiederum über ein Rückmeldesystem zu einer **allgemeinen Steigerung der Gehirnaktivität** führt (siehe Abb. S. 70). Dies gilt nicht nur für Fluchtreflexe oder das sportliche Training, sondern auch für die vielfältigen Formen körperlicher Arbeit. So wird es auch unter dem Vorbehalt veränderter sozialer Strukturen verständlich, dass in Bevölkerungsgruppen und Kulturen, bei denen die körperliche Arbeit den sozialen Wohlstand sichert, mehr musiziert, gesungen und getanzt wird. – Doch kehren wir von dieser ermutigenden Spekulation wieder zurück zu den physiologischen Tatsachen. Die Reizinformationen und der »Verstärkereffekt« der Bewegung selbst helfen, die Bewegung zielgerichtet zu planen, fortzusetzen und mit anderen Funktionsebenen abzustimmen. Hierzu finden sich im Gehirn Motivationsareale, Planungszentren und fest angelegte Bewegungsprogramme, die entsprechend den Bewegungsanforderungen modifiziert und

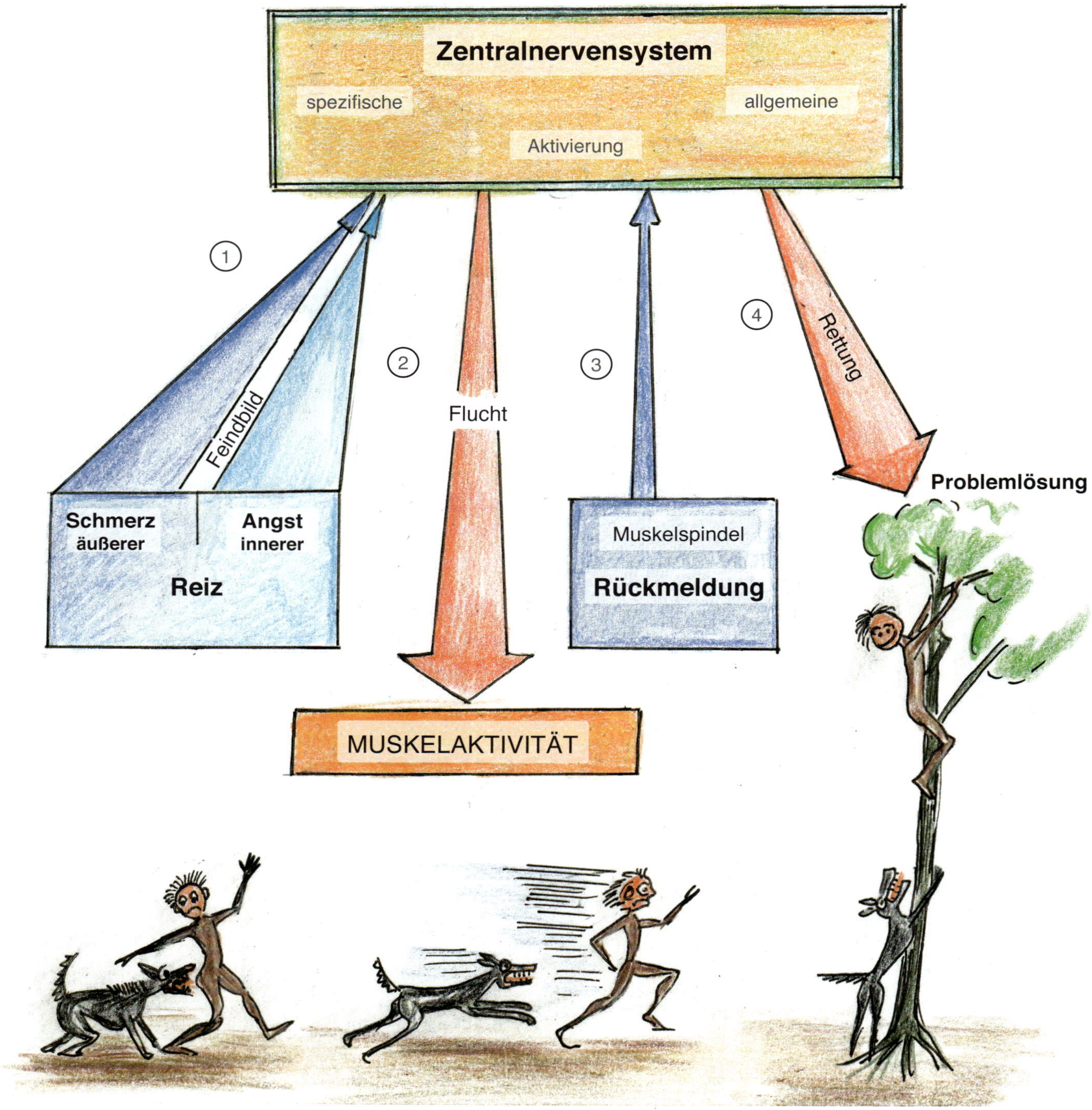

Erfolgreiche Flucht.
Schmerz und Angst signalisieren dem Zentralnervensystem (Gehirn) ein spezifisches Feindbild (1), das den motorischen Befehl zur Flucht veranlasst (2). Die Angst und zusätzliche Rückmeldungen aus der Muskulatur (Muskelspindeln) (3) führen zu einer weiteren allgemeinen Aktivierung der Gehirnaktivität mit rasenden Überlegungen zu einem Ausweg aus der prekären Situation, die letztendlich zur Rettung führen (4). Die hier stark vereinfachte Darstellung soll die verschiedenen Informationsebenen und Reaktionen im Zusammenspiel von Muskelaktivität und Nervensystem widerspiegeln.

durch Lernprozesse erweitert werden können. Die daraus resultierende Muskelaktivität ist nahezu zu jedem Zeitpunkt veränder- bzw. abbremsbar. Fehler in der Bewegungsausführung resultieren aus ungenügenden oder falschen Informationen des Zentralnervensystems und/oder mangelhaftem Bewegungslernen im Vorfeld, wenn es sich um besonders komplizierte Bewegungsaufgaben handelt. Die vom Gehirn über das Rückenmark absteigenden Nervenbahnen informieren alle ihnen zugeteilten Muskelgruppen über das Bewegungsziel und rekrutieren die Muskelfasern je nach Stärke und Schnelligkeit des muskulären Einsatzes. Agonisten (»Spieler«) werden aktiviert, Antagonisten (»Gegenspieler«) werden inaktiviert, wenn es sich um **dynamische** Muskelbelastungen handelt. Bei **statischer** Haltearbeit werden beide gleichzeitig erregt. **Exzentrische** (nachgebende) Muskelarbeit wiederum erfordert eine weitere Änderung des Befehlsregimes mit nachlassender Muskelfaserrekrutierung (Ansteuerung durch die Nervenfasern). Während des gesamten Bewegungszyklus melden Rezeptoren unaufhörlich den aktuellen Bewegungsstand zum Zentralnervensystem, das wiederum den Bewegungsablauf, falls erforderlich, mit neuen Zielvorgaben modifiziert: Die augenblickliche Bewegungssequenz wird zum Stachel der nächsten. Motorik ist mehr als das bloße Ziehen an Marionettenschnüren. Dieses Wissen lässt so manche »Trainingsphilosophie« im Leistungssport als Kasperltheater erscheinen. Neben der besprochenen neuromuskulären Funktionsabstimmung unterstützen viele zusätzliche Regulationssysteme die motorische Aktivität (siehe Abb. S. 72). So muss der dabei angeforderte **Energieumsatz** gesichert sein. Zucker, Fette und in geringen Mengen auch Eiweiß dienen als Verbrennungssubstrate zur Herstellung der energiereichen Phosphate ATP und CrP (Phosphagene). Ein arterielles und venöses Netz von **Blutgefäßen**, dessen Motor das Herz ist, sorgt für den An- und Abtransport der lebenswichtigen Atemgase Sauerstoff und Kohlendioxid, für die Verteilung der Hormone, insbesondere der Stoffwechselhormone Insulin und Glucagon, der Antriebshormone Adrenalin und Noradrenalin, der Sexualhormone Testosteron und Östradiol, der Homöostasehormone der Schilddrüse, des Notfallhormons Cortisol u. v. a. In späteren Kapiteln werden wir darauf im Detail eingehen. Um die motorische Aktion besser verstehen zu können, werden wir uns im Folgenden aber zunächst mit den fünf motorischen Hauptbeanspruchungsformen Ausdauer, Kraft, Schnelligkeit, Beweglichkeit und Koordination auseinandersetzen. Sie sind die Rohstoffe jeder Bewegung, und ihre richtige Mischung und Zubereitung ergibt die Qualität der Bewegungsausführung im Alltag wie im Sport. Optimal abgestimmt erhebt sie die Schönheit und Ökonomie der Bewegung zur Kunstform (Ballett, Kunstturnen ...).

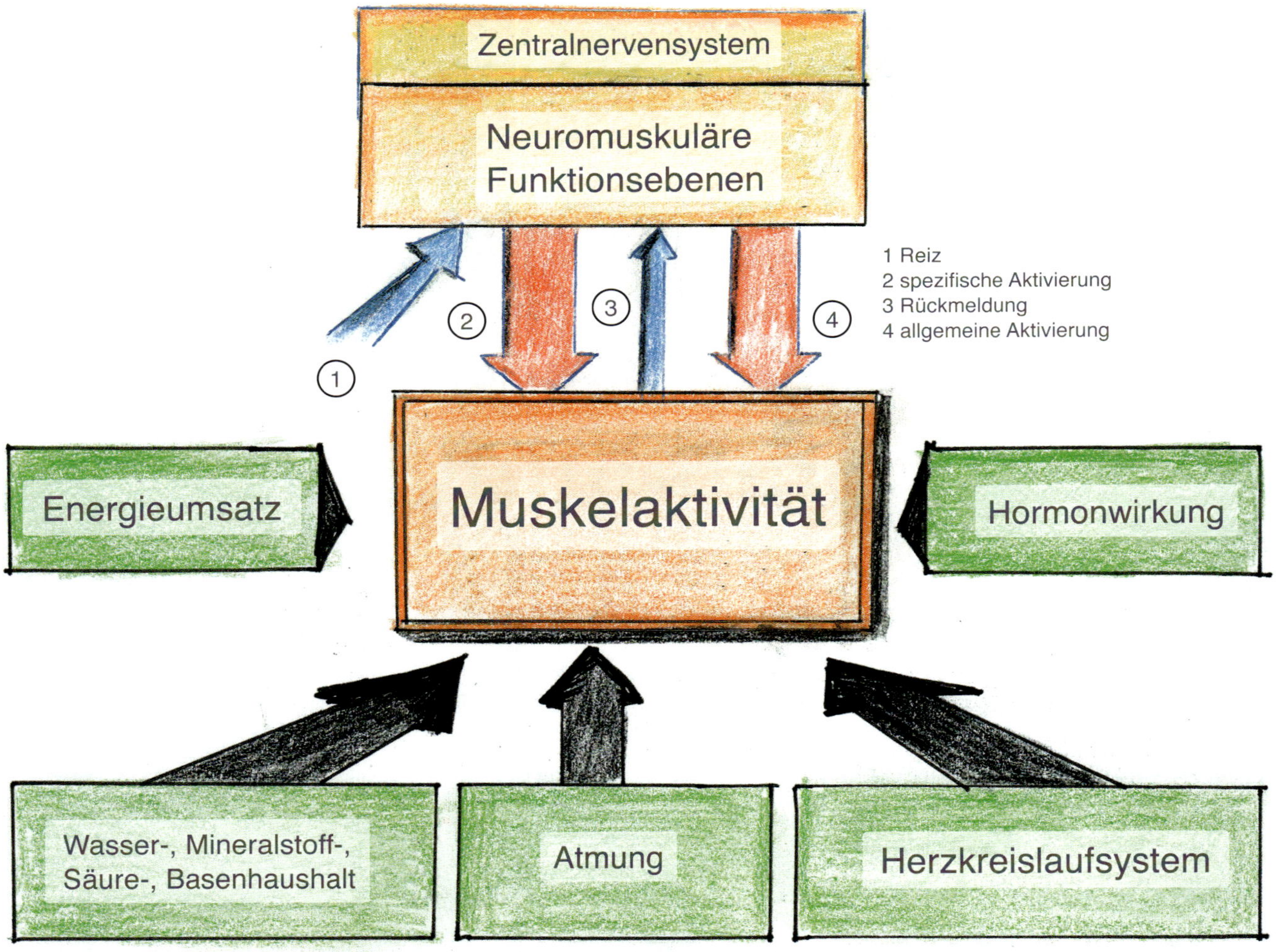

Die Muskelaktivität im Zentrum zahlreicher Regulationssysteme.
Über die zentralnervöse Steuerung der Muskelaktivität hinaus werden nahezu alle körperlichen Funktionssysteme angeregt, diese zu sichern. So liefert der Energiestoffwechsel energiereiche Phosphate (ATP/CrP), das Herzkreislaufsystem sorgt für die Anlieferung von Verbrennungssubstraten und transportiert Stoffwechselabfälle ab, über die Atmung wird das Blut mit wertvollem Sauerstoff zur Energieherstellung angereichert und »wertloses« Kohlendioxid abgegeben. Stoffwechselabfälle werden, falls nötig, gepuffert, abgebaut und über die Leber und die Nieren ausgeschieden bzw. regeneriert. All dies unterliegt weiteren Steuersystemen, wie dem vegetativen Nervensystem und Hormonen, die letztendlich auch wieder die Regeneration nach ermüdender Muskelarbeit einleiten. So ist die Muskelarbeit mit der Leistung eines großen Orchesters vergleichbar:

Die Komposition genetischer Anlagen und erlernter Handlungsmuster ist die Grundlage, auf der der Dirigent (Nervensystem) den Solisten (Muskelaktivität) unter Mithilfe des gesamten Orchesters (weitere Regulationssysteme) zu Höchstleistungen führen kann.

2.9. Ausdauer – »Sucht nach langen Wegen«

Vorbemerkung: Aus praktischen und didaktischen Gründen hat es sich bewährt, die Qualität der Bewegung in fünf motorische Hauptbeanspruchungsformen aufzuteilen: Ausdauer, Kraft, Schnelligkeit, Beweglichkeit und Koordination. Tatsächlich handelt es sich aber um fließende Übergänge (siehe Abb. unten).

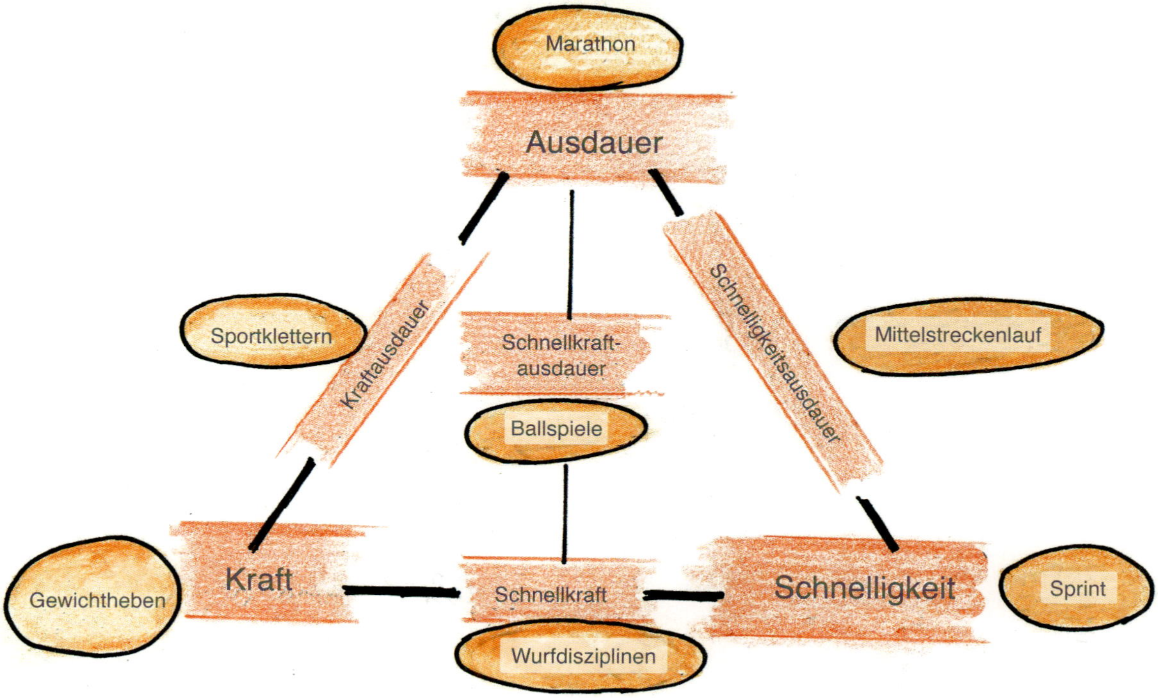

Die motorischen Hauptbeanspruchungsformen Ausdauer, Kraft, Schnelligkeit und ihre Wechselbeziehung mit fließenden Übergängen (modifiziert n. Weineck, J.). Entsprechende Sportdisziplinen sind zugeordnet.

Die **Definition der Ausdauer** beschreibt die Fähigkeit, eine motorische Leistung über einen möglichst langen Zeitraum durchhalten zu können. Neben der rein **motorischen** Leistungsfähigkeit subsumieren sich hierunter auch die **organische** Qualität (Herz, Kreislauf, Blut, Lunge usw.) und die **psychische** Ermüdungswiderstandsfähigkeit (Wille, Leidensfähigkeit usw.). Der Begriff Ausdauer kann theoretisch außerdem in eine **lokale** (≤ 1/7–1/6 der Gesamtmuskelmasse ≙ ein Bein) und in eine **allgemeine** (> 1/7–1/6 der Gesamtmuskelmasse) Muskelausdauer unterteilt werden, was aber sportpraktisch schwierig zu differenzieren ist. Dagegen kommt die Differenzierung **allgemeine** Ausdauer und **sportartspezifische** Ausdauer häufig im Leistungssport zur Anwendung. Sie soll gerade bei Sportarten mit hohem technischem Niveau den Unterschied zwischen der allgemeinen Ausdauer als Basisqualität (Grundlagenausdauer) und der speziellen Ausdauer als technischem Ökonomisierungseffekt anzeigen (siehe Abb. S. 74).

Die Differenzierung in eine (allgemeine) Grundlagenausdauer und in eine (sportartspezifische) spezielle Ausdauer ist keine gegensätzliche. Die Grundlagenausdauer stellt für die verschiedensten Ausdauersportarten eine Basisqualität dar, die die weitere Spezialisierung unterstützt, bzw. häufig erst ermöglicht. Stellvertretend sei hier das risikoreiche Speed-Klettern angeführt. Die Durchsteigung einer mehrere hundert Meter hohen schwierigsten Felswand auf Zeit setzt eine außergewöhnlich gute Grundlagenausdauer voraus und erfordert alle Facetten der sportartspezifischen Ausdauer, wie Schnellkraftausdauer in Kombination mit Koordination, Technik, Bewegungsökonomie, Taktik und Konzentration. Da in vielen Passagen gleichzeitig geklettert wird, ist diese Sportart höchstgefährlich und die Fehlerbreite sehr gering. So schafften Alexander und Thomas Huber 2007 die 1000 m hohe Nose-Route am El Capitan in nur 2 Std. 45 min 45 sec.

Grundlagenausdauer
Sportartunabhängig
- allgemeine aerobe muskuläre Ausdauerleistung
- Organleistung (Herz, Blutgefäße, Blut, Lunge, Energie-Stoffwechsel)
- Psyche (Willenskraft, Durchhaltevermögen, Schmerztoleranz)

Spezielle Ausdauer
Sportartspezifisch
- muskuläre Koordination intra- und intermuskulär
- technische Bewegungsausführung (Laufstil, Sportgerät usw.)
- Bewegungsökonomie (Einsparung von Energiesubstraten, Minimierung des Kraftaufwandes)
- Taktik

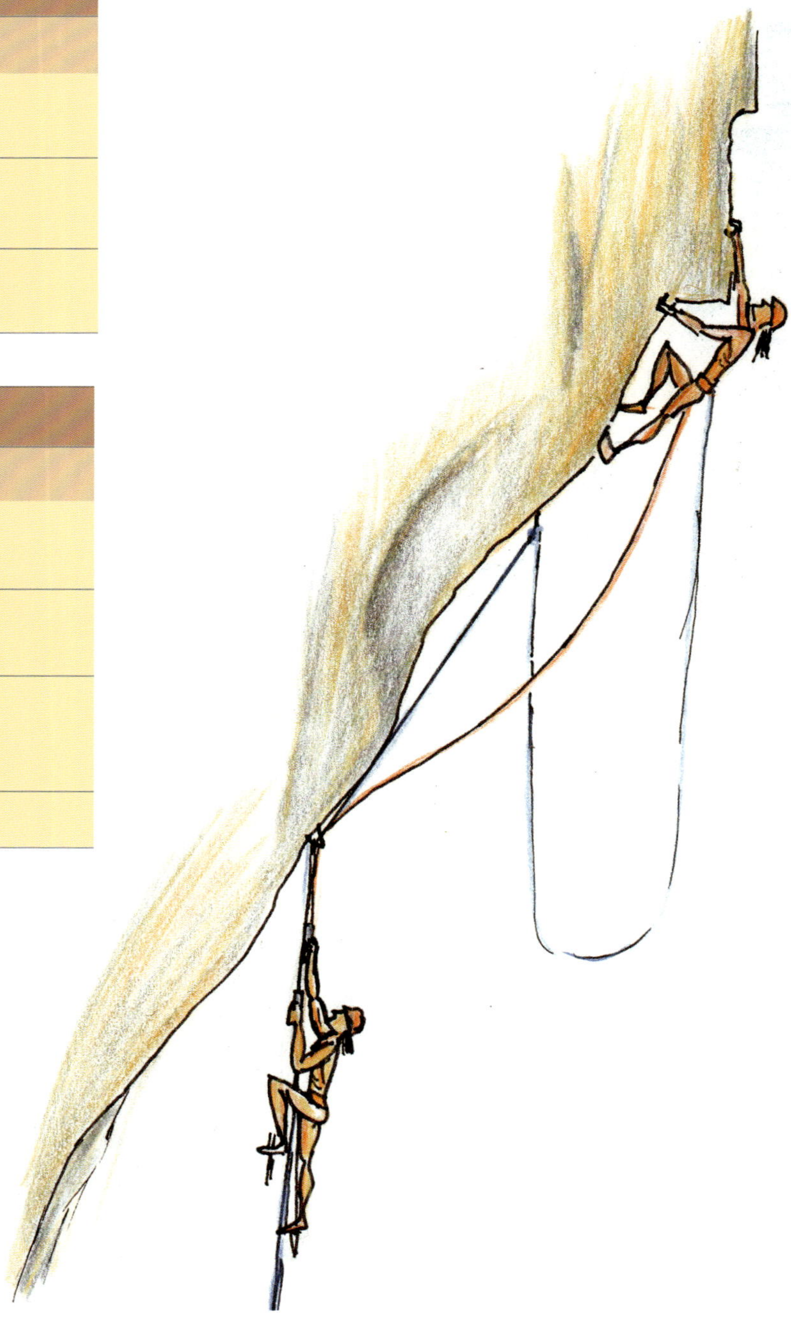

Aus physiologischer Sicht ist eine Einteilung in **Kurzzeit-, Mittelzeit- und Langzeitausdauer** zu favorisieren, da sie einerseits die messbare Stoffwechselsituation, andererseits die maximal erreichbare Leistung widerspiegelt.

Anmerkung: Zum Verständnis der folgenden Abschnitte sind Vorkenntnisse aus dem Kapitel 2.7. erforderlich.

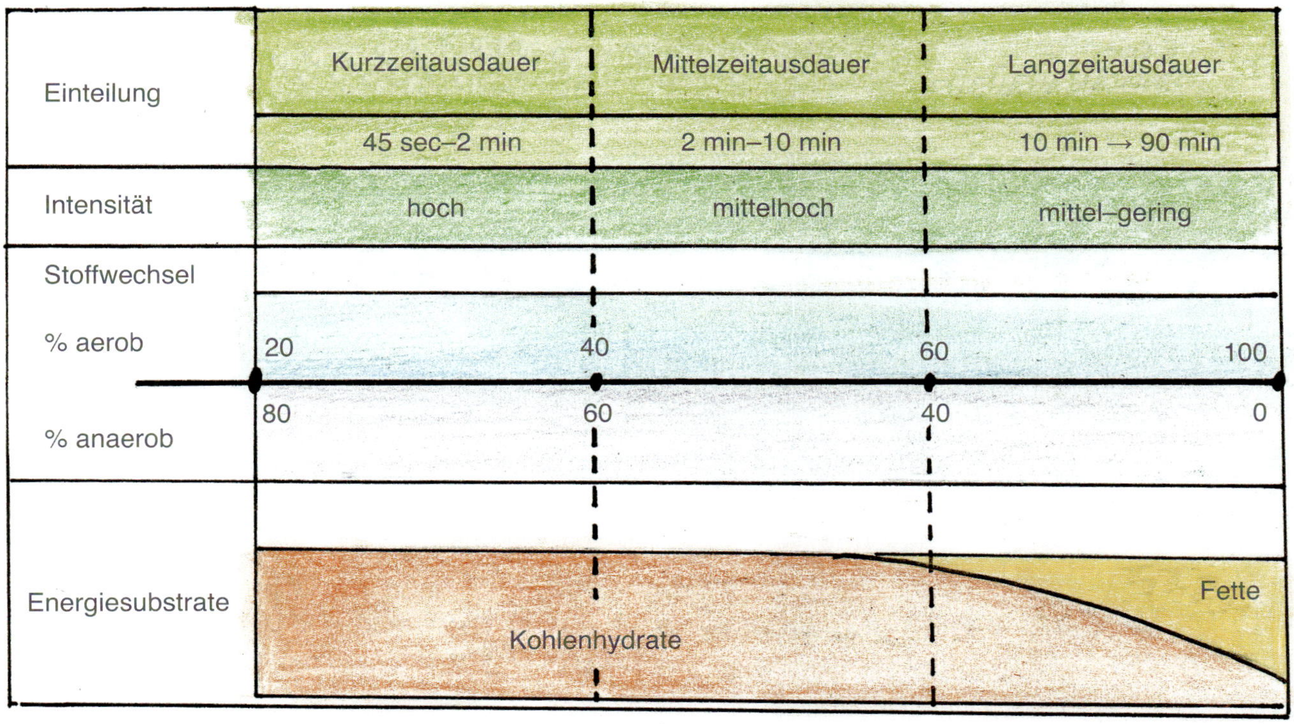

Ausdauerformen in Abhängigkeit von Belastungszeit, Belastungsintensität, Energiehaushalt und Substratbereitstellung.
Kurzzeitausdauerbelastungen werden mit hoher Intensität bevorzugt anaerob laktazid unter ausschließlicher Kohlenhydratverbrennung durchgeführt. Mittelzeitausdauerbelastungen mit mittelhoher Intensität werden gemischt anaerob-aerob unter bevorzugtem Kohlenhydratabbau abgedeckt, während Langzeitausdauerbelastungen mit mittlerer bis geringer Intensität zunehmend den aeroben Stoffwechsel unter ansteigender Fettverbrennung beanspruchen.

- **Die Kurzzeitausdauer (KZA)** beinhaltet Belastungen zwischen 45 Sekunden und zwei Minuten. Die Deckung des Energiebedarfs erfolgt bevorzugt **anaerob-laktazid**. Die Belastungsintensität ist hoch.
- Die **Mittelzeitausdauer (MZA)** umfasst Belastungen zwischen zwei Minuten und zehn Minuten. Der Energiebedarf erfolgt **gemischt anaerob/aerob** (60:40 bis 40:60 Prozent) bei mittelhoher Intensität.
- Die **Langzeitausdauer (LZA)** kennzeichnet alle Belastungen über zehn Minuten. Sie werden nahezu **vollständig aerob** (60 bis 100 Prozent) bei mittlerer bis geringer Intensität abgedeckt.

Da die Spanne der Langzeitausdauerbelastungen relativ groß ist und dabei unterschiedliche »Verbrennungsmaterialien« (Energiesubstrate) zum Einsatz kommen, unterteilt man sie weiter in:

- **Langzeitausdauer I (LZA I)** mit einer Zeitspanne von 10 bis 30 Minuten bei bevorzugtem Glucoseabbau und mittlerer Belastungsintensität.

- **Langzeitausdauer II (LZA II)** mit einer Belastungszeit von 30 bis 90 Minuten und gemischter Glucose- und Fettverbrennung bei mäßiger Intensität.
- **Langzeitausdauer III (LZA III)** mit Belastungszeiten über 90 Minuten und hoher Beteiligung des Fettstoffwechsels bei geringer muskulärer Intensität.

Der Begriff **Langzeitausdauer IV (LZA IV)** mit Belastungszeiten über sechs Stunden (»Ultrastrecken«) steht zusätzlich zur Diskussion. Bei zunächst fast ausschließlicher aerober Fettverbrennung wird zunehmend über die Aktivierung von Stresshormonen auch Eiweiß, das als wichtige Körperbausubstanz fungiert, »verbrannt«. Kurzfristig ist dies im Sinne des Überlebenskampfes, z. B. auf der Flucht, bei zur Neige gehenden Kohlenhydratreserven (»Fett verbrennt nur im Feuer der Kohlenhydrate«) aus evolutionärer Sicht ein durchaus sinnvoller Mechanismus. Langfristig aber wertvolle Bausubstanzen (Eiweiß/Aminosäuren) als banales Brennmaterial zum Ersatz von Kohlenhydraten einzusetzen, ist physiologisch unsinnig, da es dadurch zu Störungen im Reparatursystem (katabole Wirkung) mit Leistungsabfall und Neigung zu Überlastungsschäden am Bewegungsapparat, Schwächung des Immunsystems und sogar zu substanziellen Schädigungen des Zentralnervensystems kommen kann. Dies beweisen kernspintomografische Untersuchungen mit den Bildern einer Abnahme der Hirnrindendicke in einigen Extremfällen. Somit sind die Risiken eines über viele Jahre betriebenen extremen Ausdauertrainings mit einer Wettkampfhäufung im Ultra-Bereich klar definiert. Hier endet die Kunst der Bewegung, die Krankheit beginnt. Eine auf **maximal zwei Ultrawettkämpfe im Jahr** ausgelegte Wettkampfplanung und optimierte Trainingsgestaltung mit dem Einbau von Regenerationsplateaus birgt diese Gefahren nicht.

Den unphysiologischen Versuch, durch die Zufuhr von regenerationsbeschleunigenden (anabolen) Hormonen wie Testosteron und Wachstumshormon sowie stimulierenden Substanzen wie Amphetaminen die Leistungsgrenzen nach oben zu verschieben, nennt man **Doping**. Dies mag kurzfristig gelingen, die langfristige Schädigung des Organismus wird dadurch aber begünstigt.

Doping ist aus physiologischer, medizinischer wie auch aus ethisch-moralischer Sicht und aus Gründen der sportlichen Fairness abzulehnen.

Zusammenfassend lässt sich zur Diskussion um die Langzeitausdauer IV sagen: Ultrastrecken, wie der »Iron Man«-Triathlon, Wüsten- und Hochgebirgsläufe, Radsportveranstaltungen und Ski-Langläufe über sechs Stunden sind aus physiologischer Sicht bei geeigneter Vorbereitung und adäquater Nährstoff- und Wasserzufuhr im Einzelfall ohne körperliche Schäden zu bewältigen. Eine Summation derartiger Wettkämpfe und Trainingsbelastungen über Jahre hinaus birgt aber das Risiko von körperlichen und wohl auch psychischen Schäden.

Ausdauertraining

Ein Training der **allgemeinen Ausdauer** (> 1/7–1/6 der gesamten Muskelmasse) wirkt nahezu auf alle menschlichen Funktionssysteme ein und führt über biologische Adaptationsmechanismen zu einer Verbesserung ihrer organismischen Leistungsfähigkeit (siehe Abb. S. 77).

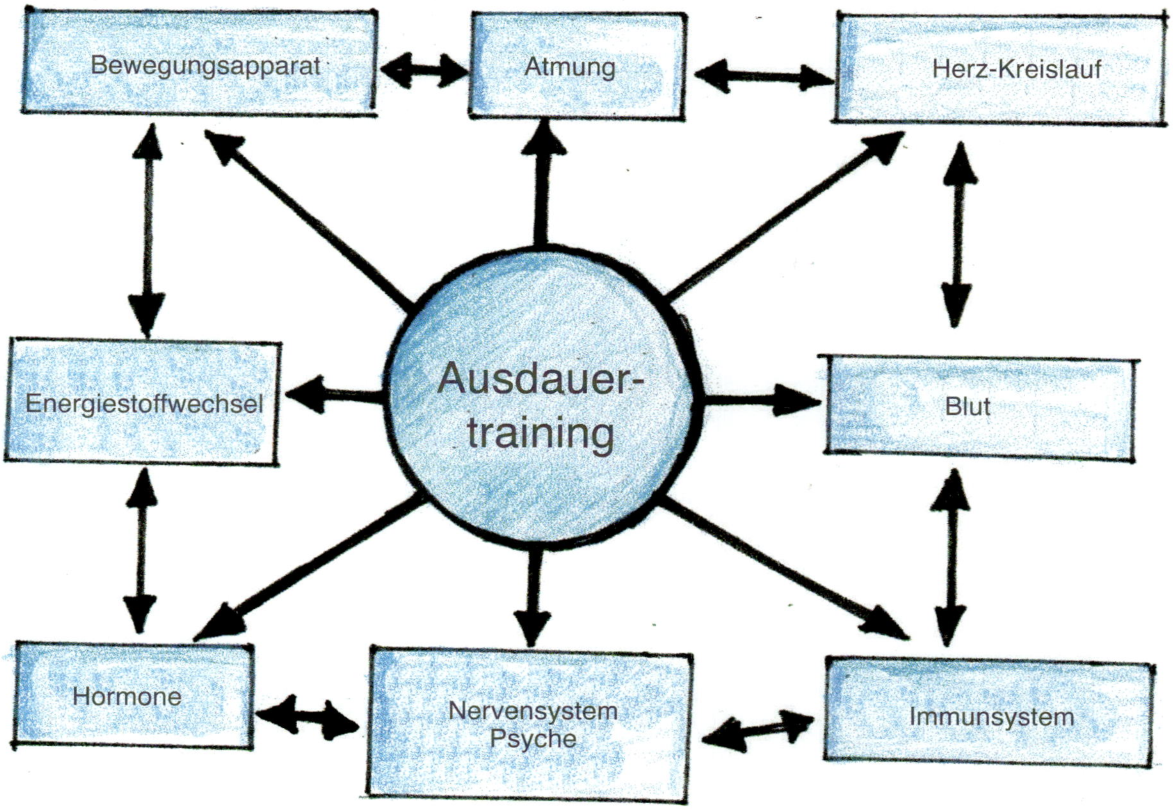

Ein Training der allgemeinen Ausdauer erhöht die Leistungsfähigkeit nahezu sämtlicher menschlicher Funktionssysteme im Gesundheits- wie auch im Leistungssinne.

Herz:	- Absinken von Ruhe- und Belastungspuls - dadurch Ökonomisierung der Herzarbeit (Schoneffekt) - Verbesserung der Sauerstoffversorgung des Herzmuskels - Verminderung der Bereitschaft zu Herzrhythmusstörungen
Arterielles Blut-gefäßsystem:	- Absenken überhöhten Blutdrucks - Erhaltung der Gefäßelastizität - Ausbildung von Umgehungskreisläufen - Verbesserung der Mikrozirkulation in den kleinen und kleinsten Gefäßen - Vorbeugung der Arteriosklerose
Venensystem:	- Verbesserter Blutrückfluss aus den Beinen - Vorbeugung von Krampfader- und Stauungsbeschwerden - Geringere Thromboseneigung
Lunge:	- Verbesserte Sauerstoffaufnahmefähigkeit - Verbesserte Lungenreinigung von Schmutzpartikeln und Erregern
Stoffwechsel:	- Absenken überhöhter Blutfette (Cholesterin-Triglyceride) - Verminderung der Risikodisposition über einen Anstieg des »guten« HDL-Cholesterins - Verbesserung des Zuckerstoffwechsels (Antidiabetogener Effekt) - Senkung des Übergewichts

Muskulatur:	- Erhöhung der Ausdauerleistungsfähigkeit über eine Verbesserung der sauerstoffverbrennenden (aeroben) Energiesysteme - schnellere Regeneration nach intensiven Belastungen
Nervensystem:	- beruhigende Wirkung auf das vegetative Nervensystem (Vagotonie) - Kapazitätsausschöpfung des intellektuellen Systems
Hormone:	- Abbau von Stresshormonen (Katecholamine) - höhere sexuelle Potenz
Psyche:	- angstlösender und antidepressiver Effekt - Steigerung des Wohlbefindens - Erhöhung des Selbstbewusstseins
Immunsystem:	- Stärkung des unspezifischen Immunsystems - weniger Infektionskrankheiten - niedrigere Tumorrate

Ausdauertraining funktioniert damit einerseits als ideales Gesundheitstraining, andererseits besitzt es im Leistungssport den Charakter eines Basistrainings für die verschiedensten sportmotorischen Anforderungen.

Durch ein systematisches Training der allgemeinen aeroben Ausdauer kann, gemessen am Sauerstoffverbrauch (maximale Sauerstoffaufnahmefähigkeit, siehe S. 456, Spiroergometrie), die Ausdauerleistungsfähigkeit bei Untrainierten um 15 bis 25 Prozent, in Ausnahmefällen sogar bis 40 Prozent gesteigert werden. Als bevorzugte Trainingsinhalte bieten sich hier Belastungen im Langzeitausdauerbereich (LZA) an. Die Umsetzung erfolgt in der Regel als **Dauermethode** mit gleichförmiger oder leicht wechselnder Intensität. Diese und weitere Trainingsmethoden, wie **Intervalltraining, Wiederholungstraining** und **wettkampfnahes Training** werden in der Abbildung auf Seite 79 zusammengefasst. Im Gesundheits- und Breitensport kommt nahezu ausschließlich die Dauermethode zur Anwendung, während im Leistungssport alle vier Trainingsformen in sportartspezifischer Dosierung bei der Trainingsplanung eingesetzt werden. Für das Kinder- und Jugendtraining sind aerobe Ausdauerbelastungen mit Dauer- oder Fahrtspielcharakter zu bevorzugen, da bis zur Pubertät der anaerob-laktazide Energiestoffwechsel sehr hohe stressorische Anforderungen stellt und die Wiederherstellungszeit (Regeneration) noch verlangsamt abläuft. Ein dosierter Einsatz von Intervallen usw. ist aber auch hier möglich, wenn die Kriterien einer verlängerten psychophysischen Regeneration Beachtung finden. Grundsätzlich aber gilt: Ein aerob betontes Ausdauertraining mit seinen umfassenden Auswirkungen auf nahezu alle Organ- und Regelsysteme stellt die »Königsdisziplin« im Gesundheitstraining dar, fördert die körperlich-geistige Leistungsfähigkeit im Kindesalter und dient als Basistraining im Ausdauerleistungssport.

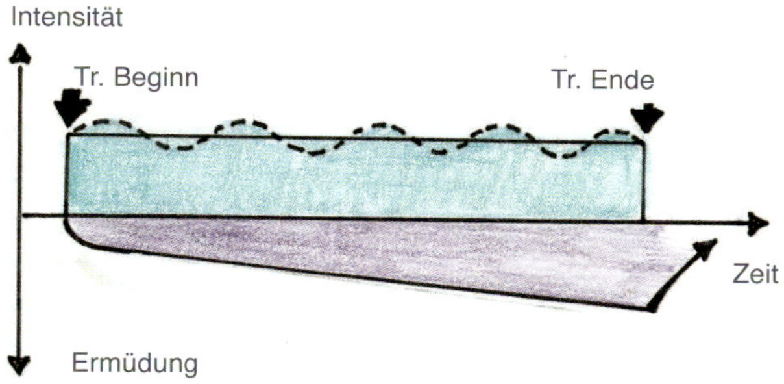

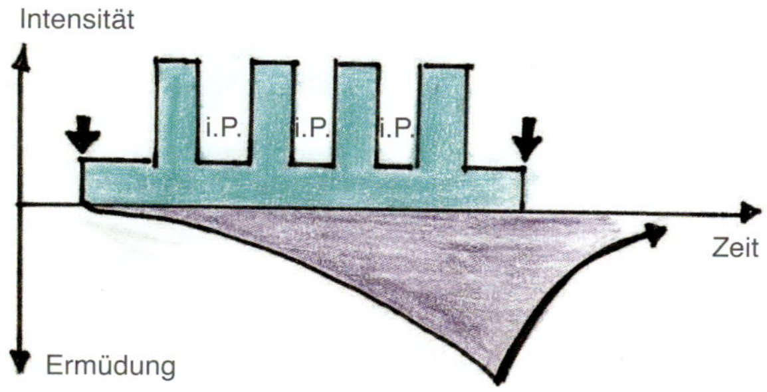

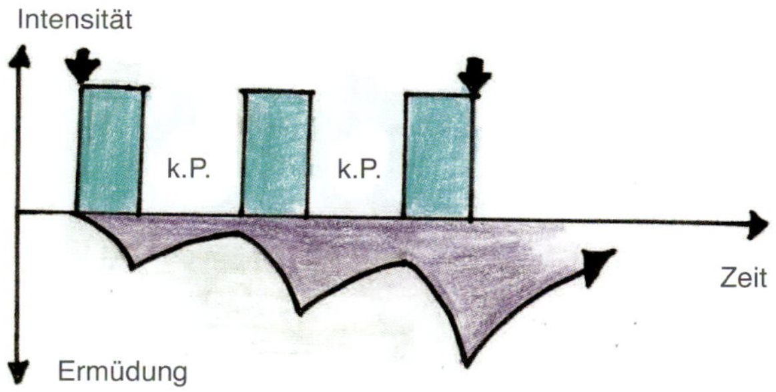

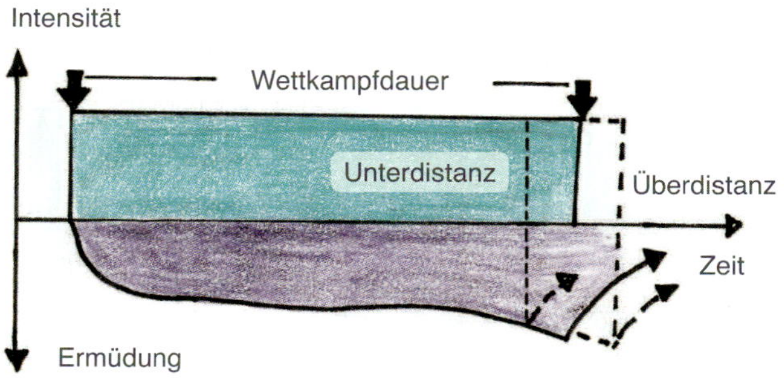

Trainingsmethoden im Ausdauerbereich
blau: Belastungsreize *violett: Ermüdungstiefe*
i.P. = inkomplette Pause *k.P.= komplette Pause*

Dauermethode	
Intensität:	niedrig–mittel (50–85 % der maxim. Leistung)
Dauer:	lang–sehr lang (z. B. Dauerlauf)
Adaptationsreiz auf:	aerobes Energiesystem, Herz, Kreislauf, Atmung, Steuersysteme
Ziel:	Verbesserung Grundlagenausdauer
Anwendungsbereich:	Gesundheitstraining, Basisausdauer, Kinder- und Jugendtraining
Intervallmethode	
Intensität:	mittel–hoch–sehr hoch (70–95 % der maxim. Leistung)
Dauer:	niedrig–mittel
Adaptationsreiz auf:	aeroben und anaeroben Energiestoffwechsel
Ziel:	Erhöhung der Schnelligkeitsausdauer
Anwendungsbereich:	Leistungs- und Hochleistungssport
Wiederholungsmethode	
Intensität:	submaximal–maximal (95–100 % der maxim. Leistung)
Dauer:	niedrig
Adaptationsreiz auf:	anaeroben Energiestoffwechsel
Ziel:	Verbesserung des Erholungsverhaltens nach maxim. Reizen
Anwendungsbereich:	Hochleistungssport
Wettkampfmethode	
Intensität:	Wettkampfgeschwindigkeit (100 %, etwas schneller bei Unter-, langsamer bei Überdistanz)
Dauer:	ca. Wettkampfzeit
Adaptationsreiz auf:	Stoffwechsel, Organe, Steuersysteme, Taktik
Ziel:	Wettkampfvorbereitung
Anwendungsbereich:	Hochleistungssport

2.10. Kraft – »Kampf gegen zentrifugale und zentripedale Mächte«

Während die Kraft im **physikalischen** Sinne als Masse mal ihrer Beschleunigung klar definiert ist, fällt die **biologisch-physiologische Begriffsbestimmung** aufgrund individuell variabler Beanspruchungsstrukturen – wie verschiedene Muskelfasertypen, unterschiedliche Muskellängen, differenzierte Nervenversorgung usw. – schon schwerer. Wir wollen sie hier nach ihrer Arbeitsweise definieren als Fähigkeit des Muskel- und Nervensystems, Widerstände (Gewichte) zu überwinden, zu halten bzw. ihnen entgegenzuwirken. Entsprechend unterscheidet man drei Arbeitsweisen (siehe Abb. unten):

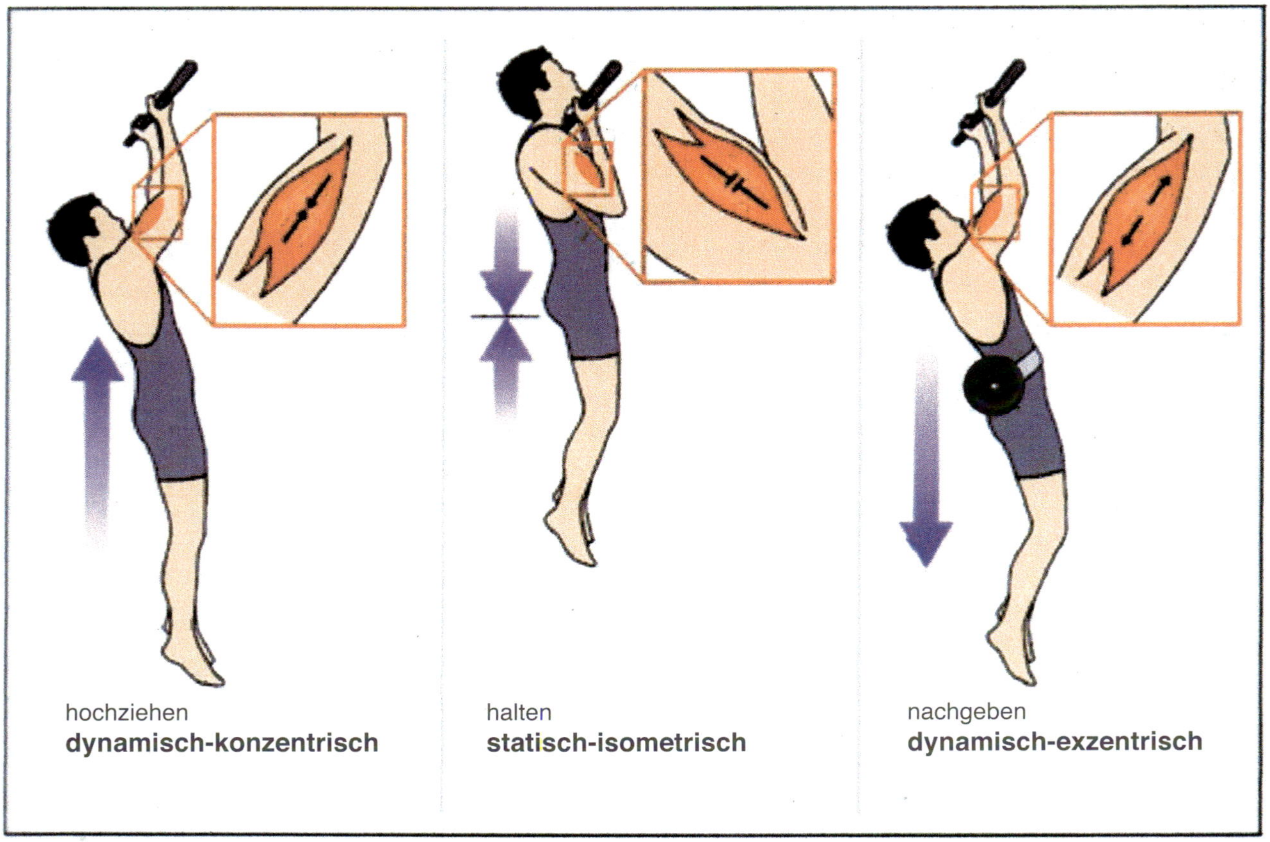

Arbeitsweisen der Muskulatur am Beispiel des Armbizeps.
Von links nach rechts: die Versuchsperson zieht sich mittels eines sog. Klimmzugs, der über eine Kontraktion des Oberarmbeugers (Bizepsmuskel) ermöglicht wird, an der Klimmzugstange nach oben. Der Körper bewegt sich (dynamisch), die Muskulatur verkürzt sich (konzentrisch): dynamisch-konzentrische Muskelarbeit. Hält sich die Testperson oben an der Klimmzugstange angekommen bewegungslos fest (statisch), spannt sich die Muskulatur in Verkürzung an, die Muskellänge ändert sich nicht (isometrisch): statisch-isometrische Muskelarbeit. Wird dem Probanden nun z. B. über einen Gewichtgürtel eine zusätzliche Gewichtsbelastung angelegt, die seine Haltekräfte übersteigt, gibt die Bizepsmuskulatur nach. Der Körper senkt sich ab (dynamisch), der Muskel wird unter hoher Anspannung länger (exzentrisch): dynamisch-exzentrische Muskelarbeit.

Beachte: Das übliche Krafttraining im Jugend-, Gesundheits-, Breiten- und Leistungssport beinhaltet in wesentlichen Anteilen eine dynamisch-konzentrische Arbeitsweise. Statisch-isometrische Trainingsformen werden wegen ihrer Tendenz zur nachhaltigen Übersäuerung der Muskulatur mit verlängerter Regenerationszeit nur mit spezieller Zielsetzung angewandt. Dynamisch-exzentrische Übungen bergen ein erhöhtes Verletzungsrisiko und sind bei hohen Beschleunigungskräften dem Leistungssport vorbehalten.

- **Eine dynamisch-konzentrische**, d. h. der Muskel bewegt das Gewicht, während er sich verkürzt.
- **Eine statisch-isometrische**, d. h. der Muskel hält das Gewicht, während er unter Anspannung seine Länge nicht verändert.
- **Eine dynamisch-exzentrische**, d. h. der Muskel gibt unter Gewichtsbelastung nach, wird also unter Spannung »auseinandergezogen«.

Will man im physiologischen Sinne Kräfte messen, unterscheidet man Maximalkraft, Schnellkraft und Kraftausdauer. Diese Erscheinungsformen der Kraft stehen in einer engen Wechselbeziehung zueinander (siehe Abb. rechts). Von **Maximalkraft** spricht man bei höchstmöglicher willkürlicher Kraftentwicklung. Die **Schnellkraft** ist die Fähigkeit, Gewicht oder den eigenen Körper mit größtmöglicher Geschwindigkeit zu bewegen. Als **Kraftausdauer** gilt die Ermüdungswiderstandsfähigkeit bei lang andauernden Kraftleistungen.

Wesentliches anatomisches Substrat der Kraft ist der Muskel und das versorgende Nervensystem. Die Variationsbreite verschiedener Muskelfasertypen (langsam, schnell), die unterschiedliche Anordnung von Muskelfasern (parallel, gefiedert) und unterschiedliche Nervenimpulsmuster (Rekrutierung, Impulsdichte) ermöglichen erst die verschiedenen Erscheinungsformen der Kraft (siehe Kap. 3.1.).

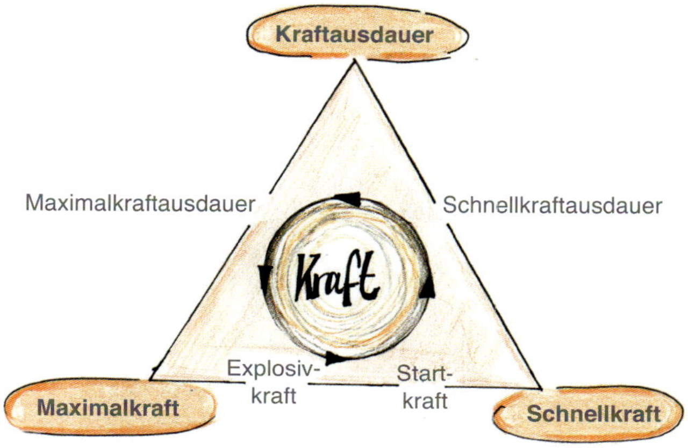

Die Erscheinungsformen der Kraft, Maximalkraft, Schnellkraft und Kraftausdauer stehen in enger Wechselbeziehung zueinander. Sie treten bei den verschiedenen kraftbetonten Sportarten fast nie in absoluter Reinform auf, sondern mehr oder weniger in Mischformen, wie Maximalkraftausdauer, Schnellkraftausdauer, Explosivkraft, Startkraft, Sprintkraft, Stoßkraft usw.

Krafttraining

Ein Training der Kraft führt schon nach kurzer Zeit (drei bis vier Wochen) zu einer messbaren Leistungssteigerung, die im Wesentlichen zunächst auf einer verbesserten Ansteuerung der Muskelfasern über die zugehörigen Nerven und Aufhebung von hemmenden Nervenimpulsen erfolgt. Erst später (nach vier bis sechs Wochen) kommt es zu einer Verdickung der Muskelfasern. Ersteren Effekt nennt man **intra- und intermuskuläre Koordination**, den zweiten **Muskelhypertrophie** (siehe Abb. S. 82).

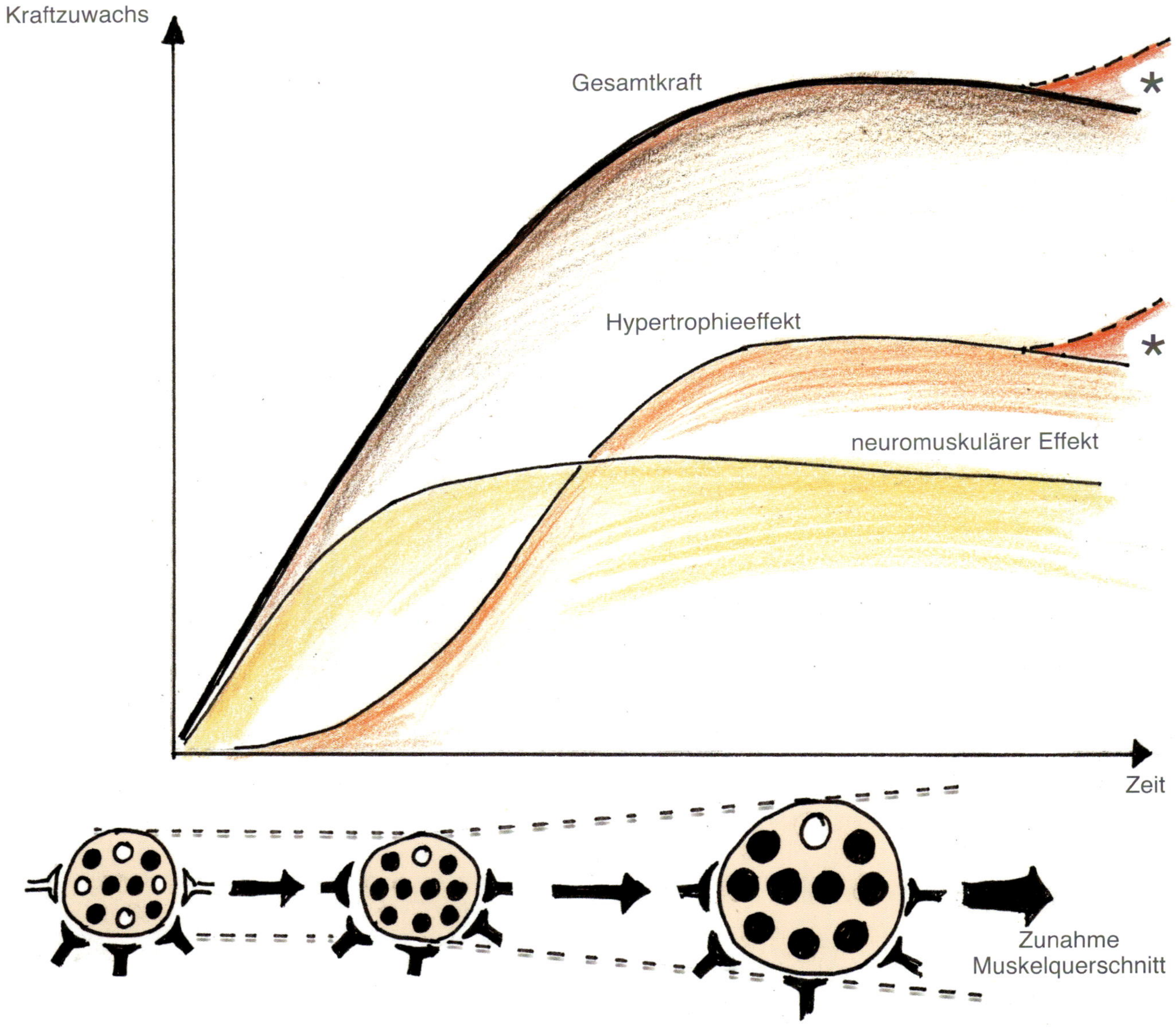

Muskelquerschnitt

Muskelfasern:
○ *nicht aktiviert*
● *aktiviert*

Nervenverbindungen:
nicht eingeschaltet
eingeschaltet

Anpassungsreaktionen der Muskulatur an Krafttraining.
In einer ersten mehrwöchigen Trainingsphase kommt es zu einer Kraftsteigerung über eine Verbesserung der neuromuskulären Abstimmung mit Aktivierung (»Rekrutierung«) von immer mehr Muskelfasern (intramuskuläre Koordination) und einer nervalen Optimierung innerhalb des Muskels und des Zusammenspiels mit weiteren Muskeln (intermuskuläre Koordination). Die Muskelarbeit wird dadurch effektiver und ökonomischer. Erst dann erfolgt eine Massenzunahme (Hypertrophie) über den Summationseffekt einer Muskelfaserquerschnittsverdickung. Durch Anabolika (Doping) wird diese noch erhöht (*).

Ein Krafttraining im Kindesalter wirkt bevorzugt über die Verbesserung der neuromuskulären Koordination, erst mit dem Eintritt in die Pubertät gesellt sich unter dem Einfluss der Sexualhormone und des Wachstumshormons der Hypertrophieeffekt hinzu, sodass im Erwachsenenalter beide Effekte zum Tragen kommen. Ein erfolgreiches Krafttraining ist damit prinzipiell in jeder Lebensphase von 6 bis über 90 Jahren möglich, vorausgesetzt, es werden die biologischen Kriterien der verschiedenen Lebensabschnitte beachtet, wie die erhöhte Verletzbarkeit des wachsenden Bewegungsapparates oder die verlängerten Anpassungszeiten im fortgeschrittenen Alter.

Die **Zielsetzungen** des Krafttrainings sind vielfältig. Sie reichen von der Verbesserung der sportlichen Leistungsfähigkeit über ein Gesundheitstraining bis hin zur ästhetischen Beeinflussung des Körpererscheinungsbildes

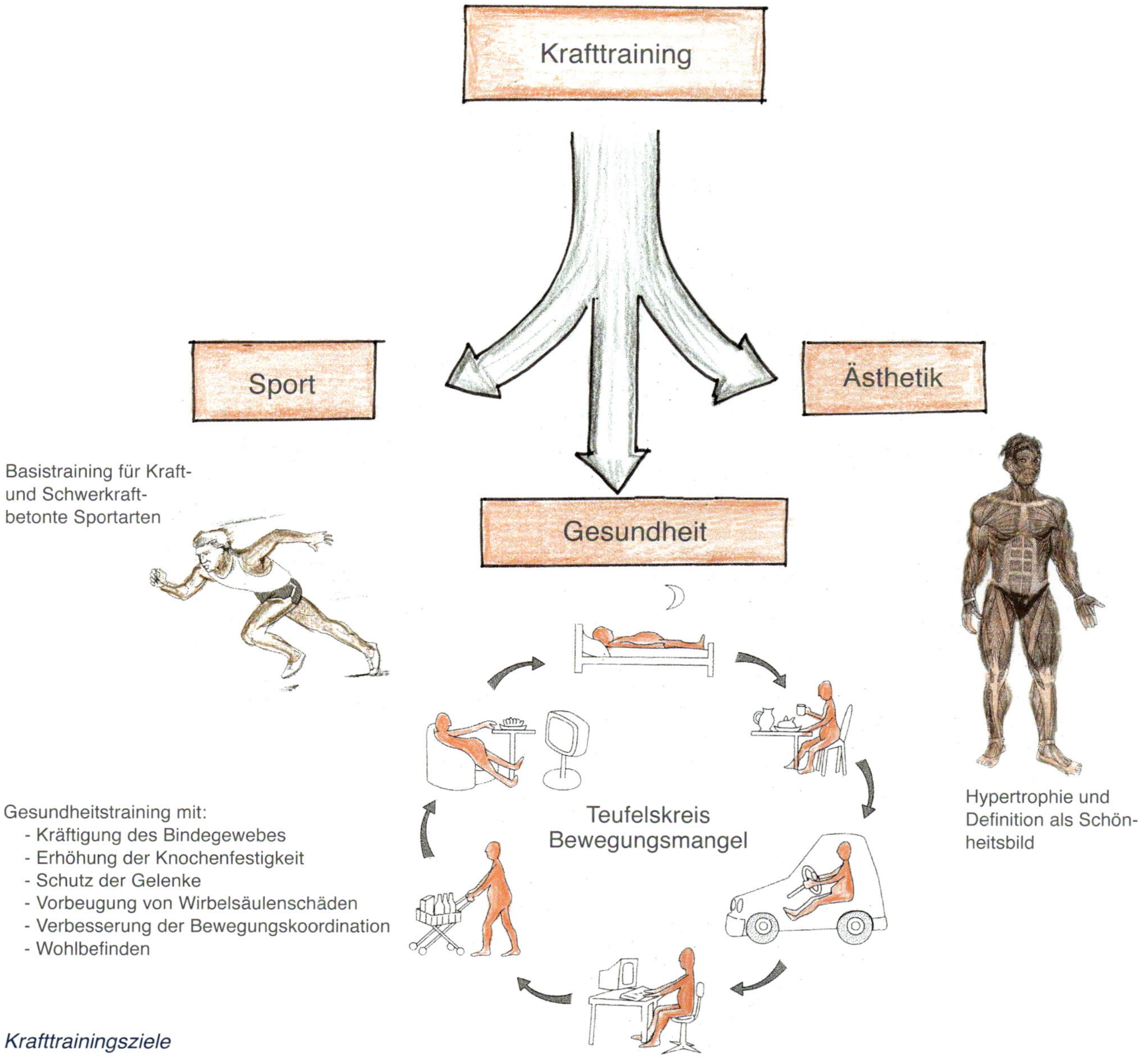

Krafttrainingsziele

(siehe Abb. S. 83). **Die Trainingshäufigkeit** für einen signifikanten Kraftzuwachs liegt bei minimal einer Trainingseinheit pro Woche, optimalerweise für den Nichtleistungssportler bei zwei bis maximal drei Trainingsbelastungen. Leistungssportler unterwerfen sich einem umfangreicheren Trainingsregime in Abhängigkeit von der spezifischen Sportart. Trainingsbelastungen im 14-Tage-Rhythmus oder in noch längeren Abständen sind unwirksam, da der trainingsbedingte Kraftzuwachs als Korrelat der biologischen Anpassung in dieser Zeit wieder abgeklungen ist (siehe Abb. unten).

Prinzip der biologischen Anpassung
(siehe auch Kapitel 1.5.)

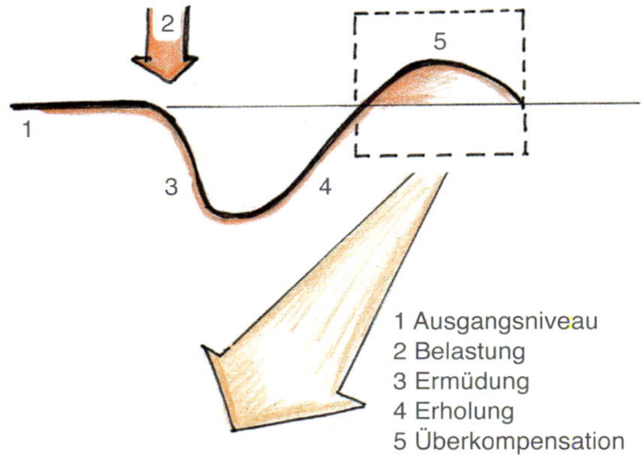

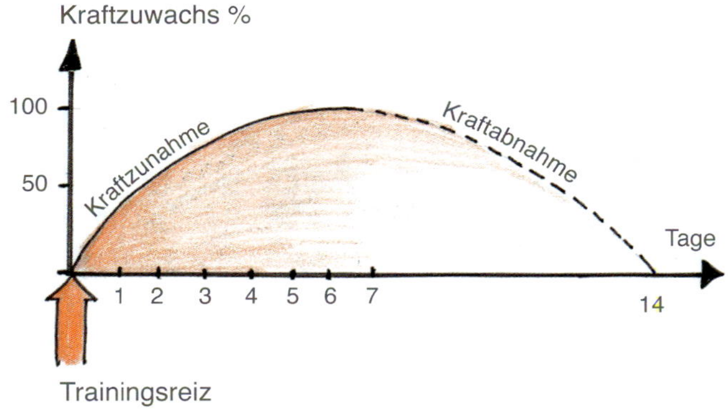

Kraftzuwachs und Trainingshäufigkeit.
Der durch ein einmaliges Training ansteigende Kraftzuwachs ist mit abnehmender Geschwindigkeit bis zum siebten Tag (100 %) feststellbar. Dann setzt bis zum vierzehnten Tag (0 %) ein langsamer Abfall ein. Dieses messbare Muskelverhalten auf Training entspricht den Prinzipien der biologischen Anpassung (Adaptation) in der Phase der Überkompensation (Superkompensation).

Trainingsreize im Vierzehntageintervall sind somit unwirksam.

Trainingsintensität und Wiederholungszahl bestimmen den Muskelmassenzuwachs (siehe Abb. S. 85). Dynamisch-konzentrische Übungen mit einer gerade noch möglichen Wiederholungszahl von acht bis zwölf Wiederholungen erweisen sich für den Muskelmassenzuwachs (Hypertrophie) am effektivsten. Der Gewichtswiderstand entspricht dabei ca. 60 bis 80 Prozent der Maximalkraft. Höhere Gewichtsbelastungen mit niedrigerer Wiederholungszahl (eine bis drei) steigern die Zahl der arbeitenden Muskelfasern und die Nervenimpulsdichte, nicht aber die Muskelfaserdicke. Hohe Wiederholungszahlen (15 bis 20) pro Trainingszyklus verbessern die Kraftausdauer, aber ebenfalls ohne wesentliche Massenzunahme.

Die Kunst des Krafttrainings zeigt sich nun darin, mittels variabler Trainingsintensität und entsprechend angepassten Wiederholungszahlen unterschiedliche Trainingsziele zu erreichen, z. B. eine höhere maximale Kraftentwicklung bei niedrigem Körpergewicht (Skisprung, Sportklettern), eine Steigerung der Maximalkraft mit zusätzlicher Muskelmassenzunahme (Gewichtheber, Kugelstoßen) und eine Verbesserung der Kraftausdauer bei niedrigem Körpergewicht (Rückschlagspiele, Kunstturnen).

Eine **Sonderform** des Muskeltrainings stellt die gerätegestützte Elektrostimulation dar. Richtig angewandt, erreicht sie die höchste Muskelmassenzunahme pro Zeiteinheit. Durch die Umgehung des Zentralnervensystems infolge direkter Muskelstimulation werden aber für die koordinative Steuerung der Muskulatur wichtige Informations- und Regelsysteme vernachlässigt (z. B. Rezeptoren, Ermüdungsschutz). Sie bleibt damit speziellen Anwendungsbereichen vorbehalten, wie Rehabilitationstraining oder als Ergänzungstraining bei enger Termingestaltung im Berufs- oder Privatleben. Eine »Kunst der Bewegung« wird damit nicht erreicht.

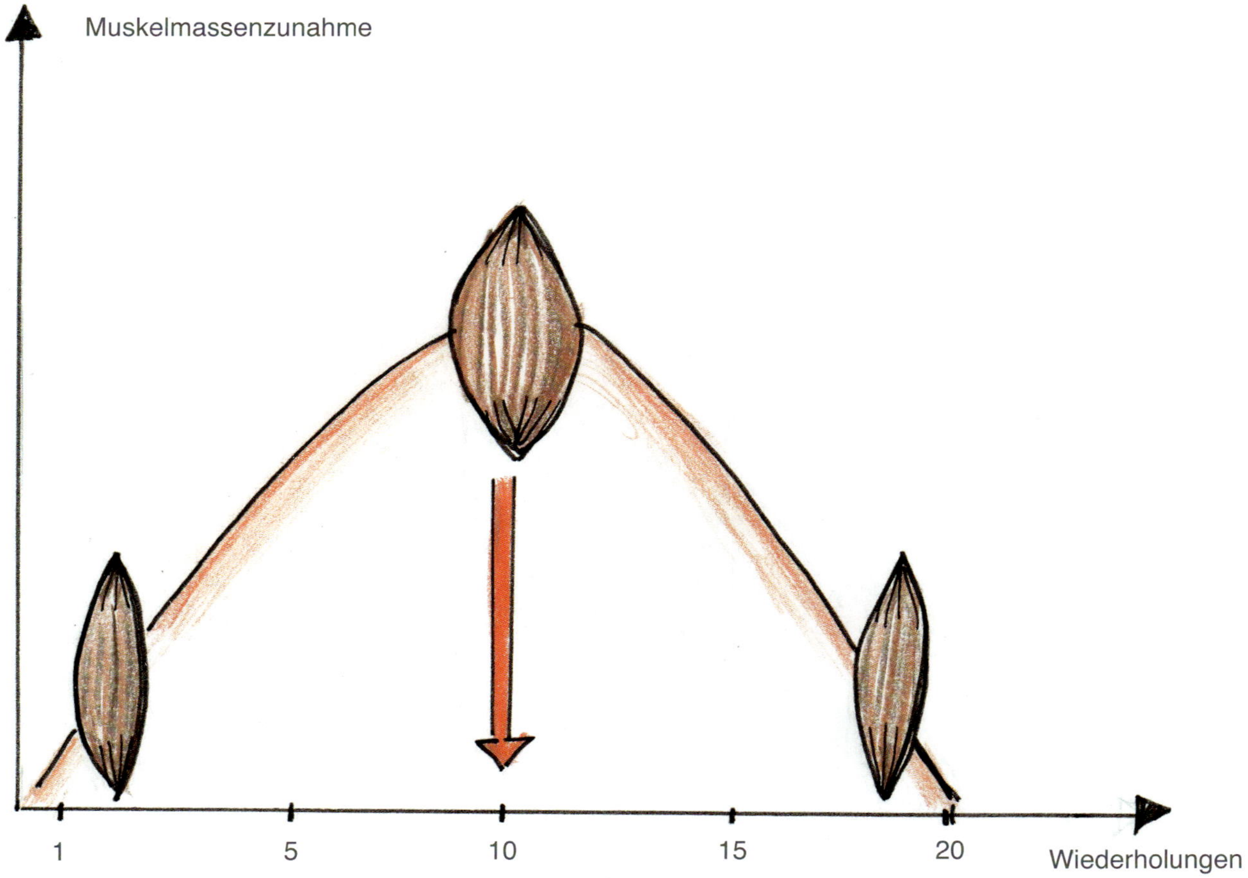

Trainingsintensität und Wiederholungszahl bestimmen im Wesentlichen die Muskelmassenzunahme. Am ausgeprägtesten findet man sie in einem Belastungsbereich um zehn Wiederholungen mit maximaler Intensität. Maximale Reize mit geringerer Wiederholungszahl (z. B. eine bis drei im Maximalkrafttraining) verbessern die intramuskuläre Koordination und damit die Maximalkraft, führen aber zu keiner wesentlichen Muskelmassenzunahme. Wiederholungszahlen von zwanzig und mehr verbessern die Kraftausdauer, aber ebenfalls ohne Muskelquerschnittszunahme. Trainingsmethodisch lassen sich die verschiedenen Arbeitsweisen der Muskulatur (siehe Abb. S. 80) zur Effektivitätssteigerung im leistungssportlich orientierten Training zusätzlich variieren: dynamisch-konzentrisch, dynamisch-exzentrisch, statisch-isometrisch und deren Mischformen isokinetisch, desmodromisch und plyometrisch.

Zusammenfassend ist die Bedeutung der Kraft im Leistungssport unumstritten und wird auch entsprechend dem individuellen motorischen Leitprofil zielgerichtet trainiert. Für den Gesundheits- und Breitensport steigt ihre Gewichtung in den letzten Jahren. Man hat erkannt, dass man den zivilisatorischen Erkrankungen des Bewegungs- und Stützapparates, wie Wirbelsäulenerkrankungen, Arthrose, Osteoporose usw., gut vorbeugen und damit die Lebensqualität erhöhen kann (siehe Abb. unten).

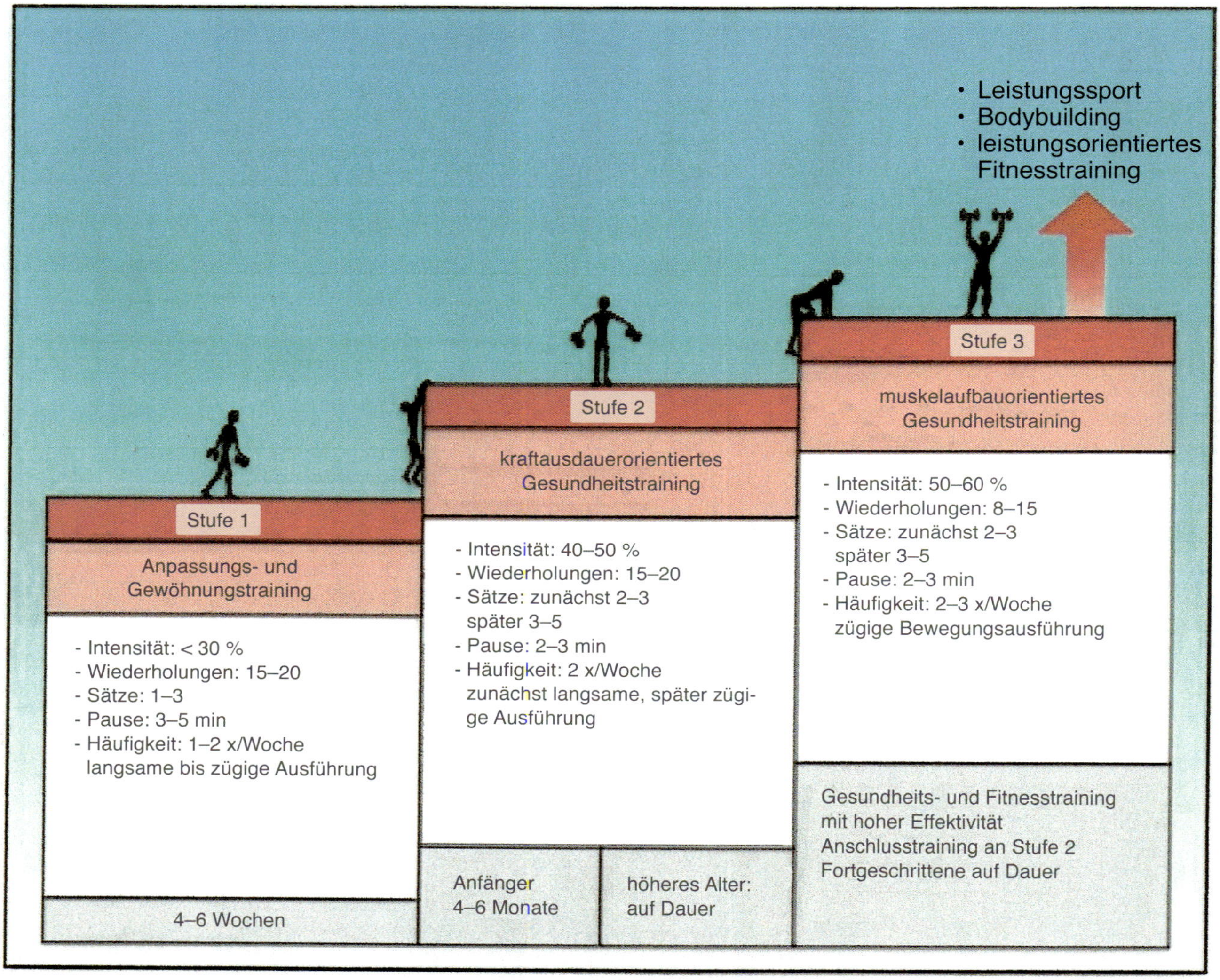

Stufenplan eines gesundheitsorientierten Krafttrainings
Begriffserklärung:
- *Intensität: Prozent der maximalen Leistungsfähigkeit*
- *Wiederholung: kompletter Bewegungszyklus*
- *Satz (Serie): Anzahl an Wiederholungen*
- *Pause: Ruhepause zwischen den Sätzen*
- *Häufigkeit: Trainingshäufigkeit pro Woche*
- *Ausführung: Bewegungsgeschwindigkeit, z. B. langsam, zügig, schnell*

2.11. Schnelligkeit – »Sieg über die Stoppuhr«

Schnelligkeit ist **definitionsgemäß** die Fähigkeit, zyklische (wiederkehrende, z. B. Sprint) oder azyklische (einmalige, z. B. Wurf) Bewegungen mit höchster Geschwindigkeit durchzuführen.

Um die anatomisch-physiologischen Strukturen und Funktionsweisen genauer darzustellen, wird in eine **Reaktionsschnelligkeit** und in eine **Bewegungsschnelligkeit** unterteilt (siehe Abb. unten). Die Reaktions-

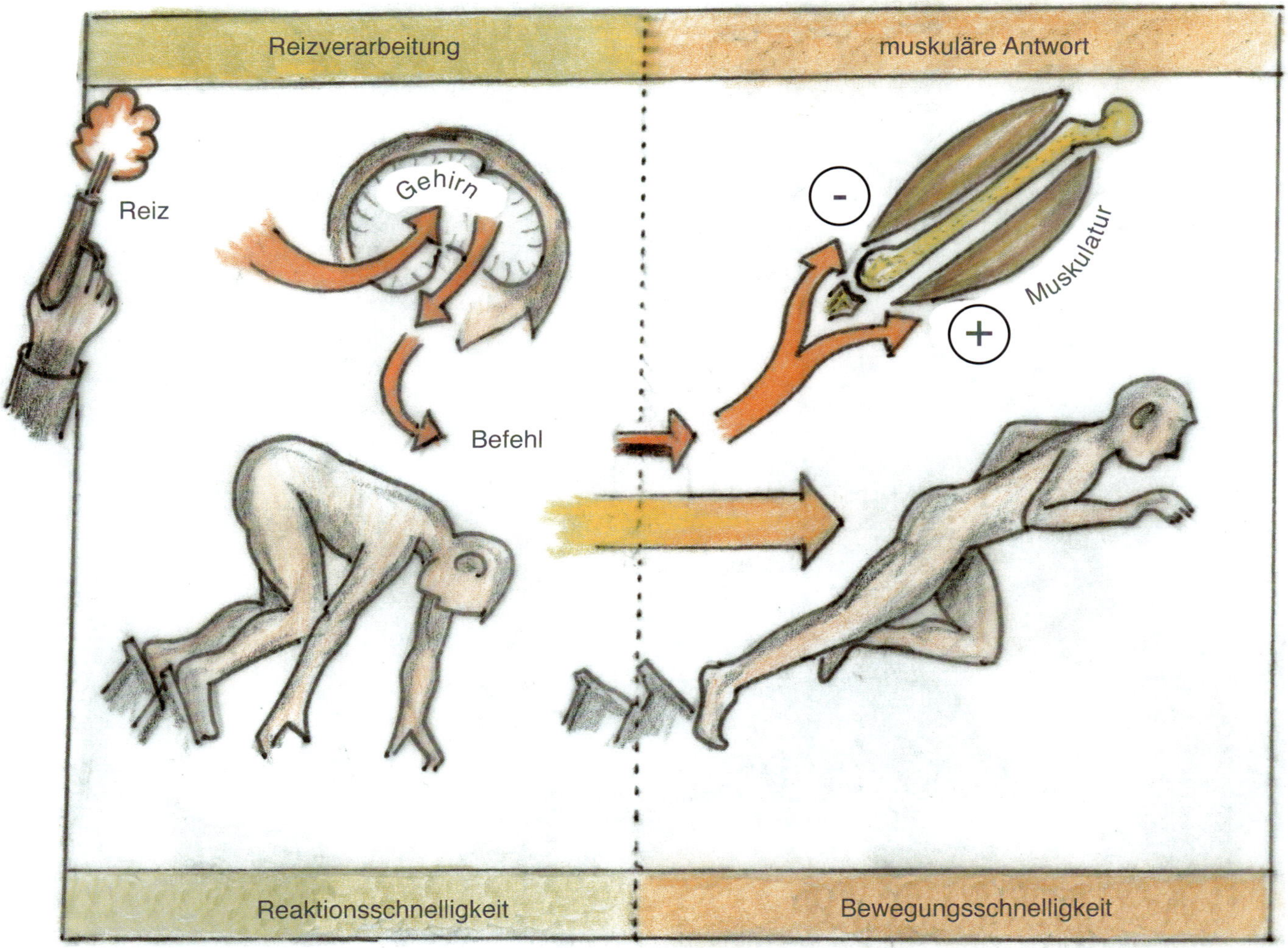

Aus anatomisch-physiologischer Sicht lässt sich die Schnelligkeit in eine Reaktionsschnelligkeit und in eine Bewegungsschnelligkeit unterteilen. Die Reaktionsschnelligkeit ist eng an das Zentralnervensystem, die Bewegungsschnelligkeit an die Muskulatur und das periphere Nervensystem gekoppelt.

schnelligkeit beinhaltet die Latenzzeit von der Reizaufnahme (z. B. Startschuss) bis zum Beginn der ersten motorischen Aktion (z. B. Start). Sie ist damit die Fähigkeit, auf einen Reiz in kürzester Zeit zu reagieren, und eng mit dem Zentralnervensystem gekoppelt. Die Bewegungsschnelligkeit wiederum, die bei zyklischen Bewegungen auch als Frequenz-

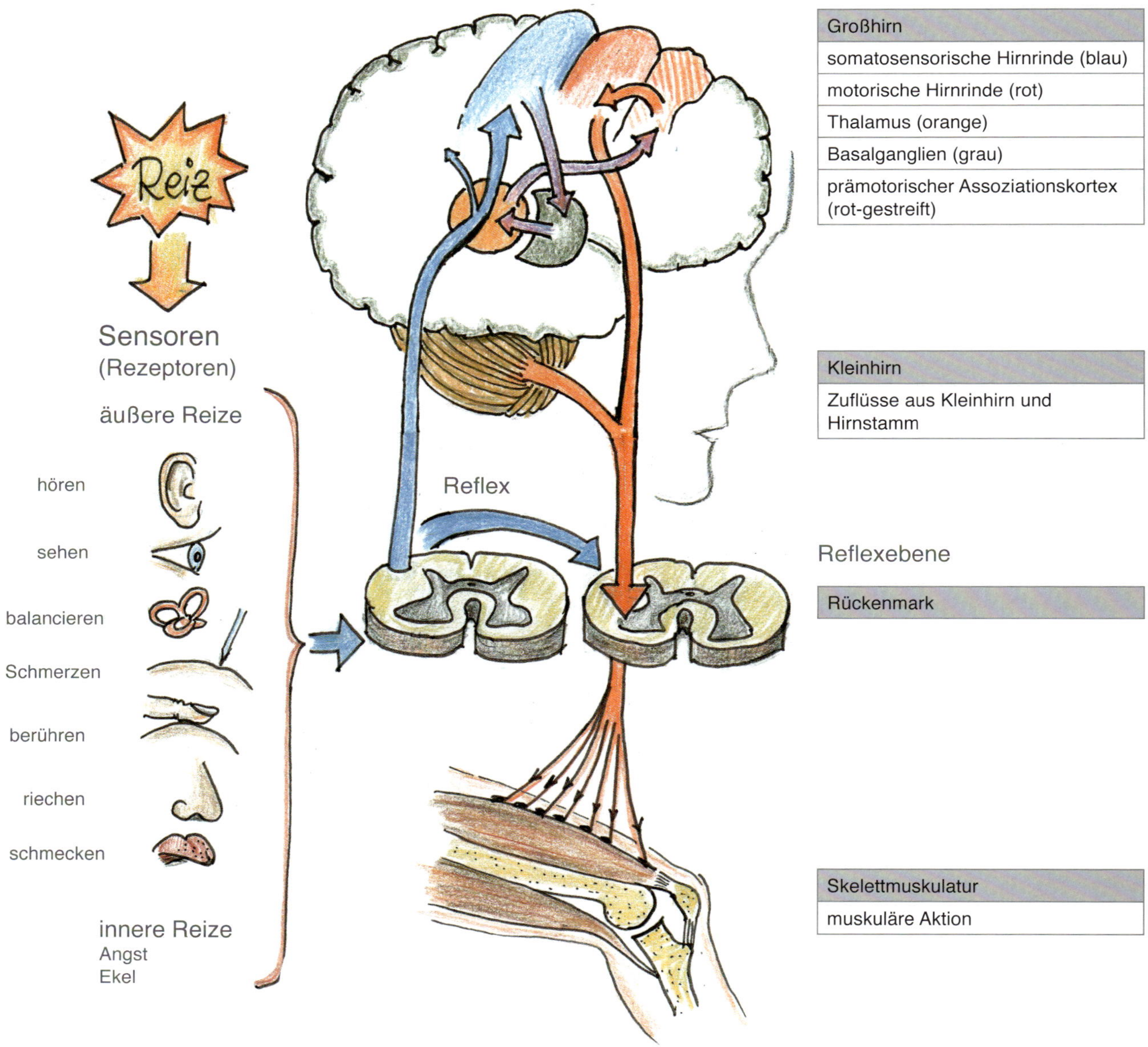

Die Reizung verschiedener Fühlersysteme kann gewollte (z. B. Sport) oder ungewollte (z. B. Reflex) Schnelligkeitsreaktionen der Muskulatur auslösen. So führen Schmerzreize bereits auf Rückenmarksebene zur Auslösung motorischer Aktionen (Fluchtreflex). Komplexe Bewegungsmuster erfordern aber eine Registrierung über das Großhirn (somatosensorische Hirnrinde). Dort werden über verschiedene Zentren (Basalganglien, Thalamus, subcortikale Motivationsareale, prämotorischer Kortex) Zielbewegungen erarbeitet, die der motorischen Hirnrinde zugeleitet werden und von dort über absteigende Bahnen unter Feinabstimmung aus dem Kleinhirn und Hirnstamm an die Skelettmuskulatur übermittelt werden.

schnelligkeit und bei azyklischen Bewegungen als Aktionsschnelligkeit bezeichnet wird, ist eng mit dem peripheren Nervensystem und der Muskulatur verbunden. Somit sind die physiologischen Funktionssysteme der Schnelligkeit vorgegeben: Fühlersysteme/Rezeptoren zur Reizannahme, aufsteigende Nervenbahnen zur Reizleitung, Umschaltstationen im Rückenmark und Gehirn zur Reizbearbeitung, absteigende Nervenbahnen zur Befehlsübermittlung und schnellkräftige Muskeln zur Befehlsausführung (siehe Abb. S. 88). Unterschiedliche Reizqualitäten können diese Reaktionskette der Schnelligkeit auslösen. In erster Linie kommen sogenannte exogene Reize zum Tragen, die über Augen, Ohren, Haut, Schmerzfühler, Gleichgewichtsorgan usw. aufgenommen und als Signal zur Auslösung von Schnelligkeitsreaktionen erkannt werden. Aber auch endogene Reize wie Aggression, Angst, Ekel usw. können als Auslöser fungieren. Im Ergebnis dienen sie sämtlich der Integrität des Körpers und sind deshalb im Zentralnervensystem stark repräsentiert. Was ursprünglich als Schutzmechanismus angelegt wurde, wie Sturz-, Flucht- oder Kampfreflex, kann auch im Sport erfolgreich benutzt werden. Die sensorische Information des Reizsignals wird zum Teil auf Rückenmarksebene (Reflexebene), vor allem aber in spezifischen Gehirnzentren bearbeitet und beantwortet. Die blitzschnelle Abstimmung von primär angelegten Informations- und Bewegungsprogrammen mit sekundär erlernten Bewegungsmustern leitet die motorische Befehlsausgabe ein. Die Befehle werden als Nervenimpulse zur Muskulatur geleitet und aktivieren dort die zentralnervös projektierte schnellkräftige Bewegung. Hier kommen vor allem sogenannte schnelle Muskelfasern (FT = Fast Twitch oder Typ-II-Fasern) mit hoher Rekrutierungsdichte (höchstmögliche Faserbeteiligung) zum Einsatz (intramuskuläre Koordination). Zusätzlich ist ein harmonisches Zusammenspiel mit antagonistischen (»Gegenspieler«) und synergistischen (»Helfershelfern«) Muskelgruppen (intermuskuläre Koordination) notwendig, um die motorische Schnelligkeit optimal und ökonomisch umsetzen zu können. Die Benutzung schneller Nervenbahnen und die Möglichkeit einer Vorsensibilisierung der Muskulatur über sogenannte Muskelspindeln erhöht weiterhin die Bewegungsgeschwindigkeit. Hinzu kommt eine positive Korrelation von Bewegungsschnelligkeit und Kraftvermögen: Ein hohes Kraftpotenzial fördert die Schnelligkeit. **Somit sind die intra- und intermuskuläre Koordination zusammen mit den Kraftfähigkeiten leistungsbestimmend für die Qualität der Bewegungsschnelligkeit.**

Schnelligkeitstraining

Die Frage der Trainierbarkeit der Schnelligkeit wurde lange Zeit nur auf den Bereich der Bewegungsschnelligkeit beschränkt, die **Reaktionsschnelligkeit** wurde als genetisch determiniert und damit als wenig veränderlich eingeschätzt. Inzwischen aber weiß man, dass auch die Reaktionsschnelligkeit durch geeignetes Training gesteigert werden kann. So lassen sich die auf den Reiz ansprechenden Sinne (Sehen, Hören usw.) »schärfen«. Durch **mentale Trainingstechniken** mit geistiger Vorwegnahme des Reizsignals bis zur ersten motorischen Aktion, Variation des Reizsignals mit unterschiedlichen Sensoren (optisch, akustisch, taktil), lerngerechte Videodarstellung usw. können hemmende Nervenverschaltungen auf Rückenmarksebene reduziert und informationsverbessernde

Systeme im Hirnstamm (Formatio reticularis) aktiviert werden (siehe Abb. unten). Die Reiz-

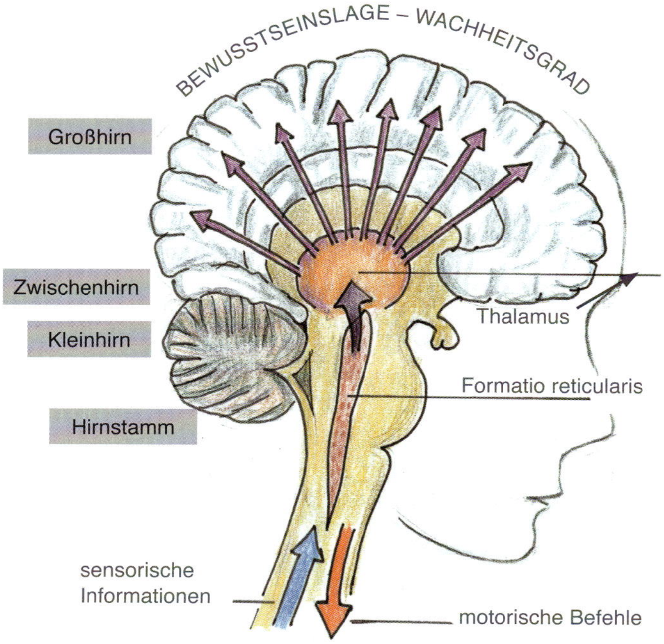

Die Rolle der Formatio reticularis als Verstärker der Reizaufnahme zum Großhirn und als Reaktionsbeschleuniger der Befehlsausgabe: Zur somatosensorischen Hirnrinde aufsteigende spezifische Informationen können hier über eine unspezifische Steigerung der Wahrnehmung verstärkt werden. Durch die Vermittlung des Thalamus können vom Zwischenhirn aus nahezu alle Hirnrindenbezirke erreicht und aktiviert werden. Wachheitsgrad und Bewusstseinslage werden damit erhöht. Da der Formatio reticularis im Hirnstamm dabei eine Schlüsselrolle zukommt, wird dieses unspezifische Aktivierungssystem auch ***ARAS*** *genannt (Aszendierendes retikuläres Aktivierungssystem).*

aufnahme in die anzusteuernden Hirnareale wird dadurch qualitativ verbessert und in der Verarbeitung beschleunigt. Gleichzeitig erhöht sich der Wachheitsgrad bezüglich der gesamten Hirnaktivität. Neben dieser Verbesserung der Wahrnehmungsgeschwindigkeit und der Erhöhung der Wahrnehmungsqualität führen **Lernprozesse** aus einer Vielzahl von Schnelligkeit erfordernden Situationen zu einer Optimierung von blitzschnellen Entscheidungsprozessen (Entscheidungsschnelligkeit) und einem Vorausahnen von gegnerischen Handlungsmustern (Antizipation), z. B. in Spielsportarten wie Tennis, Fußball usw.

Zusammengefasst lässt sich die Reaktionsschnelligkeit über eine Optimierung der Reizaufnahme, eine zielgenaue Bearbeitung der Information durch Gehirnzentren unter dem modulierenden Einfluss der Psyche und eine unverzügliche Befehlsausgabe erfolgreich trainieren, auch wenn die Verkürzung der Reaktionszeit oftmals nur im Millisekundenbereich liegt (siehe Abb. unten).

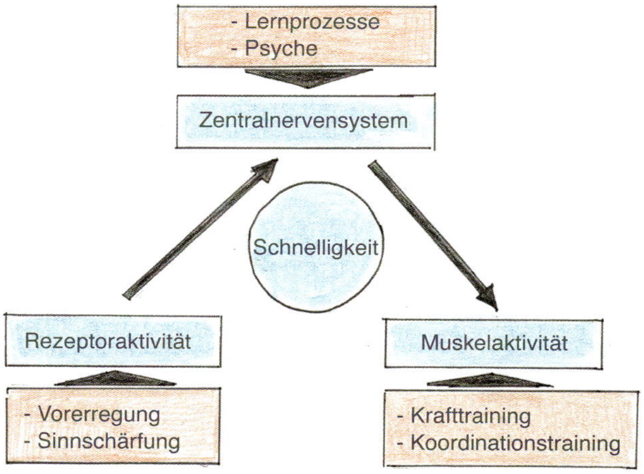

Einflussgrößen der Schnelligkeitsentwicklung an den einzelnen Schaltzentralen der Reizerkennung, Reizbearbeitung und der motorischen Antwort. Gezielte, an den einzelnen Ebenen ansetzende Trainingsmethoden können die Reaktions- und Bewegungsschnelligkeit erhöhen: mentales Training zur Erhöhung der Rezeptoraktivität, psychoregulative Maßnahmen und Lernprozesse zur Verkürzung der Bearbeitungszeit im Gehirn und ein Kraft- und Koordinationstraining zur Steigerung der Bewegungsgeschwindigkeit.

Die wesentlichen Einflussgrößen der **Bewegungsschnelligkeit** sind die **Kraft und deren koordinierter Einsatz**. Das Training der motorischen Schnelligkeit beinhaltet deshalb hohe Kraftanteile. Um die dabei leistungsbestimmenden schnellen Muskelfasern ansprechen zu können, bedarf es hochintensiver (Maximalkrafttraining) und/oder schnelligkeitsbetonter (Schnellkrafttraining) Trainingsmethoden (siehe Abb. unten).

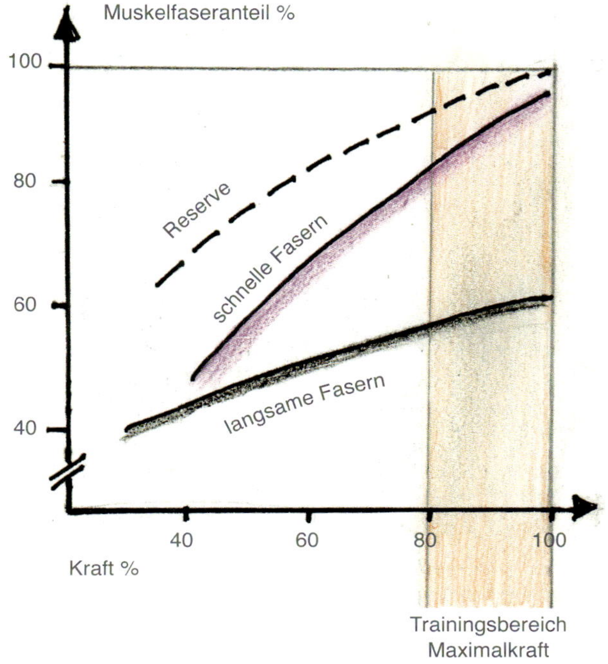

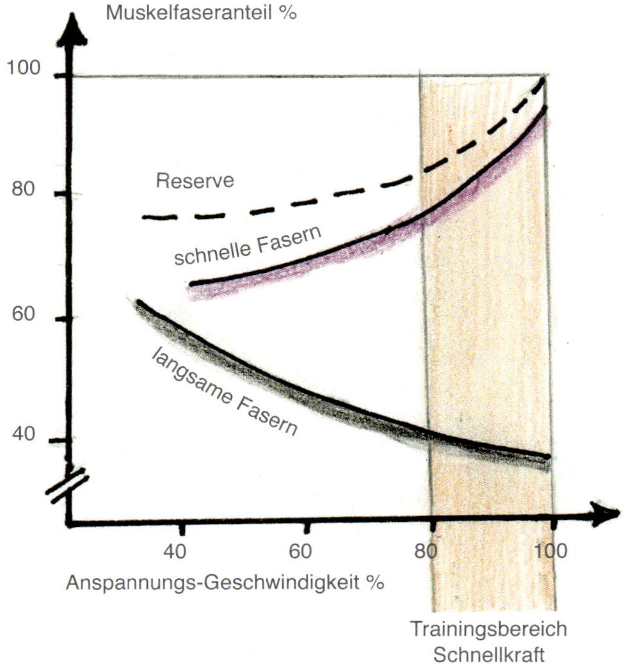

Ziel des Schnelligkeitstrainings ist es, möglichst viele schnelle Muskelfasern (siehe unten) anzusprechen. Einerseits kann dies durch ein Maximalkrafttraining im Bereich von 80–100 % des maximal möglichen Krafteinsatzes erreicht werden (oben), andererseits aber auch durch ein Schnelligkeits-/Schnellkrafttraining mit Muskelanspannungsgeschwindigkeiten von 80–100 % der maximal möglichen Bewegungsgeschwindigkeit (unten). Nach dem evolutionären Prinzip der »Überlebenssicherung« sind ca. 10–15 % der gesamten Muskelfasern als Mobilisierungsreserve diesen Trainingsmethoden nicht zugänglich, können aber bei extremer vitaler Bedrohung zum Einsatz kommen. Auch ein Doping mit stark stimulierenden psychotropen Substanzen, z. B. Amphetaminen, kann auf gesundheitsschädigende und unethische Weise diesen Grenzbereich erreichbar machen.

Begriffserklärung Muskelfasertypen:

- ***Schnelle Muskelfasern**, synonym **FT** (fast twitch)-Fasern, Typ II-Fasern, mit hoher Kontraktionsgeschwindigkeit und maximaler Spannungsentwicklung, aber rascher Ermüdbarkeit. Einsatz: schnellkräftige Bewegung*
- ***Langsame Muskelfasern**, synonym **ST** (slow twitch)-Fasern, Typ I-Fasern, mit langsamer Kontraktionsgeschwindigkeit, geringer Ermüdbarkeit. Einsatz: ausdauernde Bewegung*

Zusammen mit einer optimalen technischen Umsetzung lassen sich damit gute Ergebnisse in den unterschiedlichen schnelligkeitsbetonten Sportarten erzielen.

Unter Einsatz sämtlicher Trainingsmethoden zur Verbesserung der Schnelligkeit im Reaktions- und Bewegungsbereich kann ein untrainierter Erwachsener z. B. seine 100-m-Bestzeit um maximal 10 bis 20 Prozent steigern. Darüber hinaus sind sämtliche Leistungsunterschiede genetisch determiniert, z. B. über eine vermehrte Anzahl schneller Muskelfaseranteile (»geborener Sprinter«).

Über diese physiologischen Gegebenheiten hinaus spielt **Doping mit muskelaufbauenden (anabolen) Substanzen** eine wichtige Rolle im Leistungssport. Die unfaire und unphysiologische Zufuhr von anabolen Hormonen, z. B. Testosteron (männliches Geschlechtshormon) und Somatotropin

(Wachstumshormon), und Muskelmastmitteln, z. B. Clenbuterol, steigert die Kraftfähigkeiten und damit die Schnellkraft und Schnelligkeit.

Gewichtige Gründe sprechen gegen die Anwendung dieser Dopingmittel:

- Gesundheitsrisiken
- Verletzung der Fairnessregeln
- Ethisch-moralische Fehlleistung
- Leistungsabfall durch übermäßige Muskelmassenzunahme

Lebensalter und Schnelligkeitstraining

Im **Schulkindalter** zwischen 6 und 12/13 Jahren lassen sich die elementaren Schnelligkeitseigenschaften, die die Abstimmung der eintreffenden Reize im Zentralnervensystem, deren Interpretation und die daraus folgenden Befehle betreffen, am effektivsten mit Langzeitwirkung trainieren. Denn in diesem Lebensabschnitt nehmen die Entwicklung des Zentralnervensystems und seine plastische Ausgestaltung besonders stark zu. Die Reifung des Gehirns eilt dem allgemeinen Körperwachstum sogar voraus. Gleichzeitig erfährt die in den ersten drei Lebensjahren angelegte Vernetzung der Nervenzellen untereinander einen weiteren Ausbau bezüglich der Schnelligkeits- und Koordinationssysteme (siehe Abb. rechts).

In der **zweiten puberalen Phase (14 bis 18 Jahre)** lassen sich dann die Kraftfähigkeiten unter dem Einfluss der Sexualhormone optimal entwickeln, wobei aber Überlastungsschäden des Bewegungsapparates zu vermeiden sind.

Im **höheren Lebensalter (ab 45 Jahre)** nimmt die Schnelligkeit physiologischerweise ab, die Verletzungsneigung bei hochintensiven Kraft- und Schnelligkeitsbelastungen zu. Diese Entwicklung beruht einerseits auf dem natürlichen Alterungsprozess, wie Abnahme der Muskelmasse, Verlangsamung der Nervenleitgeschwindigkeit und Rückgang der Rezeptoraktivität, andererseits aber auch auf einer zivilisatorischen Inaktivität. Die Geschwindigkeit des alterungsgekoppelten Leistungsabfalls kann allerdings, wie auch bei allen anderen motorischen Qualitäten, durch Training verringert werden (siehe Abb. S. 93). Für ein altersgerechtes verletzungsfreies

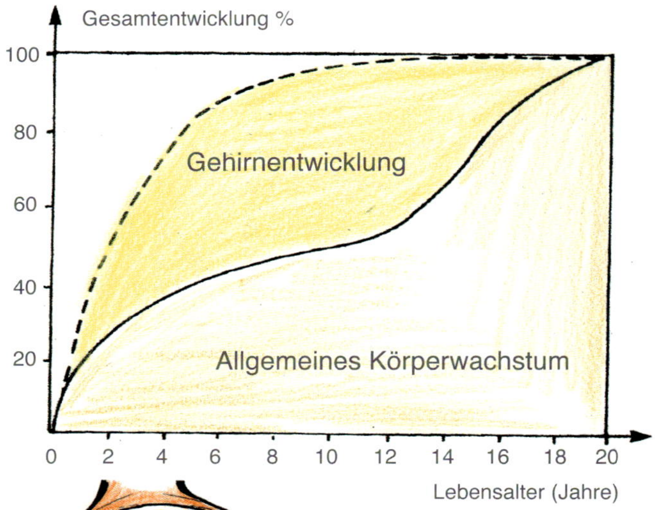

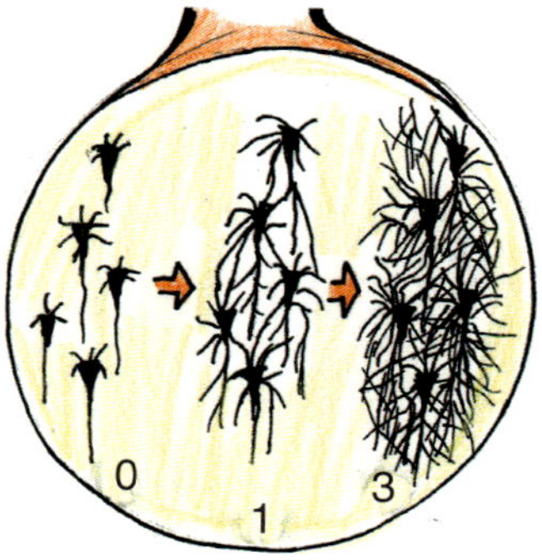

Bei der Geburt angelegte Nervenzellen (0) und ihre zunehmenden Nervenfaserverbindungen im ersten (1) und dritten (3) Lebensjahr der Kindheitsentwicklung

Die Reifung des Zentralnervensystems eilt der allgemeinen körperlichen Entwicklung im Wachstumsprozess des Kindes voraus. Die in den ersten drei Lebensjahren angelegte Vernetzung der Nervenzellen wird in den folgenden Entwicklungsjahren zunehmend genutzt und bis zum 12./13. Lebensjahr ausgebaut und optimiert. Im Schulkindalter sind deshalb Koordinations- und Schnelligkeitsreize besonders wirksam.

Kraft- und Schnelligkeits- und Koordinationstraining gelten folgende Regeln:

- Gute Aufwärmtechnik mit langsamer dynamischer Muskelarbeit, z. B. Einlaufen, anschließend kurze Dehntechnik für Muskeln und Gelenke, zuletzt Aktivierungsübungen, z. B. Skipping
- Ausreichende Pausengestaltung zwischen den einzelnen Sätzen (3 Minuten) im Krafttraining und zwischen den Einzelwiederholungen (15 Minuten) im Schnelligkeitstraining
- Beachtung der verlängerten Regenerationszeiten mit der Konsequenz einer Reduzierung der Trainingshäufigkeit. Zwei Kraft- und/oder Schnelligkeitstrainingsblöcke pro Woche sind genug: Qualität vor Häufigkeit!

Besondere Aufmerksamkeit sollte dem altersbedingten Rückgang der Rezeptorleistung geschenkt werden. Eine abnehmende Leistungsfähigkeit der Sinnesorgane, wie Sehen, Hören, Gleichgewicht halten usw., führt zu einer ungenügenden Information des Zentralnervensystems und damit zu einer verlängerten Reaktionszeit. Im Sport kann daraus eine verminderte Schnelligkeitsleistung, im Alltag ein erhöhtes Verletzungsrisiko resultieren: **Überhören** von alarmierenden Signalen, **Übersehen** von Risikosituationen, **Nichtspüren** von unsicheren Untergründen. Ein erfolgreiches Rezeptortraining ist hier nur möglich, wenn Defizite mit technischen Hilfsmitteln wie Brille, Hörgerät usw. ausgeglichen werden.

Schnelligkeit ist damit keine alleinige Domäne des Leistungssports und schon gar keine Hexerei, sondern auch eine nützliche Alltagsqualität, die Schutzfunktion besitzt und Spaß macht. Schneller sein zu wollen als der Gegner ist eine Grundeigenschaft des Menschen, die sich vom Kindergarten über den Straßenverkehr bis hin zum Sport widerspiegelt. Wie kaum eine andere motorische Qualität bewegt die Schnelligkeit Gemüt und Leidenschaft.

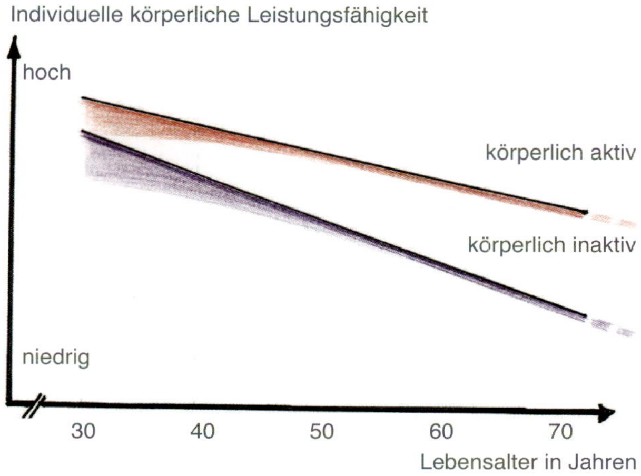

Abfall der individuellen Leistungsfähigkeit in Abhängigkeit vom Lebensalter bei sportlich Aktiven und Inaktiven. Die Geschwindigkeit des Leistungsrückgangs kann durch regelmäßige sportliche Aktivität verlangsamt werden. Dies gilt in unterschiedlicher Ausprägung für alle hauptmotorischen Beanspruchungsformen.

»Körperliches Training ist die einzige wissenschaftlich gesicherte Maßnahme, alternsbedingten Leistungseinbußen von Herz, Kreislauf, Atmung, Stoffwechsel, Skelettmuskulatur und Nervensystem entgegenzuwirken.« (Hollmann, W. 1983)

2.12. Beweglichkeit – »Freiheit nach allen Richtungen«

Die Fähigkeit, Bewegungen in einer definierten Schwingungsbreite auszuführen, wird als Beweglichkeit oder Flexibilität bezeichnet. Anatomisch betrachtet ist sie an die verschiedenen **Gelenksysteme** und die gelenkführende **Muskulatur** gekoppelt. Die individuelle Gelenkigkeit (Mobilität der Gelenke) und die Dehnfähigkeit der Muskulatur bestimmen damit das Ausmaß der Beweglichkeit. In der Praxis hat es sich bewährt, eine **aktive** und eine **passive** Beweglichkeit zu unterscheiden. Erstere stellt den durch aktive Muskelbewegung erreichbaren Gelenkausschlag dar, die zweite Form den durch zusätzliche äußere Kräfte (z. B. Physiotherapeut) erweiterbaren Gelenkausschlag (siehe Abb. unten). Der Bewegungsradius selbst wird durch verschiedene, genetisch festgelegte Einflussgrößen bestimmt:

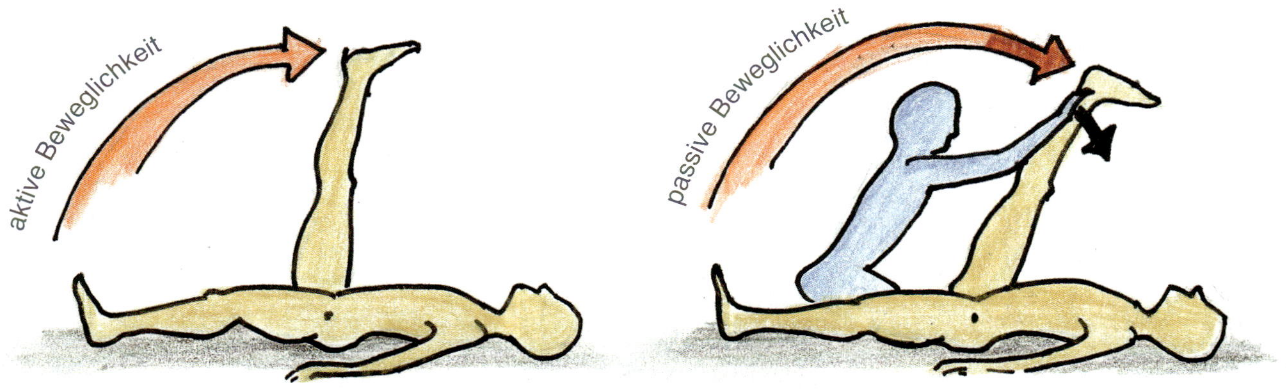

Aktive und passive Beweglichkeit: Durch zusätzliche äußere Kräfte, z. B. Schieben durch den Trainer oder Physiotherapeuten kann der natürliche Bewegungsspielraum der Gelenke (aktive Beweglichkeit) noch erweitert werden (passive Beweglichkeit).

- Von der **Art des Gelenkes**, so ist ein Kugelgelenk, z. B. das Schultergelenk, deutlich beweglicher als ein Scharniergelenk, z. B. das Ellenbogengelenk
- Vom **Lebensalter**, Kinder sind weitaus beweglicher als Erwachsene
- Vom **Geschlecht**, Frauen zeigen im Durchschnitt eine höhere Flexibilität als Männer

Variable Kofaktoren können das natürliche Bewegungsausmaß wiederum beeinträchtigen: z. B. chronische Inaktivität, starke muskuläre Vorbelastung, Stress, Kälte, usw. Eine unphysiologische Einschränkung der Beweglichkeit kann zu einer Beeinträchtigung der Gesundheit, der sportlichen Leistungsfähigkeit und auch der Bewegungsästhetik führen (siehe Abb. S. 95).

Aus dieser elementaren Erkenntnis heraus ergibt sich die Notwendigkeit eines regelmäßigen Beweglichkeitstrainings. Sie wird unterstützt durch die vergleichenden Beobachtungen bei Tieren, die nach Ruhepausen ein »Dehnprogramm« durchführen, und durch die über Jahrhunderte bekannten traditionellen Techniken des Yoga, Qigong und Tai Chi, wie sie in Indien und China gepflegt werden.

Risiken einer ungenügenden Beweglichkeit

Gesundheit	Sport	Ästhetik
- Arthrosen - Fehlhaltung - muskuläre Dysbalancen	- eingeschränkter Bewegungsspielraum - reduzierter Krafteinsatz - ungenügende Gelenk- und Wirbelsäulen-sicherung	- Einbuße an Bewegungsökonomie - »Verplumpung« - Verlust an Ausdruck/Aura

Eine ungenügende Beweglichkeit birgt Nachteile für Gesundheit, Sport und Körperästhetik.

Beweglichkeitstraining

Definierte Ziele eines Beweglichkeitstrainings sind damit **Gesundheit**, **Leistungsfähigkeit und Harmonie**. Beweglichkeitsübungen sollen mit einer hohen geistigen Konzentration durchgeführt werden, damit sich nicht nur ein muskuläres, sondern auch ein psychisches Gleichgewicht einstellen kann. Eine ruhige, tiefe Atmung mit verlängerter Ausatemphase unterstützt das Erreichen der äußeren und inneren Balance durch psychovegetative Detonisierung und verbessert das Dehnergebnis.

Das körperliche Substrat der Trainingsbemühungen sind die **Gelenke** mit ihren bindegewebigen Hüllen (Kapseln) und deren Verstärkungen (Bänder) sowie die **Muskeln** mit ihren motorischen Arbeitsstrukturen (Muskelfasern) und dem anhängenden Zugapparat (Sehnen).

Die zentrale Trainingsmethode des Beweglichkeitstrainings ist das Dehnen. An den Gelenken wirkt der Dehnreiz vorwiegend auf die Gelenkkapsel, die bei längerer Inaktivität, nach Verletzung, aber auch im Alterungsprozess rigide wird und Schrumpfungsprozessen unterworfen ist. Wiederholte, rein mechanische Dehnreize können die Beweglichkeit erweitern und die Elastizität verbessern. Auf die Muskulatur wirken Dehnreize vielschichtiger. Einerseits kommt es zu einem mechanischen Effekt, das heißt, der elastische Bindegewebsanteil der Muskulatur (Faszien, Filamentaufhängungen) und der Sehnen (kollagene Fasern) lockert und dehnt sich. Andererseits können Dehnreize indirekt über die Antwort von Fühlersystemen (Muskelspindeln, Golgi-Sehnenorgane) die Muskellänge und die Muskelspannung beeinflussen (siehe Abb. S. 96). Dies geschieht vorwiegend reflektorisch auf Rückenmarksebene, die zum Gehirn aufsteigenden Informationsmuster und die von dort absteigenden Reaktionen kommen lediglich modulatorisch zum Einsatz.

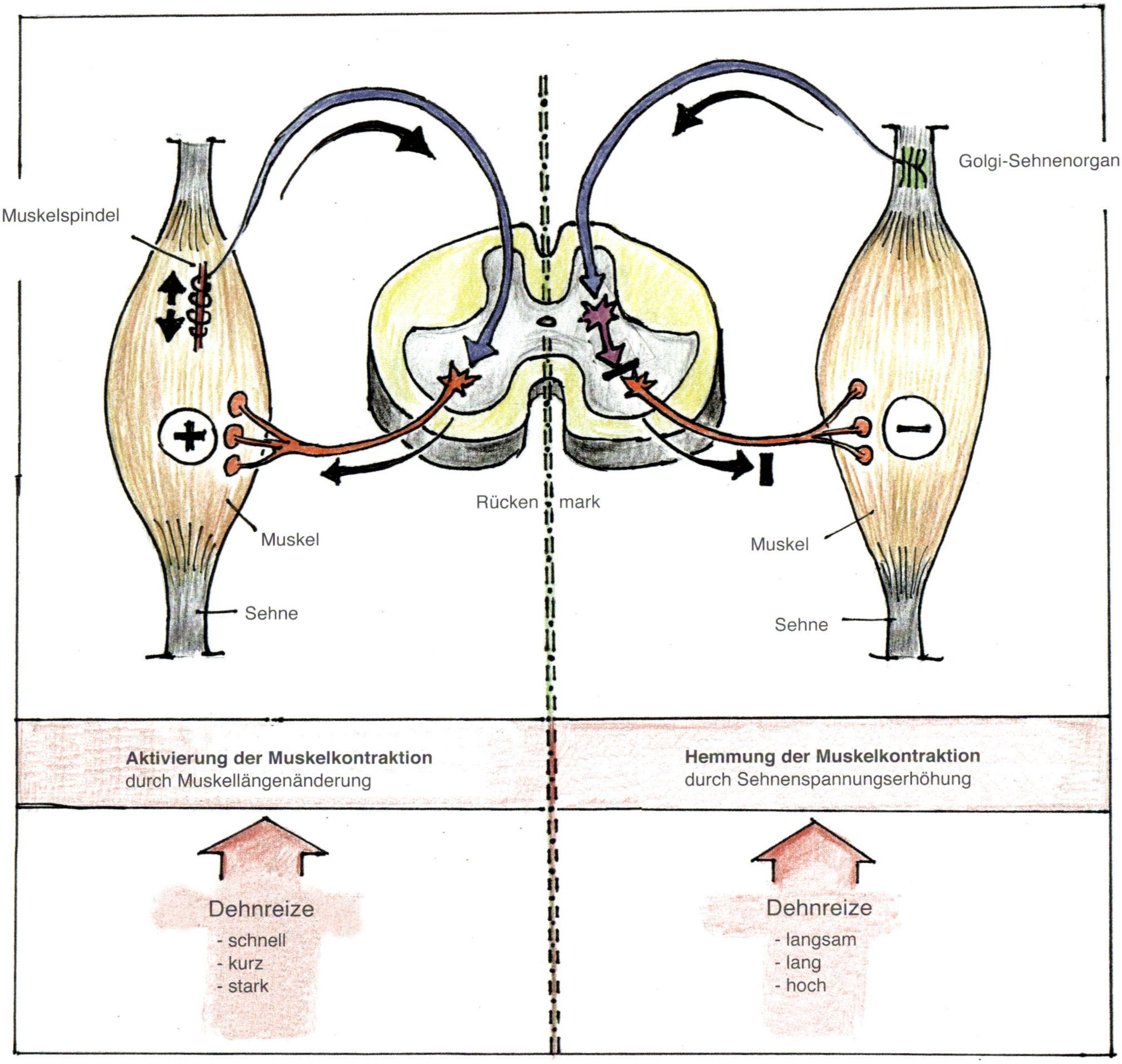

Abstimmung der Muskellänge und Muskelspannung.
Muskelspindeln messen die Muskellänge (links), Sehnenorgane messen die Muskelspannung (rechts). Schnelle, kurze und starke Muskellängenänderungen aktivieren die Muskelfasern und verbessern die Kontraktionsleistung. Dehnreize dieser Art eignen sich zur Vorbereitung der Muskulatur auf höhere schnellkräftige Belastungen (»elastisches Dehnen«). Langsame, lange und hohe Spannungsänderungen senken den Muskeltonus (Eigenhemmung). Dieser Dehnreflex wird im »Stretching« genutzt. Die Umschaltung erfolgt als Reflex auf Rückenmarksebene. Hinzu kommen modulierende Einflüsse vom und zum Gehirn.

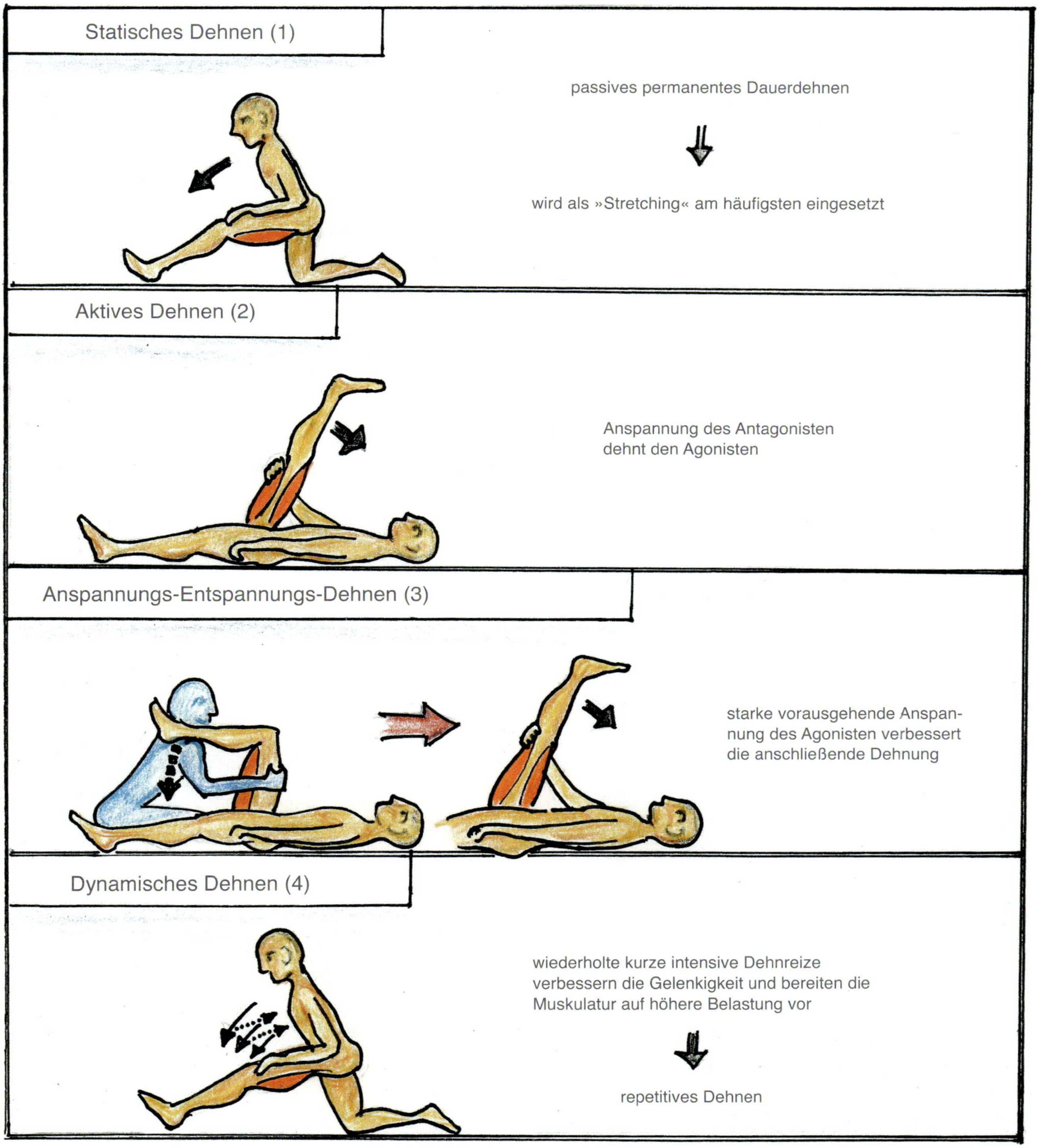

Die 4 gebräuchlichsten Dehnmethoden am Beispiel der kniebeugenden (ischiocruralen) Muskulatur.
***Agonist** ist hier die kniebeugende Muskulatur (Oberschenkel hinten), **Antagonist** die kniestreckenden Muskeln (Oberschenkel vorn).*

Trainingsphysiologisch unterscheidet man vier gebräuchliche Dehnmethoden (siehe Abb. S. 97):

1. Statisches (passives) Dehnen (»Stretching«)

Absenken der Muskelspannung durch Aktivierung der Golgi-Sehnenorgane

- Einnehmen und Halten der Dehnposition
- Deutlich spürbares Spannungsgefühl (kein Schmerz!)
- Ruhige, vertiefte Atmung mit Verlängerung der Ausatemphase
- Nachdehnen bei Abfall des Spannungsgefühls
- Dehnzeit ca. 20 Sekunden, zwei Wiederholungen

Zielgruppe: jedermann, Anfänger bis Fortgeschrittene

2. Aktives Dehnen

Reflektorische Entspannung des Agonisten durch Anspannung des Antagonisten

- Einnehmen der Dehnposition
- Mittlere bis starke Anspannung des Antagonisten
- Konzentration auf den zu dehnenden Muskel richten
- Ruhige, vertiefte Atmung
- Dehnzeit ca. 20 Sekunden, zwei Wiederholungen

Zielgruppe: Fortgeschrittene

3. Anspannungs-Entspannungs-Dehnen (postisometrisches Dehnen)

Unmittelbar nach vorausgehender submaximaler-maximaler Anspannung ist der Muskel über eine sogenannte Eigenhemmung durch Aktivierung der Golgi-Sehnenorgane besonders dehnbar.

- Einnehmen der Dehnposition
- Starke Anspannung des zu dehnenden Muskels gegen Widerstand oder Hilfsperson sechs bis acht Sekunden
- Anschließende Dehnzeit ca. 15 bis 20 Sekunden, zwei Wiederholungen
- Ruhige, vertiefte Atmung während der Anspannungs- und Dehnzeit, insbesondere kein Pressen

Zielgruppe: Fortgeschrittene, Patienten in der Physiotherapie

4. Dynamisches Dehnen (intermittierendes Dehnen) »Ballistics«

Dehnarbeit über mehrfach federnde Bewegungen

- Einnehmen der Dehnposition
- Wiederholte schiebende, nicht ruckhafte (Verletzungsgefahr!) kurze Dehnbewegungen bis an die Schmerzgrenze
- 20 bis 30 rhythmische Wiederholungen, zwei Serien
- Nicht übertreiben!

Zielgruppe: Leistungssportler

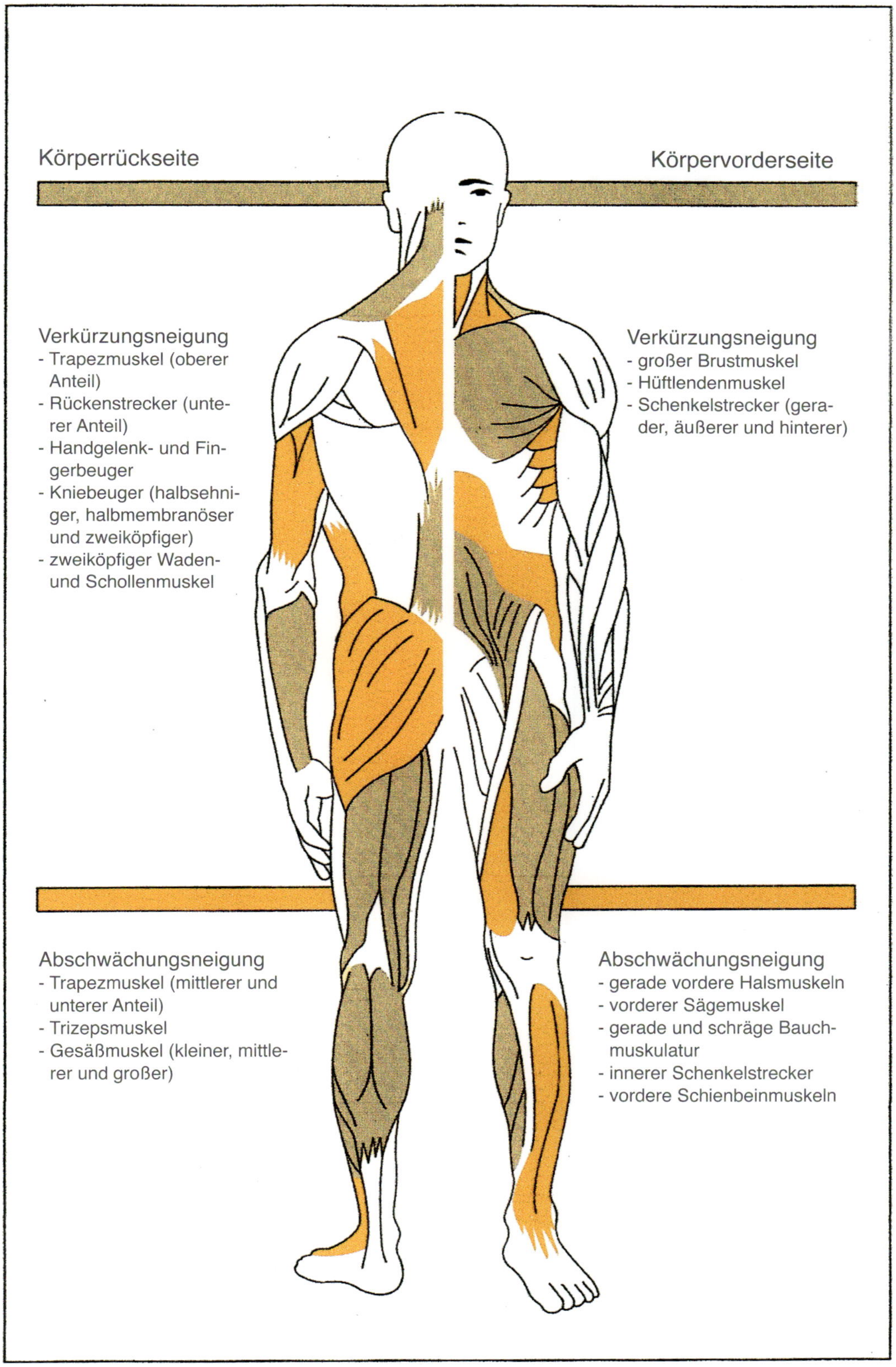

Vorder- und Rückenansicht von Muskelgruppen, die aus evolutionären Gründen zur Verkürzung bzw. Abschwächung neigen

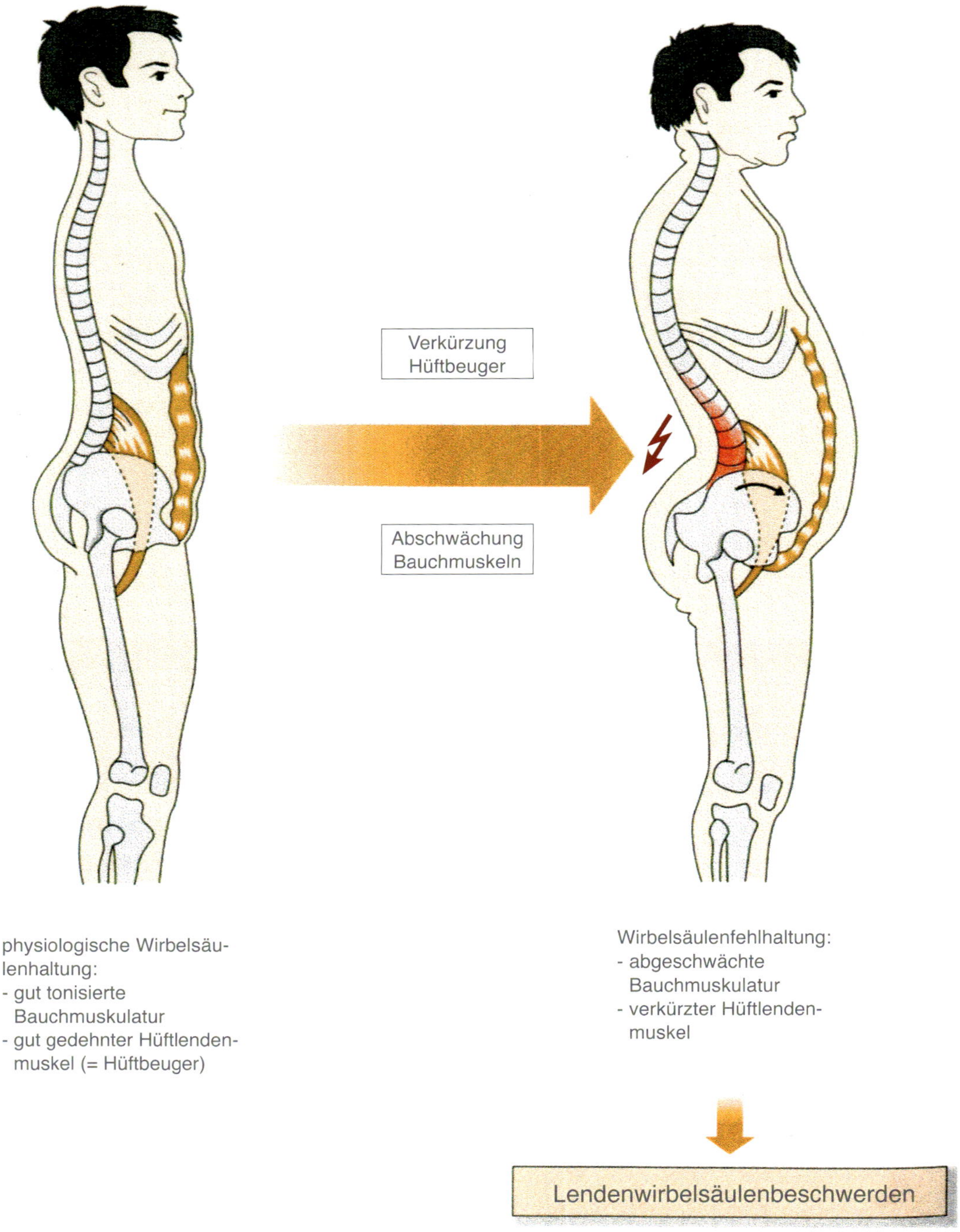

Lendenwirbelsäulenfehlhaltung mit ungünstiger Hohlrückenbildung und vorderer Beckenabkippung bei muskulären Dysbalancen infolge Hüftbeugermuskelverkürzung bei ungenügend tonisierter Bauchmuskulatur. Diese Konstellation führt zu Bewegungseinschränkung, Bandscheibenschäden und vorzeitigem Verschleiß der Zwischenwirbelgelenke.
Empfehlung: Dehnen der hüftbeugenden Muskulatur mit anschließender Kräftigung der Bauchmuskeln.

Dehnen im Sport

»Stretching« ist aus dem Sport nicht mehr wegzudenken. Es hat sich trotz widersprüchlicher Diskussionen empirisch und wissenschaftlich durchgesetzt, wenn es um die Ziele der Erhöhung der sportartspezifischen Gelenk- und Wirbelsäulenflexibilität, der Wettkampfvorbereitung und vor allem der Regeneration nach Belastung geht. Ein wiederholtes kurzes (bis max. sechs Sekunden), kräftiges Andehnen aktiviert über eine erhöhte Muskelspindelaktivität die Muskulatur **vor** Belastung, Dehnreize über 15 Sekunden entspannen durch eine Golgi-Rezeptor-Rückmeldung die Arbeitsmuskulatur **nach** Belastung. Deshalb gilt:

In der unmittelbaren Vorstartphase von schnellkräftigen Sportarten sollten ausschließlich aktivierende Dehnreize zum Einsatz kommen!

Da in einigen Sportarten, z. B. Kunstturnen, eine überdurchschnittlich hohe Beweglichkeit durch dynamische Dehntechniken (»Ballistics«) angestrebt wird, besteht die Gefahr einer gesundheitsschädigenden **Überbeweglichkeit** von Gelenken und Wirbelsäule. Begleitende ärztliche Untersuchungen helfen, diese Schäden gering zu halten bzw. zu vermeiden.

Dehnen und Gesundheit

Wie oben betont, kann **körperliche Inaktivität**, vor allem in sitzender Körperhaltung, Muskelverkürzungen fördern. Zudem lassen sich als Folge der evolutionären Entwicklung des Menschen vom Vierbeiner zum Zweibeiner unterschiedliche Muskelgruppen differenzieren, von denen die einen zu Verkürzung, die anderen zu Abschwächung neigen (siehe Abb. S. 99). Dadurch entstehende Muskelungleichgewichte bezeichnet man als muskuläre Dysbalancen. Inaktivität und **muskuläre Dysbalancen** können langfristig Wirbelsäulenschäden und Arthrosen fördern. Ein regelmäßiges Dehnen in Kombination mit Kräftigungsübungen hilft Erkrankungen am Bewegungsapparat vorzubeugen (siehe Abb. S. 100 und 101).

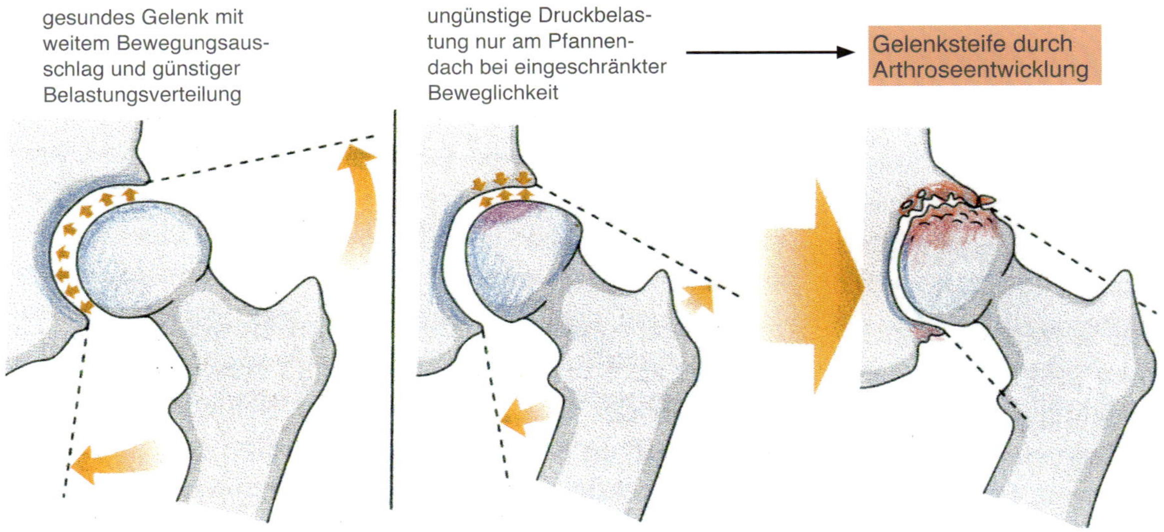

Vorzeitige Arthroseentwicklung bei eingeschränkter Beweglichkeit am Beispiel des Hüftgelenkes.
Normale Bewegungsausschläge (links) gewähren eine gleichmäßige Druckverteilung auf die gesamte Gelenkfläche. Eine eingeschränkte Beweglichkeit (rechts) führt zu ungünstigen punktuellen Kraftspitzen mit Schädigung des Gelenkknorpels, dem Beginn der Arthroseentwicklung. Bewegungsübungen mit Dehncharakter sind deshalb eine Arthroseprophylaxe.

Dehnen und Körperästhetik

Gemeint sind hier nicht »Schlangenmenschen« aus dem Zirkus oder Panoptikum, sondern die Ästhetik der Menschen im Alltagsleben. Ein federndes Gangbild und die Geschmeidigkeit der Bewegungen sind ein Teil der Aura, also des Ausdrucks und Eindrucks auf die Umwelt. Neben einer positiven inneren Einstellung signalisiert eine primär entspannte, aber gut tonisierbare Muskulatur den Eindruck von lässiger Dominanz, wie man sie häufig bei Naturvölkern, Tänzern und Sportlern findet. Zivilisatorisch geprägte Gesellschaften belegen entsprechende spezifische Bewegungsmuster mit bewundernden Bezeichnungen wie Anmut, Eleganz, Lässigkeit, Lockerheit, Geschmeidigkeit usw. Im Gegensatz dazu stehen Erscheinungsbilder mit vermehrt angespannter Gesichts- und Skelettmuskulatur, die eine aggressive Stimmung vermitteln, oder tonusloser schlaffer Muskulatur, die bei entsprechender Mimik einen erschöpften oder depressiven Eindruck erwecken.

Dehnübungen, aber wie?

Seit vielen Jahren wird zwischen Trainingswissenschaftlern, Trainern und Krankengymnasten über die effektivsten und sinnvollsten Dehnübungen kontrovers diskutiert. Unserer Meinung nach ist die **Praktikabilität** entscheidend, siehe dazu die Übungsbeispiele in der Abbildung unten.

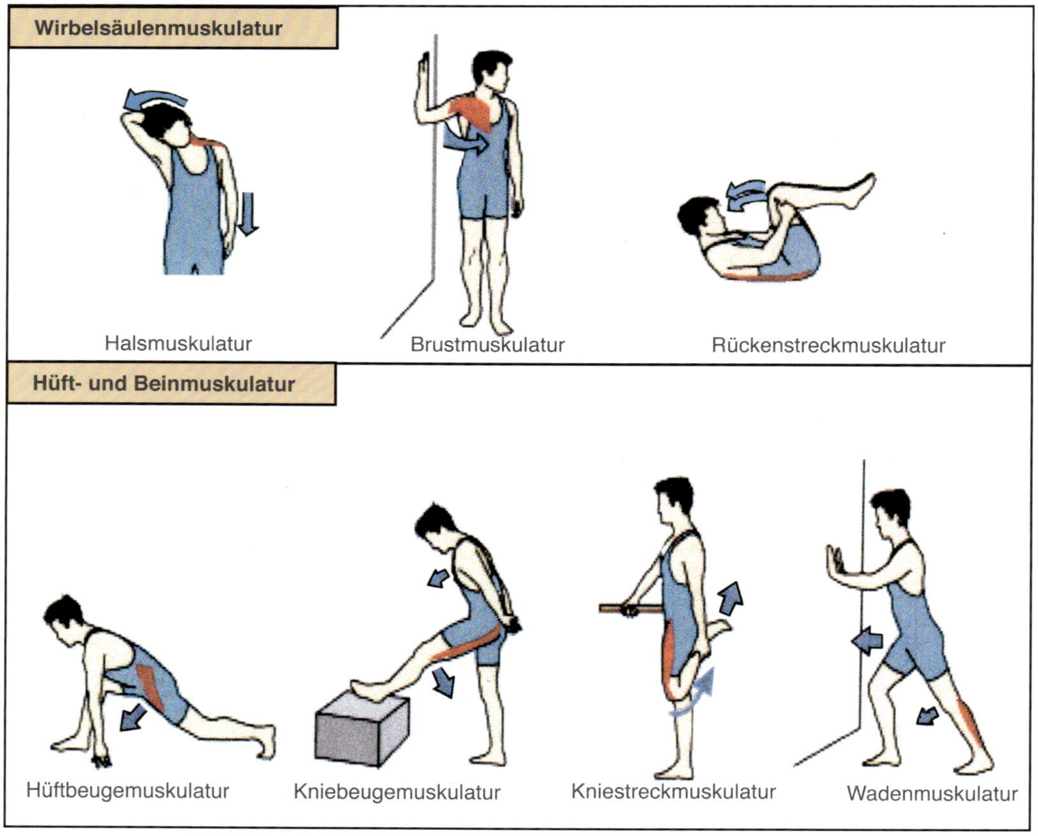

Ausgewählte Übungsbeispiele zur Stretchingtechnik.
Sie stehen als praktikable Beispiele aus einer Vielzahl von Stretchingtechniken und haben sich bei Sportlern und Patienten gleichermaßen bewährt.

2.13. Koordination – »Chef der Motorik«

Unter Koordination versteht man **das Zusammenspiel von Zentralnervensystem und Skelettmuskulatur** innerhalb eines gezielten Bewegungsablaufes. Synonym wird im pädagogischen Bereich die Bezeichnung **Gewandtheit**, im Sport der Begriff **Technik** verwendet, im letzteren Fall, wenn ein komplizierter sportartspezifischer Bewegungsablauf mit, aber auch ohne Gerät beschrieben werden soll. Für den Laien stellt sich der Begriff Koordination wegen seiner Vielschichtigkeit nur schwer fassbar dar, zumal die Qualität Koordination nicht direkt messbar ist, da sie vielen Einzelkomponenten unterliegt. Bildhaft kann die Fähigkeit Koordination mit dem Dirigenten eines Orchesters verglichen werden: Mit hoher Virtuosität setzt dieser die zahlreichen Instrumente der Motorik, Sensorik, sensomotorischen Hirnleistung, Lernfähigkeit und psychischer Modulation gezielt ein und interpretiert sie nach seiner individuellen Auffassung, ohne selbst in den motorischen Prozess einzugreifen (siehe Abb. unten).

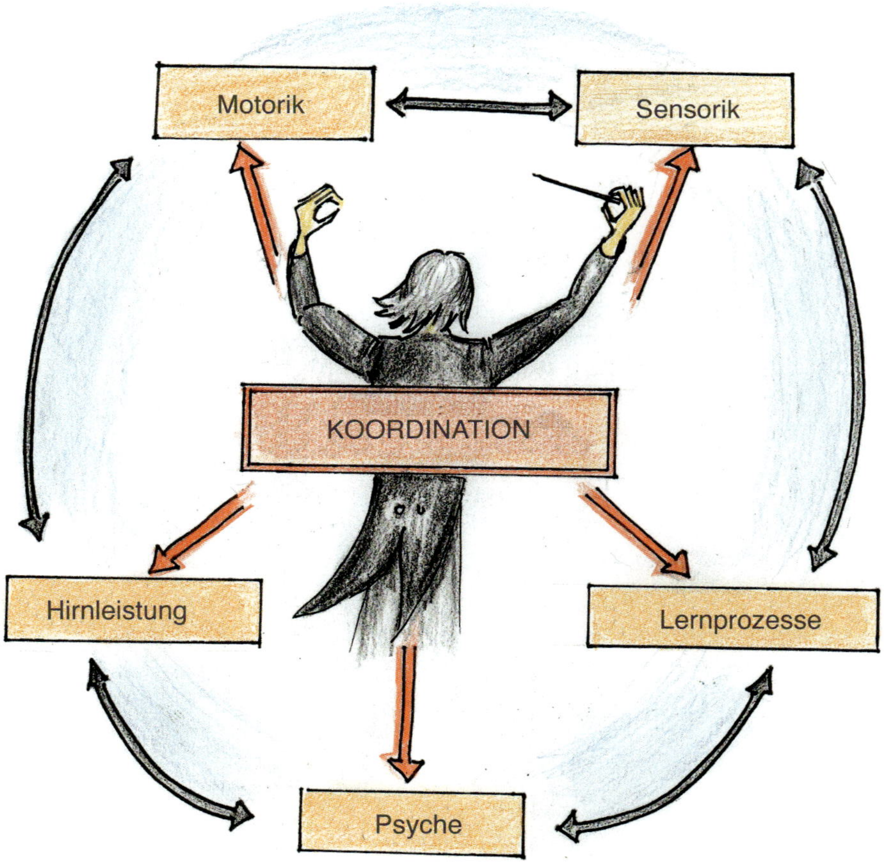

Die Koordination als bildhafter Dirigent.
Aus dem virtuosen Zusammenspiel der koordinativen Einzelkomponenten (Orchester) resultiert die motorische Gesamtleistung (Symphonie). Die (künstlerische) Leistung ist umso höher, je leistungsfähiger die Einzelkomponenten (Musiker) sind und je besser ihre koordinative Abstimmung (Dirigent) funktioniert.

Die Abstimmung von Muskeln und Nervensystem erfolgt einerseits **innerhalb eines Muskels** zwischen den einzelnen Muskelfasern **(intramuskuläre Koordination)**, andererseits zwischen den **einzelnen Muskeln und Muskelgruppen (intermuskuläre Koordination).**

Um eine möglichst gezielte Bewegungsantwort geben zu können, benötigt das Zentralnervensystem viele Informationen. Diese geben aufwendige Fühlersysteme, die über den ganzen Körper verteilt sind. Eine zentrale Bedeutung besitzt hier **die Stellung und Beschleunigung des Kopfes im Raum**. Als Informationsgeber fungieren hierfür das Gleichgewichtsorgan im Innenohr, die Augen, die sich im Raum »festhalten« können, das Gehör, das akustische Zuordnungen trifft, und die Muskelspindeln in der Halsmuskulatur (Propriozeptoren), die für die Halte- und Stellreflexe verantwortlich sind. Weitere über den gesamten Bewegungsapparat verteilte Sensoren informieren über den **aktuellen Stand der Muskelaktionen** (Muskelspindeln, Golgi-Sehnenorgane), die **Stellung der Gelenke** (Gelenkfühler) und die **Berührungsareale der Haut** (Hautfühler) (siehe Abb. rechts).

Im Gegensatz zu einem Rechner (Computer), der ebenfalls nach Dateneingabe (Input) und Berechnung eine Datenausgabe (Output) durchführt, erfolgt im koordinativen Prozess eine ständige Rückkopplung (Feedback) des aktuellen Bewegungsstands und eine entsprechende Neuanpassung der Bewegungsmuster (siehe Abb. S. 105).

Die Informationen werden im Zentralnervensystem unterschiedlich bearbeitet. Auf **Rückenmarksebene** erfolgt die Antwort auf Meldungen aus der Peripherie vorwiegend reflektorisch (z. B. Fluchtreflex), während im

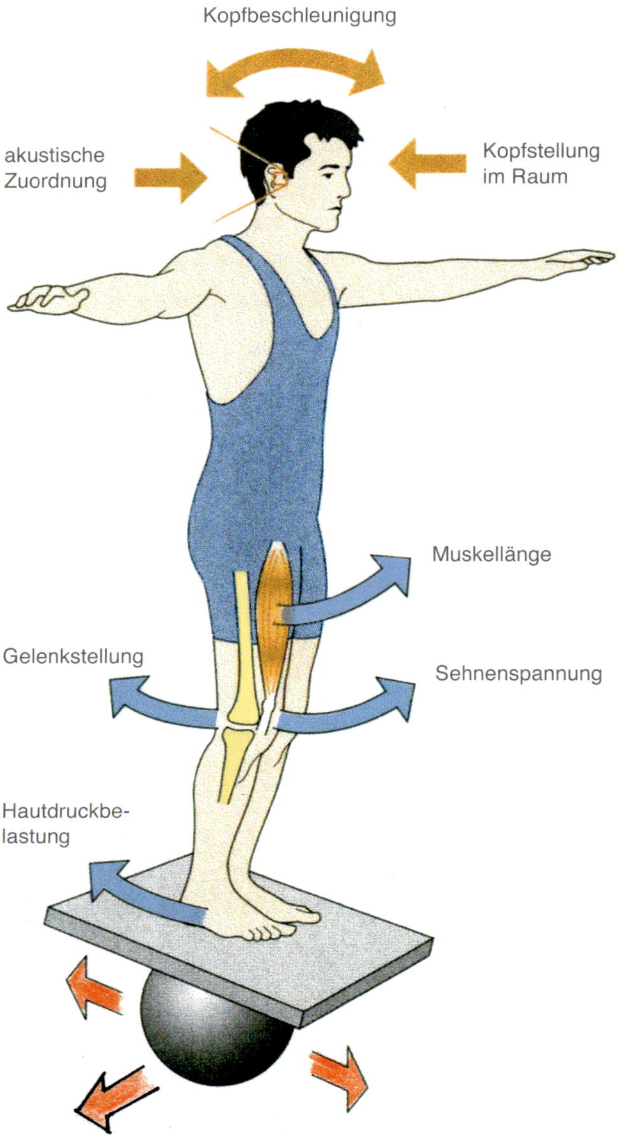

Informationssysteme steuern die Koordination.
Um auf unsicherer Unterlage das Gleichgewicht nicht zu verlieren, gilt es, Kipp-, Roll- oder Wackelbewegungen auszugleichen. Das Gleichgewichtsorgan im Innenohr, die Augen, die Muskelspindeln in der Halsmuskulatur und zu einem geringen Teil auch das Gehör geben auf eine veränderte Kopfstellung und/oder Kopfbeschleunigung Korrekturinformationen für eine neutrale aufrechte Kopf- und Körperstellung. Zusätzlich wird der Körperschwerpunkt zur Sturzvermeidung über Muskelspindeln, Sehnenorgane, Gelenkfühler und Hautfühler in den Extremitäten gesteuert.

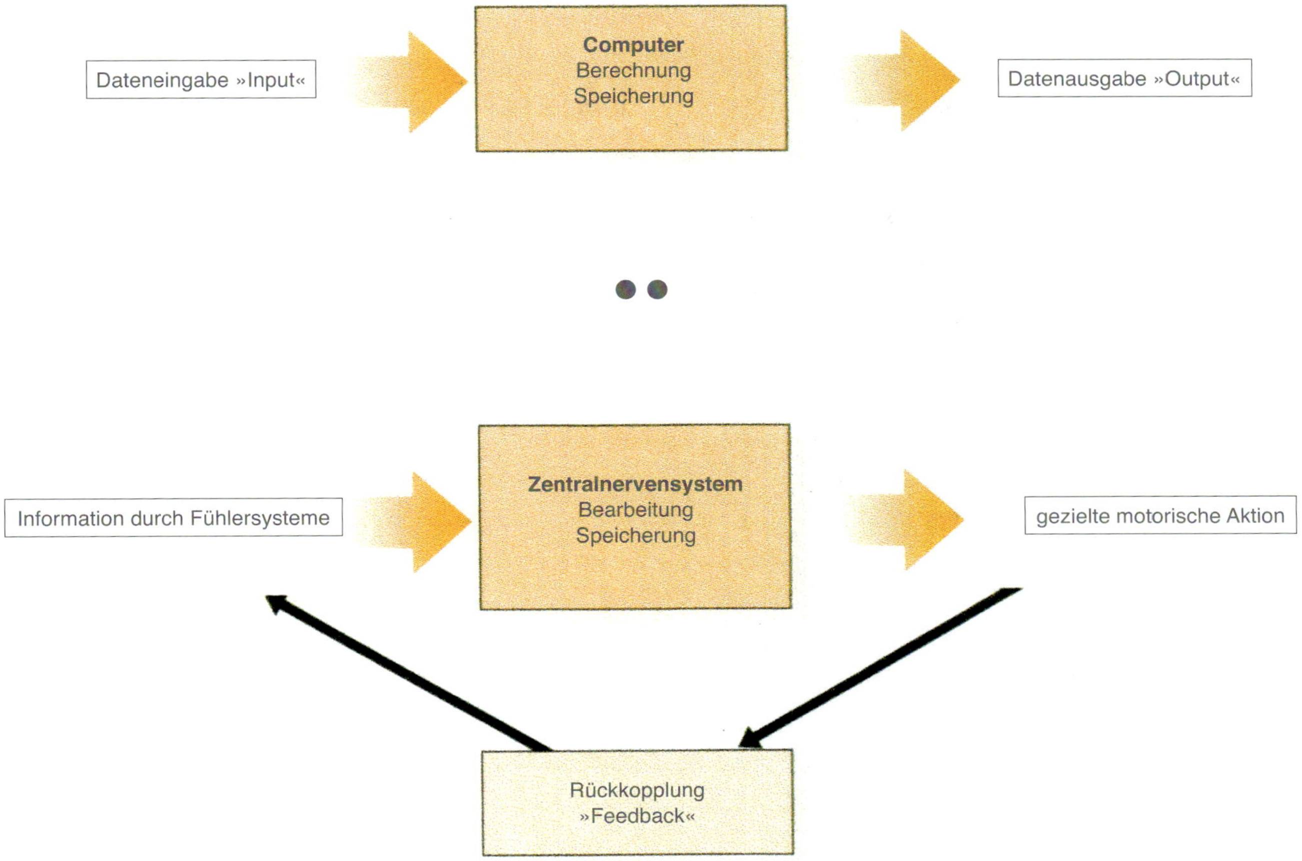

Computer-Modell versus biologisches Modell.
Das Computer-Modell zeigt entsprechend seiner technisch-mathematischen Ausrichtung konstante Ergebnisse, unabhängig von äußeren Einflüssen. Biologische Modelle, hier am Beispiel der Koordination, sind ständig im Fluss. Die Ergebnisse der Informationskette zum Nervensystem und der dort erarbeiteten Befehle sind relativ. Sie gelten für die aktuelle motorische Aktion, werden aber als Reaktion an die daraus resultierende veränderte Bewegungssituation über Rückkopplungsmechanismen ständig wieder neu angepasst.

Gehirn einerseits genetisch vorgegebene Bewegungsprogramme, andererseits aber auch erlernte und gespeicherte Bewegungsabläufe abgerufen werden können. Gehirn und Rückenmark arbeiten dabei eng zusammen, und es besteht eine gegenseitige Beeinflussbarkeit. So »lähmt« Angst reflektorische Aktionen (Reflexhemmung), während Freude die motorische Aktion fördern kann (Reflexbahnung).

Als wesentliche Eckpfeiler der koordinativen Leistungsfähigkeit gelten damit:

- Die Güte der Information
- Die Bearbeitungsleistung des Zentralnervensystems
- Die motorische Lernfähigkeit
- Die Steuerung der Muskulatur
- Die psychische Einstellung

Die koordinativen Fähigkeiten im Altersgang

Die anatomische Reifung der koordinativen Systeme ist bis zum 13./14. Lebensjahr abgeschlossen. Bis dahin, insbesondere im »goldenen Lernalter« zwischen sechs und zwölf Jahren, entwickelt sich bei evolutionär-genetischer Vorgabe von Reflex- und Bewegungsprogrammen die Qualität der koordinativen Leistungsfähigkeit umso höher, je größer die gestellten Anforderungen sind: »Wir lernen durch Tun und tun nur, was wir gelernt haben« (Sandström, M. 1994). Mit zunehmendem Alter fällt dann die organismische Bereitschaft zur Neuerlernung koordinativer Aufgaben langsam ab. Der in der Kindheit erworbene Vorsprung bleibt aber in Relation erhalten, sodass die koordinative Leistung im Alter durch die Höhe der im Schulkindalter erworbenen koordinativen Fähigkeiten bestimmt wird (siehe Abb. unten).

Die fundamentale Wichtigkeit des Schulsports kommt auch hier zum Ausdruck!

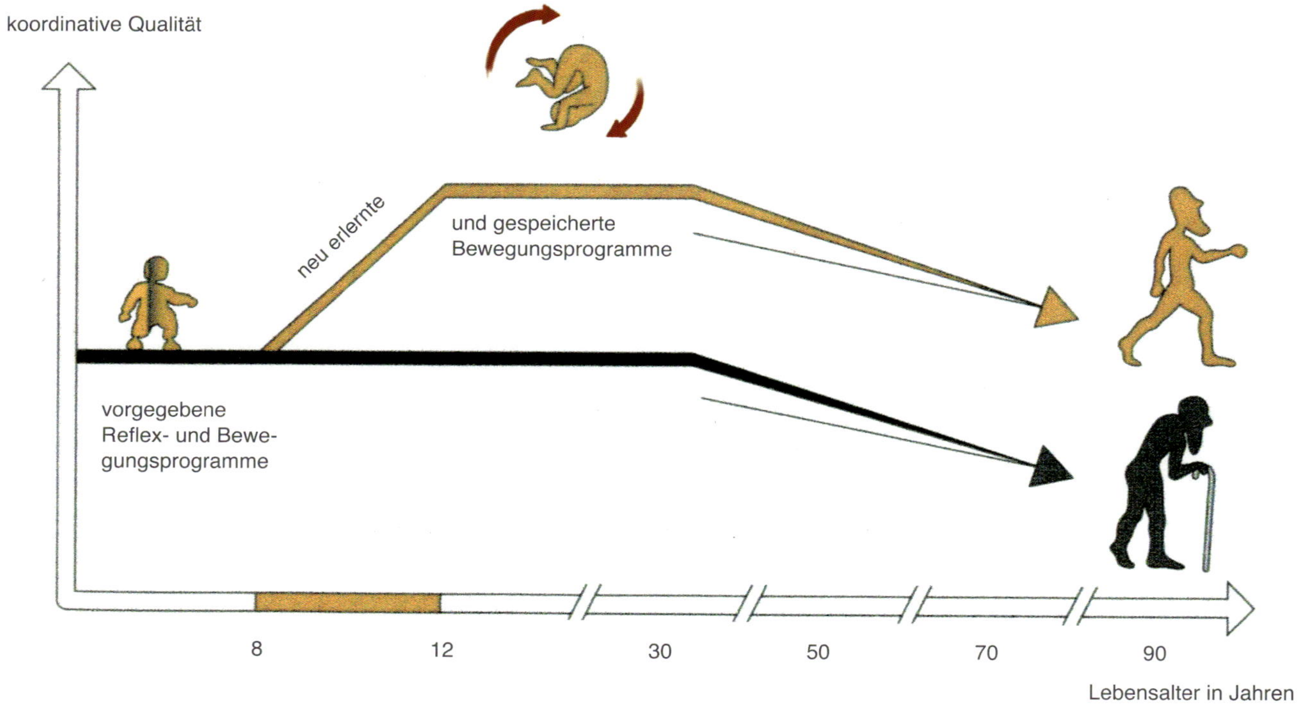

Die koordinativen Fähigkeiten sind damit die Summe aus einer entwicklungsgeschichtlich-genetischen Anlage und einem Bewegungslernprozess. Nochmals sei hier an die fundamentale Bedeutung des Sportunterrichts an den Schulen erinnert.

Koordinative Leistungsfähigkeit im Altersgang.
Die Höhe der im Schulkindalter erreichten koordinativen Fähigkeiten bestimmt die koordinative Leistungsfähigkeit im Alter. Je höher diese ist, umso leichter fällt das »Altern« (Ökonomisierungseffekt) und umso geringer ist die Sturzgefahr (Verletzungsprophylaxe). Somit entscheidet das koordinative Können über die Lebensqualität.

Die Bedeutung der Koordination

Eine gute koordinative Leistungsfähigkeit besitzt im Leistungssport die Bedeutung einer **Basisqualität**, wenn es um die Umsetzung von technischen Anforderungen und die Leichtigkeit von Bewegungsabläufen geht. Im Alltag, vor allem im höheren Lebensalter, stehen der **Ökonomisierungseffekt** und eine **verminderte Verletzungsgefahr** im Vordergrund, d. h. Menschen mit einer guten Koordination sparen Krafteinsatz und energetischen Aufwand ein, was zu vermindertem Sauerstoffbedarf und geringerer Ermüdbarkeit führt: ein unschätzbarer Vorteil in hohem Alter und bei Herz-Kreislauf- und Lungenerkrankungen. Gute koordinative Fähigkeiten helfen in Gefahrenmomenten Unfälle, vor allem Stürze, vermeiden. Die im Alter so gefürchteten Schenkelhalsfrakturen können dadurch oftmals vermieden werden. Es lohnt sich also, lebenslang einen Rucksack mit einer guten koordinativen Reserve mitzuführen. Natürlich ist auch das **Neuerlernen** einfacher bis mittelschwerer koordinativer Aufgaben im mittleren bis höheren Lebensalter möglich, aber bei instabilem Langzeitergebnis erheblich mühevoller.

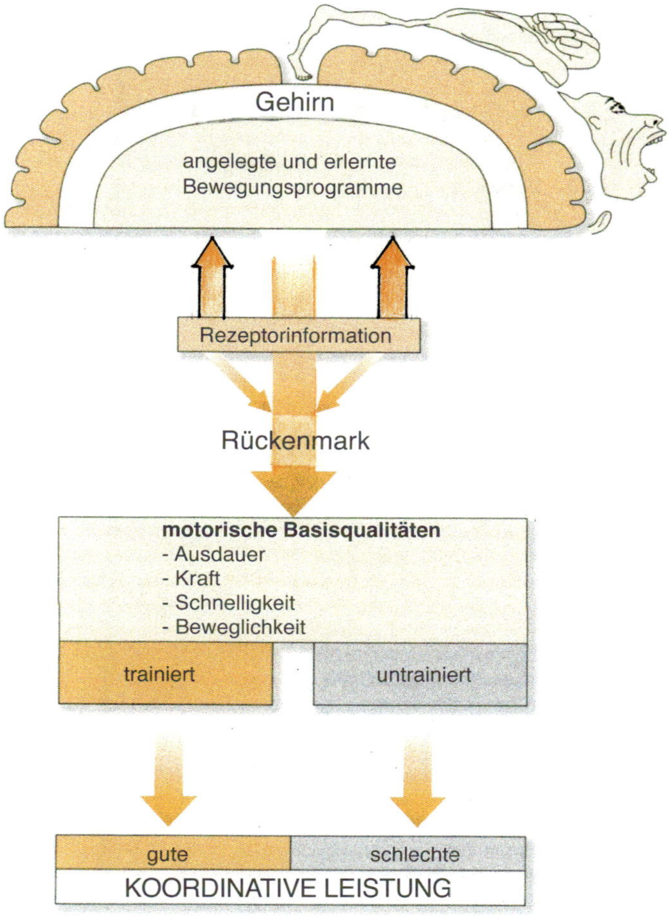

Die koordinative Leistung als Ergebnis der zentralnervösen Abstimmung der motorischen Basisqualitäten, deren Trainingsniveau mitentscheidend über die Güte des koordinativen Ergebnisses ist.

Koordinationstraining

Zur Voraussetzung eines erfolgreichen Trainings gehören ausreichende motorische Grundqualitäten. Die beste Rezeptorinformation und Umsetzung im Zentralnervensystem nützt wenig, wenn die ausführende Muskulatur nicht über ein nutzbares Maß an Kraft, Schnelligkeit, Beweglichkeit und Ausdauer verfügt (siehe Abb. rechts). Das eigentliche Trainingsziel aber ist eine bedarfsgerechte Optimierung der **fünf fundamentalen koordinativen Fähigkeiten:**

- **Orientierungsfähigkeit**: Die Stellung und Bewegung des Körpers im Raum und zur Zeit, z. B. Betreten einer Rolltreppe, »Timing« eines Ballwurfs aus dem Lauf heraus
- **Bewegungsempfindung**: Die Feinabstimmung der Körpermotorik aufgrund erhöhter Körperwahrnehmung, z. B. Schleichen im Dunklen, Klettern in gefährlichem Gelände
- **Gleichgewichtsfähigkeit**: Halten oder Wiederherstellen der optimalen Gleichgewichtsposition auf kleiner oder bewegter Unterstützungsfläche, z. B. Gehen

auf rutschigem Untergrund, Balancieren auf dem Seil

- **Reaktionsfähigkeit**: Schnelles zweckgerichtetes Handeln auf Signale oder überraschende Bewegungsmuster, z. B. Abfangen eines Sturzes, Startreaktion auf Startschuss
- **Rhythmusfähigkeit**: Erfassen, Speichern und Durchführen zeitlich-dynamischer komplexer Bewegungsabläufe, z. B. Tanzen, Skilanglauftechnik

Diese Aufgabenstellung mag theoretisierend und kompliziert erscheinen. Sie wurde aus primär didaktischen Gründen erstellt, um die Schwerpunkte der Koordinationsschulung in Reinform darstellen zu können. In der alltäglichen Praxis des Sports und Schulsports bestehen fast immer Mischformen, welche die Kinder und Jugendlichen nahezu spielerisch lernen. Vielseitigkeit ist hier das primäre Trainingsziel (siehe Abb. unten). Der Schulsport sowie der Sport im Verein sollten die verantwortlichen Träger dieser Entwicklung sein.

Im Gegensatz zum **vielseitigen** Training im Kindesalter müssen für das höhere Alter **zielgerichtete** Bewegungsaufgaben gestellt werden. Hierunter fallen einerseits Übungen zur Verbesserung der Bewegungsökonomie, andererseits zur Verminderung des Verletzungsrisikos. Sie werden in den Abbildungen auf den Seiten 109 und 110 beispielhaft vorgestellt.

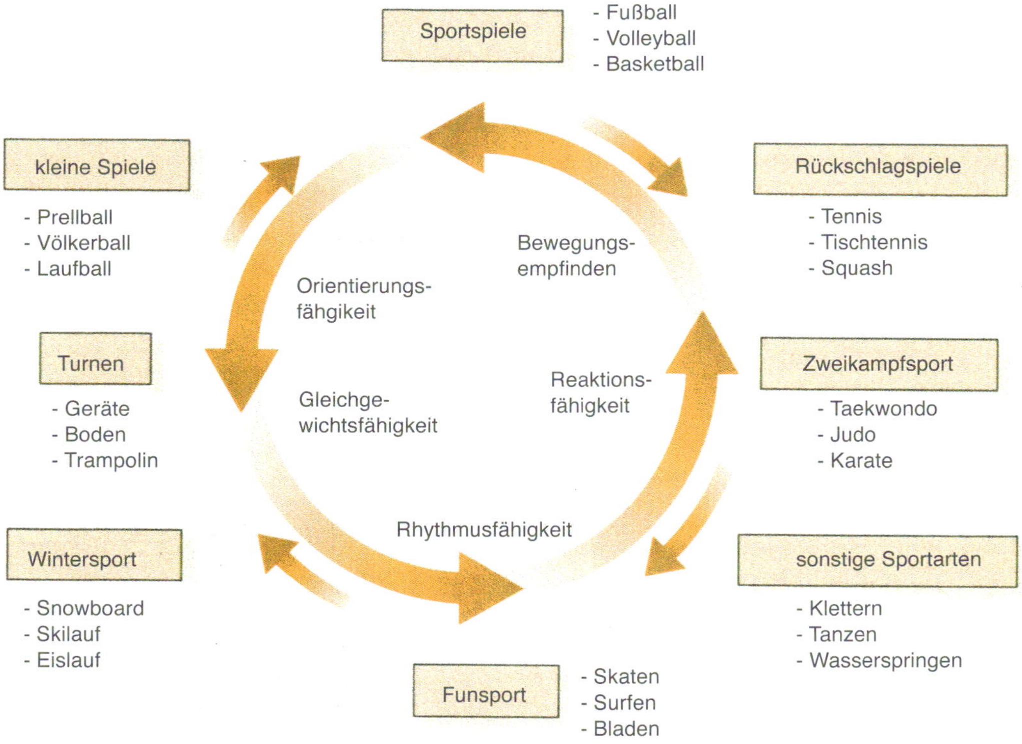

Vielseitigkeit ist das Ziel einer kind- und jugendgerechten koordinativen Schulung. Die fünf fundamentalen koordinativen Fähigkeiten werden dabei spielerisch und mit Freude angegangen und erlernt. Beispielhaft werden einige Sportspiele und komplexe Sportarten angeführt.

Zusammenfassung: Die Koordination ist die vielseitigste motorische Disziplin. Sie erleichtert die Motorik im Alltag, im Alter und bei Herz-Kreislauf- und Lungenerkrankungen über den Spareffekt der Ökonomisierung. Sie schützt vor muskulären Fehlleistungen und Stürzen. Im Leistungssport ist sie der Schlüssel zum Schloss hoher technischer Qualität und oftmals das Geheimnis von Siegen und Rekorden.

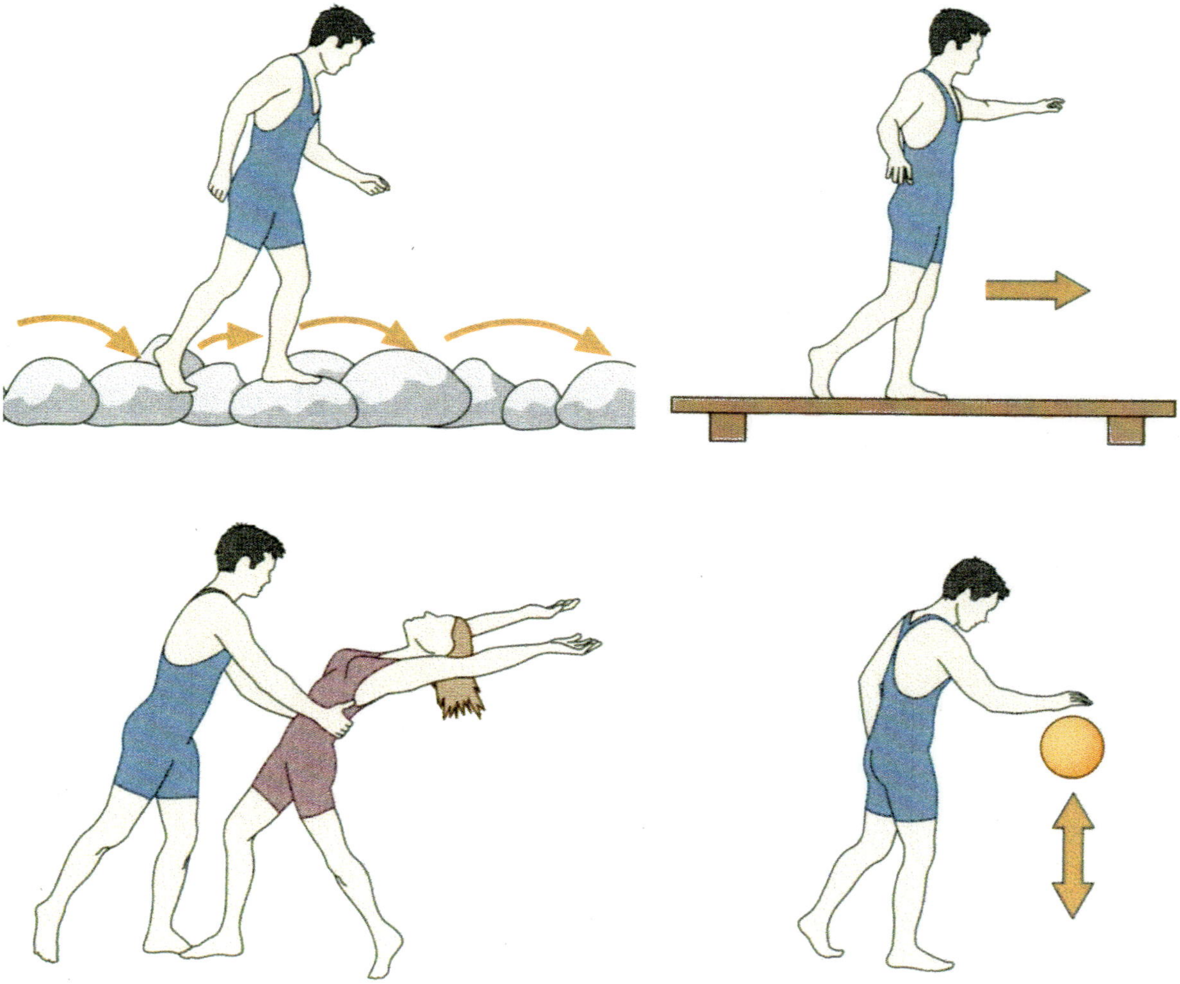

Übungsbeispiele zur Verbesserung der Bewegungsökonomie.
Ungefährliche Balanceübungen, Ballspiele und Tanzen eigenen sich besonders für höhere Altersjahrgänge. Die erhöhte Aufmerksamkeit, die Dynamik des Balles und der Rhythmus der Musik verbessern die Reizaufnahme und »bahnen« die motorische Leistung.

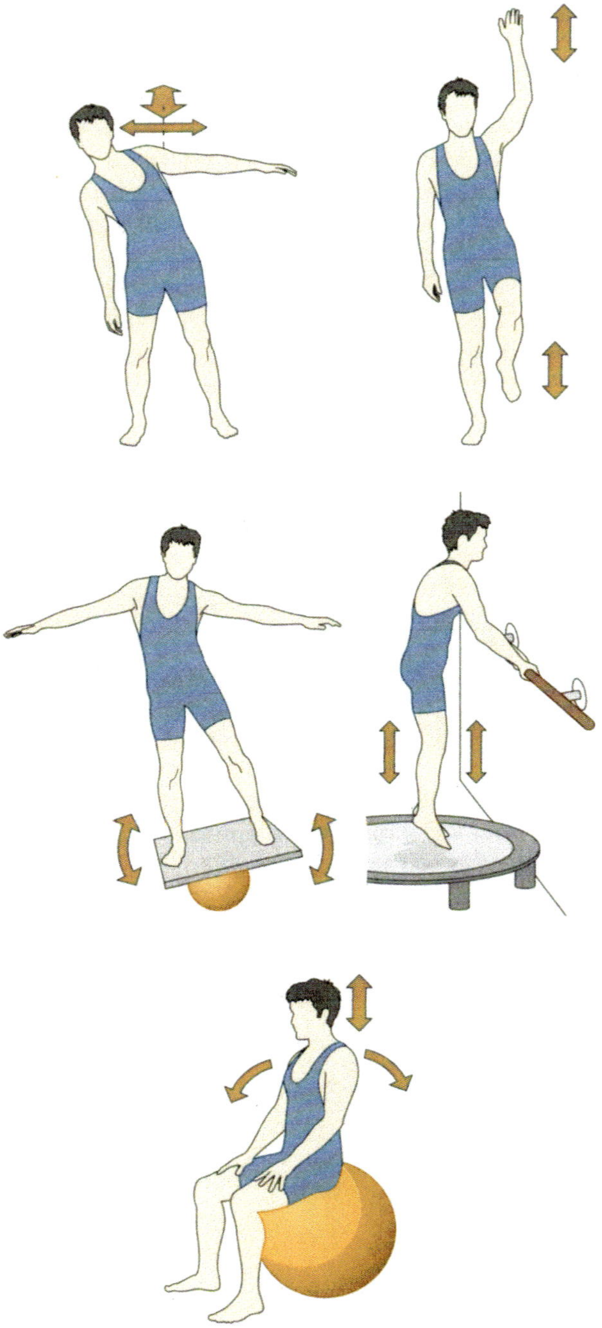

Übungsbeispiele zur Verbesserung des statischen und dynamischen Gleichgewichts mit dem Ziel der Sturzvermeidung und Verletzungsprophylaxe.

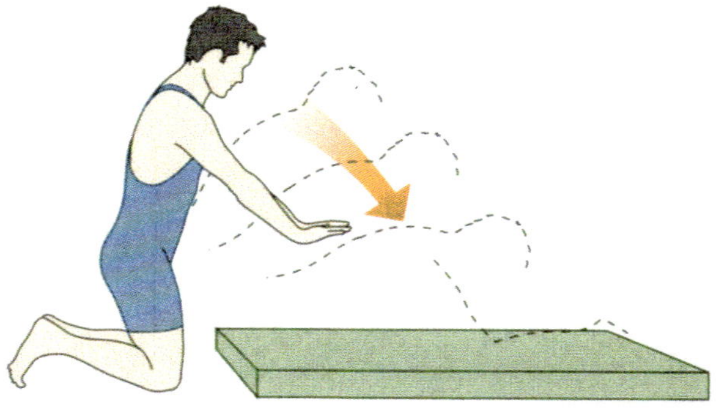

Fallübungen auf der Weichmatte als Verletzungsprophylaxe. Ältere Menschen können hierzu auch ihr Bett benutzen, eine gute Unterkonstruktion und Bettmitte vorausgesetzt. Für jüngere eignen sich hervorragend die Übungen der traditionellen Kampfsportarten Judo, Taekwondo und Karate.

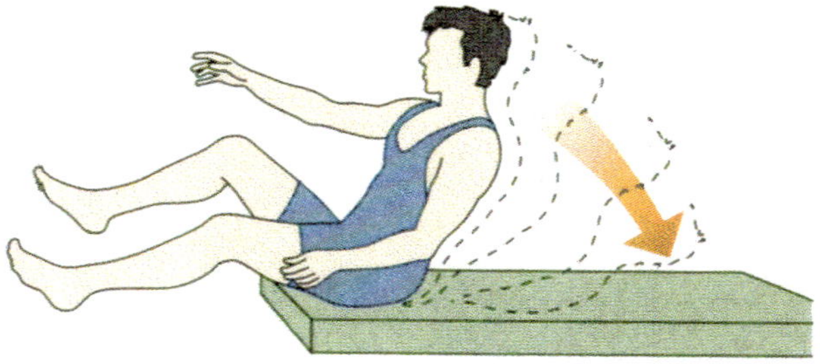

Für alle koordinativen Trainingsbelastungen gilt:
*· **Laiensportler**: Trainingsfrequenz bei Wiederauffrischung früher erworbener koordinativer Fähigkeiten einmal pro Woche, bei Neuerlernen von koordinativen Bewegungsaufgaben zweimal pro Woche.*
*· **Leistungssport**: Technikübungen sooft als erforderlich, wenigstens zweimal pro Woche. Monotonie und muskuläre Ermüdung sind zu vermeiden! (Ausnahme: gezielt unter Ermüdungsbedingungen im Hochleistungssport).*

2.14. Exkurs: Die Auswirkungen der Bewegung auf Geist und Emotionen

Wie bereits in den Vorkapiteln (Kapitel 1.8. Sekundäreffekte körperlichen Trainings) angeklungen ist, besitzt die körperliche Bewegung über die Adaptation des aktiven Bewegungsapparates und des Zentralnervensystems hinaus mentale und emotionale Auswirkungen auf die geistig-psychische Struktur des Menschen (siehe Abb. unten). **Die**

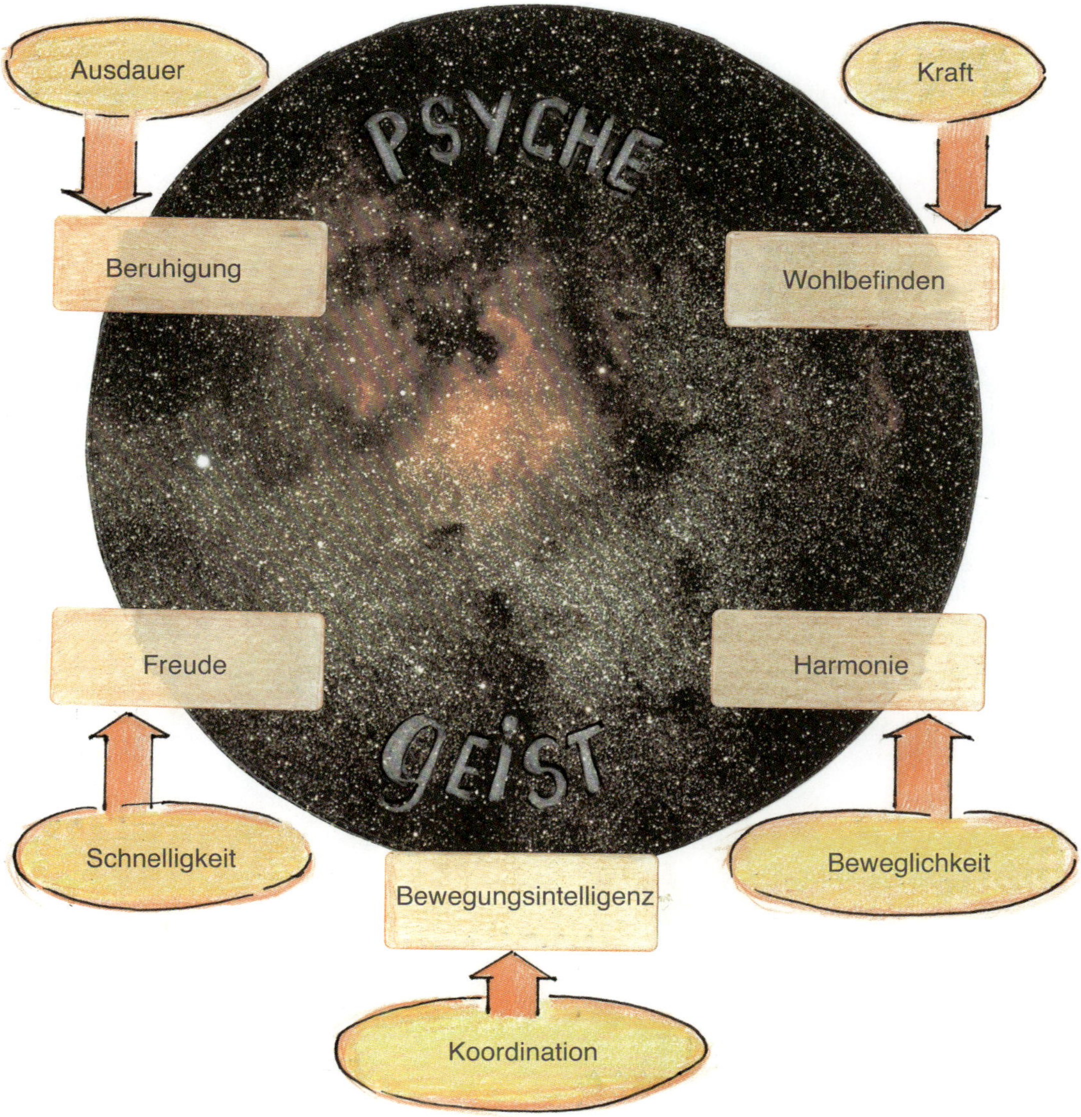

Die fünf motorischen Hauptbeanspruchungsformen Ausdauer, Kraft, Schnelligkeit, Beweglichkeit und Koordination mit ihren psychodynamischen »Nebenwirkungen« auf Geist und Psyche

Verbesserung der intellektuellen Leistungsfähigkeit schlägt sich nicht nur im Sinne einer Erhöhung der Bewegungsintelligenz (psychoneuromuskuläre Anpassung), sondern auch in einer Anhebung der kognitiven Leistungsfähigkeit (intellektuelle Informationsverarbeitung) nieder. Am auffälligsten aber sind die **emotionalen Reaktionen**. Aller Erfahrung nach besitzen sie sogar spezifischen Charakter, was heißt, unterschiedliche motorische Beanspruchungsformen lösen unterschiedliche beanspruchungsspezifische emotionale Reaktionen aus. Der Grund hierfür ist, dass die verschiedenen Informations- und Reaktionsebenen des Gehirns je nach Art der Motorikanforderung **hormonelle und vegetative Begleitreaktionen** abrufen. Das Gehirn wirkt damit bewusst oder unbewusst emotionsauslösend, denn unter dem Einfluss bestimmter Hormone und vegetativer Reaktionen werden evolutionär angelegte und erlernte Emotionsmuster ausgelöst. Diese erzeugen dann die im Folgenden beschriebenen Gefühle.

- **Ausdauertraining wirkt beruhigend und angstlösend** – Die Stresshormonausschüttung (Adrenalin, Noradrenalin) wird abgesenkt – inadäquate, überschießende Stressreaktionen werden regularisiert. Das Ruhestresspotenzial wird abgesenkt.
- **Krafttraining vermittelt aktives Wohlbefinden und erhöhtes Körperbewusstsein** – Durch eine Regularisierung der Serotoninausschüttung im Gehirn (Überträgerstoff von Nervenimpulsen zur Stimmungskontrolle) und der Sexual- und Nebennierenrindenhormone in der Peripherie entsteht ein positives, selbstbewusstes Körperbild.
- **Schnelligkeitstraining bereitet freudige Gefühle** – Die hohe Stresshormonausschüttung in der Vorstartphase entlädt sich sozusagen mit dem Startschuss und findet emotional eine positive Beurteilung beim Erreichen des Zieles (im Gegensatz zum schädlichen Dauerstress!).
- **Beweglichkeitstraining wirkt harmonisierend** – Entspannte Muskeln (Absinken der Muskelspindelaktivität) und eine ruhige vertiefte Atmung wirken spannungslösend. (Im Gegensatz zur Aggression mit erhöhtem Muskeltonus und vermehrter Atmung.) Das Fühlen der sich entspannenden Muskulatur und die vegetative Beruhigung stellen einen harmonisierenden Körperbezug her.
- **Koordinationstraining verbessert die Bewegungsintelligenz** – Es erhöht die konzentrativen Eigenschaften des Gehirns und stellt über unzählige Sensoren die informative Verbindung von Körper und Geist her. Letztendlich übt Koordinationstraining eine Kontrollfunktion über Emotionen und Gefühle aus, indem es die motorische Ausführung »auf den Punkt« bringt, ohne von Ängsten, Aggressionen oder sonstigen Emotionen beeinflusst zu werden.

3. Spezieller Teil

Wir verlassen nun die allgemein anwendbaren physiologischen Gesetzmäßigkeiten und wenden uns den Aufgaben der einzelnen Organe und Organsysteme zu. Die Gewichtung wird auch hier vorrangig auf dem Funktionsziel Bewegung liegen. Aus diesem Grund stehen zunächst die Muskulatur und ihre Struktur- und Steuersysteme im Vordergrund. Die hier aufgeführten elektrophysiologischen Vorgänge leiten über zum Nervensystem (periphere Nerven, Rückenmark und Gehirn) mit seiner komplexen, alles überstrahlenden Leistungsfähigkeit. Diese ist aber nur möglich, wenn die im Weiteren dargestellten Zulieferorgane optimal an alle Bewegungsanforderungen angepasst sind: Herz, Kreislaufsystem, Blut, Lungen, Nieren und Verdauungsorgane. Vegetatives Nervensystem und Hormone übernehmen wiederum deren Steuerung. Ausflüge ins Immunsystem, in die Stressproblematik und damit verbundene psychisch-emotionale Funktionszusammenhänge runden den speziellen Teil ab.

3.1. Die Skelettmuskulatur – »Unermüdlicher Motor der Fortbewegung«

Nach anatomischen Gesichtspunkten wird zwischen einer **glatten** Muskulatur, wie sie in den Wänden von Hohlorganen (Darm, Blase, Bronchien, Blutgefäße, Gebärmutter usw.) vorkommt, und einer **quergestreiften** Muskulatur, wie sie am Herzen und in der Skelettmuskulatur zu finden ist, unterschieden.

Darm- und Herzmuskulatur werden über **Automatiezentren** (»Schrittmacher«) mit nur beschränkter äußerer Beeinflussbarkeit gesteuert, die Skelettmuskulatur unterliegt einer **situativ willentlich angepassten Nervenstimulation**.

Die Bezeichnung »quergestreift« beschreibt eine im Lichtmikroskop auffällige hell-dunkle Querstreifung in der Anordnung der Muskelfaserstrukturen (Filamente).

Um die 400 Skelettmuskeln (siehe Abb. S. 114 und 115) sind für den Bewegungs- und Halteapparat des Menschen verantwortlich. Das macht beim Mann ca. 40 Prozent, bei der Frau ca. 30 Prozent der Körpermasse aus. Über Sehnen sind sie am Knochen fixiert und halten oder bewegen die Gelenke. Durch Training können diese quergestreiften Kraftpakete Unglaubliches leisten, so liegt der Weltrekord im Gewichtheben bei über 470 kg (!). Sie begnügen sich aber auch mit einer einfachen Haltearbeit, beispielsweise der Stabilisierung der Wirbelsäule und des Kopfes beim Lesen dieser Zeilen. – Muskeln verfügen über ein unerschöpfliches Repertoire an Bewegungsmöglichkeiten, das im Alltag nur minimal ausgenutzt wird. Für den Sport bieten sie kaum vorstellbare Möglichkeiten der Leistungssteigerung. So konnte beispielsweise im Klettern (Sportklettern) in den letzten 30 Jahren durch ausgefeiltes Training eine Leistungssteigerung vom bis dahin schwierigsten sechsten Grad bis zum zwölften Grad erreicht werden.

Muskelnamen im lateinischen Original

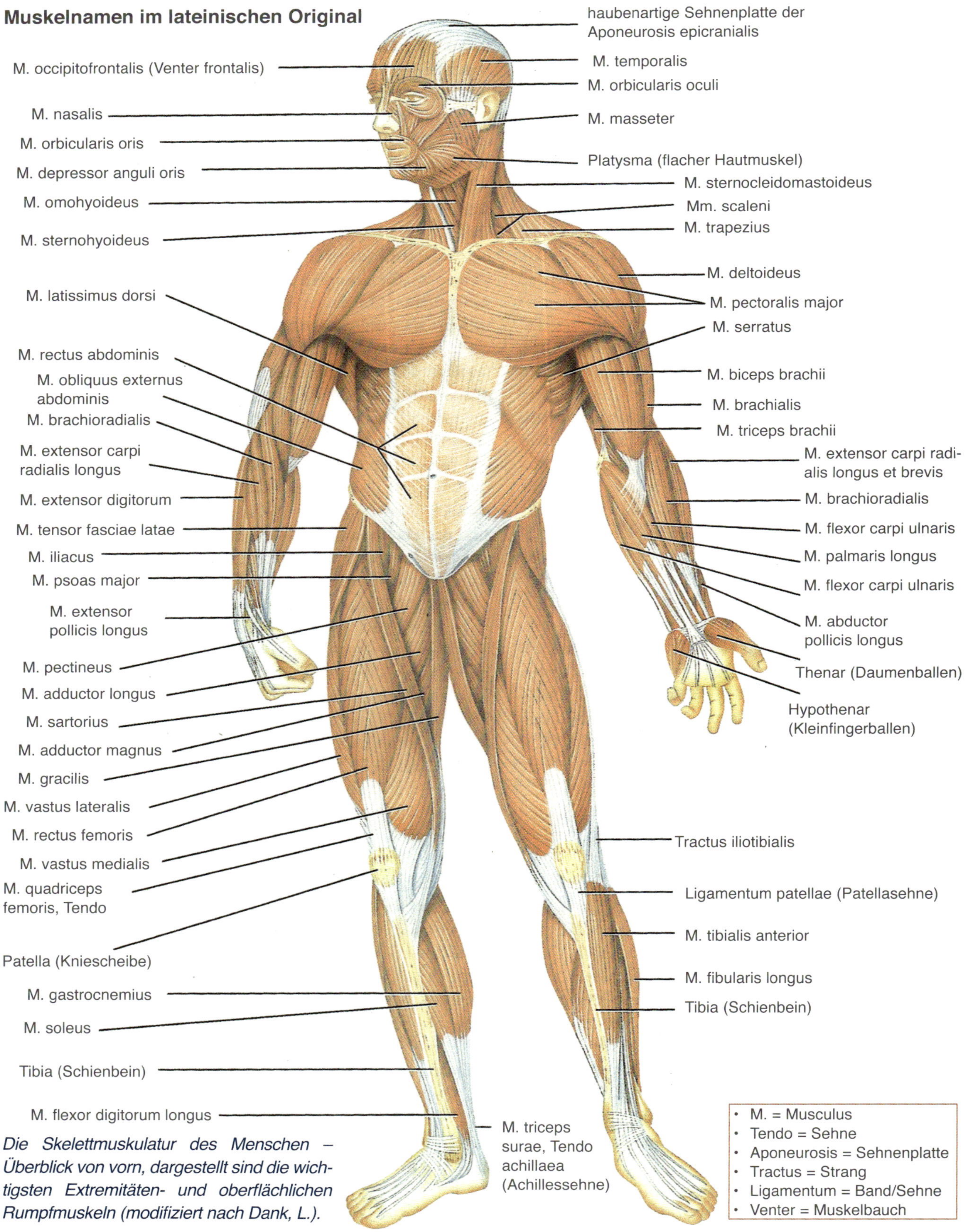

Die Skelettmuskulatur des Menschen – Überblick von vorn, dargestellt sind die wichtigsten Extremitäten- und oberflächlichen Rumpfmuskeln (modifiziert nach Dank, L.).

- M. = Musculus
- Tendo = Sehne
- Aponeurosis = Sehnenplatte
- Tractus = Strang
- Ligamentum = Band/Sehne
- Venter = Muskelbauch

Muskelnamen im lateinischen Original

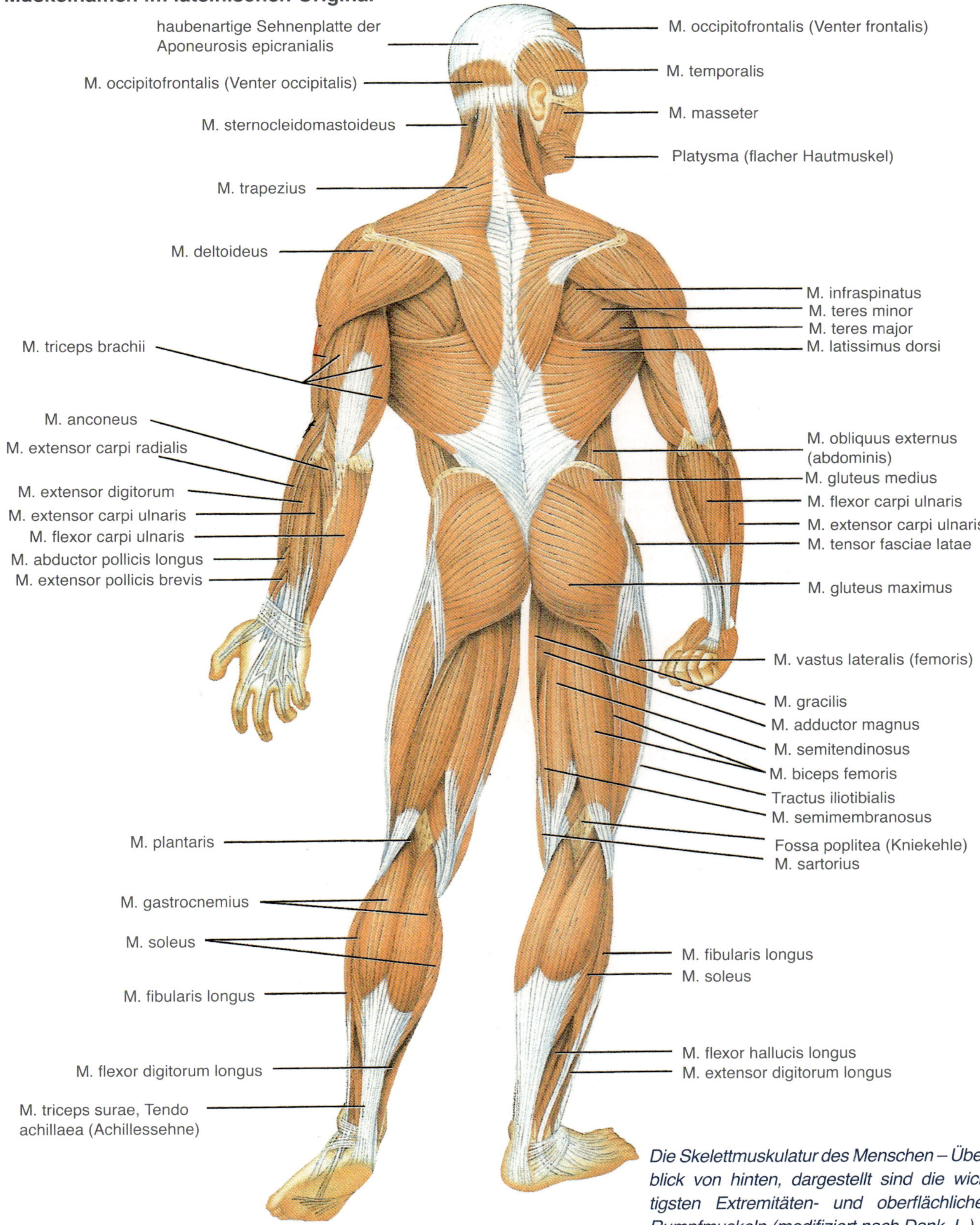

Die Skelettmuskulatur des Menschen – Überblick von hinten, dargestellt sind die wichtigsten Extremitäten- und oberflächlichen Rumpfmuskeln (modifiziert nach Dank, L.).

3.1.1. Die anatomischen Strukturen der Skelettmuskulatur

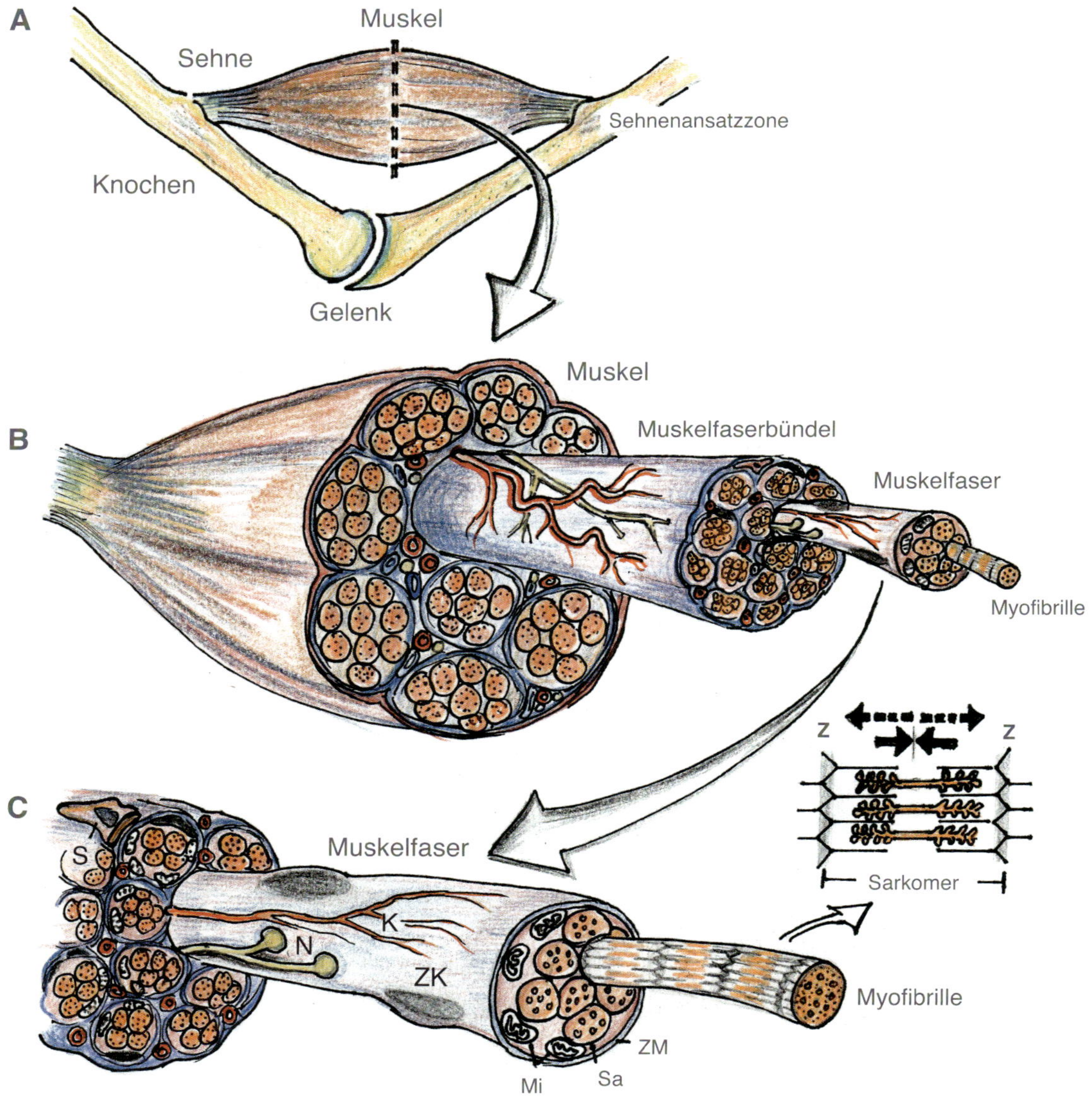

Darstellung verschiedener, sich zunehmend verkleinernder mikroskopisch-anatomischer Schnittebenen durch die Muskulatur. Ausgehend vom Schnitt durch den Bauch eines Beugemuskels (A) zeigt sich im Abbildungsteil B die Bündelung der einzelnen Muskelfasern in parallel verlaufende Muskelfaserbündel (Faszikel). Umgeben von bindegewebigen Hüllen (Faszien) verbessern diese die Organisationsstruktur und erleichtern den koordinativen Fasereinsatz. Im Abschnitt C werden die mikroskopischen Strukturen der Muskelfaser(-zelle) und das Myofibrillensystem dargestellt: K= Kapillargefäße zur Blutversorgung der Zelle, Mi = Mitochondrium, Zellkraftwerk zur aeroben Energieproduktion, N = Nervenenden mit motorischer Endplatte, S = Satellitenzelle, Sa = Sarkoplasma (Zellwasser), Z = Z-Scheiben, ZM = Zellmembran, ZK = Zellkern

Jeder Skelettmuskel setzt sich aus Tausenden von haardicken **Muskelfasern (= Muskelzellen)** mit einer Länge bis zu 15 Zentimeter zusammen. Sie sind in Faserbündeln (Faszikel) organisiert. Jede Zelle beinhaltet Hunderte sogenannter **Myofibrillen**, die die eigentlichen »Muskelmotoren« sind, da sie die kontraktilen Filamente enthalten, die den Muskel verkürzen oder entspannen. Die nur einen Tausendstelmillimeter dünnen Myofibrillenfäden bestehen aus kettenartig hintereinandergeschalteten Untereinheiten, den **Sarkomeren**. Diese kleinsten Funktionseinheiten werden durch sogenannte Z-Scheiben aus verdichtetem Material voneinander getrennt, d. h. ein Sarkomer erstreckt sich von einer Z-Scheibe zur nächsten. An diese sind nun die **Aktinfilamente** fixiert. Da sie aber nicht von Z-Scheibe zu Z-Scheibe reichen, sind parallel dazu und mehr oder weniger stark überlappend **Myosinfilamente** dazwischengeschaltet. Diese überbrücken nicht nur die Lücke, sondern können mit den benachbarten Aktinfilamenten Verbindung aufnehmen, um den aktiven Kontraktionszyklus einzuleiten (siehe S. 118, Myofibrillensystem).

Unabhängig von diesen muskelspezifischen anatomischen Strukturen verfügt die Muskelzelle wie andere Zellen über eine Grundausstattung mit Basiseinrichtungen, die das Überleben der Zelle sichern, Informationsketten bilden, Verbrennungssubstrat und Sauerstoff zur Verfügung stellen, Energie herstellen und für die Auslösung der Muskelkontraktion sorgen. Im Wesentlichen sind dies für jede Zelle:

- Zahlreiche, teilweise über 100 randständig gelegene **Zellkerne**, die für die genetische Information und die Steuerung des Zellstoffwechsels zuständig sind
- **Zellwasser** (Sarkoplasma), sozusagen eine salz- und eiweißhaltige Suppe, in die alle Zellstrukturen eingebettet sind
- Eine ionenleitfähige **Zellmembran**, die die Zellstrukturen umhüllt
- Ein Netzwerk von calciumgefüllten Schläuchen und Bläschen, das **sarkoplasmatische Retikulum**, das durch Calciumausstrom den Kontraktionsvorgang aktiviert
- **Zellkraftwerke (Mitochondrien)**, in denen die aerobe Energieherstellung erfolgt
- **Roter Muskelfarbstoff (Myoglobin)**, der Sauerstoff binden kann und ihn dann freigibt, wenn er von den Mitochondrien gebraucht wird
- **Kohlenhydratspeicher (Glykogen)**, die als Verbrennungssubstrat für den aeroben und anaerob-laktaziden Energiehaushalt zur Verfügung stehen

Bindegewebige Hüllen umgeben den Muskel (Faszien), die Faserbündel und die Muskelfasern. Dazwischen laufen **Gefäße (Kapillaren)** und **Nervenfasern**, die die Muskelzellen versorgen. Auf den Muskelfasern sitzen vielfach **Satellitenzellen** als Relikte der embryonalen Skelettmuskelentwicklung. Besonders hohe Krafttrainingsbelastungen mit vor allem exzentrisch induzierter Muskelschädigung, aber auch eine direkte Traumatisierung des Muskels kann über die Aktivierung der Satellitenzellen durch Wachstumsfaktoren und Signalstoffe (Zytokine) eine **Muskelzellvermehrung (Hyperplasie)** induzieren. Dies erklärt die schnelle Heilung von kleineren Muskelverletzungen innerhalb 14 Tagen. Bei größeren Schäden kommt es meist zu einem Muskelfaserersatz durch Narbengewebe und einem deutlich längeren Heilverlauf.

Diese breit gefächerten **anatomisch-strukturellen** Voraussetzungen spiegeln einerseits die Anwendungsbreite, andererseits die Spezialisierungsmöglichkeiten der Muskulatur wider. Um die Muskelfunktionen besser zu verstehen, lohnt es sich, ihre **physiologische Dynamik** näher zu betrachten. Fünf funktionelle Systeme zeigen hier variable Dominanz und enge Kooperation zugleich.

3.1.2.1. Das Myofibrillensystem

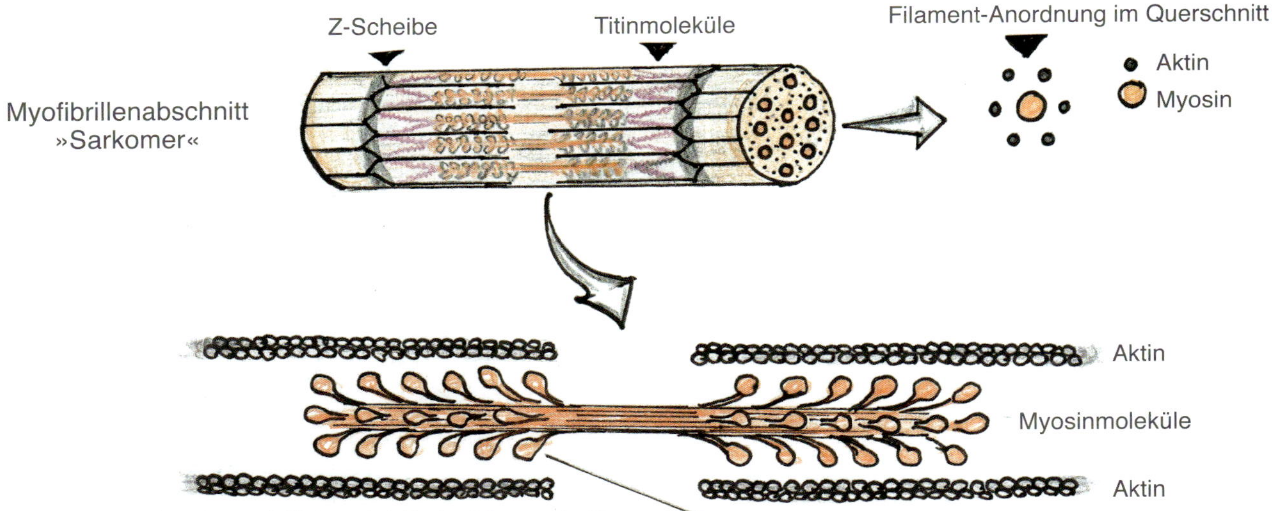

Anordnung der Myosin- und Aktinmoleküle im Längsschnitt

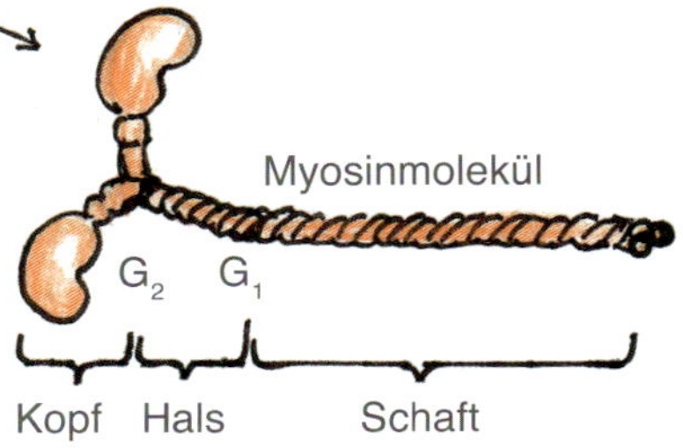

Jedes Myosinmolekül besteht aus 2 Untereinheiten, die wie 2 Golfschläger umeinander gewickelt sind. Die 2, aus dieser Konstruktion entstehenden, Myosin-Köpfe zeigen zu den benachbarten Aktinmolekülen. *Zwischen Schaft und Hals (G_1) und Hals und Kopf (G_2) sitzen gelenkige Verbindungen, die den Querbrückenmechanismus und »Kraftschlag« ermöglichen.*

Schematische Darstellung des Filamentgleitmechanismus bei der Muskelkontraktion (Querbrückenzyklus), modifiziert nach Hollmann 2000/Sitte 1976.

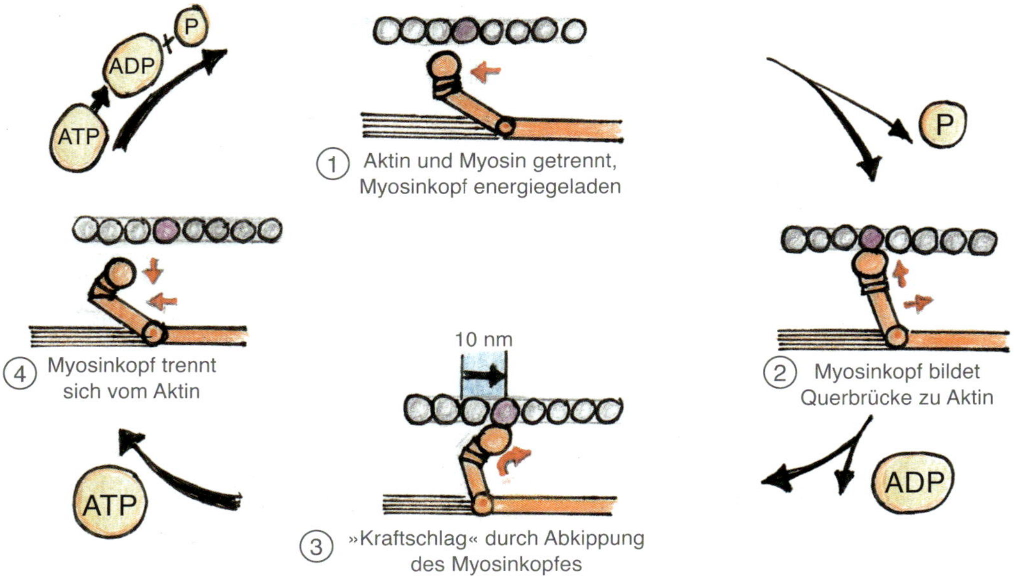

Muskelkontraktion als Ergebnis zyklischer Wechselwirkungen zwischen Myosinköpfen und Aktinfilamenten unter Energieverbrauch (ATP → ADP + P). Die Arbeitsleistung eines Myosinkopfes beträgt pro »Kraftschlag« 10 nm (1 nm = 10^{-9}m).

Um den Muskel zur **Kontraktion** zu bringen, gleiten die Eiweißverbindungen Aktin und Myosin aktiv unter Energieverbrauch (ATP-Spaltung siehe Kap. 2.7.) ineinander (Filamentgleitmechanismus). Dabei nehmen die Myosinköpfe Verbindungen zum benachbarten Aktin auf, indem sie Querbrücken aufbauen. Unter weiterem Energieverbrauch »ziehen« nun diese Myosinbrücken die Filamente durch Abknickbewegungen der Myosinköpfe in Richtung Sarkomerzentrum ineinander. Durch rhythmisch wiederholte »Ruderschlag«-artige Zyklen verkürzt sich dabei die Muskelfaser und in Summation der gesamte Skelettmuskel. Um die unglaublichen mikroskopischen Dimensionen aufzuzeigen, seien hier beispielhaft Zahlen angeführt, die einen Einblick in diese mit bloßen Augen unmöglich erfassbare Wunderwelt der Muskelkontraktion geben: Ein Sarkomerabschnitt ist ca. 2,4 Tausendstelmillimeter lang, pro Sarkomer lassen sich ca. 1000 Myosinfilamente zählen, wovon jedes einzelne mit in etwa 600 Myosinköpfchen ausgerüstet ist. Diese binden und lösen sich nicht synchron, sondern zeitversetzt fünfmal pro Sekunde.

Aus der Tatsache, dass nicht nur für die Kontraktion, sondern auch die **Entspannung** Energie bereitgestellt werden muss (»Weichmacherwirkung« von ATP) ergibt sich eine hohe Energie- und Substratanforderung bei Muskelarbeit (siehe Kap. 3.1.2.4.). Über die normale Muskelentspannung hinaus ist der Skelettmuskel durch den Einsatz äußerer Kräfte (z. B. Stretching) noch weiter dehnbar, da zwischen, um und in die Muskelfasern elastische Bindegewebsstrukturen mit Stütz- und Dehnfunktion eingebaut sind: die oberflächlichen bzw. tiefen Faszien (Hüllen) und die Titinmoleküle im Sarkomer, die als elastische Aufhängung und Zentrierung für die Myosinfilamente dienen.

Die Muskelkontraktion und -entspannung resultiert aus zyklischen Wechselwirkungen von Myosinköpfen mit Aktinfilamenten unter ATP-Verbrauch mit Beanspruchung des aeroben und anaeroben Energiemetabolismus.

3.1.2.2. Die elektromechanische Koppelung

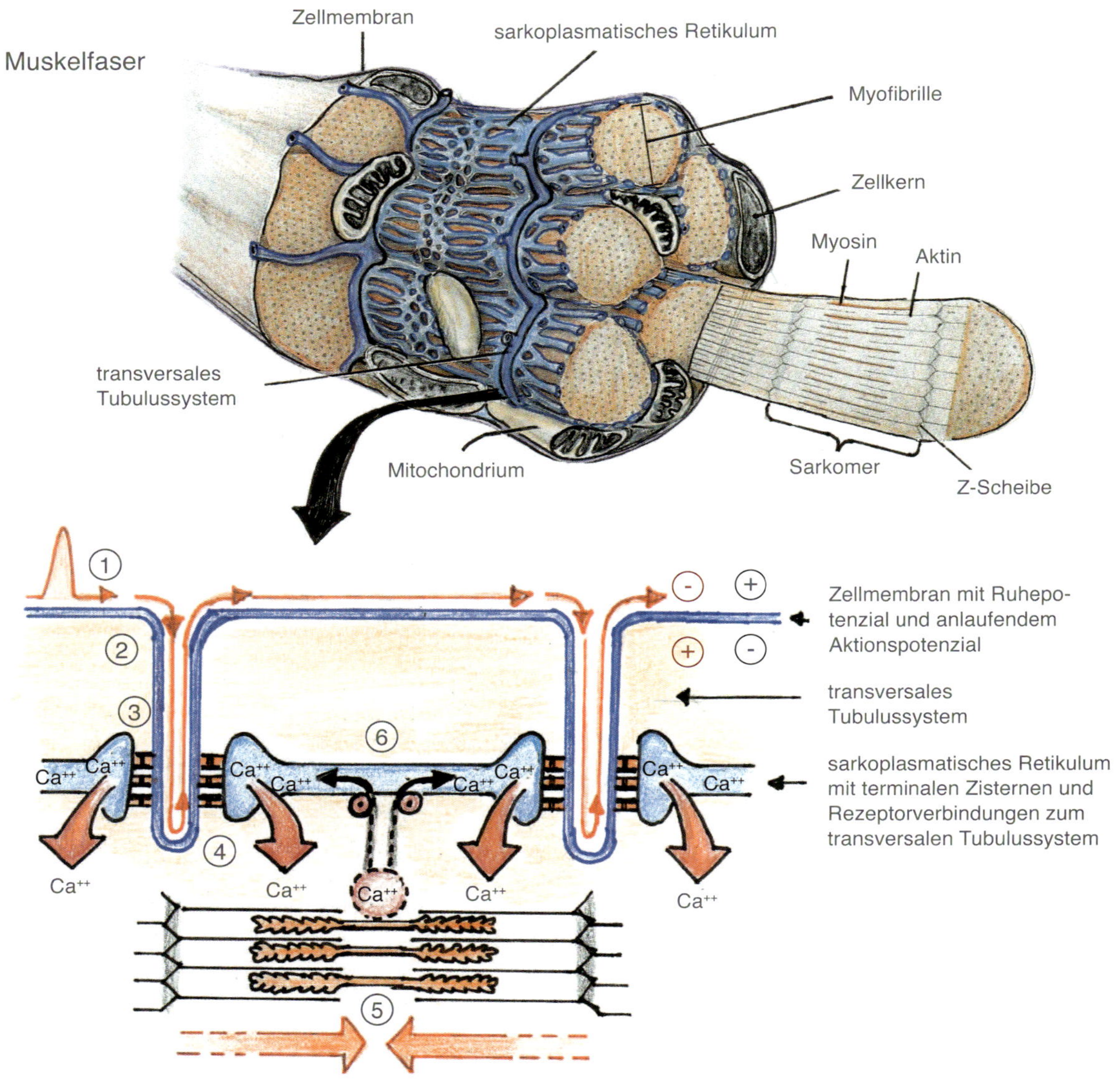

Elektromechanische Koppelung: Elektrischer Reiz löst mechanischen Kontraktionsvorgang aus. Um die einzelnen Myofibrillen jeder Skelettmuskelfaser rankt sich ein Netzwerk von Calcium speichernden Röhren und aussackenden Zisternen, das sarkoplasmatische Retikulum. An den sog. terminalen Zisternen steht es in enger Nachbarschaft zum transversalen Tubulussystem, den ins Zellinnere vordringenden Einstülpungen der Zellmembran. Spezielle Fühlersysteme (Rezeptoren) stellen den direkten Kontakt zwischen den beiden Strukturen her. Löst nun ein Nervenimpuls an der Muskelzellmembran durch Ladungsumkehr ein elektrisches Signal aus, so breitet sich dieses Aktionspotenzial blitzschnell über die Zelloberfläche aus (1) und schlüpft über die Einstülpungen des transversalen Tubulussystems ins Zellinnere (2). Über die Vermittlung der verbindenden Rezeptoren (3) kommt es an den terminalen Zisternen zu einer Massenausschüttung des im sarkoplasmatischen Retikulum gespeicherten Calciums (4). Der über 100-fache Calcium-Anstieg im Zellwasser provoziert augenblicklich den Querbrückenmechanismus in den Sarkomeren und damit die Muskelkontraktion (5). Zum Kontraktionsende werden die Ca^{++}-Ionen durch Ionenpumpen wieder in das speichernde Röhrensystem zurückgepumpt (6), um den nächsten Kontraktionszyklus vorzubereiten.

Jede Myofibrille ist von einem Netzwerk von Kanälen überzogen, dem **sarkoplasmatischen Retikulum**. In diesem Röhrensystem, das sämtliche Sarkomere erreicht, sind hohe Konzentrationen an Calcium-Ionen (Ca^{++}) gespeichert. Dringen nun Nervenimpulse von der Zellhülle der Muskelfaser über Einstülpungen (transversale Tubuli) bis zu den Zellmembranen dieses Kanalsystems vor, so öffnen diese elektrischen Impulse spezielle Calciumschleusen und setzen Calcium frei. Der über hundertfache Anstieg der Calcium-Konzentration im Zellwasser der Muskelfaser leitet den Querbrückenmechanismus und damit die Muskelkontraktion ein. Zur Erschlaffung der Muskulatur werden die Ca^{++}-Ionen durch Ca^{++}-Ionenpumpen unter Energieverbrauch (ATP) wieder in das speichernde Röhrensystem zurückgepumpt, um für den nächsten Einsatz bereitzustehen.

Somit setzt ein elektrischer Impuls über den Weg eines erhöhten Ca^{++}-Einstroms den mechanischen Kontraktionsmechanismus in Gang = elektromechanische Koppelung.

3.1.2.3. Die motorische Endplatte

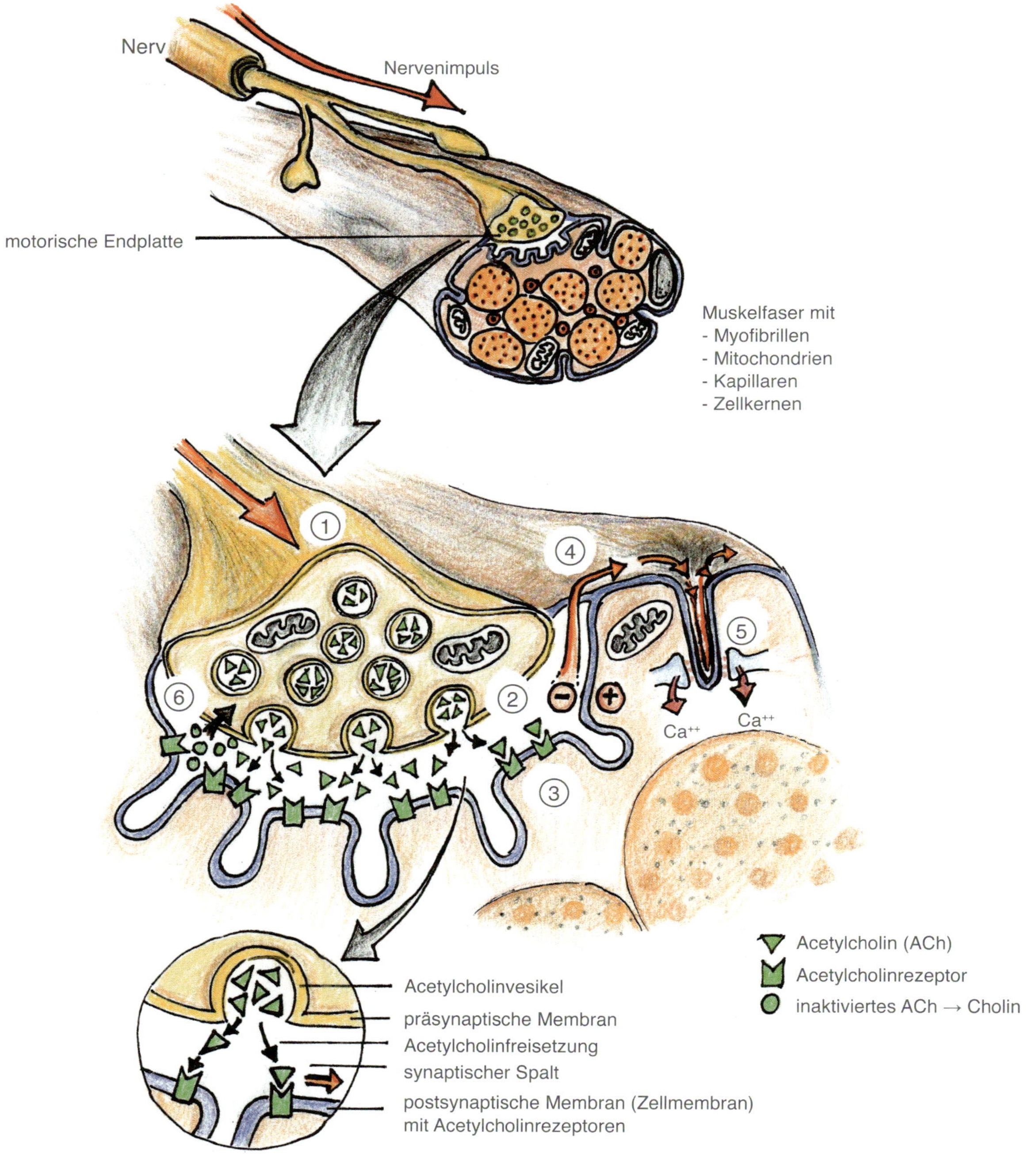

Motorische Endplatte – Schaltstelle zwischen Nerv und Muskel. Der elektrische Impuls eines motorischen Nervs trifft ein (1) und löst die Freisetzung des chemischen Neurotransmitters Acetylcholin aus dem Bläschenspeicher (Vesikel) aus (2). Das freiwerdende Acetylcholin diffundiert durch den synaptischen Spalt und verbindet sich mit dem Acetylcholinrezeptor (3). Diese Bindung löst ein Muskelaktionspotenzial aus, das als Strom über die Muskelzellmembran fließt (4) und in die transversalen Tubuli eindringt, dort die Zisternen des sarkoplasmatischen Retikulums erreicht und die Muskelkontraktion auslöst (5). Nach Abschalten der Nervenimpulse wird das im synaptischen Spalt verbleibende Acetylcholin enzymatisch inaktiviert und zur Wiederherstellung (Resynthese) in die Nervenendigung zurücktransportiert (6).

Die Verschaltung zwischen einer vom Rückenmark kommenden motorischen Nervenfaser mit einer Skelettmuskelfaser nennt man neuromuskuläre Synapse, kurz motorische Endplatte. Die Kontaktstelle Nerv/Muskel bildet der synaptische Spalt, eine Lücke, die zur Kommunikation zwischen Nervensystem und Muskulatur überwunden werden muss. Zur Erregungsübertragung dient ein **chemischer Neurotransmitter, das Acetylcholin**. Es wird in kleinen Bläschen (Vesikel) am Nervenendteil der motorischen Endplatte gespeichert und auf das Signal eines ankommenden Nervenimpulses hin freigesetzt. Die in den synaptischen Spalt einströmenden Acetylcholin-Moleküle aktivieren spezifische Rezeptoren (Empfangseinrichtungen) auf der muskulären Seite des synaptischen Spaltes, was zum Einstrom von Natriumionen (Na^+) in die Muskelzelle führt. Die dadurch induzierte Erhöhung der positiven Ladung an der Innenseite der Zellmembran löst einen Stromfluss aus (Muskelaktionspotenzial), der über die transversalen Tubuli (Zellmembraneinstülpungen, siehe Kap. 3.1.2.2.) eindringend das sarkoplasmatische Retikulum veranlasst, das gespeicherte Calcium freizusetzen und damit die Muskelfaserkontraktion einzuleiten. Hören die Nervenimpulse vom Rückenmark auf, wird der freigewordene Neurotransmitter Acetylcholin augenblicklich durch enzymatische Spaltung (Acetylcholinesterase) inaktiviert, die Natrium- und Calciumkanäle schließen sich, und Ionenpumpen stellen wieder das Ausgangsgleichgewicht her.

Die motorische Endplatte fungiert als Schaltstelle zwischen Nerv und Muskel, physikalische und chemische Gesetzmäßigkeiten bilden eine funktionelle Einheit, in deren Mittelpunkt der Neurotransmitter Acetylcholin steht.

3.1.2.4. Die Energieversorgung der Muskulatur

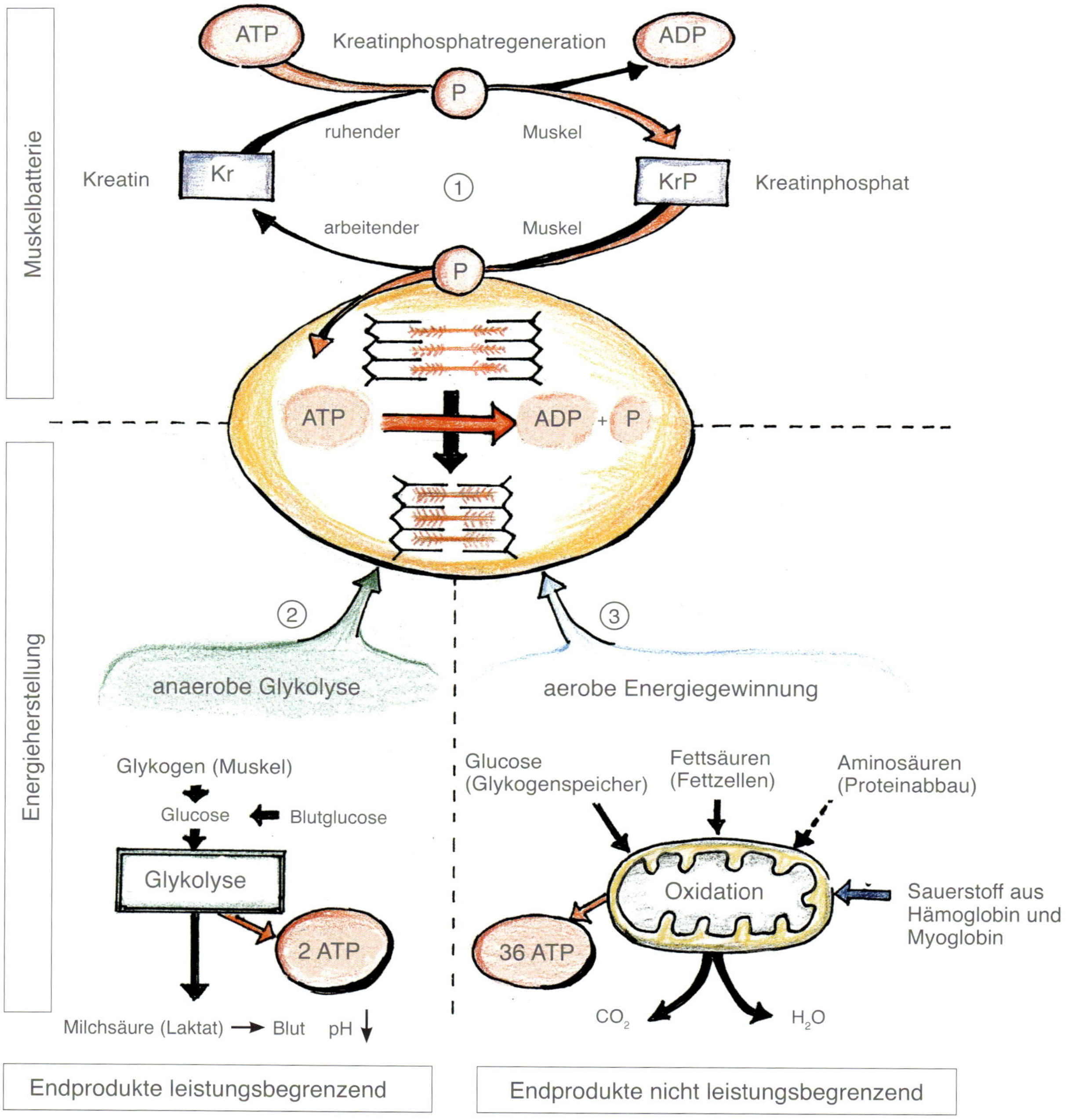

Die zentrale Energiequelle ist ATP. Durch Abspaltung einer Phosphatgruppe wird Energie zur Muskelkontraktion freigesetzt, die bei maximaler Muskelarbeit für 2–3 sec reicht. Dauert die Energieanforderung länger, muss verbrauchtes ATP laufend regeneriert werden, um einen konstanten Energiefluss aufrechtzuerhalten. Hierzu stehen der Muskelfaser drei Wege zur Verfügung: (1.) Für kurzzeitige Höchstleistungen von 8 bis maximal 15 sec Nachlieferung von ATP aus dem Kreatinphosphatpool ohne messbare zeitliche Verzögerung (»Muskelbatterie«), (2.) für längere Hochleistungen bis 60 sec ATP-Herstellung aus Glucose (Glykogen/Blutglucose) unter Sauerstoffmangelbedingungen = anaerobe Glykolyse, (3.) für Dauerleistungen bis zu mehreren Stunden ATP-Herstellung aus Glucose, Fettsäuren und gering auch Aminosäuren unter Sauerstoffzufuhr = aerobe Energiegewinnung (Oxidation).

Die Muskulatur ist das Körperorgan mit der **höchstmöglichen belastungsinduzierten Steigerungsrate des Energieumsatzes pro Zeiteinheit.** Ausgehend vom Ruhezustand findet sich beispielsweise bei Langzeitausdauersportarten ein Anstieg um das 6-Fache, bei Kraftsportarten um das 8-Fache. Im Hochleistungssport sind kurzfristige Steigerungen auf das 20-Fache möglich. – Viele Millionen von Myosinköpfchen, Ionenpumpen usw. benötigen dabei das hochenergetische ATP als Energielieferanten. Im Kapitel 2.7. (Energiekaskade – »Power für alle Fälle«), (siehe Abb. S. 63–66) wird eingehend über die Energiebereitstellung der Zelle unter besonderer Berücksichtigung der Muskelzelle berichtet. Wegen ihrer fundamentalen Bedeutung für die Bewegung werden nachfolgend die wichtigsten Stoffwechselwege nochmals verkürzt dargestellt.

ATP (Adenosintriphosphat) ist die zentrale chemische Energiequelle. Durch Abspaltung einer der drei Phosphatgruppen aus dem ATP-Molekül wird die Energie freigesetzt, die die Muskelkontraktion speist. Dabei entsteht ADP (Adenosindiphosphat) und P (Phosphat), das für nachfolgende Muskelbewegungen wieder resynthetisiert werden muss, da der ATP-Vorrat nur für einige wenige Muskelkontraktionen reicht, z. B. eine explosive Wurfbewegung. Alle darüber hinausgehenden Energieanforderungen sind auf die Wiederherstellung von ATP angewiesen. Hierfür stehen der Muskelfaser drei Wege zur Verfügung, deren Auswahl in Abhängigkeit von der Geschwindigkeit, der Intensität und Dauer des angeforderten Energieflusses erfolgt:

- **Kreatinphosphat**
  Maximale Schnelligkeits- und Schnellkraftleistungen von 8 bis 10 Sekunden, im Maximum 15 Sekunden generieren sich aus einem zusätzlichen Energiespeicher, dem Kreatinphosphatpool, der blitzschnell, praktisch ohne zeitliche Verzögerung, verbrauchtes ATP regeneriert. Dabei wird energiereiches Phosphat vom Kreatinphosphat auf das freigewordene ADP übertragen, »frisches« ATP entsteht. Diese Muskelbatterie reicht für kurzzeitige Höchstleistungen, z. B. einen 100-m-Lauf, und überbrückt die aus evolutionärer Sicht prekäre längere Anlaufzeit der im Folgenden beschriebenen Energieherstellungsprozesse in idealer Weise.
- **Anaerobe Glykolyse**
  Längere Schnelligkeits- und Schnellkraftausdauerleistungen zwischen 10 und 60 Sekunden werden durch die anaerobe Glykolyse abgedeckt. Dabei handelt es sich um die direkte **Herstellung von ATP** über den Abbau von Glucose aus dem Blut und dem Muskelglykogen (Speicherform der Glucose). Über eine kurze enzymatische Reaktionskette wird Glucose im Zellwasser der Muskelfaser **ohne** die oxidative Mithilfe von Sauerstoff zu ATP abgebaut (anaerob). Die Nettobilanz lautet: Aus einem Glucosemolekül entstehen zwei ATP. Durch Anhäufung der als Endprodukt anfallenden Milchsäure (»Laktat«/laktazid) limitiert sich die anaerobe (laktazide) Glykolyse durch Übersäuerung des Zellmilieus selbst, wenn sie maximal in Anspruch genommen wird (400-m-Lauf) oder die muskuläre Durchblutungssituation dramatisch abfällt (isometrisches Krafttraining). Der Vorteil schnellstmöglicher Energieherstellung schlägt dann in den Nachteil einer **lokalen Muskelermüdung** um. Bei mittlerer bis schwerer Muskelar-

beit läuft die anaerobe Glykolyse neben dem im Weiteren beschriebenen aeroben Energiestoffwechsel her.

- **Aerobe Energiegewinnung (Oxidation)** Dauerleistungen von über 60 Sekunden bis zu mehreren Stunden sind nur über eine kontinuierlich ansteigende aerobe (sauerstoffgebundene) ATP-Herstellung möglich. Ihr Anteil liegt nach zwei Minuten bei 50 Prozent, nach zehn Minuten bereits über 90 Prozent, bezogen auf den anaeroben Metabolismus. Die aerobe Energieherstellung erfolgt in den Mitochondrien, die als »Zellkraftwerke« in der Zellsuppe (Sarkoplasma) schwimmen. Als Verbrennungssubstrat dienen Glucose und Fettsäuren. Die Energieausbeute liegt deutlich höher als bei der anaeroben Glykolyse. So beträgt die Nettobilanz für die aerobe »Verbrennung« eines Glucosemoleküls 36 ATP und eines Fettsäuremoleküls gar über 100 ATP. Diese hohe Energieausbeute geht allerdings zu Lasten der Bewegungsgeschwindigkeit und -intensität. Der Energiefluss bei aerober Belastung wird von den Zuckern (Glucose) zu den Fetten (Fettsäuren) immer langsamer. Umgekehrt nimmt aber die mögliche Belastungszeit und Reichweite zu. Sie reicht bei den Zuckern bis 90 Minuten, bei den Fetten über Stunden.

Im Hochleistungssport werden diese physiologischen Regelgrößen gelegentlich bewusst oder unbewusst missachtet, was zu Verletzungen des Bewegungsapparates, Leistungseinbruch oder gar zu Langzeitschäden führen kann. Beispiele:

- **Desmodromisches (zwangsgesteuertes) Maschinentraining** mit vollständiger Ausschöpfung der muskulären ATP-Vorräte, koordinativem Steuerungsverlust und möglicher Gelenkverletzung (z. B. Kreuzbänder am Kniegelenk)
- **Übertraining** durch zu starke Betonung anaerob-laktazider Trainingsreize mit ungenügender Regeneration
- **Glykogendepletion** durch negative Bilanz von Energieverbrauch und -zufuhr. Ersatzweise kommt es zum Abbau von wertvollem Körpereiweiß zu banalen Verbrennungszwecken (kataboler Zustand) mit der Folge von Leistungsknick und Erkrankungsneigung (Immunsuppression).

Sämtliche energieliefernden Prozesse gehen nahtlos ineinander über und sorgen dafür, dass keine Engpässe in der Energieversorgung entstehen. Wichtige Regelgrößen hierfür sind die in der Zelle anfallende ADP-Konzentration und der Säuregehalt (pH-Wert).

3.1.2.5. Die Informationen aus dem Muskel

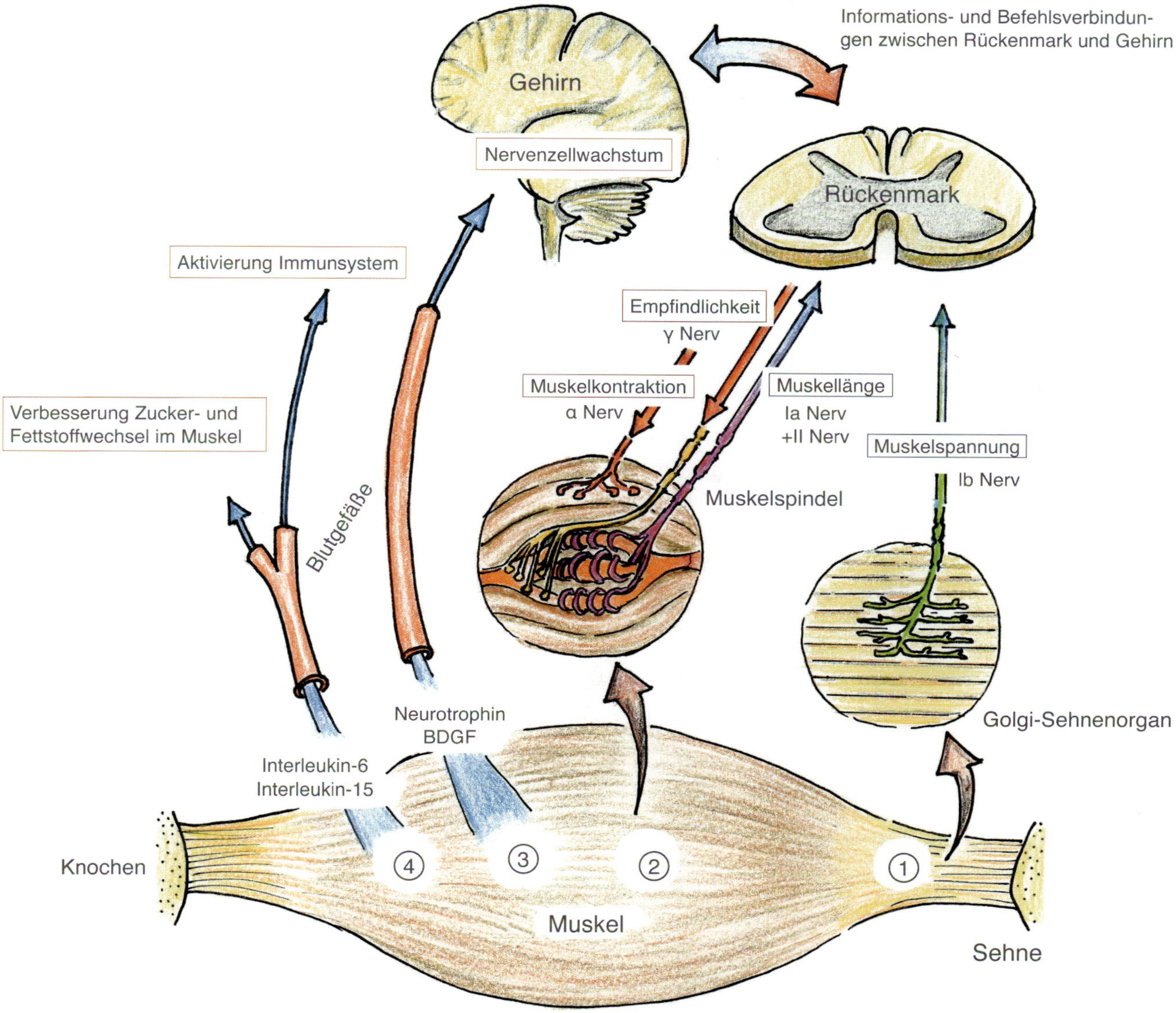

Signale aus der Muskulatur

1) Die in Serie geschalteten Golgi-Sehnenorgane reagieren auf Spannungsänderungen in der Muskulatur. Hohe und lange Spannungen hemmen die Arbeitsmuskulatur (autogene Hemmung) und aktivieren die Gegenspielermuskeln → Schutzreflex vor übermäßigen Spannungsauswirkungen.

2) Die parallel zu den Muskelfasern geschalteten Muskelspindeln registrieren die Muskellänge. Ihre Aktivierung induziert eine Kontraktion der Arbeitsmuskulatur über Schaltverbindungen im Rückenmark. Die Empfindlichkeit der Längenänderung kann zusätzlich durch eine sensibilisierende Voreinstellung der Muskelspindel mittels erregender Impulse aus dem Zentralnervensystem (Gehirn-Rückenmark) variiert und situativ angepasst werden.

3) Das Neurotrophin BDGF wird durch Ausdauerbelastungen in der Muskulatur gebildet und gelangt auf dem Blutweg zum Gehirn, wo es das Wachstum von Nervenzellen anregt.

4) Durch Training wird die Ausschüttung der Zytokine Interleukin-6 und Interleukin-15 veranlasst, die das Immunsystem aktivieren und den Zucker- und Fettstoffwechsel im Muskel verbessern!

Je umfassender und genauer die Informationsmuster vom Bewegungsapparat zum Zentralnervensystem fließen, umso präziser ist der motorische Output zur Bewegungssteuerung. Die wichtigsten Informationsquellen des Muskels sind die **Muskelspindeln** und die **Golgi-Sehnenorgane**. Die Muskelspindeln melden kontinuierlich die Muskellänge, die Sehnenorgane die Muskel-Sehnen-Spannung. Sie sind Bestandteil der sogenannten **Tiefensensibilität** (Propriozeption) und registrieren Körperbewegungen (Bewegungssinn), Körperstellungen (Stellungssinn) und die dabei auftretenden Kräfte (Kraftsinn). Durch die Muskelspindelinformationen passt sich die Muskellänge optimal an jede Gelenkstellung und Bewegungsphase an. Zusätzlich kann die Muskelspindel selbst durch Impulse aus dem Zentralnervensystem vorerregt (»sensibilisiert«) werden, was in der »Vorstartphase« von Kampf- oder Fluchtreaktionen wie auch im Sport von großer Bedeutung ist. Treten zu hohe oder zu lange Muskelspannungen auf, alarmieren die Golgi-Sehnenorgane das Zentralnervensystem und lösen einen Schutzreflex aus, der die Arbeitsmuskulatur hemmt (autogene Hemmung) und die Gegenspielermuskulatur aktiviert: z. B. Hemmung des Armbeugers (Agonist), Erregung des Armstreckers (Antagonist). Im feinen Zusammenspiel von **parallel** zu den Muskelfasern geschalteten Muskelspindeln und **in Serie** gelegenen Golgi-Sehnenapparaten lässt sich das gesamte Spektrum von explosiven, schnellkräftigen bis hin zu langsamen, rhythmisch wiederkehrenden Bewegungen situationsangepasst koordinieren. Anmerkung: Auf ihre Bedeutung beim Stretching wurde bereits im Kapitel 2.12. (Beweglichkeit – »Freiheit nach allen Richtungen«) hingewiesen.

Doch der Muskel hat noch weitere Informationen parat, die weit über die reine Bewegungssteuerung hinausgehen. Molekularbiologische Untersuchungen der letzten Jahre zeigen, dass Muskelarbeit (Training) die Ausschüttung wichtiger Botenstoffe veranlasst, die bisher nur dem Immunsystem zugeordnet wurden: **Interleukin-6** und **Interleukin-15**. Diese hormonähnlichen Signalstoffe (Zytokine) wirken, transportiert auf dem Blutweg, primär **entzündungshemmend**, indem sie mit den Immunzellen korrespondieren und die zelluläre Immunreaktion aktivieren. Zugleich sollen sie an einer Informationskette zur **lokalen Verbesserung des Zucker- und Fettstoffwechsels** mitwirken, was die Wichtigkeit des Sports in der Krankheitsprävention unterstreicht. Das überraschendste Muskelsignal aber ist die durch Ausdauersport bedingte Ausschüttung eines Eiweißmoleküls, das als sogenanntes **Neurotrophin** mit der Bezeichnung **BDGF** (»brain derived growth factor«) Nervenzellen des Gehirns zum Wachstum anregt. Neben den bereits in Kapitel 1.8. diskutierten Vorteilen einer erhöhten Hirndurchblutung, von Kollateralimpulsen und Kreuzadaptation ein weiteres Indiz für die positiven Auswirkungen der körperlichen Bewegung auf das Gehirn.

Damit wird der Spruch »viele Muskeln, wenig Hirn« zumindest physiologisch-anatomisch ad absurdum geführt.

3.1.3. Muskelfasertypen

Betrachtet man die menschliche Skelettmuskulatur mit mikroskopischen, biochemischen und elektrophysiologischen Untersuchungsmethoden, so lassen sich grundsätzlich innerhalb eines Muskels **zwei Fasergruppen** unterscheiden: **langsame** sogenannte Typ-I-Fasern und **schnelle** sogenannte Typ-II-Fasern. Ihr Mischungsverhältnis ist im Wesentlichen genetisch determiniert und liegt im Durchschnitt bei 50:50. Allerdings gibt es innerhalb dieser genetischen Anlage eine erhebliche Variationsbreite. So kennen wir den »geborenen« Ausdauerleister mit vermehrt langsamen Muskelfasern und den »geborenen« Sprinter mit einem höheren Anteil an schnellen Muskelfasern. Unabhängig davon zeigt sich im Faserverteilungsmuster aller Menschen eine **Funktionsbezogenheit**. So weisen Haltungsmuskeln des Halses, des Rückens und der Waden einen hohen Anteil an langsamen Typ-I-Fasern auf, während beispielsweise die schnellkräftigen Armmuskeln und ein Teil der Oberschenkelmuskeln mehr schnelle Typ-II-Fasern beinhalten.

Betrachtet man die Muskelfasertypen nach energetischen Gesichtspunkten (»ATP-Haushalt«), so lässt sich die Gruppe der **schnellen Muskelfasern** noch unterteilen:

Typ II a mit gemischt anaerob/aeroben Anteilen,

Typ II b mit hoher anaerober Kapazität und

Typ II c mit nicht exakt differenzierbaren energetischen Anteilen, die wohl als Übergangsformen der Faserentwicklung aufzufassen sind. Da Letztere unter Normalbedingungen nur ein bis zwei Prozent aller Fasern ausmachen, werden sie in der folgenden Übersicht nicht speziell berücksichtigt. Unter besonderen Bedingungen (Training, Reparation) kann der prozentuale Anteil der Typ-II-c-Fasern aber **vorübergehend** um das 5-Fache ansteigen.

In Erweiterung der eingangs beschriebenen Zweigruppeneinteilung (langsam/schnell) lassen sich nun zusammenfassend die schnellen Muskelfasern vereinfacht in zwei Untergruppen differenzieren, sodass wir im Folgenden eine Darstellung dreier unterschiedlicher Muskelfasertypen favorisieren (siehe Abb. S. 130):

Langsame oxidative Typ-I-Fasern

Synonym: ST-Fasern (slow twitch fibres)

schlankes Faserbild

- Dunkelrot durch sehr hohen Muskelfarbstoffgehalt (Myoglobin)
- Zahlreiche große Mitochondrien in der Zelle
- Viele Blutgefäße (Kapillaren) um die Muskelfasern
- Energiehaushalt: aerob (oxidativ)
- Langsame Kontraktionsgeschwindigkeit
- Ermüdungsresistent

Muskelfasern für Ausdauerbelastungen und Körperhaltung

Schnelle Typ-II-Fasern

Synonym: FT-Fasern (fast twitch fibres)

Typ II a: schnelle oxidativ-glykolytische Fasern

- Mitteldickes Faserbild
- Hellrot wegen vermehrtem Myoglobingehalt
- Viele Mitochondrien
- Viele Kapillaren
- Energiehaushalt: gemischt aerob/anaerob (oxidativ-glykolytisch)
- Schnelle Kontraktionsgeschwindigkeit
- Langsame Ermüdung, schnelle Erholung

Muskelfasern bevorzugt der unteren Extremitäten für Gehen und Sprinten

Typ II b: schnelle glykolytische Fasern

- Größter Faserdurchmesser
- Weiß, fehlendes Myoglobin
- Wenig Mitochondrien
- Geringe Kapillardichte
- Energiehaushalt: rein anaerob (glykolytisch)
- Sehr schnelle Kontraktionsgeschwindigkeit, hohe Kraftentwicklung
- Geringe Ermüdungswiderstandsfähigkeit

Muskelfasern bevorzugt der oberen Extremitäten für schnelle, intensive, aber kurzzeitige Bewegungen

Anmerkung: Im Ausdauerhochleistungssport wurden trainingsbedingte reversible Fasertyp-Umwandlungen von FT- in ST-Fasern beobachtet (Muskelanalysen durch Biopsie), der umgekehrte Effekt aber nie.

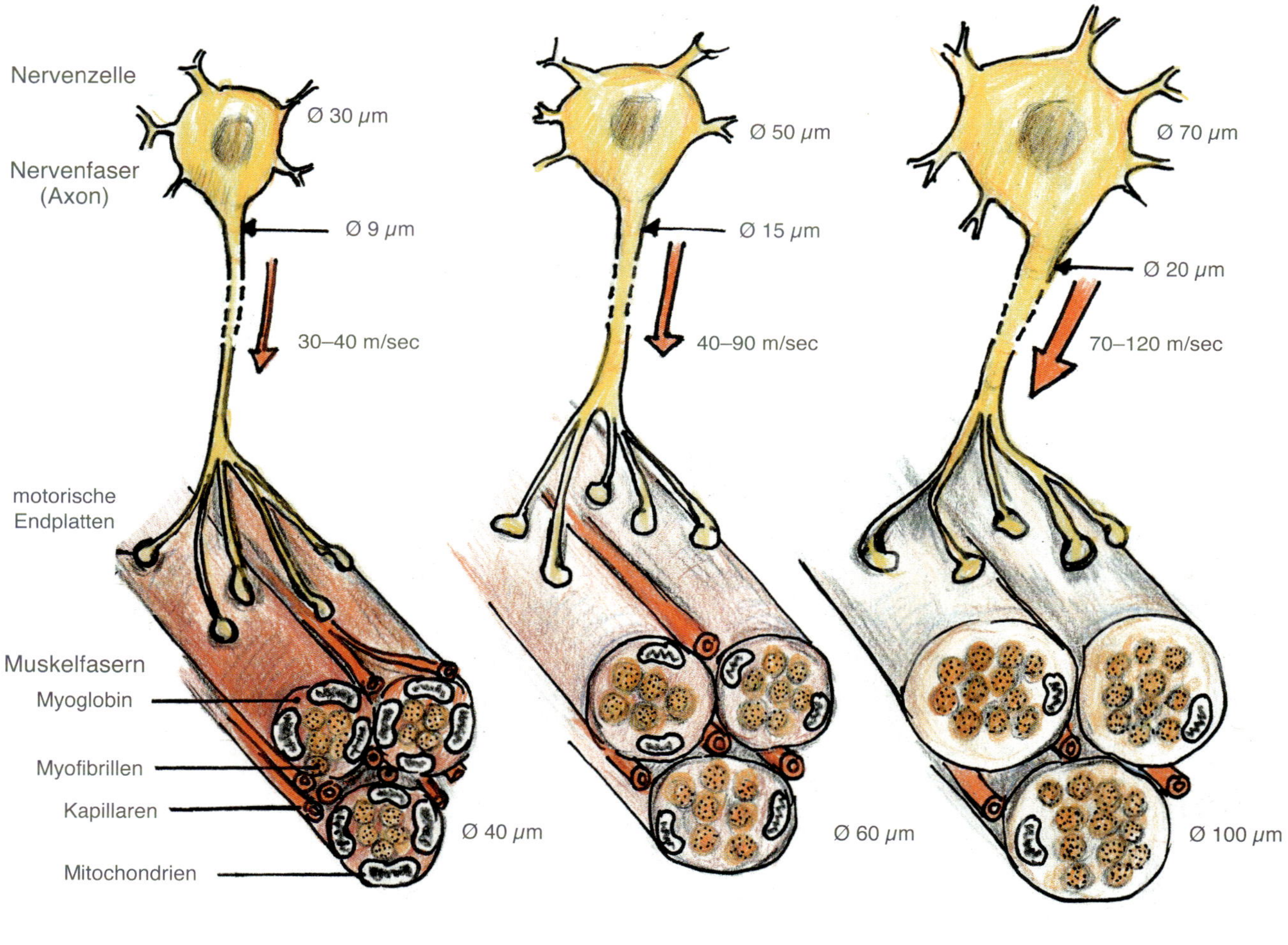

Muskelfasertypisierung nach mikroskopischen, energetischen und funktionellen Kriterien. Die Differenzierung der Muskelfasertypen drückt sich auch in einer unterschiedlichen Nervenversorgung aus. Die im Rückenmark angesiedelten Nervenzellen fallen für die langsamen Typ I-Fasern deutlich kleiner aus und leiten langsamer über dünnere Nervenfasern, während die schnellen Typ IIa- und die noch schnelleren Typ IIb-Fasern über deutlich größere Nervenzellen und schnellere Bahnen verfügen können. Maßangaben: 1μm = 10^{-6}m.

	Typ I – Fasern dunkelrot	Typ IIa – Fasern hellrot	Typ IIb – Fasern weiß
Muskelfaser Ø	dünn, ca. 40 µm	mittel, ca. 60 µm	dick, ca. 100 µm
Myoglobingehalt	sehr hoch	hoch	kein
Farbe	dunkelrot	hellrot	weiß
Mitochondrien	zahlreich	viele	wenig
Kapillardichte	sehr hoch	hoch	gering
Stoffwechsel	rein aerob	gemischt aerob – anaerob	anaerob
Kontraktion	langsam	schnell	sehr schnell
Ermüdung	kaum	langsam	schnell
Nervenzelle Ø	klein, ca. 30 µm	mittel, ca. 50 µm	groß, ca. 70 µm
Nervenfaser Ø	dünn, ca. 9 µm	mittel, ca. 15 µm	dick, ca. 20 µm
Nervenleitung	langsam	schnell	sehr schnell
Lokalisation	Hals/Rücken/Beine	untere Extremitäten	obere Extremitäten
Funktion	Ausdauer, Haltung	Gehen, Sprinten	schnellkräftige, kurzzeitige Bewegung

3.1.4. Arbeitsformen der Skelettmuskulatur

Wie bereits im Kapitel 2.10. (Kraft – »Kampf gegen zentrifugale und zentripedale Mächte«) dargestellt, unterscheiden wir vereinfacht drei Arbeitsformen der Muskulatur, eine **dynamisch-konzentrische**, eine **dynamisch-exzentrische** und eine **statisch-isometrische Arbeitsweise** (siehe Abb. unten). Bei der dynamisch konzentrischen Form **verkürzt** sich

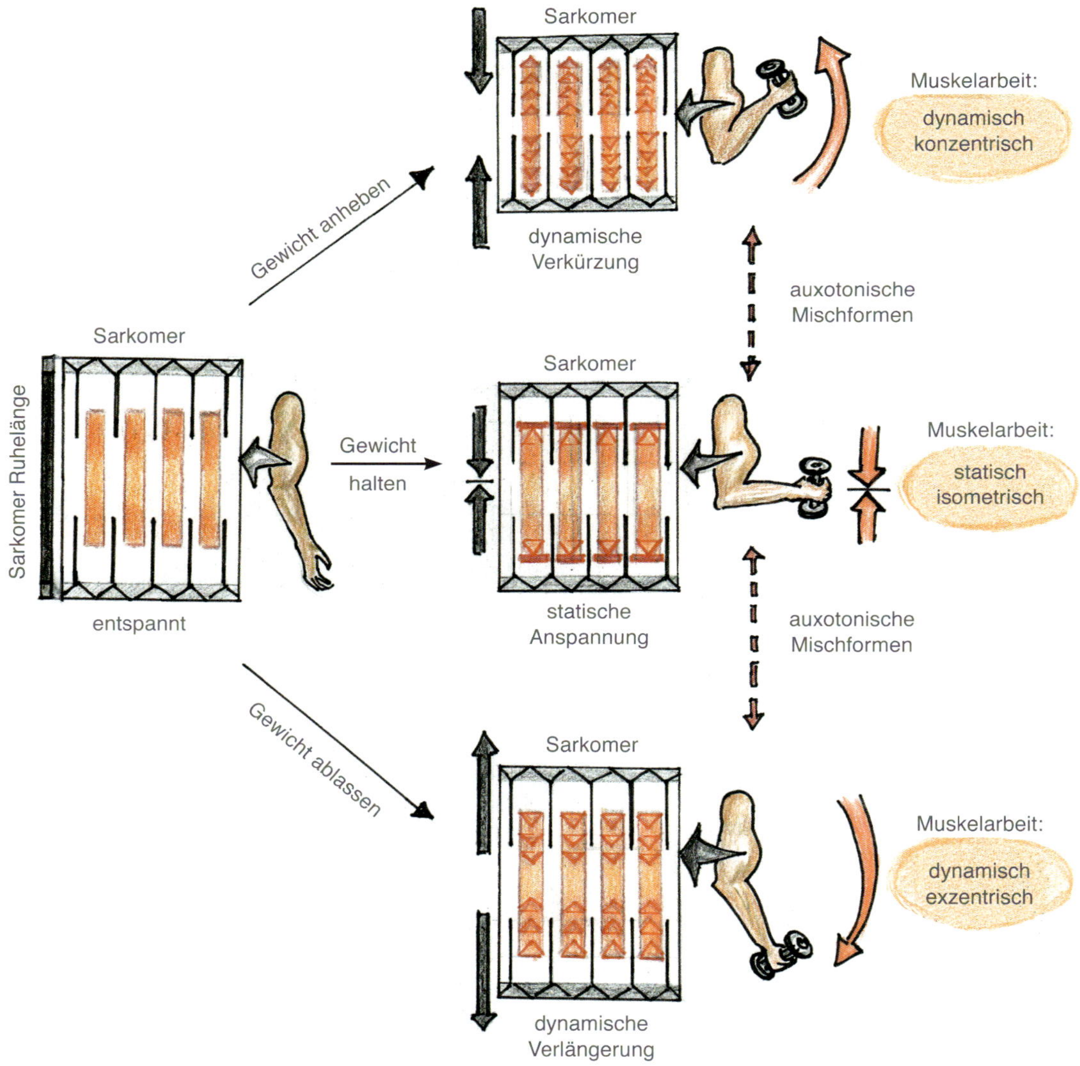

Arbeitsformen der Skelettmuskulatur. Eine schematische Darstellung der Sarkomeraktivität innerhalb des Myofibrillensystems unter verschiedenen Bewegungsanforderungen. So führt eine dynamisch-konzentrische Muskelarbeit zu einer zunehmenden Verkürzung, eine dynamisch-exzentrische Muskelarbeit zu einer kontrollierten progredienten Verlängerung der Sarkomerabschnitte, während eine statisch-isometrische Haltearbeit bei hoher Spannung in gleichbleibender Sarkomerlänge verharrt. Diese Reinformen der Muskelarbeit sind im spezifischen Krafttraining gut reproduzierbar, unter Alltags- und allgemeinen sportlichen Anstrengungen vermischen sie sich: auxotonische Muskelkontraktion.

der Muskel bei annähernd gleichbleibender Spannung (isotonisch) über einen definierten Arbeitsweg, z. B. Hochheben eines Gewichtes. Bei der dynamisch-exzentrischen Form **verlängert** sich der Muskel (nachgebende Arbeit) bei gleichbleibender Spannung (isotonisch) über einen definierten Arbeitsweg, z. B. Absenken eines Gewichtes. Bei der statisch-isometrischen Form entwickelt der Muskel eine erhöhte Spannung, **ohne seine Länge zu verändern** (isometrisch). Es handelt sich um eine rein statische Haltearbeit, z. B. Halten eines Gewichtes.

Im Alltag und Sport kommen diese Reinformen eher selten vor. Hier überwiegen Mischformen aus dynamischer und statischer Belastung, die man auch als **auxotonische Kontraktionen** bezeichnet.

Wichtig aber ist: Der Muskel übersäuert (Milchsäureproduktion) umso schneller, je statischer die Muskelarbeit ist! Die Übersäuerungsgrenzen liegen bei der statisch-isometrischen Muskelarbeit bei 30 Prozent, bei der dynamisch-konzentrischen Kontraktionsweise bei 70 Prozent der maximalen Leistungsfähigkeit, d. h. statische Muskelbelastungen werden energetisch bevorzugt anaerob-laktazid, dynamische bevorzugt aerob abgedeckt. Da anaerob-laktazide Leistungen längere Regenerationszeiten bedingen als aerobe, sollte diese Tatsache bei der Erstellung von Trainingsplänen im Sport und in der Rehabilitation, aber auch in der Einschätzung des eigenen Trainingsgefühls Berücksichtigung finden.

3.1.5. Muskelkater

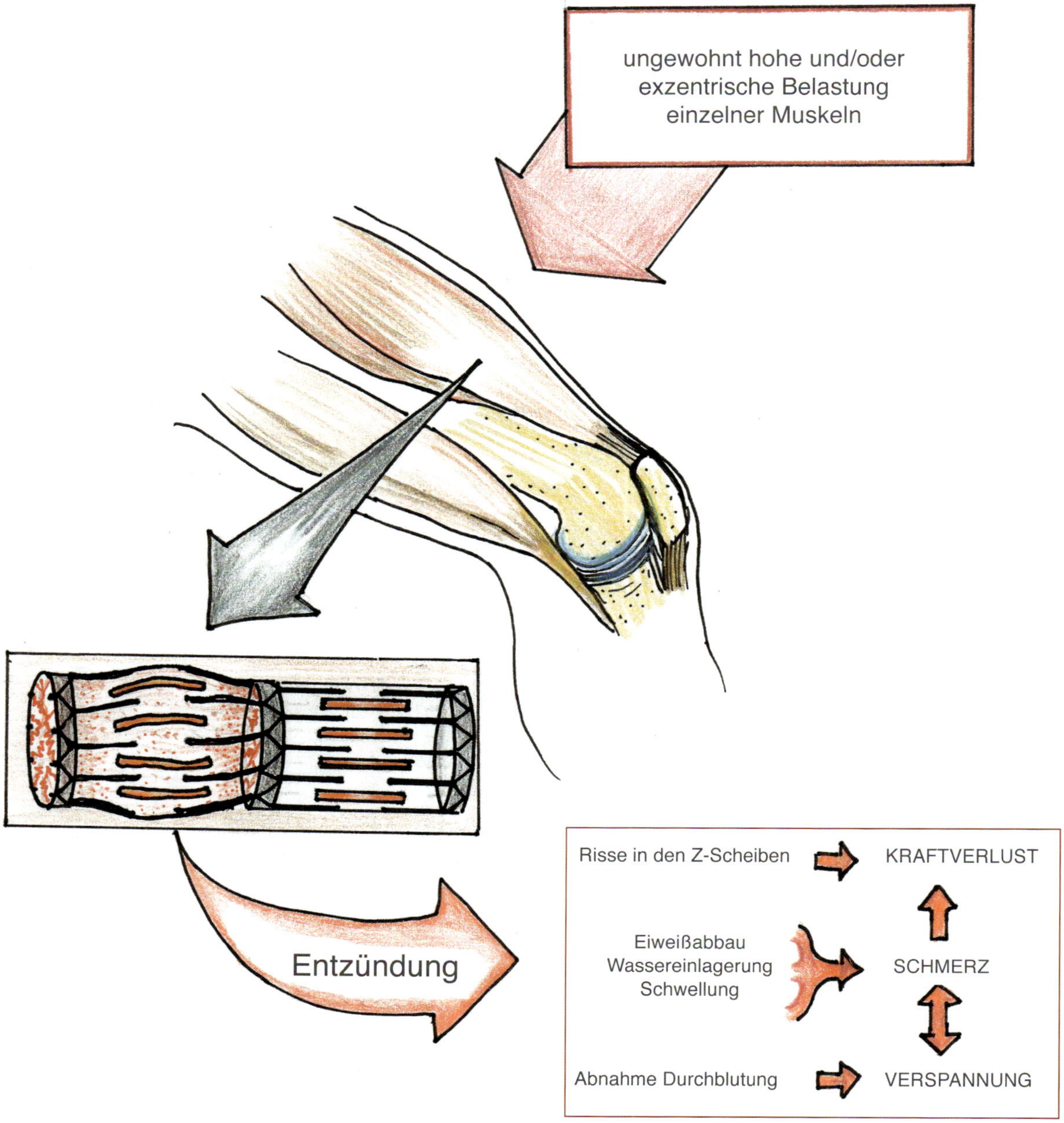

Der Muskelkater ist die Folge einer mechanischen Überlastung der Feinstruktur einzelner Muskeln durch ungewohnte und/oder hohe, vor allem exzentrische Muskelarbeit. Dabei erleiden die Z-Scheiben Risse, und die Myofibrillen werden gemeinsam mit ihren Titinaufhängungen überdehnt. Innerhalb Stunden bis 2 Tage setzt gegenregulatorisch eine Entzündung mit Proteinabbau, Wassereinstrom und Schwellung ein, was zu Kraftverlust und Schmerzen führt. Die schwellungsbedingte Abnahme der Durchblutung begünstigt Muskelverspannungen und diese wiederum Schmerzen und Steifheitsgefühl. Aus der primär mechanischen Schädigung wird für Stunden bis mehrere Tage ein entzündlicher Prozess. Danach bilden sich diese Veränderungen wieder folgenlos zurück.

Muskelkater ist keine Bagatelle und schon gar keine Folge einer Muskelübersäuerung, sondern ein echter, allerdings reversibler Strukturschaden der Muskulatur mit dem Ergebnis einer **Mikrotraumatisierung der Filamentstrukturen und Läsionen an den Z-Scheiben**. Im Gegensatz zum Übersäuerungsschmerz während exzessiver Muskelbelastung treten die für den Muskelkater typischen brennenden bis stechenden Schmerzen **verzögert** erst nach Stunden, meist am Tag nach der Belastung auf und können bis zu einer Woche lang anhalten.

Auslöser sind stets **hohe, ungewohnte** und vor allem **dynamisch-exzentrische** Muskelbelastungen, die der Kontraktionsrichtung der Filamente entgegenwirken und zu den **mikroskopisch kleinen Gewebszerreißungen** führen, die für den Muskelkater charakteristisch sind: Risse in der Zellmembran einzelner Muskelfasern, Beschädigung der Myofibrillen und gerissene Z-Scheiben. Die dadurch ausgelöste **entzündliche Reaktion** mit Einwanderung von Wasser, Entzündungszellen und Proteinen führt neben den Schmerzen zu Muskelsteifheit, Verspannung und erhöhter Empfindlichkeit. Als typisches Beispiel zum Auslösen eines Muskelkaters sei Bergablaufen angeführt. Neben der mehr oder weniger unbeabsichtigten Entstehung eines Muskelkaters wird im extremen Kraftsport die Schädigung der Muskelzelle gezielt und systematisch eingesetzt, um eine **Muskelzellvermehrung (Hyperplasie)** zu provozieren. Vor allem hochintensive exzentrische Trainingsformen kommen hier zum Einsatz. Die schädigungsbedingte Freisetzung sogenannter myogener Wachstumsfaktoren induziert die Muskelzellneubildung über die Ausreifung der zellanhängenden Satellitenzellen. Nach dem heutigen Wissensstand heilen die mikroskopisch kleinen Läsionen des Muskelkaters immer folgenlos aus. Trainingsinduzierte Zellneubildungen führen zu einer Muskelquerschnittsverbreiterung und Erhöhung des Kraftpotenzials, also positiven Effekten.

Eine durchschlagende **Therapie** mit Abkürzung der schmerzhaften Muskelkaterphase gibt es nicht. Eine Linderung der Beschwerden aber kann durch Schwimmen oder Aqua-Jogging erreicht werden, da durch den hydrostatischen Druck bei gleichzeitiger Erhöhung der Zirkulation im Blut- und Lymphkreislauf die entzündungsbedingte Gewebsschwellung positiv beeinflusst wird. Muskelmassagen sollten nicht zur Anwendung kommen, da sie die Problematik eher verschärfen. Medikamente vom Diclofenac-Typ können in extremen Fällen die Beschwerden abschwächen, aber die Regenerationszeit nicht verkürzen. Vitamin C, Calcium, Methionin und Bromelain sind wirkungslos. **Vorbeugend** haben sich bewährt: Aufwärmen, dosierte Belastungssteigerung, sichere koordinativ-technische Bewegungsausführung, Auslaufen (Ausfahren, Ausrudern) und vorsichtig dosiertes Stretching nach dem Training.

3.1.6. Das Spieler-Gegenspieler-Prinzip

Wie eine belebte architektonische Baukonstruktion kann der gesamte Bewegungsapparat des Menschen statische Gleichgewichte nahezu in jeder Körperstellung über Muskelschlingen halten und dynamische Bewegungsradien in alle Richtungen ausführen und absichern (siehe Abb. unten).

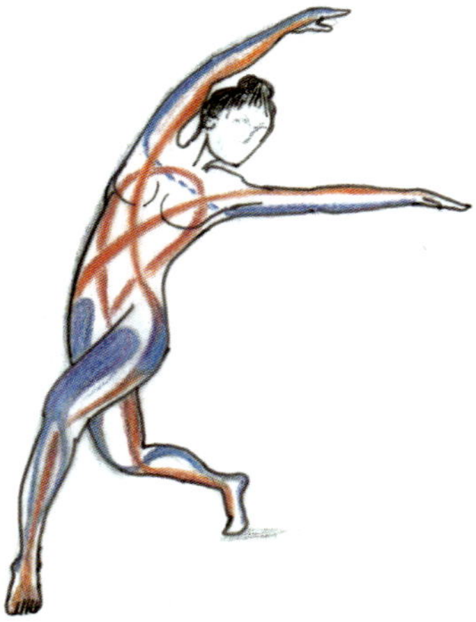

Muskelschlingen in Seithaltung und Rotation am Beispiel einer Tänzerin. Besondere Bedeutung kommt dabei der Rumpfmuskelschlinge, insbesondere der Bauchmuskulatur, zu.

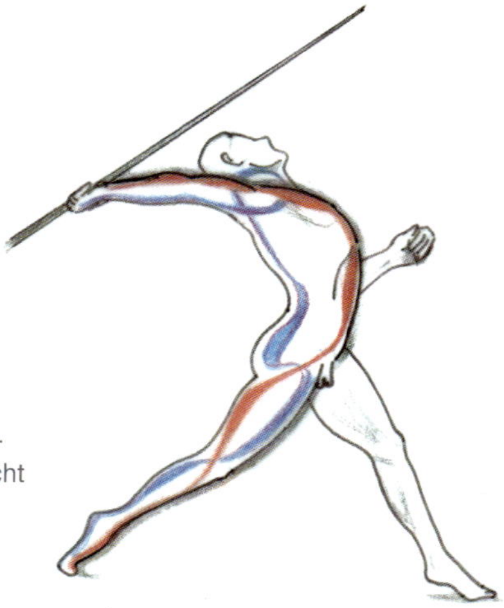

Muskelschlingen bei dynamischer Wurfbewegung am Beispiel eines Speerwerfers. Auffällig ist die Bogenspannung, die sich nicht nur auf den Wurfarm beschränkt, sondern über den gesamten Körper zieht.

Synergistisch und antagonistisch arbeitende Muskelgruppen schließen sich zu Muskelschlingen zusammen und ermöglichen dadurch komplexe statische (siehe Tänzerin) und dynamische (siehe Speerwerfer) Bewegungen in alle Richtungen. In exakter Abstimmung mit dem Zentralnervensystem kommt den Muskelschlingen eine Schlüsselfunktion in der Haltungs- und Bewegungskoordination zu. (Abbildungen modifiziert nach Tittel, K.)

Er bedient sich dabei eines natürlichen agonistisch-antagonistischen (Spieler/Gegenspieler) Prinzips. Dieses Grundprinzip der biologischen Steuerung finden wir u. a. auch bei hormonellen (siehe S. 238 und 239, Insulin/Glucagon) und nervalen (siehe Kap. 3.1.2.5., autogene Hemmung) Regulationsmechanismen. In Anwendung auf die Muskulatur kann man es auch als Beuger- und Strecker-Prinzip bezeichnen (siehe Abb. S. 137). Tritt die Beugemuskulatur in Aktion, wird synchron dazu die Streckmuskulatur über nervale Hemmimpulse entspannt, um die Bewegungsaktion bei dynamischen Kontraktionen nicht zu bremsen. Führt die Streckmuskulatur die Bewegung an, gilt der dargestellte Mechanismus umgekehrt. Im gleichzeitigen Zusammenspiel kann in jeder Winkelstellung eines Gelenkes die Bewegung gestoppt und über eine synchrone isometrische Anspannung der Beuge- und Streckmuskulatur stabilisiert werden. Eine gleichzeitige Entspannung aller Skelettmuskeln ist nur im Liegen (Schlaf) möglich, da die aufrechte Körperhaltung eine kontinuierliche Tonisierung der Rumpf- und Beinmuskulatur erforderlich macht. Um das muskuläre Zusammenspiel zu optimieren, haben sich im Zuge der evolutionären Entwicklung des Menschen natürliche Muskelungleichgewichte herausgebildet, die das Leben erleichtern und das Überleben sichern. So überwiegt an den Armen die Beugemuskulatur (Heben, Arbeiten, Klettern, Kämpfen), an den Beinen die Streckmuskulatur (Stehen, Laufen, Springen).

Als **Synergisten** bezeichnet man zusätzliche Muskeln oder Muskelgruppen, die mit dem Spieler oder Gegenspieler gleichsinnig zusammenarbeiten (z. B. Schultermuskulatur). **Fixatoren** hingegen sind Muskeln, die die Arbeit eines Muskel-Hauptakteurs unterstützen, indem sie die Muskelursprungszonen stabilisieren, um keine Ausweichbewegungen bei Muskelanspannung zuzulassen. Als wichtigstes Beispiel sei hier die muskuläre Fixierung des ansonsten frei aufliegenden Schulterblattes bei kraftbetonten Armbewegungen genannt, wie sie unter anderem beim Kunstturnen, Skilanglauf usw. auftreten.

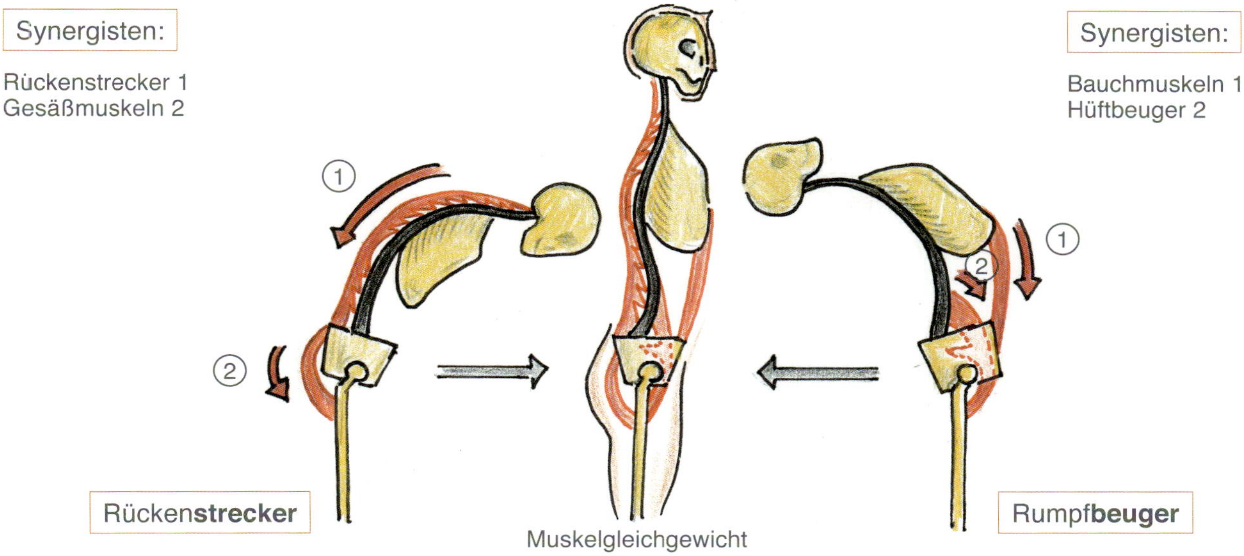

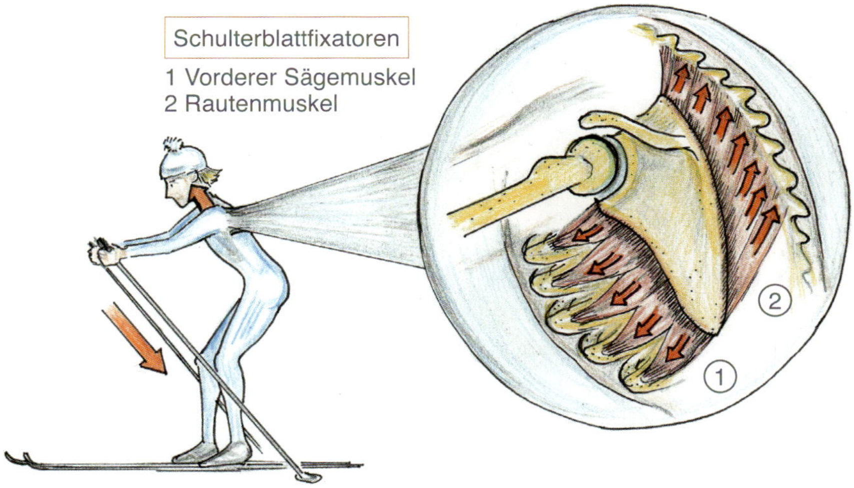

Oben: Das Beuger-Strecker-Prinzip am Beispiel der Wirbelsäule (modifiziert nach Tittel, K.)
Die Arbeit der agonistisch-antagonistisch wirkenden Muskulatur kann durch jeweils gleichsinnig arbeitende Muskeln unterstützt werden, die sog. Synergisten.
Unten: Fixatoren stabilisieren den Ursprung des gerade arbeitenden Hauptmuskels, um Ausweichbewegungen zu verhindern, die Kraftschlüssigkeit zu erhöhen und damit die Arbeitseffektivität zu verbessern. Ein wichtiges Beispiel stellt das frei aufliegende, nur muskulär verzurrte Schulterblatt dar. Der Krafthebel des Armes kann durch die Schulterblattfixation mittels Säge- und Rautenmuskeln effektiver umgesetzt werden, da beispielsweise Ausweichbewegungen der Schulter nach oben verhindert werden (Stockschub im Skilanglauf).

3.1.7. Muskeltraining

Der Muskel lebt durch und aus der Bewegung. Minderbelastung führt zu Funktionsverlust und Strukturabbau (Atrophie). Bewegung und Training sind deshalb wichtige Voraussetzungen für die muskuläre Funktionstüchtigkeit. Die Vielfältigkeit der Trainingsmöglichkeiten lässt sich mit den fünf motorischen Hauptbeanspruchungsformen Ausdauer, Kraft, Schnelligkeit, Beweglichkeit und Koordination sehr gut beschreiben (siehe Kap. 2.9., 2.10., 2.11., 2.12., 2.13.). Die grundlegenden Prinzipien der biologischen Anpassung und des Trainings sind die Basis für die funktionelle und strukturelle Verbesserung dieser motorischen Qualitäten (siehe Kap. 1.5., 1.6.). Muskelbiopsien (Muskelgewebsentnahmen) und histochemische Untersuchungen gewähren hierzu einen detaillierten Einblick:

Regelmäßige Belastungen mit Ausdauercharakter regen in den langsamen Typ-I-Fasern und in den schnellen oxidativen Typ-IIa-Fasern Anpassungsreaktionen an, die den sauerstoffverbrennenden (aeroben) Energiestoffwechsel ausbauen und optimieren:

- Vermehrung und Volumenzunahme der im Zellwasser (Sarkoplasma) schwimmenden **Mitochondrien**, die als Zellkraftwerke der aeroben Energieherstellung fungieren
- Erhöhung der **Enzymaktivität** im aeroben Stoffwechsel. Die Arbeitsleistung dieser unverzichtbaren Stoffwechselarbeiter steigt an, was zu einem höheren Sauerstoffumsatz führt.
- Zunahme der **Brennstoffspeicher** in der Muskelzelle. Die Erweiterung der Zucker(Glykogen)- und Fett(Triglyceride)-Speicher verlängert vor allem die mögliche Belastungsdauer.
- Verbesserung der Muskeldurchblutung über den Ausbau der **Kapillarversorgung**, den kleinsten Blutgefäßen zwischen den Muskelfasern. Eine hohe Kapillardichte lässt längere und höhere Muskelbelastungen zu und erhöht das regenerative Potenzial nach Belastung.

Regelmäßige Belastungen mit Kraft- und Schnellkraftcharakter induzieren in den schnellen Typ-II-a- und Typ-II-b-Fasern Anpassungsreaktionen, die den anaeroben Energiestoffwechsel verbessern und den Muskelquerschnitt erhöhen:

- Erhöhung der **Enzymaktivität** im anaerob-laktaziden Energiestoffwechsel und bei der Wiederherstellung der Homöostase nach stark ermüdenden hochintensiven Belastungen (Repair-Funktion)
- Erhöhung des **Muskelquerschnitts** über die Zunahme der kontraktilen Eiweiße (Hypertrophie), in geringem Maß auch über eine Zellneubildung (Hyperplasie) durch Umbildung von Satellitenzellen
- Zunahme der **energiereichen Phosphate**. Durch die erreichte Erweiterung des Phosphagenpools (ATP + Kreatinphosphat) werden Spitzenbelastungen im Kraft- und Schnellkraftbereich über einen längeren Zeitraum möglich
- **Kapillarisierung.** Ähnlich den Ausdauerbelastungen reagiert die Muskulatur auch auf Kraftbelastungen mit einer Erhöhung der Kapillardichte. Damit lässt sich der Blutfluss auch unter den erhöhten Spannungs- und Druckbedingungen aufrechterhalten.

Zusammenfassung (siehe Abb. unten): Nach dem Gehirn ist der Muskel zweifellos das Organ mit der höchsten biologischen Anpassungsfähigkeit. Wie man aus der Vielzahl von Zellkernen pro Muskelzelle ableiten kann, verfügt er über eine sehr große genetische Variationsbreite und Informationsdichte. Zudem hat er über Fühlersysteme und Synapsen direkten Kontakt zum und vom Zentralnervensystem. Seine feinabstimmbaren Muskelfasern können mit Tausenden von Sarkomergliedern unglaubliche Kraft-, Schnelligkeits- und Ausdauerleistungen vollbringen: im Extrem über 450 kg heben, unter zehn Sekunden auf 100 Meter sprinten und über viele Stunden laufen! Geprägt vom evolutionären Überlebenskampf kann er auch Engpasssituationen meistern: Geht ihm der Brennstoffvorrat Glykogen aus, so verbrennt er nicht nur Körperfett, sondern im Extremfall Körpereiweiß, also sich selbst. Wird die Außentemperatur zu niedrig, zittert er und hält dadurch die Körpertemperatur hoch. Hilft auch dies allein nicht, so gibt er sich vorübergehend auf und drosselt seine Durchblutung zur Stabilisierung der Körperkerntemperatur. Im übertragenen Sinne ist er ein »echter Freund«, der das Leben durch Kampf, Flucht und Überlebenstricks sichert. Wird er einmal selbst verletzt, so heilt er auch außerordentlich schnell und gut. Pflegt man ihn und lässt ihm ausreichende Regeneration nach hochintensiven Belastungen zukommen, wird er es bis ins hohe Alter danken. Nur Doping mag er nicht.

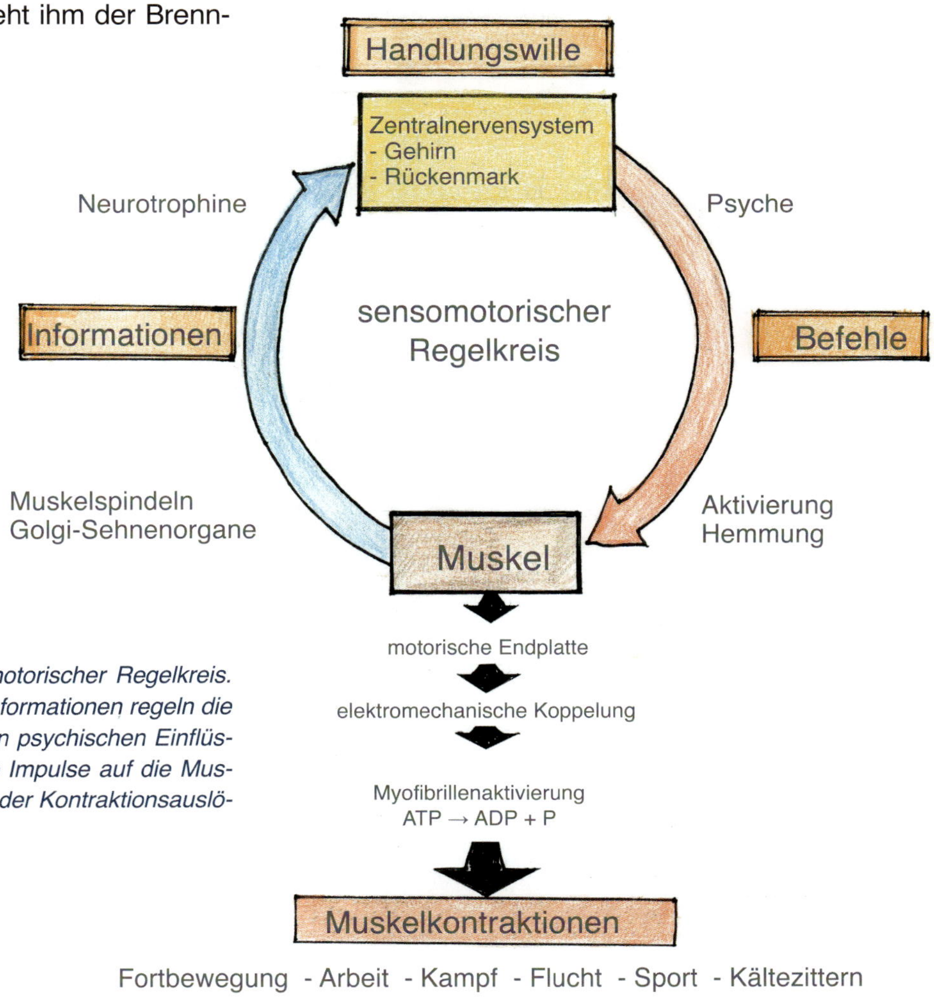

Die Muskelkontraktion als sensomotorischer Regelkreis. Handlungswille und sensorische Informationen regeln die Befehlsausgabe, die, moduliert von psychischen Einflüssen, aktivierende oder hemmende Impulse auf die Muskulatur überträgt und die Kaskade der Kontraktionsauslösung einleitet oder hemmt.

3.2. Das Nervensystem – »Tor zur Umwelt«

Der menschliche Organismus tritt mithilfe des Nervensystems in enge Beziehung zur Umwelt. Reize aus der Umwelt werden über das sensorische System registriert, bearbeitet, gespeichert und über das motorische System situationsgerecht wieder der Umwelt zugeleitet (siehe Abb. unten). Nach Lokalisation und Organisationsstruktur ist es sinnvoll, zwei Funktionsbereiche zu unterscheiden, das **zentrale Nervensystem** (Zentralnervensystem), das sich aus Gehirn und Rückenmark zusammensetzt, und das **periphere Nervensystem**, das sich mit seinen Nervensträngen über den ganzen Körper erstreckt und mit seinen feinsten Ästen auch die entferntesten Regionen erreicht. **Beide Systeme bilden eine funktionelle Einheit.** Im Unterschied zu diesem auch als **somatisch** bezeichneten Nervensystem, das in der Regel bewusst und willkürlich operiert, kennen wir noch das **vegetative Nervensystem**, das die Funktionstüchtigkeit der inneren Organe (Herzaktion, Kreislauffunktion, Atemtätigkeit, Verdauung usw.) regelt. Da es willentlich primär nicht beeinflussbar ist, heißt es synonym auch **autonomes Nervensystem**.

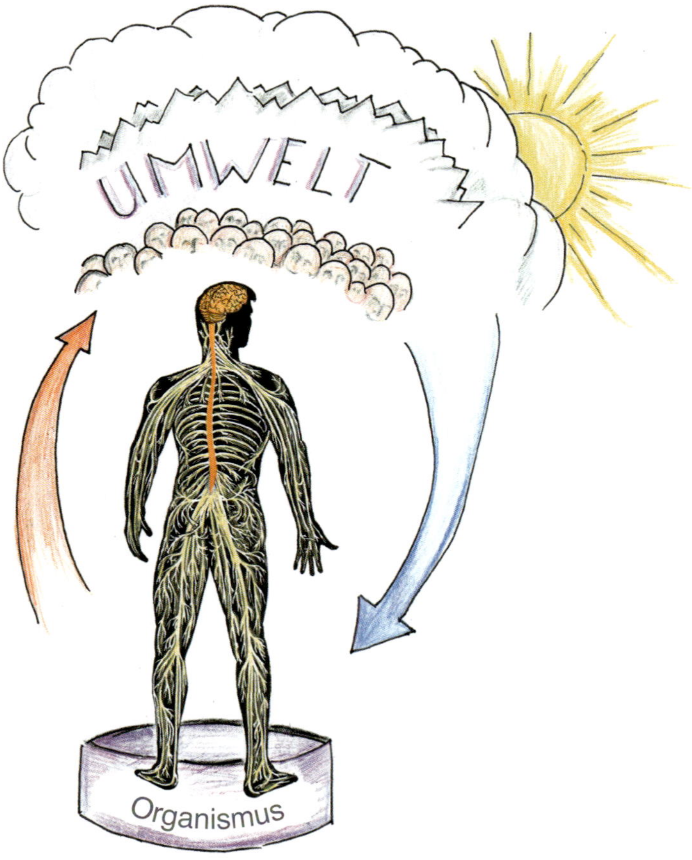

Reize aus der Umwelt (sensorischer Input blau) werden über das periphere Nervensystem (gelb) dem Zentralnervensystem (orange), bestehend aus Rückenmark und Gehirn, mitgeteilt, bearbeitet und nach Speicherung als motorischer Befehl wieder auf dem Weg über das periphere Nervensystem der Umwelt zugeleitet (Output rot).

Nervensystem – Tor zur Umwelt.
Die sensorische Information ist die Voraussetzung für alles Tun. Ohne äußere Reize ist kein Leben möglich!

Wegen der unterschiedlichen physiologischen Aufgaben wird das vegetative Nervensystem erst später im Rahmen der inneren Steuerfunktionen behandelt.

Ein guter Zugang in die zunächst beängstigend vielfältige Welt des Nervensystems, in der viele Milliarden von Nervenzellen pausenlos Signale über ein dichtes Netz von Nervenbahnen durch den Körper jagen, lässt sich über grafisch vereinfachte Schnittbildebenen finden. So fallen in einem Frontalschnitt durch die Hirnmitte und einem Querschnitt durch das Rückenmark (siehe Abb. S. 141 a) farblich unterschiedliche Bereiche auf. Die Hirnrinde, die Kerngebiete tieferer Hirnabschnitte und die zentrale Schmetterlingsfigur des Rückenmarks bestehen aus der sogenannten **grauen Substanz** (Substantia grisea), die sich im Wesentlichen aus eng vernetzten **Nervenzellen** zusammensetzt. Die

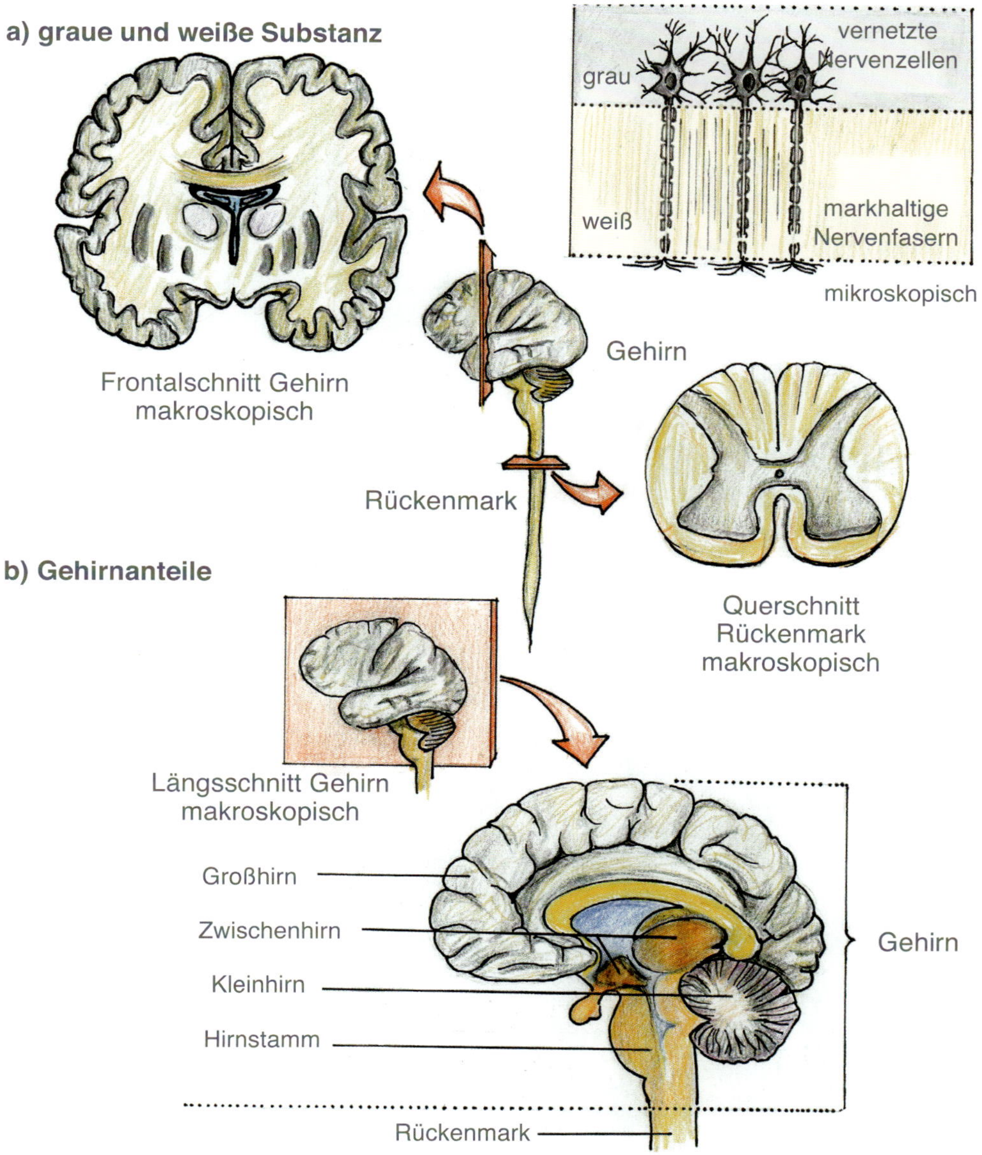

Schnittbildebenen des Zentralnervensystems
Texterläuterung: makroskopisch = mit bloßem Auge, mikroskopisch = mit Mikroskop erkennbar

weiße Substanz (Substantia alba) innerhalb des Gehirns und in der Peripherie des Rückenmarks hingegen enthält größtenteils markhaltige **Nervenfasern** mit weißlicher Myelinhülle aus Phospholipiden. In einem Längsschnitt (Sagittalebene) zwischen beiden Hirnhälften (siehe Abb. oben, b) zeigt sich der Aufbau des Gehirns mit Einteilung in die vier großen Hirnabschnitte: Großhirn, Zwischenhirn, Kleinhirn und Hirnstamm. Um die Geheimnisse des Nervensystems zu lüften, werden wir uns aus der Peripherie der Leitungsbahnen (Nerven) über die Schaltzentralen des Rückenmarks langsam zum »Großmeister« Gehirn vorwagen. Immer wieder werden wir dabei ob der unendlichen Vielfalt der kaum zu beschreibenden Möglichkeiten staunend verharren, um zu begreifen, dass wir nur Lernende und nicht Wissende innerhalb eines sich ständig verändernden Netzwerkes sind.

3.2.1. Das periphere Nervensystem – »Daten-Highway für schnelle Informationen«

Zum peripheren Nervensystem gehören 31 paarig angeordnete **Spinalnerven**, die aus dem Rückenmark entspringen und die Wirbelsäule durch die Zwischenwirbellöcher verlassen, zwölf an der Gehirnbasis austretende **Hirnnervenpaare** und die Nervenanordnungen des autonom arbeitenden **vegetativen Nervensystems**, das wegen seiner Sonderstellung in der Steuerung des inneren Organmilieus erst später besprochen wird.

Die peripheren Nerven bündeln sich aus Hunderten bis Tausenden von einzelnen Nervenfasern (Axonen), wobei jeder Nerv sein definiertes Versorgungsgebiet hat. Betrachtet man zunächst die **Organisationsstruktur des Spinalnervs**, so lässt sich folgender Aufbau erkennen (siehe Abb. S. 143): Der Nervenursprung am Rückenmark beginnt mit zwei Verbindungen, der vorderen motorischen und der hinteren sensorischen **Nervenwurzel**, die sich aber bereits beim Durchtritt durch das knöchern begrenzende Zwischenwirbelloch zu einem Nerv vereinigen (gemischter Nerv). In der Hinterwurzel sind darüber hinaus die Nervenzellkörper der sensorischen Zuleitungen untergebracht. Die dadurch entstehende spindelige Auftreibung nennt man **Ganglion** (Spinalganglion). Unmittelbar nach dem Durchtritt durch das Zwischenwirbelloch teilen sich die Spinalnerven jeder Körperhälfte jeweils in vier Äste auf: einen **vorderen Ast**, der die Muskeln der oberen und unteren Extremitäten und der vorderen Rumpfmuskulatur sowie die Haut und ihre Anhangsstrukturen motorisch und sensorisch versorgt, einen **hinteren Ast**, der die hintere Rumpfmuskulatur und die Rückenhaut innerviert, einen in den Rückenmarkskanal zurückkehrenden **Rückenmarkshautast**, der die Rückenmarkshäute, deren Blutgefäße und Teile der Wirbelkörper mit dem zugehörigen Bandapparat versorgt, und letztendlich einen Astverbund aus **Verbindungsnerven** zum vegetativen Nervensystem (siehe Kap. 3.2.11.).

Als anatomische Besonderheit bilden die vorderen Äste jeweils beidseits im Bereich der Hals- und oberen Brustwirbelsäule und im Bereich der Lendenwirbelsäule und des Kreuzbeins ein netzartiges Nervengeflecht, den sogenannte **Plexus**. Evolutionär-strategisches Ziel dieser Nervenvernetzung ist es, die Extremitätenmuskulatur aus mehreren Etagen (Segmenten) des Rückenmarks mit motorischen Befehlen zu versorgen, um die **koordinative Abstimmung** von Beugern, Streckern, Synergisten und Fixatoren zu optimieren. Für die sensorischen Nervenanteile ergeben sich daraus **Überlappungen der sensiblen Versorgung**, die im Verletzungsfall den Schaden minimieren.

Als Beispiel sei der größte Nerv der Oberschenkelstreckseite angeführt, der Nervus femoralis (siehe Abb. S. 144 a). Er stammt aus dem lumbalen Plexus mit der Segmentbezeichnung L_2 bis L_4, d. h. er setzt sich aus den Nerven der Rückenmarkssegmente L_2, L_3 und L_4 zusammen. Damit versorgt er motorisch die hüftbeugende und kniestreckende Muskulatur, sensibel die Haut der vorderen bis inneren Oberschenkelseite und die Innenseite des Unterschenkels bis zum Innenknöchel. Betrachtet

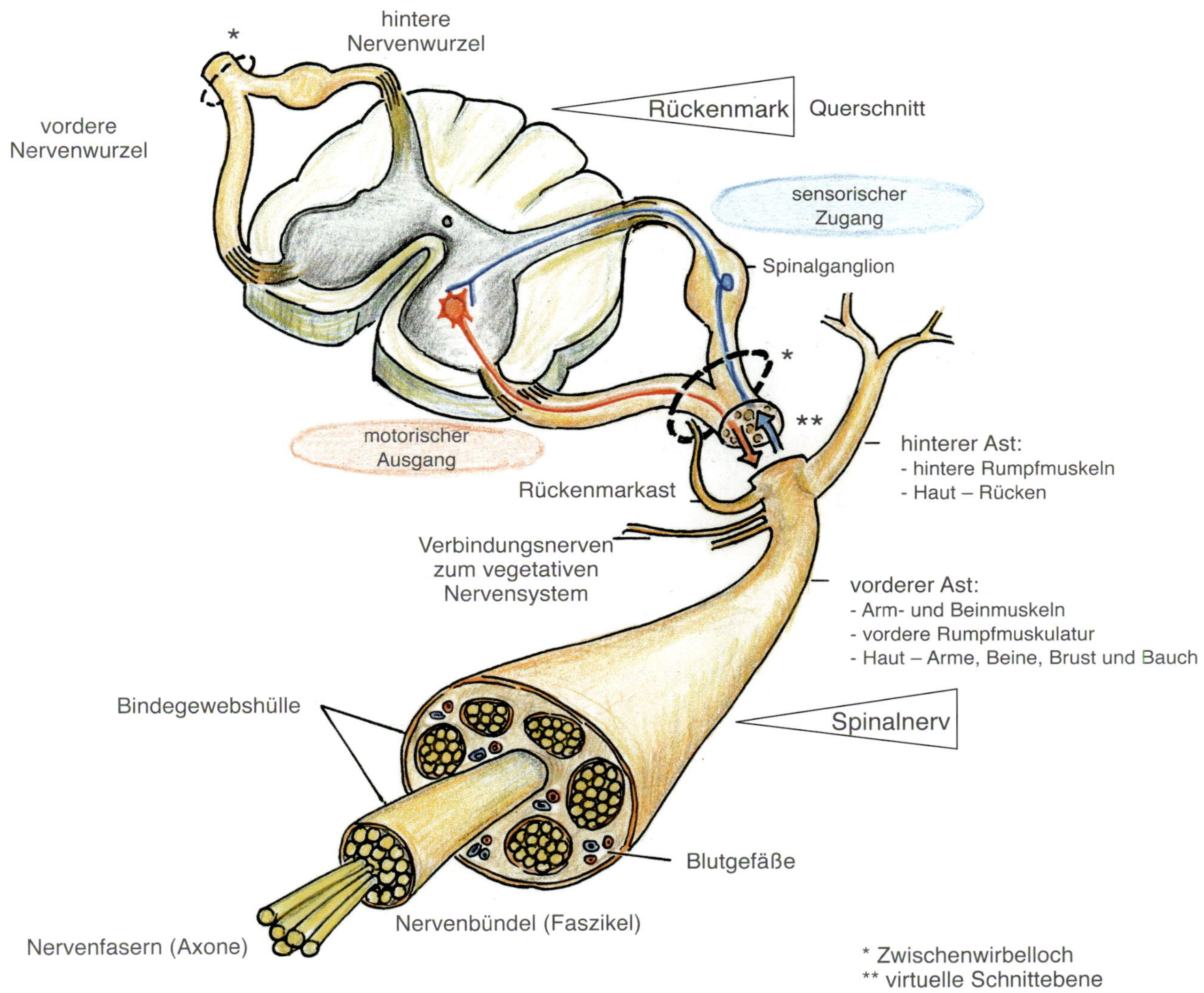

Die Organisationsstruktur der Spinalnerven.
Die 31 paarigen Spinalnerven verfügen über jederseits zwei Anschlüsse zum Rückenmark, einen sensorischen Eingang über die hintere Nervenwurzel und einen motorischen Ausgang über die vordere Nervenwurzel. Direkt am Durchtritt durch das knöchern begrenzte Zwischenwirbelloch verbinden sie sich zum eigentlichen Spinalnerv, der sich bereits unmittelbar nach Verlassen des Zwischenwirbellochs in vier Nervenäste aufteilt: einen vorderen und hinteren Ast für die motorische und sensorische Versorgung der Extremitäten und des Rumpfes, einen zum Rückenmark zurückkehrenden sensiblen Ast und einen Ast zur Verbindung mit dem vegetativen Nervensystem. Jeder Spinalnerv und auch Hirnnerv (siehe S. 146) besteht aus in Bündeln (Faszikel) angeordneten Nervenfasern (Axonen), die von Bindegewebshüllen umgeben sind.

man die sensible Versorgung der Körperoberfläche allein, so teilt sich diese entsprechend den Rückenmarkssegmenten in schichtartige Hautareale (Dermatome) auf, die von dort die sensorischen Signale zum Rückenmark und weiter zum Gehirn senden. Grob kann dabei eine Unterteilung in Nervengruppen der Hals-, der Brust-, der Lendenwirbelsäule und des Kreuzbeins getroffen werden (siehe Abb. S. 144 b).

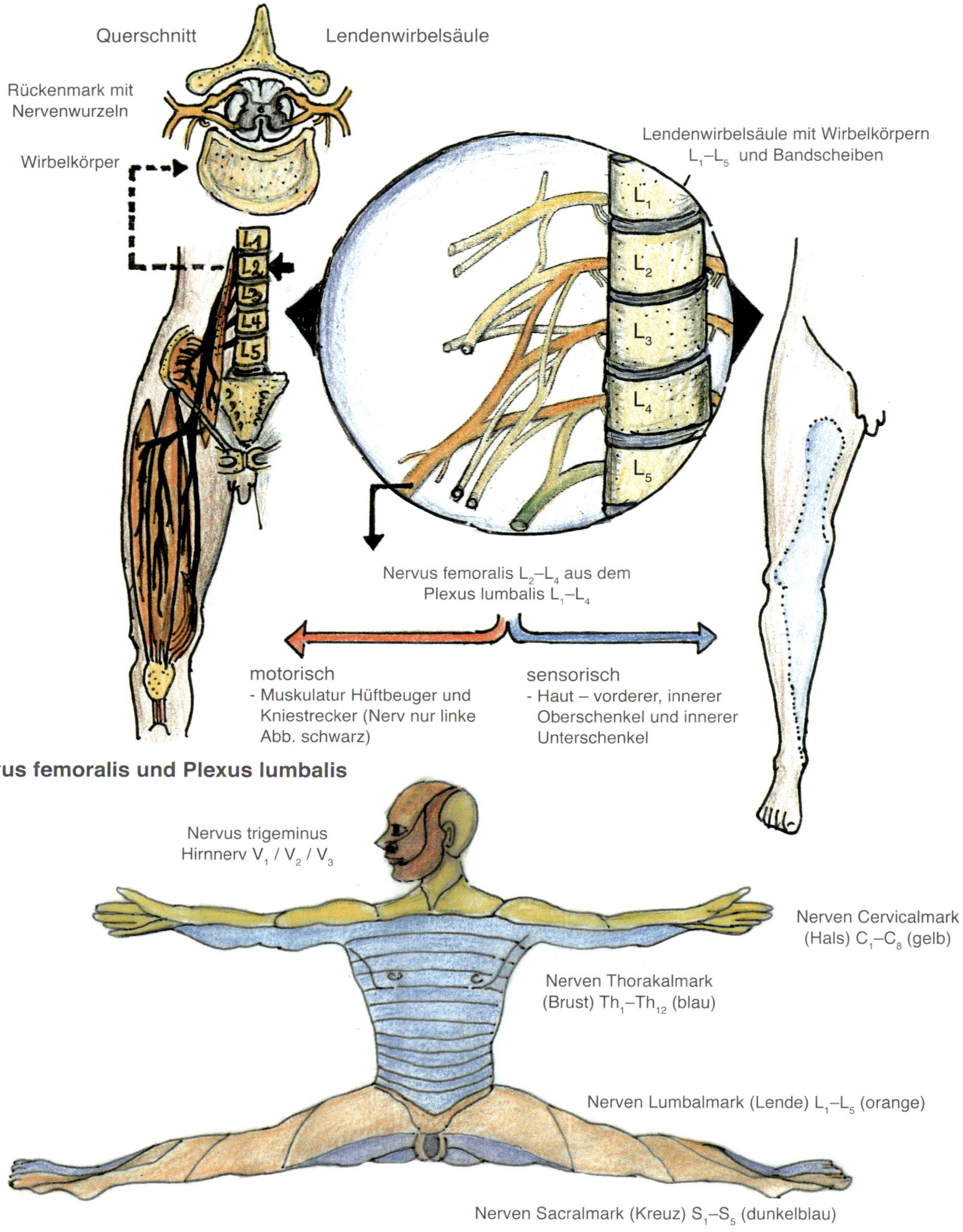

b) Zuordnung der sensorischen Hautversorgung zu den einzelnen Rückenmarkssegmenten

Nervenplexusversorgung und Dermatomdarstellung
a) Motorisches und sensorisches Versorgungsgebiet am Beispiel des Nervus femoralis
b) Prinzip der segmentalen sensorischen Hautversorgung nach Dermatomen

Bei dieser Form der segmentalen Betrachtungsweise muss man allerdings wissen, dass sich einerseits die einzelnen Segmente überlappen und andererseits durch den Zusammenschluss von Nervenbündeln im Arm- und Beinplexus das periphere sensible Versorgungsgebiet etwas vom segmentalen abweicht. In der Medizin kann die Differenzierung zwischen nervenwurzelbedingter (radikulärer), plexusinduzierter oder peripherer Sensibilitätsstörung diagnostisch entscheidend sein. Für den Leser dieses Buches ist es ein weiterer Beweis für die physiologische Variationsbreite des menschlichen Organismus.

Die sensorische Gesichtsversorgung hingegen zeigt sich ohne gröbere physiologische Abweichungen, denn sie wird direkt vom fünften Hirnnerv, dem Nervus trigeminus, übernommen (siehe S. 147).

Die zweite große Gruppe des peripheren Nervensystems sind die zwölf **Hirnnervenpaare**. Von allen peripheren Nerven besitzen sie über eigene Löcher im knöchernen Schädel den kürzesten Weg vom und zum Gehirn. Der physiologische Sinn dieses Direktanschlusses ans Gehirn mag aus evolutionärer Sicht wohl der sein, dass die Hirnnerven über motorische, sensorische und vegetative Eigenschaften verfügen, die in erster Linie das Überleben absichern. So geben sie optische, akustische und räumliche Informationen auf der Jagd, bei Feindbedrohung und im Kampf, unterstützt durch die zielgerichtete muskuläre Kopfeinstellung im Raum. Durch mimische Gesichtsveränderungen signalisieren sie Freund oder Feind den inneren Gefühlszustand, ohne sprechen zu müssen (z. B. Lächeln, Zähnefletschen). Durch Riechen und Schmecken helfen sie bei der Auswahl der überlebenswichtigen Nahrungsmittel und prüfen diese auf deren Verträglichkeit. Sie versorgen die Biss- und Kaumuskeln und aktivieren den Schluck- und Verdauungsvorgang. Durch diesen Anspruch entsteht ein buntes Bild aus motorischen, sensorischen, gemischten und vegetativen Nerven, die im Folgenden in der üblichen Nummerierung mit römischen Zahlen, beginnend von der vorderen zur hinteren Hirnbasis aufgelistet sind (siehe Abb. S. 146).

I	N. olfactorius
II	N. opticus
III	N. oculomotorius
IV	N. trochlearis
V	N. trigeminus
VI	N. abducens
VII	N. facialis
VIII	N. vestibulocochlearis
IX	N. glossopharyngeus
X	N. vagus
XI	N. accessorius
XII	N. hypoglossus

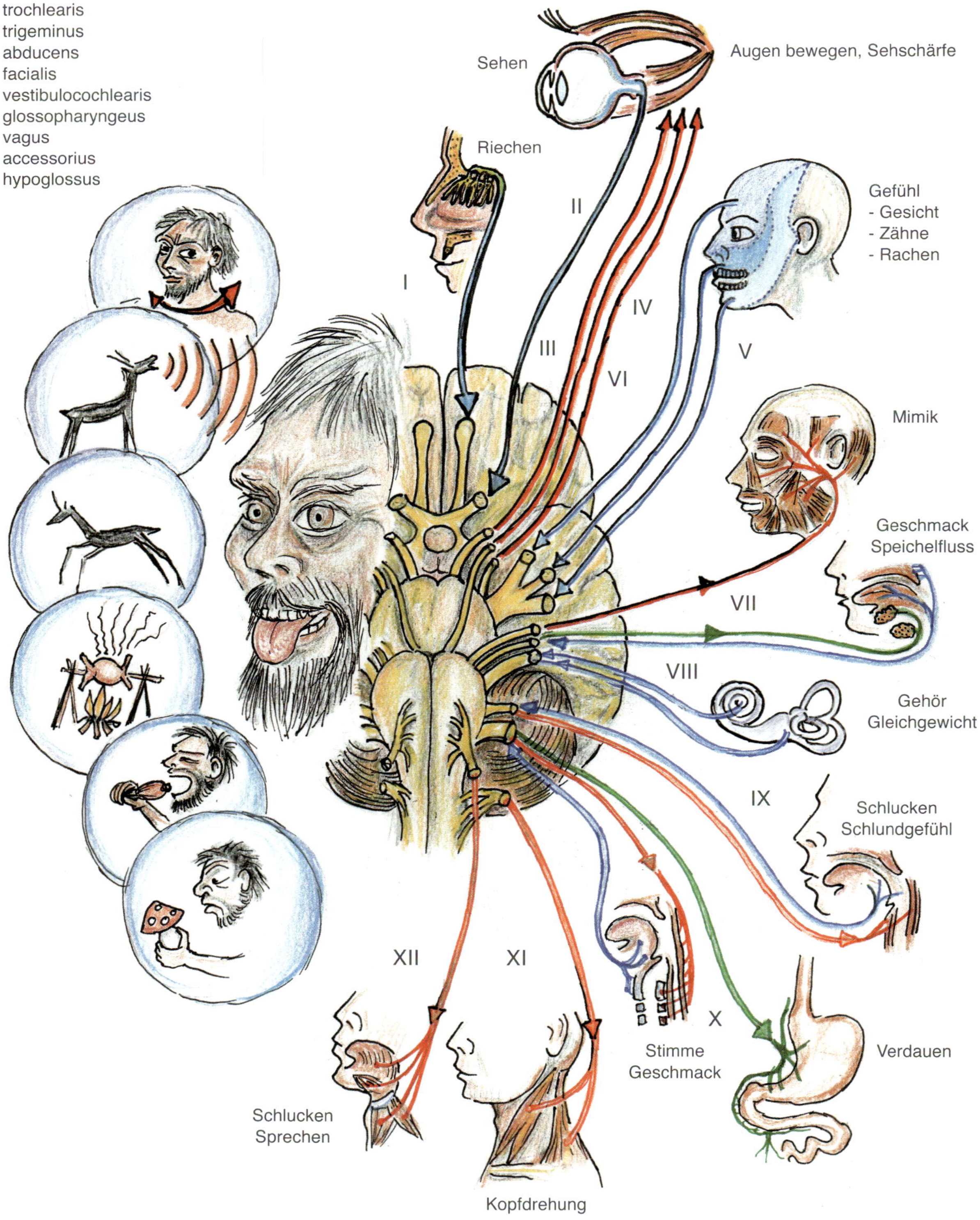

Die 12 (paarigen) Hirnnerven (I–XII), Blick von unten auf die Hirnbasis. Ihr direkter Anschluss an das Gehirn sichert das Überleben (Beschreibung siehe S. 147): Die motorischen Nerven sind rot, die sensorischen blau und die vegetativen grün dargestellt.

I Nervus olfactorius:
rein sensorischer Nerv
Funktion: Riechbahn von der oberen Nasenhöhle zum Gehirn

II Nervus opticus:
rein sensorischer Nerv
Funktion: Sehbahn zur Bildübertragung vom Auge zum Gehirn

III Nervus oculomotorius:
Gemischter Nerv, überwiegend motorisch
Funktion: Augen- und Lidbewegung, vegetativer Anteil für Akkommodation der Linse und Pupillenweite

IV Nervus trochlearis:
vorwiegend motorischer Nerv
Funktion: Augenbewegung gemeinsam mit Nervus oculomotorius und Nervus abducens

V Nervus trigeminus:
gemischter Nerv
Funktion: sensible Gesichts-, Nasenrachen- und Zahnversorgung über drei Äste. Motorischer Anteil für die Kaumuskulatur.

VI Nervus abducens:
überwiegend motorischer Nerv
Funktion: Augenmotorik gemeinsam mit Nervus oculomotorius und Nervus trochlearis

VII Nervus facialis:
gemischter Nerv
Funktion: Mimik durch motorische Versorgung der Gesichts- und vorderen Halsmuskulatur sensorische Innervation der Tränen-, Speicheldrüsen und der vorderen Zungenanteile

VIII Nervus vestibulocochlearis:
hauptsächlich sensorischer Nerv
Funktion: Informationsvermittlung Gehör- und Gleichgewichtsorgan

IX Nervus glossopharyngeus:
gemischter Nerv
Funktion: Schluckvorgang durch motorische Aktivierung der Schlundmuskulatur. Sensorische Geschmacksvermittlung und sensible Versorgung hinteres Zungendrittel, Rachen und Fühlersysteme der Halsschlagadern für Blutdruck und Atemgase (O_2, CO_2).

X Nervus vagus:
gemischter Nerv
Funktion: motorische Innervation der Schluck-, Husten- und stimmproduzierenden Muskulatur. Sensorische Leitung Geschmack, Gefühl Kehldeckel und Rachen. Vegetative Versorgung der Verdauungs- und Herz-Lungen-Funktion.

XI Nervus accessorius:
vorwiegend motorischer Nerv
Funktion: Drehbewegungen des Kopfes und Heben des Schulterblatts durch Impulse für die Halsmuskulatur

XII Nervus hypoglossus:
vorwiegend motorischer Nerv
Funktion: Zungenbewegungen beim Schlucken und Sprechen durch Ansteuerung der Zungenmuskulatur

3.2.2. Die Nervenzelle (Neuron)

Die Faszination, die vom Nervensystem und seinen erstaunlichen, nahezu unbegrenzten Möglichkeiten ausgeht, lässt sich ansatzweise begreifen, wenn man die kleinste Funktionseinheit, die Nervenzelle, kennt (siehe Abb. unten). Die Besonderheit der Nervenzellen re-

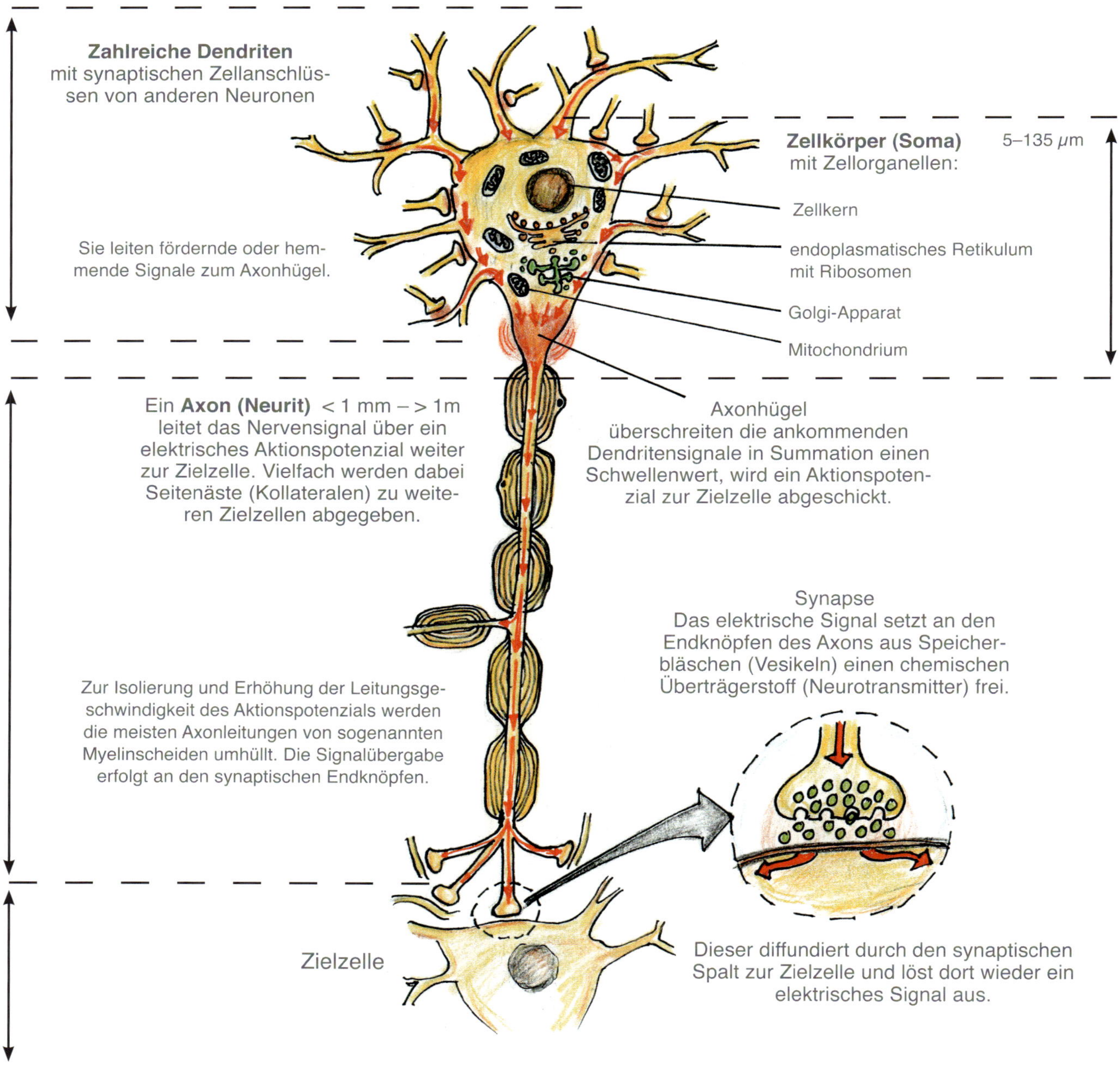

Die Nervenzelle (Neuron) mit ihrem Basisinstrumentarium aus Zellorganellen, Dendriten, Axon und Synapsen im schematischen Schnittbild. Trotz einer hohen Variationsbreite innerhalb komplex vernetzter Zellverbände und spezialisierter Aufgaben kann jede Nervenzelle auf diese grundlegende Architektonik zurückgeführt werden (⟶ = elektrischer Signalfluss).

sultiert aus ihrer **elektrischen Erregbarkeit**. Während die Muskelzellen diesen Mechanismus zur Kontraktion (elektromechanische Koppelung) verwenden, wird er von den Nervenzellen zur **Impulsleitung** benutzt.

Viele Milliarden dieser Nervenzellen, auch Neuronen genannt, sind die Bauelemente des menschlichen Nervensystems. Dabei erweist sich jede einzelne Zelle als **hochdifferenzierter Mikrokosmos**, der neben dem Zellkern Tausende Zellorganellen, wie Ribosomen, endoplasmatisches Retikulum, Golgi-Apparat und Mitochondrien, beinhaltet (siehe dazu auch Kap. 2.1. und Abb. S. 43). Nur damit lässt sich das hohe Anforderungsniveau an die Nervenzellen mit unzähligen Zellanschlüssen, langen Transportwegen in die Zellperipherie und elektrischen Vorgängen bewältigen. Eine auffallend hohe Dichte an Ribonucleinsäuren (RNS), Ribosomen und endoplasmatischem Retikulum ermöglicht ein ausgefeiltes Informations- und Produktionssystem im Zellinneren. Eine Vielzahl von Zellkraftwerken (Mitochondrien) liefert dazu die Energie und unterstützt die Bemühungen der Nervenzelle, Alterungsprozessen entgegenzuwirken, Beschädigungen zu reparieren und die elektrische Leitfähigkeit auf höchstem Niveau zu halten. Spezielle **axonale Transportsysteme** unterstützen die Regenerations- und Erneuerungsarbeiten, indem sie Zellwasser bis in die verzweigtesten Nervenäste und -leitungen zirkulieren lassen, Reparaturproteine anliefern und Abbauprodukte zurücktransportieren. Die Transportwege über die Nervenfasern reichen dabei von weniger als einem Millimeter bis über einen Meter, was aus der Sicht der Nervenzelle bei einem Zellkörperdurchmesser von nur 5 bis maximal 135 Mikrometer ($1\ \mu m = 10^{-6}\ m$ = 1 Tausendstel mm) einer logistischen Meisterleistung entspricht.

Trotz der starken Individualisierung der Nervenzelle innerhalb des Neuronennetzwerkes sind doch grundsätzliche Gemeinsamkeiten erkennbar. So setzt sich ein typisches Neuron aus dem **Zellkörper**, baumartig verzweigten kurzen Ästen, den **Dendriten** und einem längeren einzelnen Fortsatz, dem **Axon**, zusammen. Über die Dendriten empfängt die Nervenzelle mittels chemischer Kontaktstellen (Synapsen) fördernde und hemmende Signale von bis zu mehreren Tausend anderen Nervenzellen und bildet daraus eine Signalsumme. Überschreitet diese am Ausgang des Zellkörpers zum Axon hin (Axonhügel) einen bestimmten Schwellenwert, wird ein elektrisches Signal (Aktionspotenzial) über das Axon an ein anderes Neuron, eine Muskelzelle oder Drüsenzelle abgeschickt. Die Übermittlung an weitere Zellen erfolgt dabei über spezielle Kontaktstellen, die **Synapsen**. Wie wir es bereits von der motorischen Endplatte der Muskelzelle her kennen, wird hier mittels eines **chemischen Neurotransmitters** das elektrische Signal über den synaptischen Spalt hinweg auf die Zielzelle übertragen. Diese leitet dann die Information oder den motorischen Befehl wieder auf elektrischem Weg weiter. Das Konstruktionsprinzip der synaptischen Übertragung von elektrischen Reizen lässt den Signaltransfer **nur in eine Richtung** (»Einbahnstraße«) zu und verhindert damit ein Informationschaos durch kreuz und quer verlaufende Ströme im Netz unzähliger neuronaler Verbindungen.

3.2.3. Das elektrische Signal

a) Ruhepotenzial: Zellmembran außen + innen -

Summe aus aktiven und passiven Teilprozessen
- aktiv: Natrium-Kalium Ionenpumpe
- passiv: unterschiedliche Diffusionsleitfähigkeit für Kalium, Chlorid und Natrium

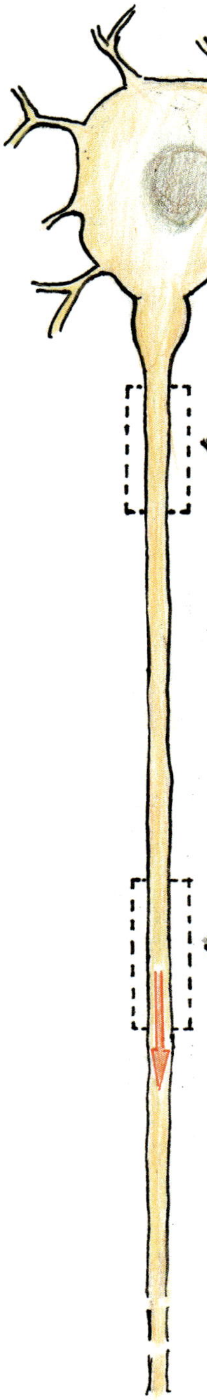

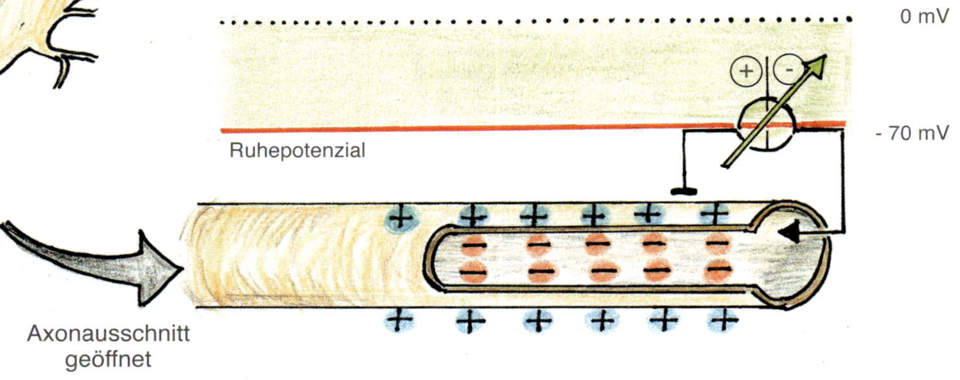

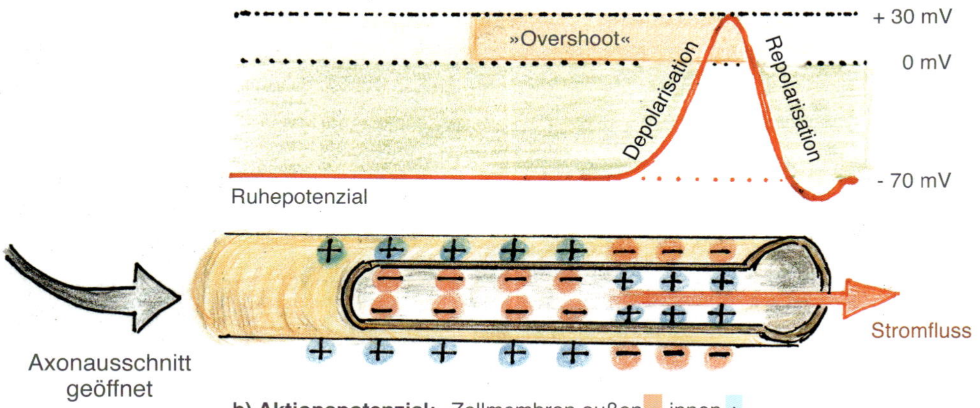

b) Aktionspotenzial: Zellmembran außen - innen +

Die durch einen chemischen, mechanischen oder elektrischen Reiz ausgelöste Depolarisation (Umpolung) des Ruhepotenzials wird durch den schlagartigen Einstrom von Natriumionen eingeleitet, was zu einem positiven Umschlag mit einem Peak von +20 bis 30 mV führt (»Overshoot«). Wellenförmig breitet sich dieses elektrische Signal zur Zielzelle hin aus. Die Wiederherstellung des Ruhemembranpotenzials (Repolarisation) erfolgt in einer zweiten Phase durch den raschen Ausstrom von Kaliumionen aus der Zelle (Axon).

a) Das Ruhemembranpotenzial (Ruhepotenzial) ist Ausdruck einer kontinuierlichen elektrischen Ladung über die Zellmembran hinweg.
b) Das Aktionspotenzial signalisiert dynamische Spannungsänderungen mit wellenförmiger Ausbreitung.
(1 mV = 10^{-3} V = Volt = elektrische Spannung)

Voraussetzung für die elektrische Leitung von Signalen über die Nervenbahnen ist die elektrische Ladung der Zellmembran bereits im Ruhezustand, das **Ruhemembranpotenzial** (siehe Abb. S. 150 a). Das Spannungsgefälle über die Zellmembran hinweg liegt zwischen –50 bis –100 Millivolt, im Durchschnitt bei –70 Millivolt. Die zellinnere Membranseite ist dabei negativ, die äußere positiv geladen. Definitionsgemäß steht das Minuszeichen für die negative Ladung der Membraninnenseite. Die Potenzialdifferenz wird kontinuierlich durch aktive (Ionenpumpen) und passive (Diffusionsprozesse) Ionenverschiebungen aufrechterhalten. Eine Schlüsselfunktion besitzen hierfür die Ionen Natrium (Na^+), Kalium (K^+) und Chlorid (Cl^-).

Ionen sind geladene Teilchen, die im elektrischen Feld wandern. Negative Teilchen (Anionen) bewegen sich zur positiven Anode, positive Teilchen (Kationen) zur negativen Kathode. Alle Zellen, die ein solches Membranpotenzial haben, bezeichnet man als **polarisiert.**

Obwohl nahezu jede Körperzelle über eine entsprechende Ladung der Zellmembran verfügt (siehe Abb. S. 45), ist nur die Nervenzelle privilegiert, elektrische Signale über sogenannte **Aktionspotenziale** (siehe Abb. S. 150 b) zu verschicken. Die Signalverbindungen reichen unmittelbar von den direkt vernetzten Tausenden von Nachbarzellen bis hin zu den entferntesten Körperregionen. Dabei gelingt es, nahezu ohne zeitliche Verzögerung, Wegstrecken über einen Meter zu überwinden.

Auslöser für die blitzschnelle wellenförmige Ausbreitung ist die Umpolung **(Depolarisation)** des Ruhemembranpotenzials durch **chemische** (Neurotransmitter), **mechanische** (Mechanorezeptoren) oder **elektrotonische** (Umgebungsströme) Einflussgrößen. Der Trick, der dabei zu Depolarisation und damit zur Auslösung des Aktionspotenzials führt, ist die schlagartige Öffnung von Natriumionenkanälen in der Zellmembran: Nach Überschreiten einer Schutzschwelle, die ca. 15 bis 20 Millivolt über dem Ruhemembranpotenzial liegt, öffnen sich die Schleusen der Natriumkanäle, und Natrium strömt rasch in die Zelle ein. Die dadurch bedingte Änderung des Membranpotenzials **(Depolarisation)** startet nach dem Alles-oder-Nichts-Prinzip das Aktionspotenzial. Dieses erreicht vorübergehend sogar positive Werte mit einem »Overshoot« von +20 bis 30 Millivolt und wird über das Axon zur Zielzelle hin abgeschickt. Reize, die unterhalb des Schwellenwertes liegen, werden nicht beantwortet. Dadurch schützt sich das Nervensystem vor Bagatellauslösungen. Die Wiederherstellung des Ruhemembranpotenzials **(Repolarisation)** wird in einer zweiten Phase durch den Ausstrom von Kaliumionen aus der Zelle erreicht. Depolarisation und Repolarisation finden in einer Zeitspanne von ca. einer Millisekunde (0,001 Sekunden) statt.

Nach einer weiteren **Refraktärphase** von 0,4 (dickes Axon) bis 4 Millisekunden (dünnes Axon), in der die Axonmembran nicht erregt werden kann, können neuerliche Aktionspotenziale mit einer Impulsfrequenz zwischen 10 und 1000 pro Sekunde abgefeuert werden.

Um die Nervenleitgeschwindigkeit hoch und über lange Strecken konstant zu halten, bedient sich die Nervenzelle eines weiteren elektrophysikalischen Tricks (siehe Abb. S. 152 a). Während die bisher beschriebene **kontinuierliche** Erregungsausbreitung der dünnen marklosen Nervenfasern eher passiv und langsam (ca. 1 m/sec) ist, legen die markhaltigen Axone mit bis zu 100 Meter pro Sekunde ein deutlich höheres Tempo vor.

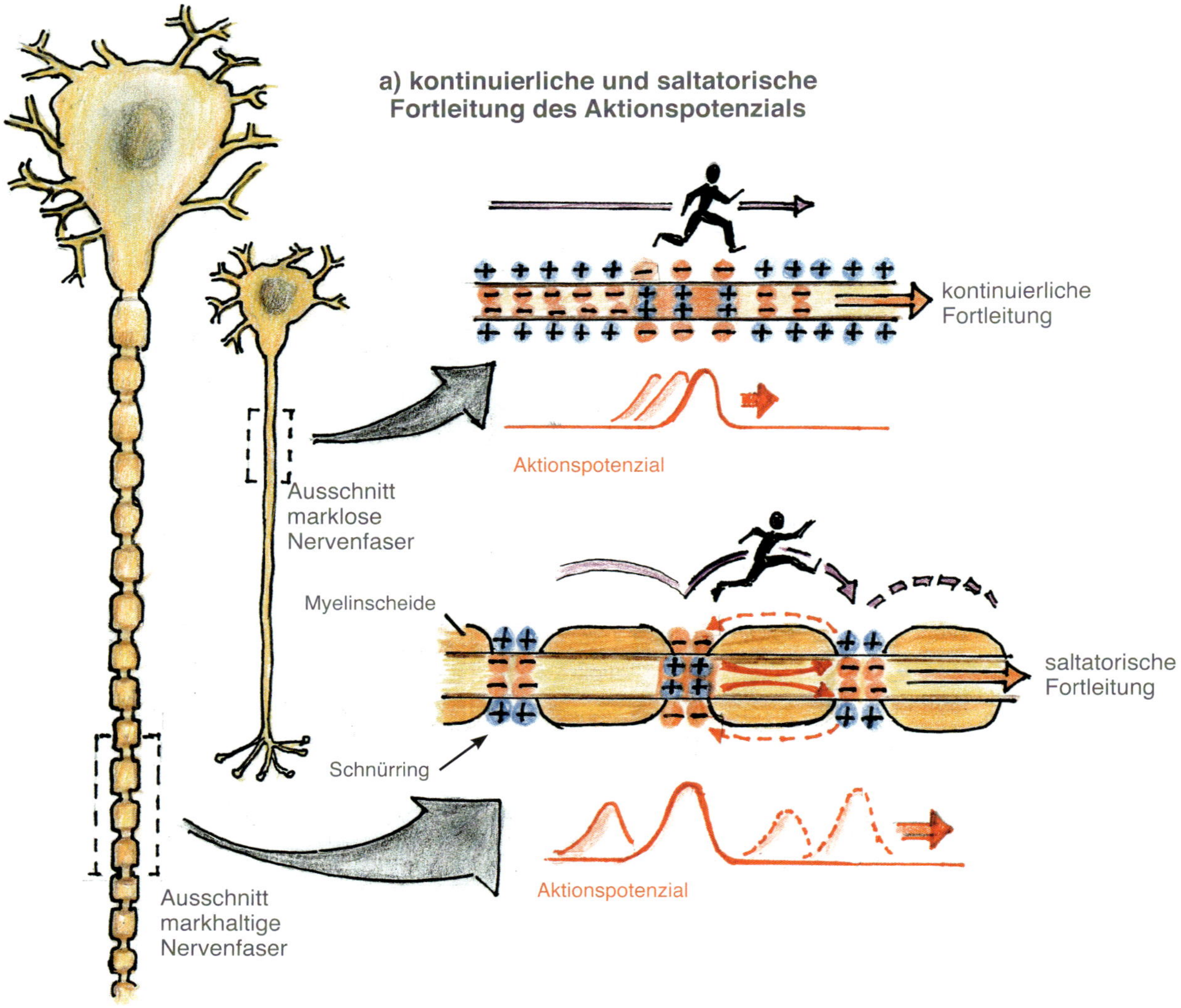

b) Nervenfaserklassifizierung modifiziert nach Erlanger und Gasser

Fasertyp	Durchmesser	Geschwindigkeit	Funktion
Typ A markhaltig	5–20 μm	10–100 m/sec	Motorische Muskelversorgung, sensorische Rezeptorleitung aus Haut und Gelenken
Typ B markhaltig	2–3 μm	3–15 m/sec	Informationsleitung aus den inneren Organen zum Rückenmark und Gehirn, autonome Befehlsleitung vom Zentralnervensystem zu den vegetativen Ganglien
Typ C marklos	0,5–1,5 μm	0,5–2 m/sec	Leitung von Berührungs- und Schmerzreizen, vegetative Befehle von den Ganglien zu den inneren Organen

a) Kleine marklose Nervenzellen bedienen sich einer kontinuierlichen Impulsfortpflanzung über kurze Wegstrecken mit relativ niedriger Leitungsgeschwindigkeit. Große markhaltige Nervenzellaxone hingegen leiten mit hoher Schnelligkeit über lange Wegstrecken. Sie benutzen dabei die saltatorische (sprunghafte) Erregungsfortleitung, bei der das Aktionspotenzial von Schnürring zu Schnürring über die isolierenden Markhüllen springt. Dabei leiten dicke markhaltige Axone schneller als dünne.
b) Diese verschiedenen Eigenschaften lassen eine Klassifizierung der Nervenfasern zu.

Die Ursache dieser Geschwindigkeitsdifferenz liegt an der Art der Erregungsausbreitung. Die marklose Faser stößt mit wiederkehrenden Depolarisierungen die zur Zielzelle hin benachbarten Membranabschnitte in einer Art Dominoeffekt an, was einerseits Zeit kostet, andererseits aber auch aufgrund mangelnder Isolation mit zunehmender Wegstrecke zu Ladungsverlusten führt. Ganz anders verhält sich die Impulsausbreitung der markhaltigen Nervenfaser. Der Grund hierfür liegt in der **sprunghaften (saltatorischen)** Leitung des Aktionspotenzials, die hohe Geschwindigkeiten und nur geringe Ladungsverluste zulässt. Deshalb ist auch die Mehrzahl der Axone markhaltig, d. h. von isolierenden Myelinscheiden, vielschichtigen Hüllen aus Fett- und Eiweißkörpern, ummantelt. Diese **Myelinscheiden** weisen in regelmäßigen Ein- bis Zwei-Millimeter-Abständen Lücken auf, die das Axon marklos zeigen, die sogenannten **Ranvier-Schnürringe**. Zunächst gilt für diese nackten, marklosen Axonabschnitte der oben beschriebene Depolarisationsmechanismus. Dann aber springt das dort entstandene Aktionspotenzial als elektrischer Strom (»Ausgleichsstrom«) über den isolierenden, von extrazellulärer Flüssigkeit umgebenen Myelinscheidenabschnitt zum nächsten Schnürring. Dort depolarisiert es wieder die Zellmembran und springt weiter über die folgende Myelinscheide zum anschließenden Schnürring usw. (»Schnürring-Hopping«).

Die Tatsache, dass die Leitungsgeschwindigkeit markhaltiger Axone höher als markloser Fasern ist, und die experimentell ermittelte Erkenntnis, dass dicke Nervenfasern schneller leiten als dünne, lässt eine **Nervenfasertypisierung** zu (siehe Abb. S. 152 b):

- **Markhaltige A-Fasern** mit einem Durchmesser von 5 bis 20 Mikrometer und einer Leitungsgeschwindigkeit von 10 bis 100 Meter pro Sekunde. Sie versorgen die Muskulatur mit motorischen Befehlen und leiten die Informationen aus den Rezeptoren der Haut und der Gelenke zum Zentralnervensystem.
- **Markhaltige B-Fasern** mit einem Durchmesser von zwei bis drei Mikrometer und einer Leitungsgeschwindigkeit von 3 bis 15 Meter pro Sekunde. Sie transportieren sensorische Impulse von den inneren Organen zum Gehirn und Rückenmark und vegetative Informationen vom Gehirn und Rückenmark zu den Ganglien (Schaltstellen) des autonomen Nervensystems.
- **Marklose C-Fasern** mit einem Durchmesser von 0,5 bis 1,5 Mikrometer und Fortpflanzungsgeschwindigkeiten von 0,5 bis 2 Meter pro Sekunde. Sie leiten sensorische Hautreize, wie Berührung, Schmerz usw., und führen vegetativ motorische Impulse von den Ganglien zu den inneren Organen, wie Herz, glatte Darmmuskulatur und Drüsen.

3.2.4. Synapsen und Transmitter

Elektrische Synapsen

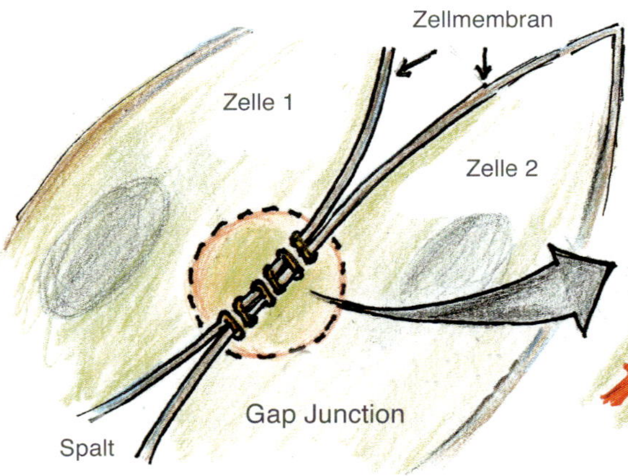

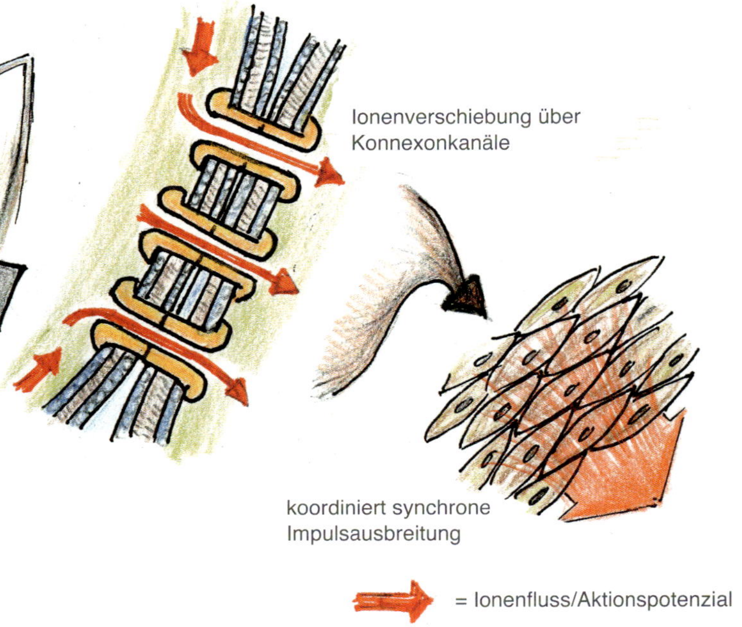

Eine Depolarisation der Zellmembran Zelle 1 induziert ein Potenzialgefälle zu Zelle 2 und damit einen Ionenfluss durch die Konnexonkanäle mit Fortleitung eines Aktionspotenzials. Dieses breitet sich über die Ionenkanäle weiterer eng anliegender Membranareale, sogenannte Gap Junctions, rasch über den gesamten Zellverband aus.

Chemische Synapsen

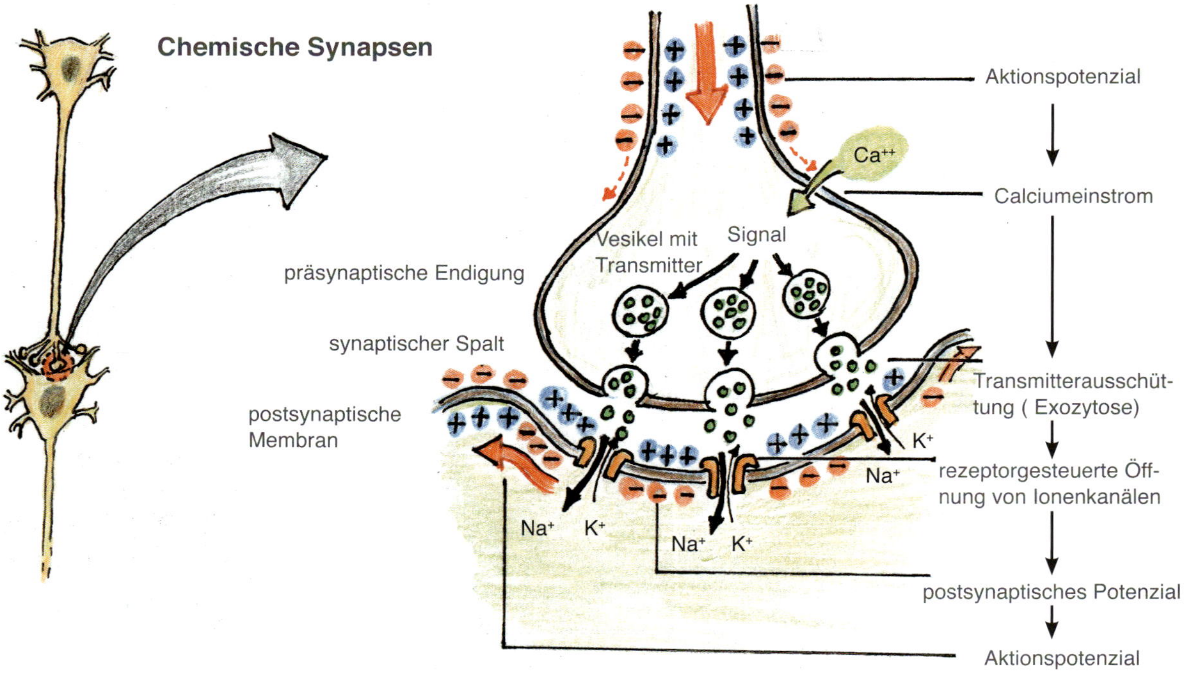

Elektrische und chemische Synapsen sorgen für die Informationsübertragung von Zelle zu Zelle. Elektrische Synapsen sind einfach aufgebaut und erledigen ihre Aufgaben schnell mit einem hohen Synchronisierungspotenzial. Chemische Synapsen sind aufwendiger strukturiert, passen sich aber dadurch den ständig variierenden Anforderungen des Zentralnervensystems besser an.

Die Verknüpfung der Nervenzellen untereinander, aber auch mit anderen Zellen, wie Muskel-, Drüsen- und Sinneszellen, erfolgt über sogenannte **Synapsen**.

Elektrische Synapsen

Liegen die korrespondierenden Zellen mit unmittelbarem Wandkontakt eng aneinander, können elektrische Erregungswellen direkt über verbindende Ionenkanäle (Konnexone) in den Zellmembranen der anliegenden Zelle weitergegeben werden. Die Kontaktstellen werden als **Gap Junctions** bezeichnet. Diese Form der Erregungsübertragung, die schnell, unkompliziert und wenig störanfällig ist, kommt immer dann zum Einsatz, wenn eine **Synchronisation** von Neuronen- oder Muskelzellverbänden erforderlich ist: z. B. koordinierte Kontraktion der Herzmuskelzellen beim Pumpvorgang oder der glatten Darmmuskelzellen bei der Darmperistaltik. Aber auch das Zentralnervensystem macht sich diesen Mechanismus der elektrischen synaptischen Verbindungen über Gap Junctions bei der **Kommunikation mit Gliazellen** zunutze. Gliazellen, die noch vor wenigen Jahren als simples Binde- und Stützgewebe des Nervensystems betrachtet wurden, beugen unerwünschten spontanen Depolarisationen im neuronalen System vor und bilden zusätzlich eine zelluläre Immunbarriere.

Chemische Synapsen

Die hochentwickelte Neuronenzellarchitektur mit Dendriten zur Informationsannahme und Axonen zur Signalweitergabe sichert den »Königsweg« der Impulsübertragungen, die chemischen Synapsen. Deren ausgefeiltes Funktionsprinzip haben wir bereits bei der Darstellung der motorischen Endplatte an der Muskelzelle kennengelernt: Das ankommende Aktionspotenzial setzt an den präsynaptischen Endknöpfchen des Axons aus Speicherbläschen den chemischen Transmitter (Neurotransmitter) frei. Dieser diffundiert nun durch den flüssigkeitsgefüllten synaptischen Spalt zur Zellmembran der Zielzelle. Dort löst er unter Rezeptorvermittlung wieder ein elektrisches Potenzial aus (postsynaptisches Potenzial). Dieser Vorgang spielt sich in winzigsten Dimensionen ab, bedenkt man, dass der synaptische Spalt eine Breite von nur 20 bis 50 Nanometer (1 nm = 10^{-9} m) (!) aufweist.

Das beschriebene physikalisch-chemische Prinzip, dass ein elektrischer Reiz einen chemischen Transport auslöst und dieser wieder eine elektrische Antwort, erscheint einfach, wären da nicht zusätzlich verschiedene Variationsmöglichkeiten:

- **Synaptische Bahnung:** Treffen kurz nacheinander mehrere Aktionspotenziale an der Synapse ein, pfropfen sich die Reize aufeinander. Dadurch wird mehr Transmitter ausgeschüttet, die elektrische Antwort intensiver. Der erste Reiz **bahnt** damit die Reizantwort auf den zweiten Reiz.
- **Erregende Transmitter:** Die Mehrzahl der Transmitter wirkt auf die Zielzelle erregend (exzitatorische Potenziale). Stellvertretend seien Acetylcholin und Glutamat angeführt.
- **Hemmende Transmitter:** Sie erhöhen das elektrische Potenzial der zielzellenseitigen (post-synaptischen) Membran. Durch den höheren Gradienten und durch »Kurzschlussströme« können Aktionspotenziale abgeschwächt oder blockiert wer-

den. Wichtige Vertreter sind Glycin und GABA (Gammaaminobuttersäure).

- **Abschalten der Transmitterwirkung:** Durch Schließen der Membrankanäle auf der Zielzellenseite, enzymatischen Abbau des Transmitters, aktive Wiederaufnahme des Transmitters in die ursprünglichen Sammelbläschen und Abdiffusion aus dem synaptischen Spalt in den Gliazellbereich gelingt es, die Transmitterwirkung zu beenden und die Ausgangssituation der Synapse wieder herzustellen. Eine »Daueraktivierung« wird auf diese Weise vermieden.

3.2.5. Neuronale Schaltkreise

a) Reihenschaltung:
Die Erregungsausbreitung erfolgt über hintereinander geschaltete Neuronenketten, z.B. Rückenmarksbahnen

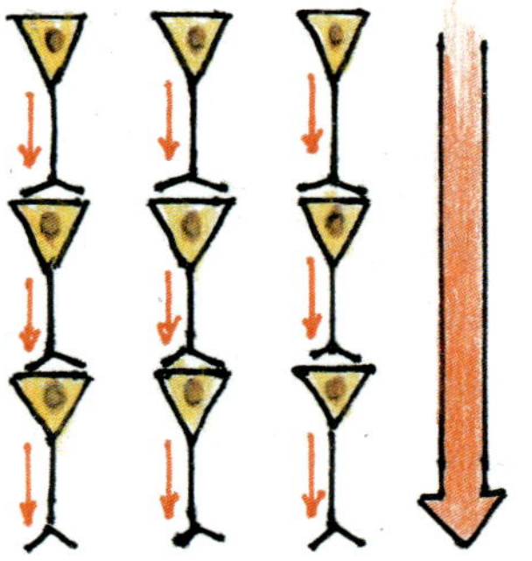

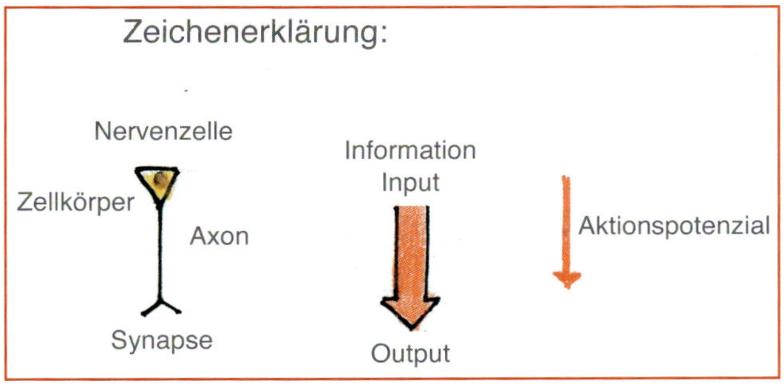

b) divergierender Schaltkreis:
Vervielfachung von Einzelimpulsen, z. B. vom Gehirn im Rückenmark

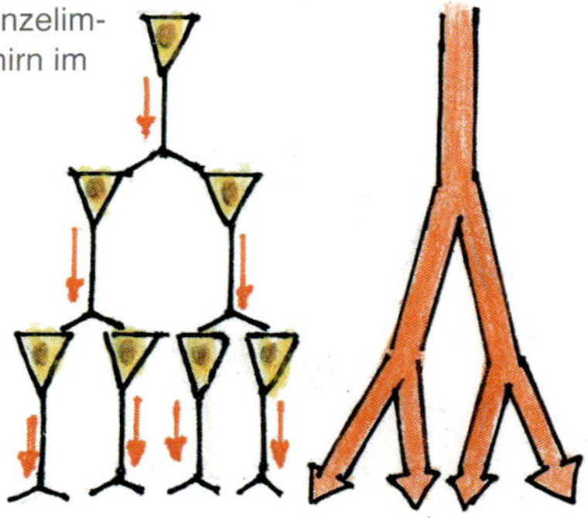

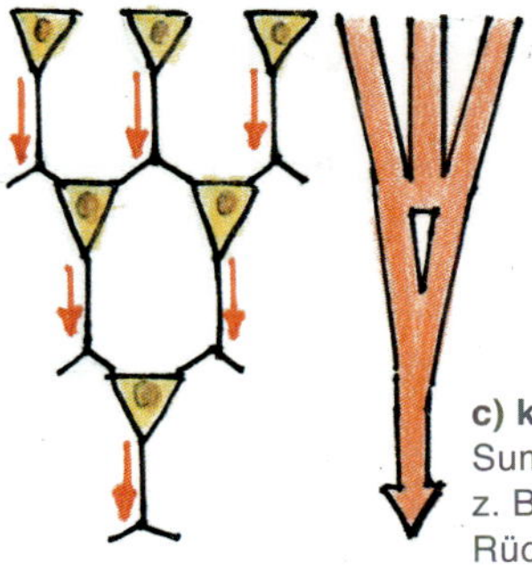

c) konvergierender Schaltkreis:
Summation von Einzelreizen, z. B. periphere Information zum Rückenmark

d) paralleler Nachentladungsschaltkreis:
Präzisierung der Signalformation durch Kombination von konvergierenden Verschaltungen, z. B. Gehirn bei Denkaufgaben

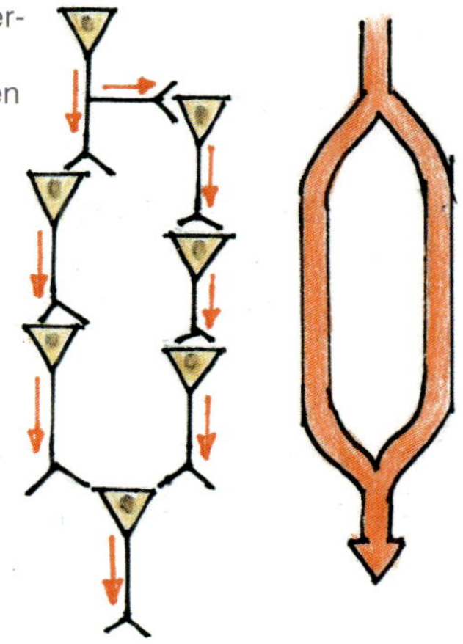

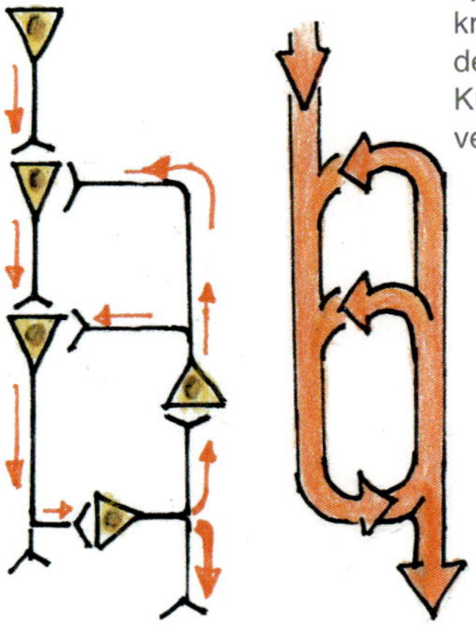

e) reverbatorischer Schaltkreis:
kreisende Erregung von Sekunden bis Stunden Dauer, z. B. Kurzzeitgedächtnis im Zentralnervensystem

Vereinfachte Darstellung ausgewählter Schaltkreise im Zentralnervensystem (neuronale Schaltkreise). Neben einer einfachen Weitergabe in Reihenschaltung (a) können Informationen lawinenartig im divergierenden Schaltkreis (b) ausgesandt werden, während sie im konvergierenden Schaltkreis (c) gebündelt und auf den Punkt gebracht werden. Kombinierte Verschaltungen (d) verfeinern und spezifizieren die Information. Kreisende Erregungen (e) lassen komplexe Leistungen zu, z. B. ein Kurzzeitgedächtnis. Baut man in diese erregenden Schaltkreise in spezieller Weise noch hemmende Neurone ein, lässt sich die Information zusätzlich modulieren und kontrastieren.

In einem ausgeklügelten System von Vernetzungsstrukturen, die für ein unaufhörliches, zielgerichtetes »Neuronengeflüster« verantwortlich sind, lassen sich vielfältige Verschaltungsprinzipien erkennen. Die einfachste Möglichkeit ist die Erregungsausbreitung in getrennten, **hintereinander geschalteten Neuronenketten** (siehe Abb. S. 157 a). Bei mehrseitig vernetzten Schaltkreisen unterscheiden wir die zwei grundsätzlichen Möglichkeiten eines divergierenden und eines konvergierenden Verschaltungssystems. Der **divergierende Schaltkreis** (siehe Abb. S. 157 b) eröffnet einem Neuron die Möglichkeit, auf mehrere angeschlossene Neuronen gleichzeitig einzuwirken, was zu einer lawinenartigen Signalausbreitung und -verstärkung führen kann, eine ausreichende Signalbahnung vorausgesetzt. So werden beispielsweise Signale vom Gehirn im Rückenmark vervielfacht. Der **konvergierende Schaltkreis** (siehe Abb. S. 157 c) hingegen transportiert Signale von mehreren Neuronen auf ein Neuron, bringt sozusagen die nervale Information »auf den Punkt«. So wird z. B. eine im Rückenmark sitzende motorische Vorderhornzelle, die die Muskelkontraktion auslöst, von peripheren Fühlersystemen (Muskelspindel, Schmerzrezeptor) und zentralen Befehlen (motorischer Kortex des Gehirns) aktiviert. Eine Kombination aus divergierenden und konvergierenden Mustern stellt der **parallele Nachentladungsschaltkreis** (siehe Abb. S. 157 d) dar. Das Signal eines Neurons wird zunächst auf mehrere Neuronen verteilt, die in paralleler Schaltung dann die Signalsumme mit zeitlicher Staffelung wieder an eine einzelne Zielzelle weitergeben. Dies führt zu einer Präzisierung der Signalinformation, z. B. bei Denkaufgaben, mathematischen Berechnungen usw. Der **reverbatorische Schaltkreis** (siehe Abb. S. 157 e) löst eine Art kreisende Erregung aus. Nach primärer Hintereinanderschaltung von mehreren Neuronen bilden spätere Nervenzellen mit ihren Axonen und Axonkollateralen synaptische Verbindungen mit vorherigen Zellen. Sie wirken sozusagen zurück. Diese erneut erregten Neuronen schlagen wieder den bereits vorher beschrittenen axonalen Weg ein, sodass es zu einer **kreisenden Erregung** kommt. Bis zum endgültigen Output können solche Erregungsmuster wenige Sekunden bis zu mehreren Stunden anhalten, je nach der Komplexität und Anzahl der beteiligten Neuronen. Hemmende Neuronensignale können diese kreisende Erregung abschalten oder einschalten, je nachdem, ob sie direkt in den Regelkreis eingreifen oder diesem nachgeschaltet sind (siehe Abb. S. 159). Der biologische Sinn dieser Form der vorübergehenden Informationsspeicherung im Neuronenverband ist die strukturelle Voraussetzung zur Bildung eines **Kurzzeitgedächtnisses** im Zentralnervensystem. So werden auch die im Sport üblichen »Imitationen« vor technisch anspruchsvollen Bewegungsabläufen verständlich, wie Probeschlag beim Golf, Aufschlagsimitationen im Tennis, Hocke und Absprungbewegung im Skisprung usw. Voraussetzung ist aber eine technisch perfekte Imitation, denn auch Fehlbewegungen werden kurzfristig gespeichert. Die gelegentlich zu findende »Nachäffung« schlechter Bewegungsabläufe durch den Trainer ist damit kontraproduktiv. Hingegen aktiviert die mentale Vorwegnahme von Bewegungsabläufen, wie sie beispielsweise im alpinen Skirennsport, im leichtathletischen Hochsprung und Stabhochsprung üblich ist, dieses Kurzzeitgedächtnis. Hemmende Impulse wie Versagensangst, überhöhte stressorische Belastung und konzentrative Fehlleistungen können es stören.

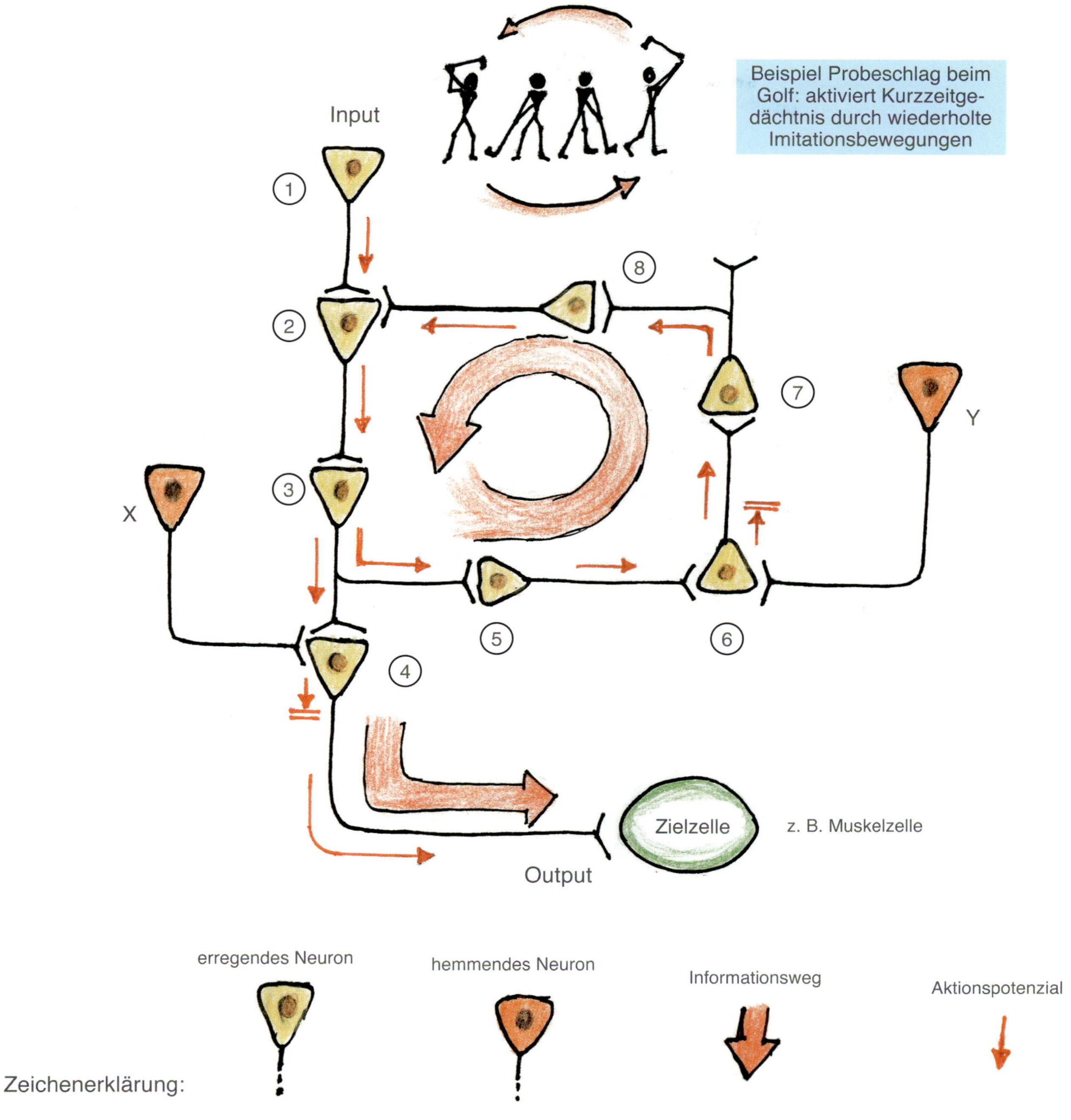

Erregungsspeicherung (Kurzzeitgedächtnis) durch kreisende Erregung im Neuronenverband: Die Eingangsaktivierung (Input) des Neurons 1 löst über die Weiterleitung an die folgenden Nervenzellen 2 bis 8 (gelb) eine kreisende Erregung aus, die zuletzt an die Zielzelle (Effektor), z. B. Muskelzelle, Nervenzelle, weitergegeben wird (Output). Die Erregungsschleife dieses reverbatorischen Schaltkreises kann nun durch hemmende Neurone (rot) ein- und ausgeschaltet werden (Modulation).
Hemmendes Neuron X: durch aktive Hemmung des erregenden Neurons 4 wird die Weiterleitung zur Zielzelle (Effektor) verhindert. Dadurch erfolgt eine Ableitung in den Erregungskreis aus den Neuronen 5-6-7-8-2-3, vorausgesetzt, das hemmende Neuron Y ist nicht aktiviert.
Hemmendes Neuron Y: durch aktive Hemmung des Neurons 6 wird die kreisende Erregung unterbrochen. Die Weiterleitung des Eingangsimpulses erfolgt nun direkt über Neuron 4 zur Effektorzelle, vorausgesetzt Neuron X ist inaktiv.

Zusammenfassung: Wir können nun auf die große Gruppe der peripheren Nerven zurückblicken. Sie unterteilt sich einerseits in die Spinalnerven, die aus dem Rückenmark stammen und die motorische und sensorische Versorgung der Extremitäten und des Rumpfes übernehmen, also der Fortbewegung und der Rumpfstabilisierung dienen. Andererseits besteht sie aus den zwölf paarigen Hirnnerven, die einen Direktanschluss an das Gehirn besitzen, der nötig ist, um das Überleben zu sichern. Optische, akustische und vestibuläre Informationen sichern die aufrechte Körperhaltung und melden Beute, Feinde und Freunde. Riech- und Geschmacksnerven prüfen die Verträglichkeit der Nahrung und regen die Verdauung an. Die Erregung der mimischen Gesichtsmuskulatur gibt Auskunft über den inneren Gefühlszustand bei der Aufnahme psychosozialer Kontakte.
Grundkenntnisse über den Aufbau und die Funktion der Nervenzelle mit ihren unzähligen Kontaktstellen (Synapsen) zu weiteren Zellen versetzen uns in die Lage, auch komplexe Abläufe des Nervensystems zu erahnen. Immer wieder werden wir dabei auf die verschiedensten Überträgerstoffe an den Synapsen (Transmitter) stoßen, da hier eine hohe Variabilität und Beeinflussbarkeit auch von außen her (Pharmaka, Krankheiten) besteht. Gemeinsam mit den unerschöpflichen Vernetzungsstrukturen beginnt hier die beeindruckende Faszination des lebenslangen unermüdlichen Datenaustausches (siehe Abb unten).

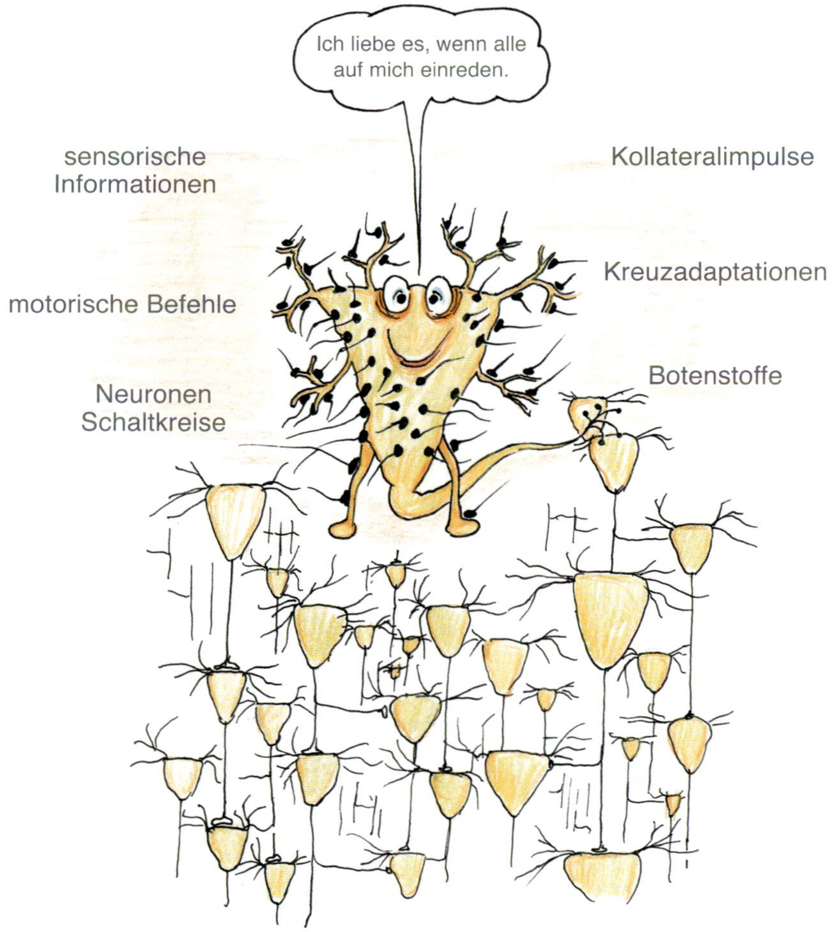

Milliarden von Nervenzellen kommunizieren Tag und Nacht über Billiarden von Verknüpfungen nimmermüde miteinander, um die körperliche und geistige Integrität zu erhalten.

3.2.6. Zwischenstopp

Ehe wir uns mit diesem Basiswissen im Weiteren über das Rückenmark zum Gehirn vorwagen, seien ein paar kritische Bemerkungen vorangestellt. Denn so manch einer mag stöhnen, dass die bisher beschriebenen physikalischen, biochemischen, physiologischen und anatomischen Strukturen und Funktionsweisen, obwohl vereinfacht, doch zu viel sind, um nur die »Kunst der Bewegung« zu verstehen. Dem ist entgegenzuhalten, dass Wissen nicht nur abstrakte wissenschaftliche Macht in der Diskussion mit anderen Menschen bedeutet, sondern auch eine Erhöhung der eigenen Person in deren Selbsteinschätzung. Pauschal lässt sich dies als verbesserte emotionale Intelligenz bezeichnen. Mit ihr wachsen die Ehrfurcht und der Respekt vor dem Wissensziel, in unserem Fall vor dem naturwissenschaftlichen Menschenbild. Nur der Unwissende glaubt alles zu wissen. Zudem wird durch den rasanten wissenschaftlichen Fortschritt die Wissensdistanz des Nichtspezialisten zu zentralen Fragen des Menschseins immer größer. Es tut sich förmlich ein tiefer Abgrund auf, der Unbehagen, ja sogar Angst provozieren kann. Fundiertes Wissen hingegen schafft hier Abhilfe. Will man beispielsweise bei brennenden aktuellen Gesellschaftsproblemen mitreden, wie Arzneimittelmissbrauch, Drogenprobleme und Doping, sollte man ihre Auswirkungen auf das Zentralnervensystem und die Organe kennen. Gerade die stressorisch und pharmakologisch beeinflussbare Transmitterfunktion an den Synapsen des Gehirns spielt hier eine zentrale Rolle, wie wir später noch erfahren werden. Dies gilt auch für viele psychische und psychomotorische Erkrankungen, wie Depressionen und Morbus Parkinson. Betrachtet man den heutigen Hochleistungssport als experimentelle Bühne menschlicher Leistungsfähigkeit, kann man auch hier nicht mehr nur Freude empfinden. Ähnlich dem wissenschaftlichen Fortschritt entfernt er sich immer mehr von der Unverletzbarkeit des menschlichen Körpers und den damit zusammenhängenden Vorteilen Gesundheit, Verbesserung der psychosozialen Integration und Leitbild für die Jugend. Nicht wenige Spitzenleistungen erfordern ein geradezu unmenschliches, kaum mehr realisierbares Trainingsregime, kalkulieren eine hohe Verletzungsdichte ein und kokettieren in seltenen Fällen sogar mit dem Tod. Letzteres ist inakzeptabel! Was aber ist vernünftig und vertretbar? Die Ethik und Moral des Sports geben hier die Antwort. Sie orientieren sich im Wesentlichen an der Integrität eines gesunden Geist-Körper-Bildes, also an Kriterien, die auch für die Medizin gültig sind und eines fundierten Wissens um die Geist-Körper-Funktionen bedürfen. Damit sind wir wieder am Ausgangspunkt unserer kurzen Betrachtung. **Die Macht des Wissens fördert die individuelle emotionale Intelligenz, nimmt Ängste, verbessert die Moralität des Sports und fördert das Gesundheitsverhalten.**

3.2.7. Das Rückenmark – »Datenautobahn und Reflexschaltzentrale«

Eingebettet in den schützenden, knöchernen Rückenmarkskanal (siehe Abb. unten) der Wirbelsäule reicht das Rückenmark umgeben von Nervenhäuten (Meningen) und Nervenwasser (Liquor) von der Schädelbasis bis in die oberen Bezirke der Lendenwirbelsäule (zweiter Lendenwirbelkörper). Seine Länge beträgt beim Erwachsenen ca. 42 bis 45 Zentimeter, der mittlere Durchmesser liegt bei zwei Zentimetern. In segmentaler Anordnung verlassen 31 Spinalnervenpaare das Rückenmark, wie bereits im Kapitel 3.2.1. besprochen und in den Abbildungen 103 und 104 dargestellt.

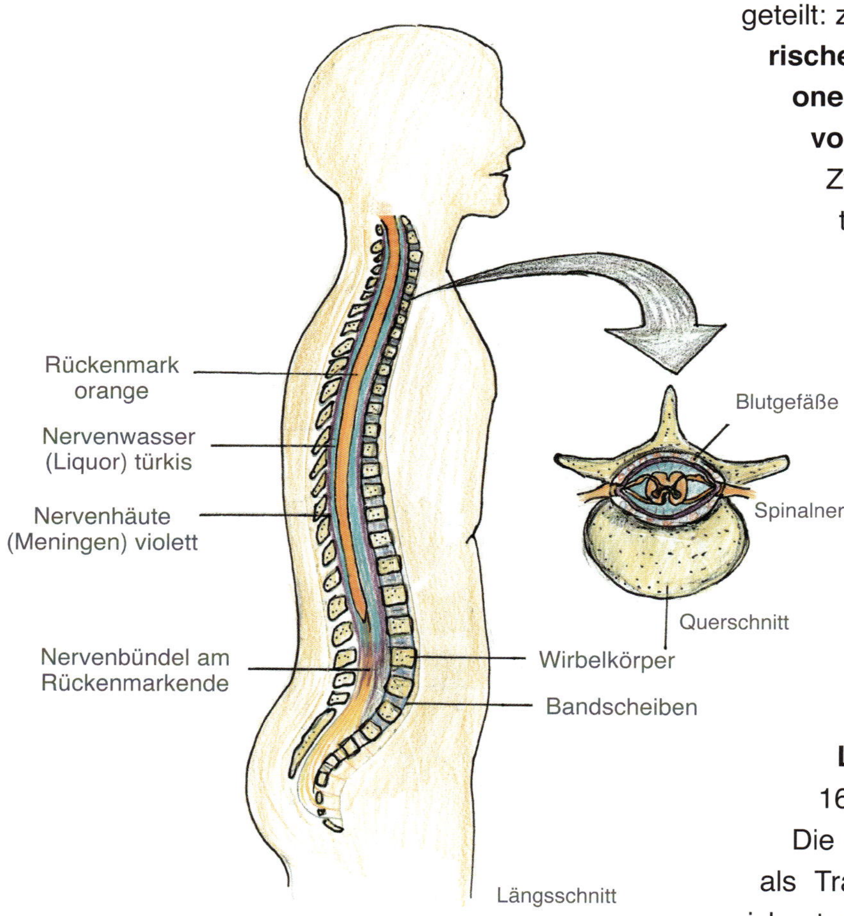

Längs- und Querschnitt durch den Rückenmarkskanal. Das mechanisch empfindliche Rückenmark liegt eingebettet in den knöchernen Schutzpanzer der Wirbelsäule und in das stoßabsorbierende Wasserbett des Nervenwassers. Drei nicht näher beschriebene Schichten von Nervenhäuten sorgen für die Abdichtung und Ernährung, die über den Zustrom von umgebenden Blutgefäßen sichergestellt wird.

Die Aufgaben des Rückenmarks sind zweigeteilt: zum einen die **Leitung von sensorischen und motorischen Informationen**, zum anderen die **Bearbeitung von Reflexen**. Diese funktionelle Zweiteilung erfährt auch in der anatomischen Zuordnung ihren Niederschlag. Die Leitungsbahnen befinden sich in der weißen Substanz, die Nervenzellen der Reflexbögen in der grauen Substanz (siehe Abb. S. 141 a und 143). Hinzu kommen noch vegetative Neuronenstrukturen, auf die aber gesondert bei der Behandlung des vegetativen Nervensystems eingegangen wird.

Sensorische und motorische Leitungsbahnen (siehe Abb. S. 163)

Die einzelnen Leitungsbahnen werden als Trakte (aus lateinisch Tractus) bezeichnet. Sie leiten die elektrischen Impulse zum Gehirn hinauf und vom Gehirn herab. Entsprechend ihrer Zielrichtung lassen sie sich in **aufsteigende sensorische** und **absteigende motorische Bahnen** einteilen. Anatomisch betrachtet finden sich die **sensorischen Trak-**

te im Bereich der sogenannten Hinterstränge und der Vorderseitenstränge (siehe Abb. unten). In den Hintersträngen werden vor allem Informationen über die Feinberührung von Gegenständen, das mehrdimensionale Berührungserkennen, die räumliche Körperposition, die bewegungsorientierte Lageänderung von Körperteilen und das Vibrationsempfinden geleitet. Die Vorderseitenstränge versorgen das Großhirn mit Informationen über Schmerz, Temperatur, Kitzel-, Juck- und grobe Berührungsreize, seitliche Bahnen das Klein-

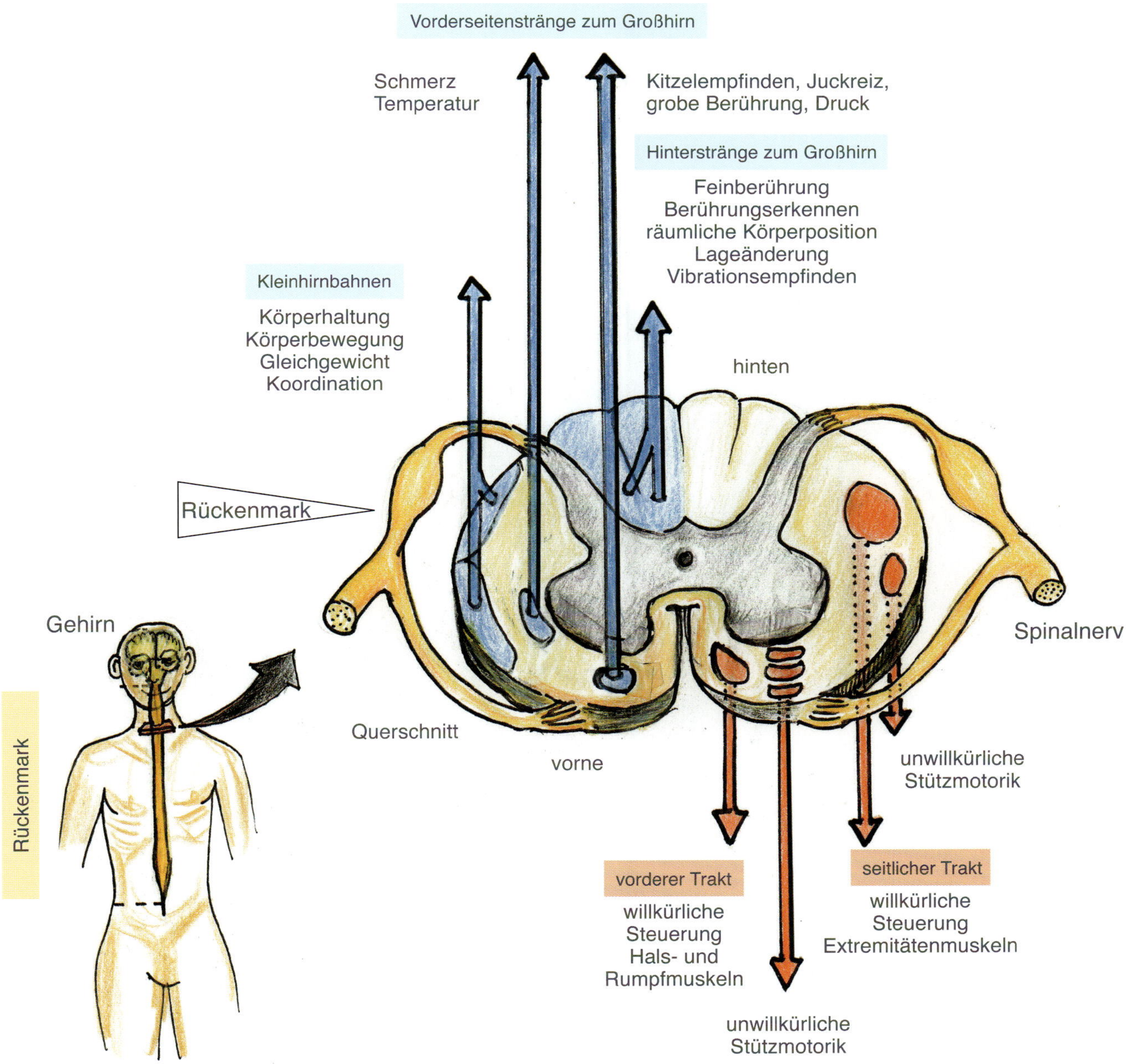

Sensorische und motorische Leitungsbahnen des Rückenmarks.
Die vereinfachte Querschnittabbildung zeigt die aufsteigenden sensorischen Bahnen blau, die absteigenden motorischen Bahnen rot. Aus Übersichtlichkeitsgründen werden sie nur in je einer Bildhälfte dargestellt. Anatomisch und funktionell sind sie aber in beiden Rückenmarkhälften vorhanden.

hirn über aktuelle Bewegungen, koordinative Bewegungsaufgaben, die Körperhaltung und das Gleichgewicht. Während die aufsteigenden sensorischen Signale das Gehirn ständig über Veränderungen der äußeren und inneren Umweltbedingungen informieren, werden die Antworten des Zentralnervensystems über absteigende **motorische Trakte** wieder zur Zielmuskulatur geleitet. Diese motorischen Outputs laufen in zwei getrennten Bahnsystemen, **direkten bewussten Leitungsbahnen** und **indirekten unbewusst steuernden Leitungsbahnen** (siehe Abb. S. 163, rot dargestellt).

Die **direkten Bahnsysteme** befördern vorwiegend Impulse aus den motorischen Hirnrindenzentren zur **willkürlichen** Steuerung der Skelettmuskeln. Noch unmittelbar vor dem Eintritt ins Rückenmark kreuzen ca. 90 Prozent der Nervenfasern dieser sogenannten **Pyramidenbahn** auf die Gegenseite und laufen in einem seitlichen Trakt nach unten, um vorwiegend die Muskeln der Extremitäten zu versorgen. Etwa zehn Prozent bilden ungekreuzt den vorderen Trakt, der die Steuerung der Hals- und Rumpfmuskeln übernimmt. Damit ist die Willkürmotorik in wesentlichen Anteilen kontralateral angelegt, so steuert die rechte Hirnhälfte die linke Hand und umgekehrt. ***Anmerkung:*** In Anbetracht dieser biologischen Eigenheit sollte im praktischen Rehabilitations- und sportlichem Training nach Möglichkeit immer symmetrisch trainiert werden, um nicht eine, wenn auch nur zehnprozentige muskuläre Ansteuerung zu verschenken!

Die **indirekten Bahnsysteme** leiten Impulse aus verschiedenen willentlich nicht oder nur bedingt zugänglichen Hirnarealen unterhalb der Großhirnrinde (Basalganglien, Kleinhirn, Gleichgewichtsorgan, Formatio reticularis usw., siehe Kap. 3.2.9.) zu den Hals-, Rumpf- und Extremitätenmuskeln. Die einzelnen Trakte sind in den vorderen und seitlichen Bereichen der weißen Substanz des Rückenmarks zu finden. Hier laufen die Befehle dieser **unwillkürlichen** Stützmotorik zusammen, die für eine aufrechte Körperhaltung, Stabilisierung des Gleichgewichts bei Bewegung und eine koordinative Abstimmung der Muskulatur sorgen. Da in den übergeordneten Hirnabschnitten kontinuierliche Verbindungen zu den Neuronen der Pyramidenbahn bestehen, ist es nach heutiger Auffassung nicht mehr sinnvoll, die indirekten Bahnsysteme als extrapyramidal motorisches System zu bezeichnen, wie es früher gelehrt wurde. Zudem erhalten sowohl das direkte wie auch das indirekte motorische System ununterbrochen Informationen aus den Fühlersystemen (Rezeptoren) der Peripherie, sodass man global von einem **sensomotorischen System** spricht.

Zusammengefasst dienen also die **direkten Bahnsysteme** vorwiegend der **Zielmotorik** (Greifen, Werfen, Gehen, Laufen usw.), die **indirekten Bahnen** stellen ihre Leitungen der **Stützmotorik** (Haltung, Gleichgewicht, Koordination usw.) zur Verfügung. Beide Systeme unterliegen einem permanenten Informationsfluss: der **Sensomotorik**.

Bearbeitung von Reflexen

Die Reflexe sind eine unwillkürliche Reaktion des Organismus auf einen stimulierenden Reiz: schnell, ungeplant und automatisch.

Wir finden sie auf allen Arbeitsebenen des Nervensystems, z. B. im Gehirn (Hirnstammreflexe), im vegetativen Nervensystem (Organsteuerung) und im nun zu besprechenden Rückenmark.

Die integrative Funktion des Rückenmarks wäre ohne Reflexe nicht vorstellbar. Diese **spi-**

nalen Reflexe dienen als hervorragendes Beispiel für die Fortbewegungs- und Überlebensstrategien des neuromuskulären Systems, nicht zuletzt auch für die Kunst der Bewegung. Arbeitsebene der Reflexe ist die schmetterlingsförmige graue Substanz. Hier durchziehen unzählige **Reflexbögen** als vorgegebene elektrische Pfade das Rückenmark. Ein Reflexbogen setzt sich aus fünf Aktionsschritten zusammen (siehe Abb. unten):

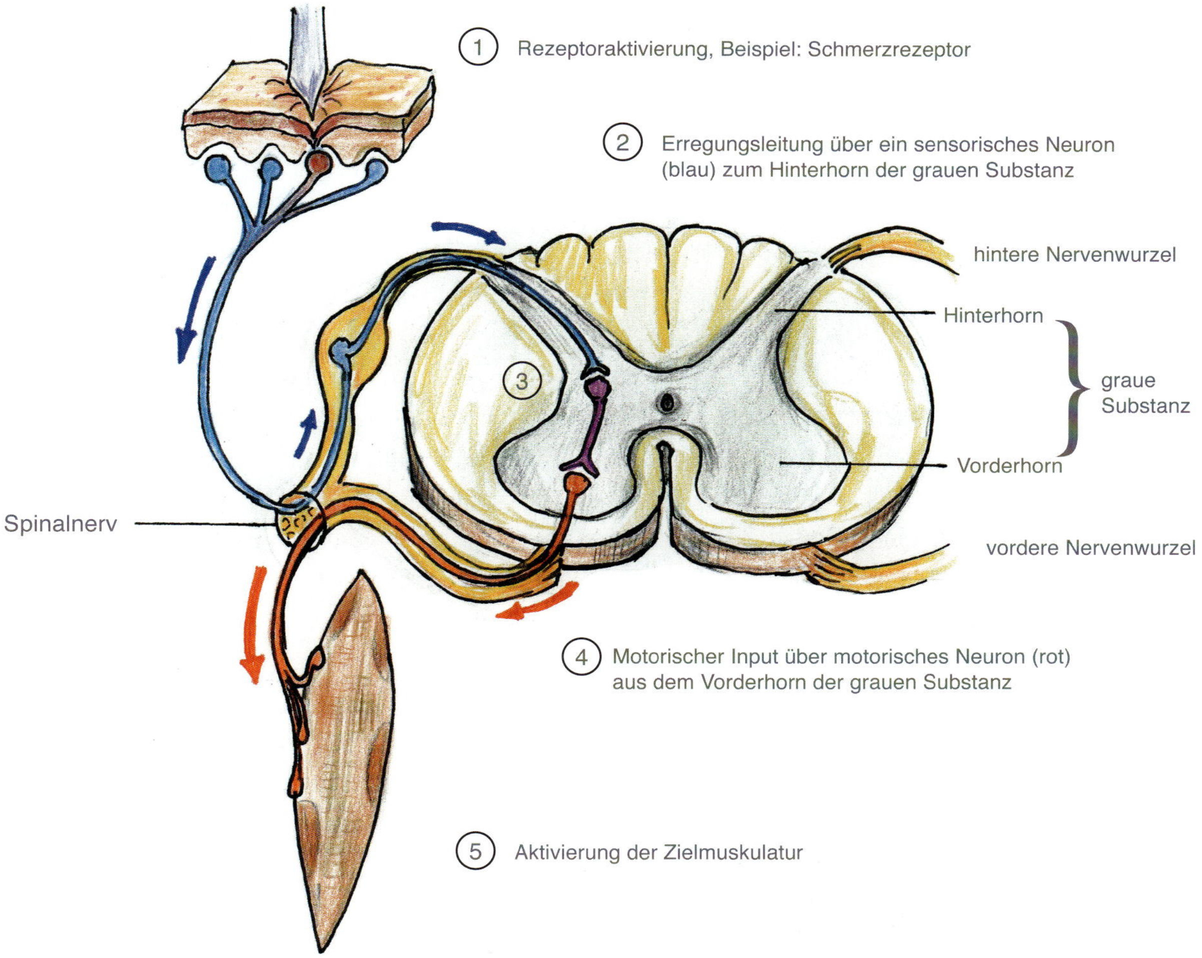

3 Informationsbearbeitung in der grauen Substanz, hier erfolgt die Umschaltung von der Reizinformation zur Reizantwort. Je nach Anzahl der zwischengeschalteten Synapsen spricht man von einem monosynaptischen (1 Synapse) oder polysynaptischen (2 oder mehr Synapsen) Reflex. Die zwischengeschalteten Nervenzellen werden als Interneurone (violett) bezeichnet.

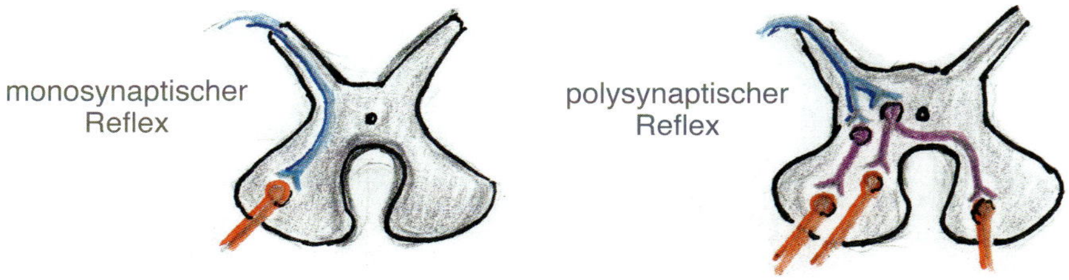

Die Funktionsschritte eines Reflexbogens (Rückenmarkquerschnitt)

- Rezeptoraktivierung
- Erregungsleitung über sensorisches Neuron zum Hinterhorn der grauen Rückenmarksubstanz
- Informationsbearbeitung in der grauen Substanz
- Motorischer Output über motorisches Neuron aus dem Vorderhorn der grauen Substanz
- Aktivierung der Zielmuskulatur

Der Schritt Informationsbearbeitung lässt eine hohe Informationsbreite der Reflexinhalte zu. Diese ist auf die Tatsache zurückzuführen, dass neben genetisch determinierten (angeborenen) Reflexbögen auch erlernte Reflexmuster angelegt werden können. So sind die Reflexe auf Schmerzreize Grundausrüstung, während die Notbremsung beim Autofahren auf der Basis vorhandener Reflexbilder erlernt wird. Erlernte Reflexe stellen deshalb eine modifizierte Reaktion bereits vorhandener Neuronenstrukturen dar. Je nach Anzahl der am Reflex beteiligten neuronalen Schaltstellen (Synapsen) spricht man von einem monosynaptischen Reflex mit nur einer Synapse zwischen sensorischem Eingang und motorischem Ausgang oder von einem polysynaptischen Reflex, wenn mehrere Synapsen zusätzlicher Neuronen zwischengeschaltet sind. Beide Formen haben wir im Kapitel 2.12. (»Beweglichkeit«) und in der Abbildung auf Seite 96 (Muskelaktivierung und Stretching) bereits kennengelernt: Die Muskellängenänderung (Muskelspindelaktivierung) als **monosynaptischer Reflex** und die Muskelspannungsänderung (Aktivierung Golgi-Sehnenorgan) als **polysynaptischer Reflex** mit zwischengeschaltetem hemmendem Neuron. Da hier Reiz und Antwort innerhalb eines Organs (Muskel) liegen, wird diese Form des Reflexbogens auch als **Eigenreflex** bezeichnet. Liegt der Rezeptor außerhalb des Erfolgsorgans, spricht man von einem **Fremdreflex**. Als typisches Beispiel für einen **monosynaptischen Eigenreflex** sei der in der Medizin häufig zur Differenzierung neurologischer Erkrankungen gebrauchte **Patella-Sehnenreflex** angeführt (siehe Abb. S. 167). Der Arzt führt mit seinem gummibewehrten Reflexhammer am entspannt mit freihängenden Beinen sitzenden Patienten einen kurzen präzisen Schlag auf die Kniescheibensehne unmittelbar unterhalb der Kniescheibenspitze durch: blitzschnell, ohne bewusste Aktivierung, schlägt der Unterschenkel des im Knie gebeugten Beines nach vorne. Was ist passiert? Durch den kurzen Schlag kommt es zu einem minimalen, aber ruckartigen Dehnungseffekt an den Muskelspindeln der kniestreckenden Muskulatur. Dieser löst reflektorisch über eine sensorische Information zur grauen Substanz des Rückenmarks eine unmittelbare Kontraktion der zugehörigen Muskulatur mit blitzartiger Streckbewegung des Unterschenkels aus. Damit dieser monosynaptische Eigenreflex ohne »Gegenwehr« der antagonistischen Kniebeugemuskulatur abläuft, wird diese gleichzeitig durch Aktivierung eines zwischengeschalteten hemmenden Neurons relaxiert (polysynaptischer Reflex). **Damit erfolgt die reflektorische Streckung über einen monosynaptischen, die gleichzeitige Hemmung der Beugemuskulatur über einen polysynaptischen Reflex.** Als Beispiel für einen primär **polysynaptischen Fremdreflex** kann der sogenannte **Fluchtreflex** dienen (siehe Abb. S. 168). Dieser Reflex muss pauschal den Überlebensstrategien des Organismus zugerechnet werden,

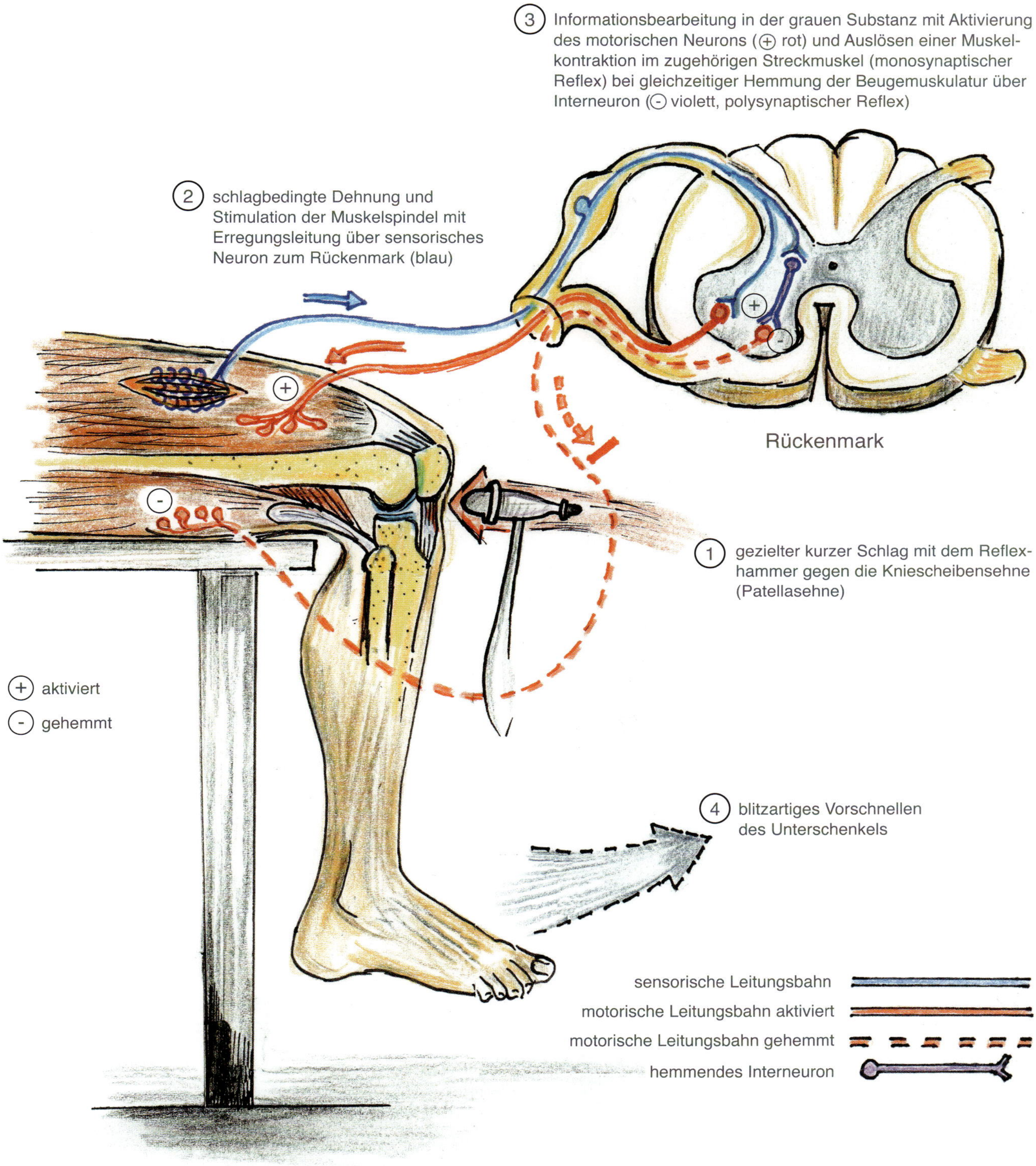

Patellasehnenreflex.
Die schlagbedingte kurze Dehnung (Längenänderung) der Muskelspindeln in der kniestreckenden Muskulatur löst über einen monosynaptischen Eigenreflex eine unmittelbare Kniestreckung aus. Gleichzeitig wird die antagonistisch arbeitende Kniebeugemuskulatur über Zwischenschaltung eines Interneurons gehemmt (polysynaptischer Reflex).

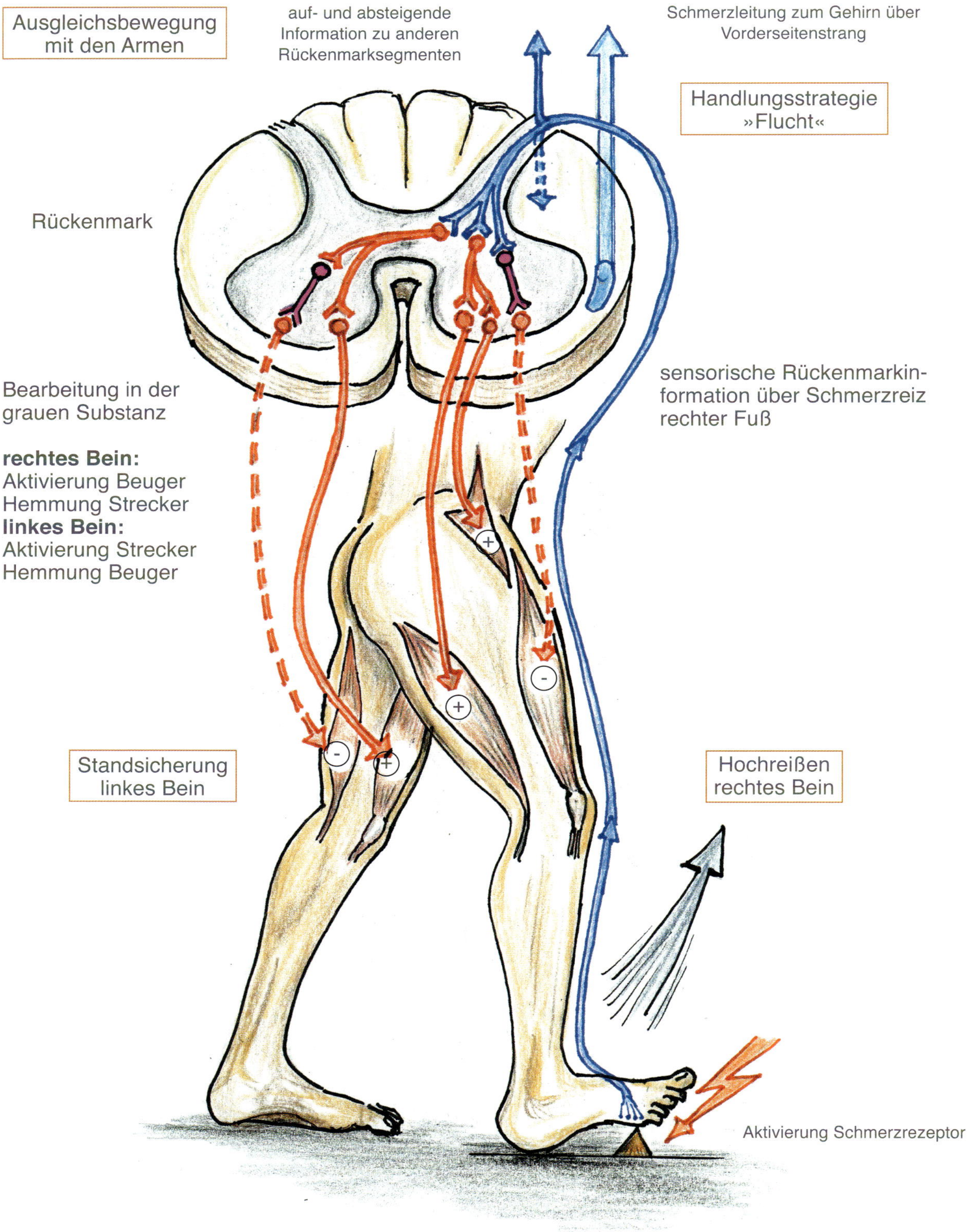

Fluchtreflex.
Der Tritt auf einen spitzen Gegenstand führt reflektorisch zum Hochreißen des betroffenen rechten Beins infolge Aktivierung ⊕ der Beinbeuger und Hemmung ⊖ der Beinstrecker. Synchron dazu werden die Strecker des linken Beins aktiviert ⊕ und die Beuger gehemmt ⊖: gekreuzter Streckreflex. Die aktivierenden Interneurone sind rot, die hemmenden violett dargestellt.

da er die Integrität des Körpers schützt. Tritt man beispielsweise barfuß unerwartet auf einen spitzen Gegenstand, so reißt man **unwillkürlich** das Bein hoch und schaut erst dann **willentlich** nach der Schmerzursache. Die erste Phase des Beinanhebens ist ein durchaus zweckmäßiger, aber unbewusst gesteuerter Reflex, bei der zweiten Phase handelt es sich um ein bewusstes Handlungsvorgehen auf den Schmerzreiz hin, der über die weitere Vorgehensweise zur Schadensbegrenzung entscheidet. Doch bleiben wir bei der ersten reflektorischen Phase, dem Anliegen dieses Kapitels. Die Erregung des Schmerzrezeptors in der Fußsohle des rechten Beins signalisiert über ein sensorisches Neuron dem zugehörigen Rückenmarkabschnitt den spitzen Schmerz. Dieses Signal wird über die Erregung eines Zwischenneurons (Interneuron) direkt auf die motorischen Neuronen (Motoneuronen) der beinbeugenden Muskulatur (Kniebeuger, Hüftbeuger) weitergegeben, das rechte Bein schnellt nach oben. Gleichzeitig wird die gleichseitige beinstreckende Muskulatur über hemmende Zwischenneuronen inaktiviert, um den Beugern nicht im Wege zu stehen **(antagonistische Hemmung)**. Damit der Körper durch die Anhebung des rechten Beins nicht ins Schwanken gerät, werden die Streckmuskeln des linken Beins über Interneuronen synchron aktiviert, die Beuger inaktiviert **(gekreuzter Streckreflex)**. Zusätzlich werden durch Weiterleitung des elektrischen Signals in höhere Rückenmarksegmente Korrekturbewegungen mit den Armen induziert. In der zweiten Phase wird die ursprüngliche, sensorisch zum Rückenmark geleitete Schmerzinformation über die im Vorabschnitt besprochenen Schmerzbahnen (siehe S. 163, Vorderseitenstränge) direkt zu den Schmerzzentren des Gehirns weitergeleitet. Dort durchläuft die Meldung bewusste (Hirnrindenareale) und unbewusste (limbisches System, siehe S. 199–202) Verschaltungen, deren Ergebnis die weiteren Handlungsstrategien bestimmt, z. B. Flucht. Je nach der Schwere des Schmerzreizes und der Gefahrensituation kommen vegetative (Herzfrequenzänderung, Hyperventilation, Schwitzen) und psychoreaktive (Angst, Aggression) Begleitreaktionen hinzu. Dieses Beispiel zeigt die komplexen Verschaltungen von Rückenmarkreflexen auf einfache Weise, lässt aber erahnen, dass die Möglichkeiten der Vernetzung von aktivierenden, hemmenden und auch von hier nicht besprochenen spezialisierten Interneuronen (Renshawzellen) weitaus ausgeklügelter und nahezu unbegrenzt sind.

Zusammenfassendes Ziel dieser physiologisch orientierten Rückenmarkdarstellung aber ist das Verständnis der Funktion der auf- und absteigenden Bahnen, die äußere (Umwelt) und innere (Fühlersysteme) Informationen an die Organisationszentren des Gehirns melden und von dort als vielfach abgewägte motorische Entscheidung wieder der Peripherie zuleiten. Die Verschaltung und Zwischenbearbeitung erfolgt dabei auf den einzelnen Reflexebenen, die nicht als isolierte Rückenmarkscheiben anzusehen sind, wie man sie bei der grafischen Darstellung aus didaktischen Gründen zeigen muss, sondern als Komposition von elektrodynamischen Signalverbindungen unterschiedlicher anatomisch-physiologischer Areale. Sie sind mit Orchestermusikern vergleichbar, die, jeder auf seinem Platz sitzend, das Gesamtwerk unter Leitung des Dirigenten gemeinsam interpretieren.

3.2.8. Anmerkungen zum Rezeptorbegriff

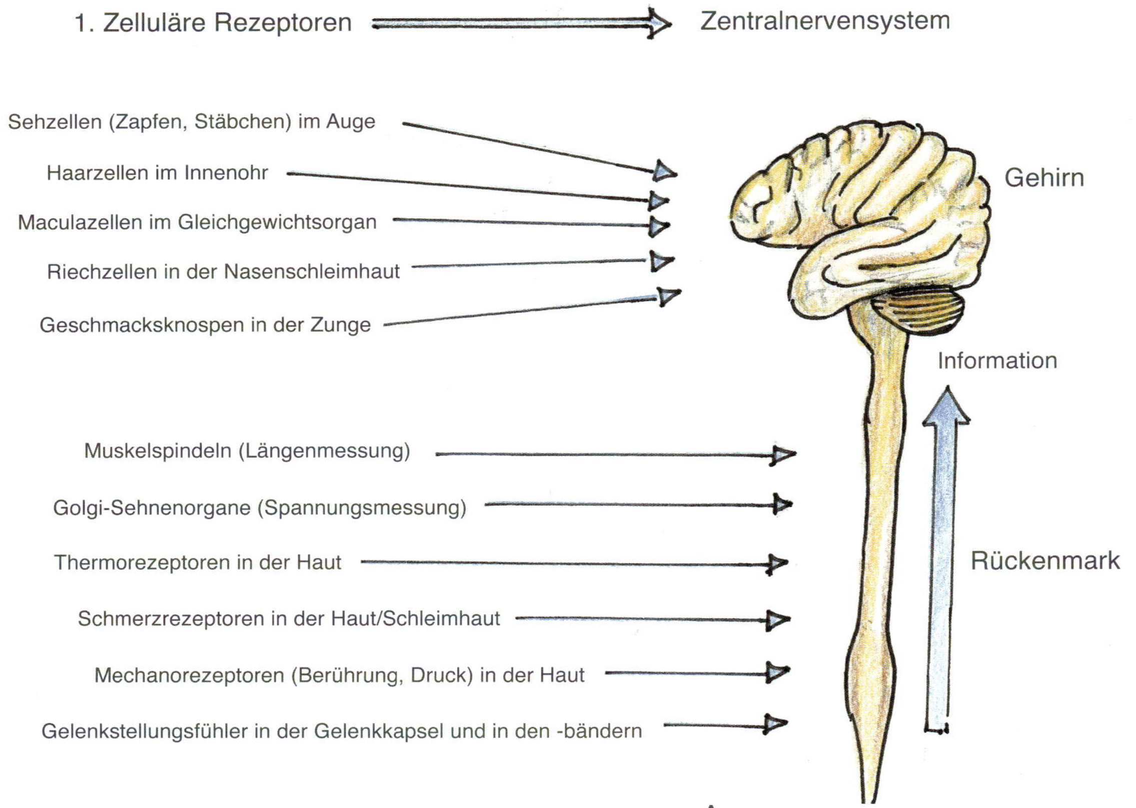

2. Biochemische Rezeptoren

Der an den Nervenenden freigesetzte Transmitter (T) diffundiert in den synaptischen Spalt, besetzt von dort aus den freien Rezeptor der Zielzelle und löst damit die gewünschte Erregung (oder Hemmung) der Zielzelle aus. Medikamente, Drogen oder Gifte können diese Wirkung verstärken (+) oder hemmen (−).

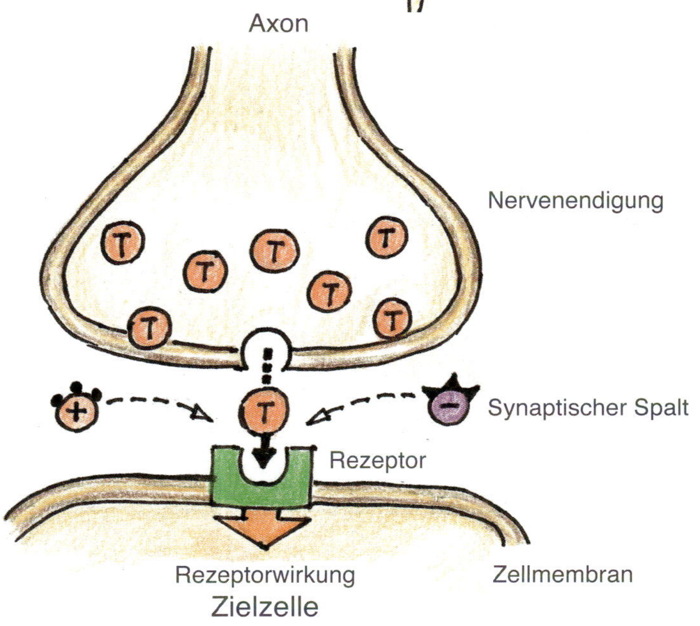

Zum Rezeptorbegriff: zelluläre Rezeptoren liefern auf sensorischem Weg Informationen zum Zentralnervensystem (Rückenmark/Gehirn), biochemische Rezeptoren leiten Informationen zwischen den Zellen weiter.

Immer wieder sind wir bisher auf den Begriff des **Rezeptors als Fühler für verschiedenste sensorische Informationen und Eindrücke** gestoßen. Vor allem waren dies die Muskelspindel als Muskellängenfühler, das Golgi-Sehnenorgan als Sehnenspannungsfühler, Schmerz-, Temperatur-, Berührungs- und Gelenksensoren. Dazu gehören auch die Organqualitäten Sehen, Hören, Gleichgewichtssinn, Riechen und Schmecken. In einem speziellen Kapitel werden wir später noch darüber lesen können. Neben diesen **primär aus zellulären Strukturen** aufgebauten Fühlersystemen verwendet man den Rezeptorbegriff zusätzlich zur Beschreibung von **biochemischen Signalumsetzungen** an Zellmembranen. Auch hier kennen wir bereits zwei Beispiele, die rezeptorvermittelte Transmitterwirkung auf die Zielzelle an der motorischen Endplatte der Muskulatur und an der Synapse, der Verbindung zweier Nervenzellen. Vergleichbar mit dem dort verwendeten chemischen Transmitter Acetylcholin gibt es im Zentralnervensystem, bevorzugt im Gehirn, weitere sogenannte **Neurotransmitter**, die eine rezeptorgeführte Signalübertragung an den Synapsen ermöglichen. Durch Ankoppelung der verschiedenen Neurotransmitter an für sie spezifische Rezeptortypen, die zumeist aus Glykoproteinen und Glykolipiden zusammengesetzt sind, erfolgt eine Aktivierung oder Hemmung der Zielzelle oder des Zielorgans. Dieses Prinzip findet auch bei der Steuerung vegetativer Regulationen, im Hormon- und im Immunsystem Anwendung (siehe Kap. 2.5. und 3.4.). Durch Medikamente, Drogen und Gifte kann die Rezeptoraktivität verstärkt oder gehemmt werden. Diesbezüglich weiterführende Informationen sind der Spezialliteratur zu entnehmen.

3.2.9. Das Gehirn – »Blackbox unerschöpflichen Könnens und Wissens«

Einführung: In unserer digitalen Welt ist man geneigt, das Gehirn einem Computer gleichzusetzen. Dazu verleiten die kaum fassbaren Speicherkapazitäten von Großrechnern, die ständig erweiterbare Programmvielfalt und die gewaltige Leistung der Prozessoren. Und doch ist das vergleichsweise kleine menschliche Gehirn diesen von ihm entwickelten Maschinen weit überlegen. Während man bei der allgemeinen Intelligenz noch Ähnlichkeiten in der individuellen Leistungsfähigkeit, Informationen zu verarbeiten, erkennen kann, hören diese bei der psychisch-emotionalen Seite des Gehirns ganz auf. Gerade hier beginnt aber das Mysterium des Gehirns. Die Welt der Gefühle, wie Empathie, Liebe, Neid, Gewalt usw., ist allein Sache des Gehirns. Dabei ist es ganz gleich, ob genetisch angelegt oder erlernt! Doch nun zu seinen Eckdaten. Das **ca. 1,4 Kilogramm schwere Gehirn** des Erwachsenen mit der Konsistenz eines hartgekochten Eis verfügt über schätzungsweise **100 Milliarden Nervenzellen**. Diese sind über Nervenfäden (Axonfasern, Dendriten) untereinander verknüpft und korrespondieren lebhaft über alle Hirnbezirke hinweg miteinander. Etwa **eine Billiarde von synaptischen Schnittstellen** steht diesem Nervenzellnetzwerk dazu zur Verfügung.

Wie das Rückenmark ist das Gehirn umhüllt von einer dreischichtigen Hirnhaut, in Nervenwasser eingebettet und von der knöchernen Schutzhülle des Schädels umgeben. Der bildhafte Vergleich mit einer Walnuss bietet sich an, zumal auch deren Kernoberfläche an die Hirnwindungen des Großhirns erinnert. Kein Gehirn gleicht dem anderen, die Individualität wird durch die genetische Anlage, die Umwelt und Lernprozesse bestimmt.

Gehirnentwicklung:
Die Gehirnanlage entwickelt sich etwa drei Wochen nach der Befruchtung aus dem oberen Teil des Neuralrohres, das durch Faltung einer Zellplatte (Neuralplatte) im Rückenbereich des Embryos entsteht. Unmittelbar nach dem Schluss des Neuralrohres setzt in der vierten Woche eine gigantische **Zellteilungsmaschinerie** ein, die notwendig ist, um die 100-Milliarden-Grenze an Nervenzellanlagen bei der Geburt zu erreichen. So entstehen pro Minute viele Tausend Nervenzellen, die im Weiteren über die Bildung von Zellverbänden, Zellwanderung und Spezialisierung die Funktion und das Erscheinungsbild des menschlichen Gehirns bestimmen (siehe Abb. S. 173). Nach der Geburt wartet aber schon die nächste Aufgabe auf das wachsende Gehirn, die weiter zunehmende **Vernetzung der Nervenzellen** untereinander. Die in der embryonalen Reifung angelegten Nervenzellen besitzen anfänglich ein nur gering entwickeltes Informationssystem untereinander. Diese zunächst spärliche »Verkabelung« über Dendriten (Zellkörperäste) und Axone (Nervenfasern) mittels synaptischer Kontaktstellen nimmt dann aber bis zum dritten Lebensjahr mit nahezu exponentiellem Geschwindigkeitsanstieg rasant zu (**Faseraussprossung**, siehe Abb. S. 174). Es gibt wissenschaftlich begründete Hinweise,

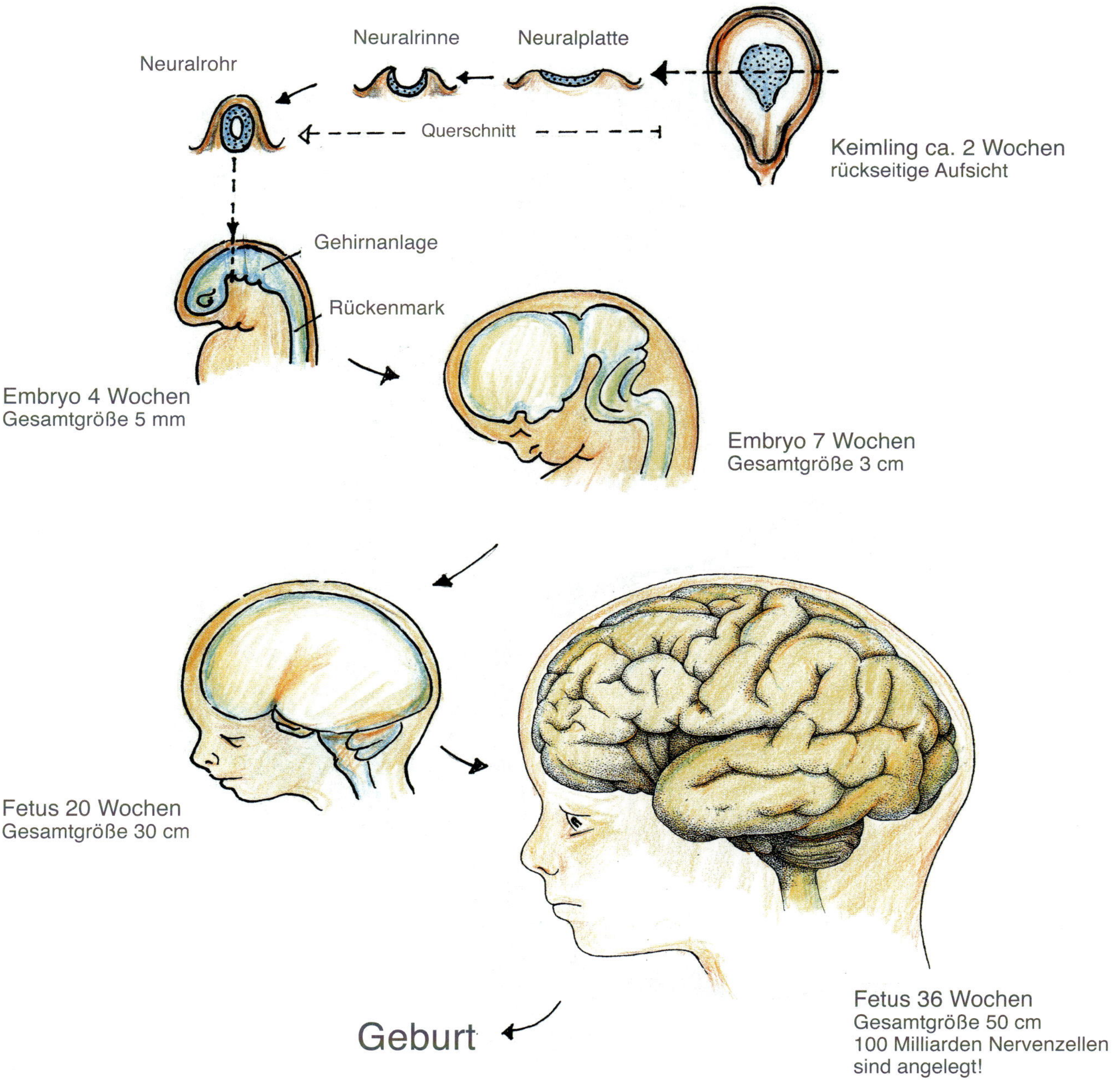

Die Gehirnentwicklung: aus einer Platte von Ektodermzellen (siehe Abb. S. 47) bildet sich zwischen 3. und 4. Woche nach der Befruchtung das Neuralrohr, aus dem sich das Zentralnervensystem, am oberen Teil das Gehirn, am unteren das Rückenmark, entwickelt. Ab der 4. Woche nimmt im Hirnabschnitt die Zellteilung mit kaum vorstellbarer Geschwindigkeit zu. Definierte Zellen wandern in spezialisierte Hirnregionen und bestimmen so das Erscheinungsbild des Gehirns bei der Geburt.

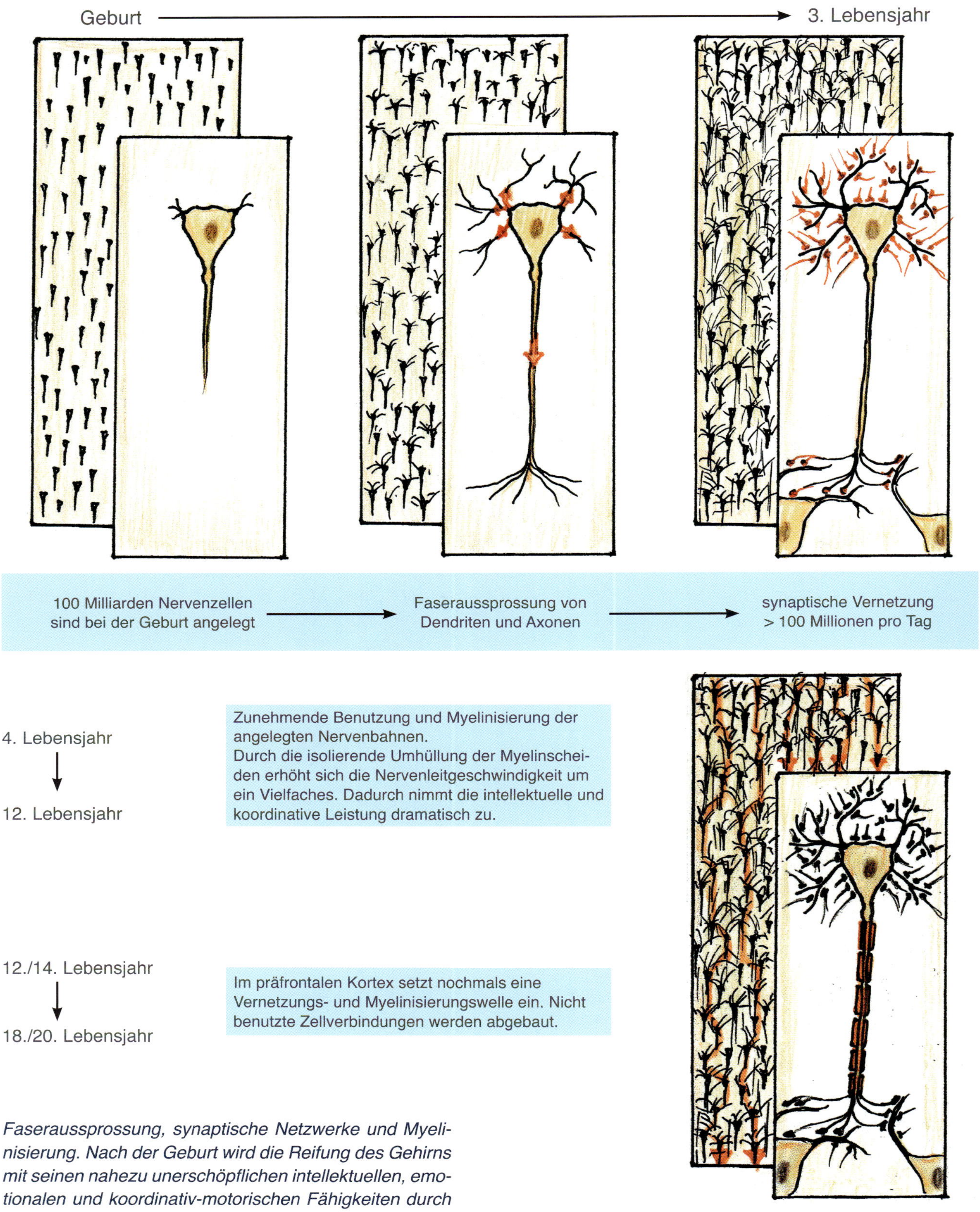

Faseraussprossung, synaptische Netzwerke und Myelinisierung. Nach der Geburt wird die Reifung des Gehirns mit seinen nahezu unerschöpflichen intellektuellen, emotionalen und koordinativ-motorischen Fähigkeiten durch diese drei Entwicklungsschritte bestimmt.

dass vielfältige sensomotorische Reize wie Bewegen, Hören, Sehen, Berühren, Riechen, Schmecken usw. diese Entwicklung fördern, während eine sensomotorische Monotonie die Vernetzungsquantität niedrig hält. **Die fundamentale Bedeutung der frühkindlichen Bewegung, bunter Eindrücke und sozialer Kontakte wird damit eindrucksvoll unterstrichen.** Aber erst die Benutzung dieser Bahnen über Lernprozesse macht in der weiteren Entwicklung den individuellen Unterschied aus. Dies und die Tatsache, dass die Reifung des Zentralnervensystems der körperlichen Entwicklung bis zum 18./20. Lebensjahr weit vorauseilt (siehe Abb. S. 37, rechts), bedingt die Notwendigkeit einer Vielzahl verschiedenster sensomotorischer Reize und Übungen, um die nahezu unerschöpfliche Reaktionsbereitschaft des Gehirns zur Steigerung der motorischen, intellektuellen und sozialen Leistungsfähigkeit nutzen zu können. Neben den schulischen Aufgaben sind hier die sportliche Betätigung, die musikalische und künstlerische Ausbildung besonders hervorzuheben. Im »goldenen Lernalter« zwischen sechs und zwölf Jahren entwickeln sich beispielsweise die koordinativ-motorischen Fähigkeiten am besten. Eine besondere Rolle spielt hier die Myelinisierung der Nervenfasern, eine zunehmende Umhüllung wichtiger Nervenbahnen mit einer fett- und eiweißhaltigen Isolierschicht. Diese Weiterentwicklung zu sogenannten markhaltigen Nervenfasern (siehe Kap. 3.2.3.) erhöht die Schnelligkeit der Signaltransformation. Dadurch steigt die Geschwindigkeit, mit der das Gehirn Informationen verarbeiten kann. Heranwachsende bewegen sich immer gewandter, Schüler lernen zunehmend rascher. Der in dieser Lebensphase erworbene nervale Vorsprung bleibt prinzipiell lebenslang erhalten, wobei es den im Alterungsprozess natürlichen Abfall der Organqualität, der Muskulatur und der Zuliefersysteme zum Gehirn zu beachten gilt. Zu Beginn der auf dieses Schulkindalter folgenden Pubertätsphase setzt in bestimmten Hirnabschnitten, vor allem im präfrontalen Kortex (siehe S. 181) nochmals eine Welle von neuen synaptischen Zellverbindungen ein, Myelinscheiden werden aufgebaut, bewährte Zellverbindungen werden ausgebaut, nicht benutzte synaptische Verbindungen werden abgebaut (»Synapsensterben«). Durch die Auf- und Umbaumaßnahmen im präfrontalen Kortex, der für Selbstkontrolle, Konzentration und Planung zuständig ist, kommt es zu den für die Pubertät typischen instabilen Verhaltensmustern: Gefühlsverwirrung, irrationale Handlungsweisen und mangelndes Einfühlungsvermögen. Nach diesem emotionalen Wellental folgt aber eine Stabilisierungsphase ab dem ca. 18./20. Lebensjahr: adäquate Gefühlsreaktion, zielgerichtete Planung und soziale Integration. Betrachtet man die Gehirnentwicklung zusammenfassend, so kann der Satz gelten:

Kinder sind von Anfang an auf Lernen programmiert.

Doch Achtung: Neben dem von außen leicht beurteilbaren intellektuellen und Bewegungslernen gibt es auch ein weitgehend verborgenes inneres Lernen, den Umgang mit Gefühlen. So macht es wenig Sinn, der unbelasteten ziellosen Entdeckerfreude des Kleinkindalters spezialisierte »Kunststücke« entgegenzusetzen oder die körperliche, geistige und emotionale Selbstentdeckung im Vorschulalter durch ein primär leistungsorientiertes Erziehungsprogramm zu behindern. Die daraus resultierenden emotionalen Defizite werden sich in Krisensituationen – spätestens in der Pubertät – rächen. Der sicherste Ort für ein positives emotionales Lernen ist die Stabilität einer intakten Familie.

Funktionelle Anatomie des Gehirns

Seit Jahrhunderten versuchen Anatomen, Physiologen, Mediziner, Psychologen und Radiologen über eine Vielzahl von wissenschaftlichen Untersuchungsmethoden dem Geheimnis des Gehirns und seiner nahezu unbegrenzten Leistungsfähigkeit auf die Spur zu kommen. Seit Leonardo da Vincis »hirnphysiologischen Darstellungen« (um 1508) entwickelte man dazu die verschiedensten Methoden: mikroskopische Schnittbilder, vergleichende Tierversuche, Begutachtung von hirnorganischen Ausfällen nach Verletzungen und Erkrankungen, Ableitung von Hirnströmen (EEG), gezielte elektrische Stimulation bestimmter Hirnrindenareale (evozierte Potenziale) und in neuerer Zeit die Magnetresonanztomografie (MRT) zur Darstellung von Hirnstruktur und Durchblutung und die Positronen-Emissionstomografie (PET), um aktuell aktivierte Hirnbezirke darstellen und definierten Aktionen zuordnen zu können. Aus all diesen Untersuchungsergebnissen (siehe dazu Spezialliteratur) lässt sich ein anatomisch-funktionelles Gehirnmodell ableiten, das Funktionen und zugehörige Strukturen in Einklang bringt. Dieses Hirnbild wird im Folgenden als Denkplattform dienen. Das Bewusstsein für eine unentdeckte, sehr viel höhere Komplexität der Hirnleistung soll dabei aber nicht verloren gehen.

Aus entwicklungsphysiologischen Gründen werden vier große Hirnanteile unterschieden: das in zwei Hälften geteilte **Großhirn**, das **Zwischenhirn**, der **Hirnstamm** und das **Kleinhirn** (siehe Abb. rechts). Das Großhirn ist der in der

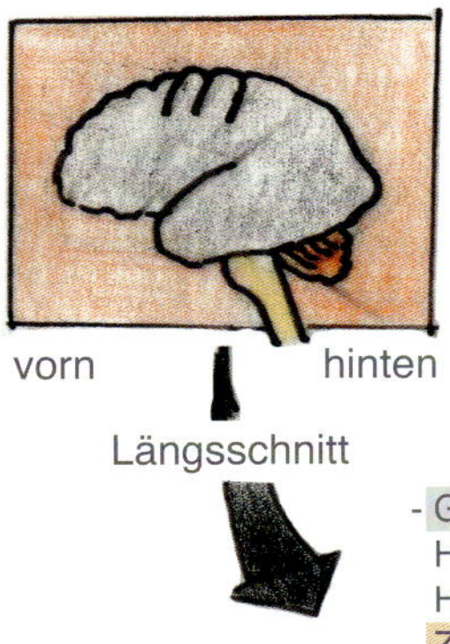

- Großhirn (grau) mit Balken (weiß)
  Höchste Instanz menschlichen Handelns und Denkens
- Zwischenhirn (orange)
  Vermittler von Sinneseindrücken vegetatives und hormonelles Steuerzentrum
- Hirnstamm (gelb)
  Sitz der Steuerzentren für Herz, Kreislauf, Atmung und Verdauung Schlaf-Wachregulation Verbindungsbahnen zwischen Großhirn und Kleinhirn
- Kleinhirn (braun)
  Feinabstimmung für Körpergleichgewicht und Körperhaltung

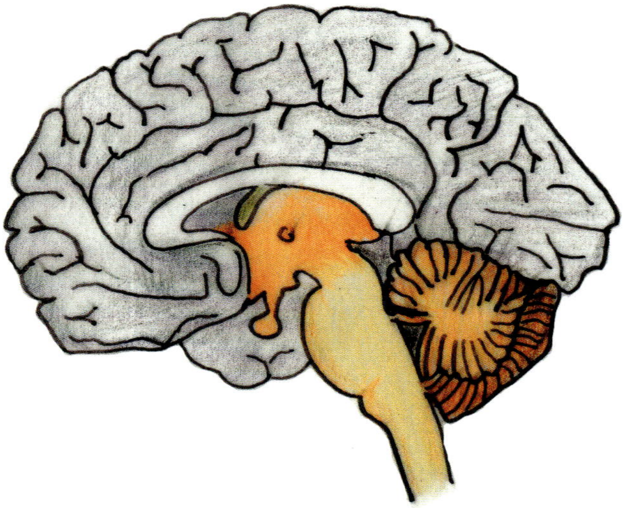

Die 4 verschiedenen Hirnanteile Großhirn, Zwischenhirn, Hirnstamm und Kleinhirn, dargestellt im Längsschnitt zwischen beiden Großhirnhemisphären

evolutionären Entwicklung jüngste Teil des Zentralnervensystems. Es macht ca. 70 Prozent der gesamten Hirnmasse des Erwachsenen aus, kein Tier besitzt eine vergleichbare Relation. Es gilt als höchste Instanz menschlichen Denkens und Handelns. Das Zwischenhirn fungiert einerseits als Vermittler von Sinneseindrücken an das Großhirn, andererseits als Steuerzentrum vegetativer und hormoneller Funktionen. Der Hirnstamm stellt die Verbindung zwischen Rückenmark und Gehirn dar. Hier sitzen auch die unbewussten Steuerzentren für das Herz-, Kreislauf-, Atmungs- und Verdauungssystem und die Schlaf-Wach-Regulation. Zudem stellt er Verbindungsbahnen zwischen Groß- und Kleinhirn zur Verfügung. Das Kleinhirn koordiniert feinste Bewegungen und ist für das Körpergleichgewicht und die Körperhaltung zuständig.

Arbeitsweisen der wichtigsten Gehirnanteile

Großhirn

Das aus einer rechten und linken Hälfte, den sogenannte Hemisphären, bestehende Großhirn lässt sich in eine drei bis vier Millimeter dicke **Hirnrinde (Kortex)** aus 30 bis 40 Milliarden Nervenzellen, darunterliegende Zellhaufen, die sogenannten **Basalganglien**, eine **weiße Substanz** aus auf-, ab- und querverlaufenden Nervenfasern, und in den **Balken**, eine zwischen den Hemisphären verlaufende Faserautobahn, einteilen (siehe Abb. S. 178 a). Dazwischen finden sich Gliazellen, die die elektrischen Vorgänge unterstützen. Obwohl im Detail kein Hirn dem anderen gleicht, ist es der Hirnforschung gelungen, funktionelle Areale abzugrenzen, die mit individuellen Variationen für alle Menschen gelten. Dies betrifft insbesondere die Großhirnrinde.

Großhirnrinde

Sie unterteilt sich in fünf teilweise durch tiefe Gräben getrennte, funktionell verschiedene Hirnbezirke (siehe Abb. S. 178 b, c, d): Stirnlappen, Scheitellappen, Schläfenlappen, Hinterhauptslappen und limbischer Kortex. Diese beidseitig angelegten Hirngebiete können als vernetzte Module mit jeweils unterschiedlichen spezifischen Arbeitsaufgaben für beinahe alle bewussten und unbewussten Denkvorgänge betrachtet werden:

- Der den vorderen Hirnabschnitt einnehmende **Stirnlappen (= Frontallappen)** ist für unser Bewusstsein, die Selbstkontrolle und die Planung und Ausführung von Bewegungsabläufen zuständig.
- Der im mittleren Hirnteil gelegene **Scheitellappen (= Parietallappen)** steuert die Aufmerksamkeit, erkennt Bewegungen und unterstützt das räumliche Verständnis.
- Der seitlich angelegte **Schläfenlappen (= Temporallappen)** dient als Gedächtnis-Archiv, liefert gespeicherte Daten und beherbergt das Gehör.
- Der hintere Teil der Großhirnrinde wird als **Hinterhauptslappen (= Okzipitallappen)** bezeichnet und dient vor allem dem Sehen. Hier werden optische Eindrücke aufgenommen, interpretiert und räumlich und zeitlich zugeordnet.
- Der innenseitig versteckt gelegene **limbische Kortex** zeigt eine emotionale Prägung. Er nimmt Schmerzen wahr, lässt Gefahren erkennen und bündelt Überlebensstrategien.

Innerhalb der einzelnen Hirnrindengebiete unterscheidet man die **primären sensorischen und motorischen Kortexzentren** von den **assoziativen Kortexgebieten**. Während die primären Zentren über auf- und absteigende Bahnen direkten Kontakt zur Umwelt halten, stellen die assoziativen Gebiete über Querverbindungen den Kontakt zwischen den einzelnen Hirnrindenzentren und zu tiefer gelegenen Strukturen, wie Basalganglien und Thalamus, her (= innerer Dialog).

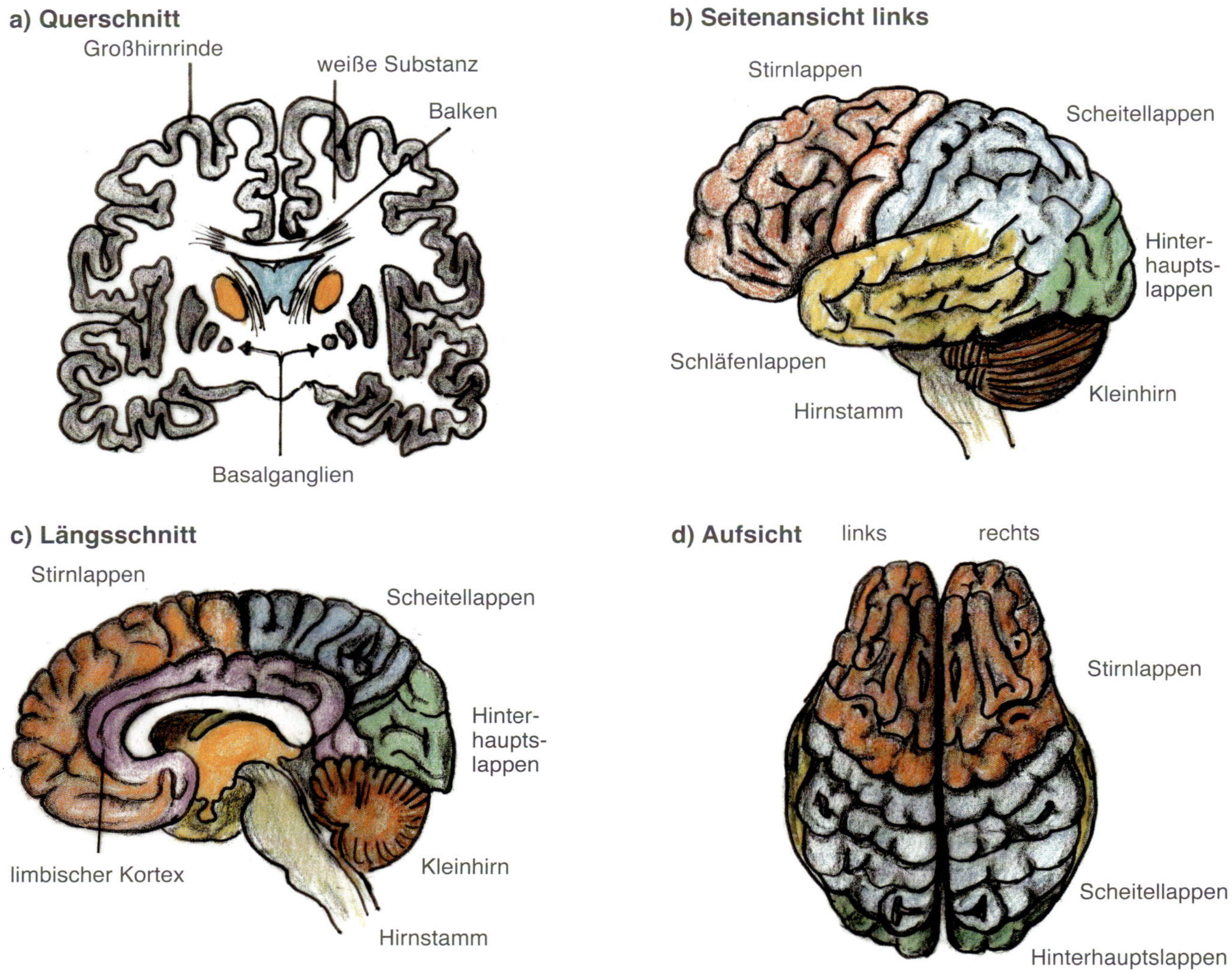

Großhirnansichten:

a) Querschnitt (Frontalschnitt) mit Darstellung der Großhirnrinde, der Basalganglien, der weißen Substanz und des Balkens. Zusätzlich: Thalamus (orange), Ventrikel (türkis)

b) Seitenansicht mit Stirnlappen (rot), Scheitellappen (blau), Schläfenlappen (gelb) und Hinterhauptslappen (grün). Zusätzlich: Kleinhirn (braun), Hirnstamm (graugelb)

c) Längsschnitt zwischen den Hemisphären mit beidseits innen gelegenem limbischem Kortex (violett)

d) Blick auf beide Hemisphären. Stirnlappen (rot), Scheitellappen (blau), Hinterhauptslappen (grün)

Beispiele primärer Kortexzentren:

Primär somatosensorischer Kortex im Scheitellappen (Gyrus postcentralis) (siehe Abb. unten, rechts)

Jedem Körperteil sind hier entsprechend seiner Bedeutung in unterschiedlicher Größe sensorische Projektionsfelder zugeordnet. Den größten Teil der Nervenzellen machen dabei die Tastsensoren der Finger und der Mundregion aus. Die Information zum primär somatosensorischen Kortex erfolgt gekreuzt, d. h. jeweils eine Gehirnseite erhält die Botschaft von der Körpergegenseite, da die aufsteigenden Bahnen noch im Rückenmark und im verlängerten Rückenmark die Seite wechseln.

Frontalschnitt motorischer Kortex

Frontalschnitt somatosensorischer Kortex

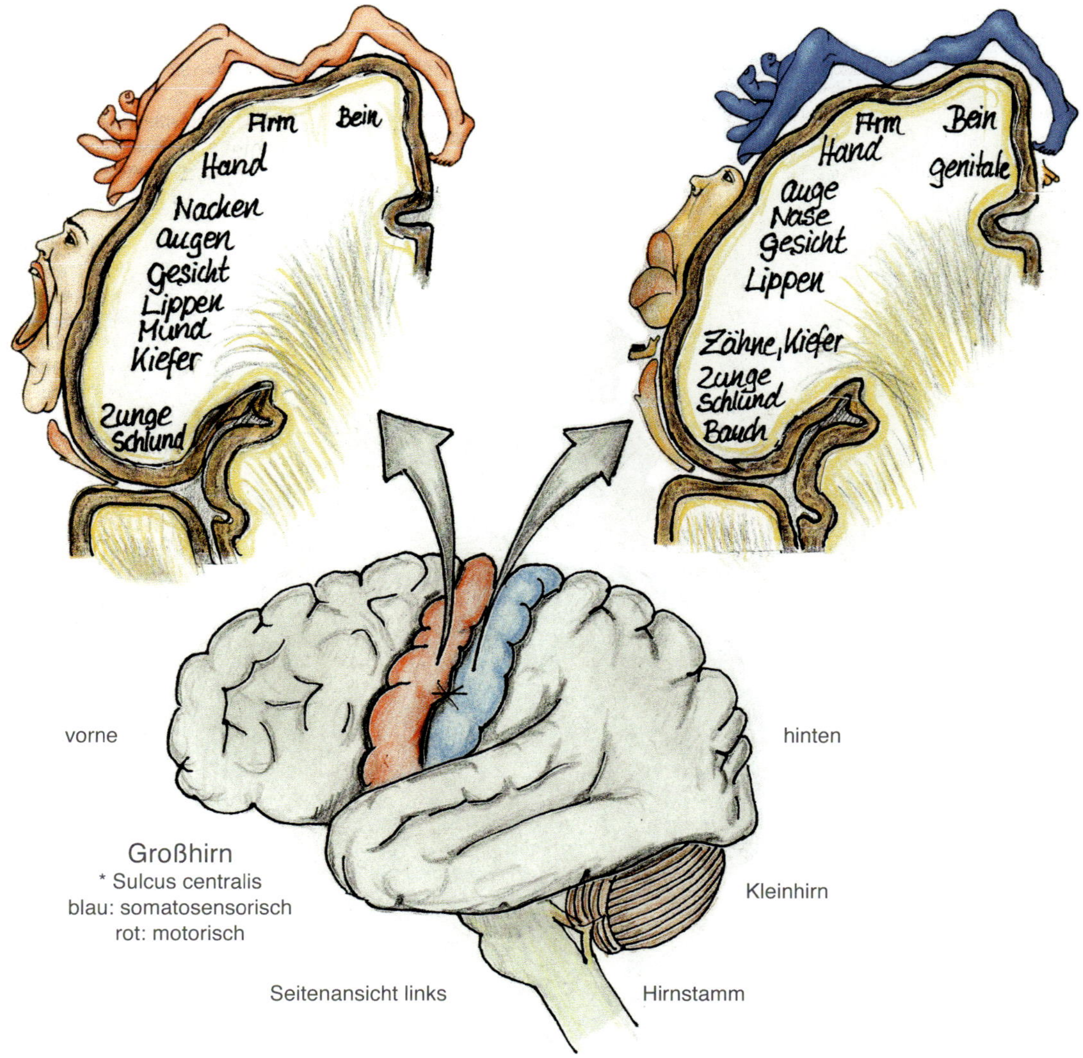

Darstellung des primär somatosensorischen (rechts) und primär motorischen Kortex (links) im frontalen Schnittbild oben: Entsprechend der unterschiedlich großen Projektionsflächen der einzelnen Körperregionen wurde ein sensorischer und motorischer »Homunculus« (modifiziert nach Penfield und Rasmussen) eingezeichnet. Wie man aus der Seitenansicht des Großhirns erkennen kann, werden beide Rindenzentren durch einen tiefen Graben (Sulcus centralis) voneinander getrennt, der gleichzeitig auch die Grenzlinie zwischen Stirn- und Scheitellappen darstellt. Der rot markierte motorische Gyrus praecentralis ist Teil des Stirnlappens, der blau gefärbte somatosensorische Gyrus postcentralis gehört zum Scheitellappen.

Primär motorischer Kortex im Stirnlappen (Gyrus praecentralis) (siehe Abb. S. 179, links)
Vergleichbar der unterschiedlichen Projektionsgröße im sensorischen Kortex für die Tastsinne lässt sich im motorischen Kortex für die Finger- und Mundbewegung eine größere Neuronenanhäufung darstellen, was die evolutionäre und aktuelle Bedeutung dieser Körperregionen noch unterstreicht. Auch hier ziehen die vom Kortex absteigenden Bahnen (siehe S. 164, Pyramidenbahn) noch vor dem Eintritt ins Rückenmark gekreuzt zur Körper-Gegenseite.

Broca-Sprachzentrum im Stirnlappen (siehe Abb. unten, B)
Es handelt sich dabei um ein primär motorisches Areal zur Artikulation der Sprache über Bewegungen des Mundes, der Zunge, des Rachens, des Kehlkopfes und der Atemmuskulatur. Bei der Mehrzahl der Menschen liegt das Broca-Zentrum links.

Primäres Hörzentrum (auditorisches Areal) im Schläfenlappen (siehe Abb. unten, H)
Dieses primär somatosensorische Areal dient der Hörwahrnehmung und registriert Geräusche jeder Art.

Primäres Sehzentrum (visuelles Areal) im Hinterhauptslappen (siehe Abb. unten, S)
In diesem primär somatosensorischen Areal werden optische Eindrücke registriert.

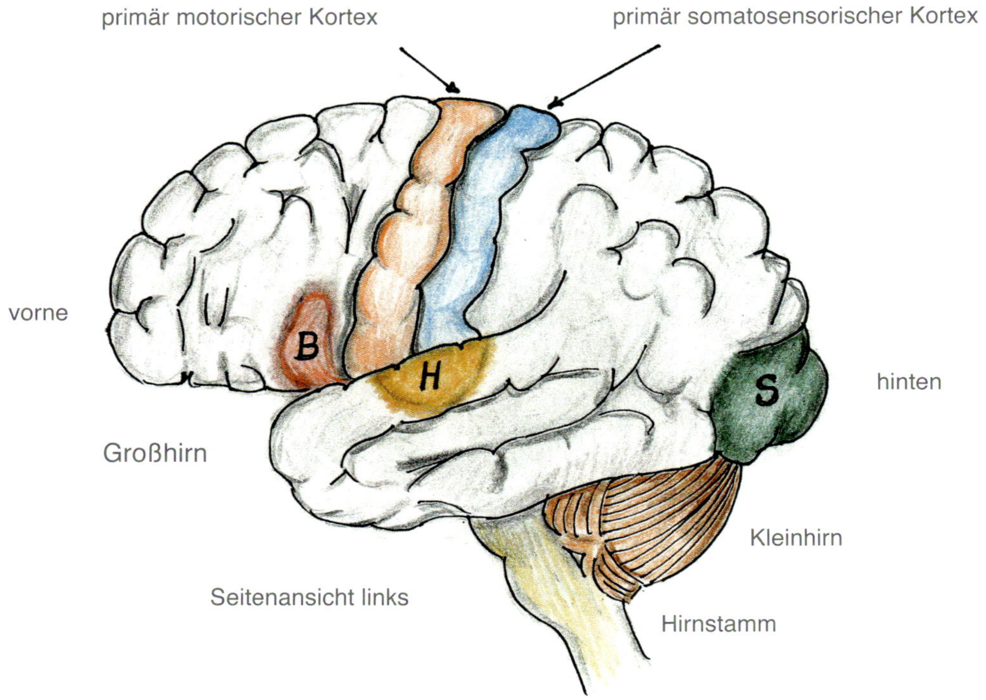

B: Broca-Sprachzentrum (primär motorisch) · Stirnlappen
H: Primäres Hörzentrum (primär somatosensorisch) · Schläfenlappen
S: Primäres Sehzentrum (primär somatosensorisch) · Hinterhauptslappen

Beispiele primärer somatosensorischer und motorischer Kortexzentren. Anmerkung: Für die Sprache und ihre Zentren besteht bei Rechtshändern eine linkshirnige Dominanz.

Assoziationskortex

Der Assoziationskortex umfasst die größte Ausdehnung der gesamten Hirnrinde. Er nimmt in etwa 70 bis 80 Prozent der Rindenfläche ein, während der primär sensorische und motorische Kortex zusammen nur etwa 20 bis 30 Prozent ausmachen. Häufig wird er als »Resultat der letzten Stunde der Evolution« bezeichnet, da er dem höchsten Reifegrad der menschlichen Hirnentwicklung entspricht. In seinen riesigen, über das gesamte Rindengebiet verteilten, vielfach noch unerforschten Speichern finden sich die Schätze, die das Menschsein erst definieren: Denken, Erkennen, Lernen, Wissen, Erinnern, Planen, Kontrollieren, Bewusstsein, Selbsterkennen und Moralität.

Beispiele wichtiger Assoziationsareale:

- **Präfrontaler Kortex im Stirnlappen** (siehe Abb. S. 182)
  Der präfrontale Kortex besitzt eine besonders hohe Bedeutung für die Geistesarbeit. So ist er beim Menschen doppelt so groß wie bei Primaten (Menschenaffen). Motorische, sensorische und emotionale Bahnen laufen hier zusammen, werden beurteilt und ihnen zielgerichtete Aufmerksamkeit geschenkt. Für einige Minuten kann darüber auch ein Kurzzeitgedächtnis angelegt werden. Spätestens dann werden Entscheidungen gefällt, Pläne geschmiedet und mit weiteren Assoziationszentren, z. B. dem **prämotorischen Kortex**, realisiert. Abgewägt werden aber auch die Entscheidungskonsequenzen, möglicherweise sitzt hier die Moral. Fremd- und Eigenbeurteilung sind eine weitere Aufgabe des präfrontalen Kortex. Damit scheint die individuelle Persönlichkeit eines Menschen in diesem Hirnabschnitt zu wohnen.

- **Prämotorischer Kortex im Frontallappen unmittelbar vor dem primär motorischen Kortex** (siehe Abb. S. 182)
  Dieses motorisch orientierte Assoziationsareal kommuniziert mit dem primär motorischen Kortex, den Basalganglien, dem Thalamus und den sensorischen Assoziationsarealen im Scheitellappen. Es generiert und speichert Nervenimpulse, die in einer komplexen festen Sequenz feuern und ganze Muskelgruppen steuern, z. B. Namen schreiben, Klavier spielen oder technische Bewegungsabläufe im Sport.

- **Visuelles Assoziationsareal im Hinterhauptslappen direkt vor dem primär visuellen Kortex** (siehe Abb. S. 182)
  Mit dem primären Sehkortex und dem Thalamus verschaltet erkennt es Gegenstände, z. B. einen Ball. Es interpretiert aber auch optische Eindrücke anhand gespeicherter Erfahrungswerte, was letztendlich auch psychische Reaktionen induziert, z. B. freudige Erregung beim Betrachten schöner Bilder.

- **Auditorisches Assoziationsareal im Schläfenlappen direkt unterhalb der primär motorischen Hörrinde** (siehe Abb. S. 182)
  Anhand gespeicherter Erfahrungswerte ermöglicht es die Unterscheidung verschiedener Geräusche, wie Sprechen, Musik oder Lärm.

- **Wernicke-Sprachareal im linken Schläfen- und Scheitellappen** (siehe Abb. S. 182)
  Diese Region beinhaltet das Sprachverständnis. Hier erhält die Sprache ihre Be-

deutung. Sprachzusammenhänge werden analysiert und erkannt. Worte können in Gedanken umgewandelt werden. Durch Zuflüsse aus dem visuellen Kortex wird hier auch das geschriebene Wort interpretiert. Zum weiter entfernten sprachmotorischen Zentrum (Broca-Areal) im Stirnlappen besteht eine direkte größere Leitungsbahn.

Zusammenfassende Nachbetrachtung: Um die hierarchische Funktionsstruktur der Großhirnrinde zu erklären, kann man sie vereinfacht mit einem Musikstück vergleichen. So ist der präfrontale Kortex der Komponist, der prämotorische Kortex der Interpret, und der motorische Kortex bedient das Instrument.

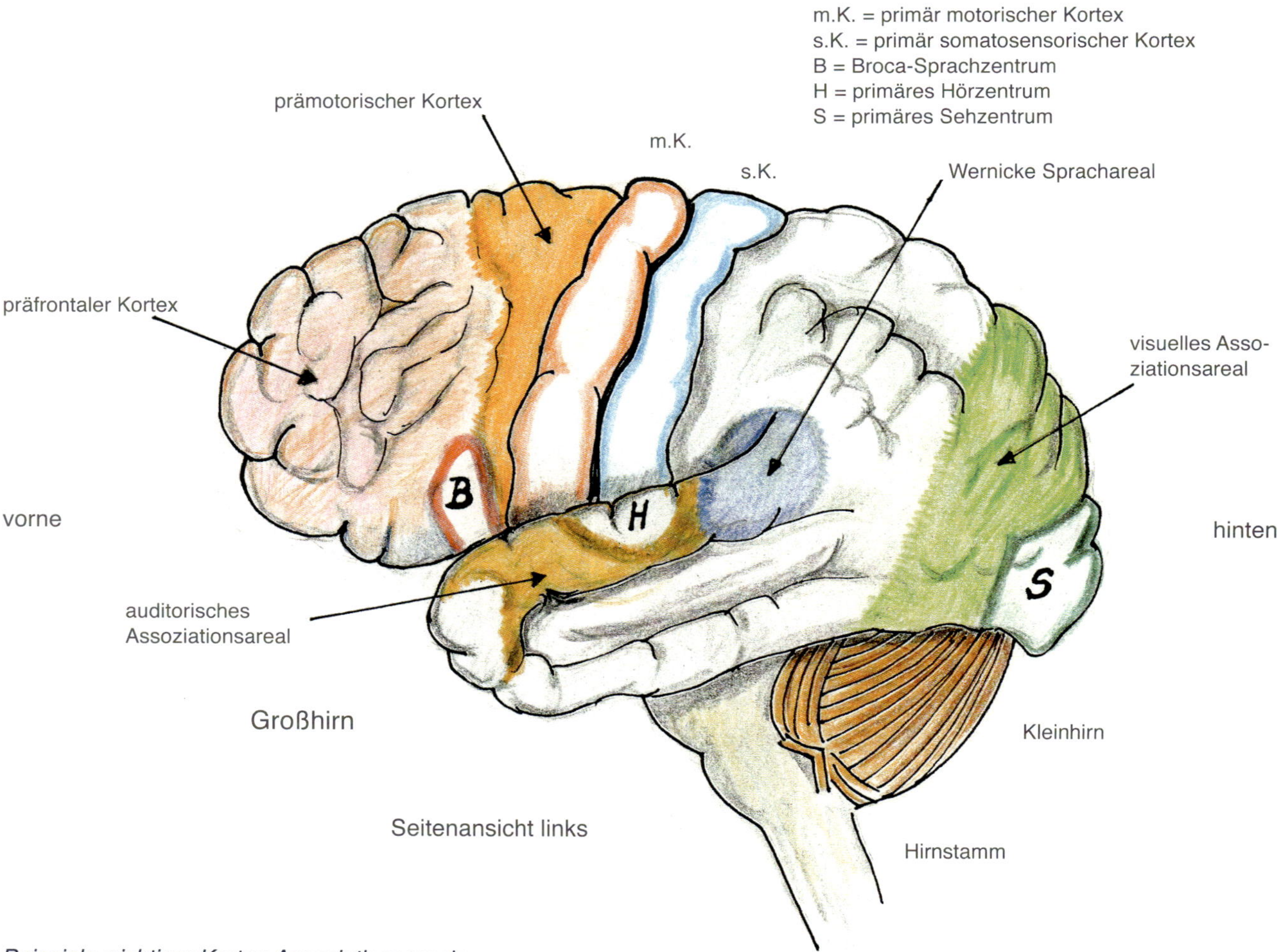

Beispiele wichtiger Kortex-Assoziationsareale:

- *Der präfrontale Kortex im Stirnlappen ist zuständig für Planung, Entwicklung von Programmen und Ideen, ist aber auch Sitz der Persönlichkeit, Intelligenz, komplexer Lernprozesse, Erinnerung, Intuition und Vernunft, letzlich der Ethik und Moral.*
- *Der prämotorische Kortex liegt direkt vor dem primär motorischen Kortex im Stirnlappen. Er generiert und speichert komplexe Nervenimpulse, die feste Bewegungssequenzen ganzer Muskelgruppen steuern, z. B. Klavierspiel.*
- *Der visuelle Assoziationskortex im Hinterhauptslappen erkennt und interpretiert optische Informationen, z. B. einen Ball zum Fußballspielen.*
- *Das auditorische Assoziationsareal im Schläfenlappen unterscheidet Geräusche, z. B. Musik, Lärm, Sprechen.*
- *Das Wernicke Sprachareal im Schläfen-/Scheitellappen analysiert die Sprache hinsichtlich ihrer Bedeutung, z. B. beim Anhören von Theaterstücken oder beim Lesen.*

Basalganglien (siehe Abb. rechts)

In der Tiefe beider Großhirnhemisphären sitzen direkt am Übergang zum Zwischenhirn die Basalganglien. Es handelt sich dabei um drei größere längliche Zellanhäufungen (graue Substanz), die versteckt, umgeben von der weißen Substanz myelinisierter Nervenfasern, vorwiegend motorische Aufgaben erfüllen. Zusammen werden diese drei großen Kerngebiete des Großhirns als **Corpus striatum** (Streifenkörper) bezeichnet, da sie im Schnittbild streifenförmige Unterbrechungen aufweisen. Die Basalganglien erhalten Informationen aus dem gesamten Kortex und leiten ihre Antworten an den Thalamus im benachbarten Zwischenhirn weiter. Von dort erfolgt wieder eine Rückmeldung an die motorischen Areale der Großhirnrinde, insbesondere an den prämotorischen Kortex. Diese drehscheibenartige **Schleifenbildung** sorgt für einen adäquaten Muskeltonus und eine verfeinerte Koordination der Skelettmuskulatur, wenn nach dieser »Vorarbeit« der motorische Output dann endgültig die Zielmuskulatur erreicht. Unter Mithilfe der Basalganglien können so auch Bewegungen eingeleitet oder gestoppt werden. Darüber hinaus gibt es auch Hinweise, dass über eine frontale assoziative Schleifenbildung zum präfrontalen Kortex hin Lernprozesse unterstützt und durch eine limbische Schleife emotionales Verhalten beeinflusst wird. Im übertragenen Sinne sind die Basalganglien heimliche Regieassistenten, die die Bühnenarbeit der Hirnrinde optimieren.

Weiße Substanz (siehe Abb. S. 184)

Die weiße Substanz macht in etwa die Hälfte des Hirnvolumens aus. Sie ist ein gigantisches Netzwerk aus Abermillionen Nervenfasern, das nahezu alle Zellstrukturen des Gehirns

»Gläsernes« Gehirn
Seitenansicht rechts
grau: Basalganglien

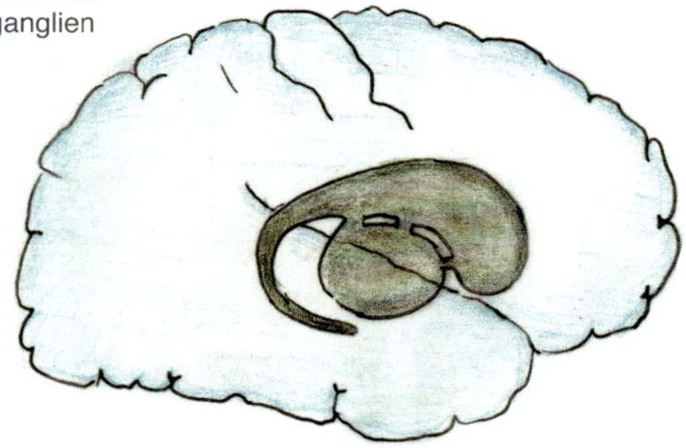

»Gläsernes« Gehirn
Frontalschnitt
grau: Basalganglien
orange: Thalamus

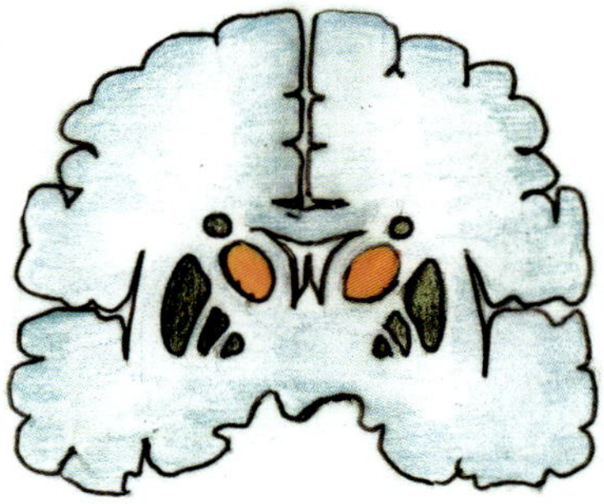

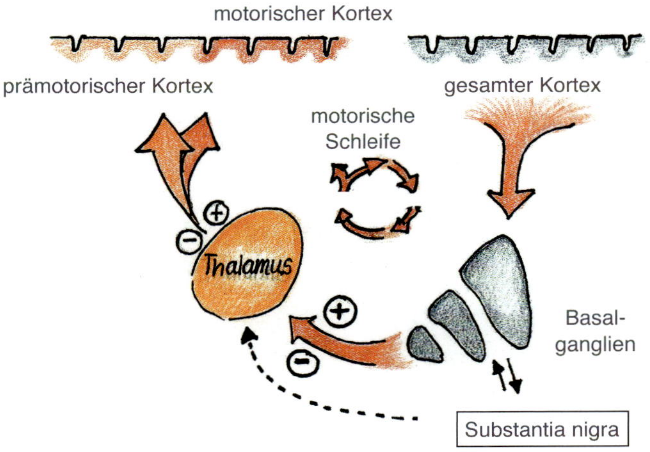

Die Basalganglien sind eine wichtige Modulationsgröße der motorischen Qualität. Unter dem Einfluss des gesamten Kortex hemmen oder fördern sie die motorische Thalamusaktivität auf die prämotorischen und motorischen Rindenzentren und verfeinern dadurch die motorische Aktivität. Störungen in der Zusammenarbeit mit der Substantia nigra führen zur Erkrankung »Morbus Parkinson« mit u. a. Bewegungsarmut, Muskelsteife und Zittern.

Die Basalganglien liegen in der Tiefe beider Großhirn-Hemisphären, direkt am Übergang zum Zwischenhirn in unmittelbarem Kontakt zum Thalamus und der tiefer im Mittelhirn gelegenen Substantia nigra (gläserne Darstellung zur verbesserten Einsicht).

in typischer Weise miteinander verbindet und die Übertragung elektrischer Nervenimpulse sichert. Die auf-, ab- und querverlaufenden Nervenfasern sind zumeist von isolierenden fett- und eiweißhaltigen Myelinscheiden ummantelt, die der weißen Substanz die Farbe geben und von Gliazellen gebildet werden. **Assoziationsbahnen** verlaufen horizontal unter der Großhirnrinde, verbinden Assoziationsareale der gleichen Hirnhälfte untereinander und kommunizieren mit primär motorischen und sensorischen Zentren. Diese Form der Vernetzung scheint von Mensch zu Mensch unterschiedlich zu sein. Möglicherweise liegt hier nach neueren Erkenntnissen der Neurophysiologie und Psychologie der unterschiedliche Intelligenzquotient (IQ) in der Bevölkerung begründet. Als **Projektionsbahnen** bezeichnet man die auf- und absteigenden Bahnen zu und von den Kortexgebieten. Ein Beispiel ist die Pyramidenbahn, die motorische Aufträge vom primär motorischen Kortex über einen vertikalen Kabelkanal, der Capsula interna, durchs Gehirn leitet, um über tiefere Hirnabschnitte und das Rückenmark schließlich die Zielmuskulatur zu erreichen. **Kommissurenbahnen** verbinden die beiden Hirnhälften miteinander. Neben kleineren vor-

Die weiße Substanz ist ein gigantisches Netzwerk von Nervenfasern. Die Umhüllung dieser Axone mit dem weißlichen Fett/Eiweiß-Isolator Myelin gibt diesem Hirnabschnitt den Namen. Das nur scheinbare Chaos hat System, ähnlich den Kabelkanälen großer Rechenzentren lässt sich eine systematische Bündelung in sog. Faszikeln darstellen: Assoziationsbündel mit eher horizontalem Verlauf verbinden die Assoziationsareale untereinander und mit den primären motorischen und sensorischen Rindenzentren, Projektionsbahnen bündeln auf- und absteigende Fasern zu und von den primären Kortexgebieten, z. B. die Pyramidenbahn vom primär motorischen Kortex, und Kommissurenbahnen verbinden beide Gehirnhälften, z. B. der großräumige Balken.

Assoziationsbahnen
verbinden nahezu alle Assoziationszentren und primärmotorischen und sensorischen Rindenfelder einer Hemisphäre miteinander.

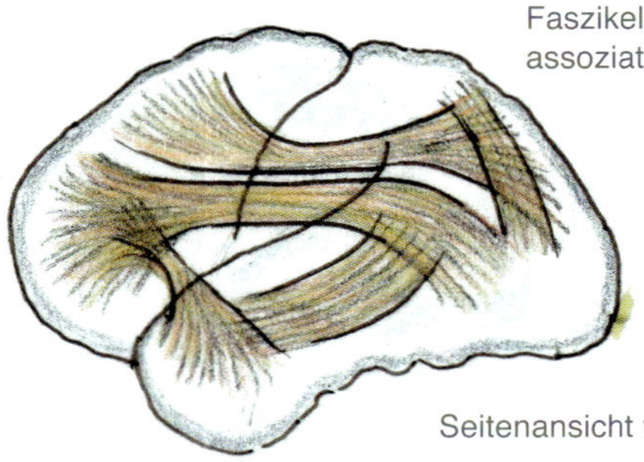

Projektionsbahnen
auf- und absteigende Bahnsysteme zu und von den Kortexgebieten, z. B. die Pyramidenbahn aus dem primär motorischen Kortex über die Capsula interna. NB: Der zusätzlich dargestellte Balken ist eine Kommissurenbahn.

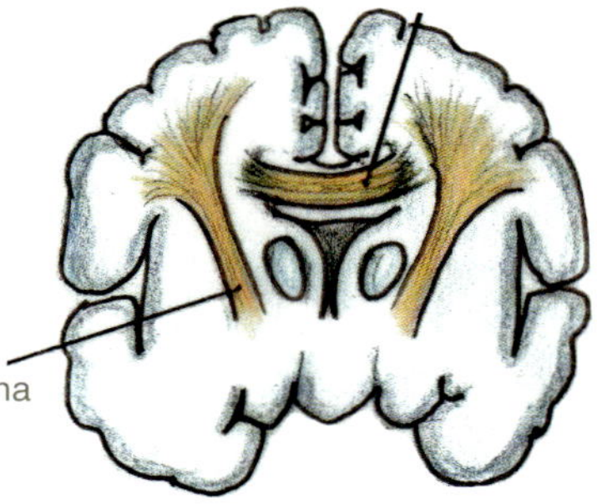

Kommissurenbahnen
verbinden beide Hemisphären miteinander. Die zentrale Verbindungsbahn ist der Balken (Corpus callosum) mit 250–300 Millionen Nervenfasern.

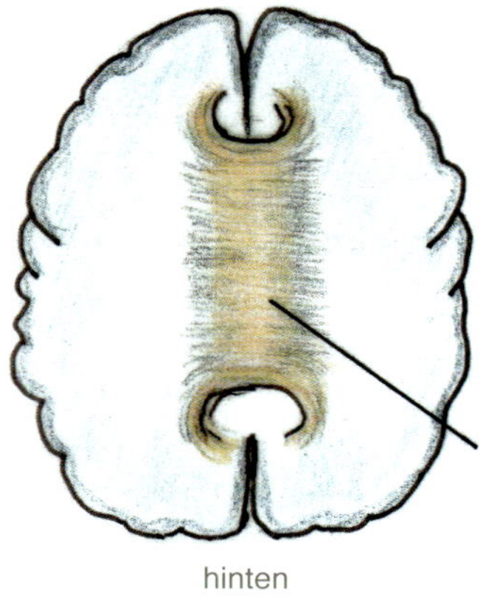

deren und hinteren Verbindungssträngen ist hier vor allem der **Balken** (Corpus callosum) anzuführen, der wegen seiner auffälligen liegenden Halbmondform und seiner Größe als eigenständiger Großhirnanteil imponiert.

Balken

Als größter Faserstrang im Gehirn verbindet er mit 250 bis 300 Millionen Nervenfasern beide Gehirnhälften. Der Informationsaustausch mit vorwiegend assoziativen Fasern erhöht die Leistungsfähigkeit des Gehirns in vielfacher Weise. Als Beispiel kann die Verfeinerung der Sprache dienen. Bei den vorwiegend linksseitig angelegten Sprachzentren (Broca, Wernicke) übernimmt die rechte Hirnhälfte die Analyse von Sprachrhythmus, Tonfall, Sprachmelodie und emotionaler Färbung. Auch bei schwierigen Satzkonstruktionen und Witzen wird die rechte Großhirnhälfte zusätzlich aktiviert. Möglicherweise schlägt sich über den Informationsfluss zwischen den beiden Großhirnhemisphären die Intelligenz strukturell nieder, denn intelligente Menschen scheinen häufig über einen besonders faserreichen Balken zu verfügen. Aus entwicklungsphysiologischer Sicht erreicht die Vernetzung der Nervenzellen untereinander bis zum dritten Lebensjahr einen vorläufigen Höhepunkt, aber erst ihre Benutzung und weitere Ausreifung über die Myelinisierung der benutzten Bahnen verbessert die Leistungsfähigkeit des Zentralnervensystems. Dies gilt auch für die Axonfasern des Balkens. Deshalb sollten insbesondere im »goldenen Lernalter« zwischen sechs und zwölf Jahren musische und sportliche Reize zum Einsatz kommen, die beide Hemisphären möglichst gleichzeitig auf vielfältige Weise fordern, z. B. über den koordinierten Einsatz aller vier Extremitäten. Im musischen Bereich kann dies das Klavier-, Orgel- oder Schlagzeugspiel sein, im sportlichen Bereich Kunstturnen, Kampfsport, wie Karate und Taekwondo, oder Ballett. Bei einseitig betonten Sportarten, wie den Rückschlagspielen Tennis, Tischtennis und Badminton, empfiehlt sich in diesem Alter ein ergänzendes »Ganzkörpertraining«, z. B. ein kindgerechtes Krafttraining mit Zirkelcharakter.

Anmerkung: Lange wurde der Struktur des Balkens nicht die gebührende Aufmerksamkeit geschenkt. Dies lag an der Tatsache, dass Epilepsie-Patienten, denen wegen aussichtsloser medikamentöser Therapie die Balkenfasern neurochirurgisch weitgehend durchtrennt wurden (»Split-Brain« Patienten) nur geringe motorische und sensible Ausfälle zeigten. Erst neurologische und psychologische Tests an diesen Patienten ergaben Defizite in der Sprachinterpretation, also intellektuelle Fehlleistungen. Aus evolutionärer Sicht ist es schwer vorstellbar, dass eine Organstruktur von der Größe des Balkens und einer Nervenfaserzahl bis zu 300 Millionen ausschließlich der Sprachinterpretation vorbehalten ist. **Die Spekulation, dass hier ein harmonischer Gleichklang zwischen den Hemisphären des Großhirns hergestellt wird, um die allgemeine, emotionale und Bewegungsintelligenz auf ein möglichst hohes Niveau zu bringen, ist mehr als gerechtfertigt** (siehe Abb. S. 186).

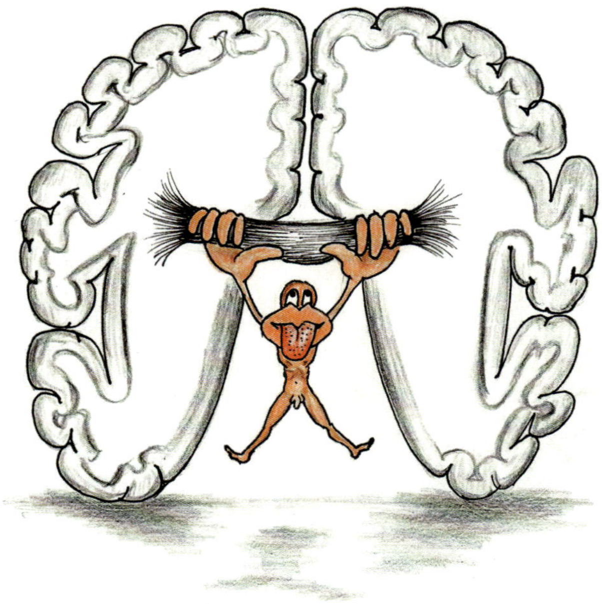

»Homunculus Balkentraining«

Zwischenhirn

Das Zwischenhirn liegt, dem anatomischen Blick nur schwer zugänglich, versteckt im Inneren des Gehirns. Die obere Grenzlinie liegt direkt unter dem Balken des Großhirns, unten markiert diese der Hirnstamm (siehe Abb. S. 176). Trotz dieser wenigen Zentimeter Hirnmassenhöhe glänzt das Zwischenhirn mit einer bedeutenden integrativen Leistung auf die gesamte Hirnfunktion. Wie allein schon aufgrund seiner zentralen Lage zu erwarten ist, fließen hier vielschichtige Informationen aus der Peripherie, dem Hirnstamm, dem Kleinhirn, den benachbarten Großhirnanteilen und sogar von vegetativen, hormonellen und limbischen Strukturen zusammen. Die Anatomie gibt auch die Funktion vor. Das Zwischenhirn lässt sich in drei strukturell und funktionell unterschiedliche Regionen einteilen: Thalamus, Hypothalamus und Epithalamus.

1. Thalamus:

Seine paarig angelegten, knapp drei Zentimeter langen eiförmigen Zellmassen sind in der Regel durch eine kleine Brücke miteinander verbunden. Mit Ausnahme des Riechempfindens laufen **alle sensorischen Eindrücke** aus dem peripheren Nervensystem (Spinalnerven, Hirnnerven) nach einer Thalamusumschaltung weiter über ein **spezifisches** Leitungssystem zu primär somatosensorischen Arealen. Zunächst grobe Körperwahrnehmungen, wie Berührung, Temperatur, Schmerz, Bewegung, Gelenkstellung usw. werden durch die Zwischenschaltung des Thalamus räumlich und zeitlich verfeinert, nach Bedeutung gefiltert und den primären Projektionsfeldern im somatosensorischen Kortex zugeführt und bewertet. Neben diesem spezifischen System verfügt der Thalamus auch über ein **unspezifisches** Integrations- und Verschaltungssystem. Er bearbeitet damit Zuflüsse aus allen Sinnesorganen, aus dem Hirnstamm, vor allem aus der Formatio reticularis (siehe S. 191) und aus den Basalganglien, ehe er sie dann an alle Kortexgebiete, den Hypothalamus und an das limbische System (siehe, S. 199–202) verschickt. Auf diesem Weg macht er die sensorischen Eindrücke **bewusst**, leitet **motorische Aktionen** ein und löst **emotionale Verhaltensmuster** aus (siehe Abb. S. 187).

> Im Sinne einer vereinfacht dargestellten evolutionären Überlebensstrategie werden so vom Feind zugefügte Schmerzen geortet, in ihrer Bedeutung bewusst gemacht, ein adäquates Abwehrverhalten eingeleitet, das Ereignis emotional mit Angst oder Aggression bewertet und vegetative Begleitreaktionen wie Herzschlagerhöhung ausgelöst.

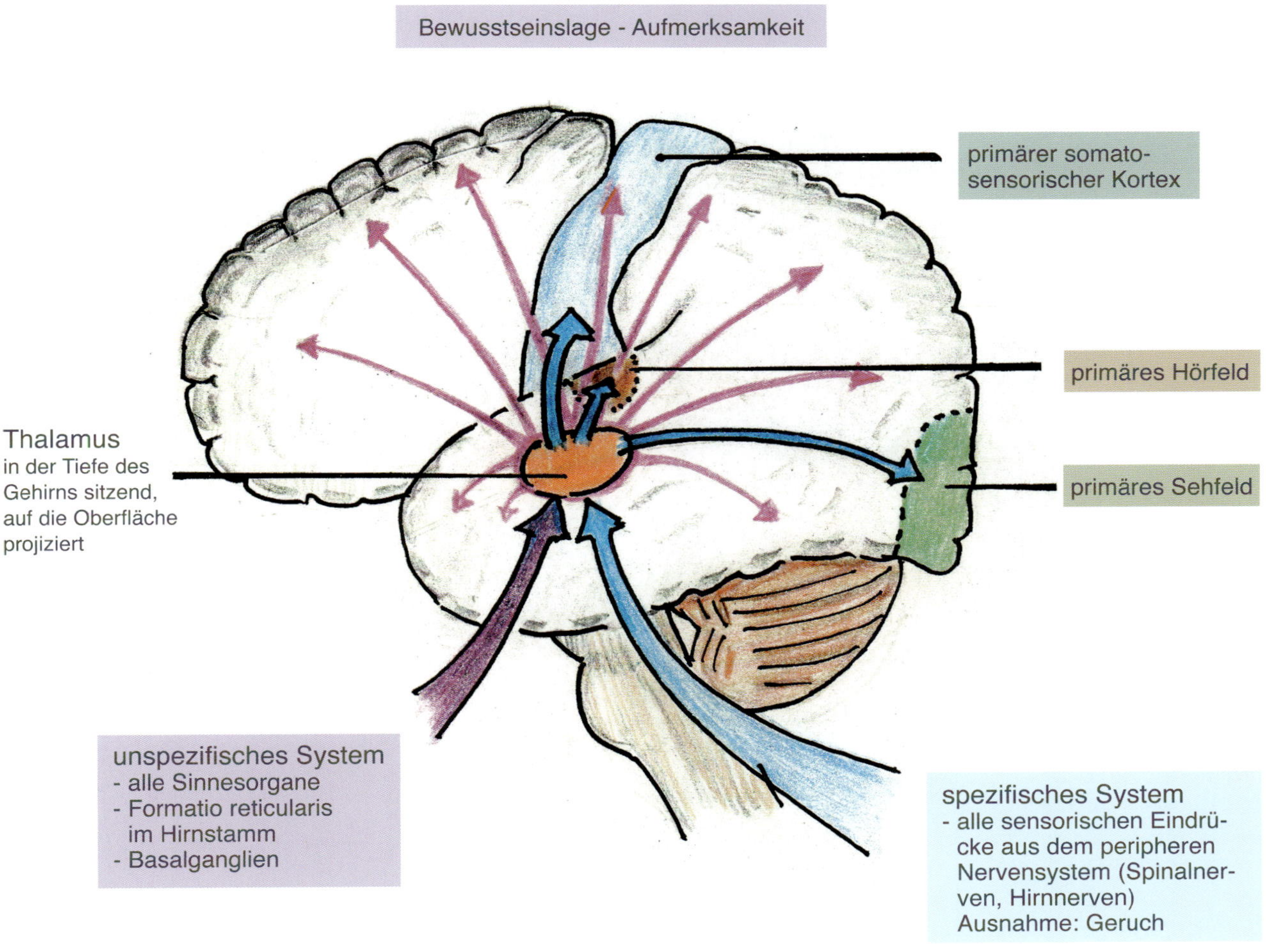

Spezifische und unspezifische Thalamusfunktionen.
Über das spezifische Leitungssystem steuert der Thalamus nach Filterung und räumlicher und zeitlicher Verfeinerung mehr oder weniger »punktgenau« die primären sensorischen Zentren an. Spezifische Wahrnehmungen, wie Temperatur, Berührung, Schmerz, Gelenkstellung, Seh- und Höreindrücke werden so direkt auf diese Rindenareale übertragen. Das unspezifische System hingegen ist ein komplexes Verarbeitungs-, Abstimmungs- und Aktivierungsprogramm für fast alle Kortexgebiete, das limbische System und den Hypothalamus. Damit können die Bewusstseinslage und die Aufmerksamkeit reguliert werden (linksseitige Gehirnansicht).

2. Hypothalamus:
Unterhalb des Thalamus finden sich die nur knapp würfelgroßen Kerngebiete des Hypothalamus mit der säckchenförmig angehängten Hypophyse (Hirnanhangsdrüse, siehe Kap. 3.3., Hormone). Während der Thalamus mehr auf die Bedürfnisse des Großhirns zugeschnitten ist, koordiniert der Hypothalamus bevorzugt alle **vegetativen** und die Mehrzahl der **hormonellen** Regulationen. Er sichert damit das innere Gleichgewicht des Körpers (Homöostase), den Schlaf-Wach-Rhythmus, die Regeneration nach Belastung, das Wachstum, die körperlich-geistige Entwicklung und die Fortpflanzung. Darüber hinaus leiten sich aus seinem engen Kontakt mit dem limbischen System (siehe S. 199–202) **Verhaltensmuster** ab, die für das Überleben der

Art grundlegend sind: Kämpfen, Fliehen, Nahrungsaufnahme und Begattung. All dies sind anspruchsvolle Aufgaben, die an ein umfangreiches Informationssystem und an ein vielschichtiges Netzwerk ausführender Programme gebunden sind (siehe Abb. unten).

Längsschnitt Gehirn mit Ausschnitt Zwischenhirn

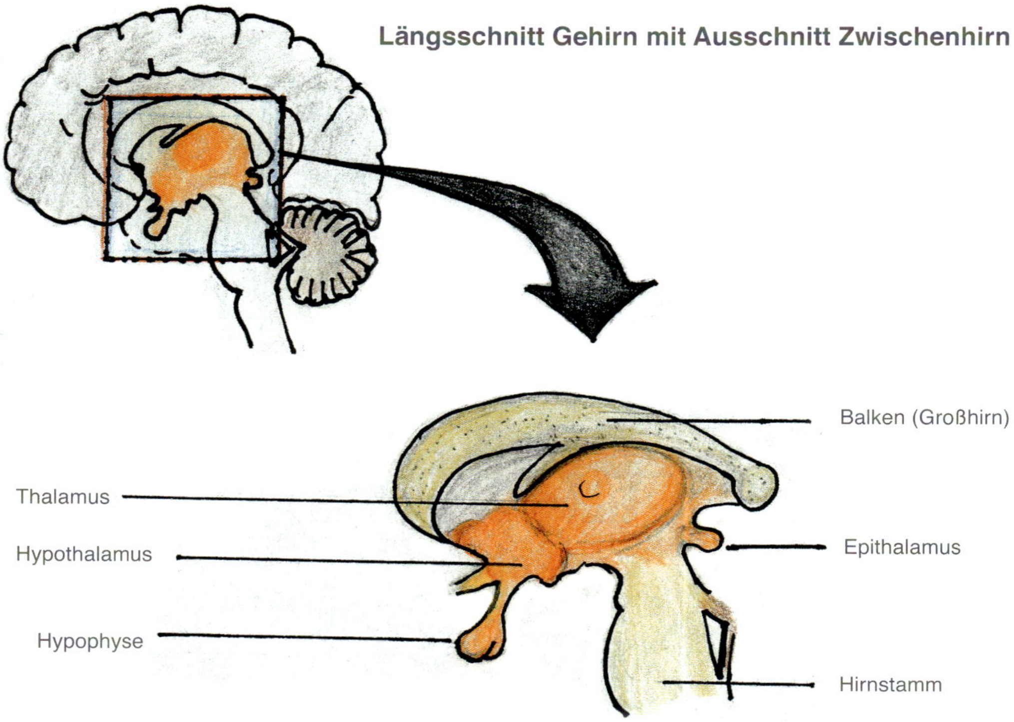

Regelzentrum Hypothalamus:

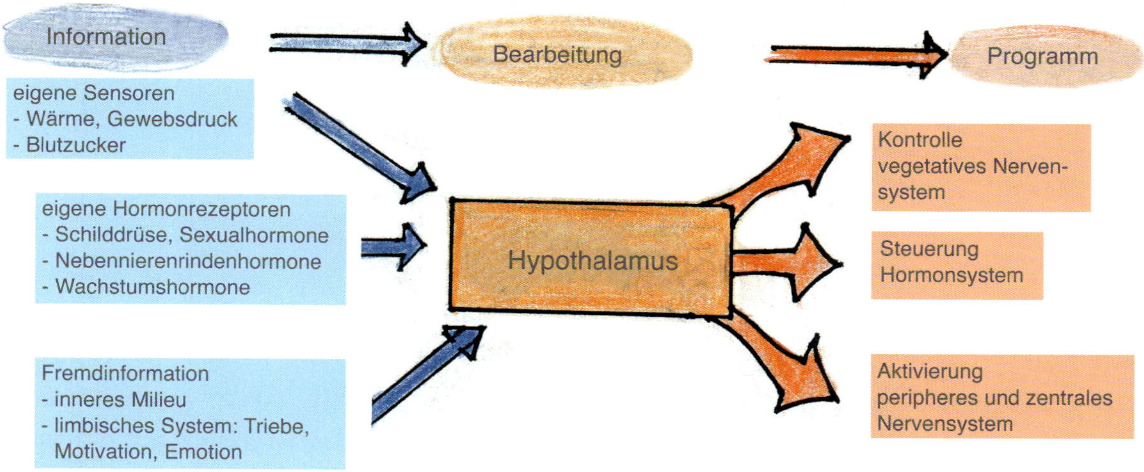

Zwischenhirn mit Thalamus, Hypothalamus und Epithalamus.
Der Thalamus arbeitet in wesentlichen Funktionen mit dem Großhirn zusammen (siehe Abb. S. 187). Der Hypothalamus koordiniert vegetative, hormonelle und limbische Einflussgrößen zu Programmvorgaben. Der Epithalamus regelt die innere »biologische Uhr«. Die anhängende Hypophyse ist Zwischenstation hormoneller Regelsysteme (siehe Kap. 3.3., Hormone).

Hypothalamische Informationssysteme

Eigene Sensoren:

- Thermosensoren (Wärmemesssystem) zur Regelung der Körpertemperatur
- Osmosensoren (Messung des osmotischen Gewebsdrucks) zur Regelung des Wasserhaushalts mittels Durstgefühl
- Glucosesensoren (Messung der Blutzuckerkonzentration) zur Aufrechterhaltung des gerade für das Gehirn wichtigen Blutzuckerspiegels mittels Hungergefühl

Eigene Hormonrezeptoren für:

- Schilddrüsenhormone zur Regulation der Stoffwechselaktivität
- Sexualhormone zur Fortpflanzung und zum Aufbau eiweißhaltiger Strukturen
- Wachstumshormone zur Steuerung des Wachstums, der Reparatur und Regeneration
- Nebennierenrindenhormone zur Regulation von Stress, Stoffwechsel und Wasserhaushalt

Fremdinformation über den »Ist-Zustand« des inneren Milieus:

- Thermosensoren in der Körperhaut
- Dehnungssensoren in der Blase (Blasenfüllung) und in den Herzvorhöfen (Wandspannung)

Fremdinformation aus dem limbischen System:

- Triebe, z. B. Sexualtrieb
- Motivation, z. B. psychische Bereitschaft
- Emotion, z. B. Aggression

Hypothalamische Programm-Umsetzung

Kontrolle des vegetativen Nervensystems:
z. B. Herzaktion, Verdauung, Blasenentleerung, Stressregulation

Hormonelle Steuerung über die Vermittlung durch die Hirnanhangsdrüse:
z. B. Schilddrüse, Nebennierenrinde, Sexualorgane, Repair- und Wachstumssysteme

Aktivierung des peripheren und zentralen Nervensystems:
z. B. körperliche Arbeit, Sport, Abwehrverhalten, Ernährung und Fortpflanzung

> Im Vergleich zum pfiffigen kleinen David Hypothalamus ist das Großhirn Goliath ein intellektueller Riese. Geht es aber ums Überleben, hat der Hypothalamus das Sagen.

3. Epithalamus:

Beim Epithalamus handelt es sich um einen erbsengroßen Körper, der dem Zwischenhirn rückseitig unterhalb der Thalamusbasis aufsitzt (siehe Abb. S. 188). Er setzt sich im Wesentlichen aus der **Zirbeldrüse** und kleinen **Zellkernen** zusammen. Die Zirbeldrüse steht mit optischen Nervenfasern in Verbindung und setzt bei Dunkelheit das Hormon **Melatonin** frei, dem man eine Müdigkeit steigernde Wirkung zuschreibt. Melatonin scheint zusammen mit Hypothalamus-Kerngebieten für die innere »**biologische Uhr**« des Menschen verantwortlich zu sein, die die täglichen (circadianen) und jahreszeitlichen (saisonalen) Rhythmen bestimmt. Da die Melatoninausschüttung durch Dunkelheit provoziert wird, kann mit sogenannten »Schlafbrillen« auch die Jetlag-Problematik aussichtsreich angegangen werden.

Die der Zirbeldrüse benachbarten Zellkerne sind mit dem Geruchssinn verbunden und beantworten Düfte emotional, z. B. ein angenehm duftendes Parfüm, verführerische Körperdüfte, verlockender Speisengeruch usw.

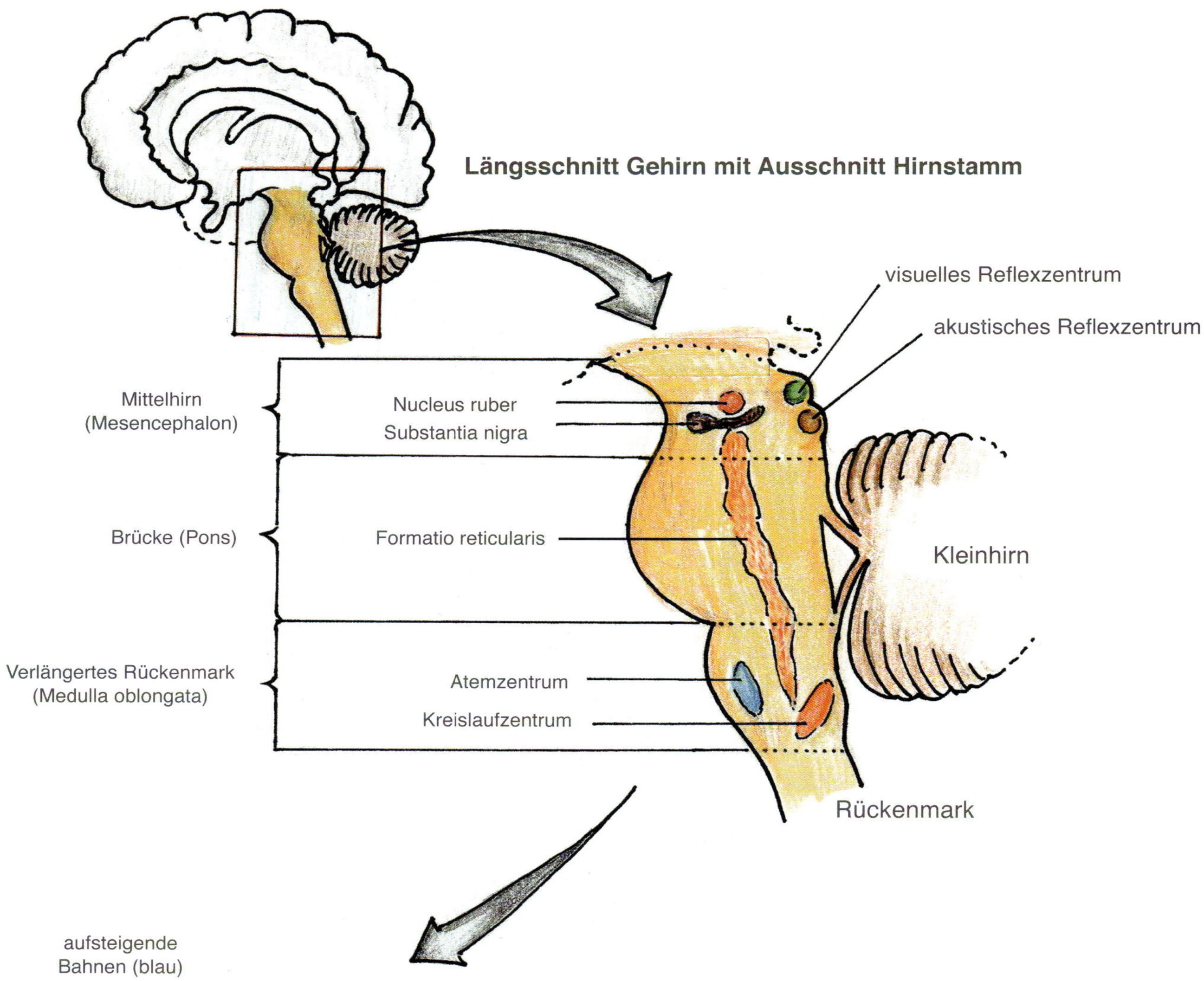

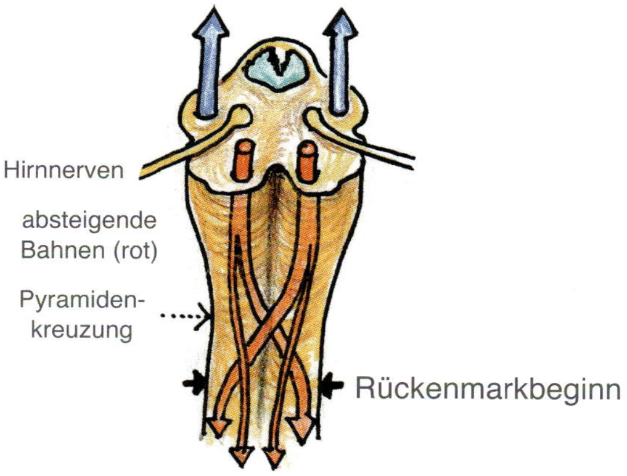

Frontalansicht der Medulla oblongata
Schnittfläche am Übergang zur Brücke

90 % der absteigenden Fasern aus den primär motorischen Kortexgebieten kreuzen kurz oberhalb des Rückenmarkseintritts zur Gegenseite, 10 % bleiben ungekreuzt.

Der Hirnstamm untergliedert sich aus anatomischer Sicht in das Mittelhirn, die Brücke und das verlängerte Rückenmark. Funktionell beherbergt er auf mehrere Etagen verteilt motorische Nervenzentren mit Kontakt zum Groß- und Kleinhirn, Reflexzentren für Haltungs- und Stellreaktionen, vegetative Zentren zur Atmungs- und Kreislaufkontrolle und er ist Taktgeber der Bewusstseinslage. Über den gesamten Hirnstamm laufen zudem motorische und sensorische Nervenbahnen, und 10 der 12 Hirnnerven entspringen in seinem Inneren.

Hirnstamm

Als Hirnstamm wird der etwa daumengroße Gehirnabschnitt zwischen Thalamusbasis und Rückenmark bezeichnet. Entwicklungsgeschichtlich betrachtet ist er der älteste Teil des Gehirns und sichert, durchaus vergleichbar den Tieren aus der Evolutionsreihe des Menschen, das innere Überlebensmilieu ab. Die anatomische Einteilung in **Mittelhirn** (Mesencephalon), **Brücke** (Pons) und **verlängertes Rückenmark** (Medulla oblongata) (siehe Abb. S. 190) ist mehr einer strukturellen Untergliederung zu verdanken, rein funktionell lassen sich diese Hirnstammabschnitte nicht trennen. Deshalb steht im Folgenden die funktionelle Bedeutung im Vordergrund. So finden sich auf alle drei Etagen verteilt die Ursprungsgebiete von zehn der zwölf paarigen **Hirnnerven (III bis XII)**. Lediglich der Geruchs- (I) und Sehnerv (II) sind hier nicht repräsentiert. Ihr direkter Anschluss an das Gehirn hilft das Überleben zu sichern (siehe Abb. S. 146). In der oberen Etage des Hirnstamms (Mittelhirn) finden sich Kerngebiete (Nervenzentren), die der Bewegungsfeinkontrolle dienen, die sogenannte **schwarze Substanz (Substantia nigra)** und der **rote Kern (Nucleus ruber)**. Die Substantia nigra arbeitet eng mit den Basalganglien des Großhirns zusammen (siehe Abb. S. 183). Kommt es zu einem Abfall des Neurotransmitters Dopamin an den dort zuständigen synaptischen Verbindungen, führt dies zur **Parkinsonschen Erkrankung** (Morbus Parkinson). Deren Kardinalsymptome Zittern (Tremor), Muskelsteife (Rigor) und Bewegungsarmut (Akinesie) signalisieren die gestörte muskuläre Feinabstimmung. Der Nucleus ruber hingegen organisiert die Zusammenarbeit zwischen Kleinhirn und Großhirn mit dem Ziel der Bewegungskontrolle. Zusätzlich sind in diesem oberen Abschnitt **Reflexzentren auf unvorhergesehene optische und akustische Sinneseindrücke** untergebracht. Sie lösen mit Unterstützung motorischer Hirnnerven Abwendebewegungen der Augen, des Kopfes und des Halses aus (Stellreaktionen, Zusammenzucken), wenn beispielsweise ein Ball heranfliegt oder ein lauter Knall auf das Ohr trifft. Neben diesen spezifischen Kerngebieten imponiert ein über alle drei Etagen verlaufendes dreidimensionales säulenartiges Maschenwerk aus einer Vielzahl von Zellen und Axonen, die **Formatio reticularis** (»netzartiges Gebilde«). Sie spielt aufgrund ihrer zahlreichen Anschlüsse an Informations- und Regelzentren die Rolle eines zentralen Taktgebers für die unspezifische Thalamusaktivität und moduliert damit die Bewusstseinslage, Aufmerksamkeit und den konzentrativen Antrieb des Großhirns (siehe Abb. S. 90, links und 187). Dieses unspezifische Aktivierungssystem, das uns für den Überlebenskampf wach hält, wird als **ARAS** bezeichnet: **a**scendierendes (aufsteigendes) **r**eticuläres **A**ktivierungs**s**ystem. Anmerkung, um Missverständnisse zu vermeiden: das ARAS ist keine Funktion im zirkadianen Wach-Schlaf-Rhythmus (siehe S. 189, Epithalamus), sondern ein situativ angepasstes Aktivierungssystem der Hirnleistung, bezogen auf die Bewusstseinslage und den Wachheitsgrad. Die Spannweite der modulierenden Leistung reicht von höchster Aufmerksamkeit, z. B. bei Risikosportarten, bis zum Konzentrationsverlust, z. B. bei längeren Autofahrten. In der unteren Etage des Hirnstamms (Medulla oblongata) sitzen weitere Zellinseln, die wieder spezifische Aufgaben zu erfüllen haben. An ihnen hängt unser Leben, denn sie sind für wichtige Vitalfunktionen zuständig:

Kreislaufzentren mit Regulation

- der Herzfrequenz
- des Blutdrucks
- des Gefäßquerschnitts

Atemzentrum zur Rhythmuskontrolle

- der Atemfrequenz

Reflexzentren für

- Husten
- Niesen
- Schlucken
- Schluckauf
- Erbrechen

Die Lage dieser lebenswichtigen Zentren kurz oberhalb des engen knöchernen Hinterhauptsloches, das den Durchtritt des Rückenmarks in das Schädelinnere gewährt, birgt erhebliche Gefahren. Hirndrucksteigerungen, z. B. bei Hirnblutungen, Hirnschwellungen, z. B. bei Höhenhirnödem, und Beschleunigungstraumen, z. B. beim Boxen, können zur Einklemmung der konisch verbreiterten Medulla oblongata im engen, für das Rückenmark ausgelegten Hinterhauptsloch führen. Die dadurch provozierte Kompression der Kreislauf- und Atemzentren führt unbehandelt zum Tod (siehe Abb. S. 193).

Neben den besprochenen Nervenzentren in den einzelnen Etagen gleicht der gesamte Hirnstamm mikroskopisch einem gigantischen Verkehrsnetz mit auf- und absteigenden **Bahnen, Querverbindungen und Knotenpunkten**. Die Ampelarbeit leisten aktivierende und hemmende Synapsen. So passieren den Hirnstamm aufsteigende sensorische Trakte zum Großhirn und Kleinhirn, absteigende motorische Trakte, die als Pyramidenbahn zu 90 Prozent die Medulla oblongata auf ihrem Weg zur willkürlich aktivierbaren Skelettmuskulatur kreuzt und zu zehn Prozent ungekreuzt zur unwillkürlichen Stütz- und Haltungsmotorik weiterläuft. Weitere Verbindungsbahnen führen zum und vom Kleinhirn (siehe S. 194–198). Sie leiten vorwiegend Informationen zur Planung, Koordination und reibungslosen Durchführung komplexer Bewegungsaufgaben. Die im Hirnstamm entspringenden zehn Hirnnervenpaare verfügen über ein eigenständiges hochspezialisiertes Bahnensystem, das entsprechend ihren Aufgaben sensorische, motorische und vegetative Faseranteile besitzt (siehe S. 146, Hirnnerven).

Zusammenfassung: Der Hirnstamm verbindet das Rückenmark mit dem Großhirn und im Nebenschluss mit dem Kleinhirn. Er ist aber keine bloße Schaltstelle für Leitungsbahnen, sondern ein im Wesentlichen unbewusstes Steuerzentrum für vitale Überlebens- und Schutzfunktionen. Hier sitzen die Rhythmusgeber für die Herz-, Kreislauf- und Atemfunktion und die Reflexzentren zum Schutz wichtiger Organe. Als entwicklungsgeschichtlich ältester Hirnanteil ist er im übertragenen Sinn das Tier in uns und in Verbindung mit den hier beheimateten Hirnnerven auch verantwortlich für das angeborene Instinktverhalten, das Zu- oder Abwendungsmechanismen veranlasst. Die evolutionär betrachtet anspruchsvolle Arbeit mit den Informationssystemen zum Großhirn hat wohl zur Entwicklung der Formatio reticularis geführt, die die Bewusstseinslage und den Aufmerksamkeitsgrad des Großhirns modulieren kann.

Längsschnitt durch den Schädel

Problemstelle ist das eng bemessene Hinterhauptsloch zum Durchtritt des Rückenmarks.

Das Gehirn liegt eingebettet in das Nervenwasser, umgeben von der unnachgiebigen Knochenschale des Schädels.

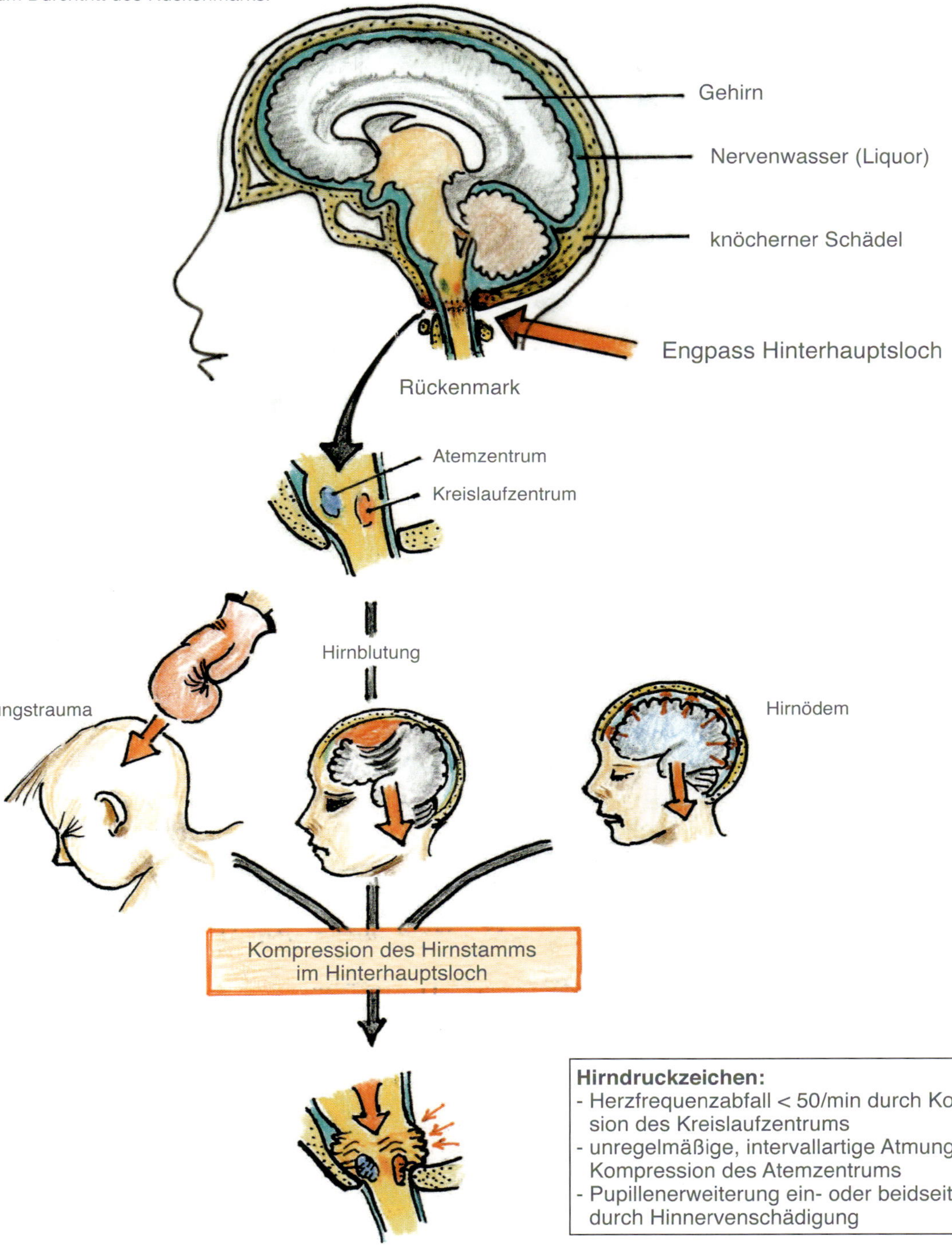

Hirndruckzeichen:
- Herzfrequenzabfall < 50/min durch Kompression des Kreislaufzentrums
- unregelmäßige, intervallartige Atmung durch Kompression des Atemzentrums
- Pupillenerweiterung ein- oder beidseitig durch Hinnervenschädigung

Hirndrucksteigerungen durch Blutungen (Verletzung, Schlaganfall, spontane Blutungen) und durch Wassereinlagerung ins Gehirn (Höhenhirnödem) drängen das Gehirn zum Hinterhauptsloch, wo es zur Einklemmung und Schädigung des konisch verdickten Hirnstamms kommt. Beschleunigungstraumen auf den Hinterkopf (Boxen) treiben den knöchernen Schädel bei träge verharrendem Gehirn (Trägheitsmoment) voran und provozieren einen ähnlichen Einklemmungseffekt.

Kleinhirn

Obwohl das rund 140 Gramm schwere Kleinhirn nur ungefähr zehn Prozent der gesamten Hirnmasse ausmacht, verfügt es über ca. 50 Prozent der Gesamtneuronenzahl des Gehirns! Um die ungefähr 50 Milliarden Nervenzellen auf kleinstem Raum in der hinteren Schädelgrube unterhalb des Großhirnhinterhauptlappens unterbringen zu können, weist es noch feinere und engere Windungen auf als das Großhirn. Das Bauprinzip ist aber ähnlich: eine dünne äußere Zellkörperschicht (graue Substanz), darunter eine weiße Substanz aus markhaltigen Axonen, die wegen ihres baum-

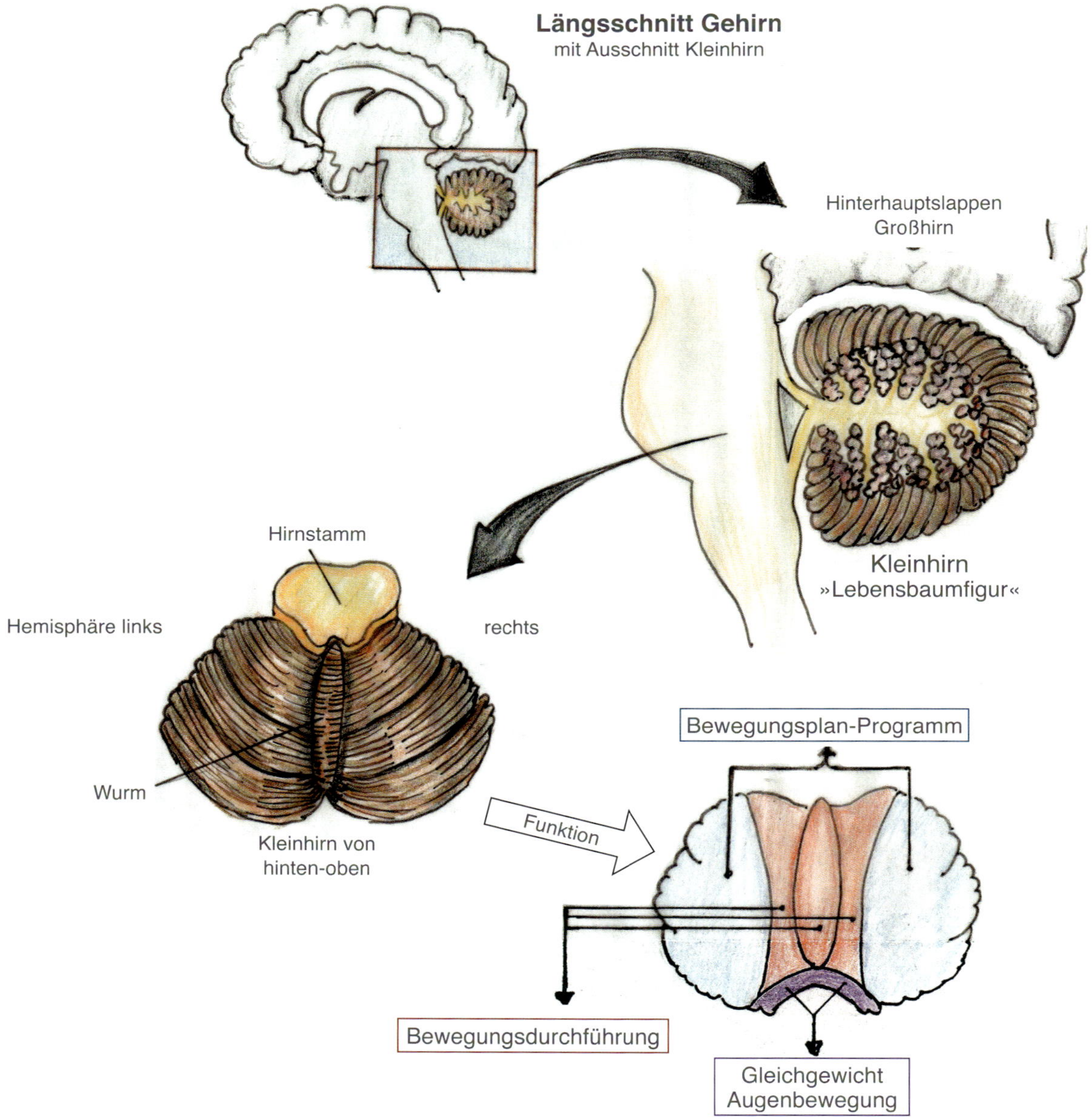

Das Kleinhirn gleicht mit seinen zahlreichen Windungen aus grauer und weißer Substanz im Schnittbild einem Baum (»Lebensbaum«). Seine seitlichen Kernstrukturen (blau) kooperieren mit dem Großhirn und planen und programmieren feinste Bewegungen. Die mittleren (roten) Kleinhirnstrukturen korrigieren die so komponierten Bewegungsabläufe, sobald sie vom Bewegungsplan abweichen. Die unteren (violetten) Abschnitte erhalten Informationen aus dem Gleichgewichtsorgan und dem visuellen System, um Gleichgewicht und Augenbewegungen den aktuellen Anforderungen anzupassen.

blätterartigen Aufbaus auch als »Baum des Lebens« bezeichnet wird, und in der Tiefe Kerngebiete aus grauer Substanz, aus denen Informationen an andere Hirnzentren über ausgeprägte Verbindungsbahnen (Pedunculi) zum Hirnstamm weitergegeben werden (siehe Abb. S. 194). Das Kleinhirn als Miniatur des Großhirns zu betrachten, wäre aber falsch. Während das Großhirn der Generalist bewussten menschlichen Denkens und Handelns ist, formt und glättet das Kleinhirn als stiller Künstler oft dessen wilde und raue Bewegungsentwürfe. **Die Kunst der Bewegung ist damit eine wesentliche Kleinhirnfunktion.** Um diesem Anspruch gerecht zu werden, holt es sich aus nahezu allen motorischen Zentren des Großhirns, vor allem dem primär motorischen Kortex und den motorischen Assoziationsarealen Informationen: **Das Kleinhirn weiß alles, was das Großhirn tut oder tun will.** Nach Fehlerkorrektur und koordinativer Verfeinerung schickt das Kleinhirn dann das verbesserte Bewegungsprogramm über seine Hauptausgänge zurück zu den motorischen Zentren, von wo es endgültig über die Pyramidenbahn zur Muskulatur der Gliedmaßen geleitet wird (Zielmotorik). Feinste Fingerbewegungen können so durchgeführt werden, ohne zu zittern, schnelle, hochpräzise Bewegungsabläufe werden dadurch im Sport erreicht (siehe Abb. S. 196 a). Neben dieser Bewegungsoptimierung mit primär feinmotorischen Zielen übernimmt das Kleinhirn auch die Regulierung und situativ angepasste Korrektur der Stütz-, Haltungs- und Gleichgewichtsmotorik, d. h. Muskeltonus und Körperschwerpunkt werden so abgestimmt, dass beispielsweise die aufrechte Körperhaltung gesichert ist. Gleichzeitig erfolgt eine koordinative Abstimmung mit der Zielmotorik. Die erfolgreiche Durchführung eines Saltos erfordert z. B. die Koordination von Stütz- und Zielmotorik, um gegebenenfalls durch motorische Kurskorrekturen für eine sichere Landung zu sorgen. Hierzu bedient es sich der Informationen aus dem Vestibularapparat (Gleichgewichtsorgan im Innenohr), aus den visuellen und akustischen Reflexzentren des Mittelhirns und aus den Propriorezeptoren der Peripherie (Haut, Muskel), vor allem den Sensoren der Halsmuskulatur. Diese Informationen fließen in die Steueraktivität der Muskeln ein, die die Körperbalance unter verschiedenen Schwerkraft- und Beschleunigungsbedingungen sichern. Damit besitzt das Kleinhirn eine nahezu unerschöpfliche Kapazität zur Steuerung schwierigster Bewegungsaufgaben, die zwar im Alltag kaum anfallen, aber für die Artistik im Sport und Zirkus unverzichtbar sind. Die Kunst des Artisten ist ohne Kleinhirn nicht vorstellbar (siehe Abb. S. 196 b). Schädigungen des Kleinhirns durch Erkrankung oder Verletzung beeinträchtigen die Muskelkoordination mit dem Erscheinungsbild der **Ataxie**: ungeschicktes, torkelndes Gangbild, überschießende Bewegungen und Sprachstörungen. Auch übermäßiger Alkoholkonsum (»Rausch«) hemmt direkt die Kleinhirnaktivität mit dem Ergebnis von Gangataxie, fahriger, unkoordinierter Finger-Armmotorik und lallendem Sprachmuster. Mit den motorischen Aufgaben in enger Verbindung zu den verschiedensten motorischen und assoziativen Großhirnarealen hat sich das Kleinhirn auch eine **Gedächtnisfunktion** erworben. Neue Bewegungsabläufe können vom Kleinhirn erlernt und gespeichert werden **(motorisches Lernen)**. Obwohl bisher kein spezielles motorisches Lernzentrum gefunden wurde, scheint nach neueren Erkenntnissen das Kleinhirn hierfür eine Schlüsselrolle zu spielen.

a) Koordinative Verfeinerung der Zielmotorik

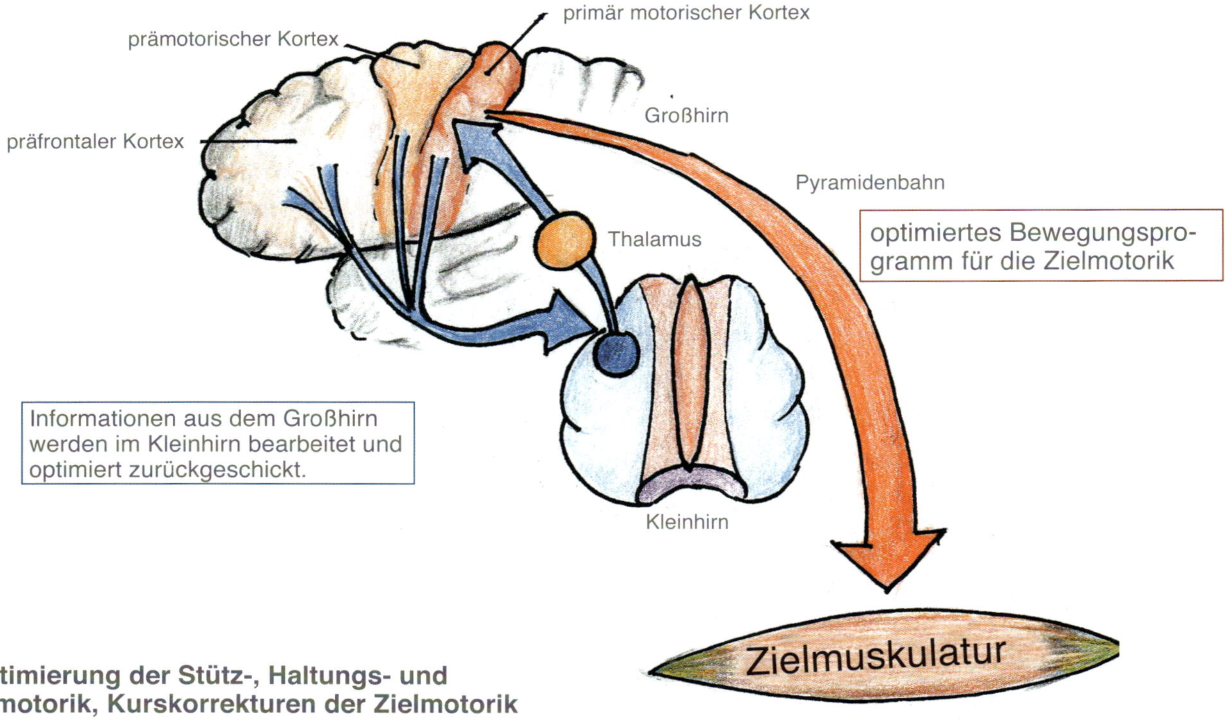

b) Optimierung der Stütz-, Haltungs- und Blickmotorik, Kurskorrekturen der Zielmotorik

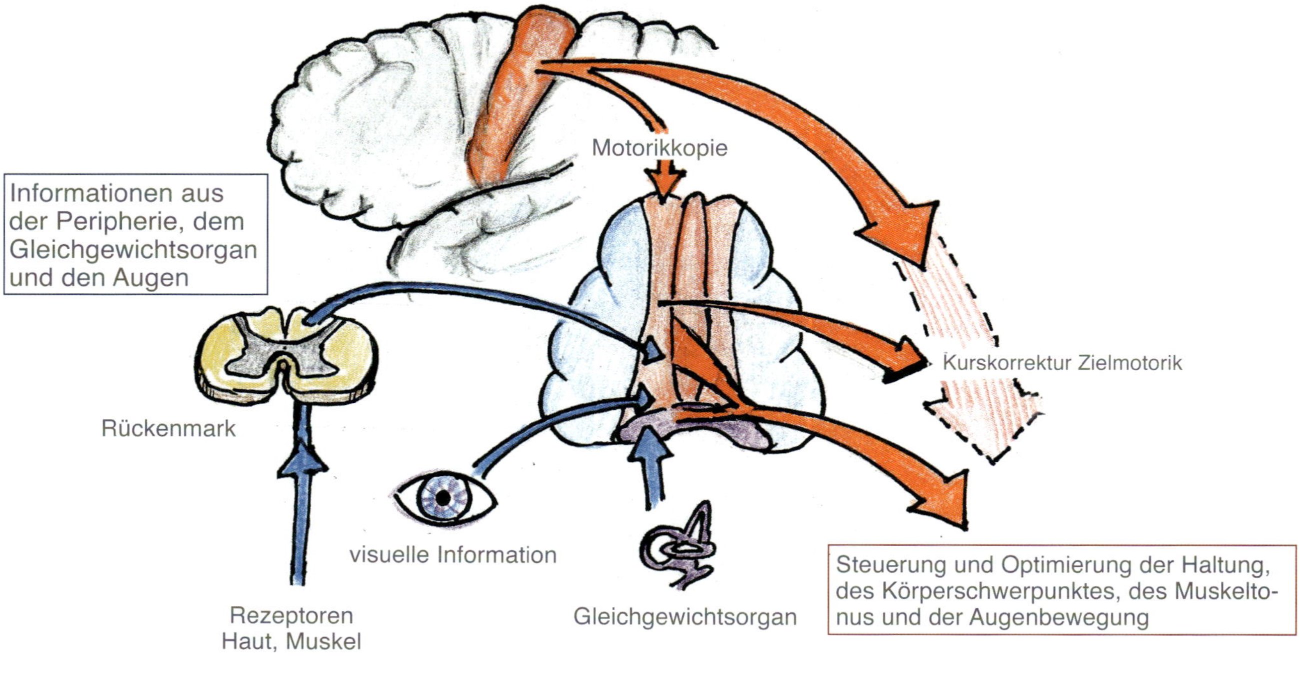

Koordination der Kleinhirnfunktionen:
a) Bewegungsprogrammierung für die optimale zielmotorische Ausführung
b) Kurskorrekturen der Zielmotorik und bewegungsangepasste Einstellung und Optimierung der Halte-, Stütz- und Blickmotorik entsprechend den Rückenmarks-, Gleichgewichts- und visuellen Informationen

Zusammenfassend lassen sich drei wesentliche Kleinhirnfunktionen herausstellen:

1. Bewegungskoordination und Feinabstimmung
2. Optimierung der Körperhaltung und Balance
3. Motorisches Lernen und motorisches Gedächtnis

Die Tatsache, dass die Kleinhirnoberfläche im ausgefalteten Zustand fast 7-mal größer als die Großhirnoberfläche ist, lässt vermuten, dass das Kleinhirn nicht nur der wichtigste motorische Zuarbeiter des Großhirns ist, sondern auch weitere (eigenständige) Funktionen besitzt. So findet man in tierexperimentellen Untersuchungen, aber auch in Studien am Menschen mittels funktioneller Kernspintomografie (fMRT) kleinhirnspezifische somatotopische Repräsentationen der verschiedenen Körperregionen, sogar in 2-facher Ausführung (siehe Abb. unten). Diese »Kleinhirnhomunculi« sind durchaus vergleichbar mit den motorischen und sensorischen Homunculi (Einzahl: Homunculus) des Großhirns. Als wollten sie die artistischen Fähigkeiten des Kleinhirns symbolisieren, stehen sie dabei aber im

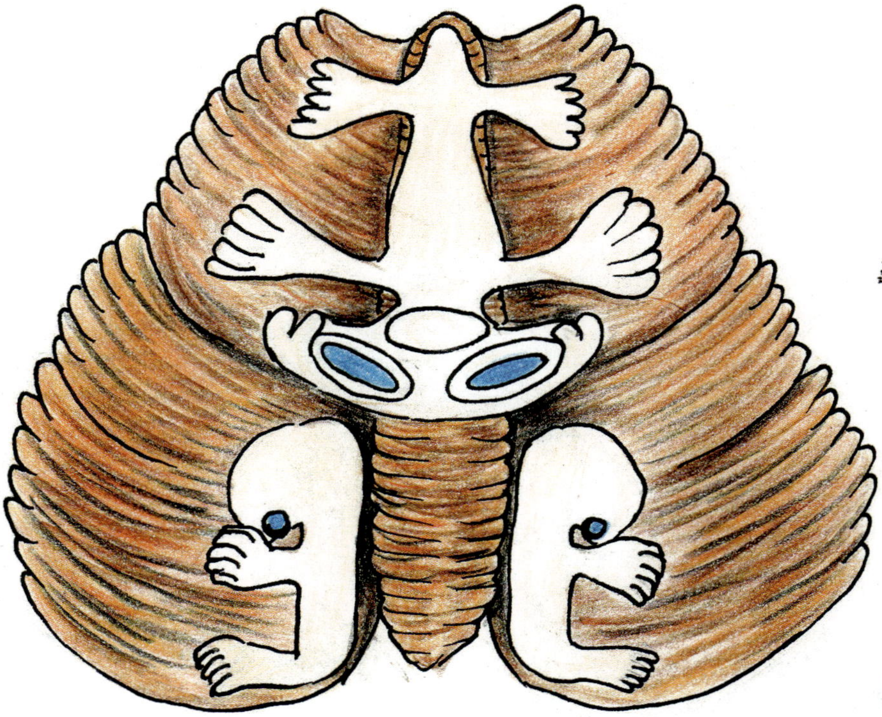

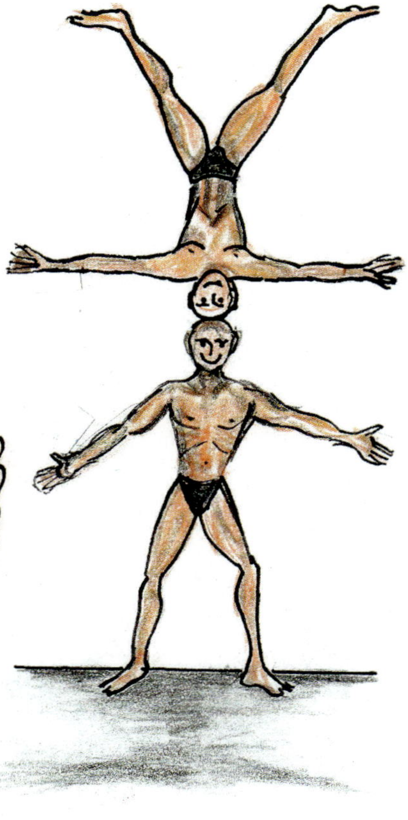

Kleinhirnhomunculi (modifiziert nach Grodd, W., Hülsmann, E., Lotze, M., Wildgruber, D., Erb, M. 2001).
Nach tierexperimentellen und funktionellen Kernspinuntersuchungen (fMRT) am Menschen repräsentiert sich der menschliche Körper in 2-facher Ausführung im Kleinhirn, ähnlich der somatotopischen Gliederung des motorischen und sensorischen Homunculus im Großhirn. Im Gegensatz dazu stehen die Kleinhirnhomunculi Kopf auf Kopf, was wohl mit der Flussrichtung motorischer und sensorischer Verbindungen zu tun hat, aber im übertragenen Sinne das artistische Können des Kleinhirns symbolisiert (rechts im Bild).

Kopfstand Kopf auf Kopf. Neueste bildgebende Verfahren am Menschen wie die Positronen-Emissionstomografie (PET) und die oben genannte funktionelle Kernspintomografie (fMRT) geben Hinweise auf mögliche eigenständige Erkennens- und Denkprozesse des Kleinhirns. Diese kognitiven Eigenschaften sind bedeutsam für die intellektuelle Informationsverarbeitung, die wiederum Auswirkungen auf das Verhalten und das Gedächtnis besitzt. Inwieweit diese höheren Hirnfunktionen über die Zusammenarbeit mit dem Großhirn entstehen oder eigenständigen Charakter besitzen,wird noch zu erforschen sein. Unbestritten aber ist, dass das Kleinhirn die Vision von der Kunst der Bewegung in herausragender Weise vertritt. Im nur anatomischen Schatten des Großhirns gelegen, ist es der geheimnisvolle Artist und virtuose Künstler zugleich.

Liquor und Blut-Hirn-Schranke

Liquor:

Gehirn und Rückenmark werden von einer Hülle aus Nervenwasser (Liquor) umspült. Die klare, farblose Flüssigkeit mit einem Gesamtvolumen von ca. 140 Milliliter beim Erwachsenen zirkuliert kontinuierlich durch innere und äußere Liquorräume (siehe Abb. S. 199). Die Bildung erfolgt aus speziellen Gefäßnetzwerken (Kapillaren), die, angeschlossen an das arterielle System, in die Wände der inneren Liquorräume (Ventrikel) hineinragen (Plexus choroideus). Die Liquorbildungsrate liegt bei ca. 500 Milliliter am Tag. Die kontinuierliche Erneuerung erfordert einen Abfluss über spezielle Ablaufventile (Arachnoidalzotten) ins Venensystem des Gehirns. Damit wird ein konstanter Füllungsdruck aufrechterhalten, der für das Gehirn von existenzieller Bedeutung ist (10 bis 20 Zentimeter Wassersäule). Die Aufgaben des Liquors lassen sich in drei Funktionsbereiche eingrenzen:

1. Mechanischer Schutz des Gehirns und Rückenmarks.

Gehirn und Rückenmark schwimmen im Nervenwasser und sind so gegen Stöße und Beschleunigungstraumen weitgehend geschützt.

2. Biochemische Homöostase

Durch die Aufrechterhaltung konstanter Ionenkonzentrationen von Na^+, K^+, Ca^{++}, Mg^{++}, Cl^- und HCO_3^- wird eine stabile elektrische Signalleitung gewährleistet.

3. Stoffaustausch und Zirkulation

Der Antransport von Nährstoffen (Glucose, Sauerstoff) und der Abtransport von Abfallprodukten (Laktat, Harnstoff) werden durch eine Erneuerung des Liquors im 7-Stunden-Rhythmus erreicht.

Blut-Hirn-Schranke:

Das Gehirn wird von einem Netz feiner Arterien überzogen, das im Wesentlichen von der inneren Halsschlagader und der Vertebralarterie beiderseits gespeist wird. Die lebensnotwendige Versorgung mit Sauerstoff und Glucose wird dadurch gesichert. Eine Unterbrechung der Blutversorgung von nur zehn Sekunden führt zu Bewusstlosigkeit, ein Sauerstoffdefizit von über vier Minuten zu irreversiblen Hirnschäden. Unter Normalbedingungen passt sich die Hirndurchblutung den Erfordernissen an. Steigt die Aktivität der Neuronen und Gliazellen in bestimmten Hirnbezirken, nimmt dort sofort auch die Durchblutung zu, was durch bildgebende Verfahren (PET/fMRT) synchron gemessen werden kann. Um die Hirnzellen vor schädigenden Substanzen zu schützen, besitzen die Hirngefäße eine spezielle Auskleidung mit Barrierefunktion. Durch diese sogenannte Blut-Hirn-Schranke

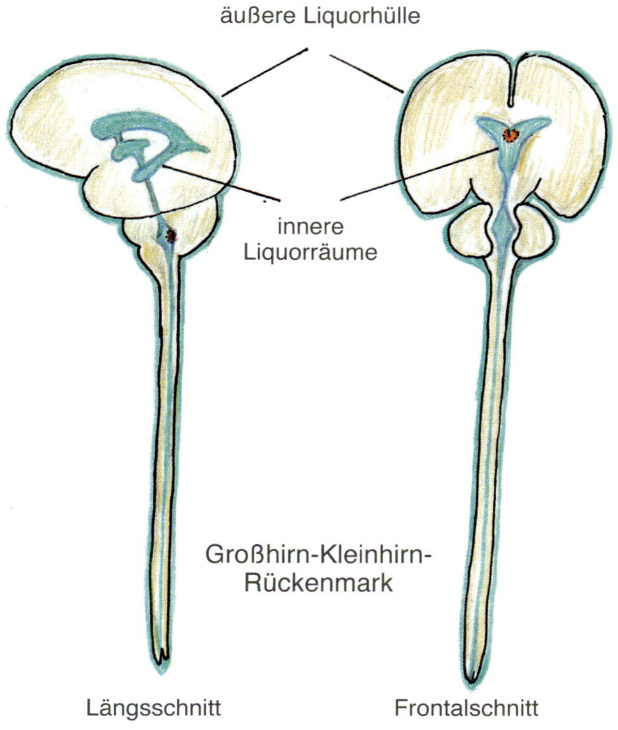

Innere und äußere Liquorräume.
Gehirn und Rückenmark sind eingebettet in Nervenwasser (Liquor), das von den rot dargestellten Kapillarausstülpungen (Plexus choroideus) gebildet wird. Durch kleine Öffnungen sind die inneren mit den äußeren Liquorräumen verbunden, um eine kontinuierliche Zirkulation zu ermöglichen. Den anatomischen Bezug zum knöchernen Schädel zeigt die Abb. S. 193, zum Wirbelkanal die Abb. S. 162.

können primär nur **fettlösliche** Substanzen, wie Sauerstoff und Kohlendioxid, **passiv** zum Gehirn diffundieren, während lebenswichtige **wasserlösliche** Substrate, wie Glucose und der Neurotransmitter Dopamin, **aktiv** hindurchgeschleust werden müssen. Eiweiße, Mikroorganismen und viele andere Bestandteile finden keinen Durchtritt. Eine besondere Problematik ergibt sich bei Psychopharmaka, Alkohol und Drogen. Während bestimmte Medikamente, die die Blut-Hirn-Schranke passieren, erfolgreich bei Schmerzen, Entzündungen, Depressionen, Psychosen usw. eingesetzt werden können, bergen andere wiederum ein Schädigungs- und Suchtpotenzial. Dies gilt vor allem für Beruhigungsmittel vom Valium-Typ und Schmerzmittel vom Morphin-Typ.

Besondere Gefahren aber bergen organische Lösungsmittel, Alkohol und Drogen. Sie zeigen eine außerordentlich hohe Penetrationskraft bei der Überwindung der Blut-Hirn-Schranke. Im Gehirn können sie euphorische Zustände und Abhängigkeiten schaffen, wie »Schnüffeln«, Alkohol- und Drogensucht. Nach langjährigem Missbrauch schädigen sie sogar das Gehirn dauerhaft.

Anzumerken ist hier: Eine regelmäßige sportliche Betätigung im Kindes- und Jugendalter schützt vor Alkohol- und Drogenmissbrauch mit nachfolgender Abhängigkeit. Sport verhilft zu einem positiven Umfeld (soziale Struktur), reguliert die natürlichen Triebe und Instinkte (emotionale Intelligenz) und gibt psychische Stabilität (Ichstärke).

Globale Hirnleistungen

Die Komplexität der Gehirnfunktionen mit allseitigen Verbindungen zu den verschiedenen Gehirnetagen und Schnittstellen zum vegetativen Nervensystem und zu hormonellen Steuerzentren lässt globale Leistungen zu, die das Menschsein prägen, aber nicht immer berechenbar machen. An den folgenden Beispielen soll dies verdeutlicht werden.

Limbisches System

Das limbische System wird gelegentlich als »emotionales Gehirn« bezeichnet, da es der Ursprungsort von Emotionen, Motivation und Trieben ist. Es handelt sich dabei aber nicht um einen einzelnen Hirnbezirk, sondern eine Komposition aus mehreren Hirnarealen. Hierzu gehören verschiedene Kortexanteile und

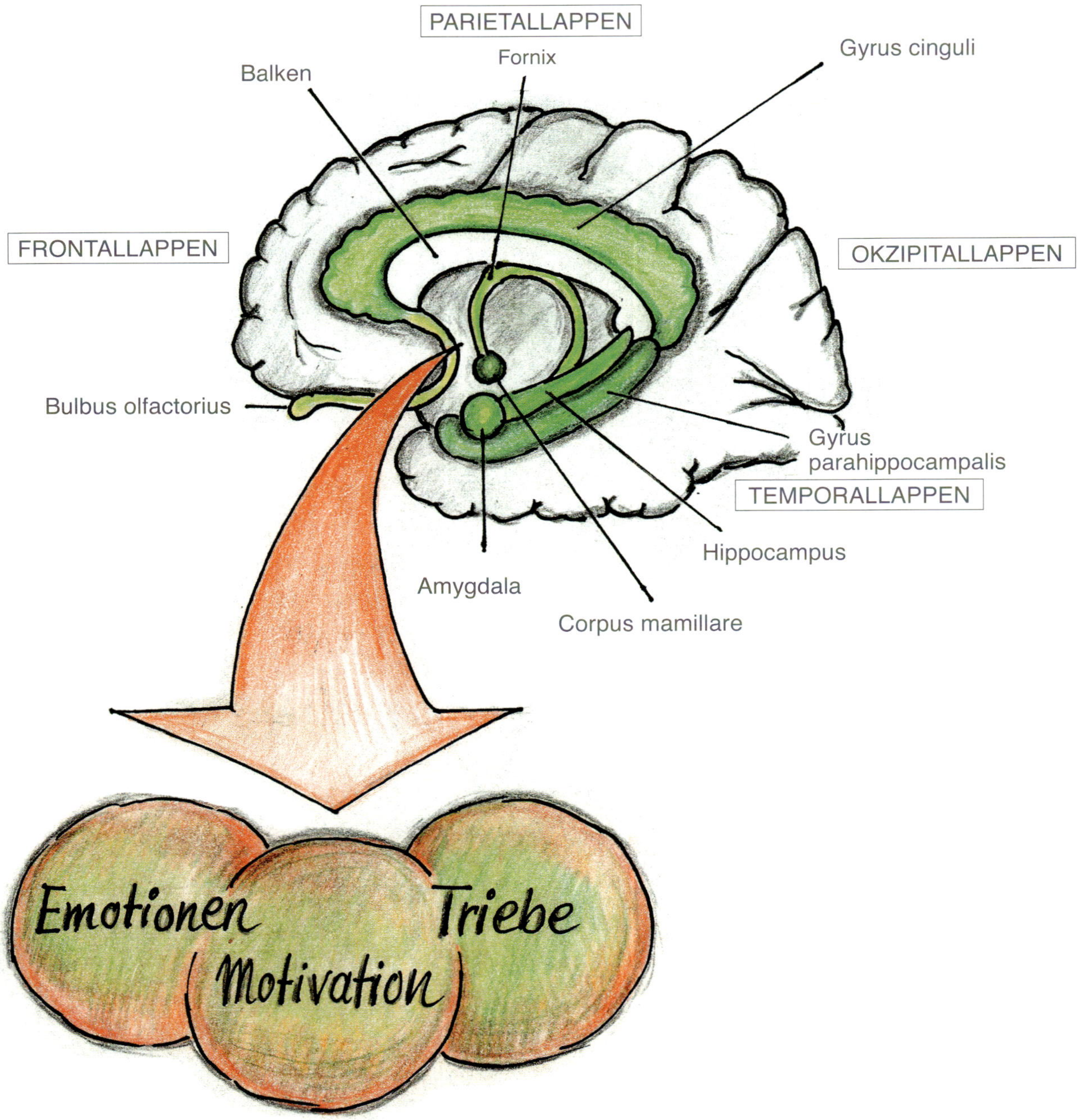

- **Amygdala =** Mandelkern
  Kerngebiet im Temporallappen assoziiert sensorische Information mit körperlicher Empfindung: »Alarmglocke«.
- **Hippocampus und Gyrus parahippocampalis** im Temporallappen, fungiert als Zwischenspeicher des Langzeitgedächtnisses.
- **Gyrus cinguli** im innenseitigen Frontal- bis Parietallappen empfängt einlaufende Informationen über Gefahren und Schmerzen.
- **Corpus mamillare** im Hypothalamus löst vegetative Begleitreaktionen aus.
- **Fornix:** Faserbahnen zwischen Hippocampus und Hypothalamus
- **Bulbus olfactorius** ist die Riechbahn – Geruch als Signal.

Das limbische System als Ursprungsort von Emotionen, Motivation und Trieben (Innenansicht der rechten Hirnhälfte, die grün hervorgehobenen limbischen Strukturen sind aus Übersichtlichkeitsgründen in einer Ebene dargestellt) tiefer gelegene Großhirn- und Zwischenhirnanteile (siehe Abb. S. 200). Evolutionsgeschichtlich neue (Großhirn) und alte (Zwischenhirn) Strukturen treffen hier in wunderbarer Weise zusammen. Dadurch wird es möglich, erworbenes und angeborenes Verhalten bedarfsgerecht einzusetzen und zu steuern (»Programmauswahl«). So werden **Emotionen (Gefühle)**, die als Reaktionsweisen primär angelegt sind, durch äußere Eindrücke oder innere psychodynamische Prozesse ausgelöst. Sie können als angenehm oder unangenehm erlebt werden. Begleitet werden sie von entsprechenden Reaktionen im eigenen Körper und im äußeren Umfeldverhalten (Körpersignale): **Freude, Glück und Überraschung** zeigt sich nach innen in einem entspannten Gefühl, nach außen in einem Lächeln. **Traurigkeit, Furcht, Angst, Wut und Aggression** hingegen führen zu einer innerlichen Alarmreaktion, nach außen zu einer traurigen, ängstlichen oder aggressiven Mimik und Körpermotorik, wie abweisende Körperhaltung, Flucht- oder Angriffsverhalten. Das limbische System ist damit eine Zentrale für elementare Gefühle, die über Gut und Böse entscheiden kann. Während Gewalt und Aggression bei wilden Tieren natürlicher Teil der Überlebens- und Fortpflanzungsstrategie sind, unterliegen sie beim Menschen einer gewichtigen Kontrollinstanz, dem **präfrontalen Kortex**. Dort sind die Selbstreflexion und die moralische Bewertung angesiedelt. Eine weitere Sicherung zur Vermeidung von Gewalteskalationen stellen **Lernprozesse** dar, die im Sinne von Geboten den sozialen Umgang erleichtern. **Motivation** ist der innere Antrieb für die meisten Verhaltensweisen, vor allem zum Handeln und Lernen. Ohne Motivation sind Lern- und Handlungsprozesse nicht Erfolg versprechend, eine Gedächtnisbildung nicht möglich. Motivation leitet sich aus der affektiven Bewertung von Personen, Handlungsweisen und Objekten im unmittelbaren Umfeld ab. **Triebe** sind primär angeborene Verhaltensmuster, die eigene Bedürfnisse und das Überleben im sozialen Verbund mit anderen Menschen sichern: Durst, Hunger, Schlafbedürfnis, Bindungsbedürfnis, Liebe, sexuelles Verlangen, Sorge um den Nachwuchs, Spieltrieb und Lernen durch Nachahmen. **Im weitesten Sinne ist hier die Familie lokalisiert.** Und noch eine Eigenheit hat das limbische System in Zusammenarbeit mit dem Hirnstamm zu bieten, das **positive Belohnungssystem**. Wird es erregt, stellt sich ein Glücksgefühl und allgemeines Wohlsein ein. Diese Belohnungssignale, die vor allem über den Neurotransmitter Dopamin vermittelt werden, verstärken die Leistungsbereitschaft und Lernfähigkeit des Gehirns. Sie können aber auch die Entstehung einer Sucht begünstigen, da die bei natürlichen Glücksgefühlen physiologisch vermehrte Dopaminausschüttung von Suchtmitteln unphysiologisch provoziert wird. So erhöhen Alkohol und Opiumabkömmlinge, wie Morphin und Heroin, die Dopaminausschüttung, während Kokain den Abbau blockiert und dadurch die Dopaminkonzentration an den synaptischen Verbindungen ebenfalls erhöht.

Zusammenfassung und Diskussion: Emotionen sind im limbischen System festgelegte Reaktionsmuster mit spezifischer Charakteristik, wie Freude, Glücksgefühl, Überraschung, Traurigkeit, Furcht, Angst, Wut und Aggression. Ausgelöst durch innere (körpereigene) und äußere (Umwelt) Ereignisse führen sie zu motorischen (Mimik, Haltung), vegetativen (Herzfrequenz, Hautdurchblutung) und hormonellen Begleitreaktionen (Stresshormone, Sexualhormone). Im Gegensatz dazu leitet sich die **Motivation**, der innere Antrieb zum Handeln und Lernen, aus der eigenen affektiven Bewertung von Ereignissen ab. **Triebe** wiederum sind angeborene Verhaltensweisen, die vorzugsweise das eigene Leben sichern (z. B. Nahrungsaufnahme) und die sozialen Impulse regeln (z. B. Sexualität). Sie stehen deshalb in der Überlebensstrategie ganz oben. Das limbische System hat aber nicht nur helle, sondern auch dunkle Seiten der menschlichen Natur aufzuweisen. Versagen die Kontrollsysteme aus dem präfrontalen Kortex und die Handlungsvorgaben durch Lernprozesse, so können Emotionen und Triebe entgleisen, Motivationen sich ins Gegenteil verkehren: Bösartige Gewalt eskaliert, Triebe werden zügellos! Gemeinsam mit ungenügend verarbeiteten oder fehlgeleiteten psychodynamischen Einflüssen und hormonellen Fehlregulationen können auf diesem Weg Gewaltverbrecher und Triebtäter entstehen. Auch Suchtverhalten kann sich so als extreme Ausprägung der Motivation entwickeln. Bei der Entstehung von Angst- und Depressionserkrankungen wirken ungünstige psychische und biografische Einflussgrößen auf das limbischen System mit. Vereinfacht betrachtet ist das limbische System eine ambivalente Instanz, die je nach Einflussgrößen zwischen höchstem Glücksgefühl und tiefster Traurigkeit, zwischen Liebe und Gewalt schwanken kann. Licht und Schatten liegen hier eng beieinander. Menschen, die mit ihren eigenen Gefühlen, aber auch den Gefühlen von Mitmenschen besonders gut umgehen können, bezeichnet man als »**emotional intelligent**«.

Lernen und Gedächtnis

Lernen ist die Voraussetzung der Gedächtnisbildung. Aus der unendlichen Vielfalt der Sinneseindrücke, Reize und Informationen Nützliches zu wählen und Schädliches zu vermeiden, ist das Ergebnis von Lernprozessen und der daraus entstehenden Gedächtnisinhalte. Ursprünglich zum Überleben angelegt, entwickelte sich das Gedächtnis beim Menschen zu einer hochspezifischen Gehirnfunktion mit unterschiedlichster individueller Ausprägung. Lern- und Gedächtnisinhalte prägen die Einmaligkeit eines jeden Menschen.

Lernen: Die Reifung des embryonalen Gehirns wird bereits im Mutterleib durch Lernprozesse gefördert. So hört und erkennt der Embryo die Mutterstimme, lernt den Geschmack und Geruch des mütterlichen Fruchtwassers kennen und erlernt sogar die Schwellen- und Grenzbereiche des Hunger- und Sättigungsgefühls. Nach der Geburt setzt dann die Fülle äußerer Reize ein, die die Aufnahmefähigkeit des Gehirns weiter stimulieren. Diese Weiterentwicklung der Gehirnleistung durch Lernprozesse hält auch nach der anatomischen Ausreifung des Gehirns in der Adoleszenz

lebenslang an und wird deshalb als **Neuroplastizität** bezeichnet. So können immerfort Fakten und Verhaltensweisen gelernt werden, um sich neuen Anforderungen anzupassen. Entsprechend den Gedächtniszielen lassen sich zwei Lernformen unterscheiden:

Implizites Lernen
Wiederholungsvorgänge bestimmen den Mechanismus des impliziten Lernens, das deswegen auch als **prozedurales Lernen** bezeichnet wird. Mit dieser Methode können komplizierte Bewegungsabläufe erlernt und gespeichert werden. Im Sport ist dieses Üben (Training) nicht wegzudenken. Beispielhaft seien hier der Golfschwung, das Skispringen, das Skifahren, Tennis, Wurfsportarten und das Schwimmen angeführt. Durch sogenannte Imitationen lässt sich das gelernte Können freisetzen und weiter verfestigen: Probeschwung beim Golf, Technikübungen ohne Sportgerät, aber auch mentales Durchspielen des Bewegungsablaufs.

Explizites Lernen
Sensorische Eindrücke von Fakten, Merkmalen oder Ereignissen werden dem Gehirn zur Speicherung angeboten. Nur ein Bruchteil dieser Informationen erreicht die kurz- oder langfristige Gedächtnisebene. Unwichtiges wird ausgesiebt oder verblasst sofort wieder. Mit **zielgerichteter Aufmerksamkeit** hingegen lassen sich Schreiben, Lesen und Rechnen lernen und im Langzeitgedächtnis abspeichern und bedarfsgerecht abrufen (z. B. bei Prüfungen). Neben bloßen Fakten werden auch Erlebnisse (z. B. Urlaubserinnerungen) auf diese Weise in den unerschöpflichen Gedächtnispool transferiert.

Gedächtnis:
Das Gedächtnis speichert die Lerninhalte als Verknüpfungsmuster von Nervenzellen in verschiedenen Gehirnregionen. Bei Bedarf werden diese erregt und als Erinnerung abgerufen. Bildhaft gesprochen werden im Gehirn neue Pfade angelegt und vorhandene immer mehr ausgetreten. Die Gedächtnisbildung läuft dabei in mehreren Schritten ab (siehe Abb. S. 204). Vereinfacht lässt sich ein **Kurzzeit-** von einem **Langzeitgedächtnis** unterscheiden. Lerninhalte werden zunächst bevorzugt im präfrontalen Kortex des Stirnhirns angelegt und für einige Sekunden bis mehrere Minuten als Kurzzeitgedächtnis festgehalten. Sollen Gedächtnisinhalte länger und dauerhaft abgespeichert werden, wird die Information an einen Zwischenspeicher im Schläfenlappen weitergegeben, den Hippocampus und seine Nachbargebiete. In Abhängigkeit von der Abruffrequenz und der individuell beigemessenen Wichtigkeit dynamisiert sich hier der Gedächtnisinhalt Minuten bis Jahre, ehe er als lebenslanges Gedächtnis in den spezifischen Groß- und Kleinhirnarealen fest verankert wird. Physiologisches Korrelat des Kurzzeitgedächtnisses sind kreisende Erregungen in Nervenzellverbänden (siehe Kap. 3.2.5., Abb. S. 157). Für das Langzeitgedächtnis sind biochemische Veränderungen an den Synapsen und der Nervenzellmembran verantwortlich. Eng mit dem Lernen ist das **Vergessen** verknüpft. Verblasst der Sinneseindruck oder wird er durch neue Informationen mit höherer Wichtigkeit »überschrieben«, so ist im Stadium des Kurzzeitgedächtnisses ein Vergessen der Gedächtnisinhalte möglich. Während im Zwischenspeicher Erlerntes durch neue Lerninhalte modifiziert bzw. neutralisiert werden kann, ist beim permanenten Langzeitgedächt-

nis kein Vergessen mehr möglich. Betrachtet man das Langzeitgedächtnis nach seiner funktionellen Organisation und Lokalisation, so lässt sich ein **bewusst reproduzierbares Wissensgedächtnis von einem unbewusst automatisierten Verhaltensgedächtnis** unterscheiden. Während das Wissensgedächtnis als Großhirnfunktion gelten kann, besitzt beim Verhaltensgedächtnis das Kleinhirn zusammen mit den Basalganglien die Führungsrolle. Kognitive (explizite) Lernprozesse generieren die Inhalte und die Kapazität des Wissensgedächtnisses, motorisches (implizites) Lernen die des Verhaltensgedächtnisses.

Lernen bestimmt damit die Ausprägung und Höhe der kognitiven und motorischen Intelligenz.

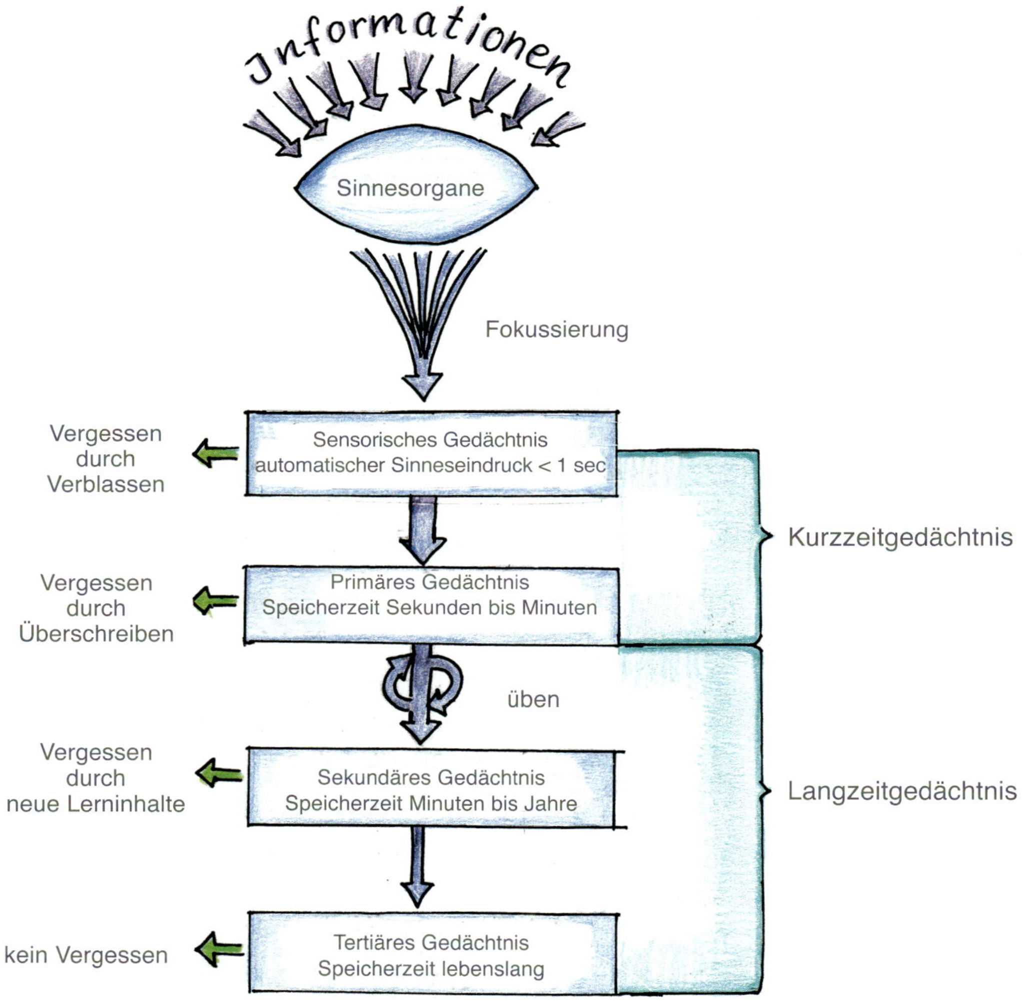

Flussdiagramm des Kurzzeit- und Langzeitgedächtnisses.
Die über die Sinnesorgane vermittelten und gefilterten Eindrücke werden im sensorischen Gedächtnis nur kurz (< 1 Sekunde) festgehalten, verblassen oder werden als geringer Bruchteil an das primäre Gedächtnis (Sekunden bis Minuten) weitergegeben (Kurzzeitgedächtnis). Von dort werden sie direkt oder durch Üben an das sekundäre Gedächtnis (Minuten bis Jahre) vermittelt oder durch neue Informationen überschrieben. Langfristig erfolgt dann die permanente Einspeicherung in das tertiäre Gedächtnis (Langzeitgedächtnis).

Exkurs: Inselbegabung – Savant-Syndrom
Immer wieder hört man von Menschen, die unglaubliche Gedächtnisleistungen vollbringen können. Vielfach handelt es sich dabei um sogenannte Savants (Wissende), besser »Inselbegabte«. Während sie auf bestimmten Gebieten (»Inseln«) des Rechnens, Zeichnens und Musizierens Genieleistungen vollbringen, leiden sie andererseits an mentalen Handicaps. Die meisten sind **Autisten**, zurückgezogen auf eine eigene Vorstellungs- und Gedankenwelt, isoliert von der Umwelt. Der Gegensatz des Übervollkommenen und des Unvollendeten vereint sich in der Person des Savant in bizarrer Weise. Der in seiner Kindheit als behindert geltende Kim Peek aus Salt Lake City konnte als Erwachsener über 12 000 Bücher auswendig und zwei Buchseiten gleichzeitig lesen. Er wurde fast ohne Verbindung zwischen linker und rechter Hirnhälfte geboren. Der Autist Stephen Wiltshire zeichnete nach einem 15-Minuten-Rundflug die gesamte Skyline von London detailgenau in fünf Tagen als vier Meter langes Panoramabild. Der blinde Leslie Lemke, der durch Frühgeburt einen Hirnschaden erlitt, kann parallel zum Hören jedes Musikstück auf dem Klavier mitspielen. Man kann diese Reihe mit Superrechnern, Kalenderexperten und Schnellzeichnern noch weiter fortführen, nahezu immer werden wir auf den oben beschriebenen Gegensatz von Genie und »Restperson« stoßen. Ursächlich scheint hier der Frontallappen des Großhirns eine zentrale Bedeutung zu besitzen. Nervenzellumbauten beim Autisten und Zellschädigung durch frühkindliche Schäden und direkte Traumatisierung setzen hier die kontrollierende Filterfunktion außer Kraft, sodass die Sinnesdaten ungebremst auf das Gehirn einprasseln. Diese Datenflut generiert einerseits die unglaubliche Gedächtnis- und Wissensleistung auf streng begrenzten Spezialgebieten, andererseits aber auch das Chaos im Umgang mit dem Alltagsleben: Zuordnungen von abstrakten Begriffen, wie Manieren, Gesetze und Moral, fallen schwer, das Gehirn bleibt an unwichtigen Fakten hängen und gibt sich diesen selbstvergessen hin, wobei der Kontakt zur Umwelt schmilzt. Savants sind einsam.

Die Inselbegabungen geben uns einen mit keiner Maschine messbaren Einblick in das kaum fassbare Potenzial des menschlichen Gehirns, lassen uns aber erschauern über dessen mögliche Unzulänglichkeit im Störfall.

Sensomotorische Leistungsfähigkeit
Die Kunst der unterschiedlichsten Bewegungsvariationen im Alltag und Sport ist an ein ausgefeiltes sensomotorisches System gebunden. Feinabgestimmte **zielmotorische Bewegungen** und eine jeder Körperlage angepasste **Stützmotorik** sind nur über den permanenten Zustrom **sensorischer Informationen** aus den körpereigenen (inneren) Rezeptoren und Signalen aus der Körperumgebung (Außenwelt) möglich. Jede motorische Situation induziert so ständige Neuanpassungen. Die auf Rückenmarksebene und im Gehirn erzeugten Bewegungsmuster werden von Steuerzentren des Groß- und Kleinhirns gelenkt und verfeinert. Dabei spielen primäre, nach dem Homunculus-Prinzip angelegte motorische und sensorische Hirnrindenzentren und sekundär erlernte Gedächtnisinhalte eine Schlüsselrolle. Das anatomisch-physiologische Instrumentarium, mit dem sich nahezu unerschöpfliche Spielformen der Bewegung erreichen lassen, ist klar festgelegt: die Skelettmuskulatur mit ihren verschiedenen dyna-

mischen und statischen Arbeitsformen, das Rückenmark mit seinen Reflexen und einfachen Bewegungsrhythmen, der Hirnstamm mit hirnnervengestützten Basisbewegungsprogrammen, die primär motorischen und sensorischen Großhirnareale und Teile des Kleinhirns. Um dieses Instrumentarium im Sinne eines bewusst-willentlichen Bewegungsablaufes erfolgreich bespielen zu können, muss das Gehirn aber komplexe Vorarbeiten leisten, ehe es zur Bewegungsausführung kommt (siehe Abb. unten):

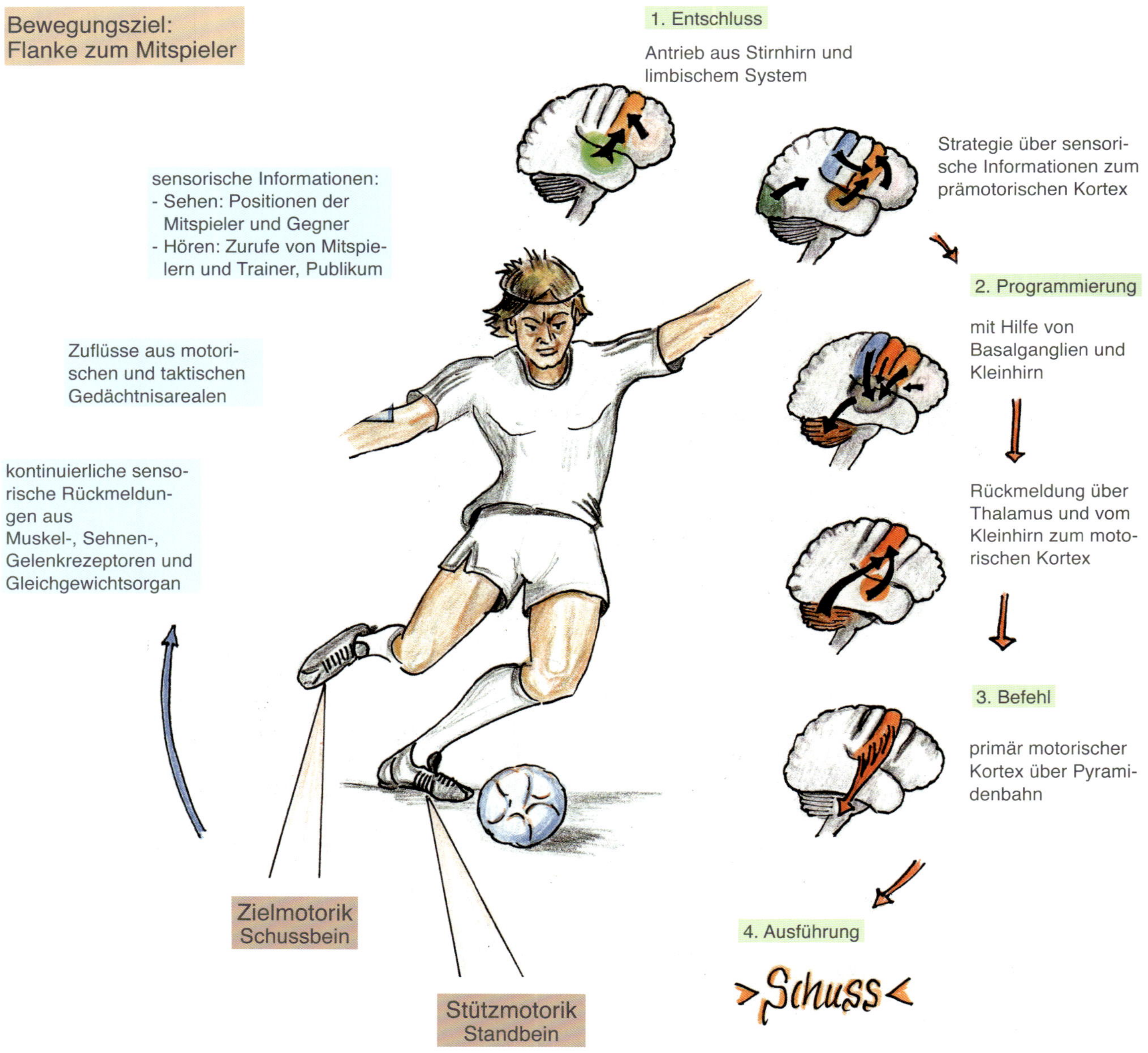

Sensomotorische Leistungsfähigkeit am Beispiel des Fußballspiels.
Das Bewegungsziel »Flanke« erfordert eine hohe Integrations- und Koordinationsleistung des gesamten sensomotorischen Systems. Ziel-, Stütz- und Blickmotorik arbeiten, unterstützt von permanenten sensorischen Informationen, eng mit bewussten (Wille) und unbewussten (Gedächtnisinhalte) Gehirnzentren zusammen, um ein optimales motorisches und taktisches Ergebnis zu erzielen.

Entschluss

Der Entschluss zur geplanten Bewegung wird im Stirnhirn mit seinen kortikalen und subkortikalen Motivationsarealen (Assoziationsareale) und aus dem limbischen System (Motivation) heraus gefasst: »Ich will ...« Von diesem **Bewegungsantrieb** werden der prämotorische Kortex und weitere Assoziationsareale informiert. Gemeinsam entwerfen sie unter Berücksichtigung zusätzlicher sensorischer Informationen (z. B. Sehen, Hören) eine **Bewegungsstrategie.**

Programmierung

Mithilfe der Basalganglien und des Kleinhirns setzt nun der prämotorische Kortex diesen strategischen Entwurf in ein **Bewegungsprogramm** um. Dieses wird über den motorischen Thalamus an den primär motorischen Kortex weitergeleitet. Es beinhaltet Vorgaben über die Zielmuskulatur, deren Kontraktionsstärke und den Bewegungsrhythmus.

Befehl

Der primär motorische Kortex wird über dieses Programm aktiviert und übermittelt augenblicklich die Inhalte über die absteigenden motorischen Bahnen (z. B. Pyramidenbahn) an die Motoneuronen und Reflexbögen des Rückenmarks.

Ausführung

Der Bewegungsbefehl wird über das periphere Nervensystem an die Zielmuskulatur weitergeleitet und dort ausgeführt. Laufend werden dabei Rückmeldungen aus den Sensoren der arbeitenden Muskulatur (Muskelspindeln, Golgi-Sehnenorgane) und dem Umfeld (optische und akustische Reize) an den sensorischen Kortex gegeben, um auch Korrekturen während der Bewegung durchführen zu können.

Am Beispiel des vereinfacht dargestellten Ablaufs der Willkürmotorik lässt sich erahnen, dass hochkomplexe Bewegungsabläufe nur mithilfe zahlreicher Informationen, Lern- und Gedächtnisleistungen möglich sind. Zugleich zeigt sich aber auch ihre Störanfälligkeit. Emotionale Fehlleistungen (limbisches System), Konzentrationsverlust (Thalamus – ARAS) und selbst der Tritt in eine Reißzwecke (Reflexebene) können die Präzision der Bewegungsausführung empfindlich stören.

3.2.10. Im Reich der Sinne – »Die fünf Fenster zur Welt«

Sehen, Hören, Riechen, Schmecken und Tasten sind die fünf Grundwahrnehmungen, mit denen wir uns die Welt erschließen können. Angelegt sind sie in den Augen, den Ohren, der Nase, der Zunge und der Haut. Zumeist liefern mehrere Sinne gleichzeitig ein Wahrnehmungsbild. Dabei formen die assoziativen Rindenfelder des Großhirns die Einzelauswertungen der primären Projektionsfelder zu einem komplexen Eindruck. Wir sehen, riechen und schmecken, was wir essen. Genießbares lässt sich so von Ungenießbarem unterscheiden. Wir können Lärm und Musik auseinanderhalten, Gegenstände im Dunklen ertasten und im Geist einem Bild zuordnen. Wahrnehmungen wecken in uns Assoziationen, die Freude und Lust, aber auch Ekel und Angst auslösen können, beispielsweise das Streicheln des geliebten Partners oder die Berührung einer Schlange. Die Anbindung der Sinne an das limbische System hilft uns, in ursprünglicher Weise das Überleben zu sichern. Orten unsere Sinne einen Angriff, kommt es in uns zu einer emotionalen und triebgesteuerten Gegenregulation: ängstliches oder aggressives Verhalten. Sinnesinformationen können aber auch täuschen. Sind wir z. B. verliebt oder sonst im emotionalen Sinn erregt, sehen wir Menschen und Dinge in einem »anderen Licht«, das optische Bild wird dann zum Wunschbild. Lernprozesse helfen uns, die Sinneseindrücke richtig einzuordnen, um nicht der »Fata Morgana« der Sinnestäuschung zu erliegen. Aus physiologischer Sicht ist allen Sinnesorganen gemeinsam, dass sie mit ihren spezialisierten Sinneszellen (Rezeptoren) Reize aus der Umwelt in elektrische Impulse umsetzen und über einen Direktanschluss dem Gehirn zuleiten. Aus der Masse der gleichzeitig eintreffenden Wahrnehmungen filtert dieses dann die aktuell wichtigen heraus, z. B. das Hupsignal eines heranrasenden Autos, das uns veranlasst, zur Seite zu springen. Hier wird auch das primäre Prinzip der Sinnesorgane klar, sie dienen dem Überleben, nicht nur im Straßenverkehr, sondern im Verlauf der gesamten stammesgeschichtlichen (phylogenetischen) und individuellen (ontogenetischen) Entwicklung des Menschen. Mit der Kraft der Sinne lassen sich Gefahren erkennen, lässt sich Beute aufstöbern, Essbares finden und der Sexualpartner auswählen.

3.2.10.1. Sehen

80 bis 90 Prozent aller Eindrücke aus der Umwelt registrieren zwei kleine Hohlkugeln, die sogenannten Augäpfel mit einem Einzeldurchmesser von ca. 2,5 cm. Zum Schutz eingebettet in die Augenhöhlen, geben sie nur das vordere Sechstel ihrer Oberfläche preis, das für den Lichteinfall vorbereitet ist. Sechs äußere Augenmuskeln (siehe Abb. S. 210 a) sorgen für eine synchrone, nahezu jedem Blickwinkel anpassbare Beweglichkeit der Augäpfel, wie sie sonst bei keinem menschlichen Sinnesorgan zu finden ist. Um lange, zeitaufwendige Leitungswege zu vermeiden, werden sie direkt von Hirnnerven versorgt (III/IV/VI). Durch Kopfdrehung über die seitliche Halsmuskulatur lässt sich das Blickfeld zusätzlich erweitern.

Verfolgen wir nun die in das Auge einfallenden Lichtstrahlen, so treffen diese zunächst auf die ca. 1,3 cm^2 große, durchsichtige **Hornhaut**, die das anvisierte Bild durch ihre konvexe Krümmung spiegelbildlich auf den Kopf stellt und wie ein umgedrehtes Fernrohr verkleinert. Über die helligkeitsregulierte variable Öffnung der **Pupille** werden die Strahlen dann durch die **Linse** geschickt. Innere Augenmuskeln (Ziliarmuskeln) können dabei die Linsenkrümmung der Entfernung des betrachteten Objektes anpassen und damit die Bildschärfe einstellen (Akkommodation). Die so adaptierten Lichtstrahlen durchdringen nun den klaren gallertartigen **Glaskörper**, der den Augapfel weitgehend ausfüllt, und treffen direkt auf die **Netzhaut**, wo sie sich zu dem oben beschriebenen verkleinerten, seitenverkehrten und umgekehrten Lichtbild zusammenfügen (siehe Abb. S. 210 b).

Der physikalische Weg des Lichts endet hier, von nun an bestimmen biochemisch-elektrische Vorgänge den weiteren Signaltransport zum Gehirn. Die Aufnahme der figurierten Lichtsignale in der Netzhaut erfolgt mittels hochspezialisierter Sehzellen (Fotosensoren), den **Stäbchen** und **Zapfen** (siehe Abb. S. 211 a). Die bevorzugt zentral in der Netzhaut angeordneten rund sieben Millionen Zapfen sind für das Sehen bei Tageslicht zuständig und nehmen punktgenaue Abbildungen und Farbunterschiede wahr. Dabei lassen sich drei Zapfentypen zur Unterscheidung von Blau-, Grün- und Rottönen differenzieren. Die ca. 120 Millionen vorwiegend in der Netzhautperipherie angelegten Stäbchen erkennen unterschiedliche Helligkeitsstufen und schemenhafte Bewegungen. Sie eignen sich deshalb für das Dämmerungssehen. Zapfen- und Stäbchenpigmente (Eiweiß + Vitamin-A-Abkömmlinge) wandeln das einfallende Licht in elektrische Signale um. Diese werden über komplizierte Zellverschaltungen unter auffallend hohem aerobem Energieaufwand auf die Ganglienzellen des Sehnervs (N. opticus) und von dort zum Gehirn geleitet. Die Sehnerven beider Augen vereinigen sich dabei teilweise in einem raffinierten Kreuzungssystem und einer Zwischenschaltung zum Thalamus. Erst dann werden der **primär visuelle Kortex** und seine **Assoziationsfelder** im Hinterhauptslappen des Großhirns erreicht. Dort werden die Signale beider Augen zu einem Bild vereint, das Bild seitenrichtig gedreht und wieder vom Kopf auf die Füße gestellt (siehe Abb. S. 211 b).

a) Augapfelbewegung

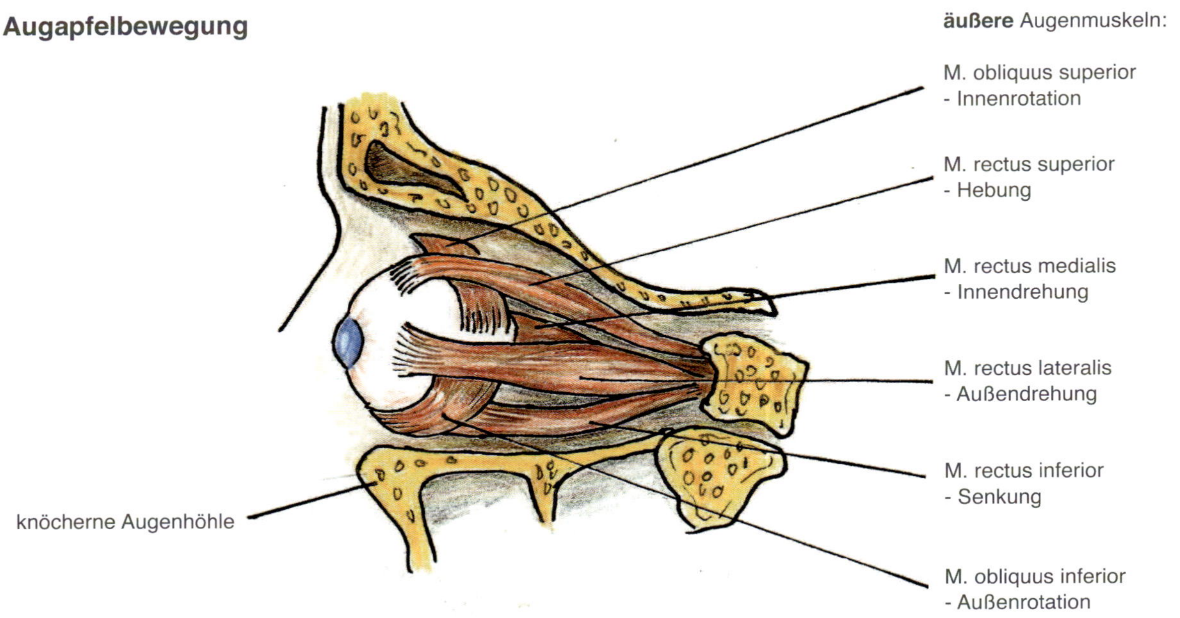

b) Augapfel – Lichteinfall – brechende Medien

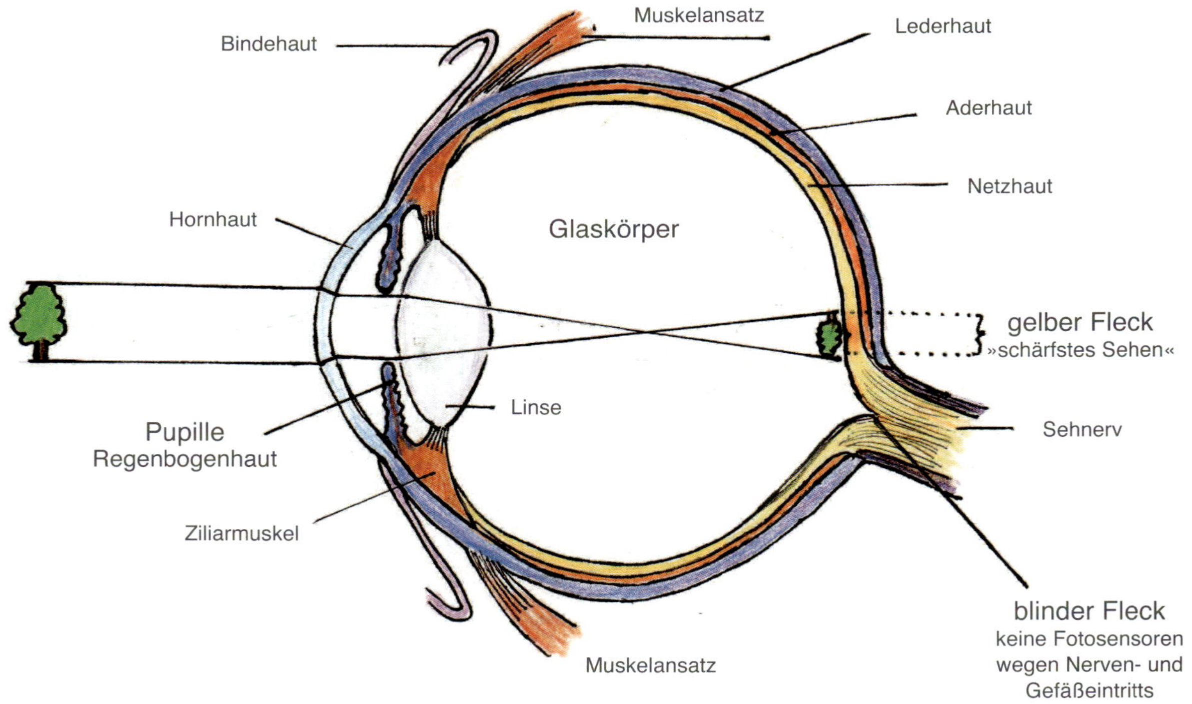

a) Äußere Augenmuskeln richten den Augapfel zielgenau auf das zu betrachtende Objekt aus.
b) Nach der Zieleinstellung folgt die Reflexion eines »Lichtbildes«, dessen Strahlen durch die einzelnen Augenabschnitte eindringen und sich an der Hornhaut und der Linse so brechen, dass das Bild verkleinert, seitenverkehrt und umgedreht auf die Netzhaut projiziert wird. Die Ziliarmuskeln können dabei die Linsenkrümmung der Objektentfernung anpassen und damit die Bildschärfe einstellen (Akkommodation).

a) Netzhautausschnitt

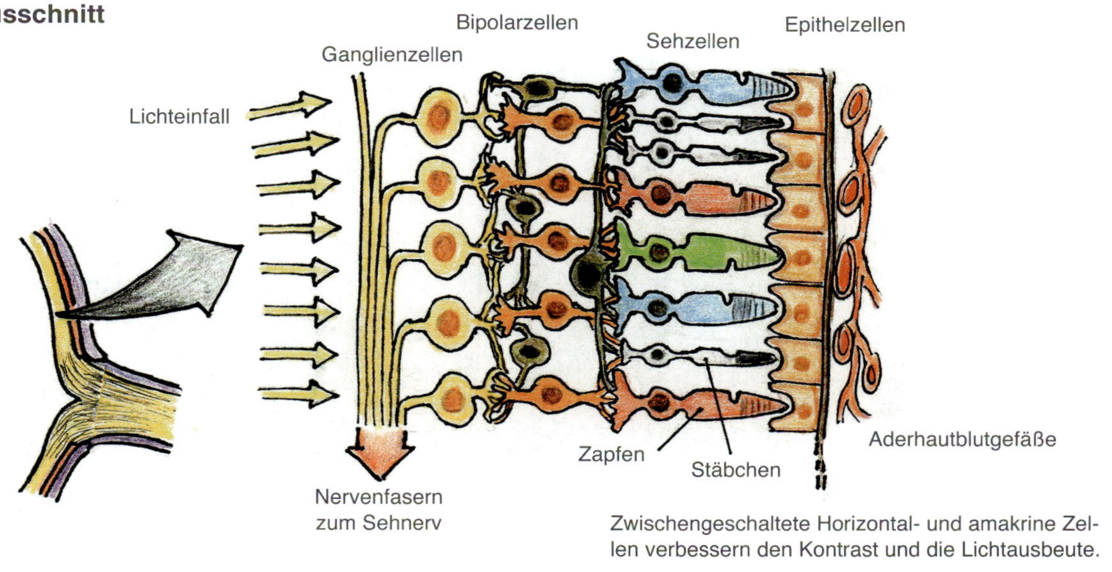

b) Sehbahn mit Sehnervenkreuzung und Sehrindenzentren

Blick von unten auf die Gehirnbasis

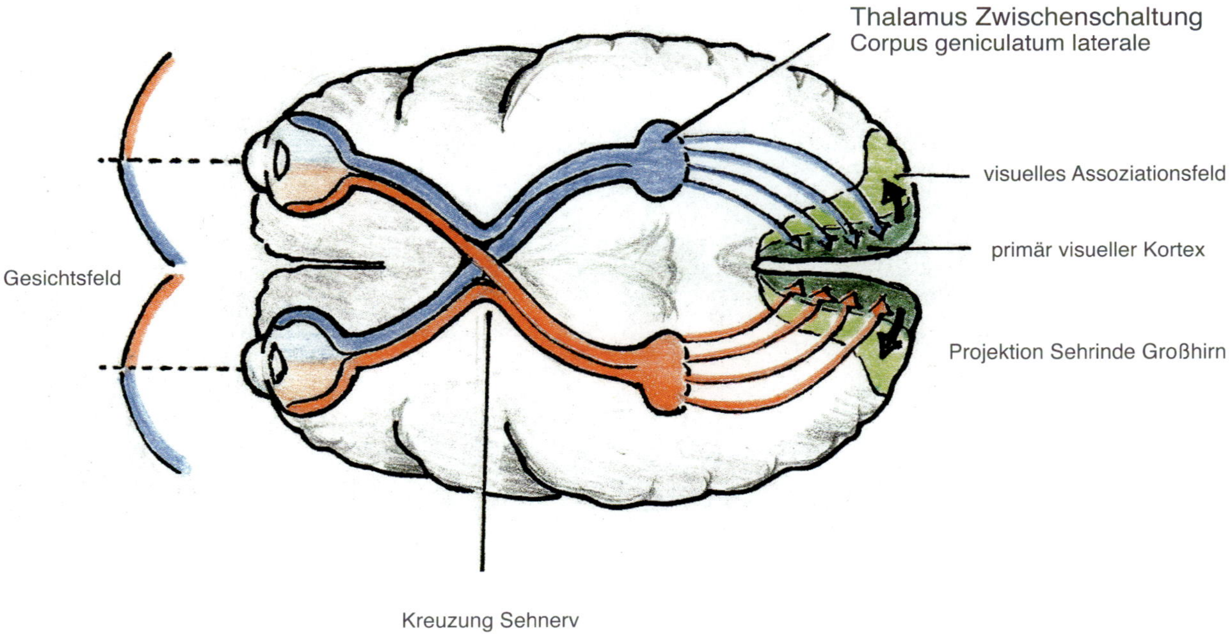

a) Fotochemisch-elektrische Vorgänge bestimmen die Umwandlung des auf die Netzhaut projizierten Lichtbildes. Zapfen- und Stäbchenpigmente wandeln das einfallende Licht in elektrische Signale um. Diese werden über die Nervenfasern der Ganglienzellen zum Sehnerv geleitet.

b) Der Sehnerv transportiert die elektrischen Impulse dann über die Sehbahn mit Abzweigungen zu Augenmuskelkernen (äußere/innere Muskeln) zu den Sehzentren beider Hinterhauptlappen des Großhirns. Das Gesichtsfeld jedes Auges wird durch die teilweise Sehnervenkreuzung auf beide Rindenareale projiziert, um ein großvolumiges Gesamtbild zu erhalten.

Zusammenfassung: Mit einem Informationssystem von 250 bis 260 Millionen Sehzellen in beiden Netzhäuten, einer auffallend hohen Repräsentation im Gehirn und einer großen Beweglichkeit durch ein eigenständiges Muskelsystem steht das Auge in vorderster Front der menschlichen Informationsdienstleister (90 Prozent der gesamten Sinnesleistung). Sehschwäche ist deshalb ein so einschränkender und bedrohlicher Nachteil in der Informationskette, dass der Mensch seit Jahrhunderten versucht, diese mit Lupen, später und heute mit Brillen auszugleichen. Kontaktlinsen und Laser-Therapie stellen hierzu einen weiteren Entwicklungsschritt dar. Völlige Blindheit reduziert die Informationen aus der Umwelt auf 10 bis 20 Prozent. Kompensatorisch verbessern aber die verbleibenden Sinne ihre Qualität, sodass z. B. über eine Steigerung des Hör-, Gleichgewichts- und Tastgefühls Sport, wie Bergsteigen, Skifahren und Skilanglauf, betrieben werden kann. Voraussetzung ist die Einweisung durch eine Begleitperson.

3.2.10.2. Hören und Gleichgewicht

Die paarig angelegten Ohren beherbergen den Hör- und Gleichgewichtssinn. Obwohl Letzterer nicht zu den klassischen fünf Sinnen (Sehen, Hören, Riechen, Schmecken, Tasten) gehört, soll er doch hier besprochen werden, denn er liegt in unmittelbarer Nähe zum Innenohr und optimiert das Sehen, Hören und Riechen, indem er die Kopfeinstellung zur Quelle der Sinnesinformation unterstützt. Er hilft uns, »die Welt im Auge zu behalten«.

Doch zunächst zum Gehör:
Aufgabe des Gehörs ist es, die Schallwellen von Geräuschen, Tönen, Klängen und Sprache in Wahrnehmungen des Gehirns umzusetzen und zu interpretieren. Es dient damit der in der menschlichen Gemeinschaft so wichtigen Sprachkommunikation, erfreut den Menschen beim Lauschen von Musik und warnt ihn aber auch bei plötzlichen Schallereignissen, z. B. Schüssen. Reizauslöser für das Hörorgan sind Schallwellen, die sich von einer Schallquelle ausgehend in der Luft, aber auch in Flüssigkeiten und sogar festen Stoffen fortpflanzen. In der Regel treffen diese Schallwellen als Druckschwankungen der Luft mit einer longitudinalen Geschwindigkeit von ca. 330 Metern pro Sekunde auf das **äußere Ohr** auf. Wie über einen Trichter werden sie dann durch die Ohrmuschel und den ca. 35 Millimeter langen Gehörgang auf das **Trommelfell** gebündelt (siehe Abb. S. 213). Die eintreffenden Schalldruckschwankungen versetzen dieses in Schwingungen, die die **Gehörknöchelchen** des angrenzenden **Mittelohrs** in Bewegung versetzen. Die anfängliche Luftleitung des Schalls wird damit in eine mechanische Weiterleitung umgewandelt. Dabei übertragen die drei gelenkig verbundenen Gehörknöchelchen Hammer, Amboss und Steigbügel die Schwingungen des Trommelfells auf eine weitere Membran im sogenannten **ovalen Fenster**, der Eintrittspforte zum **Innenohr**. Mit dieser mechanischen Umsetzung lassen sich die Trommelfellschwingungen bis zum 22-Fachen verstärken oder aber bei überlautem Schall

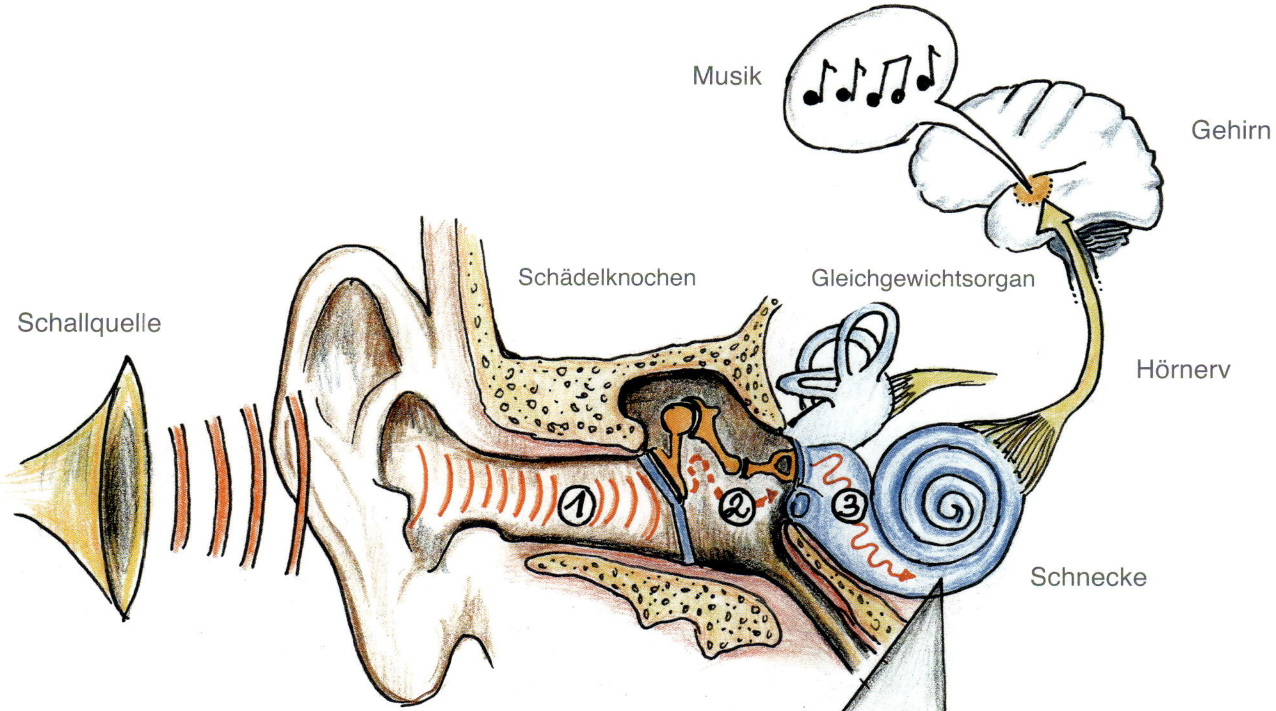

1. Äußeres Ohr: Ohrmuschel, Gehörgang bis Trommelfell
   Luftleitung der Schallwellen

2. Mittelohr: Gehörknöchelchen, Hammer, Amboss und Steigbügel bis zum ovalen Fenster
   mechanische Schallübertragung

3. Innenohr: Schnecke und Gleichgewichtsorgan (siehe Seite 214)
   - Schallleitung in Flüssigkeit
   - mechanisch-elektrische Transduktion
   - elektrische Nervenübertragung

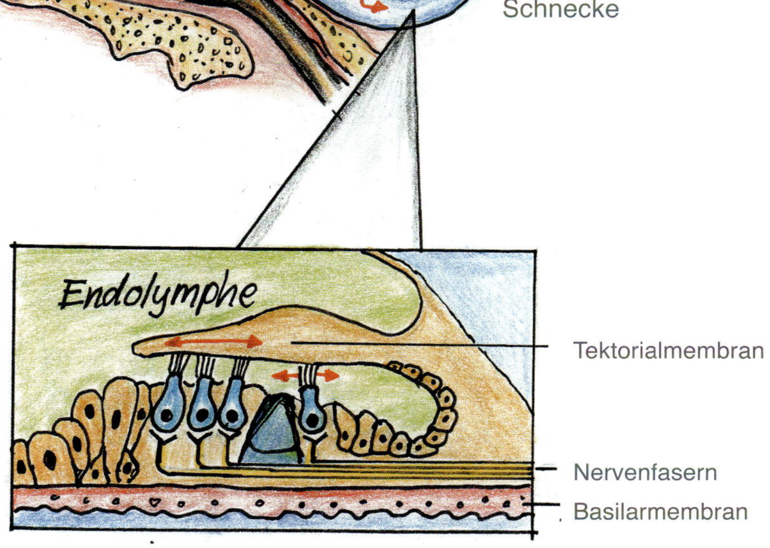

Querschnitt durch das Corti-Organ mit Haarzellen zur Registrierung wellenförmiger Druckänderungen in der Endolymphe

Das Gehör.
Aufgabe des Gehörs ist der Transport von Schallwellen zum Gehirn. Geräusche, Töne und Sprache werden dort in spezifischen Rindenzentren identifiziert und interpretiert. Ausgehend von einer Schallquelle erfolgt im äußeren Ohr eine Luftleitung, die das Trommelfell zum Schwingen bringt. Diese Schwingungen werden dann mechanisch über die Gehörknöchelchen auf die Membran des ovalen Fensters übertragen. Deren Schwingungen lösen in der flüssigkeitsgefüllten Schnecke des Innenohrs Druckwellen aus, die ihrerseits feinste Haarzellen aktivieren und damit elektrische Potenziale auslösen. Diese werden dann als Aktionspotenziale über den Hörnerv dem Gehirn zugeleitet.

abschwächen. Letzteres wird durch den Einsatz zweier kleiner Muskeln am Ansatz von Hammer und Steigbügel reguliert. Die weitere Leitung des Schalls erfolgt nun auf flüssigem Weg. Die beschriebenen mechanisch induzierten Schwingungen der Membran im ovalen Fenster lösen im flüssigkeitsgefüllten Innenohr Druckwellen aus, die wiederum spezifische Sinneszellen stimulieren. Viele Tausend Haarzellen, die auf einer Basilarmembran aufsitzen und als **Corti-Organ** bezeichnet werden, registrieren dabei die unterschiedlichen wellenförmigen Druckerhöhungen in der sie umgebenden Lymphflüssigkeit (Endolymphe). Die schneckenförmige Konstruktion des Innenohrs lässt dabei auf kleinstem Raum die unterschiedlichsten Tonhöhenempfindungen zu. Hochfrequente (hohe) Töne erzeugen ein Schwingungsmaximum zu Beginn, niederfrequente (tiefe) Töne zum Ende der Schnecke. Die damit verbundene Schwingungsenergie führt zur Erregung der Haarzellen, die wiederum durch Depolarisationsvorgänge, vorwiegend Kalium-Einstrom, ein Aktionspotenzial erzeugen (Rezeptorpotenzial). Über die Vermittlung von Calciumionen setzt dieses den Neurotransmitter Glutamat frei, der die Verbindung zum Hörnerv herstellt. Der gesamte Vorgang wird als **mechanisch-elektrische Transduktion** bezeichnet. Die Hörnervenfasern leiten die ermittelten Schallqualitäten Frequenz, Intensität, Richtung und Quellenentfernung über die im Hirnstamm vielfach verschaltete Hörbahn als **elektrisches Signal** zur primären Hörrinde im Schläfenlappen des Großhirns. Dessen integrative Leistungsfähigkeit besteht nicht nur darin, Geräusch- und Tonqualitäten zu unterscheiden, sondern auch mit anderen Hirnzentren, z. B. dem Sprachzentrum, zusammenzuarbeiten. Nur so wird der lebendige Dialog zwischen Menschen erst möglich. Über Lernprozesse des assoziativen Kortex gelingt es weiterhin, dem Gehörten unterschiedliche Bedeutung beizumessen, so z. B. den Startschuss beim Sprint von einem feindlichen Beschuss zu unterscheiden.

Zusammenfassung: Die Schallaufnahme und Schallfortleitung gelingt über das äußere Ohr mittels Luftleitung. Die dadurch erzeugten Schwingungen am Trommelfell werden mechanisch über die Gehörknöchelchen und die Membran des ovalen Fensters weitergegeben. Letztere lenkt die Schwingungen mit flüssiger Fortleitung als Druckwellen ins Innenohr. Haarzellen registrieren diese Druckwellenausbreitung und wandeln sie in elektrische Potenziale um. Über Hörnervenfasern werden sie dann als elektrische Signale dem Gehirn zugeleitet. Erst dort erfolgt die endgültige Wahrnehmung und Differenzierung.

Gleichgewichtsorgan

Unmittelbarer Nachbar der Hörschnecke ist das Gleichgewichtsorgan. Im Gegensatz zum Gehör besteht kein direkter Zugang zur Außenwelt. Das Gleichgewichtsorgan erfasst die Lage des Kopfes (Körpers) im Raum unter dem Einfluss der Erdanziehungskräfte und registriert lineare und drehende Beschleunigungen in drei Raumebenen. Primäres Ziel ist damit die **Sicherung der Körperhaltung** unter statischen und dynamischen Raumänderungen des Körperschwerpunktes. Der anatomische Aufbau der Sinneszellen trägt dieser Anforderung Rechnung (siehe Abb. S. 215). So sitzen im sogenannten **Vorhof (Vestibulum)** die Rezeptoren für horizontale und vertikale Lageänderungen, in den drei zueinander senkrecht stehenden **Bogengängen** die Rezeptoren für Rotationsbeschleunigungen.

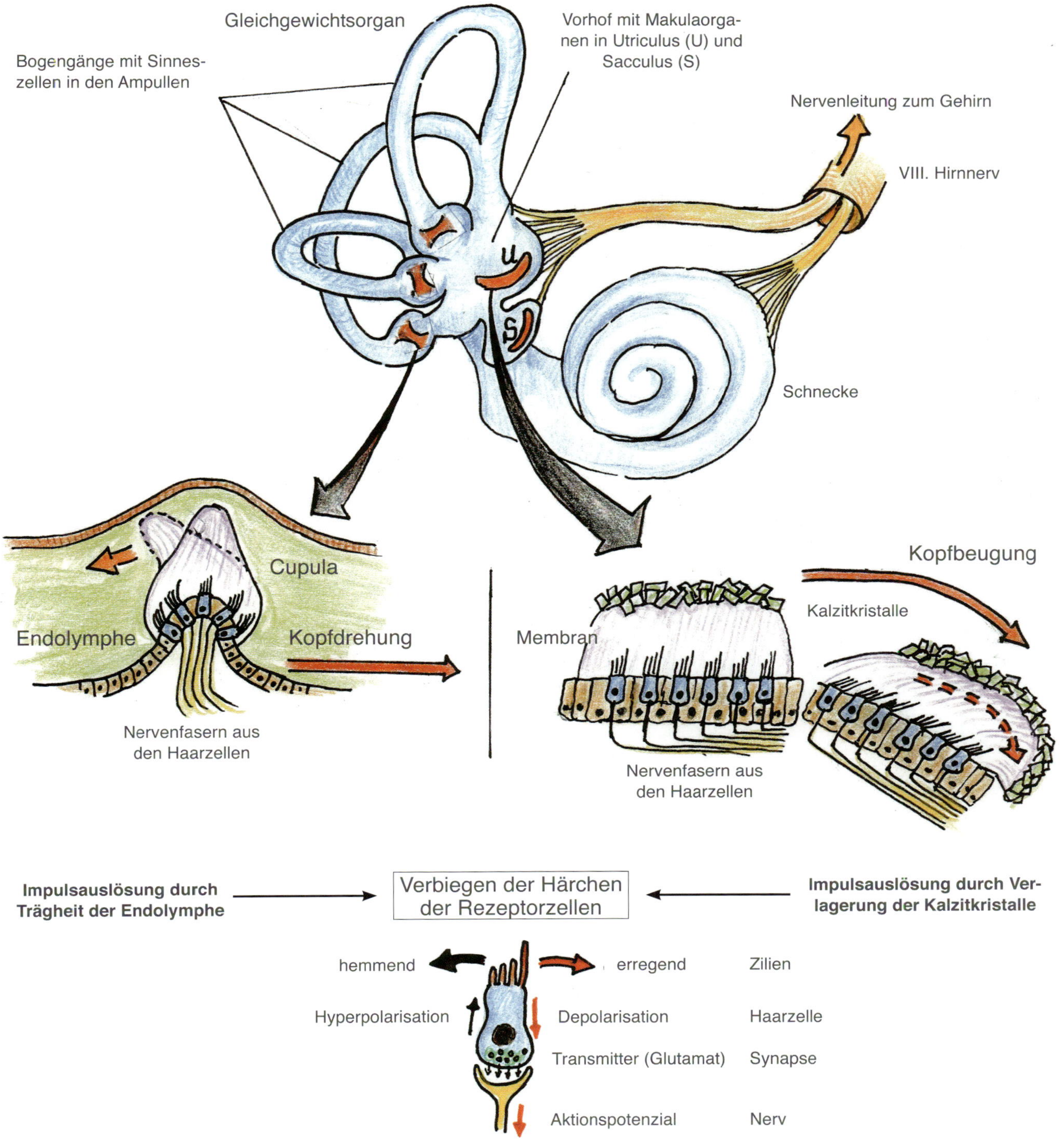

Das Gleichgewichtsorgan.
Haarzellen dienen als Rezeptororgane zur Erhaltung des Körpergleichgewichtes. Geradlinige horizontale oder vertikale Beschleunigungen werden in den Makulaorganen über die Verlagerung von Kalzitkristallen, rotatorische Beschleunigungen in den dreidimensionalen Bogengängen nach dem Massenträgheitsprinzip der Endolymphe registriert.

Obwohl beiden die Haarzelle als Rezeptortyp zugrunde liegt, ist ihre Funktionsweise doch unterschiedlich. Die **Sinnesorgane (Maculae) im Vorhof**, die in kleine sackartige Ausbuchtungen (Sacculus und Utriculus) eingebettet sind, bestehen aus Haarzellinseln. Die Härchen dieser Zellen tauchen in eine gallertige Membran ein, auf der Kalzitkristalle wie kleine Steinchen aufliegen. Wird beispielsweise der Kopf nach vorn oder zur Seite geneigt, »rutschen« diese relativ schweren Kristalle von der Schwerkraft gezogen in die Richtung der Beugung »bergab« und verbiegen die Härchen (Zilien) der Rezeptorzellen. Dieses mechanische Signal löst, vergleichbar den Sinneszellen des Corti-Organs im Innenohr, eine Depolarisation der Zellmembran aus. Unter Vermittlung von Calcium-Ionen kommt es dadurch an den Synapsen zwischen den Haarzellen und den sensorischen Anteilen des VIII. Hirnnervs zur Ausschüttung des Neurotransmitters Glutamat und damit zum Absenden eines Aktionspotenzials. Auf geradlinige (lineare) Beschleunigungen reagieren die Maculaorgane nach dem Trägheitsprinzip. Die in der Endolymphflüssigkeit schwimmende, steinchenbewehrte Membran reagiert nur verzögert auf die Translationsbewegung der Haarzellen, sodass es auch hier zu einer Verbiegung der Härchen mit der bereits oben beschriebenen Signalauslösung und dessen Weiterleitung zum Gehirn kommt. Zahlreiche Verschaltungen mit dem Hirnstamm, Kleinhirn und Großhirn kennzeichnen dabei den Informationsweg.

Die Erregungen aus den drei **Bogengängen** benutzen ebenfalls diese Leitungsbahnen, die Rezeptoren weisen aber ein unterschiedliches Konstruktionsprinzip auf. Die dreidimensionale bogenförmige Ausrichtung der Endolymphschläuche ermöglicht die Registrierung von Rotationsbeschleunigungen und -abbremsungen des Kopfes in allen Raumebenen, z. B. Drehen, Seitwärtsneigen und Nicken. **Die Sinneszellen selbst sind in den Schlaucherweiterungen (Ampullen)** an der Basis jedes Bogengangs lokalisiert. Wieder sind es Haarzellen, die aber von einer gallertigen Haube, der **Cupula**, bedeckt sind. Bewegen sich die an der Basis befestigten Haarzellen durch eine Kopfdrehung, werden durch die Trägheit der freien Endolymphflüssigkeit und den Hebel des Cupulawiderstandes die Zellhaare kurzzeitig verbogen. Bei Bremsvorgängen richten sich die Zilien (Zellhaare) in umgekehrter Richtung aus. Jedes Verbiegen dieser Härchen löst ein Rezeptorpotenzial aus, dessen Weiterleitung über die bereits oben beschriebene synaptische Verbindung über den VIII. Hirnnerv zum Gehirn erfolgt. Im Hirnstamm erfolgt dann eine Verschaltung mit den Kerngebieten der Augenmuskulatur und den Steuerzentren der Nackenmuskulatur. Ein Großteil der Nervenfasern dringt in das Kleinhirn ein, das durch die beständige Information aus den Rezeptoren des Gleichgewichtsorgans in Zusammenarbeit mit den motorischen und sensorischen Zentren des Großhirns kontinuierliche Anpassungen und Korrekturen an die das Gleichgewicht sichernden Skelettmuskeln gibt. An zwei Beispielen lässt sich die Bedeutung dieser Verschaltungen gut darstellen (siehe Abb. S. 217):

1. Auswirkungen auf die Blickmotorik:
Zur Sicherung der Raumorientierung stellt sich die Augenachse bei unterschiedlicher Körperhaltung waagerecht ein bzw. drehen sich die Augäpfel senkrecht zur Blickrichtung.

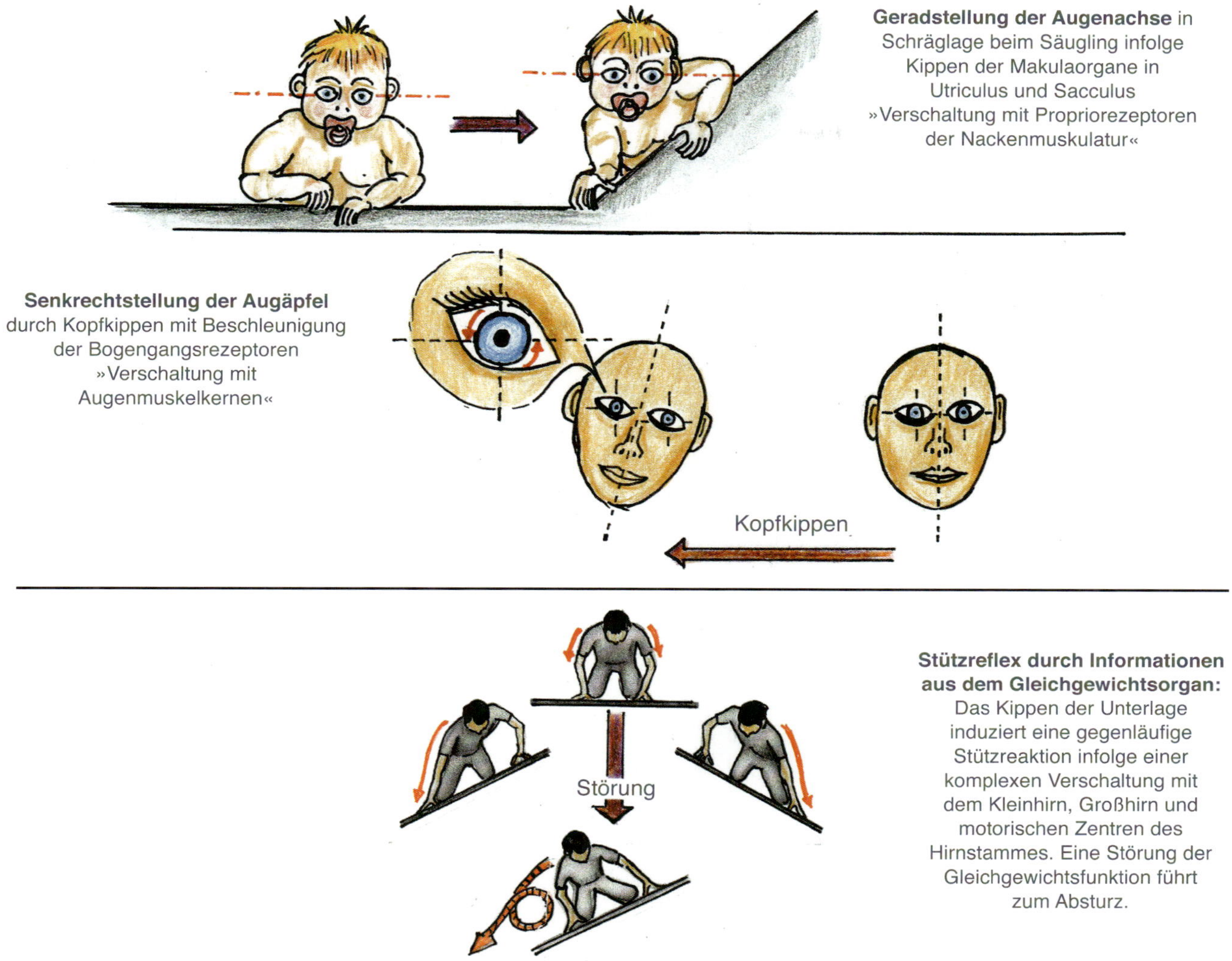

Vestibularreflexe durch Verschaltung der Informationen aus dem Gleichgewichtsorgan mit den Kerngebieten der Augenmuskeln, motorischen Hirnstammzentren, Kleinhirn und Großhirn

2. Auswirkungen auf die Stützmotorik: Wird der Körper im Knien zur Seite gekippt, so erfolgt automatisch eine Streckung der talseitigen und eine Beugung der bergseitigen Gliedmaßen, um ein Abstürzen zu verhindern.

Zusätzliche Verbindungen zum vegetativen Nervensystem (siehe Kap. 3.2.11.) können bei Störungen oder Erkrankungen des Gleichgewichtsorgans neben Schwindel auch Übelkeit, Erbrechen, Schweißausbruch und Blutdruckabfall provozieren (»Seekrankheit«).

Zusammenfassung: Ein winziges, knapp zwei Zentimeter großes, im knöchernen Labyrinth des Innenohrs verstecktes und mit Endolymphe gefülltes Schlauchsystem gibt mit seinen auf Erdanziehung, Beschleunigung und Massenträgheit reagierenden Haarrezeptoren die entscheidenden Hinweise für die Körperhaltung und -bewegung im Raum. Die hohe Kunst der Bewegungskoordination ist ohne Gleichgewichtsorgan nicht denkbar.

3.2.10.3. Riechen

Den Geruchssinn finden wir im hinteren oberen Nasengewölbe (siehe Abb. unten). Hier sind über 20 Millionen **Riechzellen** in der beidseitig angelegten Riechschleimhaut lokalisiert. Die Duftstoffe gelangen über die Atemluft in den Nasenraum. Die darin enthaltenen Duftmoleküle docken dabei im obersten Strömungsbereich, unterstützt durch eine

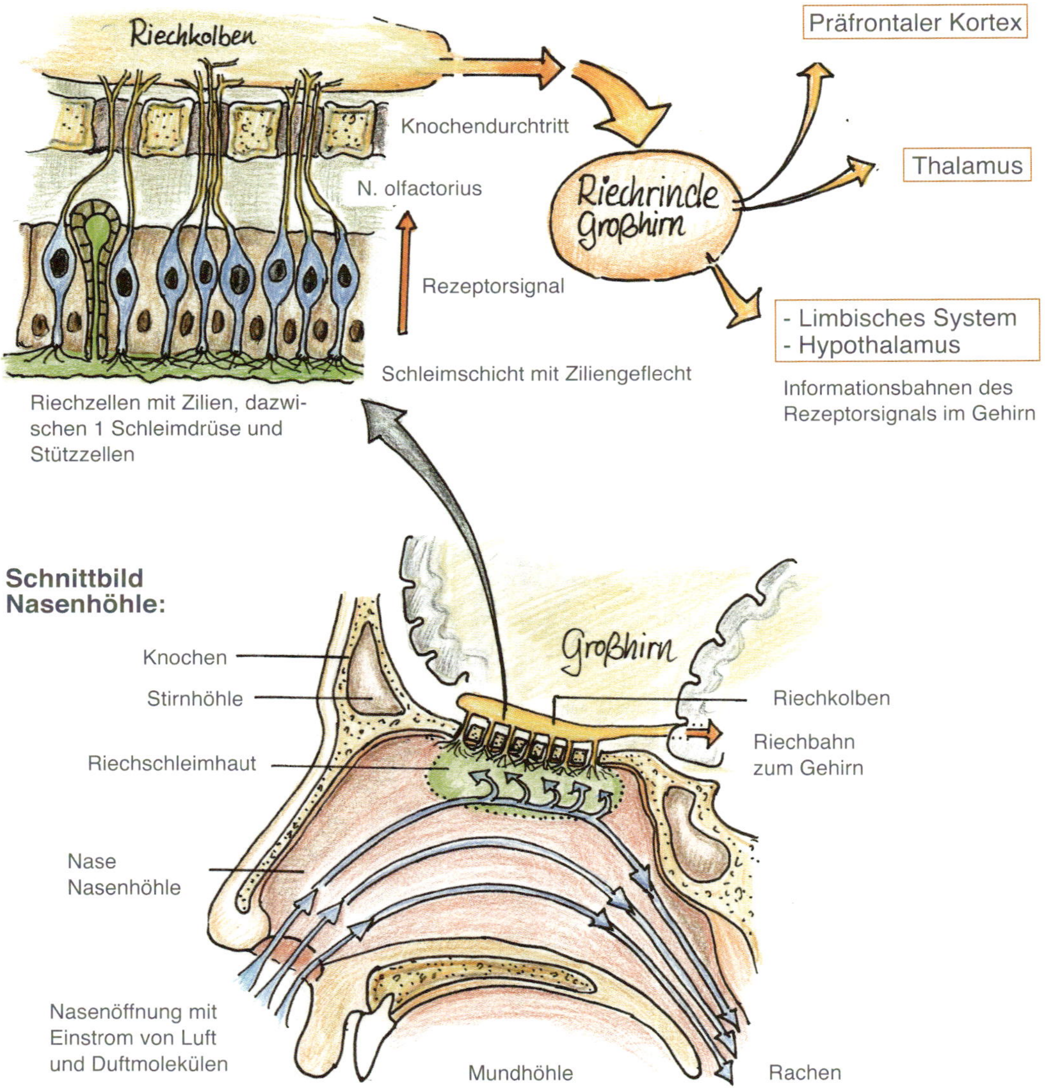

Geruchssinn.
Die durch die Nase eingeatmeten Duftmoleküle kontaktieren durch zusätzliche Verwirbelung im oberen Teil der Nasenhöhle die Riechschleimhaut besonders eng. Über die Zilien der Riechzellen wird das Rezeptorsignal ausgelöst, das über den N. olfactorius (I. Hirnnerv) durch die perforierte Knochenkuppel des Nasenhöhlendaches zum Riechkolben geleitet wird. Nach Verschaltung und Bündelung erfolgt von dort aus der Weiterweg zum Großhirn (Riechrinde und präfrontale Assoziationsfelder) und zu emotionalen und vegetativen Zentren.

rückläufige Verwirbelung, an den härchenbestückten Riechzellen an und lösen dort elektrische Signale aus. Diese werden dann über die Axonleitungen der Riechzellen in vielen einzelnen Bündeln als I. Hirnnerv (N. olfactorius) durch die siebartig gelochte Knochenkuppe der Nasenhöhle zum darauf sitzenden **Riechkolben** geleitet. Dort erfolgt eine aufwendige Verschaltung und Sortierung der Signale, ehe sie dann über einen doppelseitig angelegten Nervenstrang (Tractus olfactorius) in der »Riechrinde« der Großhirnunterseite ankommen und bewusst werden. Neben Verschaltungen zum Thalamus und präfrontalen Kortex erreichen von dort aus auch Nervenfaseranteile das limbische System und den Hypothalamus. Damit werden die emotionalen und vegetativen Begleitreaktionen beim Riechen von Parfüm (sexuelle Erregung) oder von verdorbenen Lebensmitteln (Übelkeit) verständlich. Tausende unterschiedlichster Duftkombinationen können auf diesem Wege von über 350 verschiedenen Sensortypen bearbeitet, identifiziert und im Gehirn gespeichert werden. Eine Erhöhung der Atemfrequenz (normal in Ruhe: 12 bis 15 pro Minute) durch »Schnüffeln« verbessert die Geruchsinformationen zusätzlich.

Der Geruchssinn besitzt in der Entwicklungsgeschichte der Menschen eine überlebenswichtige Bedeutung. Ähnlich der uns bekannten Witterung bei Raub- und Fluchttieren diente er zum Aufspüren von Beute und der Wahrnehmung von Feinden. Heute beschränkt sich diese Information mehr auf das soziale Umfeld Familie und Arbeitsplatz (»... den kann ich nicht riechen ...«). Auch eine sexuelle Erregung kann durch Gerüche (Parfüm) ausgelöst und deren Bereitschaft erfühlt (gerochen) werden. Der Geruchssinn kontrolliert darüber hinaus die Körperhygiene: Schweiß- und Exkrementgestank regen zum Waschen an. Positive Gerüche induzieren Lust-, negative Unlustgefühle. Dies wird besonders bei der Nahrungsaufnahme deutlich. Angenehm duftende Speisen und Weine lösen Freude aus und regen schon im Vorfeld die Speichel- und Magensaftsekretion an. Unangenehm riechendes Essen und Getränke erzeugen Abscheu, Übelkeit und Würgegefühl. Die Interpretation von Gerüchen ist aber einer hohen Variationsbreite unterworfen, da subjektive Lernprozesse deren Einschätzung wesentlich beeinflussen, wie man z. B. an den unterschiedlichen Delikatessen von Natur- und Kulturvölkern beobachten kann.

3.2.10.4. Schmecken

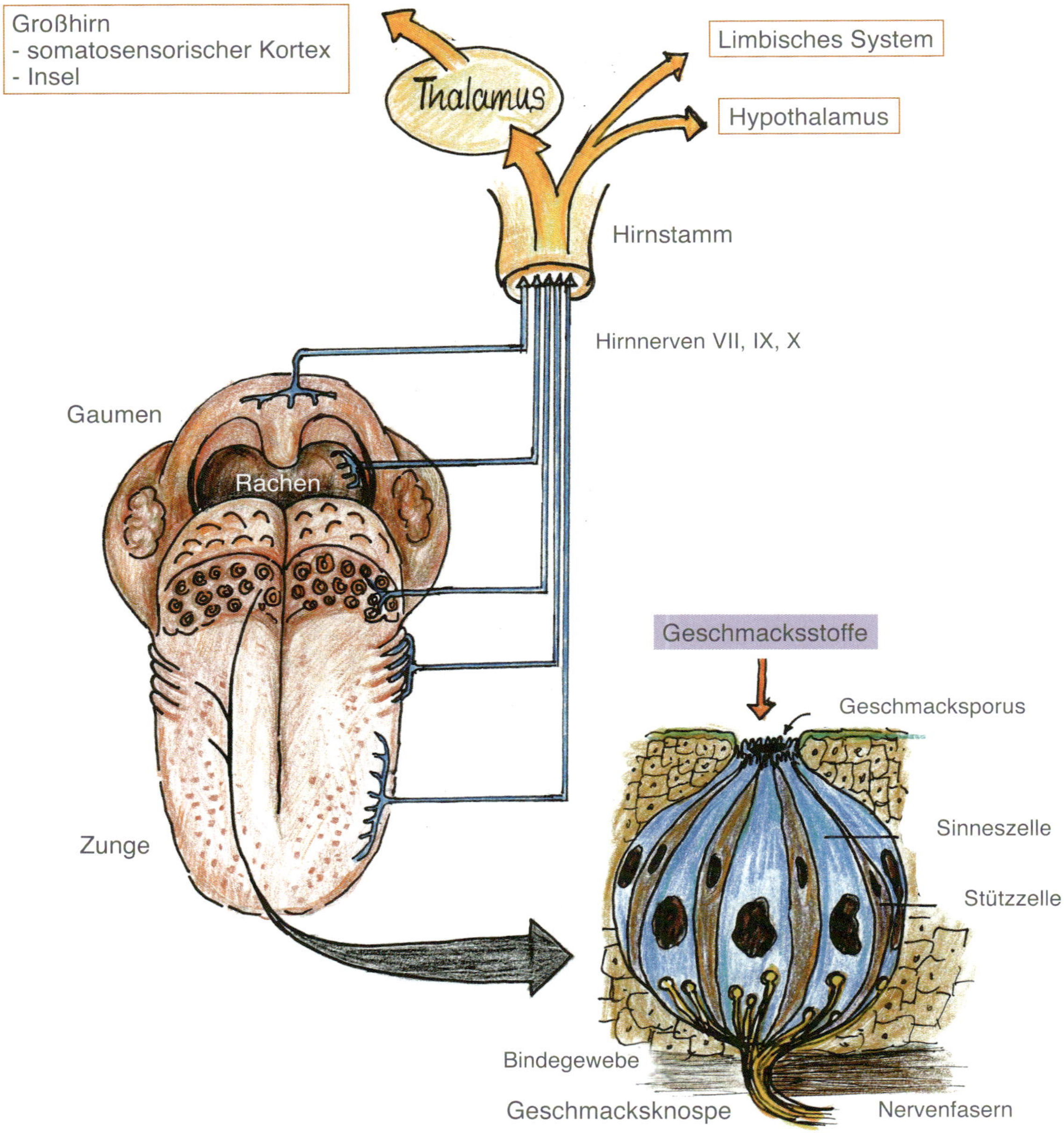

Geschmackssinn.
Knapp 10 000 Geschmacksknospen sind auf der Zunge und in geringerer Menge auf dem Gaumen und dem Rachen verteilt. Sie orten die über den Geschmacksporus eintretenden Geschmacksstoffe und geben die Information über den VII., IX. und X. Hirnnerv zum Hirnstamm. Dort erfolgt die weitere Verteilung via Thalamus zur sensorischen Großhirnrinde und gleichzeitige Meldung zum limbischen System und zum Hypothalamus.

Der Geschmackssinn ist vorwiegend auf der Zunge, geringer auch am Gaumen und im Rachen lokalisiert (siehe Abb. S. 220). Hier sitzen knapp 10 000 **Geschmacksknospen**, die chemische Substanzen (Geschmacksstoffe) registrieren und fünf Geschmacksempfindungen zuordnen können: **süß, sauer, salzig, bitter und umami** (japanisch für würzig, herzhaft). Aus diesen Grundqualitäten werden die Mischempfindungen für alle Geschmacksrichtungen komponiert. Dies ist überlebenswichtig, um bekömmliche von giftigen **Nährstoffen** unterscheiden zu können. Süßes schmecken wir gerne, denn Kohlenhydrate (Zucker) decken unseren Energiebedarf. Auf Bittergeschmack hingegen reagieren wir mit Abscheu, da dieser in giftigen Pflanzen und Pilzen vorherrscht. Im Hunger nach Salz (Kochsalz) können wir unsere phylogenetische Abstammung als frühere Meeresbewohner nicht leugnen. Salz hält den Wasserhaushalt aufrecht und schützt vor Austrocknung. Sauergeschmack warnt vor verdorbenen Speisen und unreifen Früchten, regt aber paradoxerweise auch den Appetit an. Umami signalisiert eiweißhaltige Nahrungsmittel, die Glutamat enthalten, wie Milch, Käse und Fleisch. Leider wird Glutamat industriell als chemischer »Geschmacksverbesserer« für minderwertige Nahrungsmittel eingesetzt und damit das Geschmacksempfinden des Verbrauchers getäuscht. Etwa **50 Sinneszellen** sind in den einzelnen Geschmacksknospen orangenschnittenartig angeordnet. Um dem Anspruch zur **Nahrungskontrolle** gerecht zu werden, reagieren sie unterschiedlich auf die verschiedenen Geschmacksqualitäten. Bittere (giftige!) Stoffe weisen eine niedrige Erkennungsschwelle auf, um sofort die Gefahr einer Vergiftung zu vermeiden, während wohlschmeckende Speisen einer höheren Schwellenmeldung unterliegen. Die Rezeptorsignale aus den Geschmacksknospen werden unterschiedlich ausgelöst. Salzig und sauer provozieren **elektrische** Neurosignale. Süß, umami und bitter gehen eine **eiweißvermittelte** Rezeptorreaktion ein. Letztendlich erfolgt aber über die Bahnen der VII., IX. und X. Hirnnerven die Meldung zum Gehirn. In der sensorischen Hirnrinde des Gyrus postcentralis wird die Geschmacksinformation bewusst (z. B. »gutes Essen«) und in Teilbereichen des limbischen Systems und des Hypothalamus löst sie emotionale (z. B. Hunger) und vegetative (z. B. Speichelfluss) Begleitreaktionen aus. Da hier auch die Informationen des Geruchssinns eintreffen, vereinigen sie sich zu einem »sinnlichen« Gesamtbild. So wird das für den Laien amüsant anmutende Zelebrieren einer Weinprobe verständlich.

Neben der Auswahl überlebenswichtiger Nährstoffe dient der Geschmackssinn auch einer verbesserten Lebensqualität.

3.2.10.5. Tasten und Fühlen

Als Erster der Sinne funktioniert der Tastsinn bereits nach zwei Monaten embryonaler Entwicklung im Mutterleib. Von da an nimmt der Mensch unaufhörlich Berührungsreize selbst im Schlaf wahr, denn der Tastsinn ist nicht abschaltbar. Millionen von direkt unter der Hautoberfläche gelegenen Sensoren registrieren Berührungs-, Druck-, Vibrations-, Wärme-, Kälte- und Schmerzreize. Dieses Netzwerk von verschiedenen Empfindungsmeldern (Rezeptoren) überzieht die gesamte Körperoberfläche und macht damit die **Haut zum größten Sinnesorgan**. Dort, wo es nötig ist, z. B. an der Hand (Fingerkuppen) und in der Mundhöhle (Zunge), herrscht die engmaschigste Fühlerdichte vor, an weniger wichtigen Hautflächen, z. B. der Bauchhaut, liegen die Fühler weiter auseinander. Nach der anatomischen Konstruktion und der zu erfühlenden Reizqualität lassen sich drei Rezeptorgruppen unterscheiden (siehe Abb. S. 223):

Mechanosensoren, die auf Berührung, Druck und Vibration ansprechen. Ihre Aufgaben sind: Raumvorstellung und figürliches Erkennen, besonders bei Dunkelheit, Handhabung von Gegenständen, z. B. Werkzeug, Spüren der Extremitätenstellung, soziale Kontakte durch Berühren und Streicheln, Juck- und Kitzelempfindung.

Thermosensoren, die Kältegrade von 10 bis 30 °C mit Kaltsensoren und Wärmegrade von 30 bis 45 °C mit Warmsensoren messen. Sie sichern die Homöostase bei einer Körperkerntemperatur um 37 °C und warnen vor Auskühlung, Überhitzung und Verbrennung.

Schmerzsensoren, die auf oberflächliche Schmerzreize ansprechen. Die auch als Nozisensoren bezeichneten Schmerzfühler fungieren als lebendige Rüstung und sind daher unverzichtbar für das Überleben. Schmerzreize lösen Flucht- oder Angriffsverhalten aus. Um diesem hohen Anspruch gerecht zu werden, ist das Netz von Schmerzsensoren besonders dicht über die Körperoberfläche gespannt, z. B. 100-mal dichter als die Wärmefühler.

Sämtliche Informationen aus den Sinnesorganen der Haut werden unmittelbar über die sensorischen Anteile der peripheren Nerven zum Rückenmark und weiter zum somatosensorischen Kortex des Großhirns gesandt (siehe somatosensorische Bahnsysteme Kap. 3.2.7., Abb. S. 163). Entsprechend dem Ergebnis der Informationsverarbeitung erfolgt dann die motorische Antwort.

Aus der Sicht der sportlichen Betätigung besitzt der Tastsinn eine eminent hohe Bedeutung, da er zusammen mit den in Kap. 3.1.2.5., Abb. S. 127 besprochenen Muskelspindeln (Muskellänge), Golgi-Sehnenorganen (Muskelspannung) und Gelenkrezeptoren (Gelenkstellung) unablässig Steuerungshinweise für komplexe motorische Aktivitäten gibt. Meldungen von der Haut werden als Oberflächensensibilität, aus dem Bewegungsapparat als Tiefensensibilität bezeichnet.

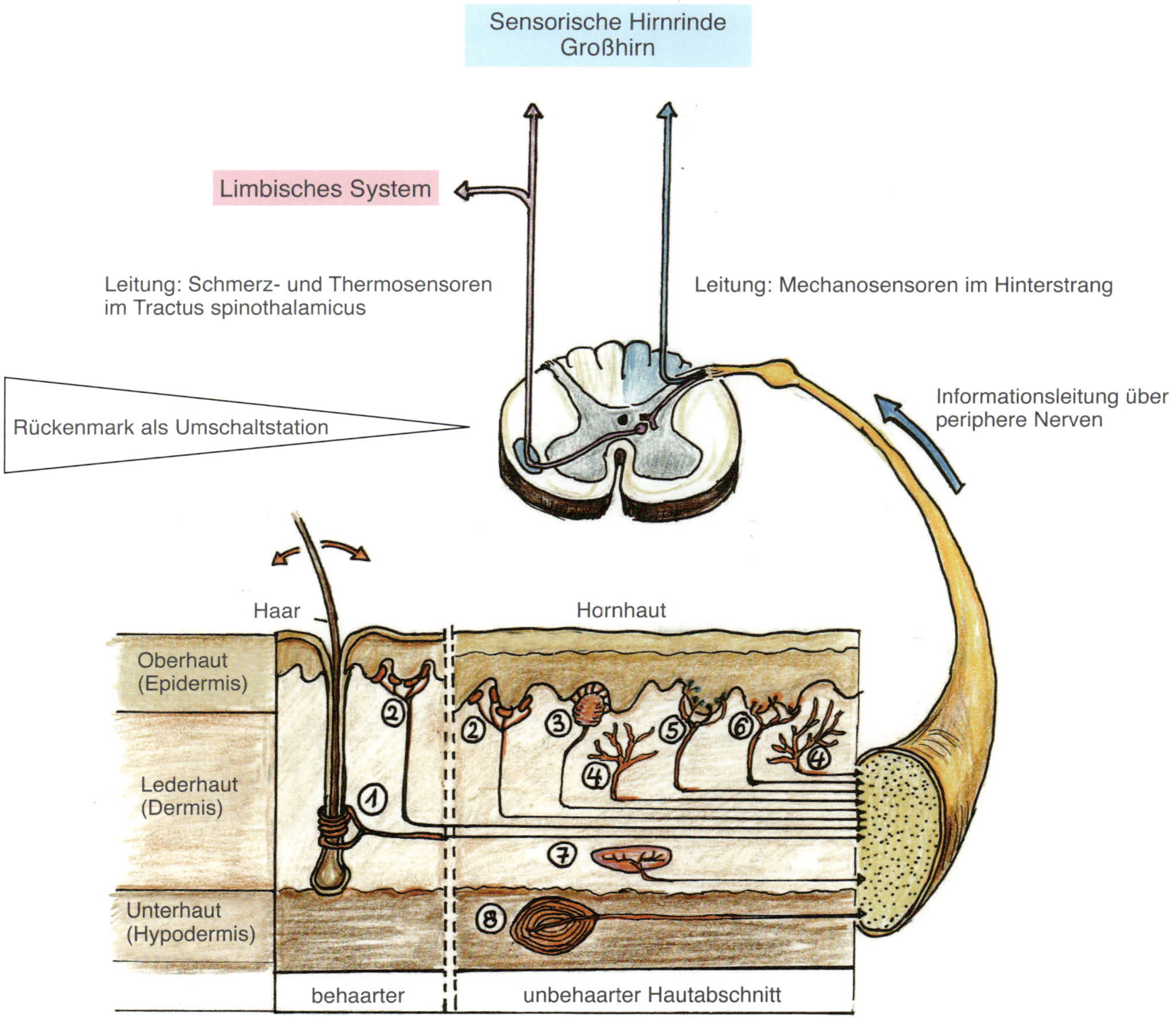

1 Haarfollikelsensor reagiert auf Haarverbiegung
2 Tastscheiben (Merkel-Zellen) fungieren als Drucksensoren
3 Meißner Körperchen zeigen Berührungen an
4 Freie Nervenendigungen sind Schmerzrezeptoren
5 Kaltsensoren erfühlen Kälteeinflüsse
6 Warmsensoren messen Hitzeeinwirkungen
7 Ruffini-Kolben empfinden Spannungsveränderungen der Haut
8 Pacini-Körperchen registrieren Vibrationen

Die Haut ist das größte Sinnesorgan. Sie beherbergt mechanische, thermische und Schmerzsensoren, die ihre Informationen über die peripheren Nerven zum Rückenmark und von dort zum Gehirn leiten.

3.2.11. Das vegetative Nervensystem – »Die heimliche Macht«

Aufgaben des vegetativen Nervensystems
Mit dem vegetativen Nervensystem nähern wir uns dem Teil des Nervensystems, der wenig spektakulär im Hintergrund agierend die Voraussetzung für das Überleben unter allen Anforderungsbedingungen schafft und für die Aufrechterhaltung des inneren Milieus sorgt, die **Homöostase**. Im Gegensatz zum bisher besprochenen **somatischen Nervensystem** mit seinen willkürlichen und bewussten Aktivitäten handelt es überwiegend ohne willkürliche Beeinflussung, weswegen es auch als **autonomes Nervensystem** bezeichnet wird. Zusammen mit dem somatischen Nervensystem und dem später zu besprechenden Hormon- und Immunsystem gehört das vegetative Nervensystem zu den großen Integrationssystemen des Menschen. Es regelt die Vitalfunktionen des Organismus über eine zielorientierte, weitgehend autonome **Steuerung der inneren Organe** (siehe Abb. S. 225):

- Herzaktion
- Kreislaufregulation
- Atmung
- Verdauung
- Stoffwechsel
- Wasserhaushalt
- Temperaturregulation

Die unermüdlichen Akteure dieses lebenslang andauernden Adaptationsspiels sind der **Sympathikus** und der **Parasympathikus**, keine feindlichen Brüder, aber gegenläufige Koordinatoren und Regulatoren der Organfunktion und des inneren Milieus. Vereinfacht dargestellt hat der **Sympathikus eine organ- und stoffwechselaktivierende (ergotrope), der Parasympathikus eine erholende und aufbauende (trophotrope)** Wirkung. Die wichtigsten Aufgabengebiete sind in der Abbildung auf Seite 226 gegenübergestellt. Körperliche Belastungen wie Flucht, Kampf und Sport sowie psychische Herausforderungen wie Stress sind Sympathikusdomänen, Regeneration, Schlaf, Verdauung und Ausscheidung werden durch den Parasympathikus organisiert. Der Arbeitseinsatz von Sympathikus und Parasympathikus erfolgt nach dem **Prinzip des Agonismus und Antagonismus**. Dieses Spieler und-Gegenspieler-Prinzip haben wir bereits bei der Skelettmuskulatur (Beuger/Strecker) kennengelernt. Immer, wenn es um die Gewichtung gegensätzlicher biologischer Anforderungen geht, kommt es zur Anwendung. Ausgehend von einer basalen Gleichgewichtssituation lässt es auf unterschiedlichen dynamischen Ebenen eine kurz- bis mittelfristige Aufrechterhaltung des inneren Milieus mithilfe von Regelsystemen zu, z. B. des Blutzuckerspiegels und pH-Wertes unter erhöhter muskulärer Belastung. Die eingangs postulierte Autonomie des vegetativen Nervensystems ist relativ. Während die **peripheren** vegetativen Nervenstrukturen klar vom somatischen Nervensystem getrennt verlaufen, besteht in den **zentralen** Anteilen innerhalb des Gehirns keine so eindeutig definierte räumliche und funktionelle Separation. Zum sensorischen Kortex, zum limbischen System, vor allem aber zum Hypothalamus mit seinen

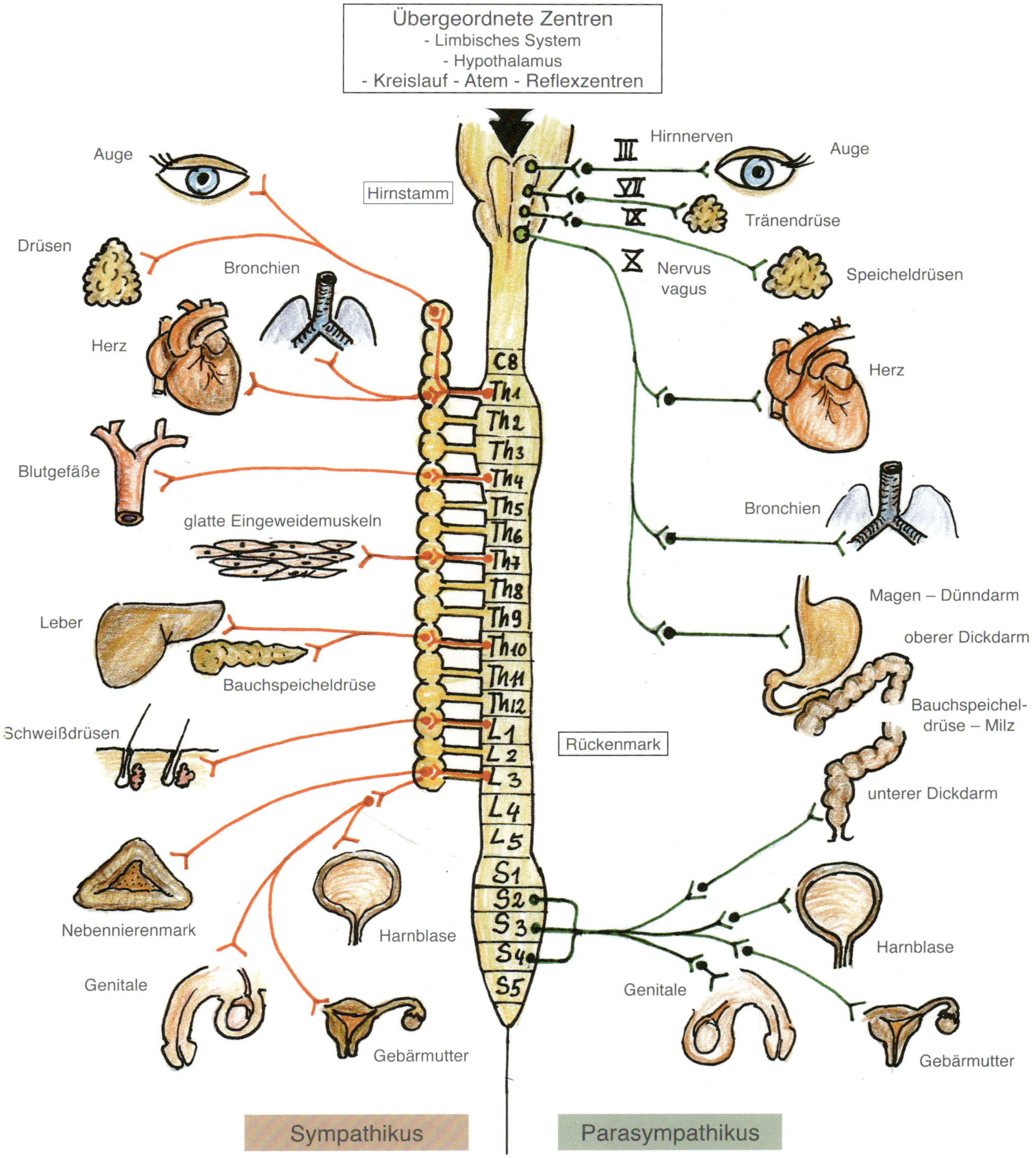

Das vegetative Nervensystem.
Aus Übersichtsgründen wird der sympathische Anteil links, der parasympathische Teil rechts von der Rückenmarksmittellinie dargestellt (normal: symmetrisch). Die Zentren des Sympathikus sind im Brust- und Lendenmark lokalisiert, die des Parasympathikus im Hirnstamm und im Sakralmark. (segmentale Einteilung: C = Halsmark, Th = Brustmark, L = Lendenmark, S = Sakralmark)

hormonellen Anschlüssen und dem Hirnstamm bestehen Verbindungspfade. Über sie ist das vegetative Nervensystem bewussten Einflüssen durchaus zugänglich, z. B. mentalen Techniken wie Yoga oder progressiver Muskelrelaxation nach Jacobson (siehe Kap. 3.2.12.). Hohe **psychische** Belastungen (»Stress«) erzeugen eine **zentrale** Stimulation des vegetativen Nervensystems aus dem limbischen System und dem Hypothalamus im Sinne einer Notfall- oder Fluchtreaktion, während **körperliche** Belastungen (Muskelarbeit) nach Aktivierung über den motorischen Kortex durch **periphere** Aktivierungsmechanismen (mechanische und chemische Rezeptoren) das vegetative Nervensystem stimulieren. Neben dieser an die zentrale und periphere Nervenversorgung gebundenen Steuerung der inneren Organe unterscheidet man noch eine **lokale enterische vegetative Regulation** innerhalb der Hohlorgane des Magendarmtrakts. Dehnungssensoren in der glatten Muskulatur und Chemorezeptoren in der Schleimhaut regeln **reflektorisch innerhalb des Organs** die Aktivität von Speiseröhre, Magen und Darm, z. B. das wellenförmige Vorantreiben des Speisebreis (Peristaltik).

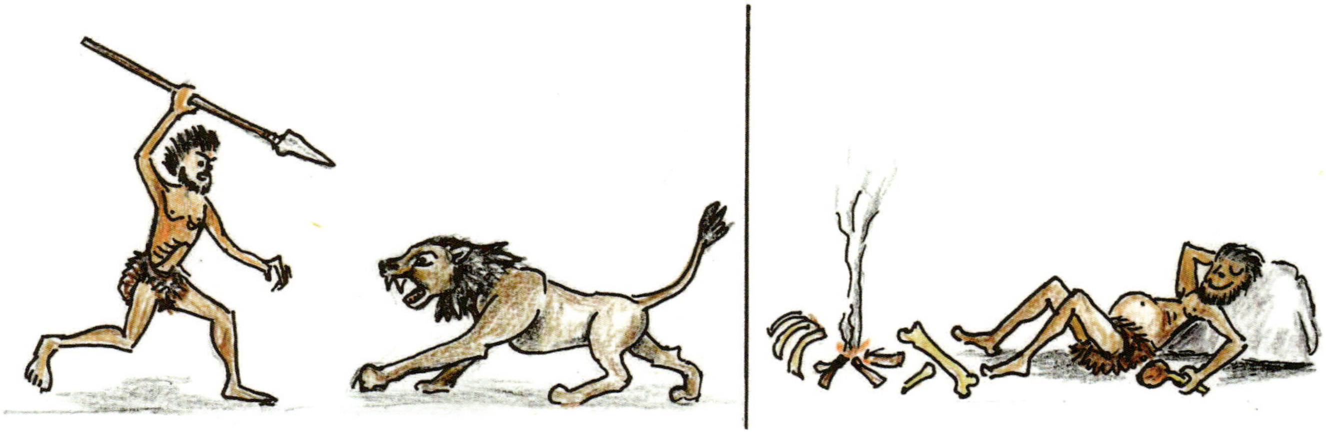

Kämpfen – Flüchten – Anspannung – Stress	Essen – Verdauen – Ausscheiden – Entspannen
Sympathikus	**Parasympathikus**
Herz	
Zunahme Herzfrequenz	Abnahme Herzfrequenz
Anstieg Herzkraft	Abfall Herzkraft
Bronchien	
Erweiterung	Verengung
Magen-Darm	
Abnahme der Motilität	Zunahme der Motilität
Sekretionshemmung	Sekretionssteigerung

Blutgefäße	
vermehrte Muskeldurchblutung	erhöhte Durchblutung Bauchorgane
Stoffwechsel	
Anstieg der Energiebereitstellung	vermehrte Energieaufnahme
Abnahme der Insulinsekretion	keine Effekte
Nebennierenmark	
Adrenalin und Noradrenalin erhöht	keine Effekte
Augen	
weite Pupillen	enge Pupillen
Speicheldrüsen	
verminderte Sekretion	vermehrte Sekretion
Sexualorgane	
Ejakulation ♂	Erektion ♂

Effekte der Aktivierung von Sympathikus und Parasympathikus am Beispiel verschiedener Organsysteme. Grundsätzlich gilt: Der Sympathikus übt eine aktivierende (ergotrope), der Parasympathikus eine erholende und aufbauende (trophotrope) Wirkung aus.

Organisationsstruktur des vegetativen Nervensystems

Die Arbeitsweise von Sympathikus und Parasympathikus ist so ausgelegt, dass Reflexbögen ihre Aktivität steuern. So werden Informationen aus der Haut (Mechano-, Thermo- und Schmerzsensoren), aus den inneren Organen (Mechano- und Chemosensoren) und von den Sinnesorganen (Sehen, Hören, Gleichgewicht, Geruch und Geschmack) über aufsteigende Nervenfasern an die vegetativen Zentren im Zentralnervensystem übermittelt und von dort über absteigende Nervenbahnen beantwortet. Die Zentren dieser Reflexbögen sitzen im Zwischenhirn (Thalamus und vor allem Hypothalamus), im Hirnstamm (Hirnnerven III, VII, IX, X, Kreislauf-, Atem- und Reflexzentren) und im Rückenmark. Auf Rückenmarksebene zeigt sich eine augenfällige Trennung der antagonistischen Systeme. Die **Zellkörper der sympathischen Nervenfasern** reichen, kettenförmig an das Rückenmark angelegt, vom **letzten Halswirbelsäulensegment** (C_8) über **sämtliche Brustwirbelsäulensegmente** (Th_1-Th_{12}) bis zur **oberen Lendenwirbelsäule** (L_3). Die glatte Muskulatur der inneren Organe des Brust- und Bauchraums, das Herz, die Blutgefäße, die Augen, Drüsen und Haarmuskeln der Haut werden so versorgt. Die **Zellkörper des parasympathischen Systems** sind im **Sakralmark** (Kreuzmark) lokalisiert. Ihre Fasern ziehen zu den unteren Baucheingeweiden, während der **Nervus vagus als X. Hirnnerv** die Brust- und oberen Bauchorgane parasympathisch innerviert. Der im Sakralmark lokalisierte Anteil versorgt im Wesentlichen den unteren Dickdarm, die Harnblase und die Genitalorgane, der Nervus vagus das Herz, die

Bronchien, den oberen Magendarmtrakt und die parenchymatösen (zellspezifischen) Organe Leber, Bauchspeicheldrüse und Milz.

Eine Besonderheit des vegetativen Nervensystems ist die Anlage von **Ganglien** (Schaltstellen mit Nervenzellansammlungen) im absteigenden (efferenten) Schenkel der Reflexbögen. Ihre Lokalisation liegt außerhalb des Rückenmarks und ist für den Sympathikus und Parasympathikus unterschiedlich. Die Ganglien des sympathischen Systems liegen unmittelbar neben dem Rückenmark und werden in ihrer Gesamtheit auch als Grenzstrang bezeichnet, die des parasympathischen Systems sind direkt am Erfolgsorgan zu finden (siehe Abb. rechts). Der Transmitter (Überträgerstoff) innerhalb der Ganglien ist für beide vegetativen Systeme identisch: **Acetylcholin.** Die weitere Übertragung an die einzelnen Organe erfolgt dann aber über unterschiedliche Transmitter: **Noradrenalin beim Sympathikus, Acetylcholin beim Parasympathikus.** Durch eine zusätzliche Spezialisierung der sympathischen (adrenergenen) Rezeptoren in **erregende α-Rezeptoren und erregende und hemmende β-Rezeptoren** sind modulierende Effekte an der Muskulatur und den Organen (z. B. Magen, Darm, Herz, Bronchien, Leber usw.) möglich. Eine weitere Besonderheit bildet das **Nebennierenmark**. Es handelt sich um ein umgebildetes sympathisches Ganglion, das anatomisch betrachtet beiden Nieren an ihrem oberen Pol aufsitzt. Wird es auf nervalem Weg stimuliert, gibt es ein Gemisch von 80 Prozent Adrenalin (psychisches Stresshormon) und 20 Prozent Noradrenalin (physisches Stresshormon) in die Blutbahn ab (siehe Kap. 3.3., Hormone). Adrenalin und Noradrenalin werden zusammen auch als **Katecholamine** bezeichnet. Da diese blutchemischen Messungen

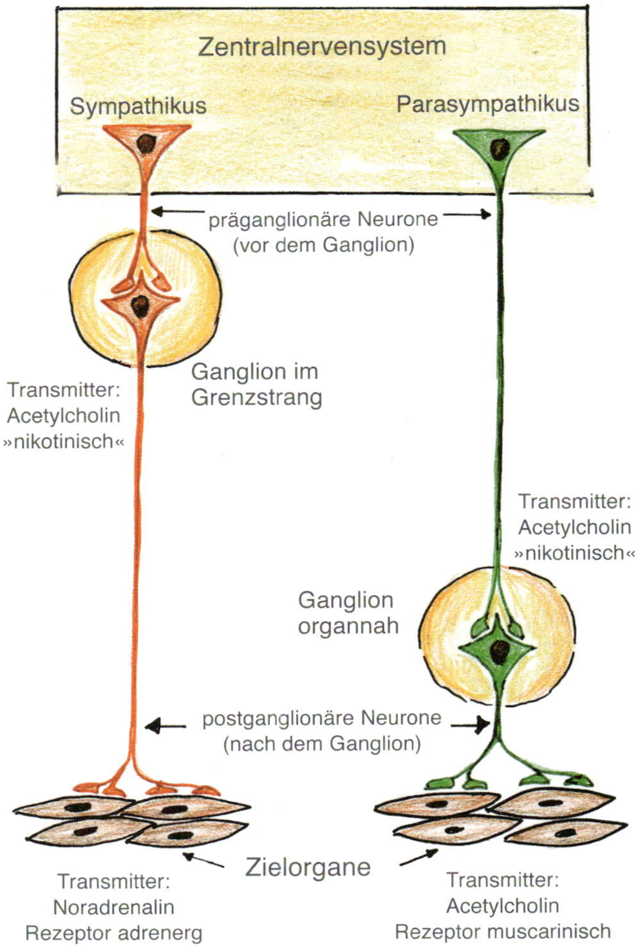

Organisationsstruktur und Transmitter des vegetativen Nervensystems.
Acetylcholin ist der Transmitter an den Synapsen sowohl der sympathischen wie auch der parasympathischen Ganglien. Da Nikotin an diesen neuronalen Übertragungsstellen die gleiche Wirkung wie Acetylcholin besitzt, werden diese Synapsen auch als nikotinisch bezeichnet. Unterschiedlich hingegen sind die Transmitter an den Rezeptoren der Zielorgane repräsentiert. Noradrenalin ist der Überträgerstoff an den Endigungen der sympathischen Nervenfasern. Die Zielzellen dieser adrenergen Übertragung sind mit unterschiedlichen Rezeptortypen ausgestattet, die eine hohe Variationsbreite der Signalübertragung zulassen: erregende α-Rezeptoren (α1/α2), hemmende β-Rezeptoren (β1/β2/β3). Acetylcholin ist der Transmitter an den Endigungen der parasympathischen Axone. Benannt nach dem Pilzgift Muscarin wirkt es muscarinisch an den sog. M-Rezeptoren (M1–M5) auf die unterschiedlichen Zielorgane.

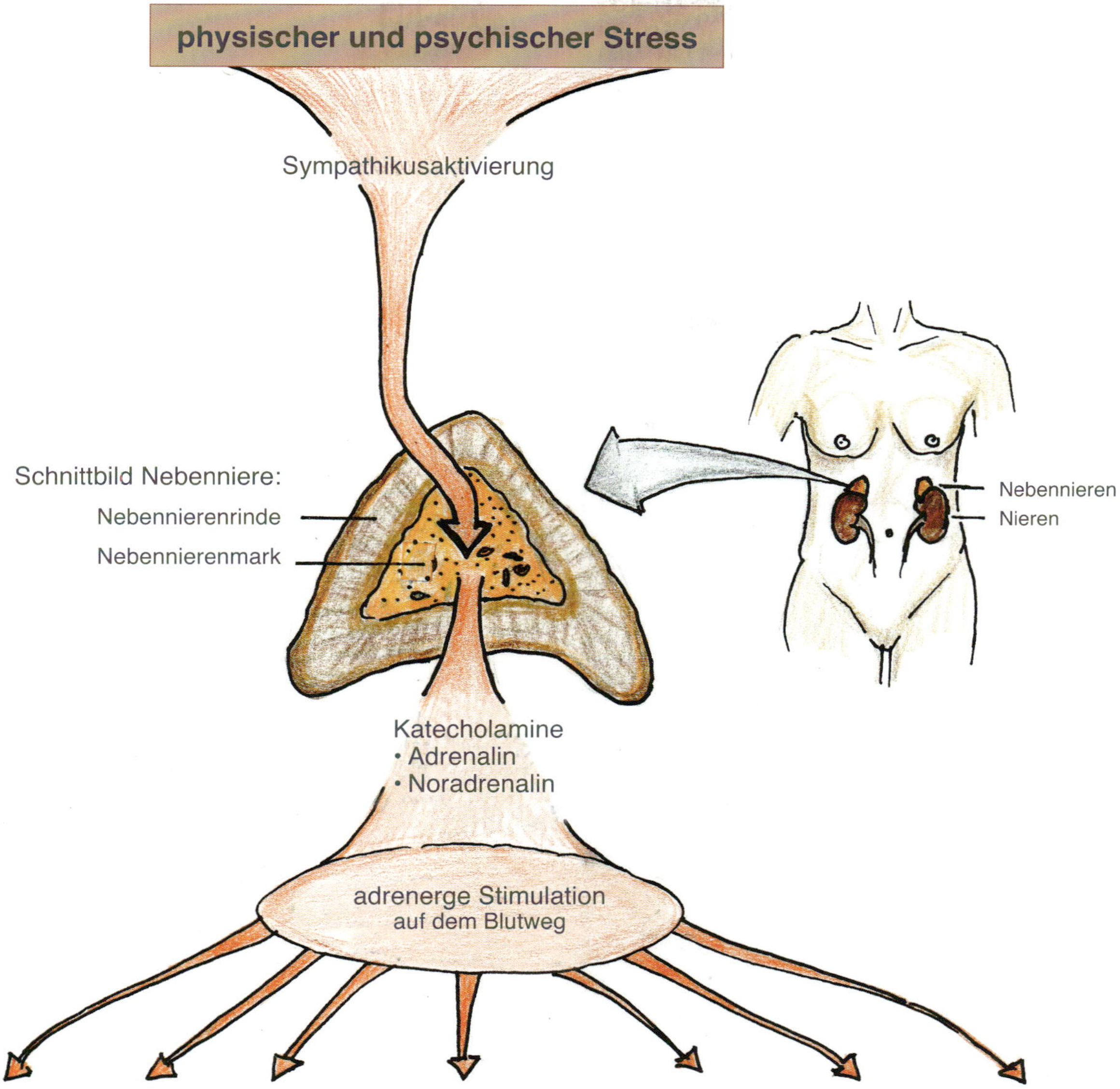

Bronchien	Herz	Venen	Arterien		Skelettmuskeln	Leber	Fettgewebe
β_1	β_1	α_1	α_1	β_2	β_2	β_2	β_3
↓	↓	↓	↓	↓	↘	↙	↓
Erweiterung	Anstieg • Frequenz • Herzkraft	Verengung	Verengung • Haut • Magen • Darm	Erweiterung • Skelettmuskel • Herzgefäße	Energiebereitstellung Glucose		Bereitstellung Fettsäuren
Anpassung an die erhöhte Sauerstoffanforderung von Muskel, Herz, Gehirn					Anpassung an den erhöhten Brennstoffbedarf		

Sympathikusaktivierung des Nebennierenmarks mit spezifischer α- und β-Rezeptorstimulation der einzelnen Organe und Funktionssysteme: Ziel ist die situationsgerechte Adaptation auf physischen und psychischen Stress.

sehr gut zugänglich sind, fällt es leicht, die verschiedenen sympathischen Rezeptortypen den einzelnen Organwirkungen zuzuordnen. Eine Übersicht hierzu findet sich in der Abbildung auf Seite 229. All die bisher besprochenen Variationsmöglichkeiten vegetativer Reaktionen machen die Begleiterscheinungen bei **komplexen Belastungsmustern** verständlich:

Flucht- und Kampfreaktion (Sympathikus)

- Weite Pupillen
- Herzfrequenzanstieg
- Blutdruckanstieg
- Erweiterung der Bronchien
- Blutumverteilung in die Arbeitsmuskulatur
- Blutzuckeranstieg
- Einstellung der Verdauung
- Hautblässe
- Schwitzen

Erholung (Parasympathikus)

- Enge Pupillen
- Herzfrequenzabfall
- Blutdruckabfall
- Atemvertiefung
- Zunahme der Magen- und Darm-Aktivität
- Vermehrte Drüsensekretion

Sexuelle Erregung (Sympathikus und Parasympathikus)

- Erektion (Parasympathikus)
- Ejakulation (Sympathikus)
- Allgemeine Stress- und Bereitstellungsreaktion (Sympathikus)

Sportinduzierte Trainingsadaptation des vegetativen Nervensystems am Beispiel der Herzfrequenz

Regelmäßiges sportliches Training mehrfach wöchentlich (> 2-mal) führt zu vegetativen Anpassungsreaktionen des Organismus (biologische Adaptation). Dies sei am Beispiel der einfach zu messenden Herzfrequenzregulation erklärt (siehe auch Kap. 1.6., Abb. S. 26). So reagiert das vegetative Nervensystem insbesondere auf Ausdauertraining, geringer auch auf Kraft- und Schnelligkeitstraining, mit einem erhöhten Parasympathikotonus unter Ruhebedingungen. Dieser bedingt einen individuell unterschiedlichen Herzfrequenzabfall von durchschnittlich fünf bis zehn Schlägen pro Minute (im Hochleistungssport bis 20 Schläge pro Minute) und eine Veränderung der EKG-Ableitungen mit zeltförmigen »vagotonen« T-Wellen. Unter Belastung kommt es dann beim trainierten Herzen zu einer verzögert einsetzenden Sympathikusaktivität und damit niedrigeren Herzfrequenzen an den einzelnen Belastungsstufen im Vergleich zum untrainierten Herzen. Für hohe und höchste Belastungen steht damit eine größere Regulationsbreite zur Verfügung, die über eine Ökonomisierung der vegetativ regulierenden Systeme erreicht wird.

Eine leistungssportbedingte Überforderung (Übertraining, siehe Kap. 4.6.) führt zu inadäquater Entgleisung der vegetativen Kontrollsysteme mit überhöhten Herzfrequenzen bei jüngeren Athleten und ungenügendem Herzfrequenzanstieg bei älteren Sportlern.

Zusammenfassung: Das vegetative Nervensystem schafft die organischen Voraussetzungen zur Bewältigung physischer und psychischer Belastungen. Es unterstützt die Wiederherstellung des Körpergleichgewichts (Homöostase) nach Belastung und regelt die Verdauung, die Ausscheidung und den Schlaf. Die Steuerung dieser Vorgänge über die antagonistische Tätigkeit von Sympathikus und Parasympathikus läuft weitgehend unbewusst und ohne willkürliche Beeinflussung autonom ab.

3.2.12. Exkurs: Progressive Muskelrelaxation nach Jacobson

Die Autonomie des vegetativen Nervensystems ist, wie eingangs betont, nicht absolut. Besonders innerhalb fernöstlicher Traditionen entwickelten sich meditative Techniken, die einen Zugang zum vegetativen Nervensystem eröffnen, als Beispiel sei Yoga mit all seinen Variationen genannt. Über diese Achtsamkeits- und Konzentrationsübungen können messbar die Herzfrequenz abgesenkt, die Atmung verlangsamt und vertieft und die Muskulatur entspannt werden. Die Hirnstromkurve (EEG) zeigt dabei in Stirnhirnbezirken, in denen kognitive und emotionale Prozesse abgehandelt werden, eine vermehrte Aktivität. Auch in der christlichen Tradition finden sich solche Techniken, die primär zu Sammlung, Beruhigung und Bewusstseinserweiterung angelegt sind, z. B. in der Form und den Inhalten der Exerzitien. Vom amerikanischen Arzt **Edmund Jacobson** wurde dieser mentale Ansatz zur Beruhigung inadäquater Stressreaktionen in der von ihm entwickelten **progressiven Muskelrelaxation** therapeutisch umgesetzt. Diese Methode findet heute bei der Behandlung von **Stresserkrankungen** wie Herzrasen, Bluthochdruck und Angststörungen eine große Verbreitung. Auch im Hochleistungssport hat sich dieses Verfahren zur Minderung eines überhöhten **sympathikotonen Vorstartzustandes** durchgesetzt. Grundsätzlich ist die leicht erlernbare Entspannungstechnik ohne Risiken bei allen Menschen mit **erhöhter Stressanforderung** einsetzbar.

Das Übungsprinzip basiert auf einer acht bis zehn Sekunden anhaltenden mittelstarken bis starken isometrischen Anspannung von definierten Muskelgruppen mit anschließender 20 Sekunden dauernder Entspannung, die von einer ruhigen, vertieften Atmung begleitet wird. Die Reihenfolge der Muskelgruppen sollte optimalerweise mit den Händen beginnen (Rechtshänder rechts, Linkshänder links), dann weiter zu den Armen, zum Gesicht (Grimassieren), zu den Schultern, zum Bauch, zum Rücken und schließlich zu den Beinen und Füßen wandern. Die Extremitäten bedürfen einer wechselseitigen Anspannung, während die Gesichts- und Rumpfmuskulatur gleichmäßig nacheinander angespannt und entspannt wird. Neben dieser ausführlichen Methodik sind auch Kurzformen mit Einschluss größerer Muskelgruppen (z. B. Arm und Hand zusammen) und eine symmetrische Durchführung (z. B. rechter und linker Arm gleichzeitig) möglich. In jedem Fall sollte aber die mentale Konzentration ganz auf die gerade angespannte und sich entspannende Muskulatur fokussiert werden. Für den Einsteiger empfehlen sich Kursstunden oder sonstige Lernmittel, wie DVDs, CDs und Fachbücher.

3.3. Hormone – »Biochemische Botschafter sichern das Leben«

Hormone sichern die Aufrechterhaltung des inneren Milieus (Homöostase), regulieren den Energie- und Baustoffwechsel, helfen bei der Überwindung von psychischen und physischen Belastungssituationen, wie Stress, Hunger, Durst, Infektionen und Traumen, fördern das Wachstum, die Körperentwicklung und Regeneration und steuern die Reproduktionsvorgänge (Sexualität, Schwangerschaft, Geburt, Stillen usw.).

Die Hormone sind nach dem bisher besprochenen somatischen und vegetativen Nervensystem die dritte Kraft eines vierdimensionalen Informationssystems zur Integration sämtlicher Körperfunktionen, zu dem sich das später noch zu behandelnde Immunsystem gesellen wird. Im Gegensatz zum Nervensystem, das millisekundenschnell über präzise festgelegte Nervenbahnen Signale überträgt, arbeitet das Hormonsystem etwas langsamer im Sekundenbereich, übermittelt die Informationen aber breit gefächert und nachhaltig. Die elektrischen (Nervensystem) und biochemischen (Hormone) Informationswege ergänzen sich damit in wunderbarer Weise. Der klassische Weg des Hormontransports ist die Blutbahn. Nach ihrer Bildung in den verschiedenen endokrinen Drüsen und Geweben werden die Hormone über den Blutkreislauf zu den Zielzellen transportiert, um dort schließlich ihre spezifische Wirkung zu entfalten.

Neben diesem **endokrinen Prinzip** bedienen sich die hormonproduzierenden Zellen aber noch zweier weiterer Mechanismen, um ihre Signalstoffe einerseits auf die umgebenden Zellstrukturen einwirken, andererseits auf sich selbst zurückwirken zu lassen. Der erste Weg wird als **parakrine**, der zweite als **autokrine Informationsübermittlung** bezeichnet (siehe Abb. S. 233). Bei der parakrinen Signalübertragung diffundieren die Hormone unmittelbar zu den Nachbarzellen und entfalten dort direkt oder über eine Rezeptorvermittlung ihre Wirkung. Bei der autokrinen Übertragung wirkt der eben in der Zelle produzierte und nach außen sezernierte Botenstoff wieder zurück auf die Mutterzelle (Autoregulation).

Neben den **spezifischen endokrinen Drüsen** beteiligen sich noch vielfältige hormonaktive Zellen als Nachrichtenüberträger. Als **diffuses endokrines System** fungieren sie vor allem im Gehirn und in den inneren Organen. Hinzu kommt noch eine Vielzahl von **Gewebshormonen oder Mediatoren** vorwiegend im später zu behandelnden Immunsystem.

Um den Transport im Blut, die Diffusion ins Gewebe und die Einschleusung in die Zielzellen zu gewährleisten, hat sich die Natur drei biochemisch unterschiedliche Hormongruppen einfallen lassen:

- **Wasserlösliche Peptidhormone** (Eiweißmoleküle) mit unterschiedlichen Aminosäurensequenzen
- **Fettlösliche Steroidhormone** mit einem Cholesteringrundgerüst
- **Aminosäure-Abkömmlinge** (Tyrosin), die teilweise wasserlöslich (Katecholamine), teilweise fettlöslich (Schilddrüsenhormone) sind

hormonelle Signalübertragung

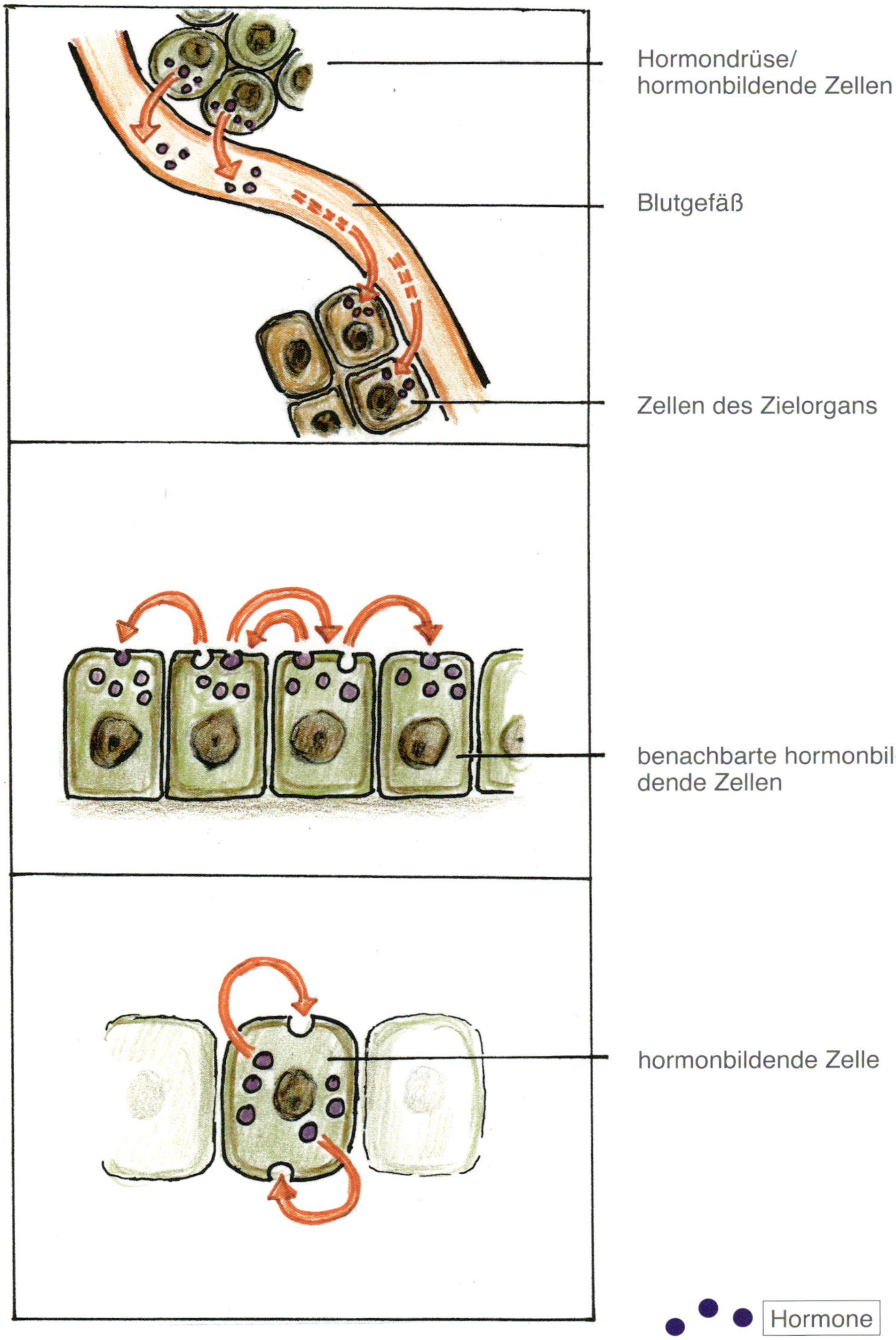

Wege der hormonellen (chemischen) Signalübertragung.
Die hormonproduzierenden Drüsen und das diffuse endokrine System benutzen den Blutkreislauf als Verteilungsweg, können aber auch parakrine und autokrine Effekte ausüben. Im Bereich der Gewebshormone und Mediatoren findet vorwiegend das parakrine und autokrine Prinzip seine Anwendung.

Die Blutkonzentration dieser kaum vorstellbar winzigen Hormonmoleküle liegt zwischen 10^{-5} und 10^{-16} mol/l. Um am Zielort wirken zu können, müssen die hormonellen Signalsubstanzen von der Erfolgszelle erkannt werden. Dies geschieht bei allen Hormonen über **hormonspezifische Rezeptoren**. Die Hormonwirkung setzt ein, wenn das Hormon im zugehörigen Rezeptor »sitzt«. Zellen ohne passende Rezeptoren ignorieren den Botenstoff. Die Lokalisation der Rezeptoren selbst ist unterschiedlich. Für die wasserlöslichen Peptidhormone befinden sie sich in der Zellmembran und induzieren von dort nach der Hormonbindung zelleigene Systeme zur Auslösung der Hormonwirkung (Second messenger). Für die fettlöslichen Steroidhormone, die mühelos in die Zielzellen diffundieren können, befinden sich die Rezeptoren im Zellinneren unmittelbar neben oder direkt am Zellkern. Nach Bildung eines Hormon-Rezeptor-Komplexes wird die Hormonwirkung über eine Aktivierung von spezifischen DNS-Abschnitten im Zellkern eingeleitet und mit der Produktion von Proteinen, die die Zellwirkung hervorrufen, abgeschlossen.

Nach einer individuellen Wirkdauer von Minuten bis Tagen werden die Hormone in der Zielzelle und/oder im Blutplasma, in den Nieren (wasserlösliche Hormone) und in der Leber (fettlösliche Hormone) inaktiviert und abgebaut (siehe Abb. S. 235).

Die Variationsbreite der Hormonwirkungen wird zusätzlich dadurch erhöht, dass eine Zielzelle unterschiedliche Rezeptoren für verschiedene Hormone aufweisen kann, z. B. Insulinrezeptoren zum Zuckerabbau und Glucagonrezeptoren zum Zuckeraufbau. Eine weitere Variation besteht darin, dass ein Hormon auf unterschiedliche Rezeptortypen einwirken kann, z. B. Adrenalin auf α- und β-Rezeptoren.

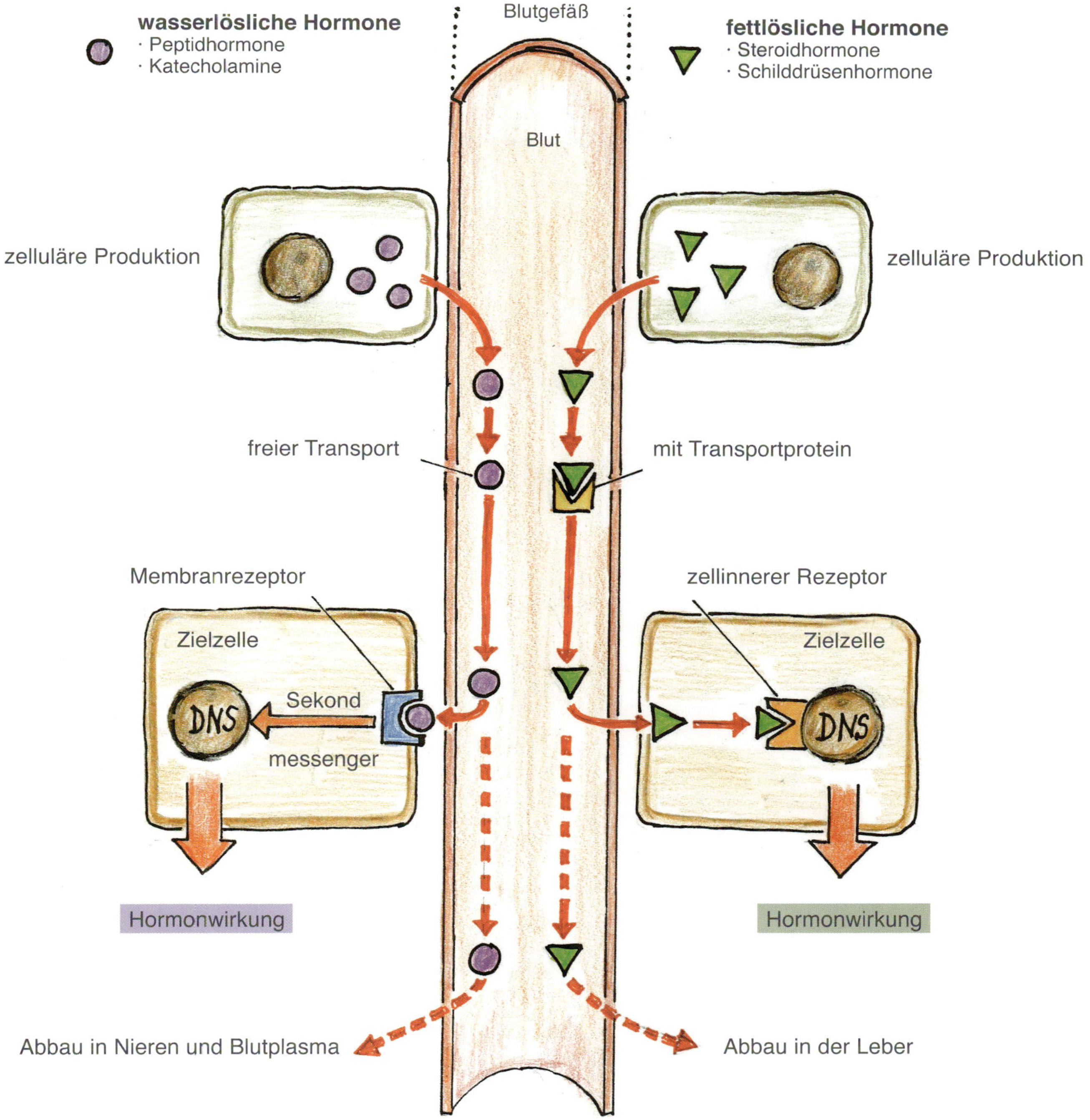

Unterschiedliche Transport-, Wirk- und Abbaudynamik bei wasser- und fettlöslichen Hormonen: Nach ihrer Bildung in den Mutterzellen werden die wasserlöslichen Hormone frei, die fettlöslichen an Transportproteine gebunden auf dem Blutweg zu den Zielzellen geschleust. Die wasserlöslichen docken dabei an einen Zellmembranrezeptor an und transferieren über einen zweiten Botenstoff das Signal ins Zellinnere, während die fettlöslichen Hormone direkt in die Zelle diffundieren und dort über einen zellinneren Rezeptor die Hormonwirkung induzieren. Der Abbau erfolgt über die Nieren (wasserlösliche) und über die Leber (fettlösliche).

3.3.1. Regulation der hormonellen Systeme – »Hormone steuern sich selbst« (allgemeine Prinzipien siehe auch Kap. 2.5., Abb. S. 54–57)

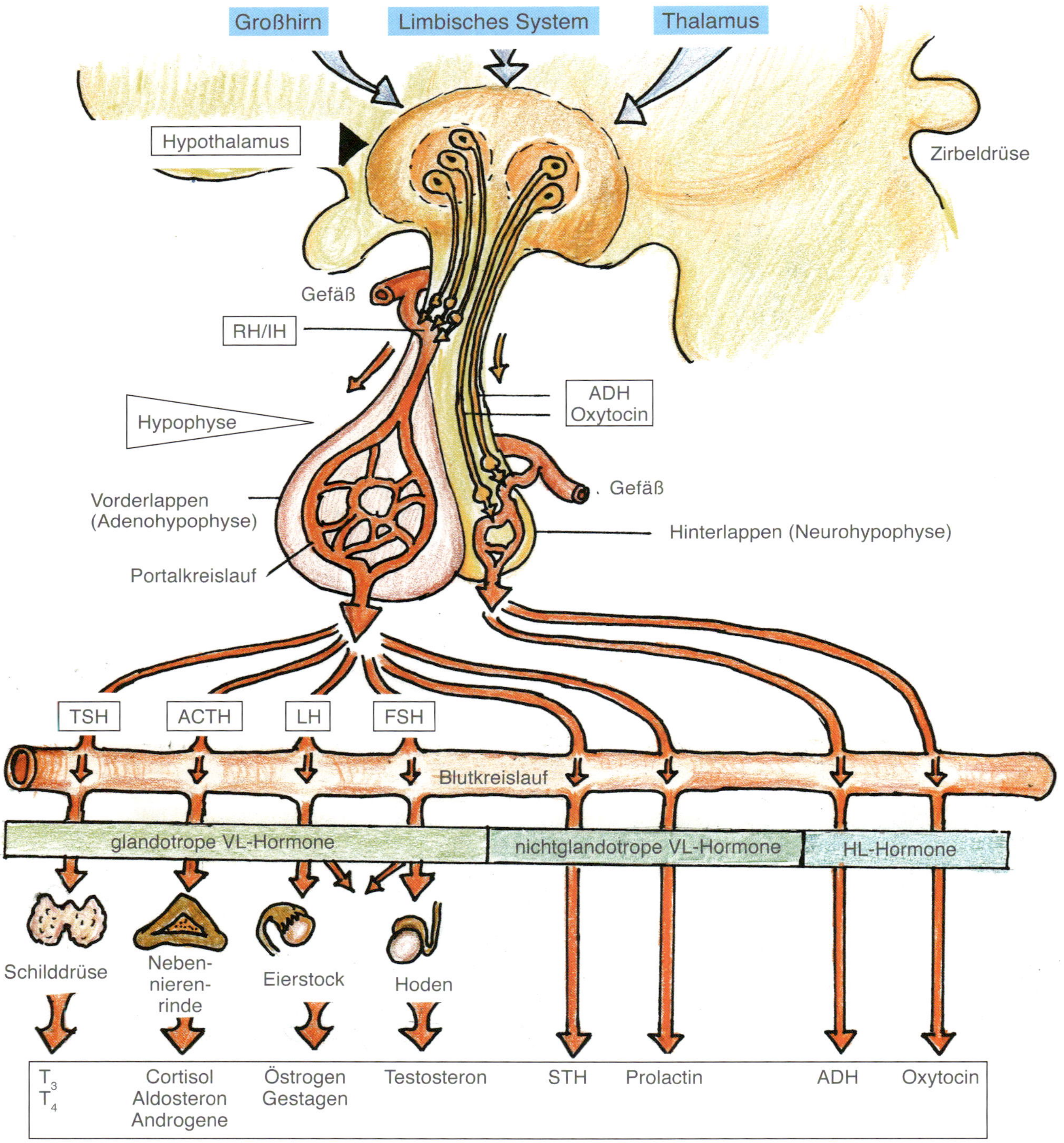

Abkürzungen: RH = Releasing Hormone, IH = Inhibiting Hormone, ADH = antidiuretisches Hormon, TSH = schilddrüsenstimulierendes Hormon, ACTH = nebennierenrindenstimulierendes Hormon, FSH = follikelstimulierendes Hormon, LH = luteinisierendes Hormon, STH = Wachstumshormon, T_3 = Trijodthyronin, T_4 = Tetrajodthyronin

Eine hierarchische Hormonachse unter Führung des Hypothalamus und Zwischenschaltung der Hypophyse bestimmt die periphere Hormonbildung.

Endogene Rhythmen und akute Belastungsanforderungen bestimmen die Regulation der hormonellen Systeme. Im evolutionären Prozess haben sich hierfür drei Prinzipien als sinnvoll erwiesen, eine hierarchische Hormonachse, deren oberster Regler bevorzugt im Hypothalamus sitzt, Rückkopplungsmechanismen und eine basale Hormonsekretion nach endogenen Rhythmen:

a. Hormonachsen (siehe Abb. S. 236)

Um seine Chefrolle situationsgerecht optimal ausfüllen zu können, benötigt der **Hypothalamus** möglichst viele Informationen. Hierzu verfügt er einerseits über eigene Sensoren (Temperatur, osmotischer Druck, Glucose) und Hormonrezeptoren (Schilddrüsenhormone, Sexualhormone, Wachstumshormone, Nebennierenrindenhormone), andererseits über Fremdinformationen aus Mechanorezeptoren (Haut, Harnblase, Herzvorhöfe) und vor allem aus übergeordneten Zentren des Gehirns (Thalamus, limbisches System, Großhirnrinde).

Das nächste ihm unterstellte Hormonzentrum ist die **Hypophyse (Hirnanhangsdrüse)**, die sich in einen »drüsigen« Vorderlappen (Adenohypophyse) und einen nerval gesteuerten Hinterlappen (Neurohypophyse) aufteilt. Der deutlich größere Vorderlappen wird vom Hypothalamus aus auf dem Blutweg über ein Kapillargeflecht (Portalkreislauf) mit Releasing- und Inhibiting-Hormonen versorgt. Diese auch als Liberine und Statine bezeichneten Hypothalamushormone regeln die Freisetzung oder Hemmung der Hypophysenhormone aus dem Vorderlappen: Liberine stimulieren, Statine hemmen die Hormonsekretion. Der Hinterlappen hingegen wird vom Hypothalamus direkt über Nervenverbindungen mit den von ihm produzierten Hormonen Adiuretin (ADH) und Oxytocin versorgt.

Der weitere Informationsweg zu den Erfolgsorganen gestaltet sich nun unterschiedlich. Die sogenannten **glandotropen (drüsenstimulierenden) Hormone** des Hypophysenvorderlappens (TSH, ACTH, FSH/LH) wirken auf die **Schilddrüse, die Nebennierenrinde, die Eierstöcke und die Hoden** ein, um deren Hormonproduktion anzuregen. Die gleichfalls im Vorderlappen produzierten **nichtglandotropen Hormone** STH und Prolactin wirken **direkt auf vielfältige Körperzellen**, ohne Zwischenschaltung einer weiteren Hormondrüse.

Die Hormone des Hypophysenhinterlappens übermitteln ihre Botschaft ebenfalls ohne weitere Zwischenschaltungen **direkt an die Zielzellen.**

Anmerkung: Die oben gebrauchten üblichen Abkürzungen der Hormone werden bei der Einzeldarstellung der Hormone und in den Abbildungen erklärt.

b. Rückkopplungsmechanismen
(siehe Abb. S. 238 und 239, oben)

Bei diesem auch als Feedback-Regulation bezeichneten Mechanismus beeinflusst ein Hormon seine eigene Produktion. Regelgröße ist hierbei die am Erfolgsorgan (periphere Drüse) produzierte Hormonkonzentration und/oder die zirkulierenden Metaboliten der Hormonwirkung, z. B. die Glucosekonzentration. **Beispiel 1:** Steigt der Blutspiegel eines peripheren Hormons an, wird dies dem Hypothalamus und der Hypophyse signalisiert, die Produktion der Releasing- und glandotropen Hormone fällt ab (negative Rückkoppelung). Fällt die periphere Hormonproduktion hingegen ab, springt der umgekehrte Regelmechanismus an. Damit gelingt es, weitgehend konstante Blutspiegel der peripheren Hormone zu sichern. **Beispiel 2:** Beim kritischen Abfall eines lebenswichtigen Metaboliten wie der Blutglucose wird die Sekretion des blutzuckeranhebenden Hormons Glucagon in den A-Zellen der Bauchspeicheldrüse stimuliert und dadurch dem Energiestoffwechsel und dem Gehirn wieder ausreichend »Brennstoff« zur Verfügung gestellt. Steigt der Blutzucker übermäßig an, wird die Glucagonsekretion gehemmt und das in den B-Zellen der Bauchspeicheldrüse produzierte blutzuckersenkende Insulin vermehrt ausgeschüttet. Durch den Rückkopplungsmechanismus und die antagonistische Wirkung der Hormone Glucagon und Insulin gelingt es, den Blutzuckerspiegel auf einem physiologisch sinnvollen Niveau zu halten.

a) Negative Rückkopplung: Hohe Hormon- oder Metabolitenkonzentrationen hemmen, niedrige aktivieren die Hormonproduktion.

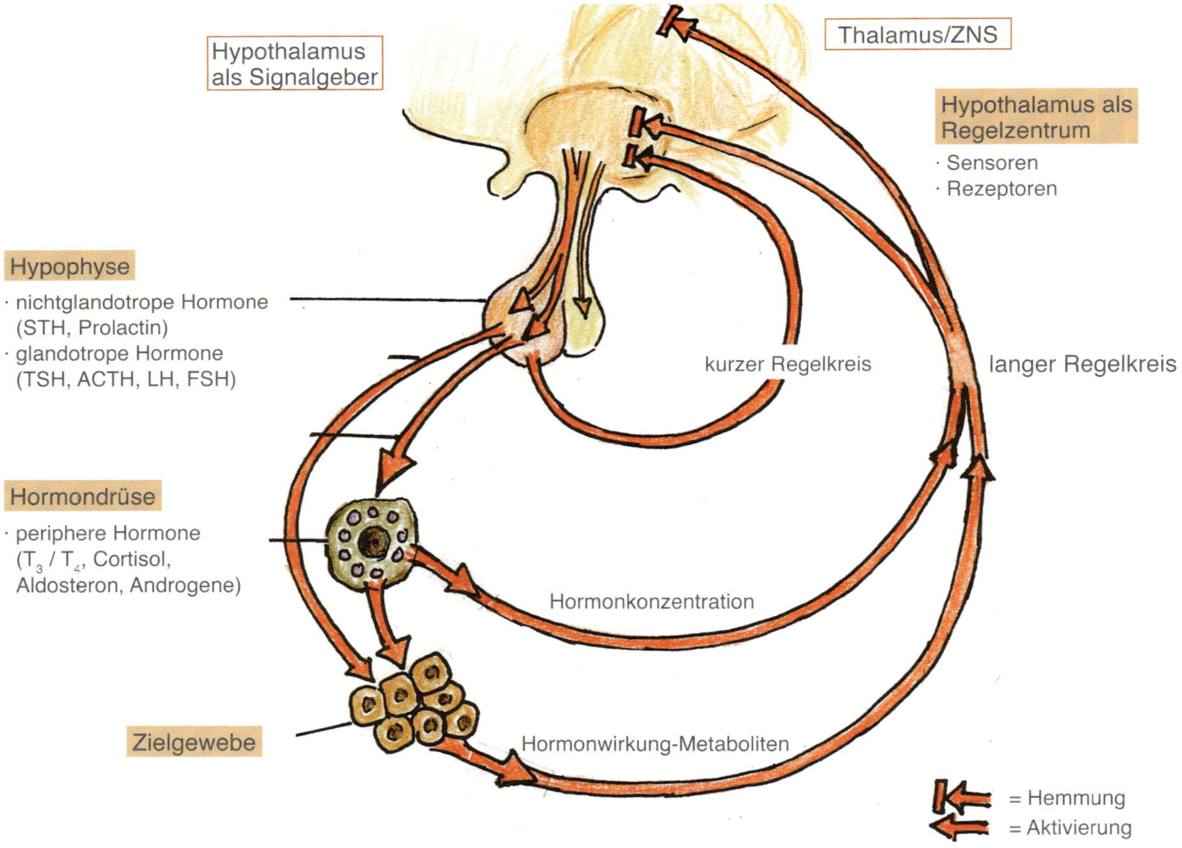

b) Einfache periphere metabolitengesteuerte Hormonregulation am Beispiel der Regelgröße Blutzucker (Glucose): Eine Blutzuckererniedrigung induziert eine Glucagonausschüttung aus der Bauchspeicheldrüse. Eine Blutzuckererhöhung stoppt die Glucagonproduktion und stimuliert die antagonistische Insulin-Hormonproduktion, die den Blutzucker wieder senkt.

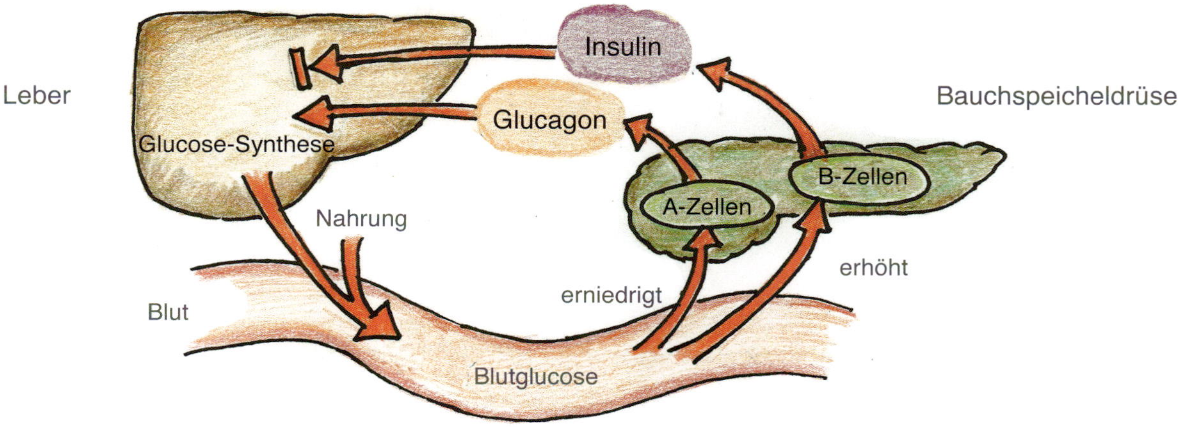

Rückkopplungsmechanismen der Hormonproduktion
a) zentral gesteuert
b) peripher gesteuert

c. Endogene Rhythmen der Hormonsekretion (siehe Abb. S. 239 und 240)

Viele Hormone werden in für sie typischen zeitlichen Rhythmen sezerniert. So kennen wir eine **zirkadiane Periodik** (24-Stunden-Rhythmus), die z. B. beim Cortisol mit morgendlichen Sekretionsspitzen und beim Wachstumshormon (STH) mit Peaks in der ersten Nachthälfte besonders ausgeprägt ist. Melatonin, das Hormon der Zirbeldrüse, wird nur nachts ausgeschüttet. Einen 28-tägigen Rhythmus gibt der **weibliche Ovulationszyklus** vor. Pubertät und Altern funktionieren in **Lebenszeitrhythmen**.

Tageszeitliche (zirkadiane) Periodik: Cortisol und STH Plasmakonzentration

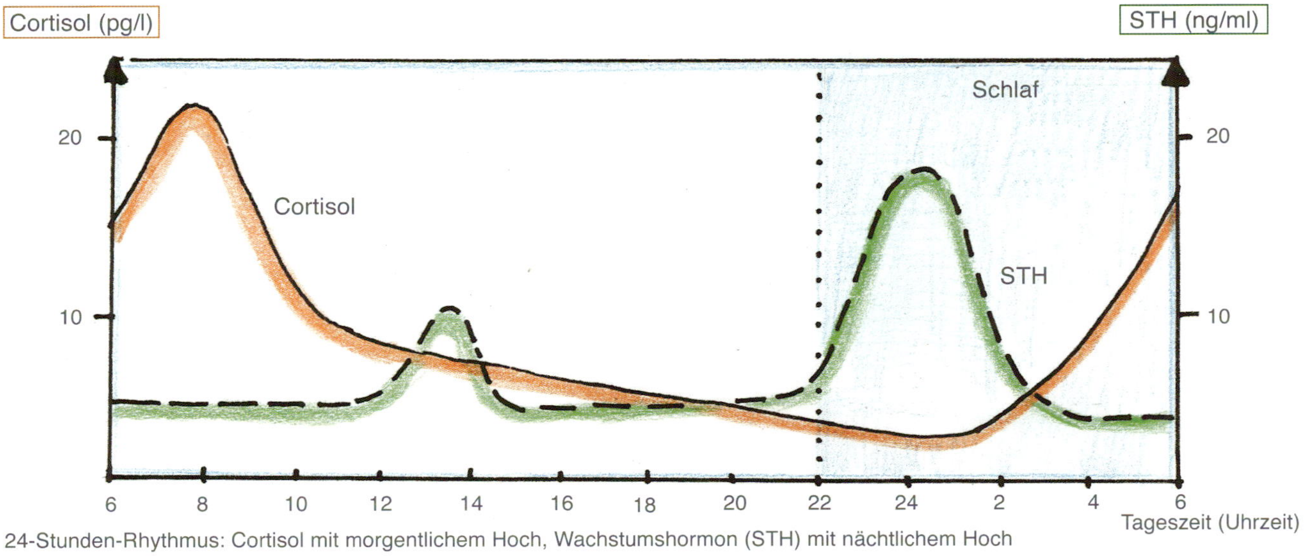

24-Stunden-Rhythmus: Cortisol mit morgentlichem Hoch, Wachstumshormon (STH) mit nächtlichem Hoch

Monatliche Periodik: weiblicher Ovulationszyklus

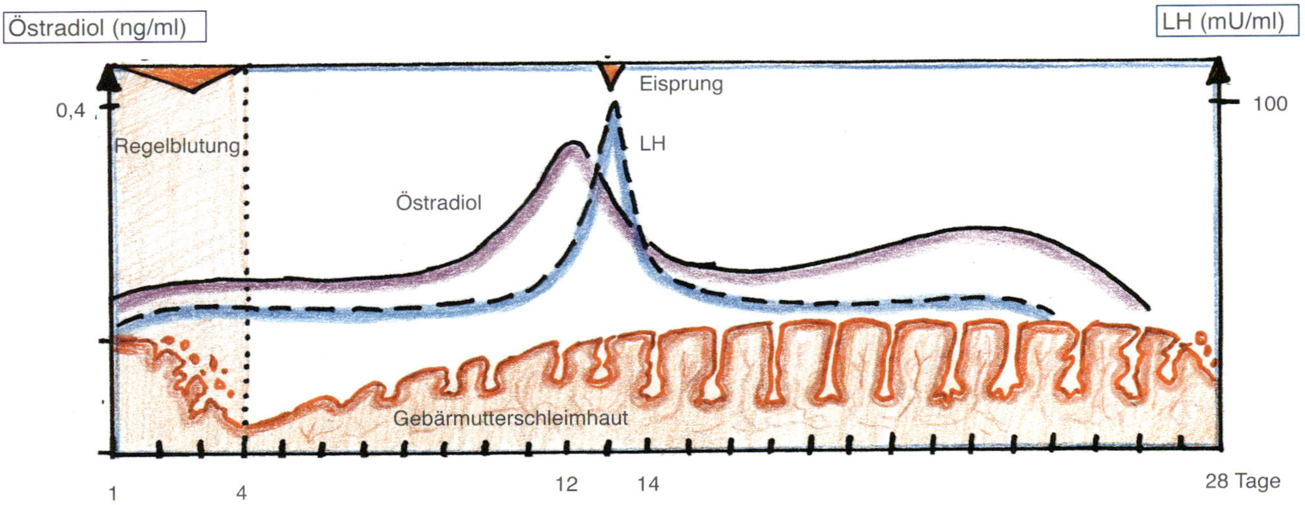

Ein stabiler 28-Tage-Rhythmus bestimmt unter dem Einfluss von Östradiol und LH den Auf- und Abbau der Gebärmutterschleimhaut und den Eisprung (FSH und Progesteron wurden aus Übersichtlichkeitsgründen weggelassen).

Lebenszeitrhythmen: Beispiel männliches Geschlecht

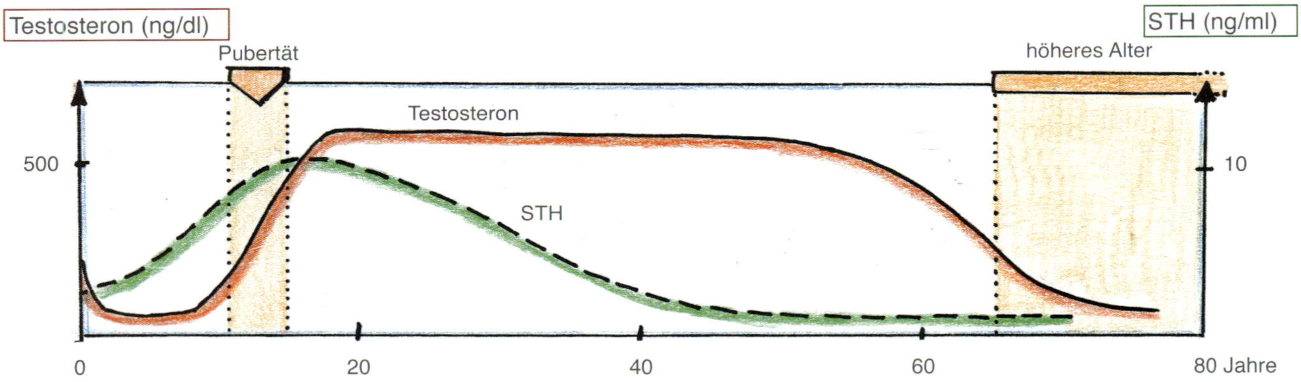

Zur Pubertät und im frühen Erwachsenenalter findet man einen steilen Anstieg von Testosteron und Wachstumshormonen (STH) im Blut. Die Testosteronproduktion fällt nach einer stabilen Plateauphase erst ab dem 60. Lebensjahr signifikant ab, während STH bereits nach dem 30. Lebensjahr deutlich reduzierte Blutspiegel zeigt.

Endogene (körpereigene) Rhythmen der Hormonsekretion
Beispiele: tageszeitliche Periodik, monatlicher Zyklus und Lebenszeitrhythmen

3.3.2. Ausgewählte Hormone

Über 50 Hormone sind in ihrer Wirkung, ihrer Entstehung und ihrem Abbau genauer erforscht. Von vielen weiteren besitzen wir bruchstückhafte Kenntnisse, und noch viel mehr wird die Wissenschaft erst entdecken. Besonders im Bereich der Gewebshormone und Mediatoren mit ihren parakrinen Hormonwirkungen, wie der Eicosanoide (Prostaglandine, Thromboxane, Leukotriene usw.), sind noch viele spannende Entdeckungen zu erwarten.

Wir wollen uns hier aber auf eine nur kleine Zahl ausgewählter Hormone konzentrieren, die in der Physiologie der Bewegung eine tragende Rolle spielen. Ihre Einteilung erfolgt nach den Produktionsorten (siehe Abb. unten) und den zugehörigen hormonspezifischen Effekten.

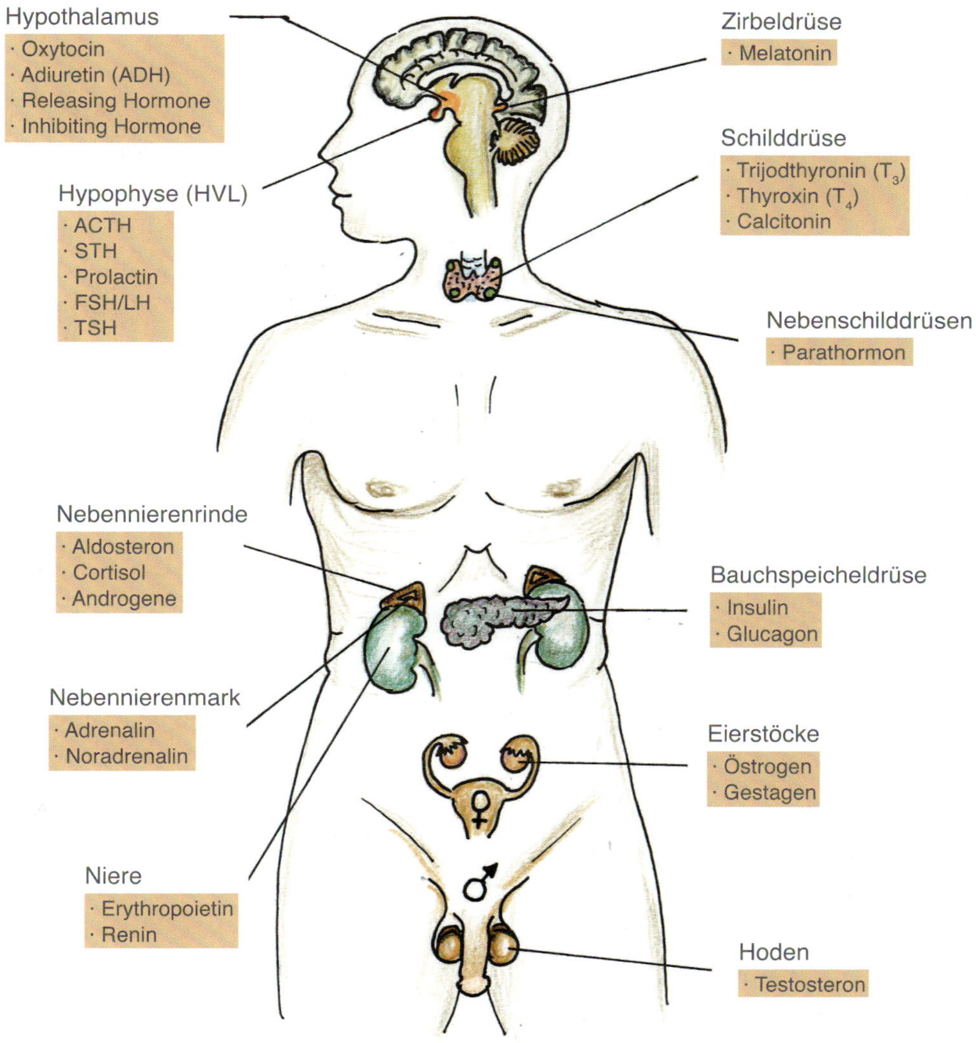

Abkürzungen Hypophysenvorderlappen (HVL)-Hormone:
ACTH: nebennierenrindenstimulierendes Hormon, STH: Wachstumshormon, FSH: follikelstimulierendes Hormon, LH: luteinisierendes Hormon, TSH: schilddrüsenstimulierendes Hormon

Produktionsorte ausgewählter Hormone

Hypothalamushormone – »alles geregelt!«
Wie wir bereits erfahren haben (siehe S. 187–189, Hierarchieprinzip), ist der Hypothalamus die Hauptschaltstelle für die Umsetzung zentralnervöser Informationen und endokriner (hormonbedingter) Signale. Er steht unter dem Einfluss verschiedener Hirnregionen, wie limbisches System, Thalamus, Formatio reticularis und Kortex, und eigener Sensoren und Rezeptoren für die Hormonwirkungen und Bluthormonkonzentrationen. Nach Bearbeitung dieser Informationen und Regelgrößen setzt der Hypothalamus Steuerungshormone frei, die sogenannten **Releasing (RH)-** und **Inhibiting-Hormone (IH)**, die die hormonelle Aktivität des Hypophysenvorderlappens anregen (RH) oder hemmen (IH).

Die für die einzelnen Hormonachsen unterschiedlichen Steuerungshormone werden hierfür aus den Nervenendigungen hypothalamischer Neuronen freigesetzt und auf dem Blutweg zum Hypophysenvorderlappen transportiert.

Der Hypothalamus produziert zusätzlich noch zwei Hormone, die ihre Wirkung direkt in der Peripherie (Effektorhormone) entfalten: **Adiuretin** und **Oxytocin**. Beide Hormone werden als Neurosekret über Nervenfasern zum Hypophysenhinterlappen transportiert, dort gespeichert und auf nervale Aktionspotenziale hin freigesetzt.

Adiuretin (synonym: ADH, Vasopressin)
Hormonwirkung: Hauptaufgabe ist die Regulierung des Wasserhaushalts über eine Steigerung der Wasserrückresorptionsrate in den Nieren. Wertvolles Körperwasser wird dadurch zurückgehalten, um die Zellfunktionen, das Blutvolumen und den Blutdruck aufrechtzuhalten. Die Urinkonzentration wird erhöht, sichtbar an einer goldgelben Färbung.

Regelkreis: Osmosensoren im Hypothalamus, die den Teilchendruck im Blut messen, regeln die ADH-Ausschüttung. Eine hohe Teilchendichte (Osmolarität) zeigt ein Blutwasserdefizit an und induziert eine vermehrte ADH-Sekretion, die wiederum das Blutwasservolumen erhöht. Bei Normalisierung der Osmolarität sinkt die Sekretion ab. Unterstützt wird dieses Regelsystem durch Volumensensoren in den Herzvorhöfen und Druckfühlern (Pressosensoren) in den Wänden der Halsschlagadern und der Brustschlagader.

Sportliche Bewegung führt zu einer vermehrten ADH-Ausschüttung mit Einsparung von Körperflüssigkeit, insbesondere bei längeren Ausdauerbelastungen, was sich auch in einer verminderten Blasenentleerungsfrequenz bemerkbar macht. Dieser Spareffekt sollte aber nicht dazu verleiten, während längerer Ausdauerbelastungen zu dursten. Bei allen Belastungen über 60 Minuten gilt es ca. alle 15 Minuten Flüssigkeit zu trinken! Höhere Wasserverluste können die Leistungsfähigkeit und Gesundheit ungünstig beeinflussen:

Bezogen auf das Körpergewicht führen Schweißverluste

- von drei bis vier Prozent zu allgemein verminderter Leistungsfähigkeit,
- von fünf bis sechs Prozent zu Krämpfen und Kraftlosigkeit,
- von über sechs Prozent zu lebensbedrohlicher Beeinträchtigung der Gehirnfunktion, besonders unter äußeren Hitzebedingungen (Hyperthermie).

Anmerkung: Nikotin fördert, Alkohol hemmt die ADH-Sekretion.

Oxytocin

Hormonwirkung: Oxytocin regt die rhythmische Kontraktion der glatten Muskulatur der Gebärmutter während des Geburtsvorganges an, fördert also die Wehentätigkeit. Zugleich regelt es die Milchabgabe aus der Brustdrüse. Beides sind typisch weibliche Funktionen. Beim Mann soll Oxytocin den Ausstoß der Samenflüssigkeit (Ejakulation) unterstützen.

Regelkreis: Die Auslösung der Wehen wird durch eine grenzüberschreitende Wandspannung der Gebärmuttermuskulatur und eine bestimmte Sexualhormonkonstellation zum Ende der Schwangerschaft induziert. Die Milchabgabe aus den Brustdrüsen wird über einen Saugreiz an der Brustwarze mit reflektorischer Oxytocinausschüttung eingeleitet.

In der Medizin wird Oxytocin zur Auslösung und Förderung der Wehentätigkeit eingesetzt, nach der Geburt fördert es die Rückbildung der vergrößerten Gebärmutter.

Hypophysenhormone – »die Unzertrennlichen«

Die bioarchitektonische Struktur der Hirnanhangsdrüse (Hypophyse) unterscheidet einen **Vorderlappen** und einen **Hinterlappen**. Während im Hinterlappen die bereits besprochenen, aus dem Hypothalamus stammenden Hormone **ADH** und **Oxytocin** gespeichert und bedarfsgerecht freigesetzt werden, produziert der Vorderlappen eine Reihe von Hormonen selbst. Aus funktionellen Gründen lassen sie sich in zwei große Gruppen aufteilen, welche beide unter der Kontrolle der hypothalamischen Releasing- und Inhibiting-Hormone stehen:

Glandotrope Hormone, die periphere hormonproduzierende Drüsen steuern: TSH → Schilddrüse, ACTH → Nebennierenrinde, FSH/LH → Eierstöcke, Hoden.

Nichtglandotrope Hormone, die ohne Vermittlung von Drüsen direkt auf das Zielgewebe einwirken: STH → Wachstum und Stoffwechsel, Prolactin → Milchbildung und MSH → Körpergewicht und Pigmentierung.

TSH
Thyreoidea (Schilddrüse)-stimulierendes Hormon

steigert alle Funktionen der Schilddrüsenzellen:

- Schilddrüsenhormon-Produktion
- Jodaufnahme in die Schilddrüse
- Schilddrüsenwachstum

ACTH
adrenocorticotropes Hormon

stimuliert in der Nebennierenrinde die Produktion von:

- Cortisol (»Kortison«)
- Aldosteron
- Androgen

FSH
Follikel (Eizelle)-stimulierendes Hormon

Frau: fördert im Eierstock die Reifung der Eizelle und regt die Östrogenproduktion an
Mann: regelt im Hoden die Spermienherstellung

LH
luteinisierendes (Gelbkörper-) Hormon

Frau: löst im Eierstock den Eisprung aus und regt die Progesteronproduktion an
Mann: fördert im Hoden die Testosteronbildung

STH

somatotropes Hormon = Wachstumshormon

synonym: GH = »growth hormone«

Als nichtglandotropes Effektorhormon wirkt STH direkt auf die Zielzellen ein:

- Förderung des kindlichen Längenwachstums ab der Geburt
- Steigerung der Knochendichte ab der Pubertät
- Anregung des Knorpelgewebewachstums
- Größenzunahme der inneren Organe
- Förderung der Eiweißsynthese **(anabole Wirkung)**
- Steigerung der körpereigenen Zuckerherstellung **(diabetogene Wirkung)**
- Fettsäurenbereitstellung für Verbrennungsprozesse **(Lipolyse)**
- Unterstützung des Mineralstoff- und Wasserhaushalts

Die **Regulation** des STH unterliegt primär einer tageszeitlich wechselnden Bildungsdynamik. Gesteuert von der übergeordneten Liberin- und Statin-Freisetzung aus dem Hypothalamus herrscht tagsüber eine leicht wellenartige, relativ niedrige basale Sekretionsrate mit einem kleinen Peak zur Mittagszeit vor. In den ersten Nachtstunden gegen 22 Uhr kommt es dann zu einem 4- bis 5-fachen Anstieg, der zu Beginn der Tiefschlafphase um ca. 24 Uhr sein Maximum erreicht und bis 2 Uhr wieder zu den basalen Werten zurückgekehrt (siehe Abb. S. 239 und 240). Neben dieser zirkadianen Periodik erfolgt die STH-Steuerung durch die Produkte seiner Stoffwechselwirkungen: Ein Abfall der Aminosäuren, des Zuckers und der Fettsäuren im Blut erzeugt über die besprochenen Rückkopplungsmechanismen eine Steigerung der STH-Produktion. Die Kenntnis dieser Mechanismen kann zur **Planung der Lebensführung** (»Lifestyle«) herangezogen werden (siehe Abb. unten).

a) tageszeitabhängige Wachstumshormonsekretion (STH)

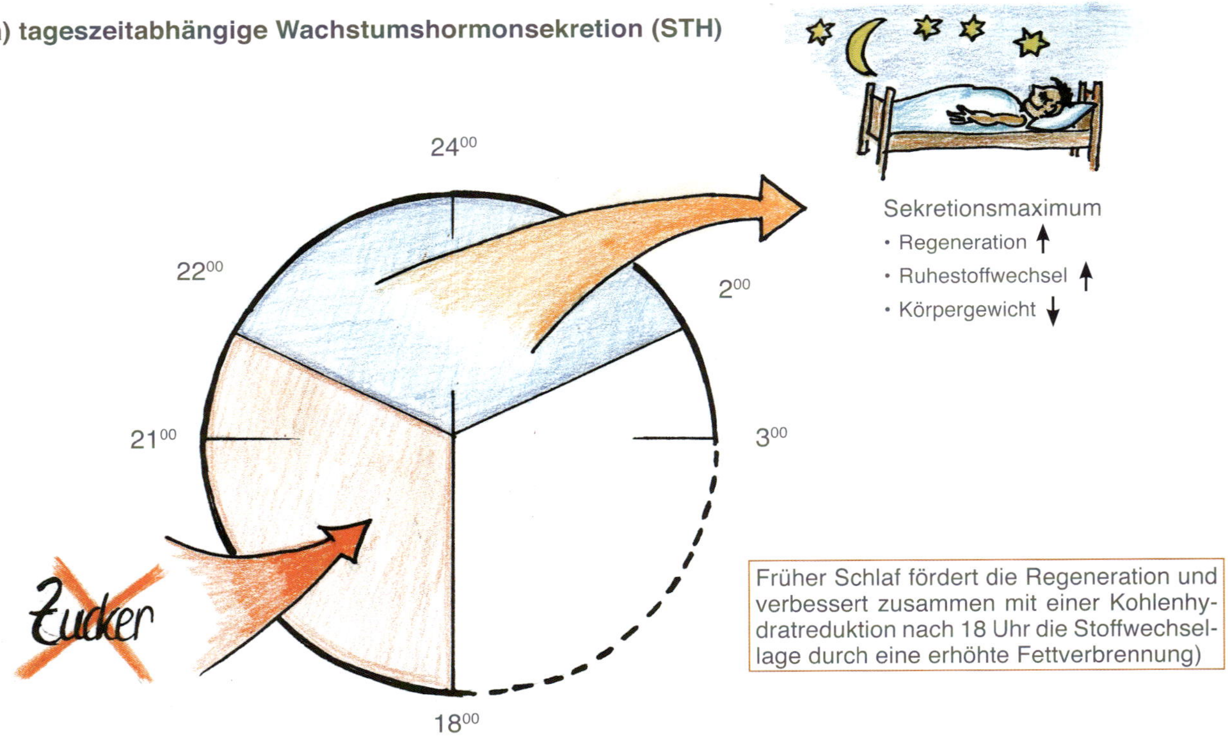

Wachstumshormon beschleunigt die Regeneration nach körperlicher Arbeit, Sport und erhöhter stressorischer Belastung. Voraussetzung aber ist ein früher Schlafbeginn ab 22 bis 23 Uhr. Verzichtet man auf eine abendliche Kohlenhydratzufuhr nach 18 Uhr und setzt dagegen auf eine eiweißreiche Kost, lässt sich eine Gewichtsabnahme erreichen. Denn eine dadurch erhöhte STH-Ausschüttung führt zu einer kalorischen Grundumsatzerhöhung über eine Ankurbelung des Fettstoffwechsels. Reduktionsdiäten können mit dieser Methode unterstützt werden (»Schlank im Schlaf«).

Doping mit Wachstumshormon
(siehe Abb. unten)
Die Einnahme von STH zur Stimulation des Muskelwachstums und zur Verkürzung der Regeneration nach hochintensiven Belastungen ist im Hochleistungskraftsport, Sprintsport und im wettkampfmäßig betriebenen Bodybuilding relativ häufig anzutreffen. Seltener kommt sie auch im Studiosport, bei Türstehern und Bodyguards zur Anwendung. Die Nebenwirkungen dieses Dopings sind beachtlich: im Erwachsenenalter fallen unschöne Vergrößerungen der Akren, vorwiegend der Nase, Stirn, Kinn und der Hände auf **(Akromegalie)**. Neben diesen kosmetisch beeinträchtigenden Veränderungen, die jeden Kenner auf Doping hinweisen, kommt es auch zu gefährlichen, krankhaften Vergrößerungen der inneren Organe, insbesondere des Herzens **(Kardiomegalie)**. Die durch STH-Doping rasch erworbene Herzvergrößerung ist anfällig für Mangeldurchblutungskomplikationen, wie Herzinfarkt und Herzrhythmusstörungen. Sie sollte nicht mit der durch langjähriges Training erworbenen harmlosen Sportherzentwicklung verwechselt werden. Und noch eine Gefahr lauert auf den Doper: die **Creutzfeldt-Jakob-Krankheit**. Wird anstelle des relativ teuren gentech-

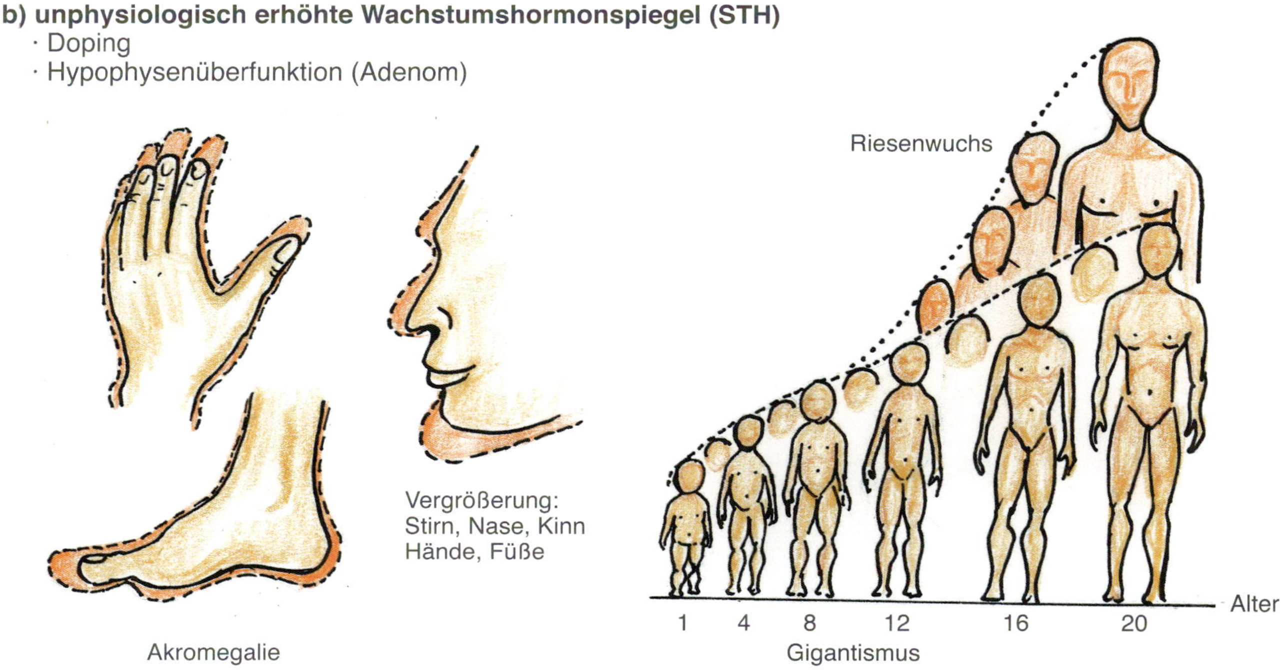

Wachstumshormon (STH): a) Zirkadianer Rhythmus der Hormonsekretion und seine Auswirkungen auf Regeneration, Stoffwechsel und Körpergewicht b) Auswirkungen überhöhter Wachstumshormonspiegel: Akromegalie und Gigantismus

nologisch hergestellten STH ein aus Leichen gewonnenes »billiges« Konzentrat eingenommen, kann durch Virus-ähnliche Prionen eine aggressive Gehirnentzündung übertragen werden. Dem Rinderwahnsinn vergleichbar führt sie innerhalb weniger Monate bis zwei Jahre zum Tod.

Vor der Pubertät provozieren überhöhte STH-Spiegel einen Riesenwuchs mit Endgrößen weit über zwei Meter **(Gigantismus)**. Als Ursache findet sich hier meist eine »Überfunktion« der Hypophyse (Adenom), Doping ist in diesem Lebensabschnitt eher selten.

Hinweis: Die in Bodybuilding-Kreisen angepriesene Einnahme von GABA (Gamma-Amino-Buttersäure), einem wichtigen hemmenden Neurotransmitter im Zentralnervensystem, führt nicht zum gewünschten Effekt einer anabolen Wirkung über die erhöhte Anflutung von STH, höchstens zu unerwünschten Nebenwirkungen.

Prolactin = PRL

Auch Prolactin wirkt ohne Zwischenschaltung einer endokrinen Drüse **direkt** auf die spezifischen Zielzellen in der weiblichen Brust ein und löst folgende Veränderungen aus:

- Ausbildung der Milchgänge in der Schwangerschaft
- Herstellung der Muttermilch und Milchabgabe in der Stillzeit
- Steuernde Begleitung der Pubertätsphase
- Beteiligung am Ovulationszyklus
- Beeinflussung immunologischer Reaktionen unter körperlichem und psychischem Stress (Immunmodulation)

Die **Regulation** der Hormonsekretion ist tageszeitlichen Schwankungen unterworfen, eine vermehrte Ausschüttung erfolgt in der zweiten Nachthälfte. Zudem lösen mechanische Reize an der Brustwarze (Berühren, Saugen) eine Sekretionssteigerung aus. Nach einem Orgasmus wird sowohl bei der Frau wie auch beim Mann vermehrt Prolactin gebildet. Dies führt zu einer Hemmung der Transmittersubstanzen, die für die sexuelle Erregung zuständig sind, und erklärt, warum unmittelbar nach dem Orgasmus die sexuelle Erregung vorübergehend abnimmt.

MSH = Melanozyten stimulierendes Hormon

- Stimuliert auf direktem Weg die pigmentbildenden Zellen der Haut und aktiviert damit den Bräunungsvorgang
- Hilft bei der Regulation der Nahrungsaufnahme und dem Nährstoffwechsel mit, indem es den Appetit mindert und gleichzeitig die Stoffwechselaktivität erhöht. Was zunächst paradox anmutet, ist in »Kampfzeiten« von Vorteil.

Zwischenspiel: Bis hierhin haben wir die »wichtigsten« Hypophysenhormone kennengelernt, aber das »allerwichtigste«, soweit es dies in der Physiologie gibt, noch nicht einmal erwähnt: das **β-Endorphin** (Beta-Endorphin). Das liegt zum einen daran, dass es aus einem großen Vorläufermolekül, dem **POMC** (Proopiomelanocortin), dem auch ACTH, MSH und weitere Neuropeptide entstammen, in und zum Teil außerhalb der Hypophyse gebildet wird (z. B. im Hypothalamus). Zum anderen ist es mit 31 Aminosäuren in einer Blutplasmakonzentration von Femtomol/ml (10^{-15}) ein ausgesprochener Winzling mit allerdings überzeugenden Eigenschaften.

»Wunderwaffe« β-Endorphin

Geschichte: Opium (Mohnsaft) und seine Abkömmlinge (Opiate), wie Morphium, sind seit

Jahrhunderten als traditionelle Arznei- und Suchtmittel bekannt. Erst als zu Beginn der 70er-Jahre die sogenannten **Opiatrezeptoren** beim Menschen entdeckt wurden, war der Beweis erbracht, dass der menschliche Körper in der Lage ist, sein eigenes Opium und Morphium herzustellen. Dies und die Beschreibung eines »Runner's High«, eines euphorischen Zustands im Langstreckenlauf, war der Startschuss für intensive wissenschaftliche Forschungen. Rasch wurde die Gruppe der endogenen Opioidpeptide entdeckt. Eine Untergruppe dieser hormonaktiven Eiweißverbindungen ist das β-Endorphin.

Funktion: Experimentelle Untersuchungen belegen, das β-Endorphin folgende Funktionssysteme im menschlichen Organismus beeinflusst:

- Schmerzverarbeitung im Sinne einer Schmerzreduktion **(Analgesie)**
- Einflussnahme auf emotionale und intellektuelle Verhaltensmuster **(Euphorie, Sedation)**
- Verstärkung immunregulierender Maßnahmen **(Immunmodulation)**
- Regulation von Herz/Kreislauf, Atmung, Blutzucker- und Wärmehaushalt **(Neuromodulation)**
- Beeinflussung von vegetativ-hormonellen Steuermechanismen **(vegetative Modulation).**

Der Clou daran aber ist, dass die beschriebenen Funktionen nicht unter »Normalbedingungen« zur Anwendung kommen, sondern nur unter Stress, egal ob rein physischer, psychischer oder die Kombination aus beiden. Damit kommt den β-Endorphin-typischen neuroendokrinen Effekten eine bedeutende Rolle bei der Bewältigung **extremer Stresssituationen** zu:

- Aufhebung der üblichen Schutzmechanismen auf Schmerzreize
- Vermeidung schädlicher emotionaler Fehlregulationen, wie unkontrollierter Panikreaktion
- Klares, zielgerichtetes Denken unter Gefahrenbedingungen
- Kontrolle überschießender Herztätigkeit und Vermeidung einer inadäquaten Hyperventilation
- Aufheben situativ unpassender vegetativer Signale, wie Defäkations- und Miktionsreiz

Ziel der β-Endorphinwirkung ist damit die Erhaltung der körperlichen Integrität! Alltägliche homöostatische Regulationsmechanismen werden zum »Schutz eines höheren Rechtsguts« in bedrohlichen körperlichen und psychischen Belastungssituationen vorübergehend hintangestellt. Vereinfacht kann β-Endorphin als Überlebenshormon bezeichnet werden (siehe Abb. S. 248).

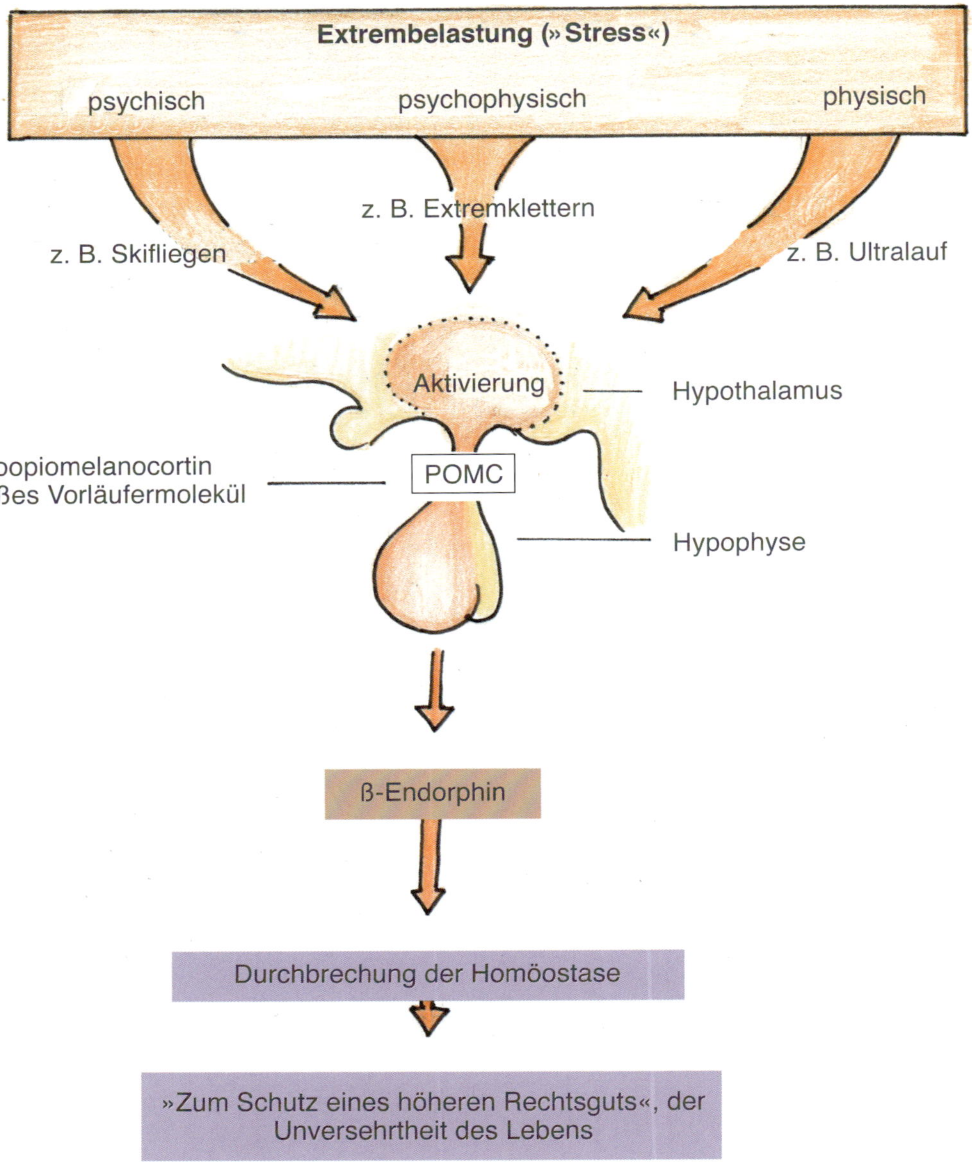

Wirkungen:
Analgesie (Schmerzaufhebung): Ultralauf, Kampf (»Schlachtfeldanalgesie«), Geburtsvorgang
Euphorie (positive Stimmung): »runners high«, »climbers high«
Sedation (konzentrative Beruhigung): Vermeidung von Panikreaktionen, »eiskalt«
Aufhebung vegetativer Signale: Urin- oder Stuhldrang

»Überlebenshormon« ß-Endorphin – Durchbrechung des homöostatischen Systems zum Schutz des Lebens

Der Begriff »Glückshormon«, den viele Fachdisziplinen von der Psychologie bis zur Sportmedizin für sich in Anspruch nehmen, ist falsch. Dies mag zum einen an seiner pharmakodynamischen Wirkung und Verwandtschaft zu den exogenen Opiaten liegen, die eine oberflächliche Boulevard-Medizin fasziniert. Zum anderen waren die früheren laborchemischen Bestimmungs-Kits unzureichend. Erst durch die genaue Methodik von H. Teschemacher (Gießen) gelang der genaue Nachweis. Zusammen mit diesem und später auch seinem Doktoranden A. Schulz gelang es dem Autor dieses Buches, β-Endorphin unter extremen psychophysischen und psychischen Belastungsbedingungen beim Sportklettern (1985) und der Skiflug-WM (1998) nachzuweisen (siehe Abb. unten). Die Hypothese, dass β-Endorphin das Hormon der Grenzbelastung ist, konnte hier bestätigt werden. Die Ergebnisse sind nicht nur auf die Extrembelastungen im Sport übertragbar, sondern betreffen alle hohen Stressbelastungen des Menschen, beispielsweise auch die Paarung von Schmerz und Freude bei der gebärenden Mutter.

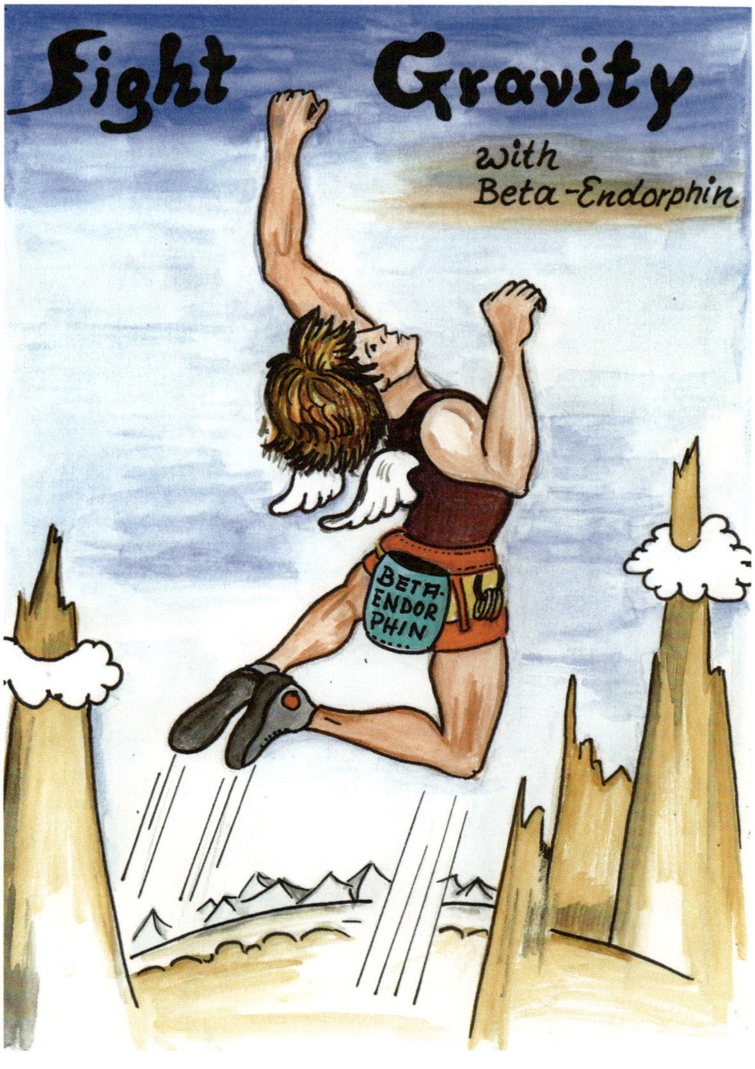

»ß-Endorphin verleiht Flügel.«

Zirbeldrüsenhormon –
»Traumjob Nachtwächter«

Melatonin ist das Hormon der Zirbeldrüse (Epiphyse), die ein Teil des **Epithalamus** ist (siehe Abb. S. 188). Wie bereits im Kapitel »**Zwischenhirn**« beschrieben, besitzt die Melatonin-Ausschüttung einen tageszeitlichen Rhythmus mit nächtlichem Hoch. Während des Schlafs kommt es zu einem 10-fachen Anstieg, der dann morgens wieder auf ein niedriges Niveau absinkt. Dunkelheit provoziert seine Ausschüttung, Lichtreize unterdrücken seine Freisetzung.

Funktion: Melatonin wirkt schlaffördernd und ist damit Teil der »**inneren Uhr**«, die den Schlaf-Wach-Rhythmus regelt.

Schilddrüsenhormone –
»Spezialisten für Umsatz und Wachstum«

Die beim Erwachsenen 25 Gramm schwere, in zwei Seitenlappen und einen schmalen Mittellappen unterteilte Schilddrüse umschließt hufeisenförmig die vorderen Luftröhrenanteile unterhalb des Kehlkopfes. Ihre kugelig angelegten Follikelzellen produzieren die jodhaltigen Schilddrüsenhormone **Thyroxin (T_4, Tetrajodthyronin)** und **Trijodthyronin (T_3)**. Beide werden im flüssigen Kolloid der Follikelbläschen an das Eiweiß Thyreoglobin gebunden gespeichert und bedarfsgerecht freigesetzt.

Neben diesen jodhaltigen Hormonen bildet die Schilddrüse in den sogenannten C-Zellen, die außerhalb der Follikelbläschen gelegen sind, das Hormon **Calcitonin**, auf das später eingegangen wird.

Thyroxin (T_4, Tetrajodthyronin) und Trijodthyronin (T_3):

Entsprechend ihrer Namensgebung enthält T_4 vier Jodatome, T_3 drei Jodatome. Erst die enzymatische Umwandlung von T_4 in das biologisch aktive T_3 führt zu den folgenden **Wirkungen** als Leistungs- und Entwicklungshormon:

- Allgemein: Steigerung des Energieumsatzes, Erhöhung des Sauerstoffverbrauchs und Stimulation der Wärmeproduktion
- Stimulation der Glucose-, Fettsäuren- und Aminosäuren-Bereitstellung in der Leber und Muskulatur
- Erhöhung der Sensibilität der Gewebe auf die Nebennierenmarkhormone Adrenalin und Noradrenalin (Katecholamine), dadurch Steigerung der Herzfrequenz, der Herzkraft und der Darmperistaltik
- Förderung des Längenwachstums und der Organ- und Gehirnentwicklung beim Heranwachsenden
- **T_4 und T_3 sind für eine normale körperliche und geistige Entwicklung unerlässlich!**

Die **Regulation** der Schilddrüsenhormonproduktion erfolgt auf drei Ebenen (siehe Abb. S. 252):

- Über hypophysären-hypothalamischen Regelkreis entsprechend der Bluthormonkonzentration (siehe S. 237 und 238, Rückkopplungsmechanismus)
- Über Hypothalamusimpulse bei Kälte, Belastung und Stress
- Über die Jodaufnahme aus der Nahrung und den Jodhaushalt (Autoregulation der Schilddrüse)

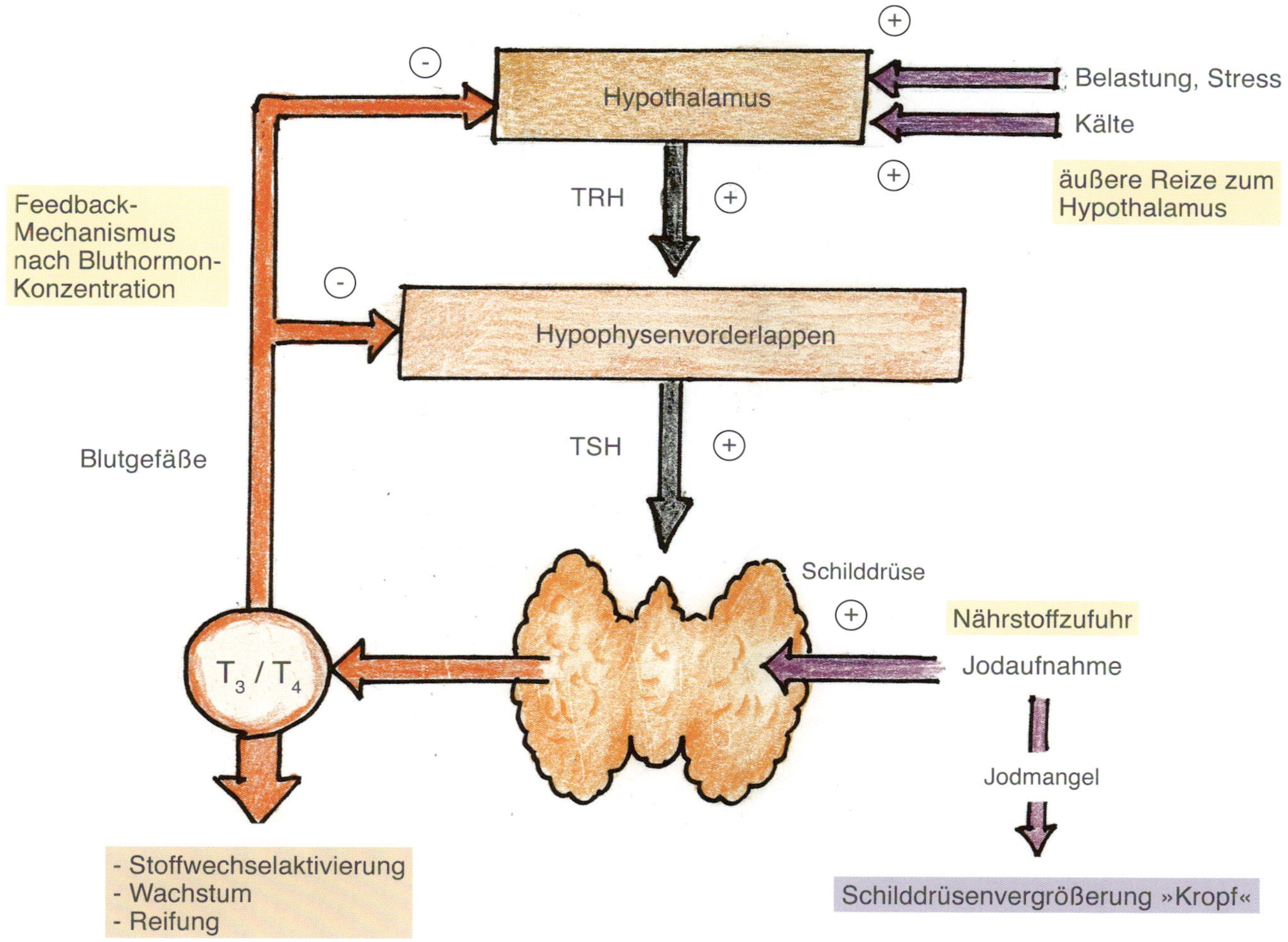

Schilddrüsenüberfunktion **T_3/T_4 erhöht – TSH erniedrigt**	**Schilddrüsenunterfunktion** **T_3/T_4 erniedrigt – TSH erhöht**
• Herzfrequenz erhöht • Nervosität, Zittern • Hitzeunverträglichkeit • Schwitzen • Gewichtsabnahme • dünnes Haar	• Herzfrequenz verlangsamt • Müdigkeit, Antriebslosigkeit • Kälteunverträglichkeit • trockene – teigige Haut • Gewichtszunahme • struppiges Haar

Ein Schilddrüsenhormonmangel im Mutterleib und in der frühkindlichen Entwicklungsphase führt zur Verzögerung der körperlichen und geistigen Entwicklung bzw. zu bleibenden Schäden!

Schilddrüsenhormone: Regulationsgrößen und Funktion

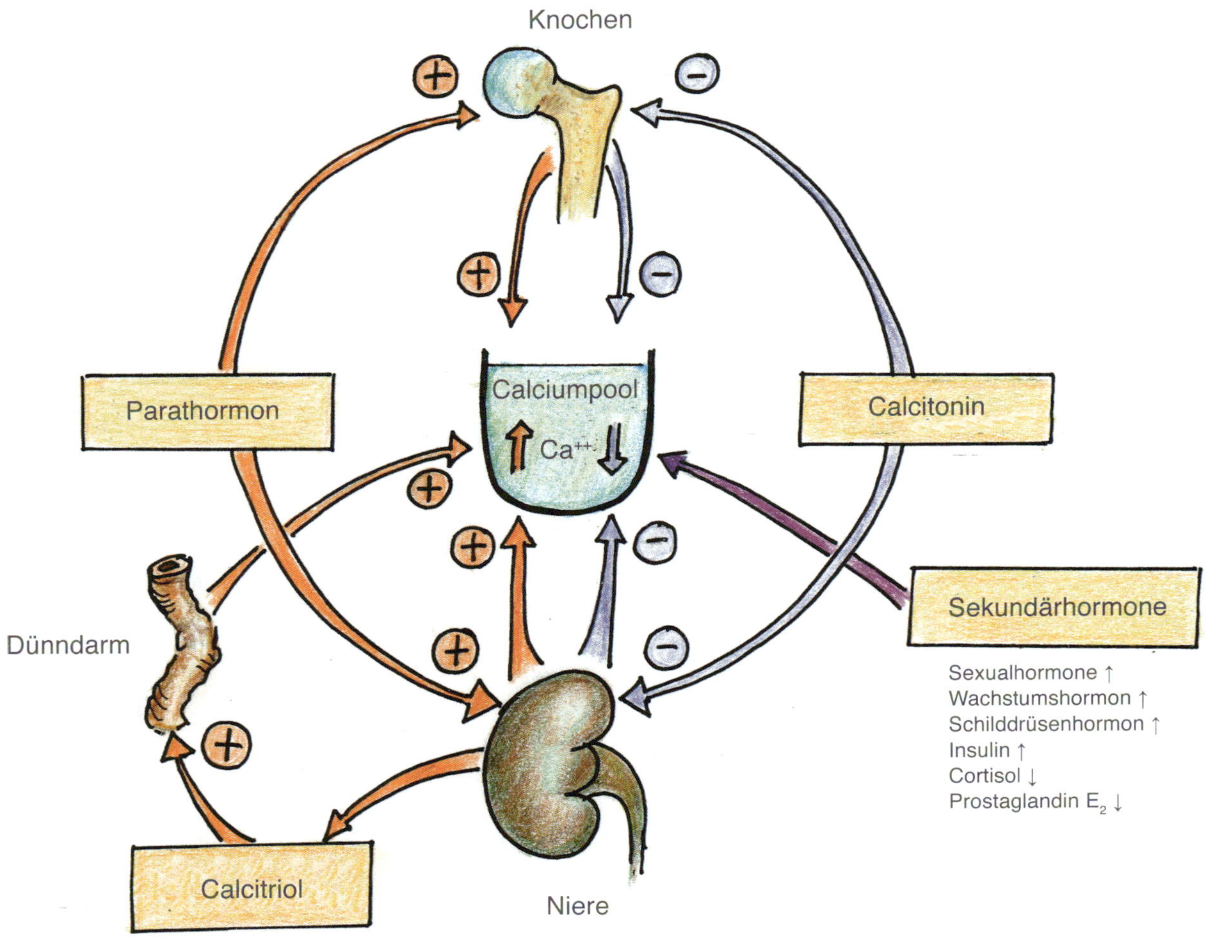

Hormon	Ca^{++} Blutspiegel	Ca^{++} Knochenfreisetzung	Ca^{++} Nierenresorption	Ca^{++} Darmaufnahme
Calcitonin	↓	⊖	⊖	(⊖)
Parathormon	↑	⊕	⊕	(⊕)
Calcitriol	↑	⊖	⊕	⊕

↑ hebend ↓ senkend ⊕ aktivierend ⊖ hemmend Ca^{++} = Calcium

Calciumhomöostase unter der Steuerung durch die »Primärhormone« Calcitonin, Parathormon, Calcitriol und dem modulierenden Einfluss von »Sekundärhormonen«

Anmerkung: Ohne eine ausreichende Jodzufuhr über Trinkwasser und Speisesalze ist eine physiologische Hormonwirkung nicht denkbar. Besonders in Jodmangelgebieten, wie den Alpen, ist deshalb streng auf die Aufnahme jodierter Salze zu achten. Dies gilt gerade im Sport mit seinen erhöhten Stoffwechselanforderungen, aber auch im Kindesalter mit gesteigerten Umsatzraten zur körperlichen und geistigen Entwicklung. Eine übermäßige, nicht ärztlich verordnete Jodzufuhr mit Medikamenten sollte aber wegen des Risikos einer Schilddrüsenüberfunktion vermieden werden.

Calcitonin

Das in den C-Zellen der Schilddrüse gebildete Calcitonin spielt eine zentrale Rolle im Calciumhaushalt. Zusammen mit dem **Parathormon** der Nebenschilddrüsen und **Calcitriol**, das aus Vitamin D_3 synthetisiert wird, steuert es die Calciumhomöostase äußerst genau (siehe Abb. S. 252). Bereits geringe Abweichungen des Calciumblutspiegels nach oben oder unten können dramatische Symptome auslösen: Eine Verminderung des Calciumspiegels kann **Muskelkrämpfe** der Skelett- und Atemmuskulatur provozieren, Überhöhungen dagegen gehen mit **neurologischen und psychischen Störungen** einher, z. B. Lähmungen, Verlangsamung und Verwirrtheit.

Funktion: Calcitonin hemmt die Mobilisierung von Calcium (und Phosphor) aus dem Knochen und die Rückresorption von Calcium in den Nieren, senkt also überhöhte Calciumblutspiegel. Seine **Regulation** erfolgt deshalb auch über die Calciumkonzentration im Blut nach dem Feedback-Prinzip: Erhöhte Blutspiegel aktivieren die Calcitoninausschüttung, erniedrigte hemmen sie.

Nebenschilddrüsenhormon – Parathormon (Parathyrin)

Vier paarig angelegte, den oberen und unteren Schilddrüsenpolen hinten aufsitzende **Nebenschilddrüsen (Epithelkörperchen)** bilden das Parathormon. Die nur wenige Millimeter großen, eigenständig arbeitenden Drüsenkörperchen besitzen eine weitere wichtige Rolle in der Steuerung des Calciumhaushalts. Parathormon zeigt folgende biologische **Wirkungen:**

- Im **Knochen**, in dem 99 Prozent des Gesamtkörpercalciums als Gerüstsubstanz gelagert sind, bewirkt es eine Aktivierung der **Osteoklasten**, also der Zellen, die Knochensubstanz abbauen, Calcium freisetzen und so den Calciumspiegel im Blut anheben.
- In den **Nieren** erhöht es die Calcium-Rückresorption und arbeitet so Calcium-Verlusten entgegen.
- Fördert die Bildung von Calcitriol aus Vitamin D_3. Calcitriol erhöht die Calciumaufnahme aus dem Darm.

Die **Regulation** erfolgt über den penibel einzustellenden Calciumspiegel im Blut: Niedrige Calciumspiegel stimulieren die Parathormonproduktion, hohe hemmen sie.

Calcitriol

Dieses Hormon des Calciumstoffwechsels nimmt insofern eine Sonderstellung ein, weil es an verschiedenen Körperorten synthetisiert wird. Die Vorstufe Vitamin D_3 entsteht zu einem Teil in der Haut durch Einwirken von UV-Strahlen, zum anderen Teil wird es der Nahrung entnommen (z. B. aus Fischleberölen). Über weitere Syntheseschritte in der

Leber und zuletzt in den Nieren erreicht es dann seine **Hormonwirkung:**

- Steigerung der Calciumaufnahme aus dem Dünndarm
- Stimulierung der Osteoblastenaktivität, also der Zellen, die Calcium in den Knochen einbauen. Die durch Parathormon induzierte Osteoklastenaktivität wird dabei gehemmt.

Die **Steuerung** erfolgt wieder über den bewährten Rückkopplungsmechanismus: Erhöhte Calcium-Blutspiegel hemmen, erniedrigte fördern die Calcitriol-Produktion.

Vitamin D selbst ist nicht nur eine Grundsubstanz des Calcitriols, sondern scheint nach neueren Untersuchungen über Gen-Aktivierung auch das Immunsystem zu beeinflussen.

Anmerkung:
Der Calciumhaushalt besitzt im menschlichen Organismus eine zentrale Bedeutung. Körperliche Bewegung ist ohne die an Calcium gebundenen neuromuskulären Funktionsabläufe nicht möglich, man denke nur an die elektromechanische Koppelung (siehe Abb. S. 120) bei der Übertragung eines Nervenimpulses auf die Muskelfaser. Zahlreiche Zellfunktionen sind an eine streng kontrollierte Calciumhomöostase gebunden. So verwundert es nicht, dass neben dem besprochenen Primärhormontrio aus Calcitonin, Parathormon und Calcitriol noch eine Reihe von **Sekundärhormonen** den Calciumhaushalt modulieren. Insbesondere der Knochenstoffwechsel steht hier im Mittelpunkt: Östrogen, Androgen, Wachstumshormon, Schilddrüsenhormon und Insulin zeigen einen aufbauenden (mineralisierenden) Effekt, Cortison und Prostaglandin E_2 hingegen einen abbauenden (demineralisierenden) Effekt. So erklärt sich auch die **Osteoporose** (siehe Abb. S. 21) bei Östrogendefizit im Klimakterium der Frau oder die Steroidosteoporose bei chronischer medikamentöser Kortisonzufuhr. **Hier kann es durchaus sinnvoll sein, im Verein mit Bewegung und regelmäßiger Sonnenexposition (Bildung von Vitamin D_3) Calcium zu substituieren.**

Einen gesunden Organismus hingegen mit ungezielten Calcium-Gaben zu belasten ist kontraproduktiv und birgt die Gefahr von Mineralstoffstörungen und Nierensteinen bei entsprechender Disposition.

Nebennierenhormone –
»Spezialisten von der Rinde bis ins Mark«
Die beiden Nebennieren sitzen zeltförmig auf dem oberen Pol der rechten und linken Niere. Bei einer Größe von drei bis fünf Zentimentern Höhe und zwei bis drei Zentimetern Breite wiegt jede der beiden nur etwa fünf Gramm. Trotz dieser geringen Ausmaße werden hier mehrere lebenswichtige Hormone produziert.

Nach entwicklungsphysiologischen Gesichtspunkten unterteilt man die Nebennieren in eine **Nebennierenrinde**, die ca. 80 Prozent des Gesamtorgans ausmacht, und in das **Nebennierenmark** mit etwa 20 Prozent des Organvolumens.

Die Funktionen der im Nebennierenmark hergestellten Stresshormone **Adrenalin** und **Noradrenalin** (Katecholamine) wurden bereits im Kapitel 3.2.11. (vegetatives Nervensystem) besprochen und in der Abbildung auf Seite 229 übersichtlich dargestellt. Wir können uns deshalb gleich den Nebennierenrindenhormonen zuwenden.

Nebennierenrindenhormone

(siehe Abb. S. 256)

Die in drei mikroskopisch unterschiedliche Schichten gegliederte Nebennierenrinde produziert drei verschiedene Hormontypen:

- In einer äußeren Schicht (Zona glomerulosa) **Mineralocorticoide**
- In einer mittleren Schicht (Zona fasciculata) **Glucocorticoide**
- In einer inneren Schicht (Zona reticularis) **Androgene**

Mineralocorticoide

Aldosteron ist der wichtigste Exponent unter den Mineralocorticoiden. Seine **Wirkung** entfaltet dieses Hormon an der Niere und ist dadurch an der Regulation des Mineralstoff- und Wasserhaushalts entscheidend beteiligt:

- Rückresorption von Natrium (Na^+) und Wasser im Tubulussystem der Niere (siehe Kap. 3.9.)
- Ausscheidung von Kalium (K^+)- und Säure (H^+)-Ionen.

Seine **Regulation** erfolgt einerseits über die Natrium-Kaliumkonzentrationen im Blut, andererseits über ein komplexes System hintereinandergeschalteter Nierenhormone (Renin-Angiotensin-System). Erhöhte Kalium- und erniedrigte Natriumwerte aktivieren die Aldosteronproduktion (Feedback-Mechanismus). Ein Abfall des Blutvolumens und Blutdrucks setzt die Renin-Angiotensin-I-Angiotensin-II-Kettenreaktion mit dem Ergebnis einer vermehrten Aldosteronausschüttung in Gang.

Im Sport stellen die erhöhten Mineralstoff-Wasserumsätze und die aus dem Energiehaushalt anfallenden H^+-Ionen besonders hohe Anforderungen an die Erhaltung der Homöostase durch Aldosteron.

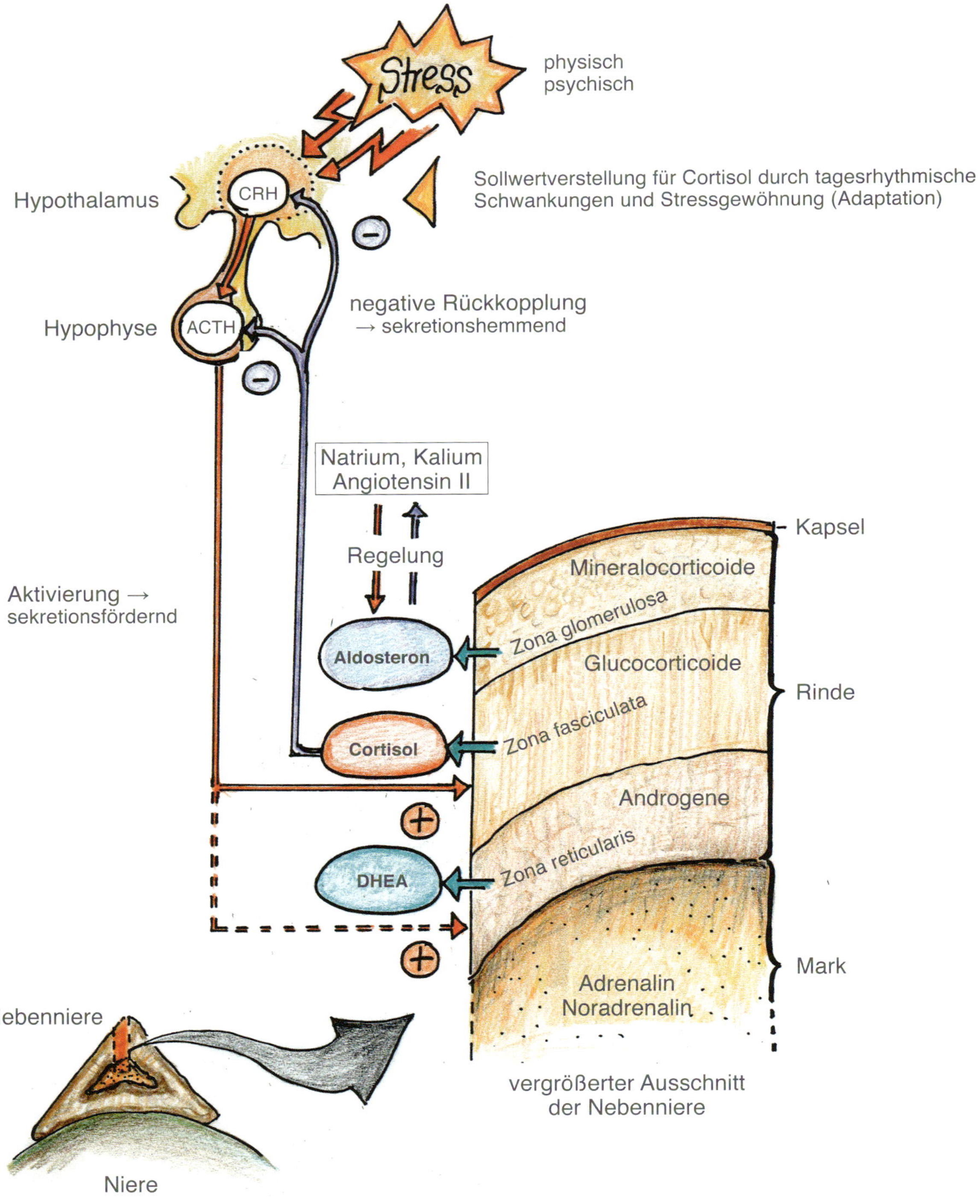

Nebennierenrindenhormone und ihre Regelkreise

Glucocorticoide

Cortisol (= Hydrocortison) ist hier der wirksamste Vertreter, nicht zu verwechseln mit dem deutlich schwächeren, gleichfalls in der Nebennierenrinde produzierten Cortison, dessen Name aber beim Laien als Sammelbegriff für alle Korticoidpräparate gebraucht wird.

Cortisol ist ein echtes Stresshormon und sichert das Überleben unter bedrohlichen psychischen und physischen Herausforderungen. Dafür spricht, dass es erstens mit den Stresshormonen Adrenalin und Noradrenalin kooperiert und deren Wirkung verstärkt (permissive Wirkung), zweitens über den ACTH-Regelkreis gesteuert wird, dem auch β-Endorphin entstammt. Aus der Sicht des Cortisols ist die alltägliche basale Homöostase sekundär.

Die **Cortisolwirkungen** lassen sich in zwei große Zielbereiche unterteilen:

1. Aktivierung des Zucker-, Fett- und Eiweißstoffwechsels zur Herstellung von Energieträgern in Grenzsituationen:

- Glucoseneubildung aus Aminosäuren
- Stimulation der Zuckerspeicherung (Glykogen)
- Bereitstellung von Fettsäuren

2. Modulation des Abwehrsystems:

- Hemmung von Entzündungsreaktionen
- Hemmung allergischer Reaktionen
- Unterdrückung von Immunreaktionen (Immunsuppression)

Was unter aktueller Stressbelastung von Vorteil ist, z. B. die vermehrte Herstellung von Glucose zur Erhaltung der Gehirn- und Organleistung, kann bei chronisch überhöhter Anforderung in einen Nachteil umschlagen. So führt der chronische Abbau von wertvollem Körpereiweiß aus Muskeln und Knochen zu banalem Brennstoff in einen **katabolen (abbauenden) Zustand** mit Adynamie (Muskelschwäche) und Osteoporose (Calcium- und Elastizitätsverlust des Knochens), des Weiteren in eine **chronische Immunsuppression** mit Erkrankungsneigung.

Gerade im Hochleistungssport mit seinen extremen Energieumsätzen und der hohen stressorischen Gesamtbelastung können unter Übertrainingsbedingungen (siehe Kap. 4.6.) entsprechende Fehlleistungen des Organismus auftreten, die letztlich in einen Leistungsknick, in eine Verletzungsneigung und in gehäufte Luftwegsinfekte münden.

Ursachen:

Glykogendepletion: leere Glykogenspeicher, messbar an einer ungenügenden maximalen Laktatentwicklungsfähigkeit

Katabolie: inadäquater Eiweißabbau, messbar an einer chronischen Harnstofferhöhung bei normalen Nierenwerten

Immunsuppression: »Unterdrückung« des unspezifischen und spezifischen Immunsystems, messbar an Veränderungen des Fresszellsystems (z. B. Killerzellen) und dem Abfall von Immunkörpern (Immunglobuline)

Die **Regulation** der Cortisolsekretion erfolgt neben einer spezifischen Tagesrhythmik mit Morgenhoch und nächtlichem Tief vor allem über die bereits beschriebene hypothalamische-hypophysäre Hormonachse. Regelgröße ist in erster Instanz die Blutkonzentration des Cortisols selbst (negatives Feedback). Der Sollwert dieser Regelgröße wird aber ganz von der Höhe der stressorischen Anforderung bestimmt, d. h. er ist innerhalb bestimmter Grenzen variabel. Die Höhe und Dauer der Stressbelastung, die auf die hypothalamischen Zentren einwirkt, bestimmt diese Sollwertverstellung. Diese Flexibilität ist notwendig, um im Verein mit den anderen Stresshormonen dem vegetativen und dem somatischen Nervensystem die der jeweiligen Situation angepasste richtige Stressantwort zu geben. So führen lang einwirkende stressorische Reize zu einem Gewöhnungseffekt (Adaptation) mit Erhöhung der stressorischen Reizschwelle.

Glucocorticoide als Medikamente

In verschiedensten pharmakologischen Zubereitungen haben Cortisolverwandte (Corticosteroide) in der Medizin eine herausragende Bedeutung erlangt.

Sie gehören zu den wirksamsten Medikamenten bei chronisch entzündlichen Erkrankungen, z. B. Rheuma, bei Autoimmunerkrankungen, z. B. Hashimoto-Schilddrüsenerkrankung, bei allergischen Erkrankungen, z. B. allergisches Asthma bronchiale, und zur Vermeidung von Abstoßungsreaktionen nach Organtransplantation. Sie senken den gefährlichen Hirndruck bei Schädelhirntraumen und werden bei nahezu allen Schockformen eingesetzt. Selbstverständlich werden sie auch beim Versagen der Nebennierenrindenfunktion (Morbus Addison) substituiert.

Allerdings **können** bei chronischer Anwendung mit Dosierungen oberhalb einer für verschiedene Darreichungsformen individuellen »Cushingschwelle« teilweise gravierende Nebenwirkungen auftreten:

- Muskelschwund: dünne Extremitäten, Muskelschwäche
- Fettumverteilung: Stammfettsucht, Vollmondgesicht
- Dünne Haut: Neigung zu Blutergüssen, Pergamenthaut
- Osteoporose: Knochenbruchneigung
- Zuckerkrankheit: Diabetes Typ II
- Blutdrucksteigerung: Gefäßerkrankung
- Magenprobleme: schmerzloses (»stilles«) Magengeschwür
- Änderung der Stimmungslage: Euphorie bis Depression

Trotz all dieser möglichen Nebenwirkungen ist die Corticosteroid-Therapie, zielgerichtet angewandt, für viele Krankheitsbilder äußerst wirksam und segensreich. Das in der Bevölkerung vorherrschende negative »Kortison« -Bild ist bei richtiger Behandlungsstrategie des Arztes nicht gerechtfertigt.

Androgene

Dehydroepiandrosteron (DHEA) ist das wichtigste Androgen der Nebennierenrinde. Obwohl der Name »mannbezogen« (Andros = griechisch: Mann) ist und DHEA als männliches Sexualhormon gilt, weiß man recht wenig über die **Wirkungen beim Mann**. In jedem Fall arbeitet es mit dem weitaus stärker wirksamen Testosteron synergistisch zusammen. **Bei der Frau** ist es ab der Pubertät für die Achsel- und Schambehaarung verantwortlich, scheint die Libido zu steigern und dient in der Menopause als mögliche extragenitale Östrogenquelle.

Die **Steuerung** erfolgt über eine ACTH-Stimulation.

DHEA ist ein Renner in der Anti-Aging-Medizin, wird aber den häufig überzogenen Wünschen nicht gerecht. Der Einsatz von DHEA sollte von einem endokrinologisch erfahrenem Arzt entschieden werden. **DHEA ist kein Substitutionsmittel!**

Nierenhormone –
»Blut- und Kreislauf sind ihr Job«

Die Nieren sind der Bildungsort zweier wichtiger Hormone: Renin und Erythropoietin (siehe Abb. unten).

a) Funktion und Regulation der Renin-Angiotensin-Aldosteron-Kaskade

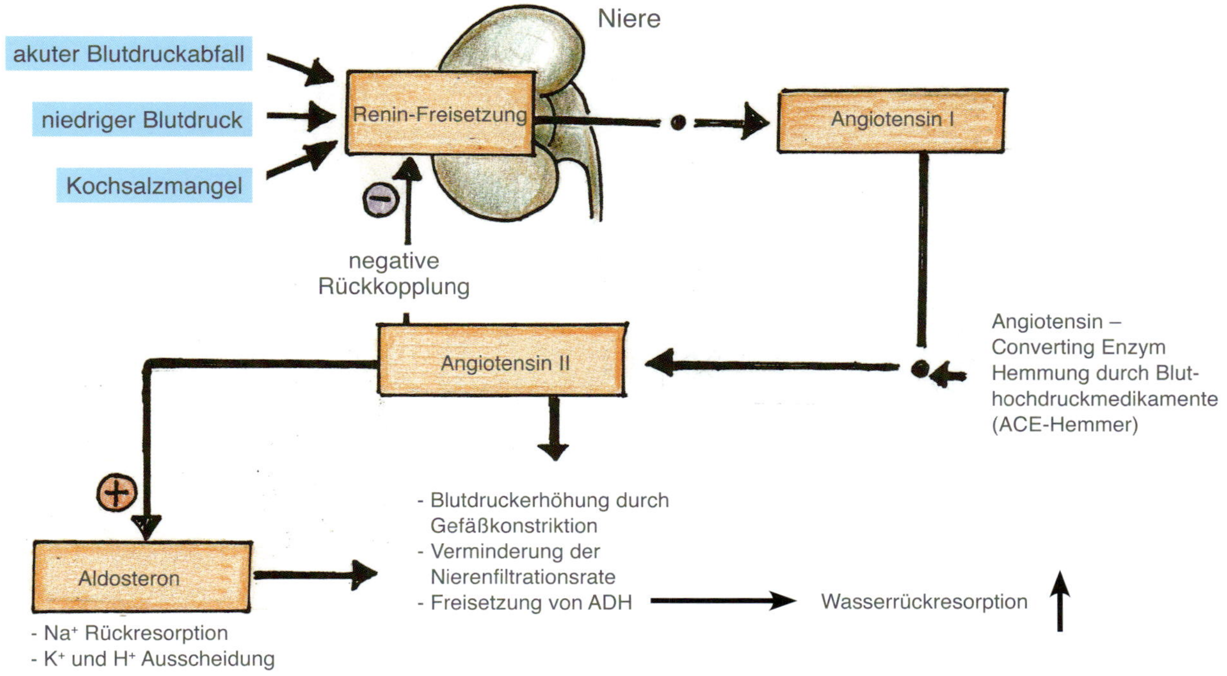

b) Erythropoietin (EPO): natürliche Freisetzung, Substitution und Doping

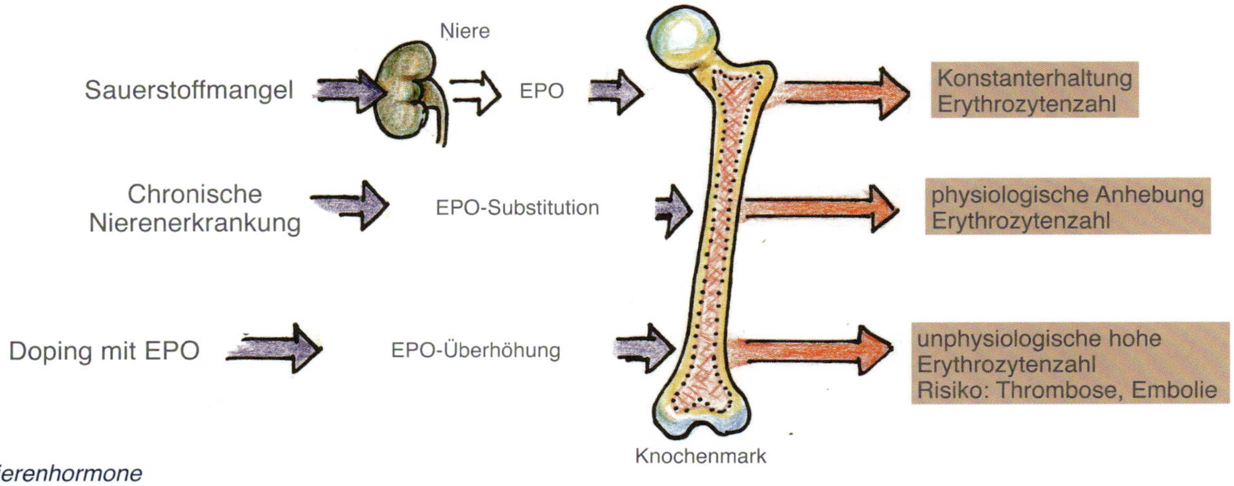

Nierenhormone
a) Renin-Angiotensin-Aldosteron-Kaskade
b) Erythropoietin-Dynamik bei Hypoxie, Substitution und Doping

Renin

Renin wird in der Zellauskleidung feinster Blutgefäße gebildet, die zu den Filterorganen der Nieren führen (siehe Kap. 3.9.). Wie bereits im Vorkapitel beschrieben, fungiert Renin als Initialzünder für eine Kettenreaktion, die über die Bildung von **Angiotensin I zu Angiotensin II und schließlich zu Aldosteron** führt.

Physiologische Ziele dieser Hormonkaskade sind:

- Anhebung des Blutdrucks durch die gefäßverengende Wirkung von Angiotensin II in der arteriellen Endstrombahn
- Verminderung der Filtrationsrate durch die mikroskopisch kleinen Filterorgane der Niere (Glomeruli) mit Abfall des Urinvolumens
- Steigerung der Aldosteronproduktion mit erhöhter Natrium-/Wasserrückresorption und vermehrter Ausscheidung von Kalium- und Säure-Ionen
- Freisetzung von Adiuretin (ADH) mit gesteigerter Wasserrückresorption in den Nieren
- Auslösung von Durstgefühl zur Erhöhung der Trinkmenge

Die **Regulation** der Reninsekretion wird durch das Blutdruckverhalten, den Mineral- und Flüssigkeitshaushalt und die Angiotensin-II-Konzentration im Blut bestimmt:

- Blutdruckabfall, z. B. akut bei Blutverlusten oder chronisch bei niedrigem Blutdruck, löst eine vermehrte Reninausschüttung aus.
- Mangeldurchblutung der Niere durch Verengungen der Nieren- oder großen Brust-/ Baucharterien provozieren einen Renin-anstieg.
- Gleichfalls fördert ein Kochsalzmangel (NaCl) eine erhöhte Reninproduktion.
- Dagegen hemmen überhöhte Angiotensin-II-Spiegel über einen negativen Rückkopplungsmechanismus die Reninfreisetzung.

> Die Blutdruckregulation ist in hohem Maß von der Renin-Angiotensin-I-Angiotensin-II-Aldosteron-Kettenreaktion abhängig. Störungen können u. a. einen Bluthochdruck begünstigen. Die neuere Generation der Bluthochdruckmedikamente greift hier erfolgreich an, indem sie beispielsweise die enzymatische Umwandlung von Angiotensin I in Angiotensin II hemmt (Angiotensin-Converting-Enzym-Hemmer = ACE-Hemmer).

Eryhthropoietin (EPO)

Erythropoietin wird nahezu vollständig in der Niere gebildet, eine geringe Bildungsrate in der Leber ist praktisch vernachlässigbar. Seine **Hauptaufgabe** liegt in der Stimulation des Knochenmarks zur Neubildung roter Blutkörperchen (Erythrozyten), die den Sauerstoff im Blut zu den verschiedenen Organen transportieren. Der Anteil an roten Blutkörperchen im Blut (Hämatokrit) wird dadurch konstant gehalten. Er liegt normalerweise bei 40 bis 50 Prozent.

Auslösender Reiz zur vermehrten EPO-Ausschüttung ist ein Sauerstoffmangel (Hypoxie). Sauerstoffsensoren in der Nierenrinde registrieren einen Abfall des Blut-Sauerstoffpartialdrucks und lösen dann einen Anstieg der Erythropoietin-Produktion aus. Die Ursache für den Abfall der Sauerstoffsättigung im Blut kann vielschichtig sein: Abfall des Luftsauerstoffs in größeren Höhen (> 1800 Meter), chronische Lungenerkrankungen, blutungsbedingter Mangel an roten Blutkörperchen, Eisenmangel-Anämie (Blutarmut) usw.

Bei chronischen Nierenerkrankungen hingegen findet man einen primären Erythropoietin-Mangel mit sekundärer Erniedrigung der Zahl an roten Blutzellen. Hier kann nur gentechnologisch hergestelltes Erythropoietin, als Medikament gegeben, die defizitäre Situation beheben.

Höhentraining (siehe Abb. unten)

Die Erfahrung, dass Sauerstoffmangel die Bildungsrate der sauerstofftransportierenden roten Blutkörperchen erhöht, wird im sogenannten Höhentraining bei Ausdauersportarten in erlaubter Weise genutzt und ist im Hochleis-

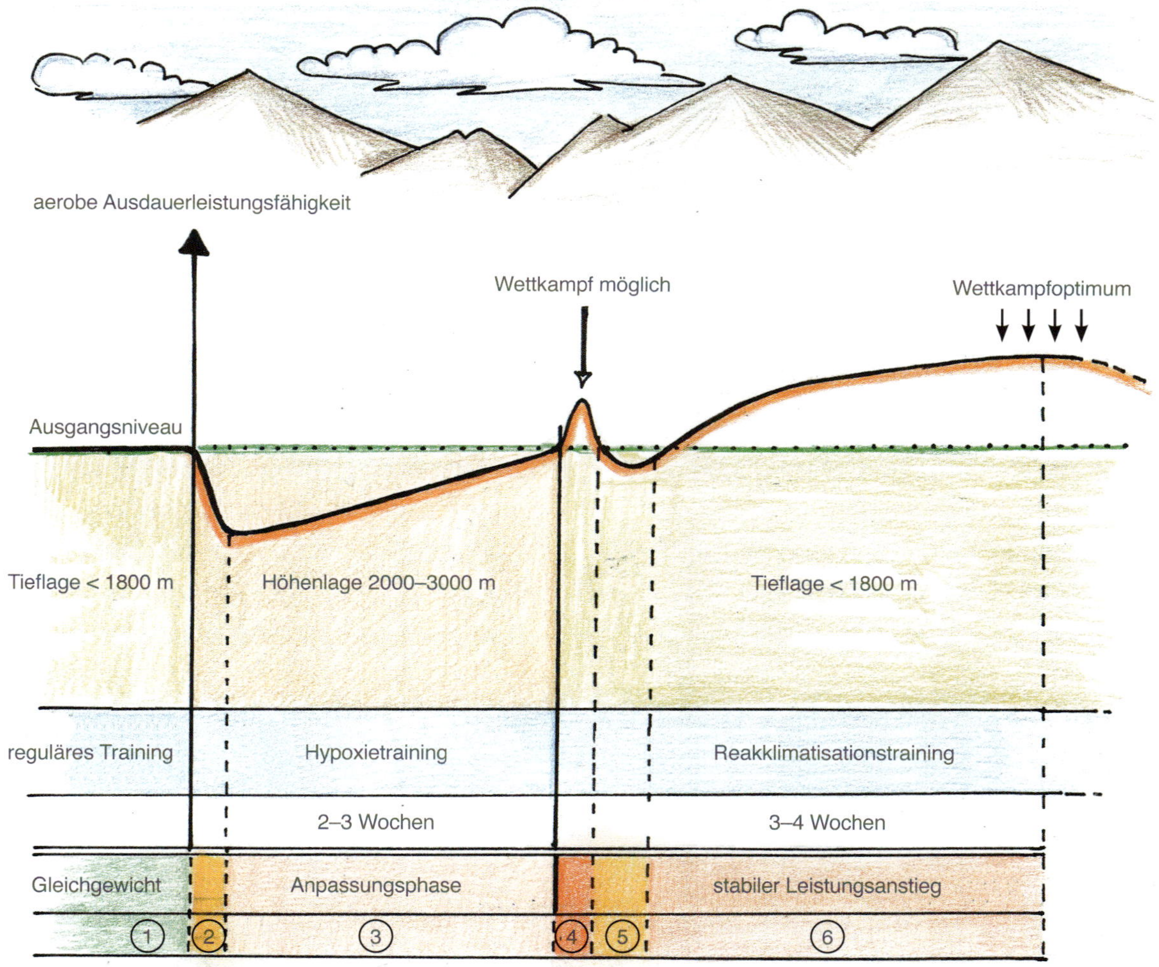

1) individueller Ausdauerleistungszustand – Gesundheit
2) 3-tägiger Leistungsabfall durch Akutakklimatisation
3) positive Adaptation auf Höhenreiz: Erythropoietin ↑, Atmung ↑, Herz ↑
4) 3-tägige Hochphase unmittelbar nach Höhentraining (Superkompensation)
5) 7-tägiger Leistungsabfall (negatives Rebound)
6) kontinuierlicher stabiler Leistungsanstieg mit Maximum nach 3 Wochen

Weiterhin existieren im Hochleistungssport zahlreiche Modelle zum Hypoxietraining mit Mehrfacheinsatz im Jahres- und Mehrjahresaufbau.

Höhentraining mit schematischer Darstellung der aeroben Ausdauerleistungsfähigkeit vor, während und nach der Höhenexposition. Weiter angeführt sind mögliche Wettkampftermine. (modifiziert nach Fuchs, U./Reiß, M.)

tungssport durchaus sinnvoll. Die Inhalte gestalten sich allerdings relativ aufwendig. In Höhenlagen zwischen 2000 bis 2500 (3000) Meter zur Meereshöhe ist ein wenigstens 2-wöchiges, optimalerweise 3-wöchiges Trainingslager mit einem mindestens 2-stündigem Training in dieser Höhe erforderlich. Die dadurch induzierte Erhöhung der Erythrozytenzahl verbessert den Sauerstofftransport in die sportartspezifische Arbeitsmuskulatur nach Rückkehr aus der Höhe. Nach einer 3- bis 10-tägigen Erholungsphase (Reakklimatisation) auf die Strapazen des Höhentrainings (biologische Adaptation, Wasserverluste, UV-Exposition, Kälte) hält der positive Effekt der Ausdauerleistungsverbesserung für mehrere Wochen mit einem Maximum von ca. drei Wochen nach Rückkehr aus der Höhe an. Hier liegt auch der optimale Zeitpunkt für Wettkämpfe. Die Ursachen der Leistungsverbesserung sind nicht allein auf die Erythropoietin-induzierte Zunahme der roten Blutzellen zurückzuführen, sondern auch auf Anpassungen der Atemmuskulatur, des Säure-Basen-Haushalts und langfristig eine vermehrte Kapillarisierung und mitochondriale Mehrausstattung der Muskulatur. Die Trainingsinhalte für das Höhentraining sind von Sportart zu Sportart unterschiedlich, in jedem Fall aber von der Intensität und vom Umfang her reduziert, um Überlastungen und Krankheiten vorzubeugen. Auf den Einbau von vermehrten regenerativen Maßnahmen nach Belastung, den Ausgleich von erhöhten Energie- und Flüssigkeitsumsätzen, Kälte- und UV-Schutz sollte immer geachtet werden. **Krank zum Höhentraining anzutreten, ist ein schwerer Fehler!**

Auch eine Umkehrung der Einwirkzeiten des Hypoxiereizes wird praktiziert: Schlafen in der Höhe, Trainieren unter Normalbedingungen. Neben diesen »natürlichen« Hypoxiemaßnahmen werden aber noch weitere »synthetische« Hypoxiebedingungen praktiziert:

- Barokammertraining in Unterdruckräumen mit Reduktion des natürlichen Luftdrucks (Sauerstoffpartialdrucks) in sogenannten »Höhenhäusern« oder »-kammern«
- Training oder Schlaf mit Volumenreduktion des Sauerstoffs durch Zumischung von Stickstoff in geschlossenen Räumen und Zelten
- Atemmaskentraining mit Rückatmung der gefilterten und gekühlten Ausatemluft

Die Methoden dieser »unnatürlichen« Hypoxiemaßnahmen nehmen im Hochleistungssport Ausmaße an, die sportlich und ethisch kaum mehr vertretbar sind. Auch die Verwendung von Unterdruckkammern als Anti-Aging-Maßnahme für den Laien ist mehr als fragwürdig. Ein 2- bis 3-wöchiger Wanderurlaub im Gebirge ist sicherlich effektiver, da er die gesamte Sensorik des Nerven-Hormon-Systems wirkungsvoller sensibilisiert und zu höherer Effektivität führt als die Ergometer- oder Laufband-Monotonie einer Unterdruckkammer.

EPO-Doping

Todesfälle durch Thrombosen der großen Hohlvene und Embolien aus den tiefen Beinvenen begleiten das Doping mit Erythropoietin, das primär für medizinische Zwecke zum Ausgleich des Hormondefizits bei chronischen Nierenkrankheiten gentechnologisch hergestellt wird. Skrupellos wird es zu Dopingzwecken im Leistungssport eingesetzt, um die Zahl der sauerstofftransportierenden Erythrozyten über das gewöhnliche Maß zu vermehren. Nachweislich führt dies zu einer Verbesserung der Ausdauerleistungsfähigkeit im Langstreckenbereich.

Die Vermehrung der roten Blutzellen bedingt aber zusätzlich eine unerwünschte Bluteindickung (Viskositätserhöhung) mit dem Risiko von Thrombosen und daraus »abgefeuerten« Embolien (Blutgerinnsel). Sie bedeuten eine tödliche Gefahr, die von vielen Profisportlern bewusst (?!) in Kauf genommen wird. Das Anwendungsverbot durch die Anti-Doping-Regeln und regelmäßige Kontrollen sollen die Gesundheit des Athleten schützen und das Gebot der sportlichen Fairness wahren.

Bauchspeicheldrüsenhormone – »Schlachtfeld Blutzucker«

Die im Oberbauch gelegene Bauchspeicheldrüse (Pankreas) besitzt eine Doppelfunktion. Einerseits produziert sie **Verdauungssaft** (exkretorische Funktion), andererseits **Hormone** (inkretorische Funktion). Im Weiteren werden wir auf Letztere näher eingehen, die Verdauungsfunktion wird später beschrieben.

Die Herstellung der Bauchspeicheldrüsenhormone erfolgt in speziellen Zellverbänden, den sogenannten Langerhans-Inseln, die über die gesamte Bauchspeicheldrüse mit einer Gesamtzahl von ca. einer Million verteilt sind. Jede dieser kleinen Hormonfabriken besteht aus etwa 3000 hormon-sezernierenden Zellen mit unterschiedlicher Typisierung. Sie unterteilen sich in 20 Prozent A-Zellen mit Glucagonproduktion, in 70 Prozent B-Zellen mit Insulinproduktion und in zehn Prozent D-Zellen mit Somatostatinproduktion. Die Hormone **Insulin** und **Glucagon** regulieren mit gegensätzlicher Wirkung den Zucker-, Fett- und Eiweißstoffwechsel. **Somatostatin** wirkt hemmend, sowohl auf die Verdauungs- wie auch auf die Hormonfunktion der Bauchspeicheldrüse. Im Folgenden beschäftigen wir uns bevorzugt mit Insulin und Glucagon.

Insulin

Zentraler Inhalt der Insulinwirkung ist die Schaffung von Energiereserven, wenn ein Überschuss an freien Energieträgern vorhanden ist. Insulin gehört damit in die Reihe der anabolen (aufbauenden) Hormone, auch wenn es zunächst in paradox anmutender Weise den Blutzucker (Glucose) abbaut. Gemeinsam mit freien Fettsäuren und Aminosäuren werden die überschüssigen Glucosemoleküle in den Zielorganen Leber, Muskulatur und Fettgewebe wieder zu großmolekularen Speicherformen synthetisiert.

Als **vorrangige Insulinwirkungen** gelten deshalb im Einzelnen:

- Senkung des Blutzuckers über den enzymatischen Einbau von Glucose in die Glykogenspeicher der Leber und der Muskulatur
- Erhöhung des Glucoseumsatzes im Energiestoffwechsel
- Stimulation der Fettsäurensynthese mit Aufbau von Speicherfett und Hemmung des Fettabbaus
- Anabole Wirkung auf den Eiweißstoffwechsel mit Steigerung der Eiweißbiosynthese durch aktives Einschleusen von Aminosäuren in die Zellen
- Kaliumsenkende Wirkung im Blut durch vermehrten aktiven Kaliumeinstrom in die Zellen (Natrium-Kalium-Pumpe)

Hauptregelgröße für die Insulinausschüttung ist der Blutzuckerspiegel. Steigende Glucosekonzentration im Blut und in den B-Zellen stimulieren die Insulinsekretion. Diese Koppelung von Glucosekonzentration und Insulinausschüttung erlaubt eine Sollwerteinstellung um 60 bis100 mg/dl (3,5 bis 5,5 mmol/l). Zusätzlich wird die Insulinsekretion während des Verdauungsvorgangs durch die Aktivität des Nervus vagus (parasympathisches System) und durch Magen-Darm-Hormone, wie Gastrin, gefördert.

Hemmenden Einfluss auf die Insulinproduktion besitzen die Stresshormone Adrenalin und Noradrenalin und das Somatostatin aus den D-Zellen der Bauchspeicheldrüse.

Glucagon

Vornehmliche Aufgabe des Glucagons ist es, bei akuten oder chronischen Unterzuckerzuständen und bei erhöhten Energieanforderungen Energiesubstrate, wie Glucose, freie Fettsäuren und bedingt auch Aminosäuren bereitzustellen. Dies gelingt überwiegend über den Abbau von Zucker-, Fett- und Eiweißreserven. In diesem Sinne wirkt es katabol (abbauend) und antagonistisch zum Insulin. Zielorgan ist in erster Linie die Leber.

Den hohen Anforderungen wird das Hormon mit folgenden **Maßnahmen** gerecht:

- Vermehrter Abbau der Glykogenspeicher in der Leber zur Bereitstellung von Glucose
- Herstellung von Glucose aus Aminosäuren (Eiweißabbau), Glycerin (Fettabbau) und Laktat (aus dem anaeroben Energiestoffwechsel)

Die Freisetzung von Glucagon erfolgt vorwiegend durch folgende **Regulationsgrößen**:

- Kritischer Abfall der Glucosekonzentration im Blut (Hypoglykämie)
- Anstieg der Aminosäurenkonzentration im Blut nach eiweißreichen Mahlzeiten, aber auch bei katabolen Hungerzuständen mit Eiweißabbau zur ersatzweisen Glucoseherstellung aus Aminosäuren
- Grenzwertiger Abfall des energetischen Potenzials unter Stress und »Kampfbedingungen«, wie hohe sportliche Belastung, z. B. Extremsport

Hemmend auf die Glucagonsekretion wirken:

- Erhöhte Blutglucosekonzentrationen
- Erhöhte Insulinspiegel im Blut
- Somatostatin aus den D-Zellen des Pankreas

Hormonelle Regelung des Blutzuckerspiegels (vereinfachte Darstellung)

Glucose (Traubenzucker) ist der zentrale Energieträger bei allen Stoffwechselabläufen des menschlichen Organismus. Sie ist als sogenanntes Monosaccharid ein Basismolekül aus der großen Gruppe der Kohlenhydrate, die mit der Nahrung aufgenommen werden müssen. Der Kohlenhydratanteil der mit der Nahrung zugeführten Energie sollte bei ca. 60 bis 65 Prozent (Fett ca. 25 bis 30 Prozent, Eiweiß ca. 10 bis 15 Prozent) liegen.

Der Blutzuckerspiegel wird durch seine Glucosekonzentration definiert. Seine Einstellung zur optimalen Anpassung an die unterschiedlichsten Energieanforderungen ist die wichtigste Aufgabe der antagonistisch wirkenden Hormone Insulin und Glucagon (siehe Abb. S. 265). Die energetische Leistungsfähigkeit des Zentralnervensystems (Gehirn, Rückenmark) und die Funktionstüchtigkeit der roten Blutzellen (Erythrozyten) sind **ausschließlich** vom Betriebsstoff Glucose abhängig. Während das Gehirn den aeroben Weg der Energieherstellung aus Glucose wählt, müssen die Erythrozyten mangels aerober Zellstrukturen ihre Energie aus der anaerob-laktaziden Verstoffwechselung der Glucose beziehen. Das dabei

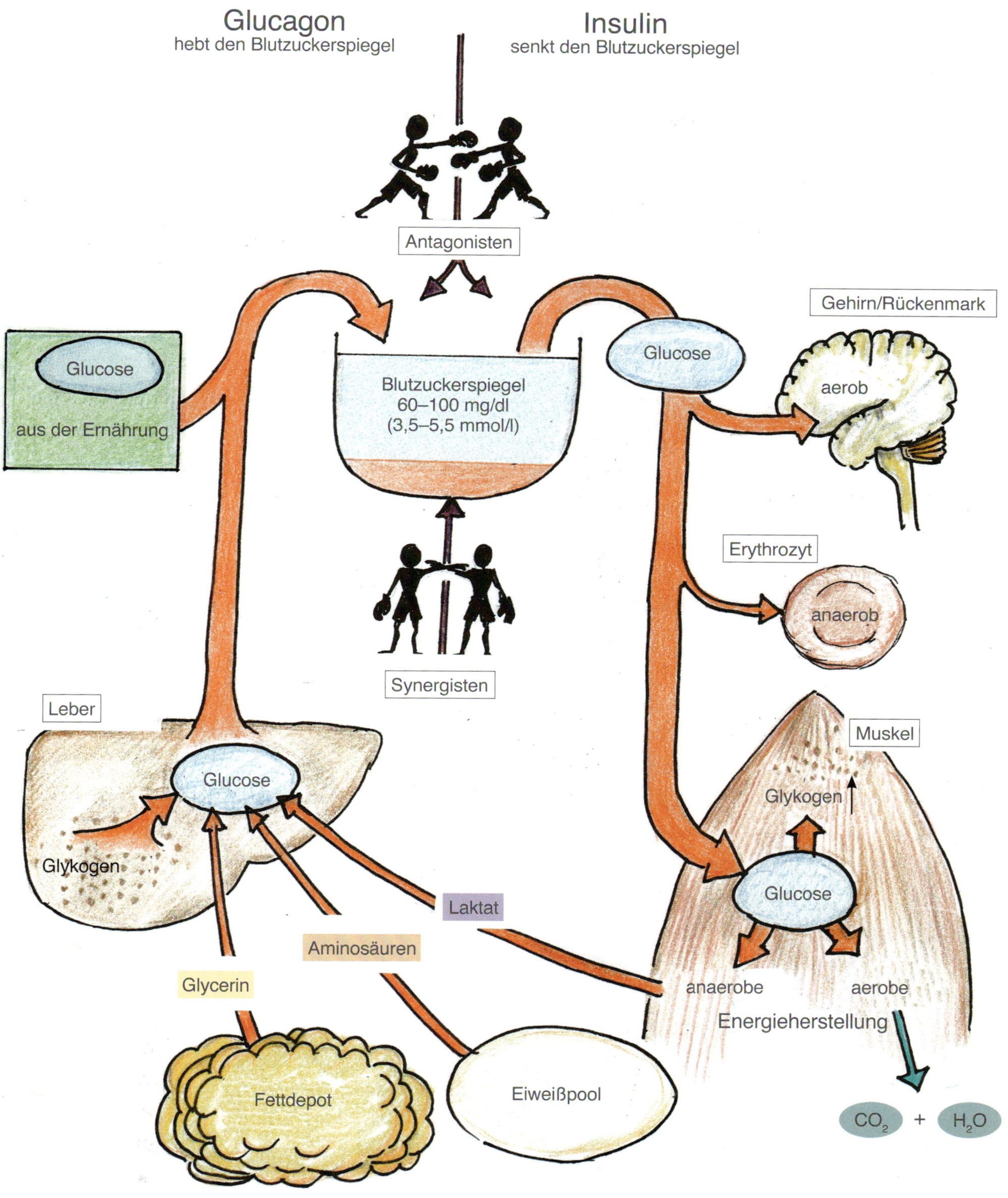

Hormonale Regulation des Blutzuckerspiegels (= Blutglucosekonzentration) über die antagonistische Wirkung von Insulin (Blutglucose senkend) und Glucagon (Blutglucose hebend). Für die Einstellung des Blutzuckergleichgewichts (Homöostase) arbeiten sie synergistisch.

anfallende Endprodukt »Laktat« (Milchsäure) wird in der Leber wieder zu Glucose regeneriert. Der größte Glucose-Verbraucher aber ist die Muskulatur, insbesondere die Skelettmuskulatur unter Arbeitsbedingungen, z. B. Sport. Für hochintensive Belastungen zwischen 10 und 60 Sekunden benutzt sie den anaerob-laktaziden Glucoseabbau, darüber den aeroben Glucosemetabolismus, der ab etwa 90 Minuten in eine zunehmende aerobe Fettverbrennung umschlägt (siehe Kap. 2.7., Energiekaskade). Die Einschleusung der Glucose in die Muskelzelle wird von Insulin unmittelbar nach Nahrungsaufnahme und zusätzlich von Adrenalin bei der Muskelarbeit organisiert. In der Zelle steigert Insulin einerseits die Glucoseverbrennung, andererseits die Glucosespeicherung als Muskelglykogen. In der Leber hilft Insulin, die über die Nahrung und die Laktatwiederverwertung anfallende Glucose als Leberglykogen zu speichern. **Mit all diesen Maßnahmen senkt Insulin den Blutglucosespiegel.** Um aber ein Gleichgewicht auf dem gewünschten Sollwertniveau von 60 bis 100 mg/dl (SI-Einheit: 3,5 bis 5,5 mmol/l) herzustellen, das geeignet ist, alle Energieanforderungen abzudecken, ist Glucagon als Gegenspieler notwendig. **Glucagon hebt den Blutglucosespiegel** an, um auch zwischen den Mahlzeiten und bei vermehrtem Glucoseverbrauch den energetischen Fluss hochzuhalten. Allerdings fungiert es als Antagonist des Insulins nicht in der Muskulatur, sondern nur in der Leber. Hier aber mobilisiert es bedarfsgerecht Glucose aus den Glykogenspeichern, baut aus Laktat Glucose und formt aus glucoplastischen Aminosäuren Glucose, nachdem es Eiweiße in ihre Einzelteile zerlegt hat (Eiweißabbau = Katabolismus). Notfalls kann Glucagon auch aus Fetten über das Zwischenprodukt Glycerin Glucose herstellen. Doch damit nicht genug. In der »Not« (Stressbelastung) erfährt Glucagon auch Hilfe durch die Stresshormone Adrenalin und Cortisol, die die Glucoseherstellung unterstützen (Synergisten).

> Zusammenfassend ist der Blutzuckerspiegel das Ergebnis von glucoseverbrauchenden und glucoseliefernden hormonell gesteuerten Stoffwechselprozessen. Die daraus resultierende homöostatische Zielkonzentration von 60 bis 100 mg/dl (3,5 bis 5,5 mmol/l) wird überwiegend von den antagonistisch arbeitenden Hormonen Insulin und Glucagon eingestellt. Sie organisieren die Schritte von der Glucoseaufnahme mit der Nahrung bis zu ihrem Verbrauch bei Arbeit, Sport und Spiel und wahren damit die Gesundheit und Leistungsfähigkeit.

Werden die Zielvorgaben deutlich unter- oder überschritten, liegt eine **Erkrankung** vor:

Unterzucker (Hypoglykämie)
Fällt die Blutzuckerkonzentration unter 45 mg/dl (2,5 mmol/l), treten typische Unterzucker-Symptome auf: Herzklopfen, Schwitzen, Zittern, Übelkeit, Heißhunger, Unruhe, Angstgefühle und Denkstörungen. Ein Abfall unter 35 mg/dl (2,0 mmol/l) ist lebensbedrohlich und führt zu einem hypoglykämischen Schock mit komatösem Zustand und gelegentlich zu zerebralen Krampfanfällen, schlimmstenfalls zum Tod. Bei den Ursachen für einen Unterzuckerzustand lassen sich zwei große Gruppen unterscheiden:

Äußere Ursachen: Überdosierung von antidiabetischen Medikamenten (Insulin, »Zuckertabletten«), Überanstrengung nach übermäßigem Alkoholgenuss, extremes Fasten, »Hungerstreik«.

Innere Ursachen: Insulinproduzierende, in der Regel gutartige Inseltumoren der Bauchspeicheldrüse, schwere Lebererkrankungen, angeborene Stoffwechselerkrankungen, psychosomatisch bedingte Essstörungen, z. B. Anorexia nervosa.

Zuckerkrankheit (Diabetes mellitus)
Überhöhte Blutzuckerspiegel kennzeichnen den Diabetes mellitus: Nüchternblutzucker > 120 mg/dl (6,7 mmol/l). Der Diabetes mellitus ist mit einer Inzidenz von etwa fünf Prozent der Bevölkerung in Deutschland eine der häufigsten und wohl die bedeutendste Stoffwechselstörung, was die gesundheitlichen und volkswirtschaftlichen Auswirkungen angeht. Der jährliche Kostenaufwand zur Diagnostik und Behandlung beträgt aktuell 20 Milliarden, mit Folgeerkrankungen (diabetische Komplikationen) 30 Milliarden Euro!

Nach ursächlichen und klinischen (medizinischen) Gesichtspunkten unterscheidet man vereinfacht zwei Diabetes-Typen:

Diabetes mellitus Typ I (insulinabhängiger Diabetes mellitus, »juveniler Diabetes«)
Der Typ-I-Diabetes zeichnet sich durch einen rasch progredienten Insulinmangel aus, der schon im Kindesalter, möglicherweise ausgelöst durch **Virusinfekte**, auftreten kann. Tritt er im Erwachsenenalter auf, ist eine **Autoimmunreaktion** gegen die Inselzellen der Bauchspeicheldrüse verantwortlich zu machen. Therapeutisch stehen lebenslange Insulin-Gaben im Vordergrund (Injektion, Insulin-Pumpe usw.).

Diabetes mellitus Typ II (nicht insulinabhängiger Diabetes mellitus, »Alterszucker«, betrifft 90 Prozent aller Zuckerkranken)
Das Problem des Typ-II-Diabetes ist nicht der primäre Insulinmangel, sondern das ungenügende Ansprechen der Insulinrezeptoren in den Zielgeweben **(Insulinresistenz)**. Reaktiv findet man zu Beginn der Erkrankung deswegen auch überhöhte Insulinspiegel, ehe es dann aber im späteren Verlauf zu einer Erschöpfung der insulinproduzierenden B-Zellen mit Abfall der Insulinsekretion kommt. Die Ursachen sind multifaktoriell. Fast immer scheint eine genetische Disposition zugrunde zu liegen (familiäre Häufung), auslösend aber wirken **Überernährung, Übergewicht und Bewegungsarmut!**

Da 80 Prozent der Typ-II-Diabetiker übergewichtig sind, ist auch der therapeutische Weg klar vorgegeben: **diätetische Einstellung, Gewichtsabnahme und regelmäßige Bewegung.** Durch diese Maßnahmen gelingt es, die Insulin-Sensitivität der Gewebe nachweislich zu verbessern, wobei hier auch die Bewegung eine zielführende Bedeutung beinhaltet. Sie sollte Ausdauercharakter besitzen und möglichst viele Muskelgruppen ansprechen, z. B. Nordic Walking, Cross-Trainer, Ski-Langlauf, Rudergerät, Radtouren usw. Nach anfänglicher Eingewöhnungszeit von drei bis vier Wochen mit 2- bis 3-maligem Training pro Woche, sollte täglich 30 bis 60 Minuten, natürlich auch länger, trainiert werden.

Mit Medikamenten (orale Antidiabetika/Insulin) eingestellte Diabetiker sollten immer Traubenzucker beim Training griffbereit mitführen, um Unterzuckerzuständen sofort entgegenwirken zu können. Denn körperliche Belastungen können die Wirkung der Medikamente verstärken. **Regelmäßige ärztliche Kontrollen und Beratungen sind immer angezeigt.**

Ungenügend behandelte Diabetiker setzen sich erheblichen Risiken aus. So finden sich gehäuft Gefäß- und Nervenerkrankungen, Bluthochdruck, Nierenerkrankungen, »offene Füße«, Augenschäden und schlimmstenfalls ein diabetisches Koma mit lebensbedrohlichen Flüssigkeitsverlusten, Übersäuerung und Bewusstseinseintrübung.

Sexualhormone – »Signale im Dienste der Fortpflanzung«

Wie wir bei den Nebennierenrindenhormonen vom Androgentyp gesehen haben (z. B. DHEA), fällt eine strenge Trennung in weibliche und männliche Hormone oft schwer. Aus gemeinsamen Vorstufen können geschlechtsspezifisch unterschiedliche Hormone resultieren. Auch verfügt der Mann über geringe Anteile weiblicher Hormone und umgekehrt. Im Folgenden werden wir uns aber ausschließlich mit den **typischen** männlichen und weiblichen Hormonen beschäftigen, um deren geschlechtsspezifische Dominanz herauszuarbeiten.

Männliche Sexualhormone

Zentrale Bildungsstätte (95 Prozent) der mit dem Oberbegriff **Androgene** bezeichneten Hormone ist der Hoden, nur im geringen Maß die Nebennierenrinde (fünf Prozent). Das wirksamste Androgen ist das in den Leydig-Zwischenzellen des Hodens gebildete **Testosteron** und sein Abkömmling Dihydrotestosteron.

Testosteron

Die wichtigsten **Testosteronwirkungen** sind:

- Bereits im Mutterleib (frühes Embryonalstadium) fördert Testosteron die Ausbildung der primären Geschlechtsorgane. Diese sind zwar durch die chromosomale XY-Konstellation genetisch vorgegeben, aber ihre geschlechtsspezifische Anlage wird erst durch die Hormonwirkung vollzogen.
- In der Pubertät induziert Testosteron das weitere Wachstum der so angelegten Geschlechtsorgane Penis, Hoden, Samenblasen und Prostata. Zudem ist es für die Ausbildung der sekundären Geschlechtsmerkmale verantwortlich: männlicher Behaarungstyp (Bart), verstärkte Talgdrüsenproduktion (Akne) und Kehlkopfausbildung (Stimmbruch). Auch der auffallend starke pubertäre Wachstumsschub mit Muskel-Knochen-Wachstum und Schluss der Wachstumsfugen zum Ende der Pubertät ist auf die Testosteronwirkung zurückzuführen. Nicht zu verwechseln ist dieser zeitlich begrenzte Wachstumsschub mit dem allgemeinen Körperwachstum, das auf die Hormonwirkungen von Wachstumshormon (Somatotropin), Schilddrüsenhormon (Trijodthyronin) und Insulin zurückzuführen ist (siehe Abb. S. 269).
- Beim erwachsenen Mann stimuliert Testosteron die Bildung der Spermien und deren Reifung im Hoden. Weiterhin regt es die Produktion von Prostata- und Samenblasensekret an. Die Zeugungsfähigkeit des Mannes ist direkt an eine ausreichende Testosteron-Sekretion gebunden.
- In Zusammenarbeit mit dem limbischen System und dem Hypothalamus regt Testosteron den Geschlechtstrieb (Libido) und das Aggressionsverhalten an.
- Um die Begattung zu vollziehen, bedarf es der vegetativen Unterstützung: Der Parasympathikus sichert die Erektion, der Sympathikus die Ejakulation.

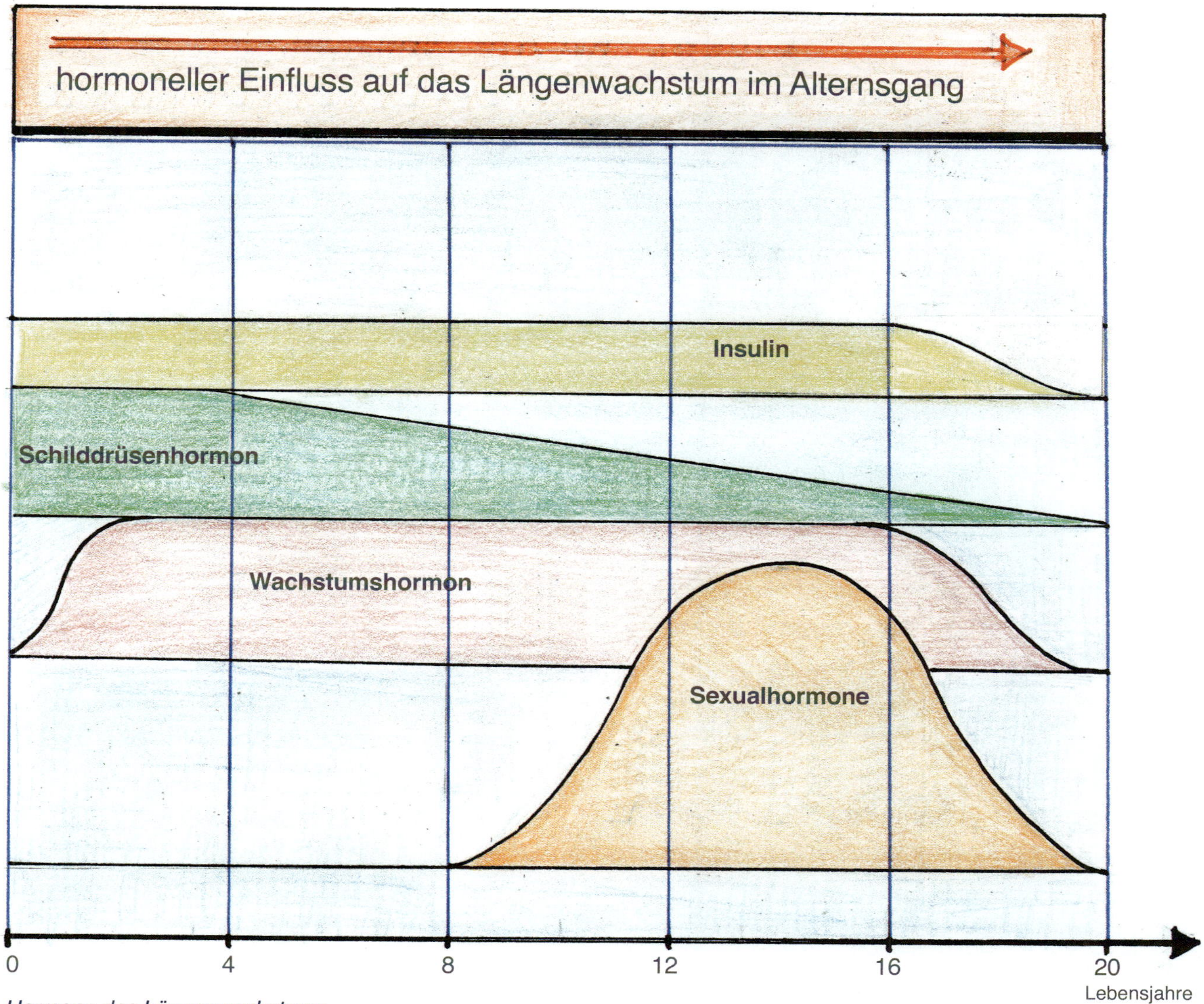

Hormone des Längenwachstums
- *Sexualhormone bewirken den pubertären Wachstumsschub: Testosteron bei den Buben, Östradiol bei den Mädchen.*
- *Wachstumshormon fördert das kindliche Längenwachstum ab der Geburt, steigert die Knochendichte und regt das Knorpelwachstum an.*
- *Schilddrüsenhormon unterstützt das Längenwachstum und die Organ- und Gehirnentwicklung während der gesamten Wachstumsphasen.*
- *Insulin unterstützt das Längen- und Muskelwachstum durch Steigerung der Eiweißsynthese.*

Die Testosteronsekretion wird über die bereits beschriebenen Feedback-Mechanismen **reguliert:**

Mit Einsetzen der Pubertät schüttet der Hypothalamus vermehrt Gonadotropin-releasing Hormon (GnRH) aus, das die Bildung der Hypophysenhormone LH (luteinisierendes Hormon) und FSH (Follikel-stimulierendes Hormon) anregt. LH stimuliert die Testosteronproduktion in den Leydig-Zwischenzellen des Hodens, FSH sorgt dafür, dass Testosteron die Spermienproduktion in den Sertoli-Zellen des Hodens veranlassen kann. Steigt nun der Testosteronspiegel im Blut vermehrt an, kommt es vor allem über die Rückmeldung zum Hypothalamus, geringer auch zur Hypophyse zu einem negativen Feedback mit Hemmung der testosteronstimulierenden LH-Sekretion. Bei ausreichender Spermienbildung wird von den Sertoli-Zellen ein negatives Signal (Inhibin = hemmendes Hormon) zum Hypophysenvorderlappen mit selektiver Hemmung der FSH-Freisetzung gesandt. Die Regelkreise für LH und FSH sind damit geschlossen.

Doping mit Testosteron
Der Genuss von Stierhoden galt bereits in der Antike als leistungssteigernd und stellt sich rückblickend als frühe Form des Testosterondopings dar. Was damals anekdotenhaften Charakter besaß, wurde Anfang der 50er-Jahre bitterer Ernst: das systematische »Anabolikadoping« mit Testosteron und seinen Abkömmlingen. Schneller als die wirtschaftliche Globalisierung breiteten sich diese Substanzen wie ein Flächenbrand in alle Himmelsrichtungen, Sportarten und viele Fitnessstudios aus. Wegen seiner anfänglich guten Nachweisbarkeit in Labortests und den typischen Veränderungen am menschlichen Erscheinungsbild wurde das Anabolikadoping auch zynisch als das »Doping der Dummen« bezeichnet. Inzwischen gibt es aber unzählige synthetische Testosteronvarianten und Anwendungstricks, die den Dopingfahndern das Leben schwer machen und die Gesundheit der User bedrohen. Die Zielgruppen der Anwender von anabolen Substanzen des Testosteron-Typs resultieren aus der **Wirkung** dieses Hormons:

Kraft-, Schnellkraft- und Schnelligkeitssportarten profitieren vom Kraftzuwachs über eine Muskelhypertrophie, die durch einen größeren Muskelfaserquerschnitt geschaffen wird. Zugrunde liegt eine Genaktivierung im Muskelzellkern zur erhöhten Eiweißsynthese (anabole Wirkung). Gleichzeitig schützt Testosteron vor dem Eiweißabbau durch Cortisol in der unmittelbaren Nachbelastungsphase nach hochintensivem Training, verbessert also die Regeneration (antikatabole Wirkung). Gleichzeitig fördert es über das Zentralnervensystem die Aggressivität und gibt ein subjektives Gefühl der Stärke.

Ausdauersportarten nutzen neben den regenerativen Effekten die Auswirkungen auf die Blutbildung. Testosteron stimuliert die Bildung der Blutzellen, bevorzugt der roten Blutkörperchen (siehe S. 260 und 261, Erythropoietin). Die Sauerstofftransportfähigkeit wird dadurch verbessert und damit die aerobe Leistungsfähigkeit.

Bodybuilder erfreuen sich an der zielgenauen Muskelhypertrophie, die durch Training und gleichzeitige Anabolika-Einnahme erreicht wird. Hinzu kommt der Unterhautfett abbauende Effekt, der die Darstellung der Muskelfaserbündel erleichtert (muskuläre »Definition«).

Trainingsfaule oder übermotivierte Fitnessstudio-Besucher kürzen ungeduldig den mühsam erscheinenden Trainingsweg zu einem »schönen Körper« immer häufiger durch sogenannte Hormonkuren ab.

Im Leistungssport gelten strenge Antidoping-Regeln, die den Athleten vor überdosierten Hormongaben schützen und die Gesetze der sportlichen Fairness wahren sollen. Auch wenn es diese im Breitensport und in den Fitnessstudios nicht gibt, sind doch die **gesundheitlichen Risiken** für alle gleich:

- Leber- und Nierenschäden
- Gefäß- und Herzschädigung mit nachgewiesenen Todesfällen, z. B. bei finnischen Kraftsportlern
- Vergröberung der Gesichtszüge, Akne, Haarausfall und Wassereinlagerungen
- Genetische Schäden bei Kindern dopender Eltern
- Bei Männern: Hodenschrumpfung, ungenügende Spermienproduktion und Brustdrüsenvergrößerung (Gynäkomastie)
- Bei Frauen: Vermännlichung (Virilisierung) und Zyklusstörungen
- Gelegentlich: psychische Veränderungen mit erheblichen Stimmungsschwankungen von aggressiv bis depressiv

Fallbeispiel: Welche unglückselige Kettenreaktion allein die Einnahme eines Anabolikums auslösen kann, sei im Folgenden geschildert. Die langjährige Einnahme von Testosteronpräparaten führte bei einem international in Wettkämpfen anerkannten Bodybuilder zu unerwünschten Wassereinlagerungen, die die »Definition« der Muskelfasern schmälerten. Durch den Einsatz stark wassertreibender Medikamente (Lasix®) konnte er dieses Manko beseitigen, litt aber dann durch die medikamentös bedingten Natrium- und Wasserverluste an starken nächtlichen Muskelkrämpfen, die er durch die Einnahme eines muskelrelaxierenden Tranquilizers mit überhöhter Wirkdauer (Valium®) über mehrere Wochen erfolgreich angehen konnte. Durch die Kumulation dieses Medikamentes trat aber ein starker Müdigkeitseffekt auf, den er nun mit einem Amphetaminabkömmling (Captagon®) behandelte und im Weiteren eine Captagon-Sucht entwickelte. Der Kreis der Nebenwirkungen und intellektuellen Fehlleistungen schien geschlossen. Doch damit nicht genug! Seine durch östrogenähnliche Abbauprodukte des Testosteron vergrößerten Brüste behandelte er fortan mit Antiöstrogenen (Tamoxifen®), die in der Tumortherapie des Brustkrebses zur Anwendung kommen. Auch wenn es für ihn noch zu einigen Meisterschaften reichte, der Anfang vom tragischen Ende war eingeläutet.

In Anbetracht der zahlreichen Schädigungsmöglichkeiten der körperlichen und geistigen Integrität eines Sportlers sind die nationalen und internationalen (IOC) Dopingdefinitionen, die sich bevorzugt mit verbotenen Wirkstoffgruppen und verbotenen Methoden beschäftigen, hanebüchen. **Doping ist Betrug, Betrug am Sport und am eigenen Körper.** Die Kunst der Bewegung wird dadurch konterkariert.

Weibliche Sexualhormone

Die Eierstöcke sind die Bildungsorte der weiblichen Hormone. Die höchste Wirksamkeit zeigen Östradiol und Progesteron.

Östradiol

Östradiol ist wie alle Hormone der Östrogen-Gruppe im weitesten Sinn ein weiblicher Wuchsstoff (anaboles Hormon) mit folgenden **Eigenschaften:**

- Während Östradiol im Gegensatz zum männlichen Testosteron in der Beeinflussung der Embryonalphase keine wesentliche Rolle spielt, besteht bei der Geschlechtsreifung zur Frau ab dem achten Lebensjahr eine eindeutige Hormonabhängigkeit. Östradiol lässt die Eierstöcke, die Gebärmutter und die Scheide wachsen.
- Unter anhaltendem Hormoneinfluss gesellen sich in der Pubertätsphase das Wachs-

tum der Brüste, die typisch weibliche Fettverteilung, das Längenwachstum der Knochen (siehe Abb. S. 269) und in dessen Gefolge das Wachstumsende durch den Schluss der Wachstumsfugen hinzu. Zusammen mit dem Nebennierenrindenhormon DHEA fördert Östradiol auch die Achsel- und Schambehaarung.
- Der Eintritt der ersten Regelblutung mit etwa 11 bis 13 Jahren signalisiert die Abstoßung der unter Östrogeneinfluss aufgebauten Gebärmutterschleimhaut und letztendlich die Fruchtbarkeit.

Die **Regulation** der Östradiol-Sekretion erfolgt in enger Abstimmung mit Progesteron über die bereits beschriebenen hypothalamisch-hypophysären Regelkreise des **Menstruationszyklus** (siehe Abb. S. 240 und 273).

Progesteron

Hauptbildungsort ist der Gelbkörper des Eierstocks, weswegen es auch als Gelbkörperhormon bezeichnet wird. Unmittelbar nach dem Eisprung findet man für ca. 14 Tage einen erhöhten Progesteron-Blutspiegel, dessen **physiologische Bedeutung** in der Vorbereitung der Gebärmutterschleimhaut auf die mögliche Einnistung eines befruchteten Eis liegt, um die eingetretene Schwangerschaft zu erhalten. Kommt eine Befruchtung nicht zustande, wird die Schleimhaut unter dem Einfluss von negativen Rückkopplungsmechanismen auf den Hypothalamus und den Hypophysenvorderlappen abgestoßen: Regelblutung (siehe Abb. S. 240 und 273). Darüber hinaus steigert Progesteron in der zweiten Zyklushälfte die Herzfrequenz, die Atmung, den Grundumsatz und die Körpertemperatur. Letzteres kann als einfacher Test zur Feststellung der Funktionstüchtigkeit des Menstruationszyklus benutzt werden.

Basaltemperaturmessung und Menstruationszyklus (siehe Abb. S. 273)
Ausgehend von der physiologischen Gegebenheit, dass ein Menstruationszyklus im Durchschnitt 28 Tage dauert, der Eisprung am 14. Zyklustag erfolgt und die vier bis fünf Tage anhaltende Regelblutung definitionsgemäß mit dem Tag eins beginnt, lässt sich ein Zyklusplan erstellen. In diesen wird die morgendliche, noch im Bett gemessene Körpertemperatur eingetragen (Basaltemperatur). Für die Temperaturmessung sind nur der After oder die Mundhöhle (spezielle Thermometer) geeignet, nicht die Achselhöhle. Findet der Eisprung mit anschließendem Progesteronanstieg statt, steigt auch die Körpertemperatur unter der Progesteronwirkung um ca. 0,5 °C an und bleibt bis zum Beginn der Menstruation ca. 14 Tage erhöht. Ab dem ersten Tag der Regelblutung kommt es wieder zu einem konstanten Temperaturabfall um 0,5 °C über 14 Tage bis zum nächsten Eisprung usw. Findet sich ein entsprechender Temperatursprung, ist von einer physiologischen Funktion der Eierstöcke auszugehen. Diese einfache Methode eignet sich zur Differenzierung von Regelstörungen junger Mädchen und Leistungssportlerinnen, aber auch zur Empfängnisverhütung nach der Temperaturmethode.

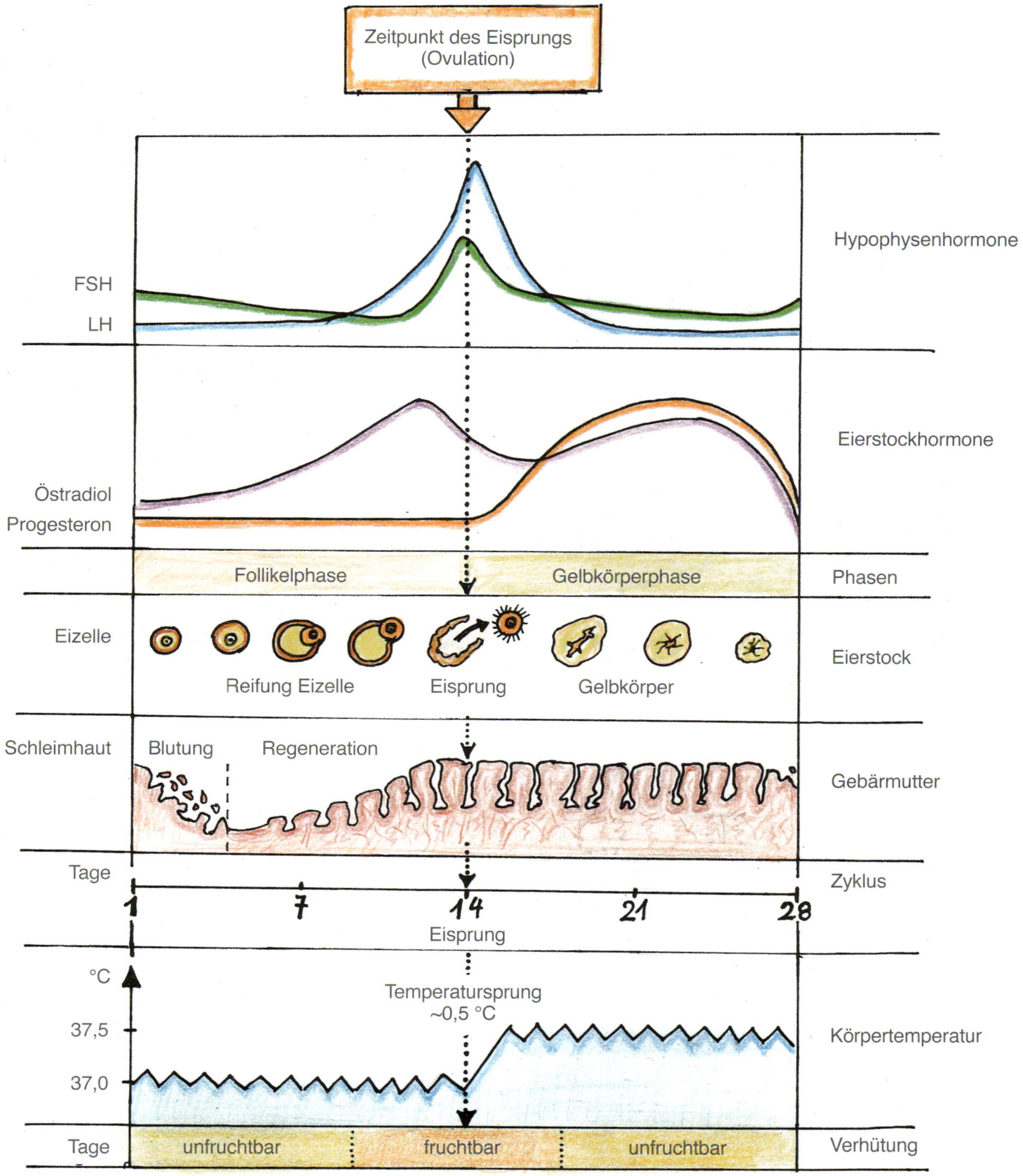

Menstruationszyklus der Frau in Abhängigkeit von den Hypophysen- und Eierstockshormonen: Darstellung der Eizellreifung, des Eisprungs und der Gelbkörperbildung parallel zu den Veränderungen der Gebärmutterschleimhaut. Unten im Bild: Verhalten der Körpertemperatur und Antikonzeption über die Temperaturmethode.

3.3.3. Hormone und Sport – »Die Bioturbos«

Die Hormone spielen zusammen mit dem Nervensystem eine zentrale Rolle bei der Steuerung unterschiedlichster Funktionsabläufe im menschlichen Organismus. Sie kümmern sich um die Stabilisierung des inneren Gleichgewichts (Homöostase) in Ruhe, sichern unter sämtlichen Belastungsbedingungen den Energiestoffwechsel und die Kampfbereitschaft und sorgen zusammen mit dem Immunsystem für die körperliche Integrität. Nach der Belastung arbeiten sie an der raschen Wiederherstellung (Regeneration) verschlissener Strukturen und füllen die verbrauchten Energievorräte wieder auf. Der Bau- und Betriebsstoffwechsel liegt fest in ihrer Hand. Um all diese Aufgaben erfüllen zu können, sind enorme Steigerungsraten und vielfältigste Variationsoptionen dieser kleinen Eiweißmoleküle erforderlich. So steigen beispielsweise die Stresshormone Noradrenalin und Adrenalin unter hoher körperlicher Belastung um ein Vielfaches im Vergleich zum Ruhewert an. Der Insulinspiegel hingegen fällt unter Belastung signifikant ab, um während der Muskelarbeit ein »energetisches Loch« zu vermeiden. Allgemein aber lässt sich feststellen, dass regelmäßige körperliche Bewegung die Regulationsbreite der Hormone verbessert und die Sensitivität der Hormonrezeptoren erhöht. Als Beispiel sei der Diabetes mellitus Typ II (»Alterszucker«) angeführt.

Regelmäßiges körperliches Training zwei bis drei Mal pro Woche senkt hier nicht nur das Körpergewicht und erhöht den Zucker-(Glucose-)Verbrauch, sondern verbessert auch das Ansprechen des körpereigenen Insulins. Dadurch senken sich die hier typischerweise erhöhten Insulinspiegel.

Auch die Sexualhormone reagieren unter körperlicher Belastung invers (gegenläufig), ihre Blutkonzentration sinkt signifikant ab. Denn aus evolutionärer Sicht ist es durchaus sinnvoll, der Fortpflanzung während Kampfphasen eine untergeordnete Rolle zuzuweisen. Damit erklärt sich auch die oftmals ausbleibende Regelblutung von Leistungssportlerinnen während der Wettkampfperiode.

Hinweise für eine chronische Überlastung oder ein beginnendes Übertraining im Spitzensport liefert der Quotient aus freiem Testosteron und Cortisol, für dessen Bestimmung eine morgendliche Blutabnahme erforderlich ist. Er definiert das Verhältnis des anabolen Testosterons zum katabolen Cortisol. Sinkt dieser Quotient um mehr als 30 Prozent zum Normalwert ab, besteht der **Verdacht auf ein Übertraining**, der weiter erhärtet werden muss. Denn die Diagnose Übertraining setzt sich aufgrund vielschichtiger Ursachen aus einem Puzzle von Symptomen und Befunden zusammen. Ein Test allein genügt diesem Anspruch nicht.

3.4. Immunsystem – »Die Festung in und um uns«

Nach dem Nervensystem und den Hormonen beschäftigen wir uns nun mit dem dritten großen Regulationssystem des Körpers, dem Immunsystem. Hauptaufgabe des Immunsystems ist die **Wahrung der körperlichen Integrität vor krank machenden Erregern oder sonstigen schädigenden Partikeln**. Im evolutionären Prozess hat sich dieses Abwehrsystem über Jahrmillionen, übrigens lange vor der Entstehung des Jetztmenschen (Homo sapiens sapiens), zu einem hochspezifischen biologischen Instrument mit großer Schlagkraft entwickelt. Als das Immunsystem den Anatomen, Physiologen und Medizinern bereits lange bekannt war, entdeckte man zum Ende des letzten Jahrhunderts einen weiteren Grund der erfolgreichen Abwehrstrategie: **Das Immunsystem arbeitet eng mit dem Nervensystem und dem Hormonsystem zusammen** (siehe Abb. rechts). Aus dieser Erkenntnis entwickelte sich die heutige moderne **Psychoneuroimmunologie**, die sich in hohem Maße mit den immunologischen Stressreaktionen befasst. Der Grund ist klar, in bedrohlichen Stresssituationen macht es wenig Sinn, krank zu werden. Nur im Einklang von Immunsystem, Stresshormonen und Kampfgeist lassen sich hohe psychophysische Belastungen gesund überstehen, sie sind die Netzwerke des Überlebens. Doch befassen wir uns nun mit den primären Aufgaben des Immunsystems. **Kurz-, mittel- und langfristige Zielvorgaben sind die Identifikation, Bekämpfung und Inaktivierung körperfremder, gesundheitsschädigender Mikroorganismen und Schadstoffe.** Weit über 1000 Krankheitserreger aus der Welt der

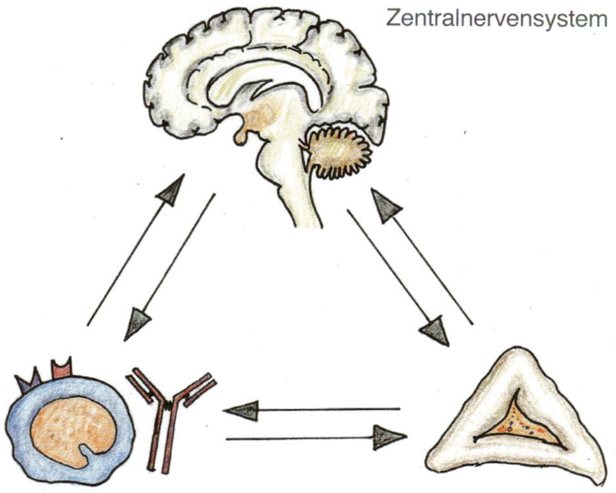

Zusammenspiel von Nerven-, Hormon- und Immunsystem. Jede Aktion eines Systems führt zu Mitreaktionen der beiden anderen. Die dadurch erreichte Harmonie der drei großen Regulationssysteme verbessert die Effektivität jedes einzelnen Systems und die Erfolgsaussichten im täglichen »Überlebenskampf«. (Abbildung modifiziert nach Schedlowski, M. 1994)

Viren, Prionen, Bakterien, Pilze, Protozoen und Parasiten warten darauf, über die Atemwege, den Magen-Darm-Trakt oder die Haut/Schleimhaut in den Menschen einzudringen. Hinzu kommen ständig wachsende Auseinandersetzungen mit Produkten aus der Chemie, Pharmazie und der Umwelt. Nahezu unbemerkt läuft dieser permanente Kampf des unermüdlichen Immunsystems in uns ab. Erst wenn wir krank werden und die Immunreaktionen bei Infektionskrankheiten, Entzündungen, Allergien und Zellentartungen sichtbar werden, ahnen wir die Dramatik der Abwehrschlachten in unserem Körper. Um gegen die penetranten Eindringlinge aus lebender und toter Materie erfolgreich zu sein, bedarf es eines allseits bereiten logistischen Netzwerks, das mit seinen Waffensystemen den ganzen

Körper überzieht. Hierzu dienen die **primär**-lymphatischen Organe **Knochenmark** und **Thymus** als Chefstrategen. In beiden Organen werden primär im Knochenmark produzierte Immunzellen als Spezialisten der Körperabwehr ausgebildet und auf ihre spezifischen Aufgaben vorbereitet. Nach ihrer Reifung wandern sie dann als zelluläre Immunexperten auf dem Blutweg in das **sekundär**-lymphatische System ein. Dieses besteht aus den zahlreichen **Lymphknoten**, der **Milz**, den **Mandeln**, dem **Blut** und den **Lymphbahnen**, die als Lymphgefäße mit eingestreuten Immun-Zellkolonien (**Lymphfollikel**) den ganzen Körper überziehen (siehe Abb. rechts). In der Kooperation zwischen primär- und sekundär-lymphatischem System stellt die Thymusanlage eine Besonderheit dar, da sie nur in einem ersten Lebensabschnitt als immunologischer Weichensteller fungiert. Anatomisch betrachtet handelt es sich beim Thymus um ein zweilappiges, meist asymmetrisch angelegtes, längliches Lymphorgan, das hinter dem Brustbein direkt oberhalb des Herzens liegt. Der bei der Geburt ca. 15 Gramm wiegende Thymus ist schon in der Fetalzeit aktiv und erreicht später in der Kindheit ein Maximalgewicht von 50 Gramm. Ab der Pubertät bildet er sich wieder langsam zu einem unbedeutenden Fettkörper zurück. Wegen seiner Bedeutung für die immunologische Prägung von T(Thymus)-Lymphozyten wird der Thymus auch als »Schule der Immunabwehr« bezeichnet.

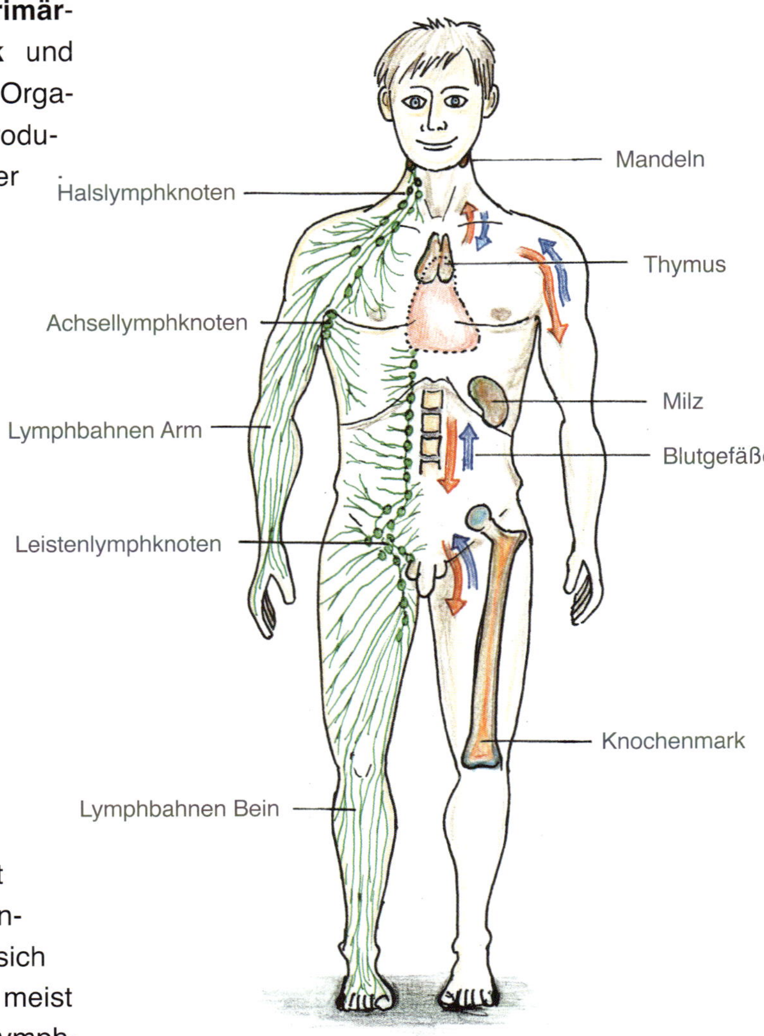

Darstellung der primär-lymphatischen Organe Knochenmark und Thymus und des sekundär-lymphatischen Systems aus Lymphknoten, Milz, Mandeln und Lymphgefäßen. Aus Übersichtlichkeitsgründen wurden die ebenfalls zum lymphatischen System gehörigen Blutgefäße nur mit Pfeilen eingezeichnet.

3.4.1. Systematik des Immunsystems

Die Systematik des Immunsystems ergibt sich aus seiner evolutionären Entwicklung. Vor über 700 Millionen Jahren entwickelten vielzellige Lebewesen ein **unspezifisches (angeborenes) Immunsystem**, das es möglich machte, artfremdes Material vom körpereigenem zu unterscheiden und zu inaktivieren, aber keine Gedächtnisfunktion (Immunität) besaß. Weitere Jahrmillionen vergingen, bis die Natur dieses einfache System durch eine hochspezifische immunologische Erkennungs- und Gedächtnisfunktion ergänzte, das **spezifische (erworbene) Immunsystem**. Beide arbeiten heute beim Menschen Hand in Hand, ihr Synergismus ist nahezu unschlagbar (siehe Abb. unten). Nur wenigen Angreifern gelingt es, ih-

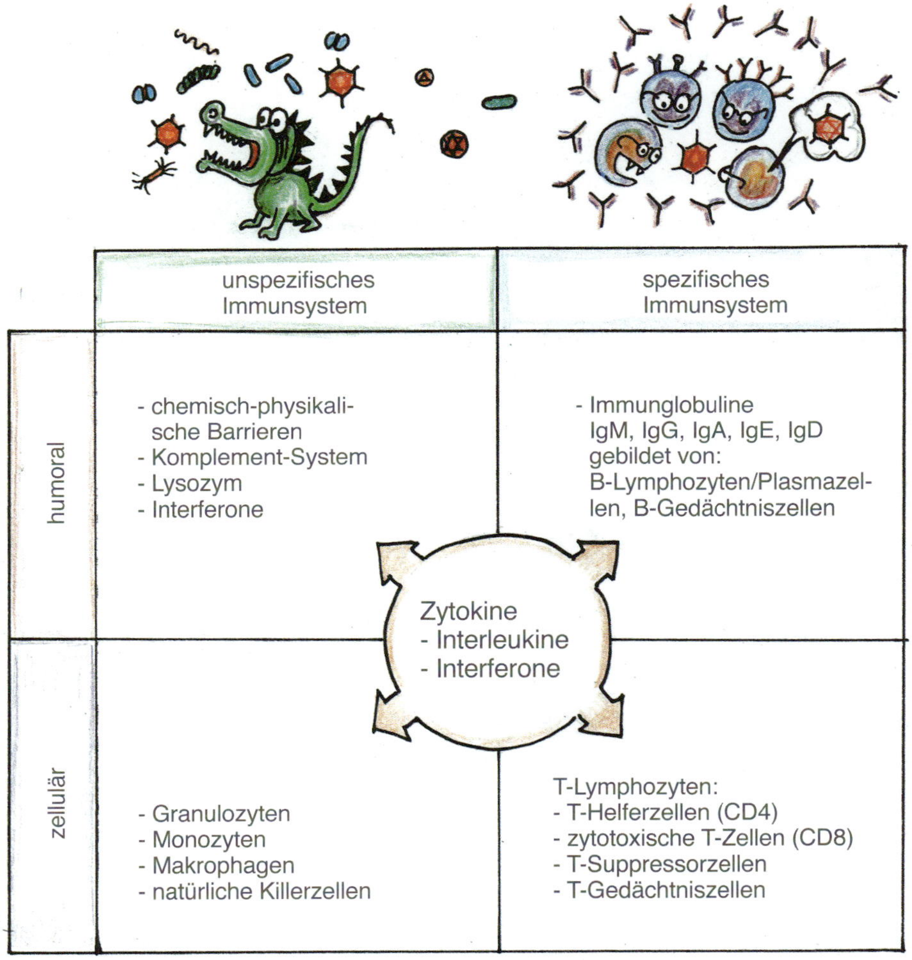

Unspezifisches und spezifisches Immunsystem mit ihren humoralen und zellulären Elementen. Signalstoffe, wie die Zytokine, verbinden die einzelnen Komponenten, koordinieren ihre Zusammenarbeit und erhöhen dadurch ihre Effektivität.

ren Schutzwall zu überwinden. Da ihre Aktivitäten recht kämpferisch anmuten, fällt die Beschreibung wie eine Kriegsberichterstattung aus, was hiermit entschuldigt werden soll.

Unspezifische Abwehr (siehe Abb. S. 279)
Eindringlinge in den menschlichen Organismus, die wir im Folgenden als **Antigene** bezeichnen, werden zunächst an **physiologischen Barrieren** gestoppt. Dazu bedient sich diese erste Instanz der Immunabwehr physikalisch-chemischer Hindernisse, wie des Säuremantels der Haut, der reinigenden Bindung durch Schleim, der gegenläufigen Strömung durch das Flimmerepithel der Luftwege, der schädigenden Wirkung der Magensäure und der Spülwirkung in den ableitenden Harnwegen. Wird dieser erste Schutzwall durchbrochen, wartet schon das weitere Waffenarsenal des unspezifischen Systems auf die Feinde, **unerbittliche Fresszellen** und **aggressive Eiweiße**. Angezogen von den chemischen »Gerüchen« (Chemotaxis) der Fremdlinge setzen sich die im Blut und Gewebe angesiedelten kampfbereiten Zellen, **vorwiegend neutrophile Granulozyten, Monozyten, Makrophagen und natürliche Killerzellen**, in Bewegung, um den aufgespürten Feind aufzufressen und aufzulösen. Unterstützt wird dieses **unspezifische zelluläre (zellgebundene) Abwehrsystem von der unspezifischen humoralen (eiweißgebundenen) Abwehr.** Dabei handelt es sich um eine Gruppe von eiweißhaltigen aggressiven Abwehrstoffen, die von den Makrophagen selbst und teilweise in der Leber gebildet werden. Ihr wichtigster Vertreter ist das sogenannte **Komplement-System**. Aktiviert durch die Anwesenheit eines Antigens oder eines Antigen-Antikörperkomplexes setzt eine Kettenreaktion (»Kaskade«) verschiedener Komplementstufen ein, die letztendlich das Antigen (z. B. Erreger) zerstören oder zerstörerische Immunzellen aktivieren (z. B. Granulozyten, natürliche Killerzellen). Weitere Optionen der unspezifischen humoralen Abwehr sind **Lysozym**, ein Enzym, das Wandstrukturen von Erregern auflösen kann, und **Interferone**, die Virus- und Tumorzellen an der Vermehrung hindern und gleichzeitig natürliche Killerzellen aktivieren. Die Reaktionen des unspezifischen Immunsystems aktivieren zusätzlich sogenannte **Zytokine**, Signalstoffe wie Interleukin, die das immunologische Zusammenspiel verstärken und koordinieren sowie die Verbindung zum spezifischen Immunsystem herstellen (siehe folgendes Kapitel).

Spezifische Abwehr (siehe Abb. S. 280)
In einer zweiten Angriffswelle kommt nun das spezifische Abwehrsystem dem unspezifischen mit einer zeitlichen Verzögerung von Stunden bis Tage zu Hilfe. Auch hier lassen sich zelluläre und humorale Abwehrmechanismen unterscheiden.

Für die **spezifische zelluläre Immunität** garantieren die **T-Lymphozyten (T-Zellen)**, die ihre immunologische Prägung im Thymus erhalten haben. Wie Späher zirkulieren sie im Blut- und Lymphstrom zwischen den lymphatischen Organen Milz, Lymphknoten und Lymphfollikeln in den verschiedenen Geweben. Ihre Aufgabe ist es, die feindlichen Antigene oder deren Fragmente zu erkennen, zu binden und zu zerstören. Hierzu verwenden sie im Thymus »geprägte« hochspezifische Rezeptoren auf ihrer Zellmembran. Da aber diese »Antennen« immer nur für ein bestimmtes Antigen passen, sind T-Lymphozyten mit den verschiedensten Rezeptorstrukturvarianten erforderlich, um im Kampf gegen ein

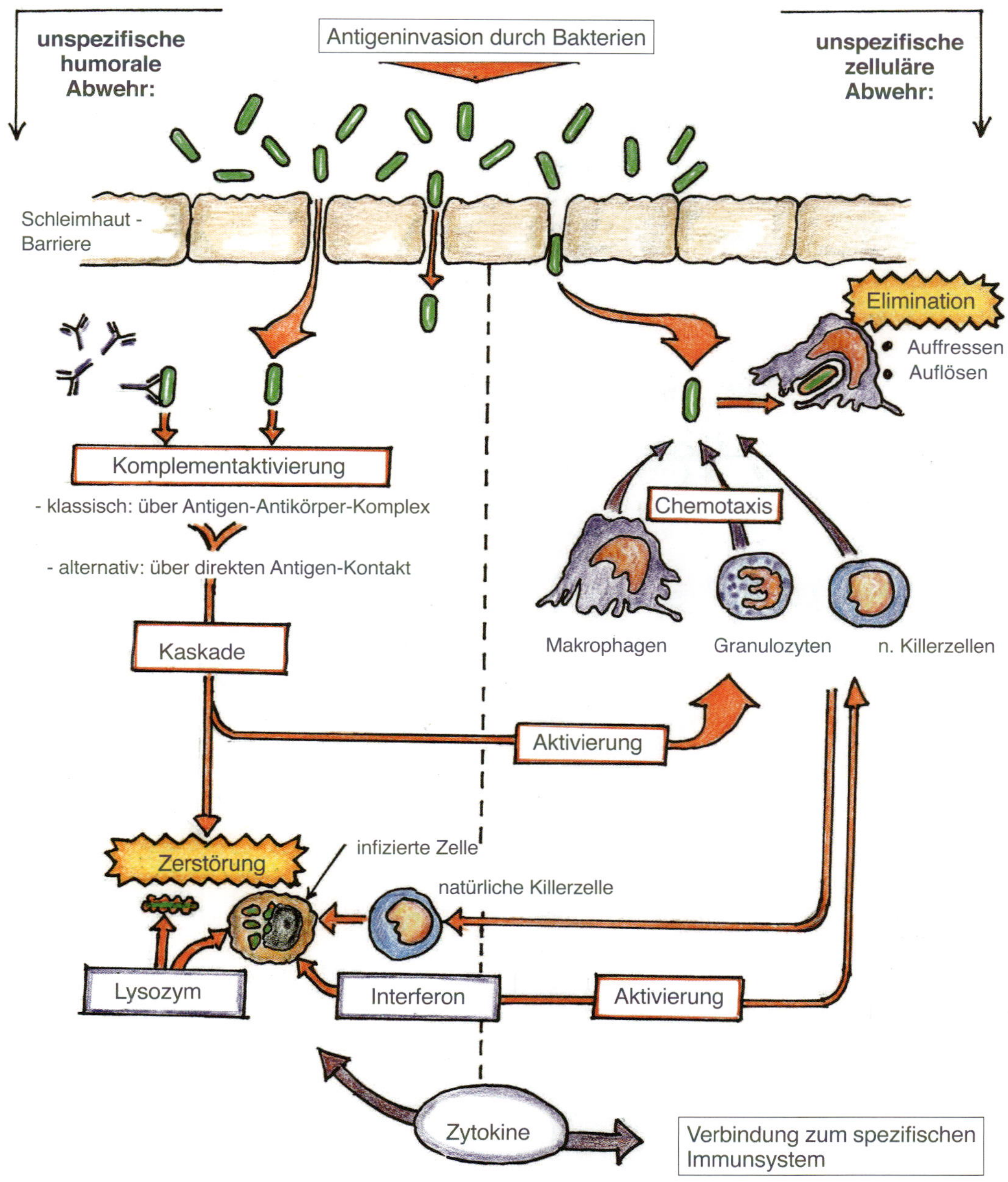

Unspezifische (angeborene) Immunabwehr. Am Beispiel einer bakteriellen Invasion werden links die humoralen (eiweißgebundenen), rechts die zellulären (zellgebundenen) Abwehrmechanismen vereinfacht dargestellt. Über Zytokine bestehen Verbindungen zur spezifischen Abwehr.

nahezu unerschöpfliches Antigenspektrum erfolgreich zu agieren. Erleichtert wird ihnen dabei die Arbeit durch **antigenpräsentierende Zellen**, wie Makrophagen, B-Zellen und sogenannte dendritische Zellen, die im lymphatischen Gewebe verteilt sitzen. Diese Zellpopulationen »verspeisen« beispielsweise Bakterien oder Viren und »präsentieren« deren Bruchstücke den T-Lymphozyten im Lymphknoten oder Blut. Mindestens eine der unzähligen, als Unikate vorgeprägten T-Zellen eines Lymphknotens »passt« mit seinen Antigenfühlern (Rezeptoren) genau auf das angebotene Oberflächenantigen. Dieser Andockvorgang löst eine Aktivierung der T-Zelle mit massenhafter Vermehrung identischer T-Zellen (klonale Expansion) aus. Sie alle sind nun auf die Merkmale des Eindringlings programmiert und können gleichgeartete überlebende Antigene erkennen und vernichten. Gleichzeitig erfolgt eine Feindmeldung an die antikörperbildenden B-Zellen (s. dort). Für die verschiedenen Aufgabenbereiche unterscheidet man folgende T-Zell-Typen. (CD = »cluster designation« = Charakterisierung der Oberflächenmoleküle):

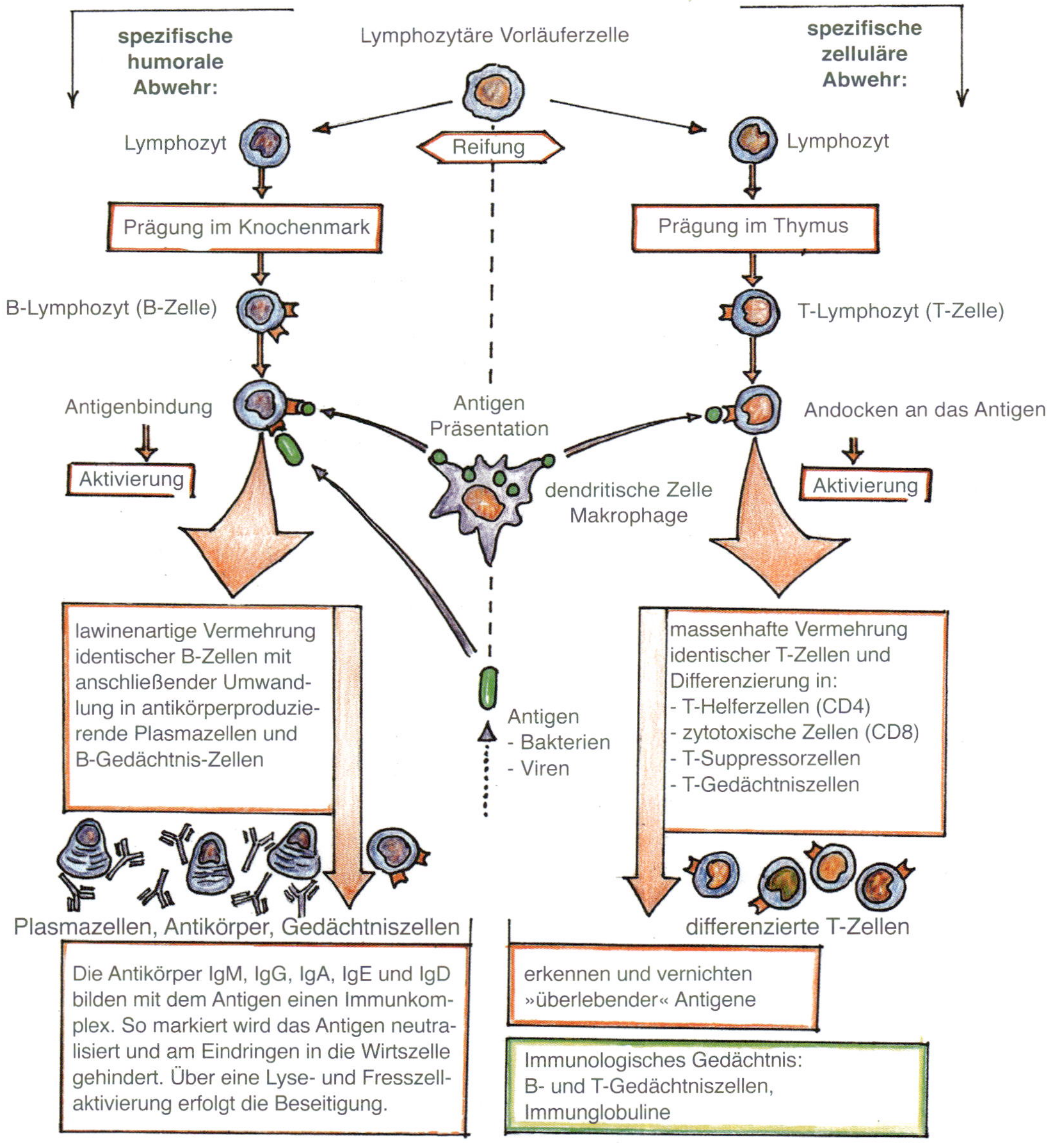

Spezifische (erworbene) Immunabwehr.
Lymphozytäre Vorläuferzellen werden durch Prägungsmechanismen im Knochenmark zu B-Zellen, im Thymus zu T-Zellen ausgebildet. Durch den Kontakt mit dem Antigen entstehen aus den B-Zellen nach ihrer »klonalen« Vermehrung antikörperproduzierende Plasmazellen, aus den T-Zellen differenzieren sich nach ihrer Vermehrung spezielle Zelltypen. Die B-Zellen repräsentieren die humorale, die T-Zellen die zelluläre Abwehr.

- Die **T-Helferzellen (CD 4)** sind die Vorhut, die die Antigene erkennt und über Zytokine das humorale B-Zell-System und Makrophagen aktiviert,
- die **zytotoxischen T-Zellen (CD 8)** zerstören infizierte Zellen, Fremd- und Tumorzellen,
- die **T-Suppressorzellen** normalisieren die Immunreaktion, wenn die Abwehr erfolgreich war,
- die **T-Gedächtniszellen** leiten sich aus den T-Helferzellen ab und besitzen ein lebenslanges Gedächtnis für bereits erkannte Antigene.

Die Regulation der Immunreaktion erfolgt unter dem steuernden Einfluss des Nerven- und Hormonsystems über das antagonistische Zusammenspiel von T-Helfer- und T-Suppressorzellen.

Die **spezifische humorale Immunität** obliegt der Kompetenz der **B-Lymphozyten (B-Zellen)**. Wie die T-Lymphozyten leiten sie sich von den lymphatischen Stammzellen des Knochenmarks her. Im Unterschied zu diesen übernimmt bei den B-Zellen das Knochenmark (**b**one marrow) die prägende Funktion. Vorbereitet auf alle Antigen-Eventualitäten gelangen sie nach ihrer Ausreifung auf dem Blut- und Lymphweg zu dem Lymphknoten und Lymphfollikeln der Organe. Jede dieser »naiven« B-Zellen trägt an ihrer Oberfläche Rezeptoren, die nur für die Bindung an ein spezifisches Antigen bestimmt sind. Trifft nun eine dieser individuell programmierten B-Zellen auf ein eingedrungenes Antigen (z. B. Virus), das dem Rezeptor-Code entspricht, setzt es sich an ihm fest **(Antigenbindung)**. Damit wird der Startschuss für die Aktivierung und lawinenartige Vermehrung dieser selektierten B-Zelle gegeben. Unter dem Einfluss von Zytokinen (Interleukine) und T-Zellen wandeln sie sich unverzüglich in **antikörperproduzierende Plasmazellen** um. Deren Antikörperspektrum entspricht der Rezeptor-Spezifität der selektierten B-Zellen, aus denen sie entstanden sind. Diese **antigenspezifischen Antikörper (Immunglobuline)** bilden mit dem Zielantigen durch Anheftung (Bindung) einen Komplex (Immunkomplex). Damit wird der Eindringling zunächst markiert, neutralisiert und chemisch umgebaut, sodass er nicht in die Wirtszelle eindringen kann. Dann wird er durch Auflösungsmechanismen eliminiert oder durch Komplementaktivierung den Fresszellen »zum Fraße vorgeworfen«.

Von den in ihrer Grundstruktur Y-förmig angelegten Immunglobulinen (siehe Abb. S. 283) existieren mehrere Klassen mit unterschiedlichen Funktionen:

- **Immunglobulin M (IgM)**, ca. 10 Prozent: Tritt als Frühantikörper unmittelbar nach dem Kontakt mit einem Antigen auf und übernimmt dessen Inaktivierung, z. B. eines Virus. Nach wenigen Wochen sinkt die im Blut messbare Konzentration ab, da nun Immunglobulin G (IgG) die Langzeitabwehr übernimmt.
- **Immunglobulin G (IgG)**, ca. 70 Prozent: Mit 3-wöchiger Verzögerung lässt sich IgG vermehrt nachweisen, das für die Langzeitimmunität zuständig ist und bei Zweitinfektionen reaktiviert wird.
- **Immunglobulin A (IgA)**, ca. 15 Prozent: Ist der Spezialist für Immunreaktionen an Schleimhautoberflächen und verhindert das Eindringen von Erregern und Fremdmaterial durch die Schleimhautschichten.
- **Immunglobulin E (IgE)**, ca. 5 Prozent: ist bei allergischen Reaktionen und Parasitenbefall gefordert.

- **Immunglobulin D (IgD)**, < 1 Prozent: ist ein Marker für die Ausreifung von B-Lymphozyten, wenn er in deren Membran als Oberflächenrezeptor eingebaut ist.

Anmerkung: Die prozentualen Angaben beziehen sich auf die messbaren Blutkonzentrationen der Immunglobuline.

Durch die blutchemische Bestimmung der sogenannten **Immunglobulin-Titer** im medizinischen Labor kann der Arzt Rückschlüsse über den aktuellen Stand und den Verlauf einer Infektionskrankheit ziehen (siehe Abb. S. 283). Diese Bestimmungen dienen auch der Kontrolle des Therapieerfolges, des Ansprechens auf eine Impfung und der Prophylaxe, z. B. bei Infektionsexposition in der Schwangerschaft (Röteln). Kommt es nach dieser **primären Immunantwort** auf den erstmaligen Kontakt mit einem Erreger innerhalb von Monaten oder Jahren zu einem erneuten Aufeinandertreffen mit dem gleichen Antigen, fällt die **Sekundärantwort** unterschiedlich aus: Sie erfolgt deutlich schneller und intensiver (Booster-Effekt), betrifft aber fast ausschließlich **Immunglobulin G**, während das Immunglobulin M, das bei der Primärantwort dominiert, nur gering ansteigt. Eine neuerliche Erkrankung ist nur in den seltensten Fällen zu befürchten (z. B. Gürtelrose-Erkrankung nach früherer Windpockeninfektion), in der Regel ist der Organismus dann immun. Der Booster-Effekt wird auch bei der **Impfung** mit inaktivierten Erregern genutzt.

Ein Teil der aktivierten B-Lymphozyten wandelt sich nicht in Plasmazellen um, sondern verbleibt als **B-Gedächtniszellen** im Lymphsystem. Bei einem späteren Kontakt mit dem spezifischen Antigen »erinnert« sich die B-Gedächtniszelle, wird zur Plasmazelle und beginnt sofort mit der Antikörperproduktion. Gemeinsam mit den besprochenen T-Gedächtniszellen bilden die B-Gedächtniszellen ein lebenslang funktionierendes **immunologisches Gedächtnis**, das die Schutzfunktion des Immunsystems bei wiederkehrenden Antigenkontakten erheblich erleichtert.

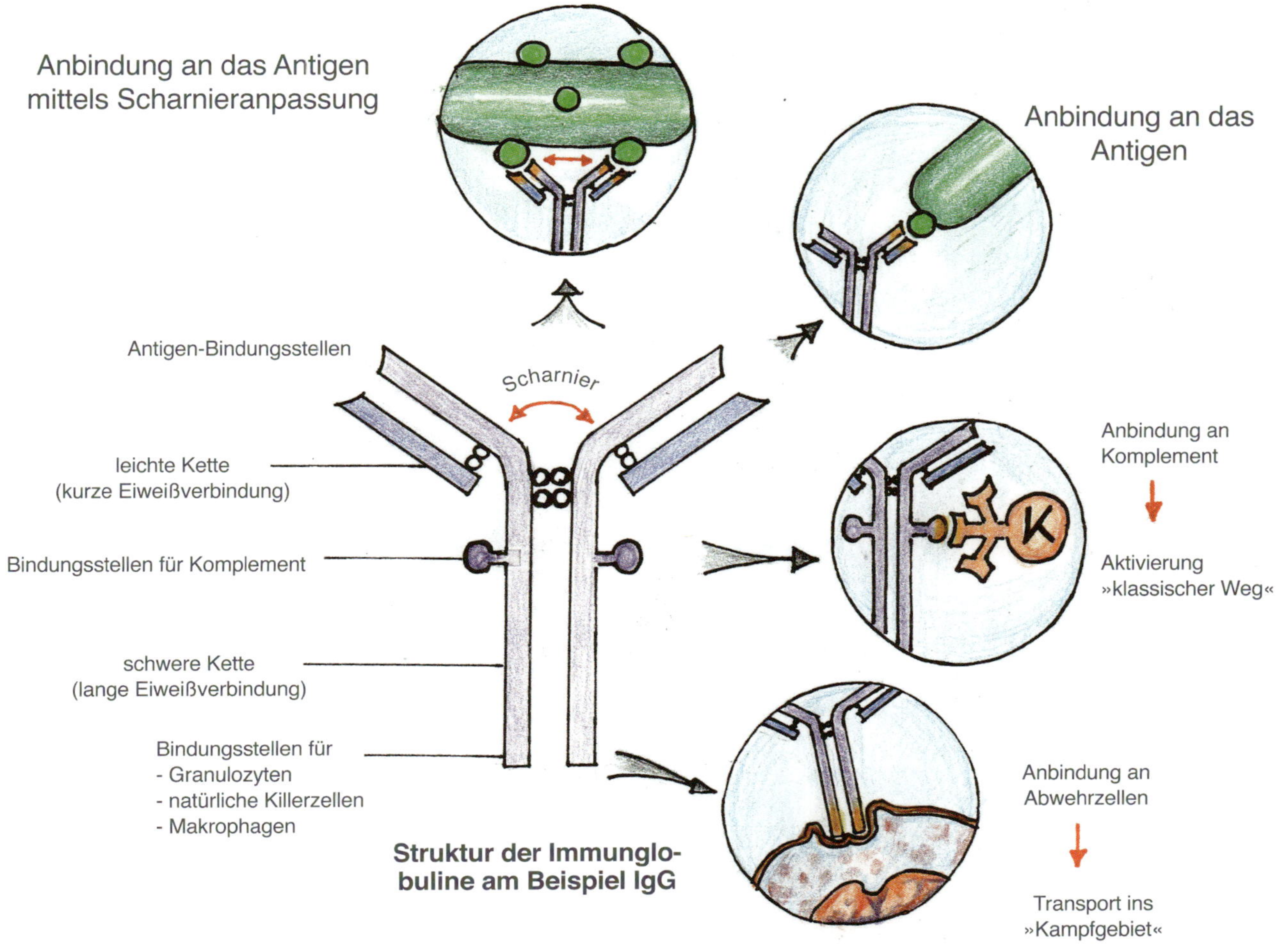

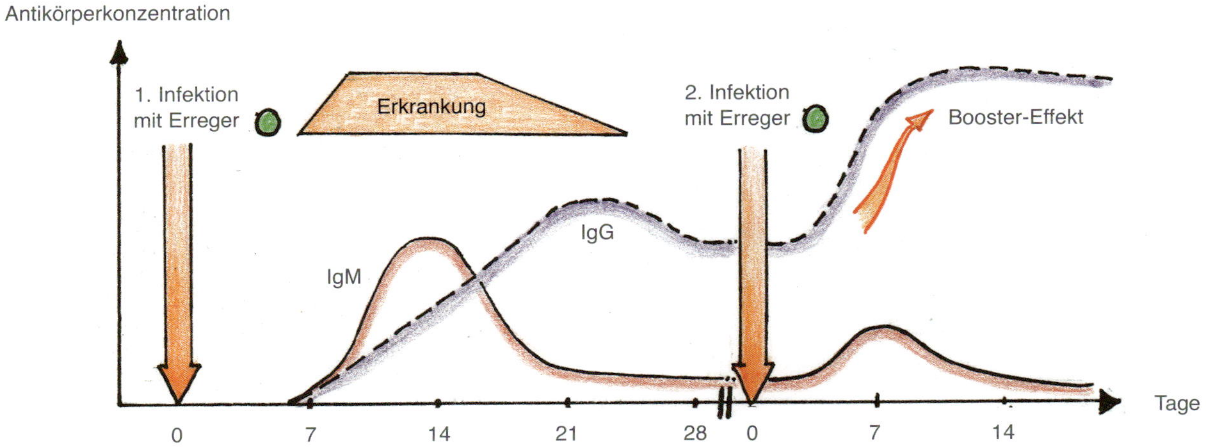

Antikörperverlauf (IgM, akut; IgG, chronisch) bei primärer und sekundärer Immunreaktion mit dem gleichen Erreger im Abstand von Wochen, Monaten oder Jahren. Nach einer ersten Erkrankung führte der zweite Erregerkontakt nur noch zu einer starken IgG-Antwort (»Boosterung«) ohne Erkrankung.

Funktionelle Struktur der Immunglobuline am Beispiel von IgG und ihre primäre und sekundäre Immunantwort auf einen Krankheitserreger

3.4.2. Allergie

Im Gegensatz zur Körperabwehr auf Mikroben oder krank machende Antigene handelt es sich bei der Allergie um eine nur fakultative **Überempfindlichkeitsreaktion** auf eine körperfremde, in der Regel harmlose Substanz, das **Allergen**. Meist geht eine **Sensibilisierung** durch einen erstmaligen Kontakt mit dem Allergen voraus, bei dem empfindliche Antikörper und Immunzellen gebildet werden, die dann für die überschießende Reaktion bei den folgenden Kontakten verantwortlich sind. Allergien äußern sich in unterschiedlichen Ausprägungsformen:

Typ-I-Allergie: Sie führt zu einer Schwellung der Schleimhäute (Heuschnupfen) und zu Hautquaddeln (Nesselsucht), häufig zu akutem Asthma bronchiale und selten zum gefährlichen allergischen Schock (anaphylaktischer Schock). Ursache ist eine durch B-Zellen initiierte **IgE-Allergenreaktion**, die innerhalb weniger Sekunden bis Minuten eine massive Gefäßerweiterung und Gefäßdurchlässigkeit am Kontaktort, schlimmstenfalls im gesamten Kreislaufsystem bewirken kann. Typische Allergene sind Pollen, Tierhaare, Milbenstaub, Insektenstiche, Erdbeeren, Fischeiweiß und bestimmte Medikamente, z. B. Penicillin.

Typ-II-Allergie: Hier handelt es sich um eine **Immunglobulin (IgM/IgG)** vermittelte direkte Schädigung körpereigener Zellen, häufig von roten Blutzellen (Hämolyse) und Blutplättchen (Thrombozytopenie). Als Allergen wirken Transfusionszwischenfälle mit falschen Blutgruppen, Rhesus-Blutgruppenunverträglichkeit beim Neugeborenen (Mutter negativ, Vater positiv) und bestimmte zytotoxische Medikamente.

Typ-III-Allergie: Die Ablagerung von **Antigen-Antikörper-Komplexen** (Immunkomplexe) in das Gewebe und vor allem in die Gefäßwände der Kapillaren ist hier der Auslöser für Überempfindlichkeitsreaktionen. Sie können lokal am Eintrittsort des Allergens auftreten, z. B. in der Lunge durch Einatmung verschimmelten Heus (»Farmerlunge«) oder generalisiert, z. B. durch die Fremdeiweiße eines Impfstoffs mit dem Krankheitsbild von Fieber und Gelenkschmerzen (»Serumkrankheit«).

Typ-IV-Allergie: Im Gegensatz zu den **Antikörper-vermittelten Sofortreaktionen vom Typ I bis III** zeigt sich die **zellvermittelte Typ-IV-Reaktion verzögert (Spätreaktion)**. Da sie an spezifisch sensibilisierte T-Lymphozyten gebunden ist, die einen höheren immunologischem Aufwand in Anspruch nehmen, erreicht die Manifestation des entzündlichen Gewebeschadens frühestens 48 Stunden nach Allergenkontakt ihren Höhepunkt. In der Regel handelt es sich bei der Typ-IV-Überempfindlichkeit um sogenannte **Kontaktallergien der Haut** auf Nickel, Chrom, Gummi-Inhaltsstoffe und Salbenbestandteile. Auch die **akute Abstoßungsreaktion** nach Organtransplantationen ist auf die Typ-IV-Reaktion zurückzuführen.

Allgemein betrachtet nehmen die Allergien vom Typ I und IV in unserer westlichen Industriegesellschaft eindeutig zu. Als Ursache ist die ständig **steigende Allergenbelastung** mit Luft- und Lebensmittel-Schadstoffen und chemischen und pharmakologischen Neuentwicklungen zu nennen. Darüber hinaus kennen wir eine angeborene (genetische) Disposition zu allergischen Reaktionen, die man als **Atopie** bezeichnet. Etwa zehn Prozent unserer Bevölkerung sind davon betroffen. Atopiker leiden häufig an **Neurodermitis** mit juckenden Ekzemen im Ellenbeugen- und Kniebeugen-Bereich und an **allergischem Asthma bronchiale**. Auch bei **Hochleistungssportlern** ist eine Häufung von allergischen Erkrankungen zu verzeichnen (siehe auch Kap. 3.4.4., Immunsystem und Sport). Dabei ist es schwierig zu unterscheiden, ob Atopiker bessere Sportler sind ober ob der Leistungssport an sich Allergien bedingt.

3.4.3. Autoimmunerkrankungen

Normalerweise erkennt der Körper jede körpereigene Struktur und bildet deshalb keine Abwehrfront gegen sich selbst **(Immuntoleranz)**. Immunologische Lernprozesse im Knochenmark und Thymus prägen dieses Selbsterkennen der B- und T-Lymphozyten. Böswillige »Schüler« mit selbstschädigender Potenz werden kurzerhand eliminiert (Apoptose). Unter bestimmten Umständen kann aber dieses Prinzip der Selbsterkennung versagen, und das Immunsystem reagiert in Teilen **autoaggressiv** mit einer entzündlichen Schädigung und Zerstörung körpereigener Strukturen und Zellen, die es fälschlich als fremd einschätzt. Dieser Zusammenbruch der Immuntoleranz kann durch Viren oder Bakterien verursacht werden, die die Oberflächenstruktur von Körperzellen so verändern können, dass sie als Feindbild erscheinen. Auch Medikamente und »Umweltgifte« können solche Täuschungsmanöver provozieren. Nicht zuletzt besitzen auch genetische und hormonelle Einflüsse eine disponierende Rolle. Typische Autoimmunerkrankungen sind: die Zuckerkrankheit (Diabetes mellitus) Typ I, die primär entzündlichen Rheumaerkrankungen, die Multiple Sklerose und die Schilddrüsenentzündung vom Hashimoto- oder Basedow-Typ, um nur einige Beispiele zu nennen.

3.4. Immunsystem und Sport – »Keine Rose ohne Dornen«

Wie alle Organ- und Regelsysteme reagiert auch das Immunsystem auf eine vermehrte körperliche Aktivität, z. B. auf ein sportliches Training. Für die Antwort des Immunsystems sind im Wesentlichen die **Intensität** und der **Umfang** der sportlichen Belastung entscheidend. Stellt man unterschiedliche Belastungsstrategien gegeneinander und vergleicht ihre Auswirkungen auf das Immunsystem am Beispiel von Luftwegsinfekten, entdeckt man erstaunliche Unterschiede: Im Vergleich zu Nichtsportlern besitzen Gesundheitssportler, die ein **moderates Ausdauertraining** durchführen, ein **geringeres Risiko**, Leistungssportler mit **intensiver sportlicher Belastung** ein weitaus **höheres Risiko** zu erkranken (siehe Abb. unten).

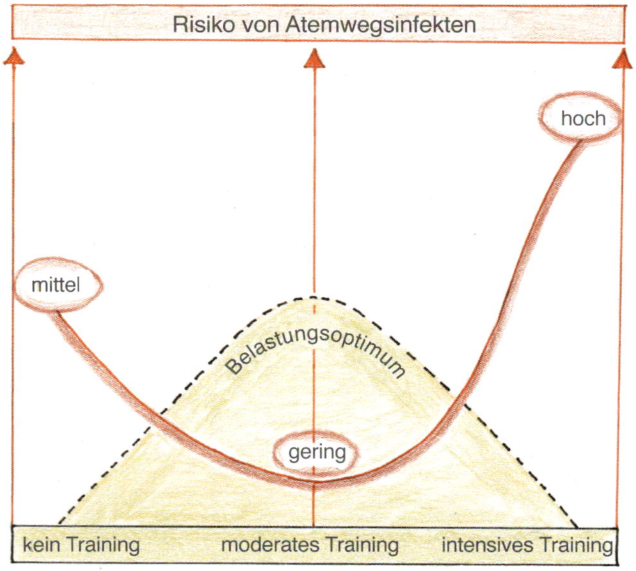

Körperliche Aktivität und das Risiko, an Luftwegsinfekten zu erkranken: Ein moderates Ausdauertraining zeigt die geringste, ein sehr intensives Training die höchste Infektrate. Inaktive besitzen ein mittleres Risiko. Das Belastungsoptimum liegt damit bei moderaten Ausdauerbelastungen. (Zusammenfassung epidemiologischer Studien, modifiziert, nach Baum, M./Liesen, H. 1998).

- *moderates Ausdauertraining: 2– max. 4 Ausdauereinheiten/Woche mit niedriger Intensität (aerob), Laktat 2–3 mmol/l, ruhige, tiefe Atmung*
- *intensives Training: 5–7-tägiges Training/Woche mit hoher Intensität (anaerob); Ausdauertraining z. B. Intervalle, Krafttraining z. B. exzentrisch.*

Ein moderates Ausdauertraining entspricht zwei bis maximal vier Ausdauereinheiten pro Woche im **aeroben** Bereich, was einer Laktatbelastung von 2 bis 3 mmol/l oder einer ruhigen, vertieften Atmung entspricht. Ein leistungssportlich orientiertes Training beinhaltet ein 5- bis 7-tägiges Training mit **anaeroben** Komponenten, hohen Umfängen, wettkampfnahem Training und Wettkämpfen.

Um die Ursachen dieser gegensätzlichen Reaktionsweisen des Immunsystems zu erfahren, ist eine Betrachtung im Längsschnitt erforderlich. So lassen sich **akute** Anpassungsvorgänge von **chronischen** unterscheiden.

Die akute Belastungsreaktion auf **intensive sportliche Belastung** ähnelt einer allgemeinen **akuten Entzündung**. Im Gefolge belastungsinduzierter Gewebeschädigungen, die jede stärkere muskuläre Belastung begleiten, gilt es, Aufräumarbeiten zu leisten und beschädigtes Gewebe zu reparieren. Hierzu werden Botenstoffe, sogenannte Mediatoren, wie Prostaglandine und Kinine freigesetzt, die die Immunzellen informieren und aktivieren (siehe Abb. S. 287).

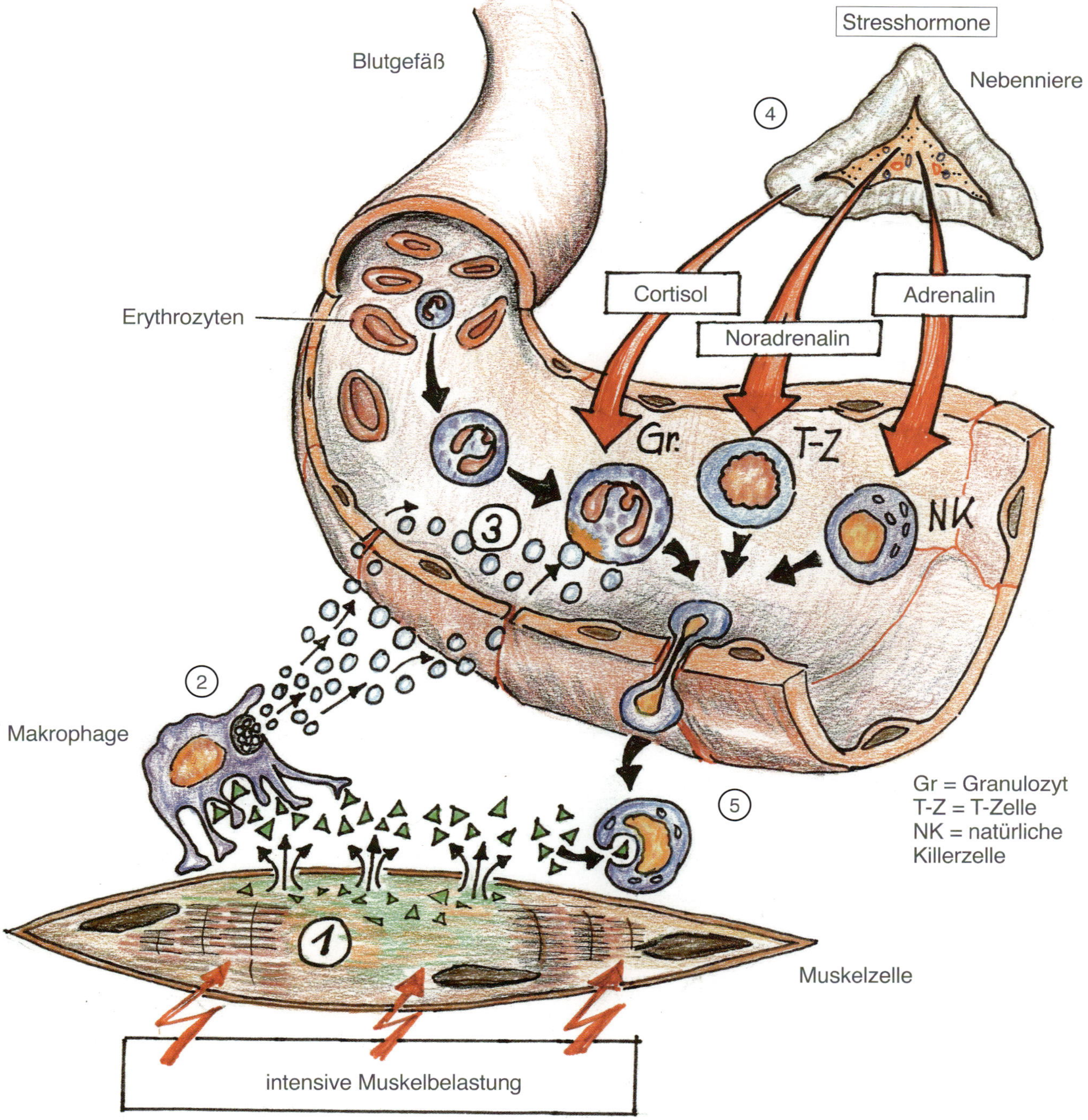

Akute Immunantwort auf intensive Muskelbelastung und neurohormonelle Stimulation (psychophysischer Stress):

① Reversible strukturelle und funktionelle Schädigung der Muskelzelle durch intensive Belastung: Defekte am Fibrillensystem, pH-Wert-Erniedrigung durch Milchsäureanhäufung, erhöhte Membrandurchlässigkeit für Eiweiße (Myoglobin), Enzyme (CK, GOT) und Mineralstoffe (Kalium).

② Erhöhung der Makrophagenaktivität durch ausgetretenes Zellmaterial und Freisetzung von Gewebsmediatoren (Kinine, Prostaglandine) durch die Makrophagen.

③ Mediatoren aktivieren die Entzündungszellen, erweitern die Gefäße und erhöhen ihre Durchlässigkeit.

④ Zellmobilisierung durch Stresshormone aus der Nebenniere und unter psychophysischem Stress.

⑤ Durchtritt der aktivierten Zellen durch die Gefäßwand, um aufzuräumen und zu reparieren.

In Sekundenschnelle steigt die Zahl der weißen Blutkörperchen (Leukozyten), vornehmlich der Granulozyten, signifikant an, erreicht ihr Maximum nach drei Stunden und normalisiert sich innerhalb von 24 Stunden wieder (siehe Abb. unten). Auch bei den Lymphozytensubpopulationen des unspezifischen (natürliche Killerzellen) wie auch des spezifischen Abwehrsystems (T-Helferzellen, T-Suppressorzellen/zytotoxische Zellen) ist dieser rapide Anstieg auf intensive Belastungen messbar. Begleitet wird diese zelluläre Reaktion von einer leichten Komplementaktivierung und einem Interleukinanstieg. Die Veränderungen im humoralen Sektor des Immunsystems sind aber deutlich schwächer als bei Infektionen mit Bakterien oder Viren. **Beachtenswert ist, dass sich die vorwiegend zellulären Reaktionen der Körperabwehr in Abhängigkeit von der Ermüdungstiefe der belasteten Strukturen mit unterschiedlichen Regenerationszeiten wieder zurückbilden.** Besonders augenfällig ist dies bei den Lymphozytenuntergruppen. Nach einem belastungsinduzierten Anstieg (intensive muskuläre Belastung) kommt es wohl im Sinne eines Rebound-Phänomens drei Stunden nach dem Belastungsende zu einem überproportionalen Abfall auf Werte unterhalb des Ausgangsniveaus, also unter die Normalwertgrenze (siehe Abb. S. 289). Am deutlichsten zeigt sich diese Dynamik bei den natürlichen Killerzellen. Erst 24 Stunden nach Belastung finden sich die Lymphozytenzahlen wieder normalisiert. Das bis dahin bestehende zelluläre Immunloch bezeichnet man auch als »**Open-Window-Effekt**«, da in diesem

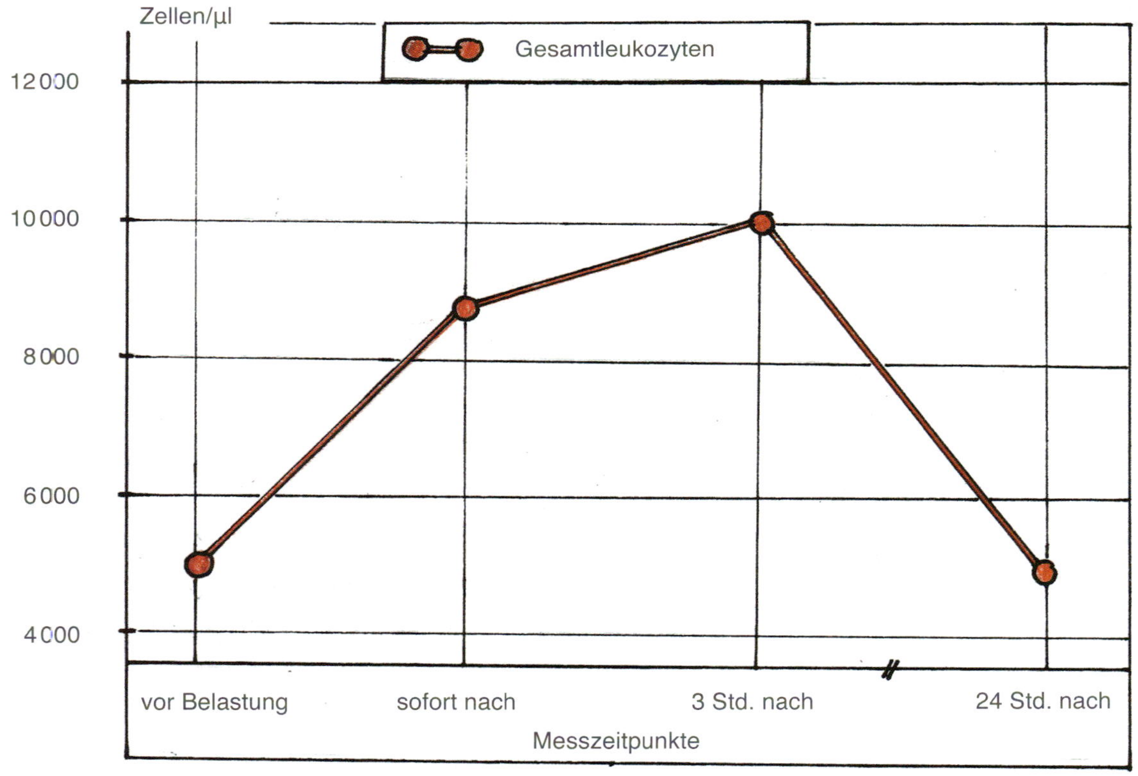

a) belastungsinduzierter Anstieg und Abfall der Leukozytenzahlen

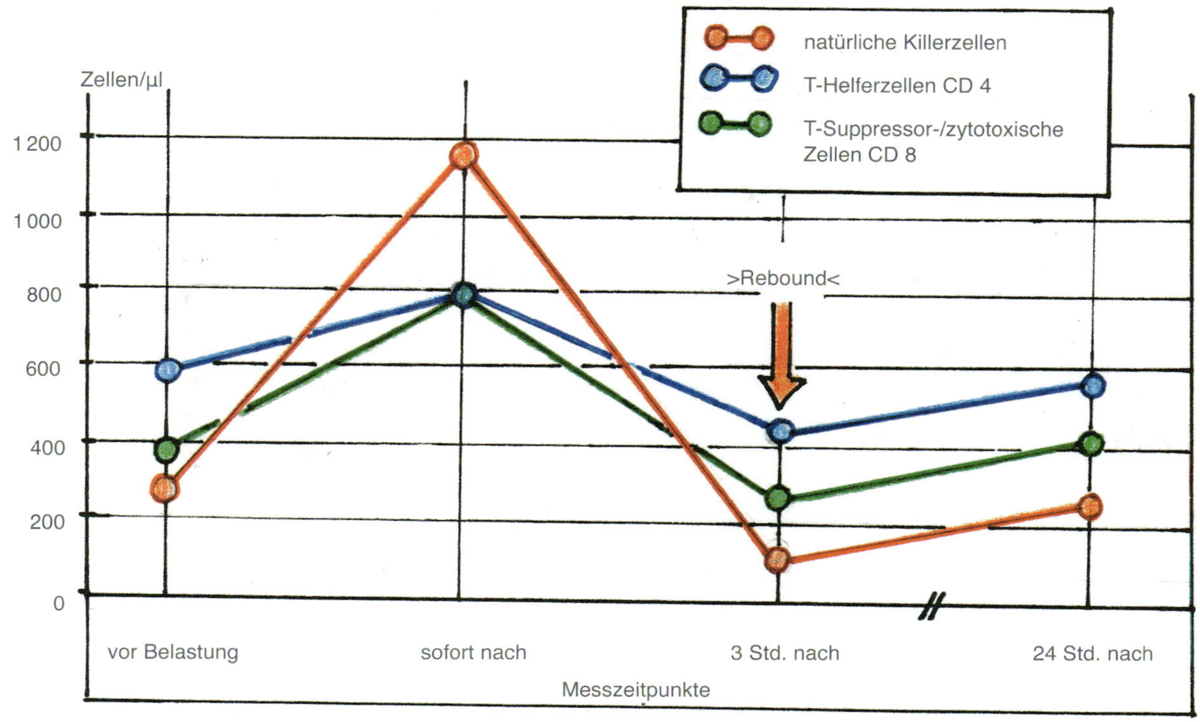

b) Belastungsverhalten der Lymphozytenuntergruppen mit Rebound-Phänomen

Intensive körperliche Belastung mit a) Verhalten der weißen Blutzellen (Leukozyten) und b) ihrer Lymphozytenuntergruppen (natürliche Killerzellen, T-Helferzellen, T-Suppressor-/zytotoxische Zellen). Modifiziert nach Baum, M./Liesen, H. 1998

Zeitraum einer reduzierten immunologischen Zellphalanx das Fenster für mögliche Infekte weit geöffnet ist. Erschöpfende Belastungen, z. B. Ausdauerwettkämpfe im Ultrabereich, aber auch hochintensive exzentrische Kraftbelastungen können diesen Zeitraum der beeinträchtigten Körperabwehr bis auf 72 Stunden ausdehnen!

Bei einem niedrig dosierten (moderaten) Training findet sich dieses Phänomen nicht.

Dies mag zum einen an dem geringeren belastungsinduzierten Muskelschaden liegen, vor allem aber an der Tatsache, dass das Immunsystem trainierbar ist, wie auch die geringere Infektrate im Vergleich mit Untrainierten ergibt (siehe Abb. S. 286).

Fasst man diese Erkenntnisse zusammen und betrachtet sie im **chronischen** Verlauf, liegt die **gesundheitsstabilisierende Wirkung** und damit der Schutz vor Infekten, beim moderat Trainierenden deutlich über der des Inaktiven und weit über der des intensiv Trainierenden. Dieser Effekt ist einerseits auf eine »antrainierte« Aktivitätserhöhung der Fresszellen und T-Lymphozyten zurückzuführen, andererseits auf eine geringere stressorische Belastung. Wie wir aus den Trainingskapiteln erfahren konnten, übt ein ruhiges, aerob betontes Ausdauertraining einen **vagotonen,**

stresslösenden Effekt aus. Ein intensives anaerobes Training hingegen setzt vermehrt die **Stresshormone Adrenalin, Noradrenalin und Cortisol** frei. Eine Summation hochintensiver Trainingsbelastungen ohne ausreichende Regeneration provoziert dauerhaft überhöhte Stresshormonspiegel – auch in Ruhe. Anhaltende Stresshormonausschüttungen, insbesondere eine vermehrte Cortisolsekretion, wiederum führen in eine katabole (abbauende) Stoffwechsellage, die sich im Immunsystem als **Immunsuppression** mit passagerer Erschöpfung der Abwehrfunktion auswirkt. Zusätzlicher psychischer Stress (Qualifikation, Wettkämpfe, Erwartungshaltung, Partnerkonflikte) verschärft im Leistungssport die Problematik zusätzlich: **psychophysischer Stress**. Man kann diese Kombination auch als Gift für die Körperabwehr bezeichnen. Die katabole Stoffwechselsituation führt zusätzlich zu einem Abfall der IgA-Konzentration in der Luftwegsschleimhaut, was das Eindringen von Krankheitserregern in die Luftwege erleichtert. In diesem labilen Gleichgewichtszustand des Immunsystems gefährden **ungünstige Rahmenbedingungen** die Gesundheit des Sportlers zusätzlich: fehlender Einbau von Regenerationsplateaus während hochintensiver Belastungsphasen, Schlafdefizit, ungenügende Füllung der Energiespeicher (Glykogendepletion), die einen katabolen Zustand geradezu provoziert, und eine ungenügende Gesundheits-Hygiene (Bekleidung, nasse Füße und Haare).

Fasst man sämtliche wissenschaftlichen Befunde zusammen, spricht alles dafür, dass ein regelmäßiges moderates Training das Immunsystem stärkt, ein hochintensives Training eher schwächt. Was bedeutet nun diese ambivalente Situation für die Praxis (siehe Abb. S. 291) Für den **Gesundheitssport** stellt sie eine klare Ermutigung dar, ein regelmäßiges niedrig dosiertes Ausdauertraining durchzuführen, um von einer wirksamen Infektvorbeugung, einer allgemeinen Gesundheitsstabilisierung und sogar einer Krebsprophylaxe zu profitieren.

Für den **Leistungssport** beinhaltet sie eine echte Herausforderung, das Trainingsregime und die Rahmenbedingungen so zu gestalten, dass die Disposition zu Infekten nicht zur Realität wird. Gerade der Leistungssport, egal ob als olympische Disziplin oder als persönliches Hobby betrieben, ist eine der letzten Bastionen unseres Menschseins, die uns die Herausforderungen an unseren Körper spüren und bewältigen lässt. Das setzt aber voraus, dass wir den sportlichen Leistungsanspruch mit unseren körperlichen und geistigen Möglichkeiten in Einklang bringen: **Kunst der Bewegung.**

Zusammenfassung: Auf den ersten Blick sieht man dem Immunsystem seine universelle, lebenserhaltende Bedeutung nicht an, da es versteckt, sozusagen im »Untergrund«, agiert. Tag und Nacht wehrt es aufdringliche Krankheitserreger ab, muss sich im wahrsten Sinne des Wortes um jeden Dreck kümmern, der auf uns einprasselt, muss den Körper vor sich selbst schützen und wichtige Reparaturarbeiten leisten. Wie das Gehirn benötigt es dazu ein Gedächtnis aus Immunzellen und Antikörpern und wie die Hormone ein perfektes Informationssystem aus Gewebsmediatoren und Botenstoffen. Dabei gilt es noch wichtige Zuflüsse aus den übergeordneten Zentren der Stressregulation zu beachten. Nur durch den engen Kontakt mit dem Nervensystem und den Hormon-Regelzentren sind diese Anforderungen zu bewältigen. **Wer das Immunsystem verstehen will, muss seine Komplexität begreifen.**

Moderates Ausdauertraining → gesundheitsstabilisierend

- Intensität aerob: ruhige, tiefe »Sauerstoffatmung«, Laktatbereich 2–3 mmol/l
  Herzfrequenz: ca. 170–190 minus Lebensalter/min
- Häufigkeit: 3 x pro Woche (min. 2 x, max. 4 x), 1 Ruhetag dazwischen
- Beispiele:

>Lauf: langsamer Dauerlauf oder leichtes Fahrtspiel ca. 30–40 min/Einheit
>Nordic Walking/Power Walking: ebene Gehstrecke ca. 45–60 min/Einheit
>Rad: kurze Radtour, leicht hügelig ca. 60–75 min/Einheit
>Ski-Langlauf: klassische Technik, flach bis hügelig ca. 45–60 min/Einheit
>Heimtrainer: Fahrradergometer 40–45 min, Cross-Trainer 25–30 min/Einheit

Intensives Training → fakultativ immunsuppressiv

- Intensität anaerob: oberflächlich hechelnde Atmung, Laktatbereich > 4 mmol/l
- Häufigkeit: 5–7 Tage pro Woche, teilweise 2–3 Einheiten/Tag
- Beispiele:

>Ausdauertraining: Tempoläufe, Intervalle, Wiederholungen, Ultra, Höhentraining
>Krafttraining: erschöpfend (»burn out«), exzentrisch

- ungünstige Zusatzfaktoren:

>ungenügende Regeneration, >Wettkampfhäufung, >Glykogendepletion
>Schlafdefizit >Stress >ungenügende Gesundheitshygiene (nasse Kleidung)

Vorbeugung von Infekten bei immunsuppressiven Trainingsbelastungen

- Training: Mikrozyklus: Regenerationstraining nach hohen Belastungen, Makrozyklus: Regenerationsplateaus im Jahreszyklus, keine Wettkampfhäufung
- Ernährung: ausreichende Füllung der Energiespeicher (Glykogen!)
- Schlaf: 8 Stunden Schlaf → Basis der Regeneration
- Infektionshygiene: >Vermeidung infektiöser Kontakte (eigene Trinkflasche) >trockene Kleidung, >Haare immer trocken föhnen
- Psychoregulative Maßnahmen: Entspannungsübungen

Inhalte eines moderaten, immunstabilisierenden und eines intensiven, immunsuppressiven Trainings und Empfehlungen zur Infektprophylaxe

3.5. Stressreaktion – »Überleben um jeden Preis«

Die Konfrontation des menschlichen Organismus mit akut bedrohlichen physischen oder psychischen Belastungen **(Stressor)** führt zu einer sogenannten **Notfallreaktion** (Cannon, W. B. 1932). Sie ist gekennzeichnet durch einen allgemeinen Aktivierungszustand mit psychischer Erregungs- und körperlicher Bereitstellungsreaktion, um einen potenziellen Feind anzugreifen oder vor ihm zu fliehen (»fight or flight«), ungünstigstenfalls zu erstarren. Als Folge ist die zentralnervöse Aufmerksamkeit erhöht und die Sinne sind geschärft. Herzfrequenz, Blutdruck und Atemfrequenz steigen unmittelbar an, um die Sauerstoffversorgung zu sichern. Innerhalb des Kreislaufsystems findet eine Blutumverteilung von der Haut (Blässe) und dem Magen-Darm-Trakt in die bereits leicht vorgespannte Muskulatur statt, um für Angriffs- und Fluchtbewegungen ausreichend Energie zur Verfügung zu haben. Synchron dazu werden Glucose und freie Fettsäuren aus der Leber freigesetzt. Nach Bewältigung der Stress-Situation bildet sich der Aktivierungszustand wieder auf das Homöostase-Niveau der Ausgangslage zurück. Diese Notfallreaktion ist physiologisch und schützt die Integrität des Körpers, ohne ihm selbst zu schaden. Dauert aber die Bedrohung durch einen Stressor unterschiedlichster Art länger an **(»Dauerstress«)**, kann die Stressreaktion problematisch werden. Der wohl bedeutendste Stressforscher H. Selye fand 1956 erstmals, dass chronischer Stress auch krank machen kann. In seinem Modell des »Allgemeinen Adaptations-Syndroms« beschreibt er hierzu eine unspezifische stereotype Reaktionskette, die trotz unterschiedlichster Stressoren immer gleich abläuft: Einer **Alarmphase** mit allgemeiner Aktivierung folgt eine Widerstandsphase mit Gewöhnung und Anpassung an die Anforderungssituation. Die für die Alarmphase typischen Symptome der Erregung und Bereitstellung klingen in der **Widerstandsphase** zumeist ab. Hält der stressorische Druck an, mündet die kontinuierlich schwächer werdende Anpassungsreaktion in eine **Erschöpfungsphase** mit weitgehendem Verlust der Widerstandsenergie. Der gestresste Organismus wird krank, kann sogar an Organversagen sterben.

Im Kampf mit wilden Tieren, mit Feinden, schlagartiger Kälte- oder Hitzeexposition und Umweltgewalten sind die Konzepte von Cannon und Selye aufgrund ihrer augenscheinlichen Dramatik durchaus schlüssig. Doch die Inhalte der Stressimpulse und die Zielgruppen haben sich unter den Anforderungen und psychosozialen Strukturen der modernen Industriegesellschaft stark verändert und damit auch die Betrachtungsweise der Stresstheorien. Nach wie vor steht die Alarmreaktion mit neurogener Aktivierung der Katecholamine und hypothalamisch-hypophysärer Bereitstellung von Stresshormonen neurophysiologisch im Vordergrund (siehe Abb. S. 293), doch sind zusätzliche psychodynamische Einflussgrößen zu berücksichtigen. So hat sich der Stressor geändert. Nicht mehr das mit den Sinnen erfassbare brüllende Raubtier steht heute im Vordergrund, sondern erhöhte psychische Belastungen, die schleichend, aber in anhaltender Summation zum Überlastungsproblem werden: Partnerkonflikte, Mobbing, Arbeitsüberlastung, Schulden, Katastrophenmeldungen usw. Moderne integrative Stresstheorien tragen dieser Tatsache Rechnung und schlagen eine Brücke zwischen den primär physiologisch orientierten Abläufen und den psychologisch geprägten Einflüssen. Sie basieren auf einer Stressbewertung, einer psychodynamischen Stressbearbeitung und einer daraus folgenden psychophysischen Reaktion auf Stress (Stressantwort). Damit liefern sie bereits einen therapeutischen Ansatz zur Stressbewältigung (Ursin, H. und Olff, M. 1993, Hüther, G. 1996). Zur weiteren Vertiefung wird auf die Spezialliteratur verwiesen.

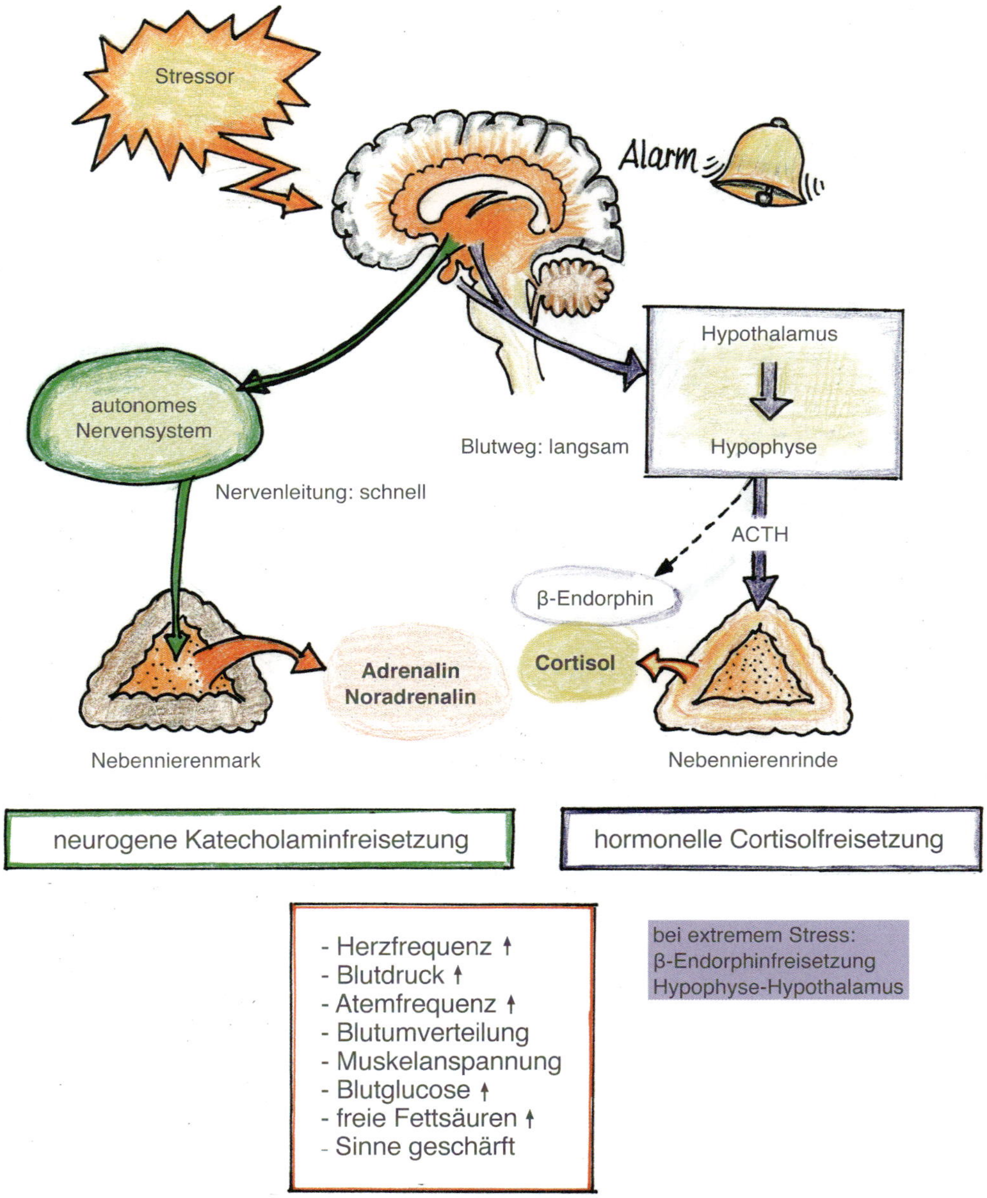

Akute stressorische Belastung mit Alarmreaktion und neurogener und hormoneller Stresshormonfreisetzung – körperliche Symptome der akuten Stressreaktion

3.5.1. Die krank machenden Auswirkungen der chronischen Stressbelastung

Die Auswirkungen chronischer Stressbelastungen besitzen im heutigen Gesundheitswesen eine enorme Bedeutung und werden häufig mit der Modediagnose »Burn-out-Syndrom« belegt. Dahinter verbirgt sich aber ein Mischbild verschiedener psychischer Störungen, die von psychosomatischen Erkrankungen über Depressionen bis hin zu Angststörungen reichen. Gerade die **Angststörungen** stehen an der Spitze der psychoreaktiven Erkrankungen auf chronischen Stress. Möglicherweise deshalb, weil Stress Angst und umgekehrt Angst eine Stressreaktion auslösen kann. Im Gegensatz zur Furcht, die sich an definierte Sinneseindrü-

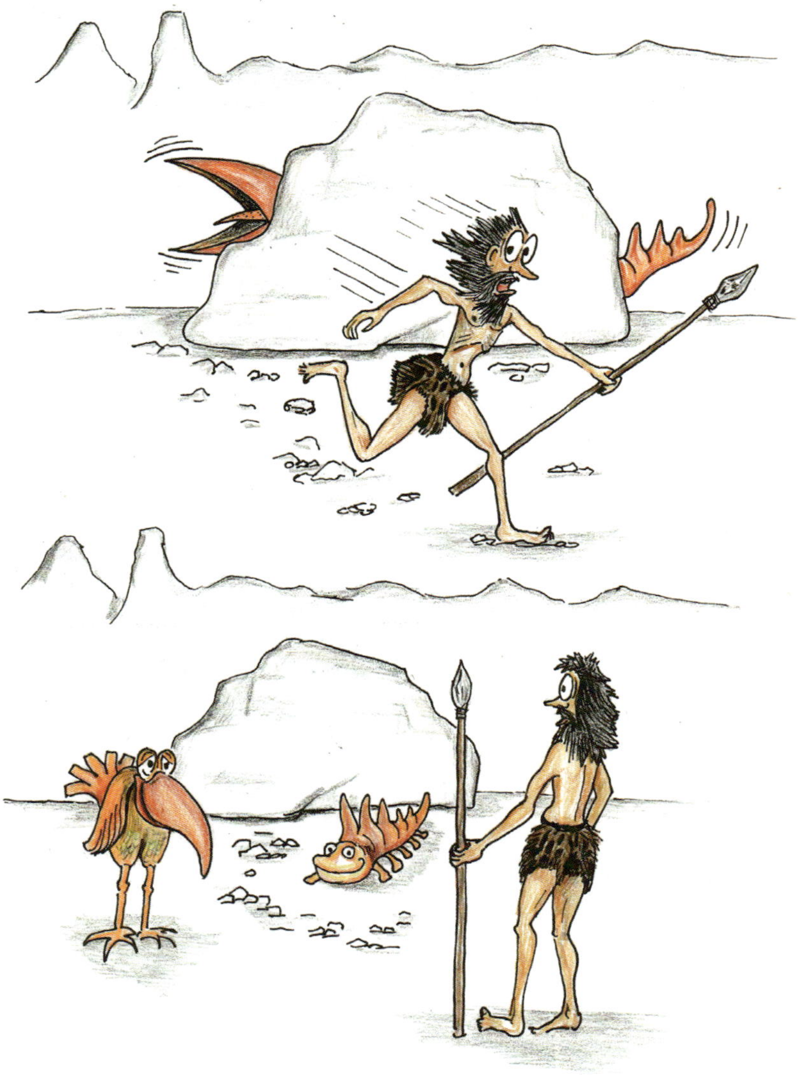

Stressor-Interpretation… modifiziert nach unbenannter Karikatur

cke bindet, ist die Angst nicht gegenständlich und heftet sich entsprechend den individuellen Erfahrungen mal hierhin, mal dorthin. Man spricht deshalb auch von »frei flottierender Angst«. Damit ist sie definierten Hirnabschnitten nur bedingt zuordenbar, ihr Hauptwohnsitz scheint im Mandelkern (Amygdala) zu liegen, der auch als »Alarmglocke der Furcht« bezeichnet wird und Teil des **limbischen Systems** ist, dem Ort der Emotionen.

Mitentscheidend für die Intensität der Stressreaktion ist die Bedeutung, die man dem Stressor beimisst (siehe Abb. S. 294). Sie wird im Wesentlichen durch Lernprozesse beeinflusst. So entsteht im Gehirn ein Bild, das mit positiven (Eustress) oder negativen (Dysstress) Inhalten besetzt ist. Negative oder nicht zuordenbare Bilder machen Angst, die sich bei anhaltendem Dysstress verselbstständigen kann, den Pegel des Ruhestresspotenzials anhebt, Fehlregulationen auslöst und letztendlich in eine Angststörung mit Krankheitswert mündet (siehe Abb. unten).

a) niedriges Ruhestresspotenzial

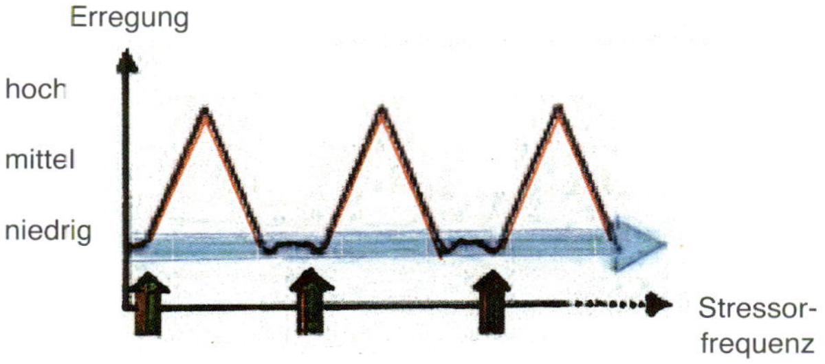

vollständige stressorische Regeneration mit niedrigem Ruhestresspotenzial (blau): Erholung zwischen den Stressorreizen (⬆)

b) erhöhtes Ruhestresspotenzial

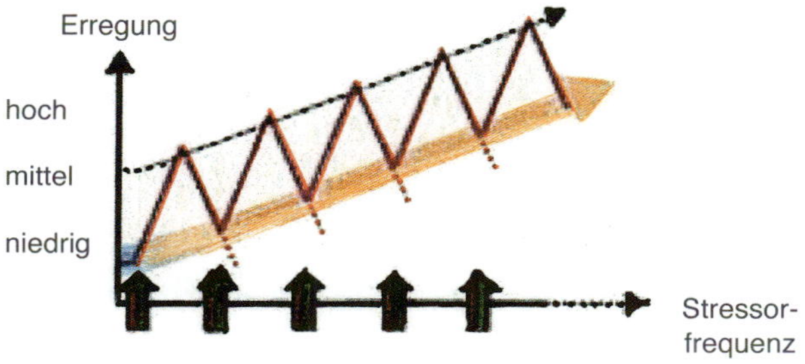

inkomplette stressorische Regeneration mit ansteigendem Ruhestresspotenzial (orange): keine Erholung zwischen vermehrten Stressorreizen (⬆)

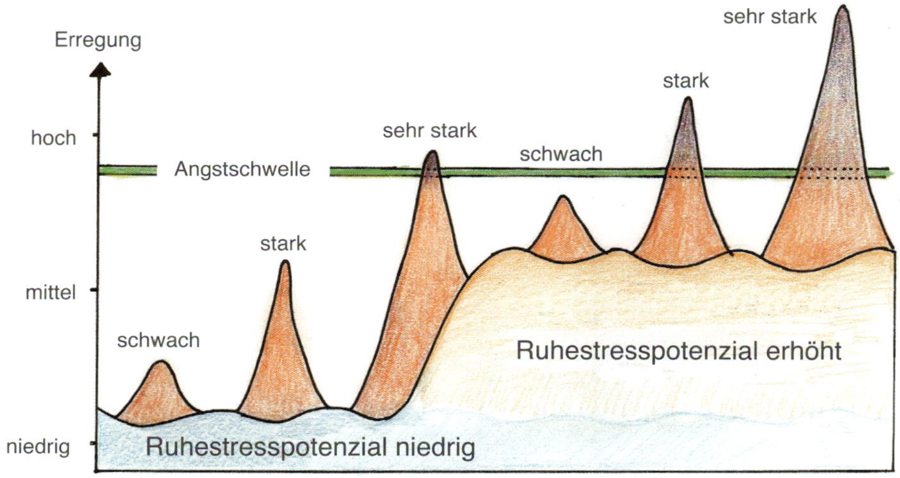

Bei niedriger allgemeiner Anspannung (Ruhestresspotenzial) überschreiten nur sehr starke Reize die Angstschwelle, schwache und starke bleiben darunter. Ist aber das Ruhestresspotenzial z. B. durch Dauerstress erhöht, überschreiten schon mittlere bis starke Reize diesen Grenzbereich zur Panik, bzw. Angststörung.

Bedeutung des Ruhestresspotenzials bei der Überschreitung der Angstschwelle (modifiziert nach Wittchen, H.-U. 1997)

Wir finden diese stressinduzierten Angstsyndrome relativ häufig im Hochleistungssport. Dort zeigen sie sich vorwiegend als **Versagensangst**, begleitet von schlechten Wettkampfergebnissen. Eine chronische stressorische Überforderung kann hier gelegentlich in manifeste Erkrankungen einmünden: gehäufte Infekte infolge Immunsuppression, Verletzungsneigung durch koordinative Fehlleistungen als Folge zentraler Hemmimpulse, chronisches Müdigkeitssyndrom (Fatigue-Syndrom) durch Erschöpfung der psychoregulativen Energiereserven und eben in eine ernsthafte Angststörung. Letztere ist zumeist gekennzeichnet durch nicht fundierte (»flottierende«) Ängste, die weitgehend unreflektiert die Gedankenwelt besetzen und die »Seele auffressen«. Während die Versagensangst noch durch Trainingsumstellung, Wettkampfreduktion, klärende Gespräche, mentale Einstellung und autogene Entlastungstechniken angegangen werden kann, besteht bei der manifesten Angsterkrankung medizinische Behandlungspflicht, die neben sportlicher Entlastung und roborierenden Maßnahmen dringend die Vorstellung und Behandlung beim **Fachpsychologen** beinhaltet.

Wie hoch die stressorische Belastung bei Extrem- und/oder wettkampforientierten Sportarten bereits in Ruhe, Tage vor der Stressexposition ist, konnten wir anlässlich der Skiflug-Weltmeisterschaft 1998 in Oberstdorf beweisen (Geiger, L.; Schulz, A.; Teschemacher, H.). Gerade bei den besten Skifliegern fand sich das »psychische« Stresshormon Adrenalin drei Tage vor dem eigentlichen Wettkampf um das 4- bis 5-Fache überhöht (siehe Abb. S. 297). Durch die Intervention der Untersucher beim Weltverband FIS konnte erreicht werden, dass die Wettkampfdichte nicht weiter erhöht wurde. Die Planung einer 5-Schanzen-Tournee anstelle der bisherigen 4-Schanzen-Tournee wurde z. B. fallengelassen. Trotzdem kam es im weiteren Verlauf bei einigen Weltklassespringern, verstärkt durch eine mindergewichtorientierte Ernährungsrestriktion, zu psychischen Störungen: depressive Entwicklung, Essstörung und Burn-out-Syndrom.

Mit der Stressforschung hat sich auch der Blickwinkel auf die **evolutionäre Entwicklung aller Lebewesen** erweitert. Neben genetischen und epigenetischen Veränderungen führte auch **Stress als Selektionsdruck** zu verhaltensbedingten (erlernten) Anpassungen, die z. B. bei unvorhersehbaren Veränderungen von Klima und Umwelt das Überleben sicherten. Überspitzt könnte man formulieren: Überleben will gelernt sein. Findet der Organismus keine Überlebensstrategien, mündet Dauerstress in die Sackgasse der Krankheit (Immunsuppression) und der Fortpflanzungsunfähigkeit (Störung der Sexualfunktion), die Art stirbt aus. Viele der heute bedrohten Tierarten, z. B. die Eisbären, stehen vor diesem Problem.

Tanzt der Mensch weiterhin um das goldene Kalb der Gewinnmaximierung auf Kosten seines Lebensraumes, seiner Lebensqualität und der Liebe zu seinen Kindern und seinem sozialen Umfeld, wird es ihm ähnlich ergehen. Wir müssen lernen, unsere Zukunft nicht der Engstirnigkeit sogenannter Spezialisten und stressverbreitenden monomanen Besserwissern anzuvertrauen, die ihre Geschäfte mit dem Kalkül der Angst machen. **Nur wenn unser Denken, Fühlen und Handeln frei von Angst ist, können wir Dysstress in Eustress umwandeln, denn dieser ist der Motor neuer positiver Anpassungsreaktionen.**

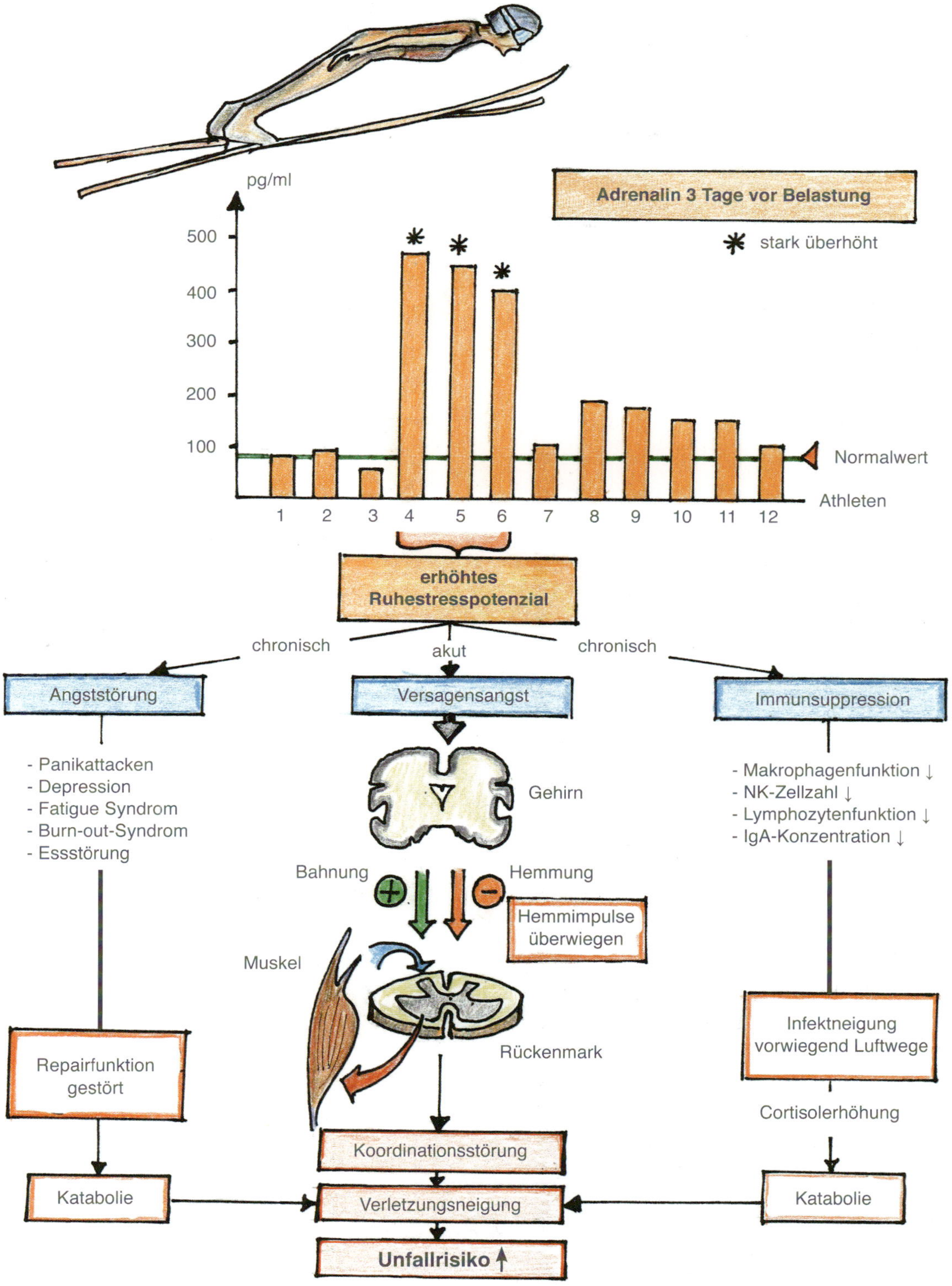

Stressorische Überforderung im Leistungssport, Beispiel Skifliegen. Anlässlich einer Stresshormonuntersuchung bei der Skiflug-WM 1998 in Oberstdorf (Geiger, L.; Schulz, A.; Teschemacher, H.) fielen gerade bei den besten Skispringern drei Tage vor dem eigentlichen Wettkampf stark erhöhte Ruhe-Adrenalinwerte auf, die auf Dauer die Risiken oben aufgeführter Gesundheitsstörungen bargen, was in der Folge auch in der Realität bestätigt wurde.

3.6. Herz-Kreislauf-System – »Zirkulationspumpe im Reich endloser Transportleitungen«

Unermüdlich pumpt der leistungsstärkste Muskel des Menschen, das Herz, Blut über das Kreislaufsystem bis in den letzten Winkel des Körpers und holt es von dort wieder zurück, ehe er es erneut auswirft (siehe Abb. S. 299). Beim Erwachsenen sind dies in Ruhe 5 Liter in der Minute, 300 Liter in der Stunde und 7000 Liter am Tag. Unter Maximalbelastung ist eine kurzfristige Steigerung um das 5-Fache möglich. Schaltet man das weit verzweigte Netz aus Arterien, Venen, feinsten Kapillaren und Venolen virtuell hintereinander, so ist das in sich geschlossene Kreislaufsystem unglaubliche 100 000 Kilometer lang! Ziel dieser aufwendigen Unternehmung ist die Versorgung des Organismus mit Sauerstoff, Nähr- und Wirkstoffen und der Abtransport von Kohlendioxid und Stoffwechselabfall. Darüber hinaus wird der Wärmehaushalt über Variationsmechanismen der Hautdurchblutung gesteuert.

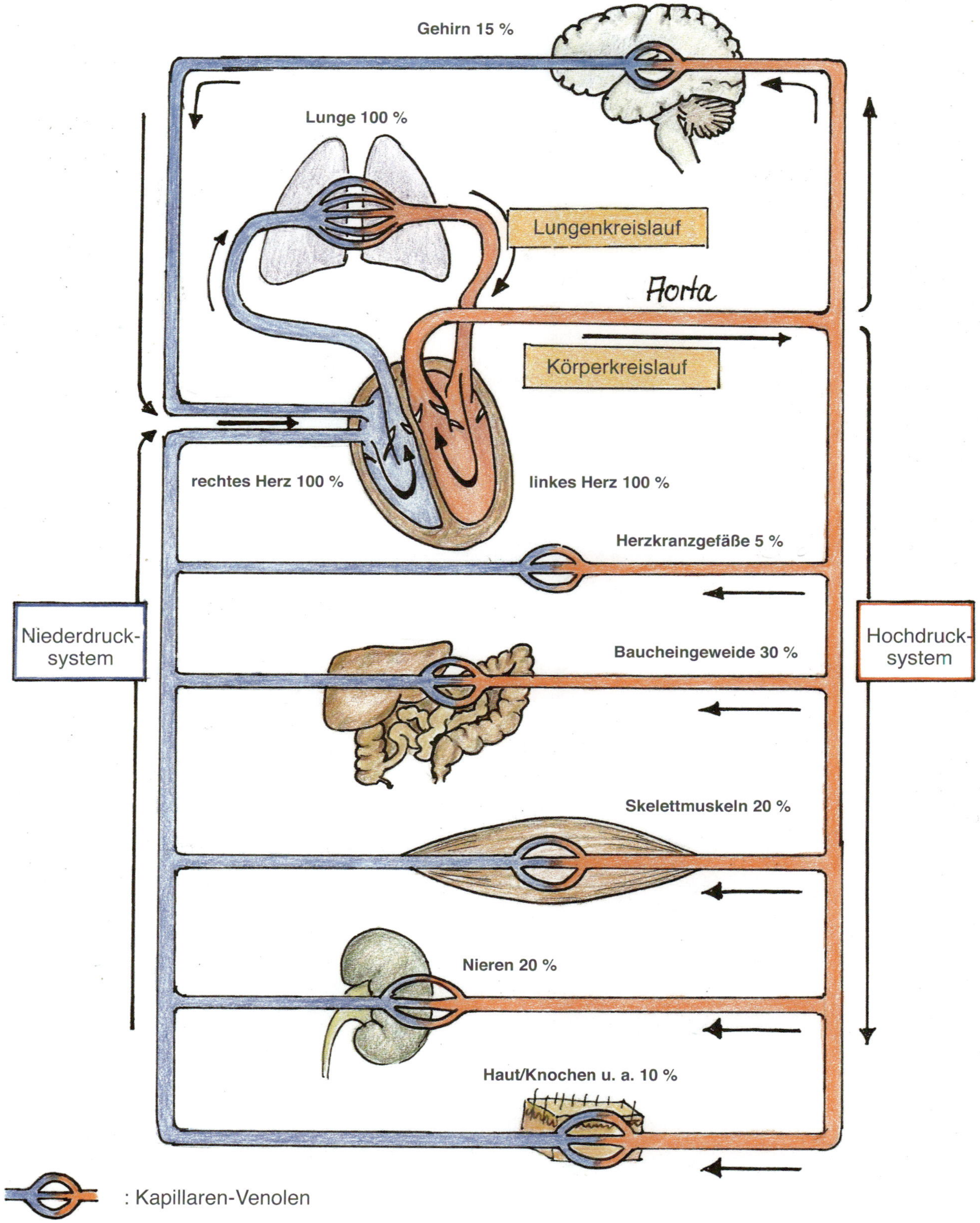

Herz-Kreislauf-System mit Lungen- und Körperkreislauf: Prozentuale Verteilung des Herzzeitvolumens auf die verschiedenen Organe unter Ruhebedingungen. Die arterielle Blutverteilung ist rot, die venöse blau dargestellt.

3.6.1. Herz

Beim Erwachsenen knapp männerfaustgroß und gerade mal 300 Gramm schwer, bewältigt dieser äußerlich unscheinbare Hohlmuskel im Schutz des knöchernen Brustkorbs die oben beschriebenen wahren Herkulesaufgaben ein Leben lang. Wohl intuitiv umranken deshalb zahlreiche Mythen das Herz in der Geschichte des Menschen. Es wurde als Ort der Liebe, des Lebens, der Persönlichkeit und der Moral beschrieben und besungen, diente aber auch als Ziel von Opferritualen. Erst wenn man das Herz im anatomischen Schnittbild betrachtet, erkennt man die raffinierte Aufteilung in zwei Herzhälften, die jede für sich in synchroner Zusammenarbeit einen »eigenen« Kreislauf betreiben (siehe Abb. unten).

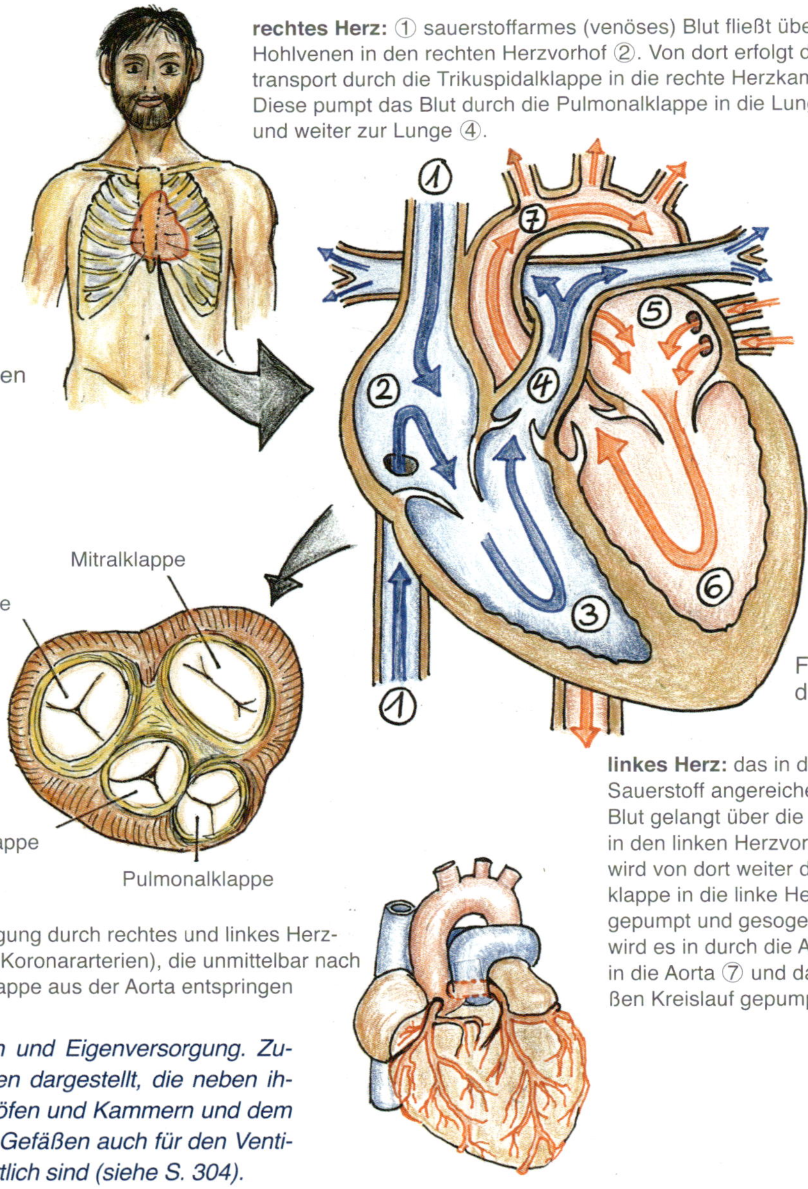

Das Herz, seine Lage, Funktion und Eigenversorgung. Zusätzlich sind die vier Herzklappen dargestellt, die neben ihrer Ventilfunktion zwischen Vorhöfen und Kammern und dem Rückflussstopp aus den großen Gefäßen auch für den Ventilebenenmechanismus verantwortlich sind (siehe S. 304).

Die rechte Hälfte dient als Förderpumpe für den **kleinen Kreislauf (Lungenkreislauf)**, die linke Hälfte als Pumpe für den **großen Kreislauf (Körperkreislauf)**. Beide Herzseiten sind durch muskuläre Scheidewände getrennt und unterteilen sich jeweils in zwei Hohlkammern, die **Herzvorhöfe** und **Herzkammern.** Zwischen den Vorhöfen und Kammern finden sich unidirektionale **Ventilklappen (Segelklappen)**, die den Blutstrom in Richtung Kammern lenken. Von dort wird das Blut von der rechten Kammer in den Lungenkreislauf, von der linken in den Körperkreislauf eingepumpt. Wieder liegen hier, um einen Rückfluss zu verhindern, **Ventilklappen (Taschenklappen)** dazwischen. Die linke Herzkammer ist deutlich kräftiger als die rechte, da sie höheren Drucken im großen Kreislauf entgegenarbeiten muss. Der arterielle Druck (»Blutdruck«) liegt hier bei ca. 120/80, im kleinen Kreislauf bei ca. 30/15 mmHg (Maßangabe: mm Quecksilbersäule). Diesem Unterschied trägt auch das Erregungsleitungssystem Rechnung, die linke Kammer wird über zwei Leitungsschenkel, die rechte über einen versorgt (siehe Abb. S. 302). Bei seiner rastlosen Aktivität ist der Herzmuskel auf ein jeder Belastungssituation angepasstes eigenes Blutversorgungssystem angewiesen, die **Herzkranzgefäße** (Koronararterien). Durch sie fließen ca. fünf Prozent des Herzminutenvolumens, d. h. in Ruhe 250 Milliliter pro Minute, bei mäßiger Belastung 500 und bei Maximalbelastung 1200. Die Herzmuskulatur selbst besteht aus spezialisierten Muskelfasern. Wie die Skelettmuskulatur zeigen sie die Sarkomer-typische Querstreifung, besitzen aber im Gegensatz zu dieser im Zentrum gelegene Zellkerne und sind willentlich nicht beeinflussbar. Mit einer Vielzahl an Zellkraftwerken (Mitochondrien) sind sie für den Dauerbetrieb ausgelegt. Innerhalb der Herzmuskelfasern besteht eine Differenzierung in Zellen, die Erregungsimpulse bilden und weiterleiten können, und in Zellen, die diese Impulse mit einer Kontraktion beantworten. Erstere Zellverbände bezeichnet man als Reizbildungs- und Reizleitungssystem, die zweiten als Arbeitsmuskulatur.

Die Erregungsbildung und -leitung im Herzen ist autonom, d. h. ein definiertes Schrittmacherzentrum löst spontan elektrische Aktionspotenziale aus, die dann auf spezifischen Leitungswegen die gesamte Herzmuskulatur von den Vorhöfen bis zu den Kammern erregen (siehe Abb. S. 302). Taktgeber der elektrischen Leitungskette ist der im Dach des rechten Herzvorhofs gelegene **Sinusknoten**. Er feuert mit einer Impulsfrequenz von 60 bis 80 pro Minute Aktionspotenziale im automatischen Eigenrhythmus ab, die sich dann über spezielle Faserbündel der Vorhofmuskulatur zum nächsten Automatiezentrum, dem **AV-Knoten**, hin ausbreiten. Während der Vorhofüberleitung wird die Arbeitsmuskulatur beider Vorhöfe erregt und zur Kontraktion gebracht. Die im AV-Knoten (Atrioventrikularknoten) am Boden des rechten Vorhofs angekommene Erregungswelle wird nach kurzer Verzögerung über solide Kabelstraßen aus modifizierten Herzmuskelzellen weitergeleitet. Über das nach seinem Entdecker benannte **His-Bündel** mündet die elektrische Leitung in einen **rechten und in einen zweigeteilten linken Kabelschenkel**. Beide Herzkammern werden auf diesem Weg nahezu simultan erregt und ihre Arbeitsmuskulatur zur Kontraktion gebracht. Die Potenziale dieser elektrischen Vorgänge können an der Hautoberfläche mithilfe eines EKGs (Elektrokardiogramm) abgeleitet und im zeitlichen Verlauf aufgezeichnet

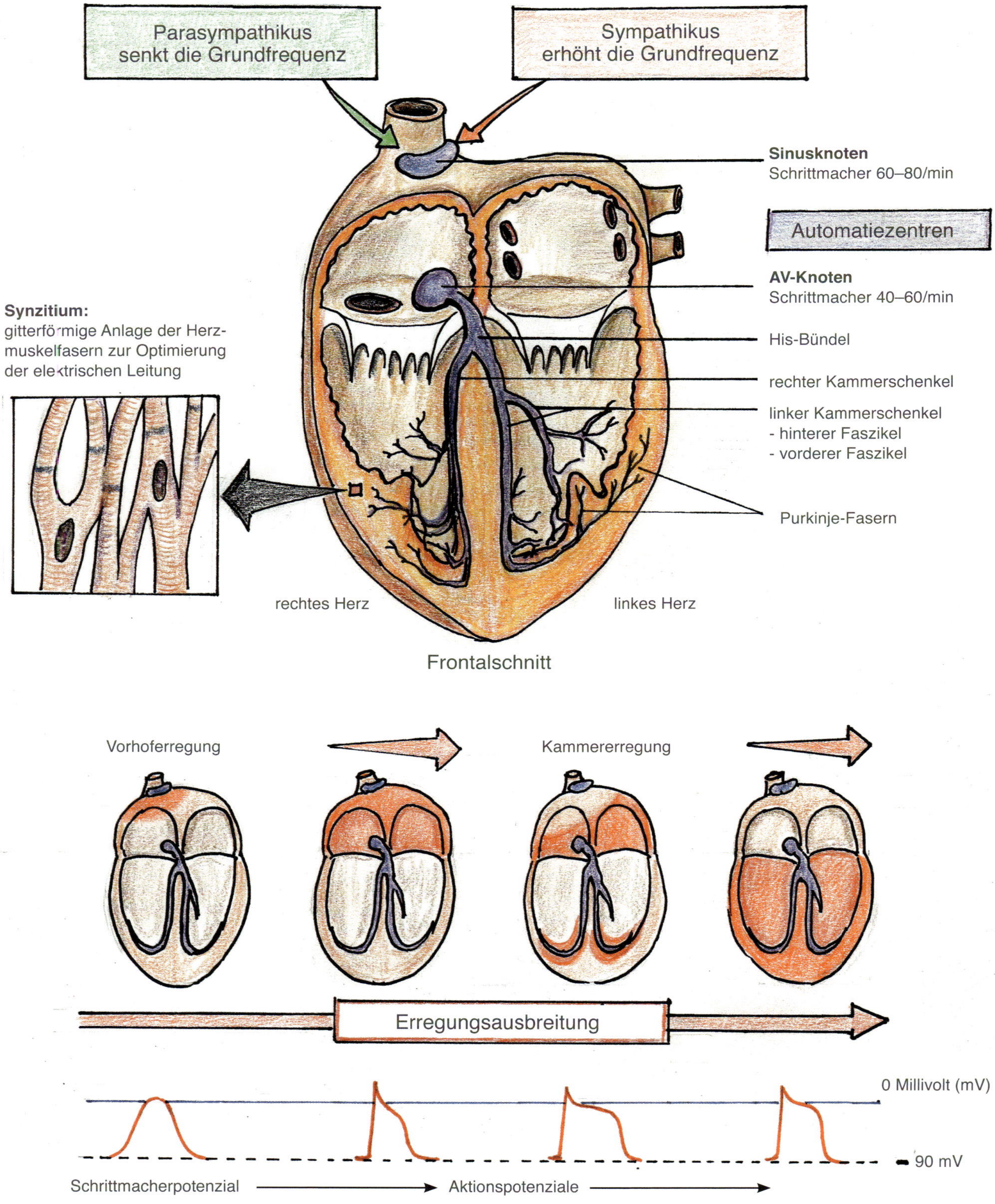

Erregungsbildungs- und Erregungsleitungssystem des Herzens (violett). Der Sinusknoten fungiert als Automatiezentrum mit einer Schrittmacherfrequenz von 60–80/min. Die Erregungsausbreitung erfolgt zunächst über die Vorhofmuskulatur zum AV-Knoten, von dort weiter über definierte Leitungsbahnen zur Kammermuskulatur.

werden (siehe Abb. unten). Dadurch wird für den Arzt die Differenzierung von **Herzrhythmusstörungen** und **Herzschädigungen**, z. B. Herzinfarkt, möglich.

Die Schrittmacheraktivität des Sinusknotens von 60 bis 80 Impulsen pro Minute steht unter dem modulierenden Einfluss des autonomen (vegetativen) Nervensystems. Unter variierenden physischen und psychischen Belastungen steigert der Sympathikus die Herzfrequenz, der Parasympathikus senkt sie. Fällt der Sinusknoten aus Krankheitsgründen einmal aus, kann der AV-Knoten mit einer allerdings deutlich niedrigeren Automatiefrequenz von 40 bis 60 Impulsen pro Minute die Schrittmacherfunktion übernehmen.

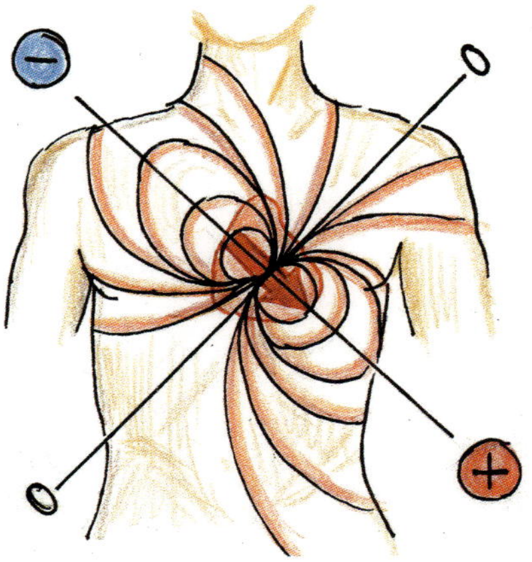

Potenzialfelder des Herzens als Summationseffekt der Erregungsausbreitung sind die Basis der EKG-Ableitung.

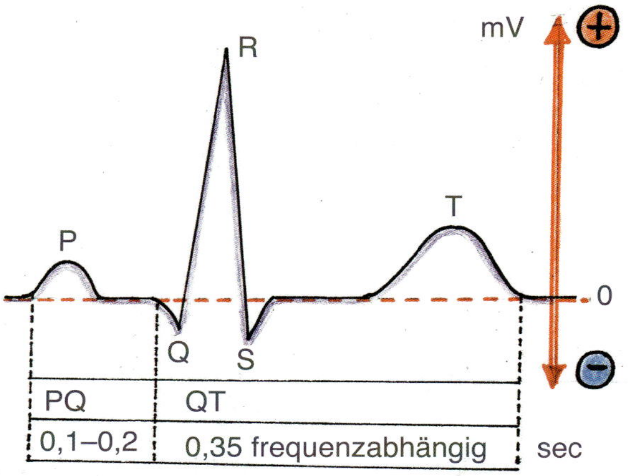

Das Elektrokardiogramm (EKG) zeichnet Richtungsabweichungen der elektrischen Erregungsausbreitung im zeitlichen Verlauf auf. Definitionsgemäß werden die zur Herzspitze laufenden Ströme als positive Ausschläge dargestellt.

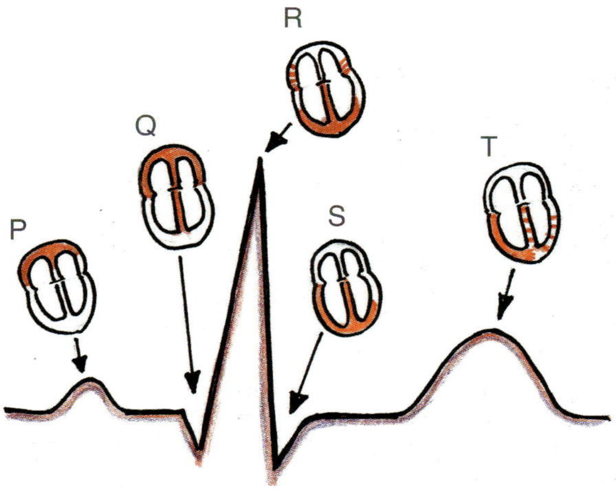

erregte Herzmuskelareale und ihre Zuordnung zum EKG-Kurvenverlauf:
P-Welle = Vorhoferregung
PQ-Dauer = Zeit der Vorhoferregung und der Überleitung auf die Kammern
QRS-Komplex = Erregungsausbreitung in den Kammern
T-Welle = Erregungsrückbildung in den Kammern

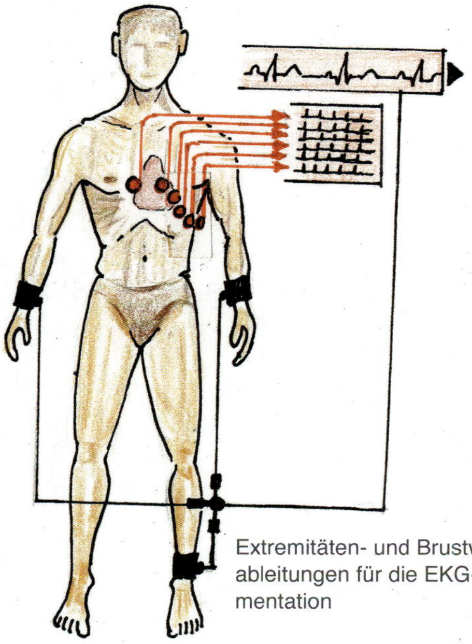

Extremitäten- und Brustwandableitungen für die EKG-Dokumentation

EKG-Prinzipien

Herzaktionsphasen (siehe Abb. unten): Ziel der Herzaktion ist ein gerichteter Blutstrom im kleinen und großen Kreislauf. Das rhythmische Wechselspiel zwischen synchroner Vorhofkontraktion und anschließend leicht verzögerter synchroner Kammerkontraktion sorgt im Verein mit dem Ventilklappenspiel für eine optimale Ausschöpfung der Pumpleistung des Herzens: ca. 70 bis 100 Milliliter pro Herzschlag. Nach der Kontraktions- und Auswurfphase in der **Systole** folgt die Erschlaffungsphase mit Füllung der Herzhöhlen in der **Diastole**. Während des systolischen Kontraktionsvorganges schließen sich die Segelklappen (Mitralklappe links/Tricuspidalklappe rechts) zu den Vorhöfen hin, um einen hämodynamisch ungünstigen Rückfluss zu verhindern, die Taschenklappen (Aorten- und

Herzaktionsphasen

1. **Füllungsphase:** die Herzkammern füllen sich mit But, die Segelklappen zwischen Vorhöfen und Kammern (Mitral-/Trikuspidalklappe) sind offen, die Taschenklappen (Aorten-/Pulmonalklappe) sind geschlossen.
2. **Vorhofkontraktion:** zusätzlich pumpen die Vorhöfe Blut in die Kammern.
3. **Anspannungsphase:** die systolische Auswurfaktion wird durch die Anspannung der Kammermuskulatur eingeleitet, alle Klappensysteme sind geschlossen.
4. **Austreibungsphase:** bei weiterer Drucksteigerung öffnen sich die Taschenklappen und das Blut wird in die Aorta und Lungenarterie ausgestoßen (Schlagvolumen).
5. **Erschlaffungsphase:** fällt der Kammerdruck unter den Aortendruck, schließen sich die Taschenklappen, die Kammermuskulatur erschlafft, die Diastole wird eingeleitet.

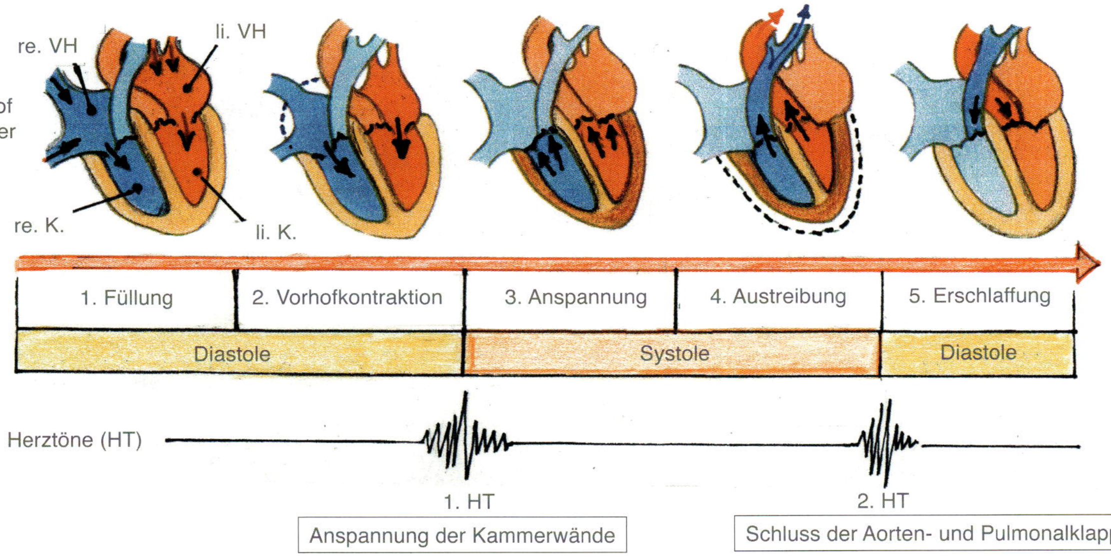

Ventilebenenmechanismus zur schnellen Füllung der Herzkammern am Beispiel des rechten Herzens

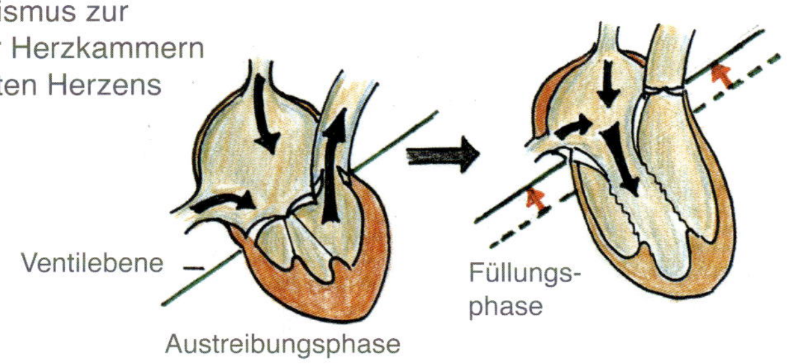

Während der Austreibungsphase tritt die Klappenebene (Ventilebene) tiefer und saugt Blut in den Herzvorhof. In der diastolischen Füllungsphase steigt die Ventilebene höher, und die Kammer stülpt sich über das im Vorhof liegende Blut.

Diastolische und systolische Herzaktionsphasen, Herztöne und Ventilebenenmechanismus

Pulmonalklappe) öffnen sich, um einen optimalen Einstrom in den großen und kleinen Kreislaufs zu gewähren. In der diastolischen Füllungsphase ist es umgekehrt. Unterstützt werden die Füllungsvorgänge, durch den sogenannten **Ventilebenenmechanismus:** Das systolische Tiefertreten der Segelklappenebene führt zu einem venösen Sogeffekt, das diastolische Höhertreten zu einem Umhüllungseffekt der venösen Blutsäule.

Herztöne: Über den zumeist membrangesteuerten Verstärkereffekt eines Arzt-Stethoskops können die Herzaktionen auch für den Laien als Herztöne hörbar gemacht werden. Beim Herzgesunden sind für jeden Pumpschlag zwei Herztöne auszumachen. Ein erster dumpfer systolischer Ton durch Anspannung der Kammerwände beim Schluss der Segelklappen zwischen Vorhöfen und Kammern und ein zweiter hellerer diastolischer Ton direkt durch den Schluss der Taschenklappen von Aorta und Pulmonalarterie. Bei Kindern, Jugendlichen und Leistungssportlern fallen oftmals zusätzliche (akzidentelle) Herzgeräusche auf, die aber zumeist (nicht immer!) harmlosen Charakter besitzen, zumindest, wenn sie in der Systole auftreten. Die Ursache dieser funktionellen Herzgeräusche sind häufig harmlose Turbulenzen der Blutauswurffraktion, prolabierende Segelklappen (Mitralklappenprolaps) und »singende« Sehnenfäden der Segelklappenaufhängung (Papillarmuskeldysfunktion). Sie erfordern eine ärztliche Diagnosesicherung über die Echokardiografie (harmlose Ultraschalluntersuchung des Herzens) und Verlaufskontrollen, meist aber verschwinden diese harmlosen Geräusche wieder spontan. Sportliche bzw. leistungssportliche Belastungen werden dadurch nicht berührt, es besteht volle Sporttauglichkeit. Ganz anders verhält es sich mit den charakteristischen Geräuschen von Herzklappenfehlern, die auf eine krankhafte Verengung, ungenügenden Klappenschluss oder eine Kombination aus beiden hinweisen. Nur eine eingehende kardiologische Diagnostik, die neben den klassischen Verfahren, wie Herzauskultation, EKG, Belastungs-EKG, Echokardiografie und Röntgen, auch eine Kernspin-Untersuchung (Kardio-MR) und gegebenenfalls eine Herzkatheter-Untersuchung enthalten sollte, kann das weitere Therapie- und Belastungsvorgehen klären. Für fragwürdige paramedizinische Heiler ist hier kein Platz.

Herzfunktion während körperlicher Belastung

Um für die arbeitende Skelettmuskulatur ausreichend Sauerstoff und Nährstoffe anliefern zu können, muss das Herz die Pumpleistung (Herzzeitvolumen) erhöhen. Dies ist einerseits über eine **Frequenzsteigerung**, andererseits über eine **Erhöhung des Schlagvolumens** möglich. Die höhere Effektivität hat dabei die Steigerung der Herzfrequenz, die bis etwa zum 3- bis 3,5-Fachen der Ruheherzfrequenz möglich ist: **maximale Herzfrequenz. Als Faustformel für die Berechnung der maximalen Herzfrequenz im Alternsgang gilt:**

> Maximale HF pro Minute = 220 – Lebensalter in Jahren

Beispiele:
Kind 10 Jahre: maximale HF = 210/min
Erwachsener 70 Jahre:
maximale HF = 150/min

Die **Ruheherzfrequenzen** weisen einen deutlich höheren Streubereich auf, nach Erfahrungswerten kann gelten:

Kinder 5 bis 10 Jahre:
Ruheherzfrequenzen 70 bis 90/min
Erwachsene 20 bis 70 Jahre:
Ruheherzfrequenzen 50 bis 70/min
Hochausdauertrainierte Erwachsene:
Ruheherzfrequenzen 40 bis 50/min

Die zweite Möglichkeit zur Steigerung der Pumpleistung des Herzens liegt in der Erhöhung des Schlagvolumens, also der systolischen Auswurffraktion. Zunächst ist das über eine Anhebung der Herzkraft möglich. Sie wird durch die belastungsinduzierte Erhöhung der sympathischen Aktivität mit Verbesserung der Kontraktionskraft und -geschwindigkeit erreicht. Unterstützt wird die Kraftentwicklung zusätzlich durch eine volumenbedingte Vorspannung des Arbeitsmyokards. Bedingt durch ein vermehrtes venöses Rückstromangebot unter Belastung steigen Wandspannung und Füllungsvolumen der Herzkammern, was gerade im mittleren Intensitätsbereich die Auswurfleistung zusätzlich erhöht. Im hochintensiven Belastungsbereich kommt aufgrund der frequenzbedingten kurzen diastolischen Kammerfüllungszeiten dieser Effekt nicht mehr zum Tragen, das Schlagvolumen nimmt sogar leicht ab, was über die Frequenz kompensiert wird.

Herz-Kreislauf-Regulation

(siehe Abb. S. 307)

Ziel der Herz-Kreislauf-Regulation ist die Abstimmung der Muskel- und Organanforderungen mit der Förderleistung des Herzens und der Transportkapazität des Kreislaufsystems unter Ruhe- und Belastungsbedingungen. Hierbei sind zentrale und lokale Regulationsmechanismen zu beachten, die in sehr komplexer Weise zusammenwirken und hier nur vereinfacht dargestellt werden. Eine wesentliche Rolle spielt das **Kreislaufzentrum im Hirnstamm**. Hier laufen die wichtigsten Informationen zusammen, die zur Umsetzung in Steuergrößen erforderlich sind. Vom **Großhirn** stammen bewusste Inputs, die teilweise vom **limbischen System** emotional »überfärbt« sind. Aus der Peripherie wirken erregende und hemmende Afferenzen auf das Kreislaufzentrum ein. Sie stammen von **Kreislaufsensoren** her, Rezeptoren, die im arteriellen Hochdrucksystem Druckänderungen messen (Pressorezeptoren) und im venösen Niederdrucksystem Änderungen der Wandspannung (Dehnungsrezeptoren). Sie sitzen in der großen Brustschlagader, in den Halsschlagadern, in den Herzvorhöfen, in der linken Herzkammer und in der großen Hohlvene. Aus der Summe der Informationen erhält das Kreislaufzentrum Kenntnis über den **Blutdruck**, die **Pulsfrequenz** und den **Füllungsdruck** im venösen System, der auch Auskunft über das aktuelle Blutvolumen gibt. Über **Chemorezeptoren** des unmittelbar dem Kreislaufzentrum im Hirnstamm benachbarten **Atemzentrums** gehen zusätzliche Informationen über den Sauerstoffdruck (O_2-Partialdruck) und den Kohlendioxiddruck (CO_2-Partialdruck) ein. Sie sitzen an der Aorta und an der Halsschlagader, zum Teil auch im Hirnstamm selbst. Ein Abfall des Sauerstoffdrucks und ein Anstieg des Kohlendioxiddrucks bewirken neben anderen Rezeptorinformationen einen vermehrten Atemantrieb und eine Steigerung des Herzminutenvolumens, um den Gasaustausch in der Lunge durch eine verstärkte Zirkulation zu beschleunigen und das nun sauerstoffreiche und kohlendioxidarme Blut schnell zu den Zielorganen zu transportieren. Zu den Mechano- und Che-

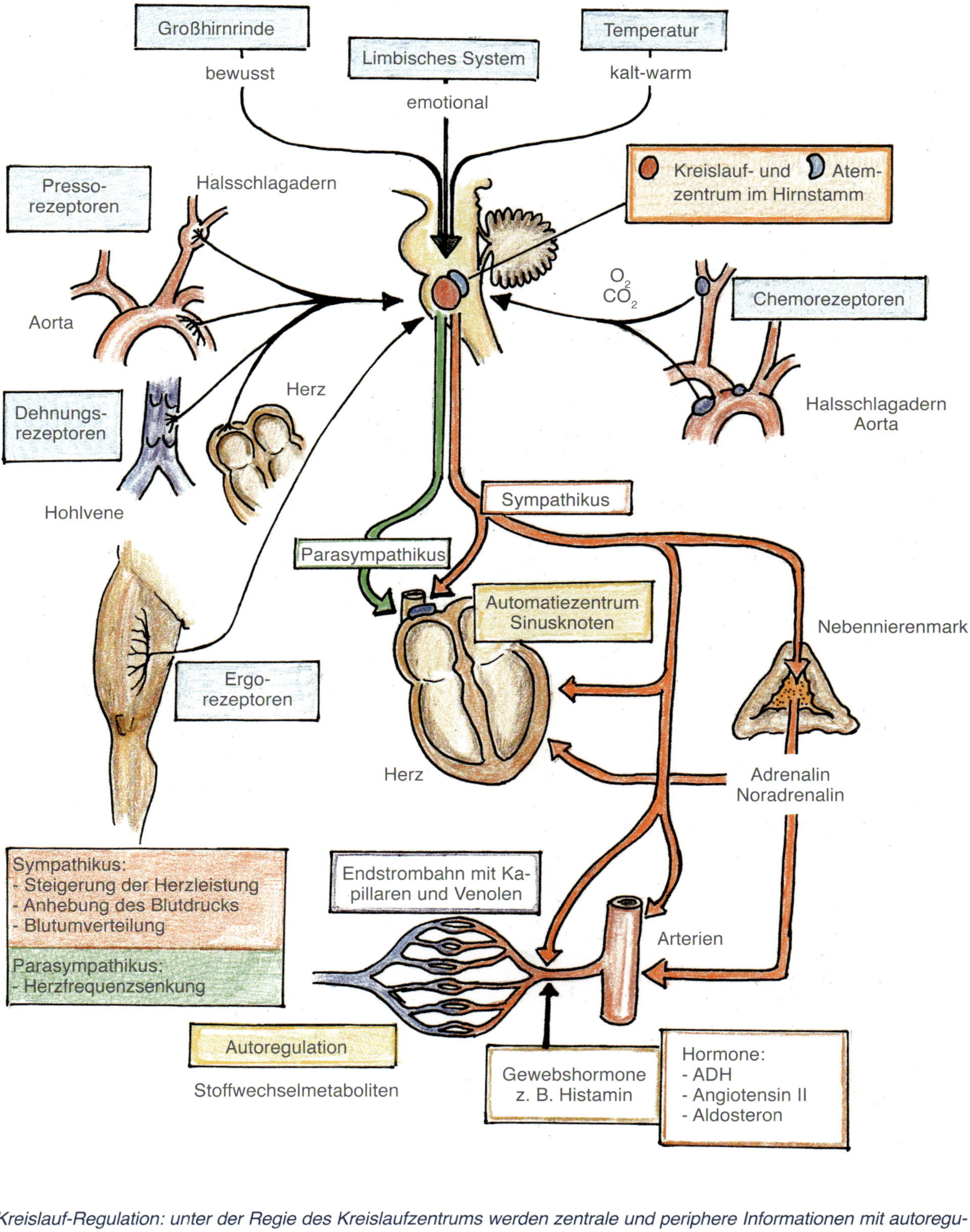

Herz-Kreislauf-Regulation: unter der Regie des Kreislaufzentrums werden zentrale und periphere Informationen mit autoregulativen und hormonellen Einflussgrößen koordiniert.

morezeptoren im Herz-, Kreislauf- und Atemsystem gesellt sich noch eine dritte periphere Informationsebene hinzu, die **Ergorezeptoren**. Dabei handelt es sich um freie Nervenendigungen in der Muskulatur, die während der Muskelarbeit anfallende Metaboliten und Milieuveränderungen registrieren, diese dem Kreislaufzentrum melden und über eine Durchblutungssteigerung beseitigen lassen. Dieses Prinzip der Abgleichung und Handlung gilt für alle Informationen (Afferenzen), die das Kreislaufzentrum erreichen. Die Befehlsausgabe wird dadurch optimiert und jeder Belastungssituation angepasst. Dabei steuern aktivierende sympathische und hemmende parasympathische (Nervus vagus) Efferenzen die Herzleistung belastungsadäquat, während die Automatiezentren den Grundrhythmus angeben. Die Regulation der arteriellen Gefäße vom muskulären Typ und die Steuerung der präkapillären Sphinkter (Schließmuskeln in der arteriellen Endstrombahn) werden vom sympathischen Nervensystem und den Katecholaminen (Adrenalin, Noradrenalin) des Nebennierenmarks übernommen. In den kleinsten Gefäßen der Endstrombahn (Kapillaren) herrschen die Gesetze der **Autoregulation** (Selbststeuerung), das Kreislaufzentrum im Hirnstamm spielt hier nur eine untergeordnete Rolle. Sauerstoffmangel, Kohlendioxidanstieg, Übersäuerung und Metaboliten aus dem Energiestoffwechsel, wie Adenosin, wirken **lokal** gefäßerweiternd, was eine reaktive Durchblutungssteigerung bis zum 5-Fachen ermöglicht. Unterstützt werden diese lokalen Mechanismen durch **Gewebshormone**, wie das gefäßerweiternde Histamin.

Neben diesen lokalen Hormonwirkungen kennt man noch weitere hormonelle Einflussgrößen, die auf die Gefäßregulation einwirken und beispielsweise den Blutdruck erhöhen: Adiuretin (ADH), Angiotensin II und Aldosteron (siehe Kap. 3.3., Hormone).

3.6.2. Großer Kreislauf

(Anmerkung: Die Darstellung des kleinen Kreislaufs erfolgt im Kapitel Atmung.)

Schon nach der Farbe des im Kreislaufsystem transportierten Blutes lassen sich die zwei wichtigsten Funktionskriterien erkennen.

Hellrotes sauerstoffreiches Blut wird über die **Arterien** in die Peripherie gepumpt, blauschwarzes sauerstoffarmes Blut kehrt über die **Venen** zum Herzen zurück. Der arterielle Schenkel wird wegen seiner hohen Drucke

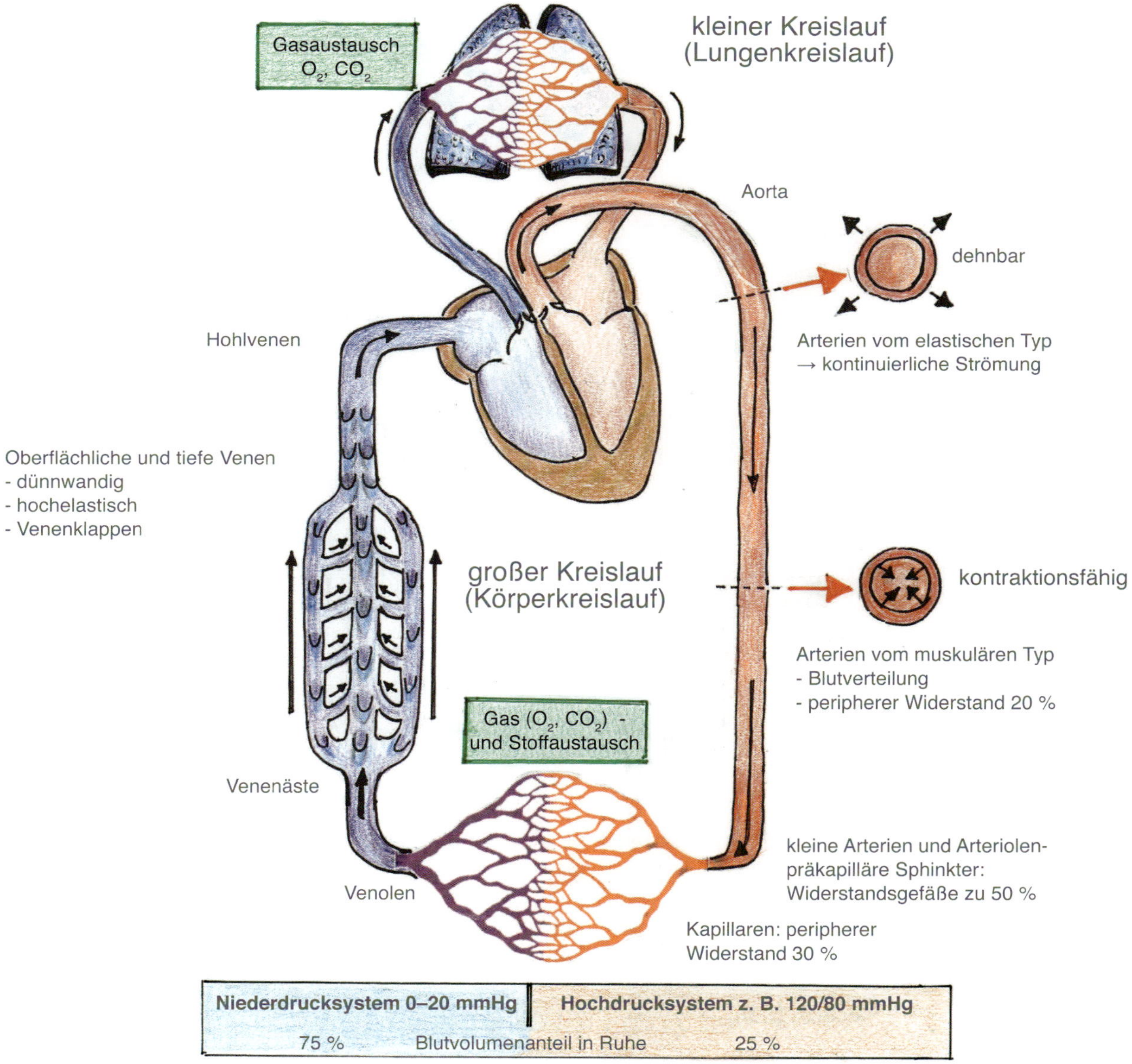

Großer und kleiner Kreislauf, vereinfachte Darstellung.
Der arterielle Schenkel des großen Kreislaufs (Hochdrucksystem) dient der Blutversorgung sämtlicher Organe, die venöse Seite (Niederdrucksystem) sorgt für den Blutrücktransport und fungiert als Blutspeicher, der bedarfsweise mobilisiert werden kann. Im kleinen Kreislauf erfolgt die Aufsättigung des Blutes mit Sauerstoff.

(z. B. 120/80 mmHg) als **Hochdrucksystem**, der venöse Schenkel mit niedrigen Drucken (0 bis 20 mmHg, abhängig vom Umgebungsdruck) als **Niederdrucksystem** bezeichnet. Dazwischen liegt das organgebundene Netz aus feinsten **Kapillaren** (siehe Abb. S. 309). In diesen nur 0,01 bis 0,02 Millimeter dicken und ein bis zwei Millimeter langen Haargefäßen finden nahezu alle **Austauschvorgänge** zwischen dem Blut und den Zellen der verschiedenen Organe statt: Wertvoller Sauerstoff diffundiert von der Blutseite ins Gewebe, Kohlendioxid wird im Gegenzug aufgenommen, Nährstoffsubstrate werden angeliefert und Stoffwechselabfall wieder mitgenommen, Wirkstoffe, wie Hormone und Medikamente, werden bedarfsgerecht verteilt u. v. m.

Die gesamte **Blutströmung und -verteilung** wird von situativ anpassbaren Drosselungs-, Verteilungs-, Dehn- und Reservoirmechanismen bestimmt. Das von der linken Herzkammer in den großen Kreislauf ausgeworfene Blutvolumen dehnt unter Druckanstieg die herznahen großen Gefäße vom elastischen Typ, am stärksten die Hauptschlagader (Aorta). Die so gedehnten Arterien geben die gespeicherte Energie in Form einer Druckwelle weiter an die folgenden großen Arterienäste (siehe Abb. S. 311). Diese in der Technik bei Spritzpumpen als »**Windkesselfunktion**« beschriebene elastische Pufferung verhindert einen diastolischen Druckabfall und hält einen Mitteldruck mit kontinuierlicher Strömung in den folgenden arteriellen Gefäßen aufrecht. Mit zunehmender Wegstrecke nimmt der **Gefäßdurchmesser** im arteriellen System kontinuierlich ab. Betrug er an der Aorta noch 26 Millimeter, liegt er z. B. innerhalb der verzweigten kleinen Arterienäste nur noch bei drei Millimetern. Im Zuge dieser Verästelung nimmt auch der Anteil an glatter Muskulatur in den Gefäßwänden zu (muskulärer Arterientyp), was die wichtigen, muskulär gesteuerten aktiven Variationen des Gefäßdurchmessers zulässt. Die Blutströmung und -verteilung lässt sich damit entscheidend beeinflussen. Nach einer eher gleichmäßigen arteriellen Verästelung setzt unmittelbar an der Einmündung in das Kapillarbett eine dramatische Vergrößerung des Gesamtgefäßquerschnitts ein. Sie wird trotz weiterer Abnahme des Gefäßeinzeldurchmessers auf 0,4 bis 0,6 Millimeter durch eine überproportionale Verzweigung in **Arteriolen** bedingt. Um einen Druckabfall beim Einfluss des Blutes in die weiter stark vermehrten Mikrogefäße (Kapillaren, Venolen) zu vermeiden, sind die Arteriolen mit regulierenden Schließmuskeln (präkapilläre Sphinkter) ausgestattet. Gemeinsam mit den kleinsten Arterien bestimmen sie im Wesentlichen den **peripheren Widerstand** des arteriellen Systems (Widerstandsgefäße) und nehmen Einfluss auf den Blutdruck sowie die Blutverteilung. Die weitere starke Verästelung und Parallelschaltung der nachfolgenden Kapillaren verringert die Strömungsgeschwindigkeit, was über eine verlängerte Kontaktzeit zu einer höheren Effektivität des bereits oben beschriebenen Stoffaustauschs zwischen den Kapillaren und den Gewebestrukturen führt.

Zusammengefasst ist die Durchflussmenge des Blutes im arteriellen Schenkel des Kreislaufsystems umso größer, je höher die Druckdifferenz vom Herzen bis zu den Kapillaren und je niedriger der Strömungswiderstand in den peripheren Gefäßen ist.

Nach Passage der riesigen kapillären Austauschfläche tritt das inzwischen sauerstoff- und nährstoffarme Blut, beladen mit Stoffwechselschlacken und Kohlendioxid, in den

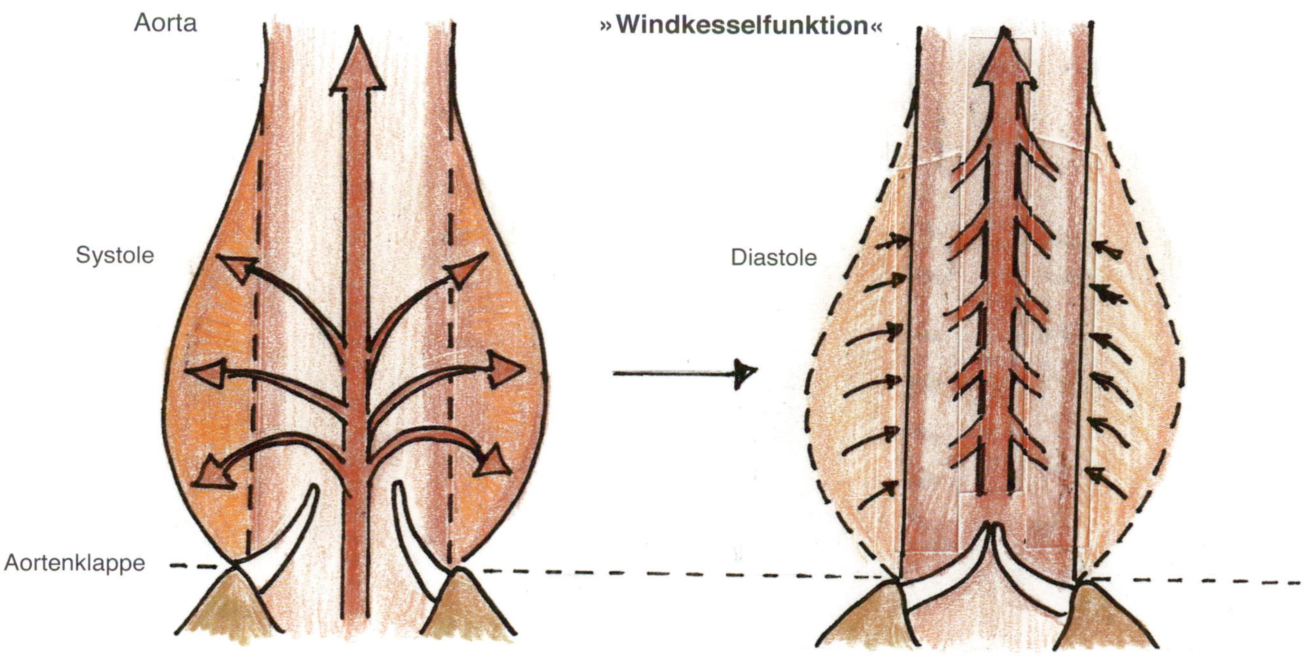

Das vom linken Ventrikel systolisch ausgeworfene Schlagvolumen führt zu einer druckbedingten Dehnung im Anfangsteil der Aorta. Die dadurch aufgenommene Wandspannungsenergie wird in der diastolischen Füllungsphase abgegeben und wandert als Pulswelle über die großen Arterien in die Peripherie. Der Rückfluss zum Herzen wird durch die in der Diastole geschlossene Aortenklappe verhindert. Diese in der Technik als »Windkesselfunktion« bezeichneten Mechanismen bedingen auch in der Diastole eine gleichmäßige Blutströmung.

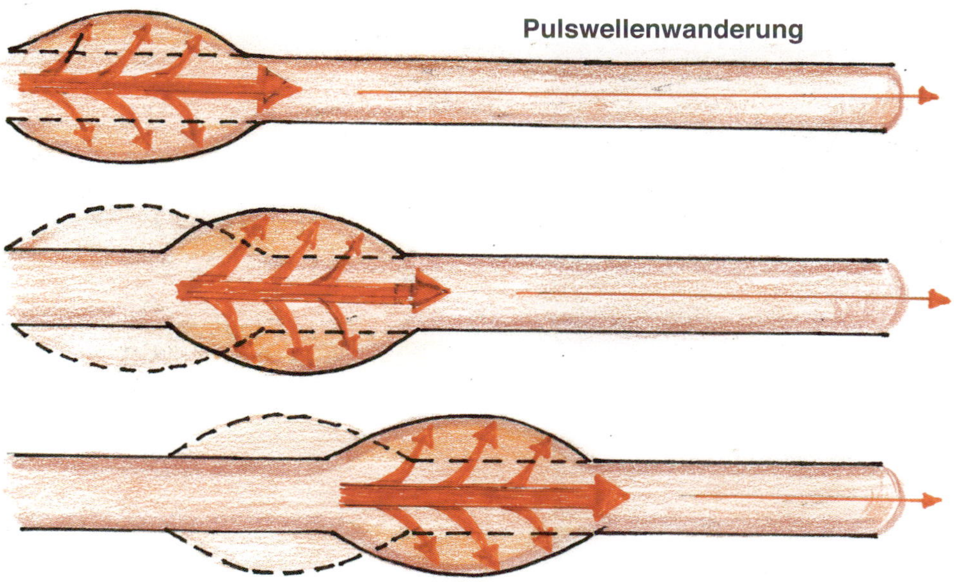

Windkesselfunktion der Aorta und Pulswellenwanderung in die Peripherie

venösen Schenkel des Kreislaufsystems ein. Auf den ersten Blick erscheinen die Gefäßmuster umgekehrt zum arteriellen System. Kleinste **Venolen**, die an die Kapillaren anschließen, werden zu immer größeren Venenästen, die schließlich in große Venen einmünden. Zuletzt werden diese zu mächtigen Hohlvenen zusammengeführt, die das Venenblut zum rechten Herzen transportieren. Der Unterschied zu den arteriellen Gefäßen gründet sich auf die veränderte anatomische Struktur und die spezielle Dynamik im venösen System (siehe Abb. unten). Die dünnen, eher schlaffen muskelarmen Gefäßwände

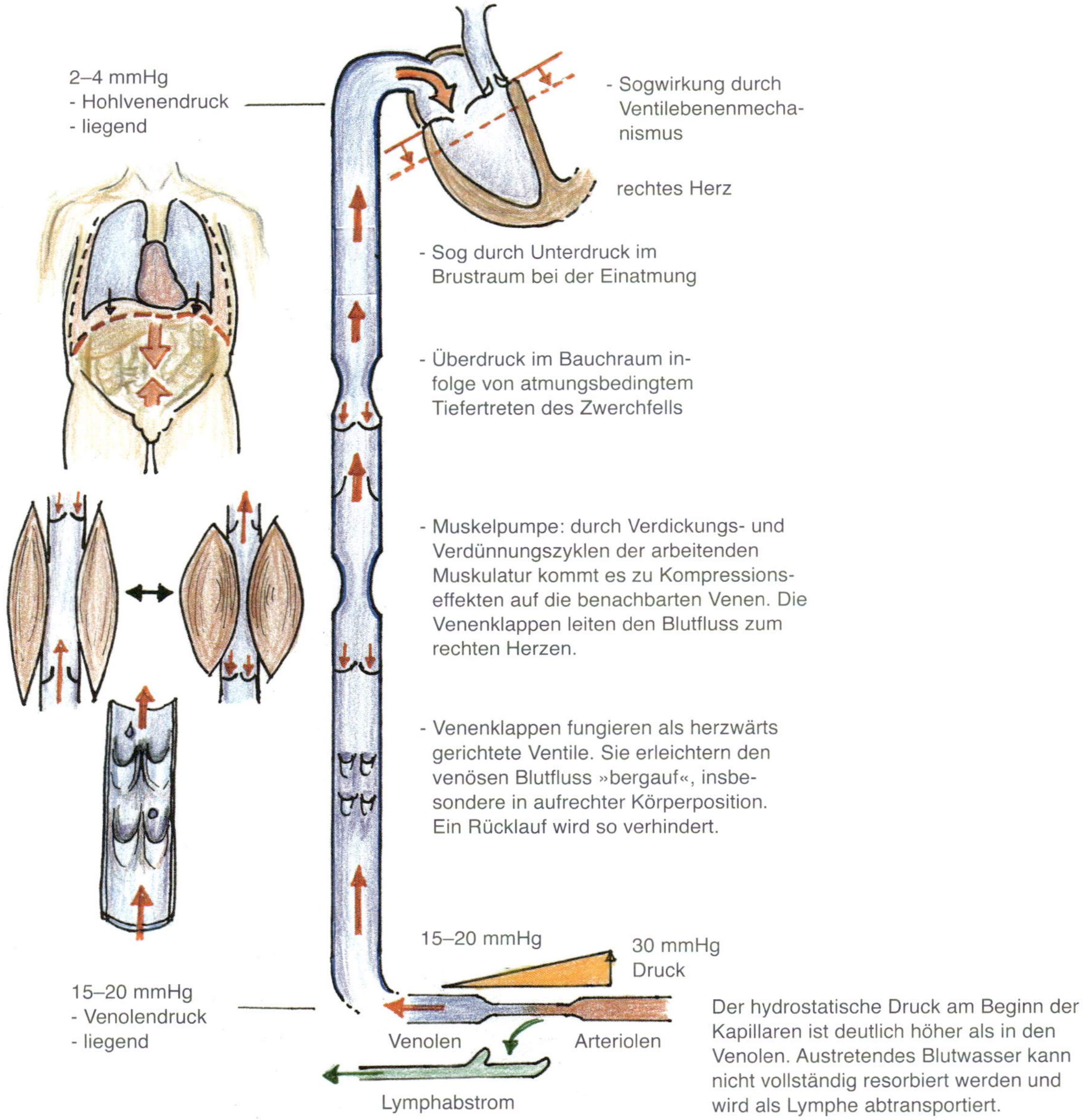

Venöses System.
Förderung des venösen Rückstroms durch unterstützende Mechanismen (treibende Kräfte).
Messwertangaben für die liegende Position.

sind passiv gut dehnbar und können aktiv nur mit unterstützenden Maßnahmen den venösen Rückstrom zum Herzen herstellen. So besteht eine deutliche Druck- und Volumendifferenz des venösen Schenkels im Vergleich zur arteriellen Seite: Der mittlere Druck liegt in den Venolen bei ca. 15 bis 20, in den großen Hohlvenen nur noch bei 2 bis 4 mmHg (vergleichsweise in der Aorta: 100 mmHg). Dies und die etwa 200-mal höhere Dehnbarkeit der venösen Gefäße rechtfertigen den funktionellen Begriff eines **Niederdrucksystems, in dem sich in Ruhe bis zu 75 Prozent des gesamten Blutvolumens ansammeln können.** Um den dadurch erschwerten Rücktransport des venösen Blutes zum Herzen Rechnung zu tragen, erleichtern fünf Mechanismen den »Bergauftransport«, insbesondere in aufrechter Körperhaltung und bei Bewegung:

- **Venenklappen** in den Venenwänden, die wie zum Herzen gerichtete Ventile arbeiten
- **Muskelkontraktionen**, die rhythmisch mit verkürzungsbedingten Muskelbäuchen Druck auf die benachbarten Venen ausüben und das Blut unter Klappenhilfe vorantreiben (»Muskelpumpe«)
- **Sogwirkung durch die systolische Herzaktion**, die sich im geschlossenen System und beim Tiefertreten der Herzklappenebene (siehe S. 304, Ventilebenenmechanismus) vor allem auf den rechten Herzvorhof auswirkt
- **Atemmechanismus**, der durch Tiefertreten des Zwerchfells im Brustraum zu einer Sogwirkung, im Bauchraum zu einem Überdruck führt. In Wechselwirkung unterstützen beide zusammen den venösen Rückfluss.
- **Restblutdruck von 15 bis 20 mmHg**, der nach Passage des Kapillarbetts in den Venolen verblieben ist

Anmerkung: Die angegebenen Parameter im Venensystem sind Eckdaten, die durch verschiedene Körperpositionen, wie Liegen, Sitzen, Stehen, als Folge der Gravitationsgesetze einer großen Variationsbreite ausgesetzt sind.

Praktische Messgrößen der Herz-Kreislauf-Aktion (siehe Abb. S. 314)

Pulsmessung: Die stoßweise Herzaktion erzeugt an den herznahen elastischen Arterien eine Druckwelle (siehe Windkesselfunktion, Abb. S. 311), die im Rhythmus der Herzfrequenz als Pulswelle über die großen Arterien in die Peripherie wandert. An gut zugänglichen Messpunkten ist sie vom tastenden Zeigefinger fühlbar: Halsschlagader, Leistenschlagader, Handgelenks- und Fußrückenarterie. Merke: Der Puls ist Ausdruck der Herzaktion.

Herzfrequenzmessung: Zur Steuerung der Trainingsintensität über die Herzfrequenz befinden sich gute und preisgünstige Herzfrequenzmessgeräte nach dem EKG-Prinzip auf dem Markt. Über optische und akustische Marker lassen sich die gewünschten Intensitätsbereiche gut einstellen und kontrollieren. Sie sind sowohl im Gesundheits- wie im Leistungssport zielgerichtet einsetzbar. **Voraussetzung ist die Auswahl der richtigen Intensitätsbereiche bezogen auf das Trainingsziel.** Prinzipiell kann nur Ausdauertraining mittels Herzfrequenzvorgaben gesteuert werden, Krafttraining nicht!

Blutdruckmessung: Während der systolischen Auswurfphase des linken Herzens strebt der Druck in den großen Arterien ein Maximum an **(systolischer Druck)**, nach Schluss der Aortenklappe fällt er dann auf

Pulsmessung:
Die Druckwelle des systolischen Auswurfvolumens pflanzt sich über die arteriellen Gefäßwände in die Peripherie fort und ist dort tastbar. Optimal lässt sich diese Pulswelle an der Halsschlagader und am Handgelenk erfühlen.

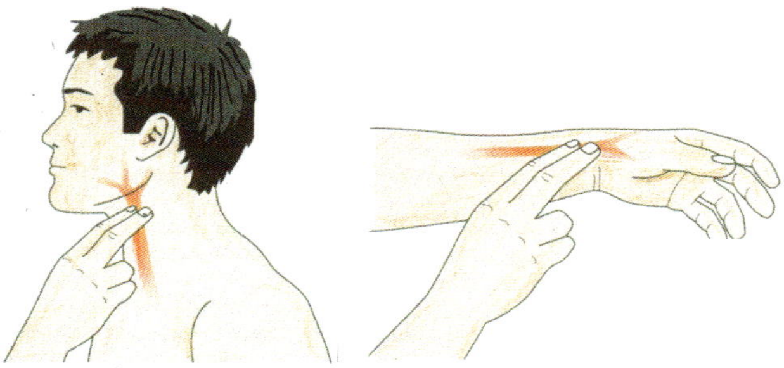

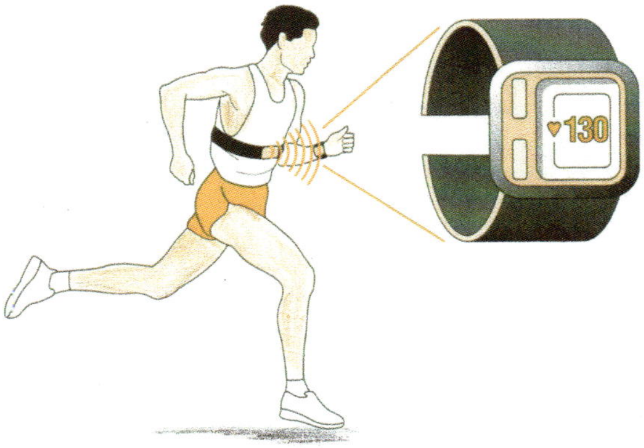

Herzfrequenzmessung:
Über eine direkte Herzfrequenzabnahme von der Brust (EKG-Prinzip) lassen sich die Herzpotenziale drahtlos auf eine Pulsuhr übertragen und auch während Belastung ablesen. Die Einstellung von Pulsober- und -untergrenzen mit optischen und akustischen Markern erlaubt zudem eine zielgenaue Trainingssteuerung im Ausdauerbereich.

Blutdruckmessung:

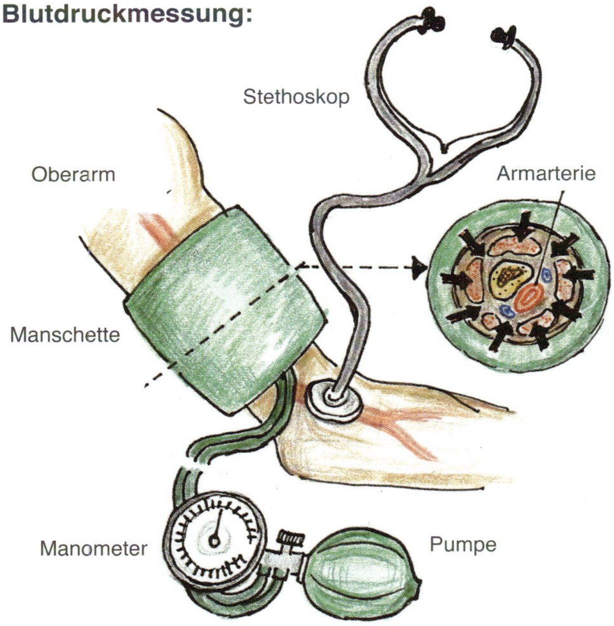

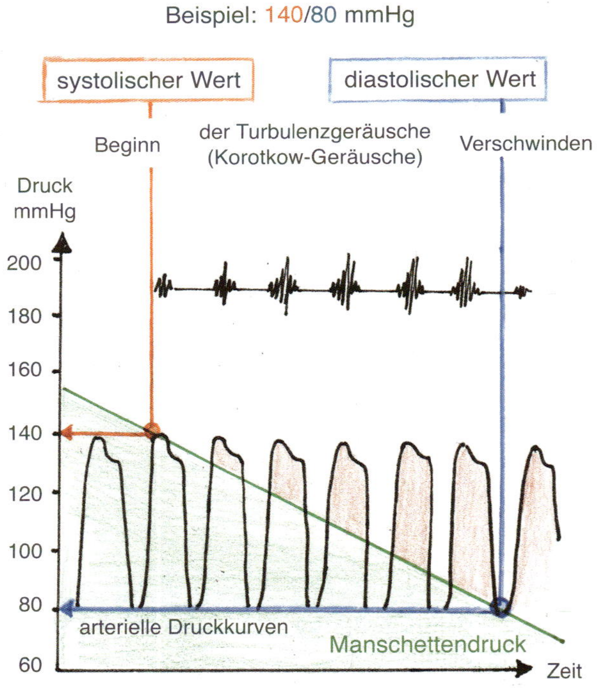

Aufpumpen der Manschette bis zum Durchblutungsstopp (Puls Ø), dann langsames Ablassen. Beim ersten Auftreten von Turbulenzgeräuschen wird der systolische Druck, beim Verschwinden der Geräusche der diastolische Druck abgelesen.

Puls-/Herzfrequenz- und Blutdruckmessung

ein Minimum ab **(diastolischer Druck)**. Die Dynamik dieser Aktionen ist über ein indirektes Blutdruckmessgerät nach Riva-Rocci am Oberarm (Oberschenkel) unblutig messbar. Hierzu wird in Ruhe und sitzender Körperposition mit einer aufblasbaren Manschette der Oberarm soweit komprimiert, dass der Blutfluss der Armarterie gestoppt wird (messbar am Verschwinden des Handgelenkspulses). Während des langsamen Ablassens des Manschettendrucks durch ein Ventil wird über ein in der Ellenbeuge angelegtes Stethoskop das frühestauftretende Turbulenzgeräusch registriert, das beim Öffnen des komprimierten Gefäßes hörbar wird, und mit der Manometeranzeige verglichen: **systolischer Wert**. Beim weiteren langsamen Ablassen des Manschettendrucks öffnet sich die teilkomprimierte Armarterie ganz, das Geräusch verschwindet: **diastolischer Wert**. Die Ruhe-Normalwerte liegen beim Erwachsenen systolisch um 120 mmHg (100 bis 140 mmHg), diastolisch bei 80 mmHg (60 bis 90 mmHg). Werte darüber werden als **hyperton**, darunter als **hypoton** bezeichnet. Die Normalwerte von Kindern liegen systolisch unter 100 mmHg, diastolisch um 60 mmHg. Werden die Grenzwerte von Erwachsenen und Kindern bei mehreren Kontrollmessungen über- oder seltener unterschritten, ist der Besuch beim Hausarzt angezeigt, um Blutdruckregulationsstörungen mit Krankheitswert von harmlosen situativen Entgleisungen abzugrenzen (»Weißkittelhochdruck«).

3.6.3. Kreislaufregulation unter akuter körperlicher Belastung

Körperliche Belastungen bei Arbeit und Sport erfordern eine Erhöhung der Muskeldurchblutung über eine Steigerung der Pumpleistung des Herzens, eine Anhebung des Blutdrucks und eine Blutumverteilung aus ruhenden Organen:

	Ruhe	leichte Belastung	maximale Belastung
Herzminutenvolumen	5000 ml	10 000 ml	25 000 ml
Anteile der Organdurchblutung in ml/min:			
Herzmuskel	250	500	1250
Gehirn	750	750	750
Bauchraum	1500	1200	250
Skelettmuskeln	1000	5100	22 000
Nieren	1000	950	250
Haut/Knochen u. a.	500	1500	500

Beachte:
- Den 22-fachen Anstieg der Skelettmuskeldurchblutung unter maximalen Belastungsbedingungen.
- Die Minderdurchblutung der Bauchorgane unter Belastung.
- Die konstante Hirndurchblutung unter sämtlichen Belastungsbedingungen. Grund: Autoregulation der Hirndurchblutung über metabolische Faktoren, CO_2-Partialdruck, reaktive Gefäßkontraktionen und Pressorezeptoren in den Halsschlagadern.
- Die vorübergehende Durchblutungserhöhung der Haut ist auf thermoreaktive Effekte (Kühlung) zurückzuführen, die aber dann unter Maximalbelastung aufgegeben werden.

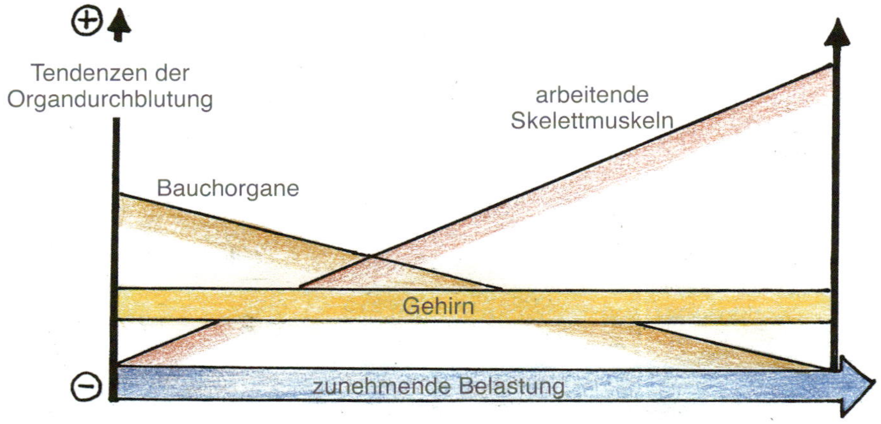

Blutumverteilungsmechanismen

Unter körperlicher Bewegung, insbesondere Ausdauerbelastungen, besitzt die Versorgung der Arbeitsmuskulatur mit Sauerstoff und Verbrennungssubstraten höchste Priorität. Dazu ist in erster Linie eine **Erhöhung der Muskeldurchblutung** im Anforderungsgebiet notwendig. Die Möglichkeiten liegen auf der Hand:

- Anhebung der Pumpleistung des Herzens
- Steigerung des arteriellen Drucks
- Erhöhung der lokalen Muskeldurchblutung
- Blutumverteilung durch Drosselung der arteriellen Durchblutung ruhender Muskeln und nicht akut benötigter Organgebiete
- Mobilisation von Blutreserven aus dem Niederdrucksystem

Wie bereits im Kapitel »Herz-Kreislauf-Regulation« (siehe Abb. S. 307) ausführlich dargestellt, erfolgt die Erhöhung der Pumpleistung des Herzens über eine **Sympathikusaktivierung** aus dem Kreislaufzentrum des Hirnstamms mit Steigerung der Herzfrequenz und des Schlagvolumens. Gleichzeitig führt die vermehrte sympathische Aktivität zu einer vorwiegend **systolischen Blutdrucksteigerung**, die unter Maximalbelastung durchaus 220 bis 240 mmHg erreichen kann, ohne dass ihr Krankheitswert zukommt. Wird allerdings bei niedrigen bis mittleren Belastungen (z. B. 100 Watt auf dem Fahrradergometer) ein systolischer Grenzwert von 200 mmHg überschritten, besteht der Verdacht auf die Entwicklung eines Bluthochdrucks.

Die lokal erhöhte Durchblutung der Arbeitsmuskulatur hat zwei Ursachen, ein vermehrtes Blutangebot und autoregulative Mechanismen in der Endstrombahn (Arteriolen, Kapillaren). Die verstärkte Aktivierung des sympathischen Systems sorgt in den Baucheingeweiden und in der nichtarbeitenden Muskulatur für eine Drosselung der Durchblutung mit **Umverteilung in die Arbeitsmuskulatur**.

Das Gehirn bleibt verständlicherweise von dieser Drosselung verschont und hält, um keine Hirndruckprobleme zu provozieren, seine Durchblutung konstant.

Zusätzlich zu den Umverteilungsmechanismen werden der arbeitenden Muskulatur aus dem venösen Niederdrucksystem **Blutreserven** angeboten, die über die erhöhte Sogwirkung der ansteigenden Pumpleistung des Herzens freigesetzt werden, wobei das mobilisierte Venenblut erst im Lungenkreislauf mit Sauerstoff beladen werden muss, ehe es im arteriellen Schenkel zum Einsatz kommt (»endogenes Eigenblutdoping«).

Die Regelung der Durchblutung in den arbeitenden Muskeln erfolgt **autoregulativ**, d. h. weitgehend unabhängig von den übergeordneten Steuergrößen des Kreislaufzentrums. Die **lokale Steuerung der Muskeldurchblutung** beruht auf metabolischen gefäßerweiternden Effekten in den Arteriolen. Diese als Dilatation bezeichnete Öffnung der Gefäße wird vor allem durch Sauerstoffmangel, Kohlendioxidanstieg, Anstieg saurer Valenzen und einen vermehrten Anfall von Stoffwechselmetaboliten aus dem Energiestoffwechsel ausgelöst. In den Kapillaren und im ersten Teilstück der Venolen finden dann die **Austauschvorgänge** vorwiegend über **passive Diffusionsprozesse** statt: Versorgung der Muskelzellen mit Sauerstoff und Nährstoffen, Befreiung von Stoffwechselendprodukten, wie Kohlendioxid. Für **dynamische Muskelbelastungen** (Ausdauertraining, Kraftausdauertraining > 20 Wiederholungen) hat sich die Evolution damit ein wirkungsvolles Prinzip einfallen lassen: **eine zentral regulierte Blutvolumenanlieferung mit lokal autoregulativer, bedarfsgerechter Verteilung.**

Anders verhält es sich **bei statischen (isometrischen) Muskelbelastungen** (Krafttraining mit hoher Haltekomponente). Hier zeigt sich eine konträre Herz-Kreislauf-Reaktion im Vergleich zu dynamischen Belastungen (siehe Abb. S. 319). Bereits bei 30 bis 40 Prozent des isometrischen Kraftmaximums kommt es durch hohe Muskelspannungen zu einer auffallend starken Drosselung der Muskeldurchblutung und frühzeitiger Übersäuerungsreaktion durch den anaerob-laktaziden Metabolismus. Gleichzeitig ist ein inadäquater systolischer und diastolischer Blutdruckanstieg zu registrieren, der der linken Herzkammer eine stark erhöhte ungünstige Druckarbeit bei nur geringer Frequenzzunahme abverlangt. Eine möglichst zu vermeidende Pressatmung mit verringertem venösen Rückstrom zum Herzen (sichtbare Halsvenenstauung) kann die Problematik noch verschärfen, da hierdurch eine Minderdurchblutung des Gehirns provoziert werden kann.

Statische Krafttrainingsformen sollten im Gesundheitstraining nicht zur Anwendung kommen, im allgemeinen Krafttraining sollten sie möglichst gering gehalten werden, auch wenn damit ein guter Muskelhypertrophieeffekt erzielt werden kann. Immer sollte an statische Krafttrainingsserien ein dynamisches Regenerationstraining anschließen.

Anhang Orthostase-Reaktion

Aufgrund der Erdanziehungskräfte erfordert eine Veränderung der Körperlage vom Liegen zum Stehen gegenregulatorische Maßnahmen vom Herz-Kreislauf-System, wie sie in der Abbildung auf Seite 319 dargestellt sind. Ein kurzfristiges Versagen dieser Regulationsmechanismen führt zum Kollaps, der aber durch Beinhochlagerung („Autotransfusion“) gut angegangen werden kann.

Kreislaufregulation vom Liegen zum Stehen →
Orthostase-Reaktion

Beim Übergang vom Liegen zum Stehen versacken aus hydrostatischen Gründen (Schwerkraft) 400–600 ml Blut im Niederdrucksystem der Beine, so dass der venöse Rückstrom, das Herzschlagvolumen und der Blutdruck kurzfristig absinken. Gegenregulatorisch kommt es über Dehnungs- und Druckrezeptoren zur Sympathikus-Aktivierung mit Erhöhung der Herzfrequenz und des peripheren Widerstands. Daraus resultiert eine Anhebung vorwiegend des diastolischen Blutdrucks, wobei das erniedrigte Schlagvolumen nicht ganz kompensiert werden kann. Gleichzeitig wird zur längerfristigen Blutdruckstabilisierung die Renin-Angiotensin-Aldosteron Hormonachse aktiviert und zusätzlich Adiuretin (ADH) freigesetzt.

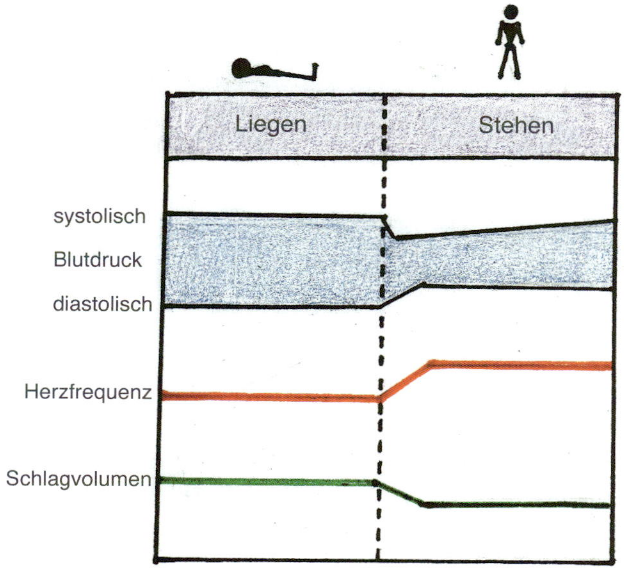

Orthostatischer Kollaps:

Funktioniert die sympathikotone Gegenregulation nicht, kann es über eine ungenügende Hirndurchblutung zu einem Kollaps mit kurzzeitiger Bewusstlosigkeit kommen. Ursachen können sein: weitgestellte Haut- und Muskelgefäße bei Schwüle und Hitze oder ein erhöhter Vagustonus bei blutigem Anblick oder unangenehmem Geruch. Therapie: Beinhochlagerung

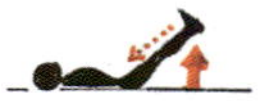

Gegensätzliche Kreislaufreaktion bei dynamischer und statischer Muskelbelastung

Messgrößen	dynamische Muskelbelastung	statische Muskelbelastung
Herzminutenvolumen	↑↑↑↑	↑
Herzfrequenz	↑↑	(↑)
Schlagvolumen	↑↑	Ø
mittlerer Blutdruck	(↑)	↑↑↑↑
peripherer Widerstand	↓	↑↑↑
Arbeitsform Herz	Volumenarbeit	Druckarbeit
Gesundheitsbeurteilung	**günstig**	**ungünstig**

↑ Zunahme, ↓ Abnahme, () nur gering, Ø unverändert

Kreislaufregulation bei Orthostase (Liegen zum Stehen) und bei dynamischen und statischen Muskelbelastungen

3.6.4. Trainingsanpassungen des Herz-Kreislauf-Systems

Von allen motorischen Beanspruchungsformen hinterlässt nur ein regelmäßiges Ausdauertraining großer Muskelgruppen (allgemeine Muskelausdauer) reproduzierbare Spuren trainingsbedingter Anpassungen. Dabei lassen sich funktionelle von strukturellen Adaptationsreaktionen unterscheiden. Zur ersten Gruppe gehört zuvorderst die vegetative Umstimmung durch die **Erhöhung der Grundaktivität des Nervus vagus (erhöh-**

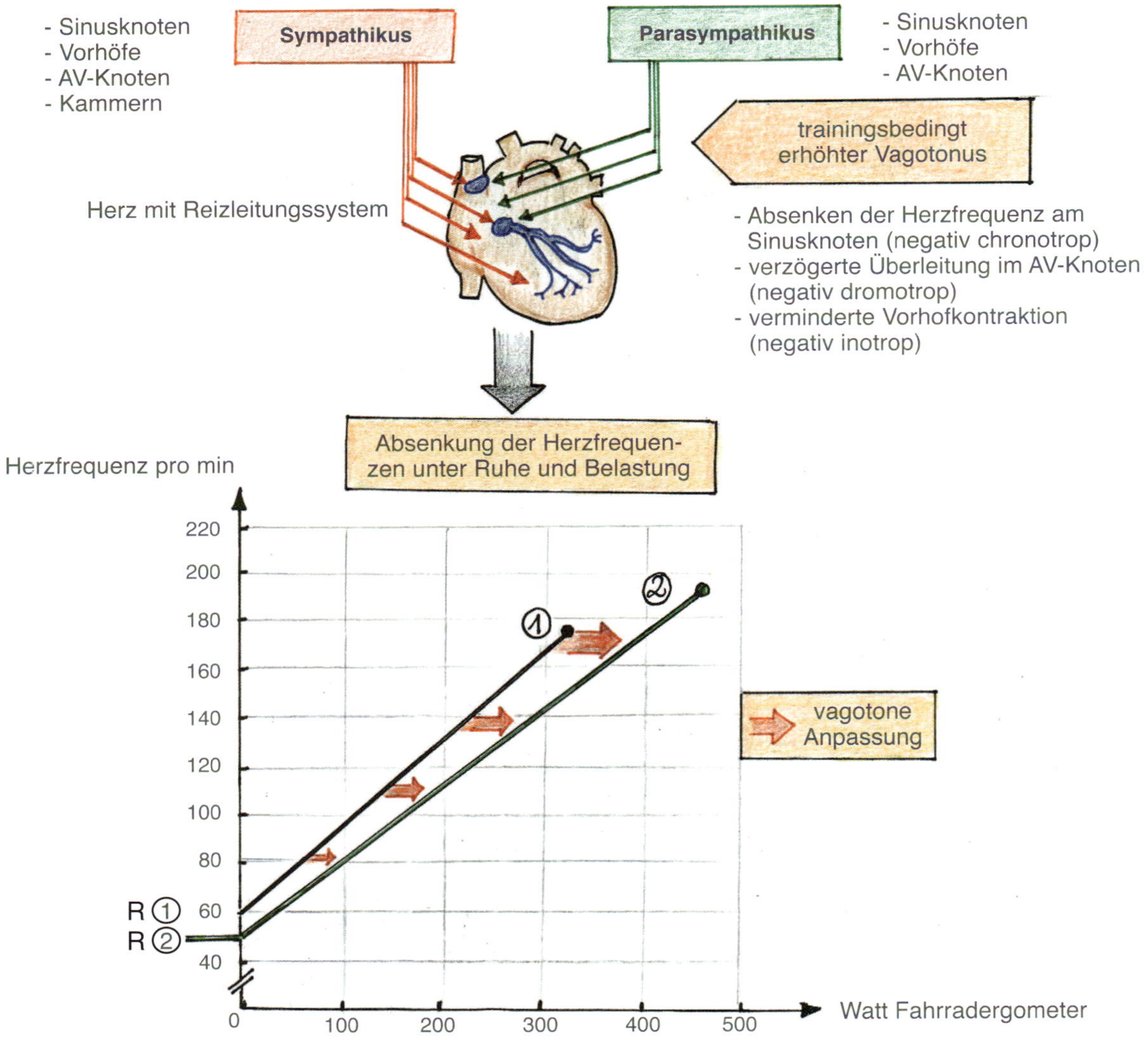

Beispiele:
① Untrainierter 38 Jahre ♂: Ruhepuls 60/min, maximale Leistung 325 Watt, maximale Herzfrequenz 176/min
② Trainierter 41 Jahre ♂: Ruhepuls 52/min, maximale Leistung 475 Watt, maximale Herzfrequenz 192/min (R = Ruheherzfrequenz)

Vagotone Umstellung bei regelmäßigem Ausdauertraining: Abnahme der Herzfrequenz, Verlängerung der elektrischen Überleitungszeit und Minderung der Vorhofkontraktion. Bruttoeffekt: Ökonomisierung der Herzarbeit, Herzleistungsreserve.

ter Vagotonus), also des parasympathischen »Ruhenervs«. Dies führt sowohl in Ruhe wie auch unter Belastungsbedingungen zum Absinken der Herzfrequenzen. Der **Ruhepuls** eines hochausdauertrainierten Athleten kann durchschnittlich um 10 bis 20 Schläge pro Minute niedriger sein als bei einem vergleichbar Untrainierten. Auf mittleren bis hohen Belastungsstufen (Ergometer, Laufband) fällt ebenfalls ein um 5 bis 15 Schläge pro Minute niedrigerer **Belastungspuls** auf (siehe Abb. S. 320). Der physiologische Sinn dieser regulativen Herzfrequenzadaptation liegt in der Erhöhung des Schlagvolumens durch die längere diastolische Füllungszeit. Im Maximalbereich resultiert daraus ein höheres Herzminutenvolumen, das mit einer verbesserten Ausdauerleistungsfähigkeit einhergeht.

Zur zweiten Gruppe der strukturellen organverändernden Adaptationen gehört das **Sportherz**, das sich nach mehrjährigem, eher intensivem Ausdauertraining bildet (siehe Abb. S. 322). Das Sportherz ist ein gesundes Herz mit erhöhter Leistungsbreite. Im Vergleich zum normalen, nicht trainierten Herzen zeigt sich das Sportherz z. B. im Röntgenbild deutlich **vergrößert**. Bei genauerer Betrachtung im Herzultraschall (Echokardiografie) findet sich eine harmonische Vergrößerung aller vier Herzhöhlen und eine gleichmäßige muskuläre Wanddickenzunahme. Letztere ist einzig auf eine Hypertrophie der Herzmuskelzellen, nicht auf eine Zellvermehrung zurückzuführen. Die versorgenden Kapillaren wachsen mit, jede Herzmuskelfaser besitzt ihre eigene Kapillare. Der Vorteil der Sportherzentwicklung liegt vor allem in einer Steigerung des Herzminutenvolumens unter submaximalen und maximalen Belastungsbedingungen. Der dadurch erhöhte Sauerstofftransport in die Arbeitsmuskulatur verbessert die Ausdauerleistungsfähigkeit im hochintensiven Bereich. Gemessen an der maximalen Sauerstoffaufnahme, dem Bruttokriterium der Ausdauerleistungsfähigkeit (siehe S. 456, Spiroergometrie), sind beim Trainierten im Vergleich zum Untrainierten Steigerungen bis zu 50 Prozent möglich.

> Es drängt sich das nach biologischen Kriterien an sich unerlaubte Bild eines 6-Zylinder-Motors auf, der im Gegensatz zum 4-Zylinder-Motor mit niedrigeren Drehzahlen ökonomischer arbeitet, über höhere Leistungsreserven verfügt und eine längere Lebensdauer besitzt.

Nochmals: Ein Sportherz ist ein gesundes, leistungsstärkeres Herz, das keinerlei Krankheitswert besitzt und nicht mit einem vergrößerten kranken Herz verglichen werden darf, dessen Leistungsfähigkeit herabgesetzt ist. Während sich das Sportherz im Laufe der Trainingsjahre harmonisch vergrößert, d. h. die Relation von Innenvolumen und Wanddicke immer gleich bleibt, verändert sich das kranke Herz disharmonisch. So führt z. B. beim Bluthochdruckpatienten das beständige Anpumpen der linken Herzkammer gegen einen erhöhten Blutdruck zu einer **konzentrischen Hypertrophie** mit isolierter Zunahme der Wandstärke und gleichbleibendem oder sogar abnehmendem Kammervolumen. Im Gegensatz zu dieser konzentrischen Hypertrophie durch Druckarbeit findet man z. B. bei Patienten mit Schlussunfähigkeit der Aortenklappe eine vermehrte Volumenarbeit durch ein zusätzliches Rückflussvolumen in die linke Herzkammer. Das langfristige Ergebnis ist eine **exzentrische Hypertrophie** mit unphysiologischer Erweiterung der linken Herzkammer und Verdickung der Herzwand.

Schnittbild (vereinfacht) rechte und linke Herzkammer beim Erwachsenen:

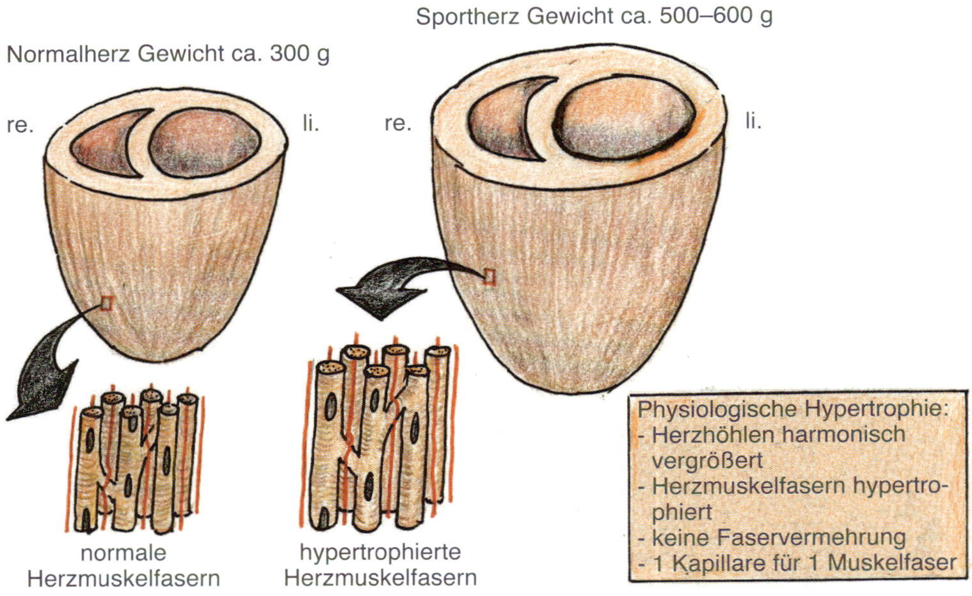

Schnittbild (vereinfacht) linke Herzkammer

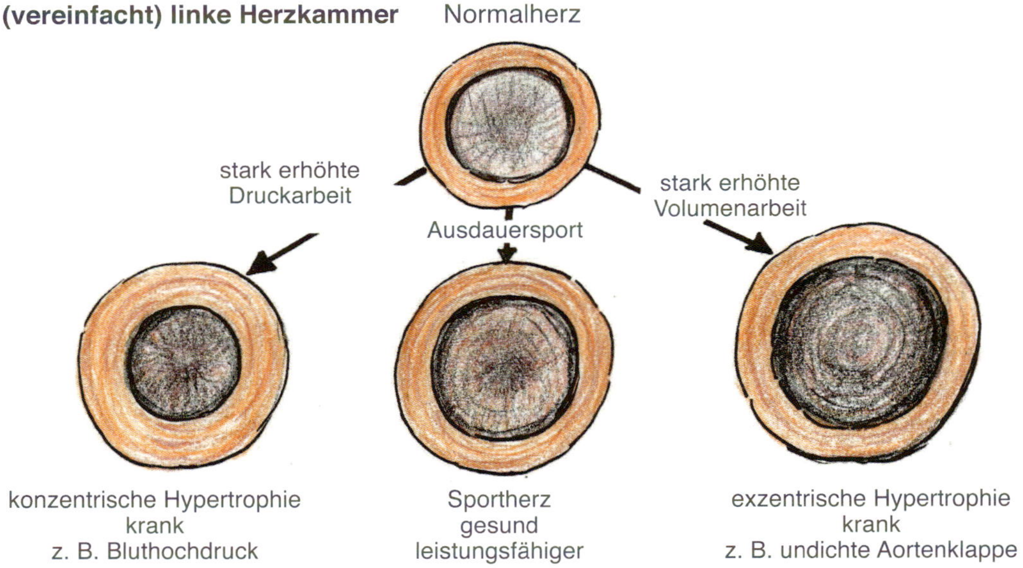

Sportherz: physiologische harmonische Herzvergrößerung mit erhöhter Leistungsfähigkeit. Abzugrenzen sind krankhafte Herzvergrößerungen: konzentrische Hypertrophie und exzentrische Hypertrophie.

Doch zurück zum Sportherz: Die Ausbildung eines Sportherzens ist weder geschlechtsspezifisch noch an das Hochleistungsalter gebunden. Bereits bei achtjährigen, leistungsorientiert trainierenden Kindern werden Sportherzen beobachtet. Genauso lassen sie sich bei über 60-jährigen Trainingsneueinsteigern echokardiografisch sichern. Problematisch ist hier nur, dass Sportherzen bevorzugt durch Intervall- und intensive Dauermethoden entstehen, die in beiden Lebensabschnitten sehr belastend sind. Ihre Sinnhaftigkeit sollte überprüft und mit den Trainingszielen in Einklang gebracht werden. **In keinem Fall sollte das gesunde Sportherz ein Indikator für falsches Training sein!**

Sportherzrückbildung: Normalerweise beginnt sich ein Sportherz nach Abbruch eines leistungsorientierten Trainings innerhalb weniger Monate wieder zurückzubilden. Nach langjähriger Ausdauerkarriere kann die Sportherzrückbildung oftmals unvollständig sein, das Herz bleibt dann leistungsfähiger, und die Chancen für das Erreichen eines höheren Lebensalters werden größer. Erfolgt der Trainingsabbruch abrupt, ohne Abtrainieren oder Weiterführen eines 2- bis 3-maligen Stabilisierungstrainings pro Woche, kann es zum Auftreten eines »**Sportentzug-Syndroms**« kommen. Dieses macht sich am Herzen mit vorübergehenden harmlosen funktionellen Herzbeschwerden (Dyskardien) bemerkbar: linksseitiges »Herzziehen«, unspezifische »Herzunruhe« und Spüren des Herzschlags bis zum Hals (Palpitationen), vorwiegend nachts im Bett liegend. Im Alter finden wir allerdings bei den nicht ganz zurückgebildeten Sportherzen eine Neigung zu **Herzrhythmusstörungen** vom supraventrikulären Typ, z. B. intermittierendes Vorhofflimmern. Die beste Therapie des Sportentzug-Syndroms ist die Wiederaufnahme des Ausdauertrainings in reduzierter Form 2- bis 3-mal pro Woche. Bei Herzrhythmusstörungen ist ein Arztbesuch unumgänglich, um zusätzliche Risiken auszuschließen. Das **Abtraining** selbst sollte möglichst stressfrei im moderaten, wenig intensiven Intensitätsbereich durchgeführt werden, um die vegetativen Regulationsgrößen im »beruhigenden Sinn« zu beeinflussen: z. B. langsamer Dauerlauf, leichtes Fahrtspiel im Lauf, auf dem Rad oder Ergometer, zügiger Berggang, Radtour in kontemplativer Umgebung, Schwimmen (Bahnenschwimmen), im Winter Skilanglauf u. v. m.

Herz-Kreislauf-Erkrankungen, wie koronare Herzerkrankung, Bluthochdruck und periphere arterielle Durchblutungsstörungen gehören zu den häufigsten zivilisatorischen Erkrankungen. Zusätzliche Risikodispositionen, wie Fettstoffwechselstörung, Zuckerkrankheit, starkes Übergewicht, Bewegungsmangel und Stress, unterstützen die Entstehung von arteriellen Gefäßschäden (Arteriosklerose). Bei den Erkrankungen im Venensystem, wie Krampfadern, abendliche Unterschenkelstauungen, »offene« Beine, Venenentzündungen und Thrombosen spielen neben einer erblichen Diathese ganztägig sitzende Betätigungen, Bewegungsmangel und Übergewicht eine ursächliche Rolle.

Präventives Bewegungstraining: Nur durch ein regelmäßiges **Ausdauertraining** kann Gefäßschäden im Bereich der Herzkranzgefäße, der Extremitätenarterien und -venen vorgebeugt werden. Dabei werden auch die oben angeführten Risikodispositionen einschließlich des Bluthochdrucks positiv beeinflusst. Die Trainingsinhalte sollten wie folgt gestaltet werden (Beispiele):

Trainingshäufigkeit: 2- bis 3-mal/Woche
Trainingsintensität: aerob/aerob-anaerober Übergang (ca. Puls 180 minus Lebensalter)
Trainingsdauer
(Minimalzeit): Lauf: 30 bis 45 Minuten
Rad: 60 bis 75 Minuten
Ski-Langlauf (klassische Technik): 60 bis 75 Minuten
Fahrradergometer: 40 bis 50 Minuten
Cross-Trainer: 30 bis 40 Minuten
Trainingsmethode: Dauermethode mit Fahrtspielcharakter: leichte Intensitätswechsel zwischen extensiv und intensiv
Anmerkung: Niedrig dosierte Intensitätswechsel sichern die Variation zwischen Volumen- und Druckarbeit des Herzens, was sich positiv auf die Regulationsgrößen des Herzens und des Blutdrucks, vor allem aber auch auf die Elastizität der arteriellen Gefäße auswirkt. Im Nebenschluss werden auch die Risikodispositionen positiv beeinflusst. **Fahrtspiel ist kein Intervalltraining!**

Vor Aufnahme des Trainings empfiehlt sich insbesondere bei über 40-Jährigen eine **ärztliche Untersuchung** einschließlich Belastungs-EKG und Bestimmung der Risikofaktoren. Änderungen des Lebensstils richten sich nach den gefundenen Risikodispositionen:

- Beendigung der Rauchgewohnheiten
- Ernährungsumstellung
- Gewichtsabnahme
- Verbesserung des Stress-Managements
- ärztliche Therapievorgaben

Rehabilitation: Sind bereits gravierende Herz-Kreislauf-Erkrankungen, z. B. ein Herzinfarkt, eingetreten, gibt der Arzt die Inhalte des rehabilitativen Bewegungstrainings entsprechend der individuellen Belastbarkeit vor, z. B. die Teilnahme an Koronargruppen.

Die Lebensqualität sichernde und lebensverlängernde Bedeutung des Ausdauertrainings in der Prävention und Rehabilitation von Herz-Kreislauf-Erkrankungen besitzt einen hohen Stellenwert und ist wissenschaftlich gesichert.

3.7. Atmung – »Luft zum Leben«

Der Gasaustausch zwischen Organismus und Umwelt wird als Atmung bezeichnet. Lebenswichtiger **Sauerstoff (O_2)** wird aufgenommen, **Kohlendioxid (CO_2)** als Endprodukt abgegeben.

Die **Lunge**, das zentrale Organ des Atemsystems, stellt dazu eine ca. 100 m^2 große Austauschfläche zur Verfügung: 300 Millionen **Lungenbläschen (Alveolen)**, die von feinsten Kapillaren umsponnen werden. Gespeist werden die Kapillaren vom Blut des **kleinen Kreislaufs (Lungenkreislauf)** mit einem Ruhe-Herzminutenvolumen von fünf Litern. Um Luft in die Lunge zu transportieren, ist eine zentral gesteuerte Atemmechanik mit über 20 000 unaufhörlichen Atemzügen pro Tag erforderlich. Schon ein 3- bis 5-minütiges Aussetzen der Sauerstoffzufuhr kann zu einer Schädigung der Hirnzellen führen.

3.7.1. Atemwege

Ehe es zum Gasaustausch in den Lungenalveolen kommt, muss die ein- und ausgeatmete Luftmenge ein System von Höhlen und Gängen durchströmen (siehe Abb. S. 326). Gelenkt durch den Sog der Einatmung tritt sie zunächst in die **oberen Atemwege**, bestehend aus Nase, Mund und Rachen, ein. Während der Passage durch die oberen Luftwege wird die Einatemluft angefeuchtet, angewärmt und grob gereinigt. Hierzu sind in der Schleimhaut des Luftwegssystems spezielle **Haarzellen** (Flimmerepithel) angelegt, die in rhythmischen Wanderwellen verschmutztes Sekret und abgestoßene Zellen in Richtung Außenwelt als Rotz und Schleim transportieren. Die restliche Reinigung erledigen Fresszellen (Makrophagen). Auf ihrem Weiterweg zu den Alveolen der Lunge kreuzt die eingeatmete Luft die Speiseröhre. Der **Kehldeckel** sichert den Zugang zur Luftröhre, indem er beim Schluckakt das Eindringen von Speisen in das Luftwegssystem verhindert, beim Ein- und Ausatmen aber den Weg wieder freigibt. Ab hier beginnen die **unteren Atemwege**, bestehend aus Kehlkopf, Luftröhre und Bronchialbaum, die weiterhin für Feuchtigkeit, Wärme und Reinheit der Atemluft sorgen, in denen aber noch kein Gasaustausch stattfindet. Zusammen mit den oberen Atemwegen wird dieser Abschnitt deshalb als »Totraum« bezeichnet.

Dem **Kehlkopf** fällt noch eine überaus wichtige Spezialaufgabe zu, die Formung der **Stimme**. Über unterschiedliche Schwingungen der Stimmbänder, variable Öffnung der dazwischenliegenden Stimmritze und wie bei einem Blasinstrument veränderbaren Luftströmen werden Stimmlaute erzeugt. Eine Vielzahl kleiner Muskeln steuert die Stimmbandbewegungen, die Lippen, die Zunge und das Gaumensegel, um Sprache und Gesang zu formen. Ihre Koordination erfolgt aus-

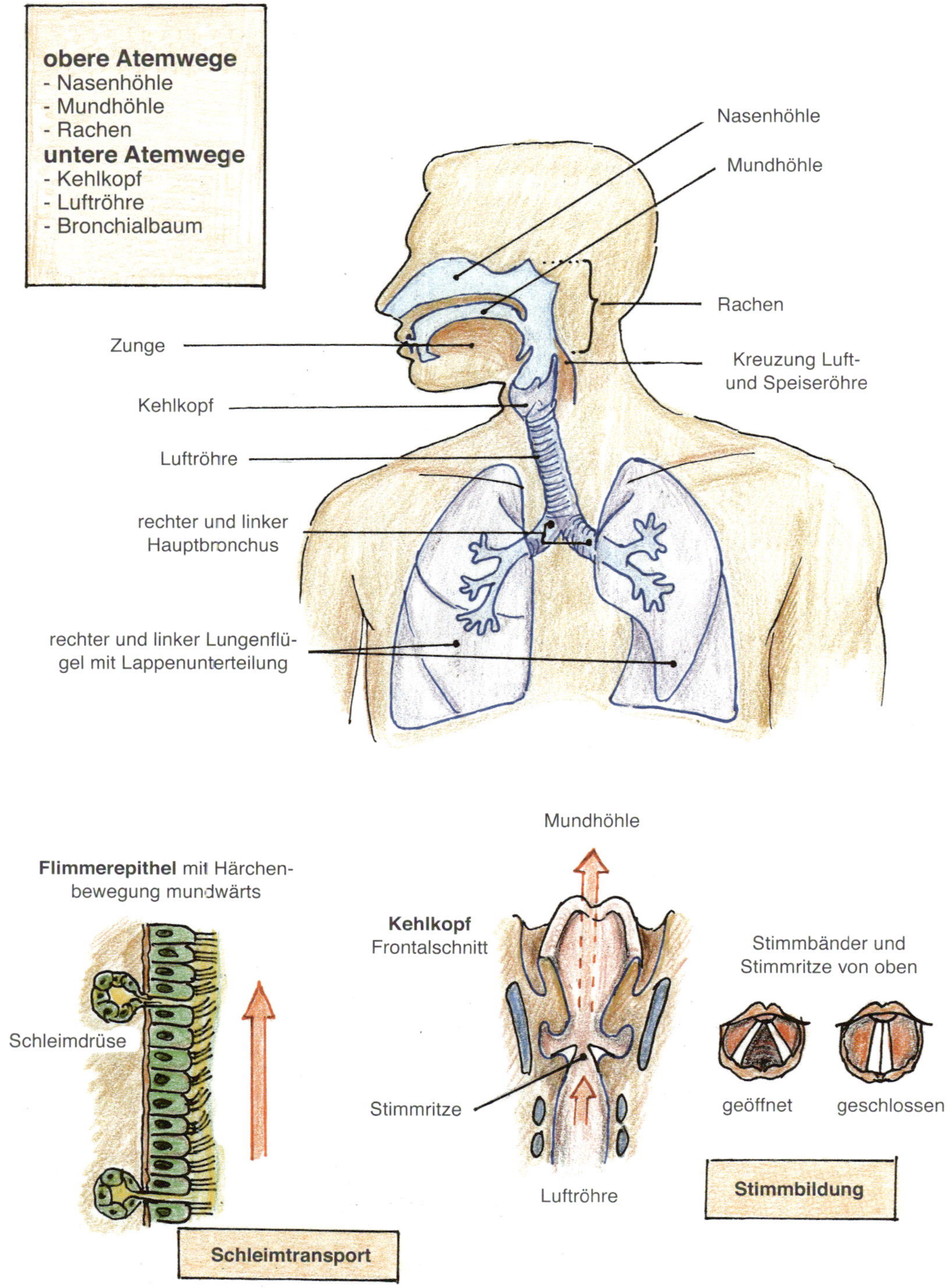

Atemwege mit Einzeldarstellung des Flimmerepithels und des Kehlkopfes

schließlich über das Zentralnervensystem. Den motorischen Befehlen gehen zahlreiche Verschaltungen mit den verschiedenen Sprachzentren und akustischen Arealen voraus, um ein Sprachverständnis und Sprechen erst zu ermöglichen. Unabhängig von dieser Sprachfunktion dringt nun der Luftstrom über die Luftröhre in den weit verzweigten rechten und linken Bronchialbaum ein. Nach zahlreichen Verästelungen werden zuletzt die mikroskopisch feinen Bronchiolen erreicht und damit endlich die traubenförmig über Alveolargänge angehängten Lungenbläschen. Über 20 Teilungsschritte sind hierzu nötig. Von außen betrachtet ergibt die Summe der beschriebenen Teilungskonstruktionen das Gesamtbild der Lunge. Es ähnelt einem umgekehrten Baum mit zwei bronchialen Hauptästen und den beiden Lungenflügeln, die sich weiter in kleinere Lappen und Segmente aufteilen.

Anmerkung: Der Bronchialbaum produziert je nach Belastung durch Umweltinhalate zwischen 10 und 100 Millilitern Schleim pro Tag, um die Luftwege rein zu halten. Hierzu schlagen die Haarzellen des Flimmerepithels bis zu 20-mal pro Sekunde und bewegen den Schleim in der Minute um einen Zentimeter in Richtung Mundhöhle, wo er ausgespuckt oder heruntergeschluckt wird. Bei chronischen Rauchern ist dieser Reinigungsmechanismus gestört, übermäßiger, batzenartiger und teerverschmutzter Schleim fällt an und wird bei Hustenattacken abgehustet. Im Laufe der Jahre entwickelt sich das Krankheitsbild einer chronischen Bronchitis, die die Lebensqualität und Lebenszeit erheblich einschränken kann!

3.7.2. Atemmechanik

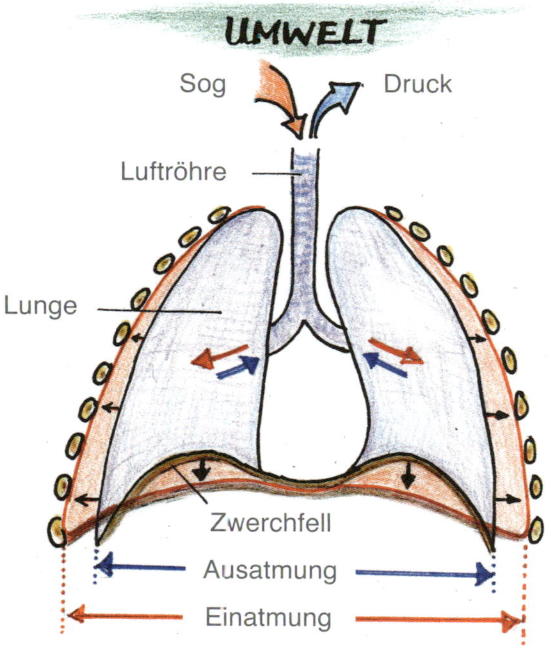

Zwerchfell- und Brustkorbbewegung von vorne

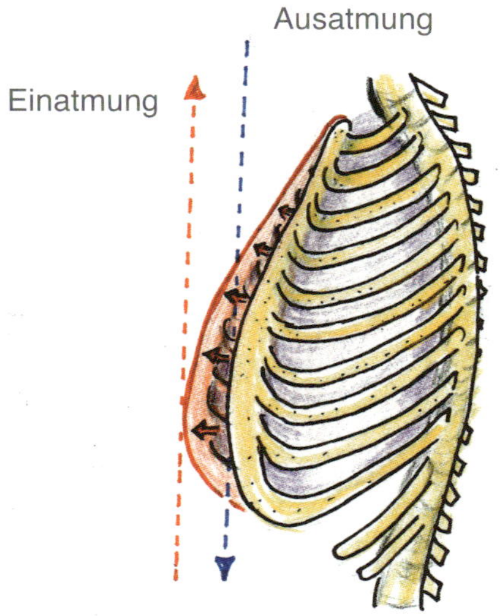

Brustkorbbewegung von der Seite

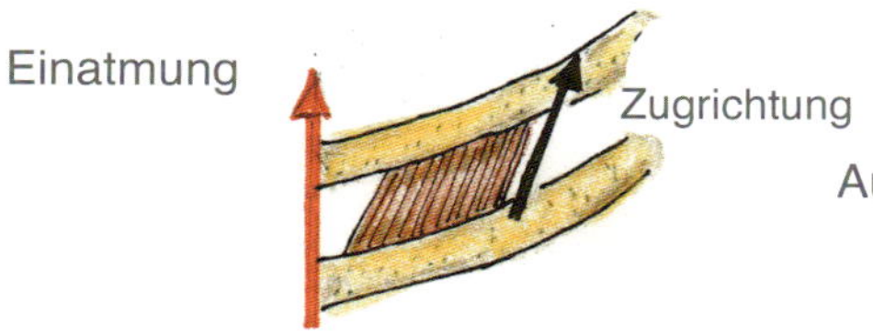

äußere Zwischenrippenmuskeln

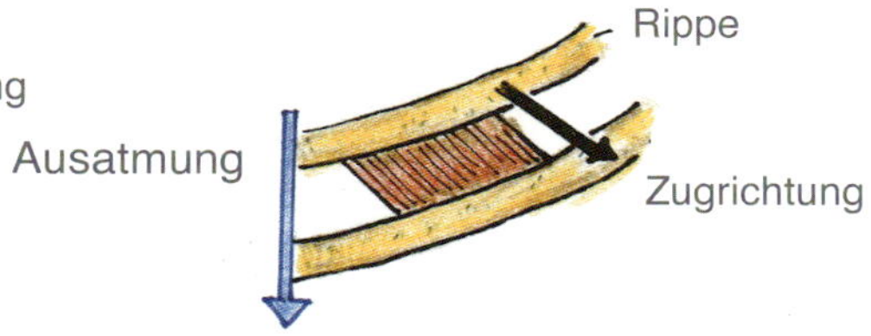

innere Zwischenrippenmuskeln

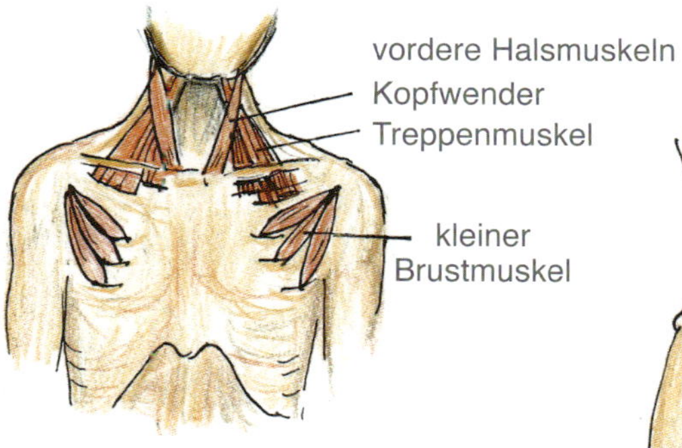

Hilfsmuskulatur Einatmung

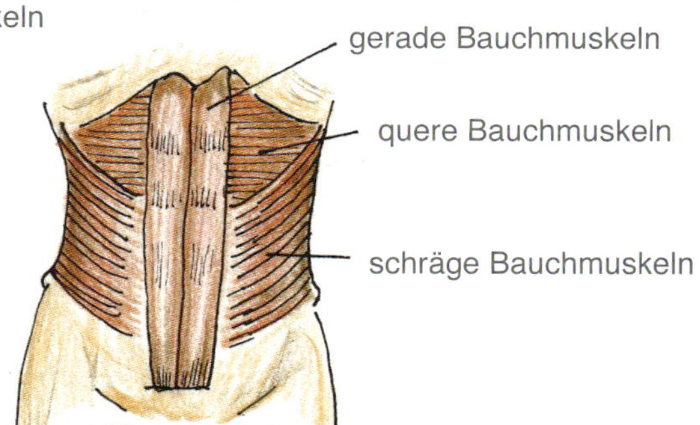

Hilfsmuskulatur Ausatmung

Die Atemmechanik sorgt für den Gasaustausch zwischen Umwelt und Lunge.

Ziel der Atemmechanik (siehe Abb. S. 328) ist das Schaffen von Druckdifferenzen zwischen der Umwelt (Barometerdruck) und den Lungenbläschen (Alveolen). Bei der Einatmung fällt der Alveolardruck unter den Barometerdruck, es entsteht ein **Sog**, der sauerstoffgesättigte Luft in die Alveolen zieht. Bei der Ausatmung steigt der Alveolardruck über den Barometerdruck, die verbrauchte sauerstoffarme und kohlendioxidreiche Luft wird in die Außenwelt **ausgeblasen**. Dieser Gaswechsel wird über eine Vergrößerung (Einatmung) und Verkleinerung (Ausatmung) des Brustraumes erreicht, für die der bewegliche Brustkorb und der Zwerchfellmuskel verantwortlich sind. Die Lunge selbst folgt den Atembewegungen passiv über Adhäsionskräfte. Ihre Oberfläche ist dafür von einer dünnen, glatten Gewebeschicht überzogen, dem **Lungenfell**. Nur durch einen feinen, flüssigkeitsgefüllten Spalt getrennt liegt es dem **Rippenfell**, der inneren Brustkorbauskleidung, an. Dadurch können beide reibungsfrei aneinander vorbeigleiten und bleiben doch durch den Unterdruck an den Adhäsionsflächen in beweglichem Kontakt.

Einatmung

Unter Ruhebedingungen dominiert die sogenannte **Bauchatmung**. Sie resultiert zu 75 Prozent aus der Anspannung und dem Tiefertreten der dünnen **muskulären Zwerchfellplatte**, die den Brustraum vom Bauchraum trennt. Zu 25 Prozent trägt die Anhebung des knöchernen Brustkorbs durch die **äußeren Zwischenrippenmuskeln** dazu bei. Wird die Einatmung unter körperlicher Belastung aber forciert, tritt die sogenannte **Brustatmung** in den Vordergrund. Die Bedeutung der äußeren Zwischenrippenmuskeln nimmt zu. Unterstützt werden sie dabei von der **Atemhilfsmuskulatur**, die die Anhebung des Brustkorbs erweitert und beschleunigt. Es sind dies vor allem die **vorderen Halsmuskeln**, die am Brustbein und den ersten beiden Rippen ansetzen, und die **kleinen Brustmuskeln**, deren Ansatzzonen an der dritten bis fünften Rippe lokalisiert sind.

Ausatmung

Die Ausatmung funktioniert in körperlicher Ruhe **passiv**. Das Zwerchfell und die äußeren Zwischenrippenmuskeln erschlaffen. Die elastischen Rückstellkräfte der einatmungsbedingt gedehnten Lunge und des Brustkorbes lassen die Lunge, unterstützt durch den Einfluss der Schwerkraft, auf das Ruhevolumen zurückkehren. Gilt es aber unter Belastungsbedingungen (z. B. Blasinstrument, sportliche Anstrengung) die Ausatmung zu intensivieren, ist **eine aktive muskuläre Unterstützung** unausweichlich. Hierzu werden die **inneren Zwischenrippenmuskeln**, die **gesamte Bauchmuskulatur** (»Bauchpresse«) und sogar ein **Teil der Rückenmuskulatur** eingesetzt.

Wichtiger Hinweis: Die Bedeutung des feinen flüssigkeitsgefüllten Spaltes zwischen Lungen- und Rippenfell (Pleuraspalt) wird dann dramatisch klar, wenn Luft in diese Unterdruckzone eindringt. Die betroffene Lunge schnurrt aufgrund ihrer hohen Eigenelastizität bis auf Faustgröße zusammen und fällt für die Atmung komplett aus: **Pneumothorax.** Ursächlich kommen äußerliche Stichverletzungen (Messer, Rippenbrüche) oder innere Schädigungen der Lungenbläschen (spontanes Platzen, Tauchunfall) infrage. Im ersten Fall spricht man vom **offenen**, im zweiten Fall vom **geschlossenen** Pneumothorax. Besonders gefährlich wird es, wenn als Komplikation ein **Ventilpneumothorax** auftritt: Die mit jedem Atemzug durch die Wunde in den Pleuraspalt eindringende Luft kann aufgrund eines Ventileffektes (z. B. Wundlappen) nicht mehr entweichen. Der dadurch entstehende Überdruck der betroffenen Seite kann die gesunde Gegenseite und das unmittelbar benachbarte Herz so stark komprimieren, dass die Atemmechanik der gesunden Lunge und das Füllungsvolumen des Herzens lebensbedrohlich eingeschränkt werden. Eine schnellstmögliche, aber langsam durchgeführte Entlastung über ein medizinisches Nadelventil ist dringend erforderlich. Die erste Maßnahme beim offenen (hör- und sichtbaren) Pneumothorax ist aber immer die Überklebung der Zugangswunde mit Folie und/oder dachziegelartig angebrachten Tape-Streifen!

Am Rande: Das Mitführen einer ca. 2,5 Zentimeter breiten, gut klebenden und reißbaren Tape-Rolle in der Handtasche, der Sportausrüstung oder im Rucksack ist dringend zu empfehlen. Ihre Einsatzmöglichkeiten sind nahezu universell: Sie reichen vom Druckverband bei Gefäßverletzungen, Adaptieren von großen Fleischwunden, Abbinden von giftigen Bissen und Überkleben blasen- oder rissgefährdeter Hautareale bis hin zum Fixieren sich lösender Schuhsohlen, Flicken von Daunenschlafsäcken und Zeltdächern. Neben diesen behelfsmäßigen Maßnahmen sind auch funktionelle gelenk- oder muskelstabilisierende Tape-Verbände möglich, sie müssen aber in Spezialkursen erlernt werden, da durch fehlerhafte Anlage Gesundheitsschäden provoziert werden können.

3.7.3. Lungenfunktionsgrößen

Lungenvolumina
Messung mit dem Spirometer

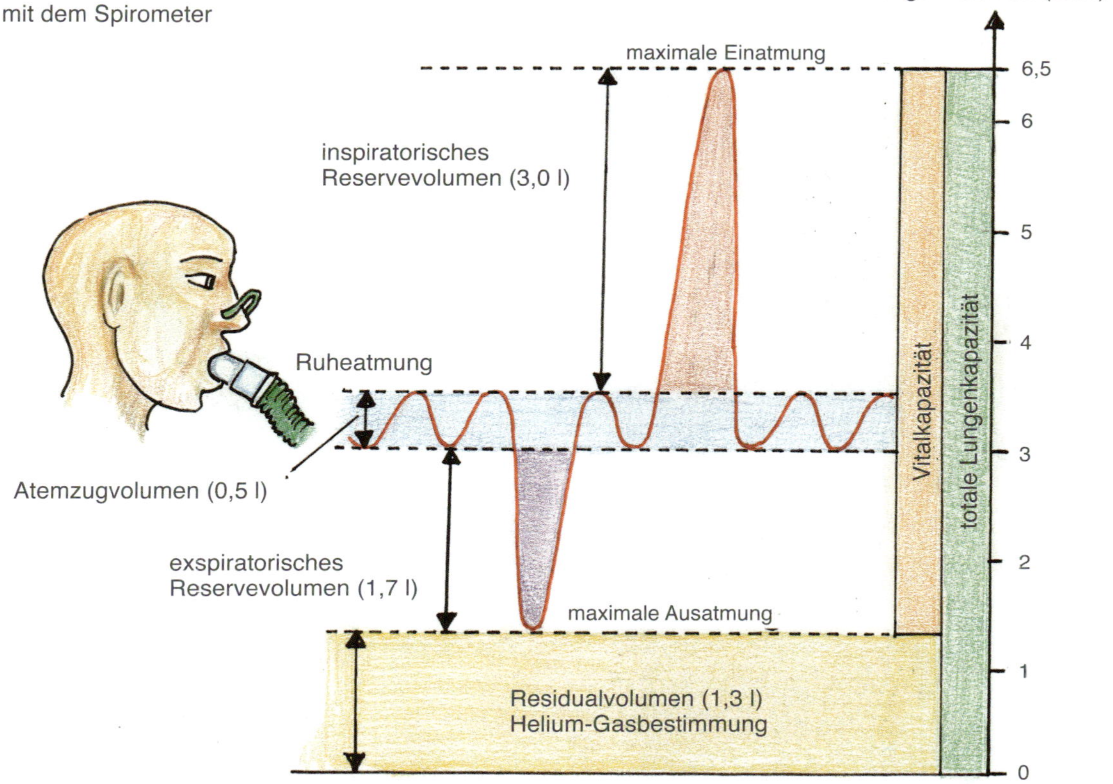

dynamische Atemparameter
Spiroergometrie

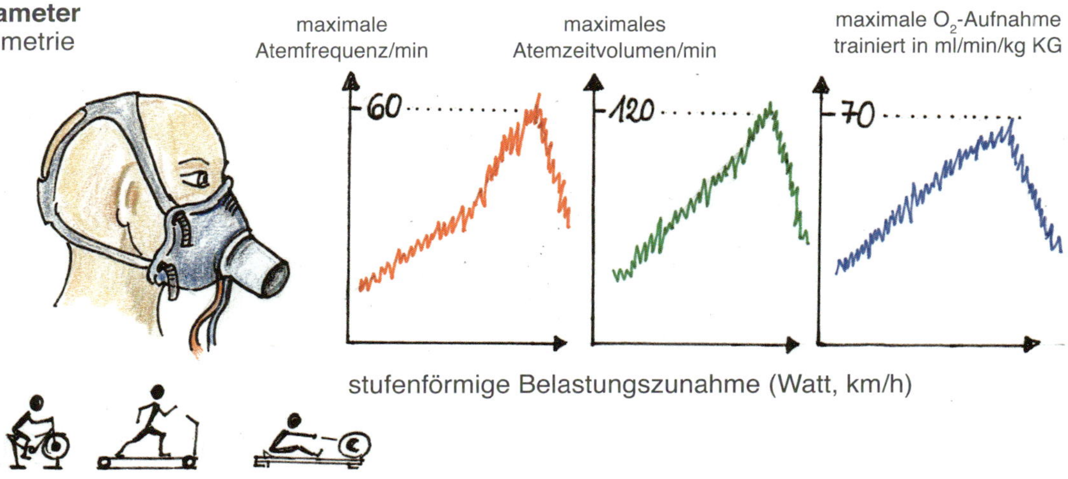

Lungenfunktionsgrößen statisch unter Ruhebedingungen und dynamisch unter Belastungsbedingungen

Die Variationsbreite der Atemparameter (siehe Abb. S. 331) ist entsprechend dem Alter, dem Geschlecht und der körperlichen Konstitution außerordentlich groß. Zählt man beispielsweise die Atemzüge in körperlicher Ruhe, so beträgt die **Atemfrequenz** beim Erwachsenen ca. 12 bis 16/min, beim Kind 20 bis 30/min. Für die weitere Betrachtung gehen wir deshalb von einer jüngeren, männlichen Testperson mit 70 Kilogramm Körpergewicht und einer Körpergröße von 180 Zentimetern aus, die als Standard dienen soll. Misst man bei dieser Person mittels eines **Spirometers** (Messgerät zur Bestimmung der Lungenvolumina und deren dynamisches Verhalten unter konstanten äußeren Bedingungen) das in körperlicher Ruhe pro Atemzug ein- und ausgeatmete Volumen, erhält man als **Atemzugvolumen** einen Messwert um 0,5 Liter. Darüber hinaus verfügt die Lunge aber über erhebliche Ein- und Ausatmungsreserven, die erst unter körperlicher Belastung zum Einsatz kommen. Über das normale Atemzugvolumen hinaus stehen der Einatmung noch drei Liter zusätzliches Volumen zur Verfügung **(inspiratorisches Reservevolumen)**, der Ausatmung 1,7 Liter **(exspiratorisches Reservevolumen)**. Zählt man Atemzugvolumen, inspiratorisches und exspiratorisches Reservevolumen zusammen, erhält man die Vitalkapazität, in unserem Beispiel 5,2 Liter. In diesem Bereich finden die Atemexkursionen während körperlicher Belastung bis hin zu Maximalleistungen statt. Trotz maximaler Ausatmung bleibt noch ein nicht mobilisierbares Residualvolumen von 1,3 Litern in der Lunge zurück. Die Summe aus **Vitalkapazität** und Residualvolumen ergibt die **totale Lungenkapazität**, im vorliegenden Beispiel 6,5 Liter. Viel wichtiger als dieser eher theoretische Wert ist in unserer Betrachtung die Reaktion der Lunge auf körperliche Belastung. So kann die **Atemfrequenz** auf bis zu 60 Atemzüge pro Minute gesteigert werden, das **Atemzeitvolumen** sogar auf Werte über 120 Liter pro Minute (Hochleistungssport). Diese Steigerung richtet sich nach dem Sauerstoffbedarf der arbeitenden Muskulatur und erfolgt neben der Atemfrequenzerhöhung über einen crescendoartigen Anstieg des Atemzugvolumens unter Nutzung der inspiratorischen und exspiratorischen Reservekapazität. Über eine **spiroergometrische Belastungsuntersuchung,** z. B. auf dem Fahrradergometer oder Laufband, können die Messdaten bei stufenförmigem Belastungsanstieg gut dokumentiert werden. Da die Spiroergometrie neben der Messung der Atemfrequenzen und -volumina bevorzugt der Ermittlung des Sauerstoffverbrauchs und der Kohlendioxidabgabe dient, können unter Beachtung der Ergometer- oder Laufbandleistung auch Rückschlüsse auf die globale Ausdauerleistungsfähigkeit eines Probanden gezogen werden: Je höher die **maximale Sauerstoffaufnahme**, umso höher ist die Ausdauerleistung für den Mittel- und Langstreckenbereich (siehe Kap. 4.7., Leistungsdiagnostik). Da mit der maximalen Sauerstoffaufnahme die globale Leistungsfähigkeit aller aeroben Systeme (Herz, Kreislauf, Blut, Lunge und Muskulatur) gemessen wird, bezeichnet man sie auch als **Bruttokriterium der maximalen aeroben Leistungsfähigkeit.**

Im medizinischen Bereich werden zusätzlich noch Messungen des **Atemwegswiderstandes** und der Druckvolumenbeziehung zur Ermittlung der **Atemarbeit** durchgeführt, um ein Krankheitsbild abzuklären und optimal behandeln zu können. Für den Leistungssport und ambitionierten Breitensport leiten sich hieraus wichtige Erkenntnisse auch für ein gesundes Atemwegssystem ab: Während unter Ruheatmung der Atemwiderstand (Strömungswiderstand + Gewebswiderstand) nur sehr gering ist, steigt er unter Atembeschleunigung und -vertiefung zunehmend an. Sowohl bei der Einatmung wie auch bei der Ausatmung muss mit einer vermehrten Atemarbeit diesen wachsenden Strömungswiderständen begegnet werden. Werden bei Ruheatmung nur zwei Prozent des gesamten aufgenommenen Sauerstoffs verbraucht, so fordern die Atemmuskeln unter hohen/höchsten sportlichen oder Arbeitsbelastungen 20 Prozent ein! **Diese Tatsache unterstreicht die Bedeutung der Atemmuskulatur unter Höchstanforderungen.**

Das »vergessene Training«: Ein Training der Atem- und Atemhilfsmuskeln Zwerchfell, Zwischenrippenmuskeln, vordere Halsmuskulatur, kleine Brustmuskeln und Bauchmuskeln ist jedem ambitionierten Leistungssportler und Höhenbergsteiger dringend zu empfehlen. Durch eine Ökonomisierung der Atemarbeit wird eine Verbesserung der Sauerstoffversorgung der Arbeitsmuskulatur erreicht und die atmungsgebundene (respiratorische) Kompensation der Muskelübersäuerung erleichtert. Methodisch gibt es dazu spezielle leistungssporttaugliche Geräte oder Mundadapter zur Atemwiderstandserhöhung auf dem Markt. Aber auch traditionelle asiatische Atemtechniken sind hier gut einsetzbar.

3.7.4. Gasaustausch

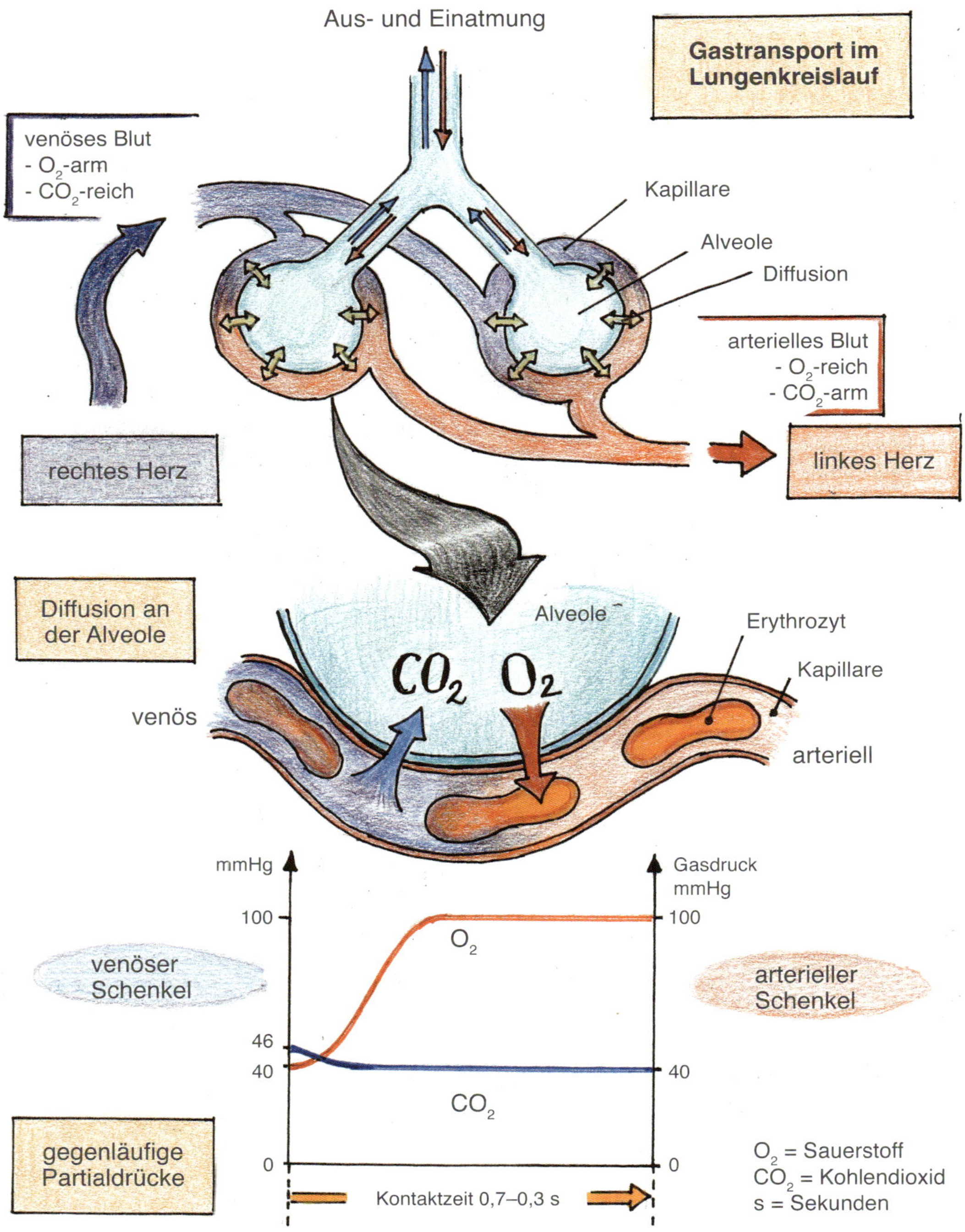

Der Gasaustausch an den Alveolen erfolgt durch Diffusion. Treibende Kraft sind die unterschiedlichen, gegenläufigen Partialdrücke von Sauerstoff und Kohlendioxid zwischen Alveolarraum und Kapillaren.

Der Gasaustausch findet in den Lungenbläschen (Alveolen) statt (siehe Abb. S. 334). Hierzu sind sie außen mit einem Netz von Kapillaren überzogen. Diese stammen als kleinste Gefäßeinheiten nach vielen Teilungen aus dem Lungenkreislauf, den das rechte Herz mit 100 Prozent des Herzminutenvolumens (ca. fünf Liter/min) antreibt. Sauerstoffarmes, kohlendioxidreiches Blut umströmt die Alveolenwände, um den Gasaustausch zu ermöglichen: Sauerstoff wird aus der Bläschenluft aufgenommen, Kohlendioxid wird in den Bläscheninnenraum abgegeben. Hierfür steht in Ruhe eine nur äußerst kurze Kontaktzeit von 0,7 Sekunden zur Verfügung, die sich unter erhöhter körperlicher Belastung sogar noch auf 0,3 Sekunden verkürzt. Über den ableitenden Schenkel der Lungenkapillaren strömt das inzwischen sauerstoffreiche, kohlendioxidarme (arterialisierte) Blut in einem sich kontinuierlich erweiternden Gefäßsystem, zuletzt über die Lungenvenen, zum linken Herzen zurück. Von dort wird es in den großen Kreislauf gepumpt, in den Organen »verbraucht« und wieder zum rechten Herzen zurücktransportiert, der Zyklus beginnt wieder von vorn. Diesem hämodynamischen Bild des Lungenkreislaufs steht der streng lokalisierte, an die Alveolen gebundene Gasaustausch gegenüber. Atmosphärische und biologische Gesetzmäßigkeiten treffen hier aufeinander. So entspricht die **Einatemluft** in ihrer Zusammensetzung der Umgebungsluft mit einem Gehalt von 21 Prozent Sauerstoff, 0,03 Prozent Kohlendioxid, ein Prozent Wasserdampf und 78 Prozent Stickstoff. Die **Ausatemluft** enthält 15 Prozent Sauerstoff, 4 Prozent Kohlendioxid, 6 Prozent Wasserdampf und 75 Prozent Stickstoff. Zu beachten ist aber, dass der Ausatemluft ca. 150 Milliliter **Totraumluft** aus den oberen und unteren Atemwegen beigemengt sind. In den **Alveolen** selbst herrschen folgende Gasverhältnisse vor: 13 Prozent Sauerstoff, 5 Prozent Kohlendioxid, 6 Prozent Wasserdampf und 76 Prozent Stickstoff. **Die Partialdrücke der Atemgase verhalten sich proportional zu ihren Konzentrationen.** Sie sind die **treibende Kraft für den Gasaustausch.** Die Gase folgen dem Partialdruckgefälle und **diffundieren** ohne Energieverbrauch durch die Alveolar- und Kapillarwände. Ein hoher Sauerstoffpartialdruck von 100 mmHg in den Alveolen sorgt für die Flussrichtung in den sauerstoffarmen Teil der Kapillaren, in dem nur 40 mmHg vorherrschen. Eine umgekehrte Richtung der Druckdifferenz zeigt sich bei der Kohlendioxiddiffusion. Auf der venösen Seite der Kapillaren findet sich ein Kohlendioxidpartialdruck von 46 mmHg, im Alveolarraum von 40 mmHg. Im Vergleich zum Sauerstoff besteht zwar ein geringerer Druckunterschied, der aber durch eine 23-mal höhere Diffusionsfähigkeit des Kohlendioxids wieder ausgeglichen wird. Nach diesen gegenläufigen Diffusionsprozessen durch die Alveolarwände läuft der Weiterweg beider Gase gänzlich unterschiedlich. Der in die Kapillaren eindringende Sauerstoff wird umgehend an den **Blutfarbstoff (Hämoglobin)** der roten Blutkörperchen gebunden und zum linken Herzen abtransportiert, nur ein geringer Teil von ca. einem Prozent bleibt physikalisch gelöst im Blutwasser. Kohlendioxid wird nach Erreichen des Alveolarinnenraums mit der **Ausatemluft** in die Umwelt abgegeben. Damit ist das vornehmliche Ziel des Lungenkreislaufs erreicht, venöses Blut wurde von der Last des Abfallproduktes Kohlendioxid befreit und verlässt als arterialisiertes Blut vollgeladen mit Sauerstoff die Lunge.

3.7.5. Atmungsregulation

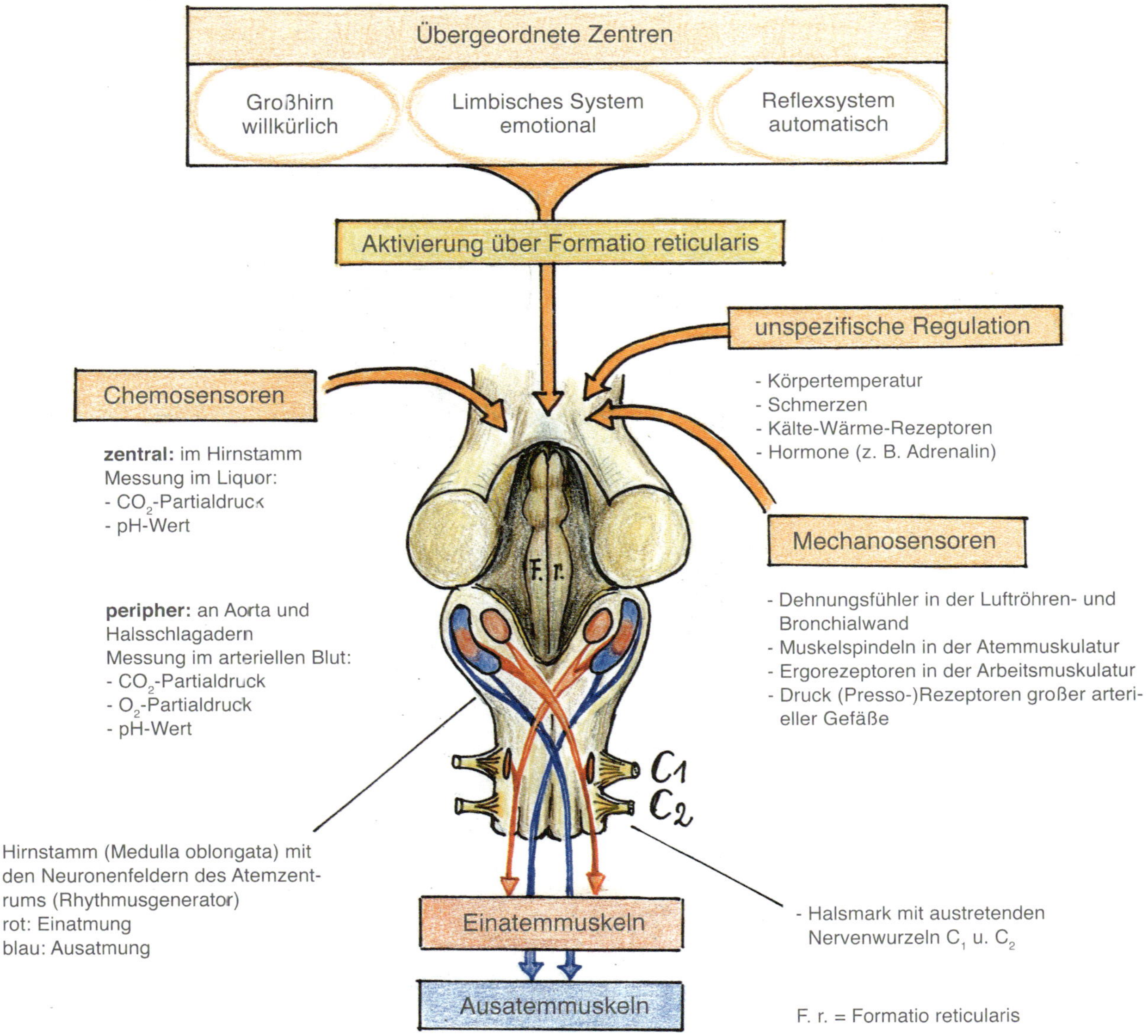

Atmungsregulation.
Blick von hinten auf den Hirnstamm, aus Übersichtlichkeitsgründen wurde das Kleinhirn »virtuell« entfernt. Die Neuronenfelder des Atemzentrums sind im unteren Teil des Hirnstamms (Medulla oblongata) lokalisiert. In ihrer Funktion als basaler eigenständiger Taktgeber der alternierenden Ein- und Ausatmung werden sie auch als autonomer Rhythmusgenerator bewertet. Dessen Grundrhythmus bedarf aber einer situationsgerechten Anpassung an körperliche Aktivitäten, Stoffwechselbelastungen, Verhaltensänderungen und wechselnde äußere Bedingungen. Über ein ausgeklügeltes Informationssystem von Sensoren und Zuflüssen aus übergeordneten Zentren wird eine zielgerichtete Atemsteuerung gesichert.

Das im unteren Abschnitt des Hirnstamms (Medulla oblongata) gelegene **Atemzentrum** fungiert als Rhythmusgenerator der Atmung. Zahlreiche Neuronengruppen sind hier und zum Teil auch im obersten Halsmark (C_1/C_2) so miteinander verschaltet, dass sie durch wechselseitige Aktivierungs- und Hemmmechanismen die alternierende Ein- und Ausatmung unterstützen. Der Atemrhythmus läuft weitgehend autonom ab, wird aber durch zahlreiche Informationen von peripheren Rezeptoren und aus dem Zentralnervensystem den aktuellen Bedingungen angepasst. Die **motorischen Impulse** aus dem Hirnstamm laufen zu den Motoneuronen der Atemmuskulatur (Zwerchfell, Zwischenrippenmuskeln, vordere Halsmuskeln, kleine Brustmuskeln und Bauchmuskulatur), die im Halsmark (C_3 bis C_8) und im Brustmark (Th_1 bis Th_7) lokalisiert sind. Die Umschaltung auf die efferenten Fasern der Spinalnerven erfolgt dann nach dem Einsatzmuster des zentralen Rhythmusgebers. Um aber auf die vielfältigen Belastungsanforderungen mit einer adäquaten Atemanpassung antworten zu können, ist zusätzlich zu dieser autonomen Grundaktivität eine **Vielzahl von Informationen** an das Netzwerk des Atemzentrums erforderlich. Körperliche Arbeit, Sprechen, Husten, Niesen und wechselnde Umwelteinflüsse verlangen unterschiedlichste Atemantriebe und Atemrhythmen. Eine entsprechende Atmungskontrolle kann nur durch die Messung regulativer Steuergrößen bewältigt werden **(sensorgesteuerte Rückkopplung)**. Daneben wird die Atmung noch durch vegetative, emotionale und willkürliche Einflüsse aus dem Nervensystem moduliert.

Übersicht wichtiger Steuer- und Einflussgrößen der Atmung

Chemosensoren:
Regelgrößen sind der arterielle Kohlendioxid(CO_2)-Partialdruck, der Sauerstoff(O_2)-Partialdruck und der Säure-Basen-Wert (pH-Wert). Man unterscheidet periphere und zentrale Chemosensoren.

Periphere Chemosensoren sitzen an der Aorta und den Halsschlagadern. Eine Abnahme des O_2-Partialdrucks, ein Anstieg des CO_2-Partialdrucks und ein Anstieg von Säureionen (pH-Wert-Abfall) im arteriellen Blut steigern die Atemaktivität.

Zentrale Chemosensoren im Hirnstamm reagieren außerordentlich sensibel auf eine Zunahme des CO_2-Partialdrucks und einen Abfall des pH-Werts im Liquor mit einer Erhöhung des Atemantriebs. Das Absinken des O_2-Partialdrucks spielt hier keine große Rolle.

Mechanosensoren:
Dehnungsfühler in den Wänden der Luftröhre und Bronchien wirken als Begrenzer der Einatemtiefe und unterstützen die Ausatmung (Hering-Breuer-Reflex).
Muskelspindeln in der Atemmuskulatur dienen der Feinregulierung und Ökonomisierung der Atmung.
Ergorezeptoren in der Arbeitsmuskulatur führen zu einer Erhöhung des Atemminutenvolumens unter Muskelarbeit.
Pressorezeptoren aus dem Herz-Kreislauf-System fördern unter Belastung den Atemantrieb.

Unspezifische Atmungsregulation:
Hohe und/oder chronische emotionale Stressbelastungen steigern die Atemtätigkeit, z. B. Hyperventilation in der Vorstartphase vor Prüfungen und Wettkämpfen oder »Seufzeratmung« bei Depressionen.
Schmerzreize und Kälte- oder Wärmeeinwirkung auf die Haut regen gleichfalls die Atemtätigkeit an.
Mechanische und chemische Schleimhautirritationen der Luftwege provozieren einen Husten- oder Niesreflex.
Willkürliche Beeinflussung der Atmungsautonomie durch Atemübungen, Tauchen usw.

3.7.6. Atmung unter veränderten äußeren Bedingungen

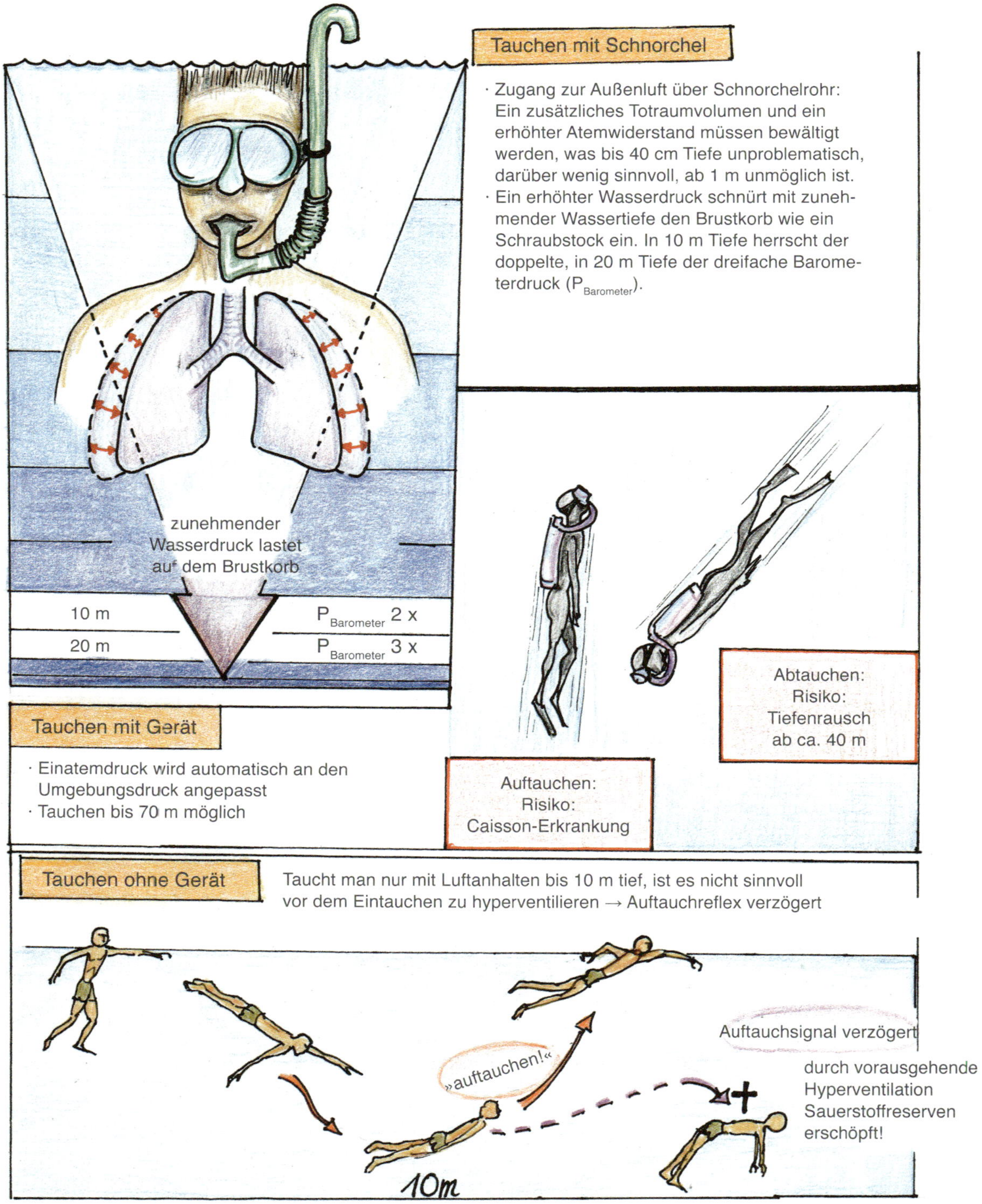

Tauchen mit Schnorchel, Gerät und Luftanhalten, Probleme und Risiken

Tauchen – »Atmen gegen Überdruck«
(siehe Abb. S. 338)
Unter Wasser sieht sich der Taucher zwei Problemen ausgesetzt: Der Zugang zur Außenluft fehlt, und der Wasserdruck steigt mit zunehmender Tauchtiefe um je 735 mmHg (98 kPa) alle zehn Meter. Nach den ersten zehn Metern ist damit bereits der doppelte Atmosphärendruck erreicht! Knapp unter der Wasseroberfläche lässt sich durch die Verwendung eines **Schnorchels** ein guter Zugang zur Außenluft schaffen. Allerdings bedingt die Verlängerung der Atemwege durch den Schnorchel eine vermehrte Einatemarbeit. Grund ist eine Vergrößerung des Totraums (nicht am Gasaustausch beteiligte Atemwege) und der erhöhte Wasserdruck, der auf dem Brustkorb lastet. Bis 40 Zentimeter Wassertiefe kann dies gut toleriert werden. Bei einer fiktiven Schnorchellänge von über 100 Zentimetern ist eine erfolgreiche Einatmung nicht mehr möglich.

Für das Tauchen in größeren Tiefen bis 70 Meter werden **Tauchgeräte** (»Lungenautomaten«) verwendet, die den Druck der Einatemluft aus Druckflaschen automatisch an den umgebenden Wasserdruck anpassen, um den Kraftaufwand für die Atmung möglichst gering zu halten. Bei Verwendung von komprimierter Normalluft ist ab einer Tauchtiefe von 40 Metern Vorsicht geboten, da der erhöhte Partialdruck des fettlöslichen Stickstoffs zu narkotischen Erscheinungen **(»Tiefenrausch«)** am Gehirn führen kann. Ursache ist die in diesen Tiefen erhöhte physikalische Löslichkeit des Stickstoffs im Blut, sie ist z. B. in 60 Metern Tiefe auf das Siebenfache erhöht. Diese Tatsache birgt ein weiteres Risiko. Steigt man aus diesen Tiefen zu schnell auf, kann, vergleichbar den Kohlendioxidbläschen beim schnellen Öffnen einer Sprudelflasche, der gelöste Stickstoffanteil zu einer massenhaften Bläschenbildung im Blut führen. Die Bläschen sammeln sich höchst schmerzhaft in Geweben und Gelenkhöhlen an, verlegen kleinste Blutgefäße und können durch sogenannte Gasembolien Schäden im Zentralnervensystem verursachen. Die **gefürchtete Taucherkrankheit** (Caisson-Erkrankung) ist eingetreten. Durch langsames und stufenweises Auftauchen kann diesem gefährlichen Krankheitsbild vorgebeugt werden: Der lösliche Anteil des Stickstoffs geht dabei langsam wieder zurück und kann sicher abgeatmet werden. Bei bereits eingetretener Taucherkrankheit kommen Überdruckkammern oder das notfallmäßige Zurückverbringen in größere Wassertiefen, soweit möglich, zum Einsatz. Entsprechende Kenntnisse sollte man sich dringend in Tauchschulen zu eigen machen!

Taucht man ohne Gerätschaft nur mit **angehaltener Luft** in tiefere Gefilde bis zehn Meter und mehr, steigt der Partialdruck für Kohlendioxid im Blut rasch an, da es nicht abgeatmet werden kann und der Kompressionsdruck auf den Brustkorb zunimmt. Ein entsprechend starker Anstieg alarmiert schon nach kurzer Zeit im Minutenbereich über Chemosensoren das Gehirn mit dem Signal »Auftauchen«. Dieser Überlebens-Schutzreflex kann unter **erhöhtem Risiko** zur Verlängerung der Tauchzeit hinausgeschoben werden, indem man unmittelbar vor dem Abtauchen hyperventiliert und dadurch vermehrt Kohlendioxid abatmet, sodass der alarmauslösende Anstieg erst später erfolgt. Ist aber zu diesem »hinausgeschobenen« Zeitpunkt der lebenswichtige Sauerstoff bereits weitestgehend verbraucht, kann es zu Bewusstlosigkeit und Tod durch Ertrinken kommen. Obwohl diese Methode der forcierten Mehratmung (Hyperventilation) vor dem Abtauchen im Schwimmbad häufig zu beobachten ist, kann sie dem Laien wegen ihrer Risiken nicht empfohlen werden. Professionelle Apnoe-Taucher bilden hier eine Ausnahme. Sie erreichen ohne Gerätehilfe Tauchtiefen über 120 Meter, eine Phase der Hyperventilation geht grundsätzlich voraus. Tiefenmarkierungen und Zeitmarker bestimmen bei diesen Elitetauchern das Handlungsregime.

Ein weiteres Problem des rapide **zunehmenden Wasserdrucks** ist die Kompression luftgefüllter Körperhöhlen, wie Mittelohr und Lungenbläschen. Beim Abtauchen in die Tiefe empfiehlt es sich, bereits nach wenigen Metern einen Druckausgleich durch Nasezuhalten und Pressen durchzuführen, um einem Platzen des Trommelfells vorzubeugen. Beim langsamen Wiederauftauchen ist ein regelmäßiges Luftablassen sinnvoll, um ein durch Dehnvorgänge bedingtes Platzen der Lungenbläschen (Pneumothorax) zu vermeiden.

Der fantastische Tauchsport erfordert die Beachtung physikalisch-physiologischer Einflussgrößen und ein hohes Maß an Disziplin. Als Lohn wartet dafür viel Freude in einer eindrucksvollen Unterwasserwelt.

Atmung in der Höhe

Beim Aufstieg in größere Höhen stellt der **abnehmende Barometerdruck** und damit die **Abnahme des Sauerstoffpartialdrucks** das zentrale Problem dar. Während der Barometerdruck auf Meereshöhe noch bei ca. 760 mmHg (101,3 kPa) liegt, beträgt er auf dem Montblanc (4807 Meter) nur noch die Hälfte. Bei der Betrachtung der **Sauerstoffsättigung des Blutes** ergibt sich grafisch im Vergleich zum **Sauerstoffpartialdruck in den Alveolen** und zur **Höhe** eine typisch S-förmige Kurve (siehe Abb. S. 341). Im oberen flachen Teil zeigt sich bis 4000 Meter eine nur gering rückläufige Sauerstoffsättigung des Blutes von 98 auf 85 Prozent. Ab 4000 Meter Höhe setzt dann aber ein überproportionaler, drastischer Abfall ein, der sich mit dem Beginn der schwereren hypoxiebedingten Höhenerkrankungen deckt. Sinkt der Sauerstoffpartialdruck in den Lungenbläschen von 100 mmHg auf Meereshöhe unter die kritische Hypoxieschwelle von 35 mmHg, setzen zuallererst Störungen der Hirnfunktion ein, **da das Gehirn von allen Organen am empfindlichsten auf Sauerstoffmangel (Hypoxie) reagiert.** Die Palette dieser Fehlleistungen reicht von Bewusstseinsstörungen über emotionale Fehlregulationen bis hin zu motorischen Störungen. In letzter Konsequenz tritt bei völliger Hypoxie (= Anoxie) der Hirntod ein. Damit all das nicht passiert, passt sich der Organismus dieser Sauerstoffmangelsituation in akuter und chronischer Weise an.

Akutanpassung

Informiert durch die peripheren Sauerstoff-Chemosensoren steigt die Atemtätigkeit (Atemzeitvolumen) unter Hypoxiebedingungen an. Dadurch wird der Sauerstoffpartialdruck in den Alveolen erhöht. Während ein Höhenbergsteiger beispielsweise mit »normaler« Atmung bei 4000 Metern limitiert wäre, kann er durch die Steigerung des Atemminutenvolumens einen Höhengewinn bis etwa 7000 Meter ausschöpfen. Hinzu kommt eine ebenfalls sensorgesteuerte Steigerung der Herztätigkeit (Herzminutenvolumen) durch Sympathikusaktivierung, um den Sauerstofftransport im Blut den Hypoxiebedingungen anzupassen.

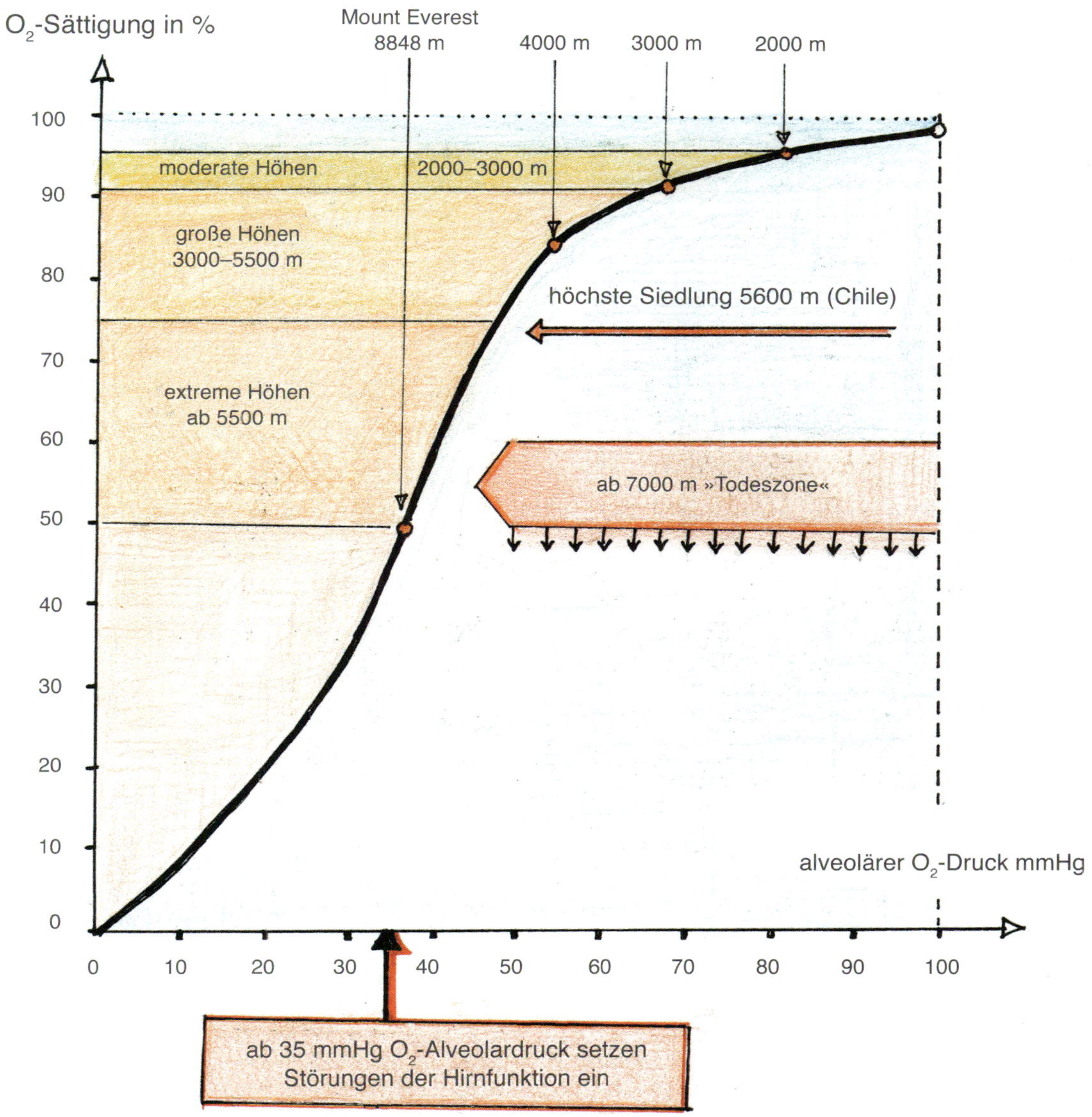

Sauerstoffdissoziationskurve:
Infolge der im oberen Teil flach verlaufenden Sauerstoffbindungskurve führen beträchtliche Abfälle des alveolären Sauerstoffdrucks bis 4000 m Höhe nur zu einer geringen Abnahme der arteriellen Sauerstoffsättigung bis ca. 85 %. Danach setzt ein steiler überproportionaler Abfall ein, der Höhenkrankheiten begünstigt und ab 7000 m Höhe in einen kontinuierlichen Abbauzustand mündet (»Todeszone«).

Chronische Anpassung

Ein längerer und/oder wiederholter Hypoxiereiz induziert chronische Anpassungsreaktionen, die auch im Höhentraining (siehe S. 261 und 262) zur Leistungssteigerung im Ausdauerbereich genutzt werden. Zum einen erhöht sich die Zahl der roten Blutkörperchen (Erythrozyten) und damit des sauerstofftransportierenden Hämoglobins, zum anderen wird die Produktion von 2,3-Diphosphoglycerat, kurz 2,3-DPG, erhöht, einem Stoff, der die Abgabe des Sauerstoffs ins Gewebe begünstigt. **Die Erhöhung der Sauerstoffaufnahme und die Verbesserung der Gewebeversorgung**

mit Sauerstoff steigern die Belastbarkeit in der Höhe. Oberhalb einer Höhe von 7000 bis 7500 Meter (»Todeszone«) lässt sich kein physiologisches Gleichgewicht mehr herstellen, ein Aufenthalt in dieser Höhe ist nur kurzfristig möglich, der Körper baut kontinuierlich ab (kataboler Zustand). Umso bewundernswerter ist die Leistung der Bergsteiger, die ohne zusätzlichen Sauerstoff die Achttausender des Himalayas bezwungen haben. Der unerschütterliche Glaube an die Anpassungsfähigkeit der menschlichen Physiologie ist die eigentliche Pioniertat Reinhold Messners, der alle 14 »Achttausender« ohne zusätzliche Sauerstoffhilfen bestiegen hat. Verwendet man Sauerstoff aus Druckflaschen, lassen sich die Grenzen auf 12 000 bis 14 000 Meter nach oben verschieben. Für noch größere Höhen sind Druckkabinen und -anzüge (Raumfahrt) nötig, da ansonsten ab 20 000 Metern das Blut zum Sieden gebracht würde. Denn der Barometerdruck wäre dann niedriger als der Wasserdampfdruck bei 37 °C Körpertemperatur.

Höhenkrankheiten

Über die akuten und chronischen Anpassungsmechanismen hinaus kann die Höhenexposition auch krank machen. Schon ab einer **moderaten Höhe von 2000 bis 3000 Meter** können die ersten Symptome der akuten Bergkrankheit auftreten. **In großen Höhen von 3000 bis 5500 Meter** finden sich dann schon Komplikationen wie das Höhenhirnödem und das Höhenlungenödem, die die Gesundheit ernsthaft bedrohen und in **extremen Höhen über 5500 Meter** das Leben des Menschen gefährden. Nicht verwechselt werden sollten die Höhenkrankheiten mit einer natürlichen höhenassoziierten Leistungseinbuße, die in 2500 Metern Höhe 10 Prozent, in 4000 Metern 25 Prozent und in 8000 Metern 65 Prozent der individuellen Leistungsfähigkeit beträgt (ca.-Werte, errechnet aus der maximalen Sauerstoffaufnahme).

Grundsätzlich lassen sich drei Höhenkrankheiten typisieren, die jeder Höhenbergsteiger kennen muss:

Akute Bergkrankheit (ABK oder engl. AMS)
Leitsymptome:

- Kopfschmerz *** (Kardinalsymptom)
- Übelkeit/Erbrechen
- Appetitlosigkeit
- Schwindel
- Müdigkeit
- Schlafstörung

Befunde:
Prinzipiell keine, gelegentlich nicht schmerzhafte Wassereinlagerungen, »Vollmondgesicht«, im Kernspin (cMRT) keine verwertbaren Hirndruckzeichen.

Auftreten:
Schon ab vier bis sechs Stunden nach dem Aufstieg in moderate Höhen (2500 bis 3000 Meter) möglich, meist nach der ersten Nacht, zu schneller Höhengewinn und anstrengende Belastungen im Vorfeld begünstigen die ABK.
Therapie:
Soweit möglich, körperliche Schonung, ein Tag Pause, beim Fortbestehen der Beschwerden Abstieg, nie mit Symptomen weiter aufsteigen!

Medikamente: bei leichter Form Ibuprofen 2 x 400 mg gegen Kopfschmerz, bei schwerer Form zusätzlich Dexamethason 2 x 4 mg. Wichtig: Medikamente dämpfen die Symptome, stellen aber in der Regel keine unmittelbare Höhentauglichkeit her.

Achtung:
Strenge weitere Beobachtung hinsichtlich der möglichen Entwicklung eines Höhenhirnödems/Höhenlungenödems.

Ursachen:
Auch wenn sich nach den derzeitigen medizinischen Untersuchungsmöglichkeiten keine strukturelle Schädigung des Gehirns findet, handelt es sich um eine zentralnervöse Fehlleistung: Zu schnelles Erreichen der Höhe, starke Hyperventilation mit Abatmung des für die zentralen Chemosensoren so wichtigen Kohlendioxids und die dadurch potenzierte Hypoxie führen wohl zu einer latenten Steigerung des Hirndrucks, die in knöchern ummantelten Kompartimenten, z. B. im Nervus trigeminus-Kanal, zuerst zum Tragen kommt (migräneartiger Kopfschmerz). Ähnlich dem Tauchvorgang nach Hyperventilation kann das Ausschalten der Kohlendioxidsensoren beim Fehlen zentraler Sauerstoffsensoren zu ungenügender Anpassung an den höhenbedingten Sauerstoffmangel führen. Gleiches gilt für die pH-Wert-Sensoren, die erst nach Beseitigung der atmungsbedingten (respiratorischen) Blutalkalose durch die Nieren mit zeitlicher Verzögerung wieder ansprechen können. Alle diese physiologischen Regulationsgrößen können durch eine richtige oder falsche Aufstiegstaktik unterstützt oder in gefährlicher Weise vernachlässigt werden.

Höhenhirnödem (HHÖ oder engl. HACE)
Leitsymptome:

- Gangunsicherheit (Ataxie) *** (Kardinalsymptom)
- schwerste Kopfschmerzen ohne Ansprechen auf Medikamente
- Verhaltensstörungen (Fehleinschätzungen)
- Halluzinationen
- Bewusstseinstrübung
- Koma
- Fieber

Befunde:
Krankhafte neurologische Koordinationstests. Hirnschwellungszeichen und Mikroblutungen im Kernspin Überlebender.

Auftreten:
Nach mindestens 48 Stunden in Höhen über 4000 Meter, häufig geht eine ungenügend beachtete akute Bergkrankheit voraus.

Therapie:
Sofortiger Abstieg/Abtransport mindestens 1000 Meter tiefer, Sauerstoffzufuhr, falls vorhanden, und Dexamethason, sofort 8 mg, dann alle sechs Std. 4 mg in Tabletten- oder Spritzenform; jede Minute zählt! Die Hirnschwellung kann zur Einklemmung des Hirnstammes im Hinterhauptsloch und damit zum Tod innerhalb von 24 Stunden führen (siehe Abb. S. 193).

Ursachen:
Nach dem bisherigen Kenntnisstand kommt es durch die Hypoxie zu einer erhöhten Kapillardurchlässigkeit der Hirngefäße für Wasser und damit zur Hirnschwellung (Hirnödem). Durch die unnachgiebige knöcherne Schädelkalotte, die das Gehirn wie eine Nussschale umgibt, erhöht sich der Hirndruck mit den oben beschriebenen Konsequenzen. Zumeist gehen eine zu schnelle Aufstiegsstrategie und die Missachtung der Symptome der akuten Bergkrankheit voraus.

Höhenlungenödem (HLÖ oder engl. HAPE)
Leitsymptome:

- inadäquater Leistungseinbruch *** (Kardinalsymptom)
- Atemnot, zunächst unter Belastung, dann in Ruhe
- Husten, anfangs trocken, später rasselnd, Blut in der Spucke
- blaue Lippen
- Fieber

Befunde:
Atemabhängige Rasselgeräusche mit am Brustkorb angelegtem Ohr oder Stethoskop hörbar. Im Röntgenbild: fleckige Ödemeinlagerungen.

Auftreten:
Innerhalb von 48 bis 72 Stunden nach Erreichen einer Höhe von über 4000 Meter.

Therapie:
Umgehender Abstieg/Abtransport 1000 Höhenmeter tiefer, Sauerstoff, falls vorhanden, Nifedipin 20 bis 30 mg als Tabletten in Retardform alle acht Stunden. Zur Überbrückung tragbarer Drucksack, wenn mitgeführt.

Ursachen:
Durch Sauerstoffmangel ausgelöste überschießende Verengung und Druckerhöhung in den Lungenarterien, eine individuelle Disposition wird diskutiert. Die Druckerhöhung und eine zusätzliche hypoxiebedingte, vermehrte Durchlässigkeit der Lungenkapillaren für Blutwasser führen zu einer Flüssigkeitsansammlung in den Zellzwischenräumen und in den für den Gasaustausch so wichtigen Lungenbläschen. Die Diffusionskapazität für Sauerstoff wird dadurch beeinträchtigt. Zusammen mit der höhenbedingten alveolären Hypoxie kommt es zu einem kritischen Abfall der Sauerstoffsättigung des Blutes und zu Lebensgefahr.

Häufigkeit der Höhenkrankheiten
(Zahlen nach P. Bärtsch)
Vergleicht man die Häufigkeit dieser drei Höhenkrankheiten auf einer Standardhöhe von 4500 Metern, so ergeben sich für die **akute Bergkrankheit ca. 50 Prozent**, für das **Höhenlungenödem 6** Prozent und das **Höhenhirnödem 0,5 bis 1 Prozent.** Höhenlungenödem und Höhenhirnödem können auch gleichzeitig auftreten.

Prophylaxe der Höhenkrankheiten
Die **natürlichste Prophylaxe** ist der bereits oben beschriebene langsame Anstieg mit einem täglichen Höhengewinn von 400 bis 500 Meter oberhalb von 2500 Metern. Diese Taktik gilt insbesondere für Höhenbergsteiger, die schon eine Höhenerkrankung durchgemacht haben und eine gewisse Anfälligkeit besitzen. Analysiert man die **Risikofaktoren für eine Höhenkrankheit**, so kommt neben dieser individuellen Disposition der Aufstiegsgeschwindigkeit, der Schlafhöhe und der Vorakklimatisation eine entscheidende Bedeutung zu. Je schneller die Aufstiegsgeschwindigkeit, je größer die Schlafhöhe und je geringer die Vorakklimatisation, umso wahrscheinlicher wird eine Höhenkrankheit. Bei Zielen in großen (3000 bis 5500 Meter) und extremen Höhen (über 5500 Meter) ist **grundsätzlich** eine Anstiegsstrategie mit langsamem Höhengewinn (z. B. 500 Meter pro Tag) ratsam. Vor Trekkingtouren im Himalaya kann eine Vorakklimatisation mit Schlafhöhen von 2500 bis 3000

Meter in den Alpen durchaus sinnvoll sein. Hingegen scheint nach den bisherigen Untersuchungen ein zunehmend in Mode kommendes Hypoxie-Training im Fitnessstudio für diesen Zweck nicht effektiv zu sein. Eine gute Ausdauerleistungsfähigkeit ist Grundvoraussetzung für das Erreichen von Höhenzielen, trotzdem stellt sie keinen verlässlichen Schutz vor Höhenkomplikationen dar.

Die **medikamentöse Prophylaxe** von Höhenkrankheiten ist ein heikles Thema. Die ungeschriebenen Gesetze des Höhenbergsteigens fordern Besteigungen mit fairen Mitteln ein. Einen Montblanc, einen Kilimandscharo oder einen Mount Everest sollte man sich nicht mit Medikamenten erkaufen. Dem gegenüber steht die Gesundheit des Bergsteigers. Keiner ist letztendlich gegen die Risiken von Höhenkrankheiten gefeit. Als Arzt plädiert der Autor dieser Zeilen deshalb für einen Kompromiss. Für Bergsteiger mit Neigung zu Höhenerkrankungen und bei »schnellen« Aufstiegsbergen mit ungenügender Akklimatisationsmöglichkeit (z. B. Kilimandscharo) kann auch unter Anlegung strenger Maßstäbe eine medikamentöse Prophylaxe sinnvoll sein. **Azetazolamid 2 x 250 mg pro Tag** ist das Mittel der Wahl gegen die akute Bergkrankheit. Das Wirkprinzip besteht in einer »Ansäuerung« des Blutes, die über eine verstärkte Atemtätigkeit die Sauerstoffsättigung erhöht. Vorübergehende Nebenwirkungen können als leichte Sehstörung (Unschärfe), Kribbeln in den Fingern und Geschmacksstörung auftreten. Bei Azetazolamid-Unverträglichkeit kann auch **Dexamethason 2 x 4 mg pro Tag** eingesetzt werden. Als »Kortison«-Präparat sollte es allerdings nach acht Tagen zunächst in 2-, dann 1-mg-Schritten langsam abgesetzt werden. Bei bekannter Neigung zum Höhenlungenödem eignet sich **Nifedipin 20 mg retardiert zwei bis drei Mal pro Tag** als wirksame Prophylaxe. Allerdings muss dabei ein vielschichtiges Spektrum an Nebenwirkungen in Kauf genommen werden, die vorher mit einem Arzt besprochen werden sollten. Jede prophylaktische Medikation sollte 24 Stunden vor dem Aufstieg in die Höhe begonnen werden.

Therapie der Höhenkrankheiten

Wie bereits bei der Darstellung der einzelnen Krankheitsbilder aufgeführt, ist mit Ausnahme der leichten Form einer akuten Bergkrankheit der umgehende Abstieg/Abtransport in tiefere Lagen der wichtigste Therapieschritt. In Abhängigkeit von Gelände und Wetter sind wenigstens 1000 Höhenmeter anzustreben. Auch die bereits dargestellte medikamentöse Therapie **sollte** sofort begonnen werden. Als Medikamente müssen zur Verfügung stehen: **Dexamethason bei Höhenhirnödem, Nifedipin bei Höhenlungenödem, Ibuprofen und Metoclopramid bei akuter Bergkrankheit.** Wirkstärke und Dosierung wurden bereits dargestellt. Zur Überbrückung kommen Sauerstoff und tragbare Drucksäcke zum Einsatz, wenn vorhanden.

Hinweis: In den 50er- bis 80er-Jahren war es selbst bei den weltbesten Bergsteigern üblich, **Pervitin®** als eiserne Reserve im Rucksack mitzuführen und in höchster Bedrängnis am Berg einzusetzen. Unter dieser Zielsetzung wurde es auch von Ärzten empfohlen. Die letzten psychophysischen Reserven ausschöpfend, hat es sicher gerade beim Höhenbergsteigen Leben gerettet, aber auch von tragischen Todesfällen wurde in diesem Zusammenhang berichtet. Nicht zuletzt wurde es auch als »Gipfeldoping« eingesetzt.

Warum? Pervitin® ist ein Amphetaminabkömmling, der bereits im 2. Weltkrieg als »Panzerschokolade« oder als »Stuka-Tablette« zur psychophysischen Stimulation der Piloten und Landsoldaten zum Einsatz kam. Heute wird das im Pervitin® enthaltene Methamphetamin als gefährliche suchterzeugende Droge mit dem Abhängigkeitspotenzial von Heroin eingeschätzt. Es ist als Crystal-Meth, Ice, Yaba oder TIK im Umlauf. So ändern sich die Zeiten …

Voraussetzungen für geplante Höhenunternehmungen

- Ärztliche/sportärztliche Grunduntersuchung mit Belastungs-EKG
- Keine akuten oder chronischen Infekte oder Erkrankungen, die in der Höhe zur Gefahr werden können
- Ehrliche Angaben zu bisherigen Bergtouren und eventuellen Komplikationen beim Bergführer/Veranstalter

Zusammenfassung: Bei den Höhenkrankheiten handelt es sich um potenziell lebensbedrohliche Erkrankungen. Folgende Kardinalsymptome erfordern rasches, zielgerichtetes Handeln zum Erhalt der Gesundheit:

- Medikamentös nicht zu beherrschender Kopfschmerz
- Gangunsicherheit (Ataxie)
- Schneller, inadäquater Leistungsabfall

Das Handlungsregime der gesamten Gruppe/Seilschaft hat sich ausschließlich am Erkrankten zu orientieren!

3.7.7. Beatmung – Reanimation

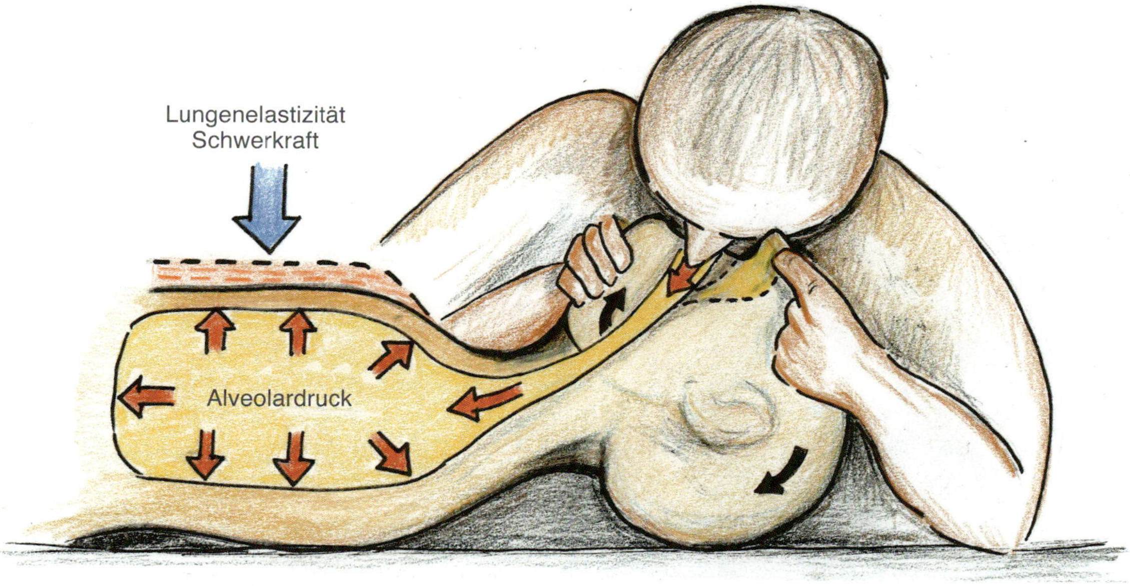

- **Mund-zu-Mund-Beatmung:**
  - Kopf überstrecken
  - Unterkiefer anheben
  - Nase zuhalten
- **Mund-zu-Nase-Beatmung:**
  - Kopf überstrecken
  - Unterkiefer anheben
  - Mund zuhalten

kräftig einblasen, Brustkorb hebt sich (»Einatmung«)
Mund/Nase freigeben, Brustkorb senkt sich (»Ausatmung«)

Atemstillstand, erhaltene Herzaktion:	16 Beatmungsstöße/min
Atemstillstand und Herzstillstand:	30 Herzdruckmassagen, 2 Beatmungsstöße usw., ca. 100–200 Druckmassagen/min

Auch die Herzdruckmassage erzeugt zyklische Atembewegungen.

Künstliche Beatmung und Prinzipien der Notfallreanimation. Praktische Übungen an der Rettungspuppe sind unverzichtbar!

Durch **Mund-zu-Mund-** oder **Mund-zu-Nase-Beatmung** ist es auch für den Laien möglich, Leben zu retten. Durch Einblasen der eigenen Atemluft in die Atemwege des Patienten mit Atemstillstand kann der Helfer den Alveolardruck gegenüber dem Barometerdruck deutlich erhöhen, indirekt erkennbar am Anheben des Brustkorbs. Die Ausatemluft des Helfers enthält genügend Sauerstoff, um das Blut des Patienten ausreichend aufzusättigen. Werden Mund oder Nase wieder freigegeben, strömt die eingeblasene Luft durch die Elastizität der Lunge und das Eigengewicht des Brustkorbs wieder aus. Der Beatmungszyklus beginnt aufs Neue.

Da bei Atemstillstand häufig auch ein Herzstillstand vorliegt, ist eine Kombination aus Beatmung und Herzdruckmassage notwendig, **die man in der Praxis lernen muss.** Nach eingetretenem Herzstillstand bleiben drei bis fünf Minuten bis zum Eintreten irreversibler Hirnschäden.

Zur Erinnerung:

Überprüfen der Bewusstseinslage durch
Ansprechen und Rütteln an der Schulter

↓

Atemwege durch Überstrecken des Kopfes und
Anheben des Kinns freihalten

↓

Zehn Sekunden verwenden
für Atemkontrolle,
Pulsmessen (Halsschlagader),
Lebenszeichen (Schmerzreize) und
Fremdkörpersuche (Atemwege)

↓

Notfallteam rufen (über Dritte) und
sofort mit Reanimation beginnen

↓

30 mal Herzdruckmassage
(fünf Zentimeter Druckweg),
insgesamt ca. 100 bis 120 mal pro Minute

↓

Zweimal Beatmung nach je
30 Druckmassagen

↙ ↘

Erfolg überprüfen
- Spontanatmung
- stabiler Herzrhythmus
- rosige Haut

erweiterte Reanimation
durch Rettungsteam

3.7.8. Heimlich-Handgriff (Heimlich-Manöver)

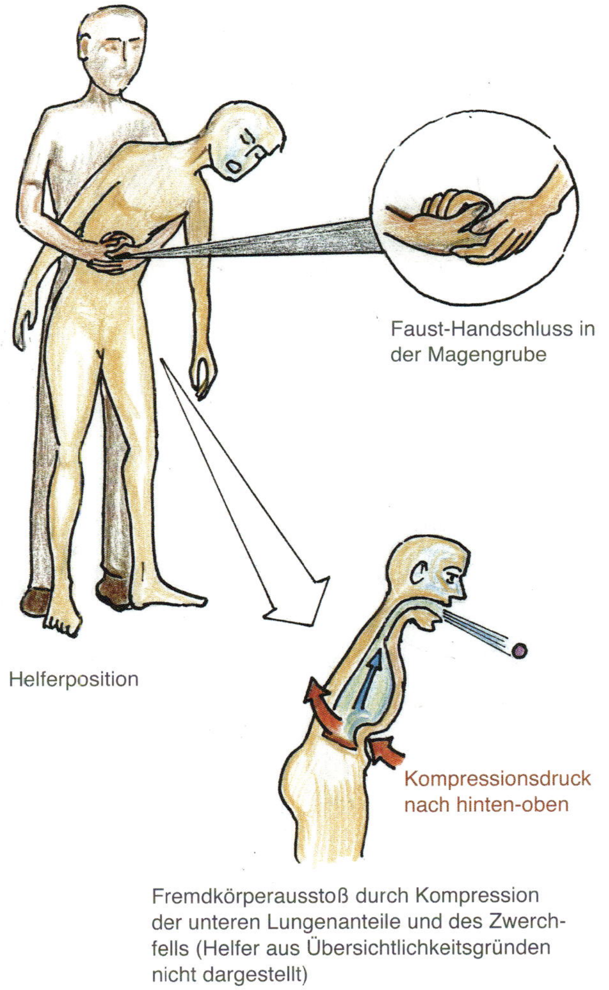

Heimlich-Handgriff (Heimlich-Manöver) bei Fremdkörperaspiration

Ist ein Fremdkörper in die Atemwege eingedrungen und verlegt diese teilweise oder ganz, gilt es schnell zu handeln, um schlimmstenfalls einen sogenannten Bolustod durch Ersticken zu verhindern. Löst sich der Fremdkörper durch Husten nicht, gilt es zunächst von hinten am vornübergebeugten Kind oder Erwachsenen mit der flachen Hand mehrere kräftige Schläge zwischen die Schulterblätter zu geben. Kleinkinder (> 1 Jahr) sind über den Oberschenkel zu legen, Kopf tiefer als das Gesäß, die Schläge auf den oberen Rücken sind entsprechend mit geringerer Energie durchzuführen. Lässt sich auch so der Fremdkörper nicht entfernen, tritt das Heimlich-Manöver in Aktion (siehe Abb. links): Von hinten an den stehenden, leicht nach vorn gebeugten Patienten herantreten, eine Faust in die Magengrube legen, die andere offene Hand darüber, die Arme bilden einen Ring um den unteren Brustkorb. Nun mit einer kurzen, aber bestimmten ruckartigen Bewegung beide Hände nach hinten oben ziehen, keine brachiale Gewalt anwenden. Zwerchfell und untere Lungenabschnitte werden dadurch komprimiert und befördern eine Luftsäule zur Mundöffnung. Explosionsartig verlässt der Fremdkörper die Luftwege. Bis zu fünf Wiederholungen sind in schwierigen Fällen empfehlenswert.

Nicht angewandt werden soll der Heimlich-Handgriff bei Bewusstlosen oder wenn Wasser in die Lungen eingetreten ist. Rippenfrakturen sind möglich. Eine medizinische Nachkontrolle empfiehlt sich dringend auch bei positivem Ergebnis. Bei negativem Ergebnis gelten die Kriterien des lebensbedrohlichen Notfalls. Bei Bewusstlosen ist sofort mit der Beatmung zu beginnen. Für Säuglinge gelten spezielle Modifikationen, die wegen der Verletzungsrisiken erlernt werden müssen, z. B. bei der ersten kinderärztlichen Kontrolluntersuchung.

3.8. Blut – »Das rote Meer in uns«

Entwicklungsgeschichtlich betrachtet hat sich das Blut aus dem Wasser der Meere entwickelt, dem letztlich auch der Mensch in seinen evolutionären Vorstufen entstiegen ist. Die Zusammensetzung des Blutes, vor allem der hohe Salzgehalt (Natriumchlorid), weisen auch heute noch darauf hin.

Im Durchschnitt verfügt die erwachsene **Frau über 4 bis 4,5 Liter, der Mann über 4,5 bis 5 Liter Blutvolumen**, das auf den arteriellen und venösen Kreislauf verteilt ist.

Die Aufgaben des Blutes sind vielfältig. Wichtige Funktionen haben wir bereits kennengelernt: den **Transport von Botenstoffen**, wie der Hormone, und von **Nähr- und Baustoffen**, wie der Kohlenhydrate, Fettsäuren und Aminosäuren, darüber hinaus ist hier ein großer Teil der **Immunabwehr** beheimatet (siehe dazu die speziellen Kapitel). Hinzu kommen: **Sauerstoffversorgung der Gewebe, Abbau und Abtransport von Kohlendioxid** aus dem Stoffwechsel, **Transport von wasserlöslichen Abbauprodukten** zu den Nieren, Abdichtung von Wunden durch die **Blutgerinnung, Ableitung überschüssiger Körperwärme** und **Sicherung der blutchemischen Homöostase.**

Für das weitere Verständnis erscheint es am sinnvollsten, das Blut in zwei Kompartimente aufzuteilen, einen **zellhaltigen** und einen **flüssigkeitsgelösten** Anteil. Praktisch lässt sich dies mit einer Zentrifuge umsetzen, die die geformten Zellelemente vom flüssigen Blutplasma trennt. Das Verhältnis Blutzellvolumen zum Gesamtblutvolumen liegt durchschnittlich bei **45 Prozent** und wird als **Hämatokrit** bezeichnet. In Abhängigkeit vom Flüssigkeitshaushalt (Höhe), Doping (EPO) und Blutkrankheiten (Anämie) ist dieser einer hohen Schwankungsbreite ausgesetzt.

3.8.1. Blutzellen

Stammbaum der Blutzellen

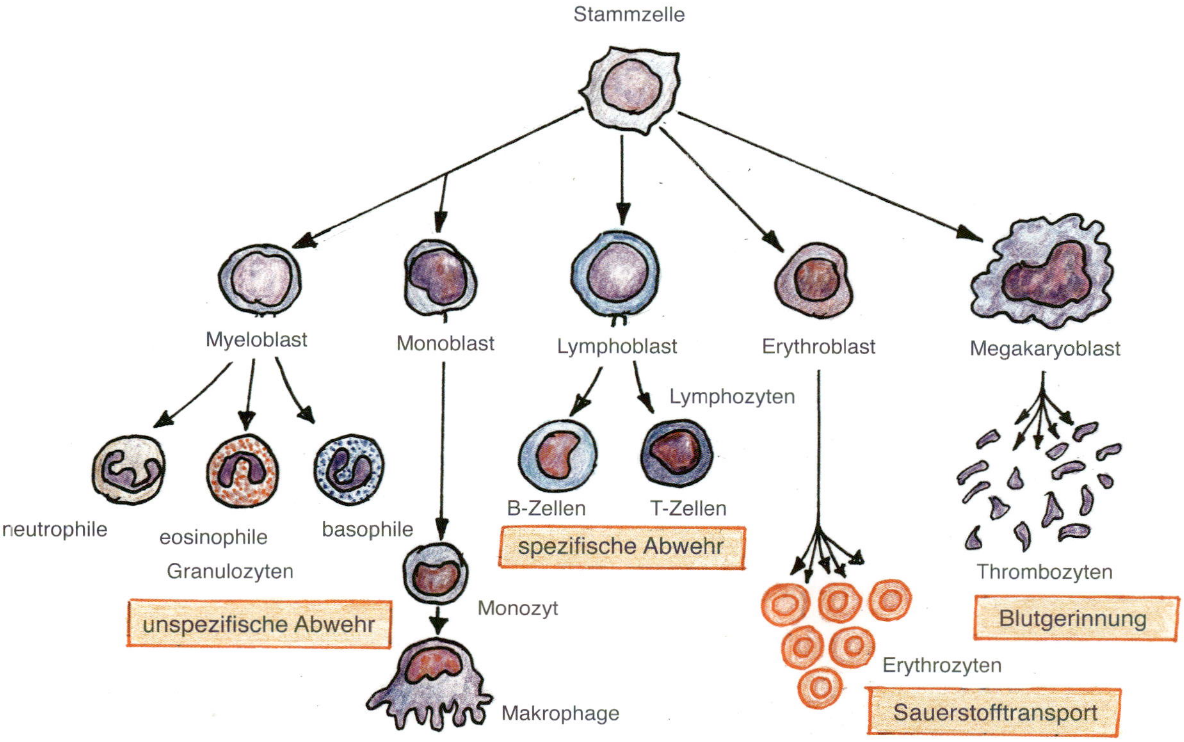

Hämatokrit: Blutzellvolumen/Gesamtblutvolumen

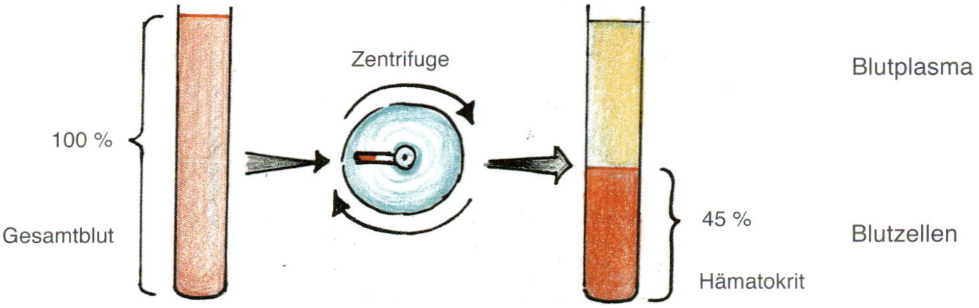

Normalwerte Vollblut (Erwachsene)
- Gesamtblutmenge: 7–8 % des Körpergewichts, bei 70 kg ca. 5 Liter
- Rote Blutkörperchen (Erythrozyten): ♂ 5–6 Mio., ♀ 4–5 Mio. in 1 µl Blut
- Hämoglobin: ♂ 14–16 g, ♀ 13–15 g in 100 ml Blut
- Hämatokrit: Mittelwert 45 %
- Weiße Blutkörperchen (Leukozyten): 4000-10 000 in 1 µl Blut, davon
  - Granulozyten 60–70 %, - Monozyten 2–8 %, - Lymphozyten 25–33 %
- Blutplättchen (Thrombozyten): 150 000–350 000 in 1 µl Blut

Blut: Stammbaum der Blutzellen, Hämatokrit und Normalwerte

Der zelluläre Anteil besteht zu über 95 Prozent aus roten Blutkörperchen (Erythrozyten), der Rest verteilt sich auf weiße Blutzellen (Leukozyten) und Blutplättchen (Thrombozyten), siehe Tabelle in Abb. S. 351. Die »Mutter« aller Blutzellen ist die Stammzelle im Knochenmark. Unter der Einwirkung von Wachstumsfaktoren z. B. Erythropoietin, (siehe Abb. S. 49, links) bilden sich aus diesen noch nicht spezialisierten Zellen die einzelnen Zellfraktionen heraus.

Erythrozyten (rote Blutkörperchen)

Um die 25 Billionen Erythrozyten transportieren beim erwachsenen Menschen Sauerstoff bis zu den letzten Kapillarwiesen, um auch die entferntesten Zellen zu versorgen, und helfen, dort umgesetztes Kohlendioxid über das Venensystem wieder zur Abatmung in die Lunge zurückzubringen. Um diese Aufgaben zu bewältigen, haben sie einen Spezialisierungsprozess erfahren. Dabei ging ihr Zellkern verloren, und sie nahmen einen flachen tellerförmigen Zellkörper mit einem Durchmesser von knapp acht Tausendstelmillimeter an. Die Rotfärbung ergibt sich aus dem eisenhaltigen Eiweißkörper **Hämoglobin**, der die Zelle zu 34 Prozent auffüllt und als Transportmedium für Sauerstoff und z. T. auch für Kohlendioxid dient. Ihre besondere Form gibt den »Erys« eine hohe Flexibilität, die sie selbst engste Passagen im Kreislaufsystem passieren und anschließend ihre ursprüngliche Form wieder einnehmen lässt. Optimale **Strömungsbedingungen** vorausgesetzt, können damit auch Engstellen über-

a) Erythrozytenform und -verformbarkeit

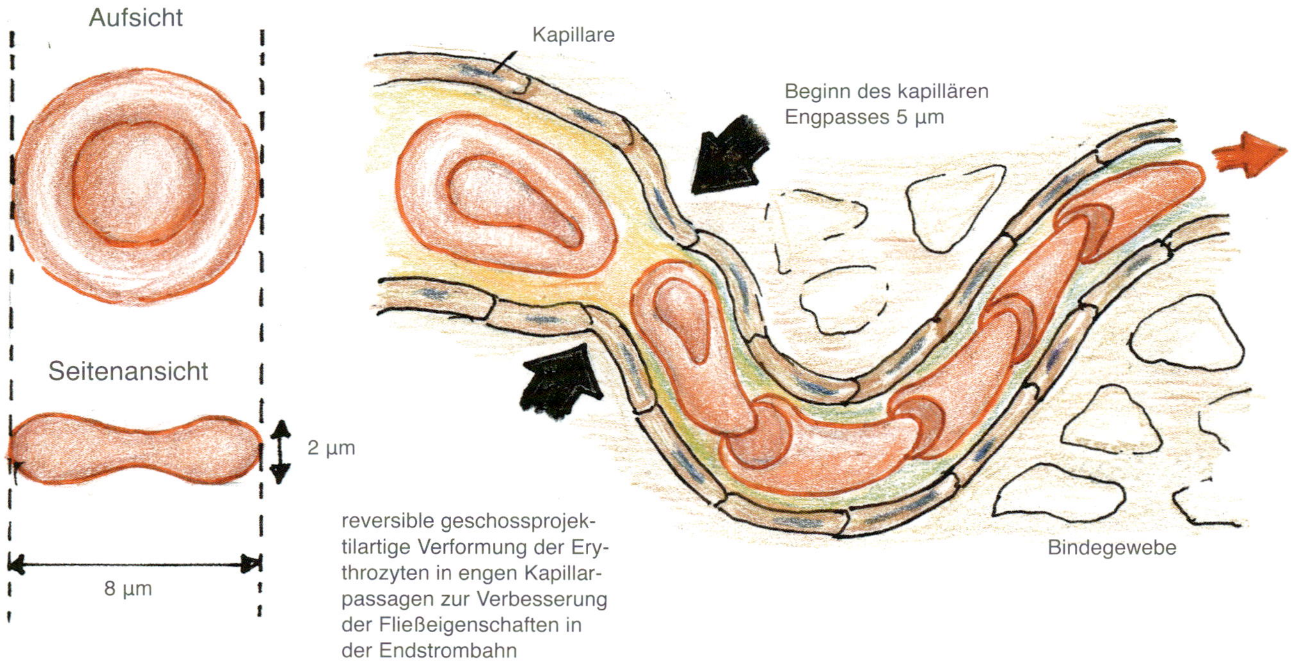

a) Verformbarkeit der Erythrozyten zur Verbesserung des Blutflusses wunden werden, die deutlich kleiner als der Eryhtrozytendurchmesser sind (siehe Abb. S. 352). Die Lebensdauer eines Erythrozyten ist auf 100 bis 120 Tage begrenzt, dann erfolgt der Abbau in Knochenmark, Milz und Leber. Eine kontinuierliche Neubildung im Knochenmark sorgt für den Ausgleich. Den Mangel an roten Blutkörperchen bezeichnet man als **Anämie**. Deren verschiedene Spielformen sind nicht Bestandteil dieses Buches. Hingewiesen aber wird auf die **Eisenmangelanämie jugendlicher Leistungssportlerinnen,** deren Ursache in Regelstörungen und/oder vegetarischer Kost begründet sein kann, und auf die **»Läuferanämie«** über »Zertreten« der roten Blutkörperchen durch stundenlange Ausdauerläufe auf sehr harten Untergründen (Näheres siehe Spezialliteratur).

Blutgruppen: Unabhängig von der Funktion gibt es Unterschiede in der biochemischen Membranzusammensetzung der Erythrozyten verschiedener Menschen. Sie wirken als Antigen, wenn sie z. B. bei einer Bluttransfusion aufeinandertreffen. Die dadurch provozierte Antigen-Antikörperreaktion kann die Erythrozyten zum Platzen bringen (Hämolyse) und einen lebensbedrohlichen Schock auslösen. Über das ABO-Blutgruppensystem lässt sich die Kompatibilität prüfen und die richtige Entscheidung treffen. Ergänzend sollten noch die sogenannten Rhesuseigenschaften überprüft werden. Hier handelt es sich um keine primäre Anlage, sondern um einen Sensibilisierungsvorgang zwischen der Mutter und ihrem ersten Kind. Die Kenntnis dieser Rhesusfaktoren ist für spätere Schwangerschaften von großer Wichtigkeit.

Leukozyten (weiße Blutkörperchen)

Neben den roten Blutzellen findet sich in weitaus geringerer Menge eine inhomogene Gruppe von kernhaltigen Zellen, die Leukozyten. Ihre Zahl liegt pro Mikroliter (μl) zwischen 4000 und 10 000. Bezogen auf den Blutgefäßquerschnitt »schleichen« sie eher an der Gefäßwand entlang und können sich sogar aktiv durch die Stoßstellen der gefäßauskleidenden Zellschicht hindurch in das umliegende Gewebe zwängen. Nach ihrem Erscheinungsbild, ihrer Funktion und dem Bildungsort unterscheidet man verschiedene Zelltypen: **Granulozyten 60 bis 70 Prozent, Monozyten zwei bis acht Prozent und Lymphozyten 25 bis 33 Prozent** (siehe Abb. S. 351).

Die Granulozyten erfüllen unterteilt nach ihrer Anfärbbarkeit unterschiedliche Aufgaben. Die neutrophilen spielen eine zentrale Rolle im **unspezifischen Immunsystem** bei der Bekämpfung von Infekten, Entzündungen und Stress. Die eosinophilen zeigen sich bei **allergischen** Erkrankungen vermehrt. Die basophilen sind bei **Gerinnungsprozessen** erhöht. Die Monozyten arbeiten als **unspezifische Fresszellen** und können sich in Makrophagen umwandeln. Die Lymphozyten besitzen Schlüsselfunktionen in der **spezifischen Immunabwehr.** Detaillierte Ausführungen finden sich im Kapitel 3.4. (Immunsystem – »Die Festung in und um uns«).

Thrombozyten (Blutplättchen)

(siehe Abb. S. 354)

Thrombozyten sind keine Zellen, wie der Name zunächst vermuten lässt, sondern kernlose membranumschlossene Zellbruchstücke aus den Riesenzellen (Megakaryozyten) des Knochenmarks. Ihre Aufgabe besteht vornehmlich in der **Blutstillung**. Angelockt durch

Botenstoffe lagern sie sich an das Leck eines verletzten Blutgefäßes an, verhaken sich ineinander und werden durch Gerinnungseiweiße zusätzlich vernetzt. Damit ist das Leck fürs Erste abgedichtet. Pro Mikroliter Blut liegen die Thrombozyten in einer Konzentration von 150 000 bis 350 000 vor. Ihre maximale Lebensdauer beträgt sieben Tage.

Blutgerinnung

Drei Reaktionen kennzeichnen die Blutgerinnung:

- Gefäßreaktion unmittelbar nach der Verletzung mit Gefäßverengung zur Minderung des Blutaustritts
- Plättchenaggregation mit Bildung eines Thrombozytenpfropfes
- Gerinnungsaktivierung mit Einsetzen der Gerinnungskaskade aus eiweißhaltigen Gerinnungsfaktoren

b) Blutstillung und Thrombozytenaggregation bei Gefäßverletzung

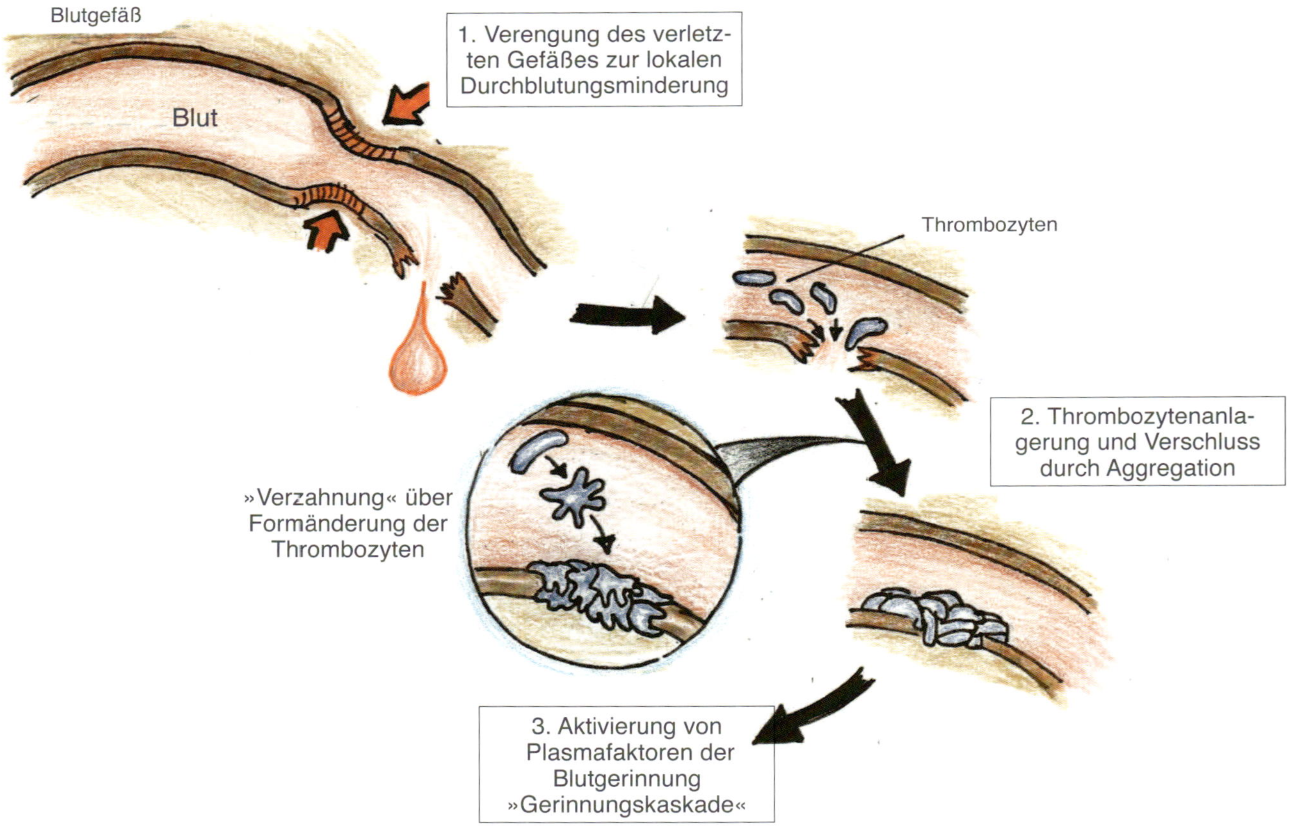

b) Die Rolle der Thrombozyten bei der Blutstillung

3.8.2. Blutplasma

Der flüssige Anteil des Blutes wird als Blutplasma bezeichnet. Es besteht zu **90 Prozent aus Wasser,** zu **sechs bis acht Prozent aus verschiedenen Eiweißfraktionen** und zu **zwei Prozent aus kleinmolekularen Stoffen, wie Kohlenhydraten, Fetten und Aminosäuren.** Hinzu kommen noch **Vitamine, Mineralstoffe, Spurenelemente, Stoffwechselprodukte, gelöste Blutgase, Puffersubstanzen, Enzyme und Hormone.**

Zwischen dem Plasma und den Zellen der Blutgefäßumgebung herrscht ein reger Austausch von Wasser und kleinmolekularen Substanzen. Lediglich die Eiweißkörper können aufgrund ihrer großen molekularen Dimensionen die Blutbahn nicht verlassen. Dafür aber regulieren sie durch ihre Fähigkeit, Wasser zu binden, den Wasserhaushalt des Körpers. Hier sind es vorwiegend die **Albumine**, die 55 bis 64 Prozent der Plasmaeiweiße ausmachen und zusammen mit dem gelösten Kochsalz den **kolloidosmotischen Druck** des Plasmas bestimmen. Der osmotische Druck (Teilchendruck oder -sog) ist wichtig, um die Wasserbalance im Blut, Zellzwischenraum und in den Zellen aufrechtzuerhalten. Als weitere Eiweißfraktionen finden sich **Bindungs- und Transportglobuline**, z. B. für Hormone, und die für die spezifische Immunabwehr so wichtigen **Gammaglobuline**. Nicht zuletzt wird hier auch die **Blutgerinnung** geregelt, z. B. über die Eiweiße **Fibrinogen** und **Prothrombin**.

Normalwerte Blutplasma, nüchtern (Erwachsene)
NB: Gerinnt Blut, wird der Gerinnungsstoff Fibrinogen im Plasma verbraucht, und es entsteht fibrinogenfreies **Serum**, die übrigen Inhaltsstoffe bleiben gleich.

- Eiweiße (Proteine) gesamt: 66–85 g/l, rel. % 100, davon: Albumin 55–64 %, α1-Globulin 2,5–4 %, α2-Globulin 7–10 %, β-Globulin 8–12 %, γ-Globulin 12–20 %
- Kohlenhydratstoffwechsel: Glucose 70–110 mg/100 ml, HbA1c 3,2–5,2 %
- Fettstoffwechsel: Cholesterin gesamt < 200 mg/100 ml, Triglyceride < 150 mg/100 ml
- Harnpflichtige Substanzen: Kreatinin 0,5–1,2 mg/100 ml, Harnsäure 3,5–7 mg/100 ml
- Blutgase: PO_2 75–100 mmHg, PCO_2 35–45 mmHg, > Puffer: Bicarbonat 21–27 mval/l
- Elektrolyte: Natrium 135–150 mval/l, Kalium 3,5–5,5 mval/l, Calcium 4,5–5,0 mval/l, Magnesium 1,3–1,8 mval/l, Chlor 95–108 mval/l, Phosphat 2,4–4,8 mg/100ml
- Spurenelemente: Eisen 80–140 μg/100 ml, Zink 80–150 μg/100ml
- Hormone } siehe Spezialliteratur
- Enzyme }

3.8.3. Pufferfunktion des Blutes

Säure-Basen-Gleichgewicht über pH-Wert Einstellung durch CO_2/HCO_3-Puffer

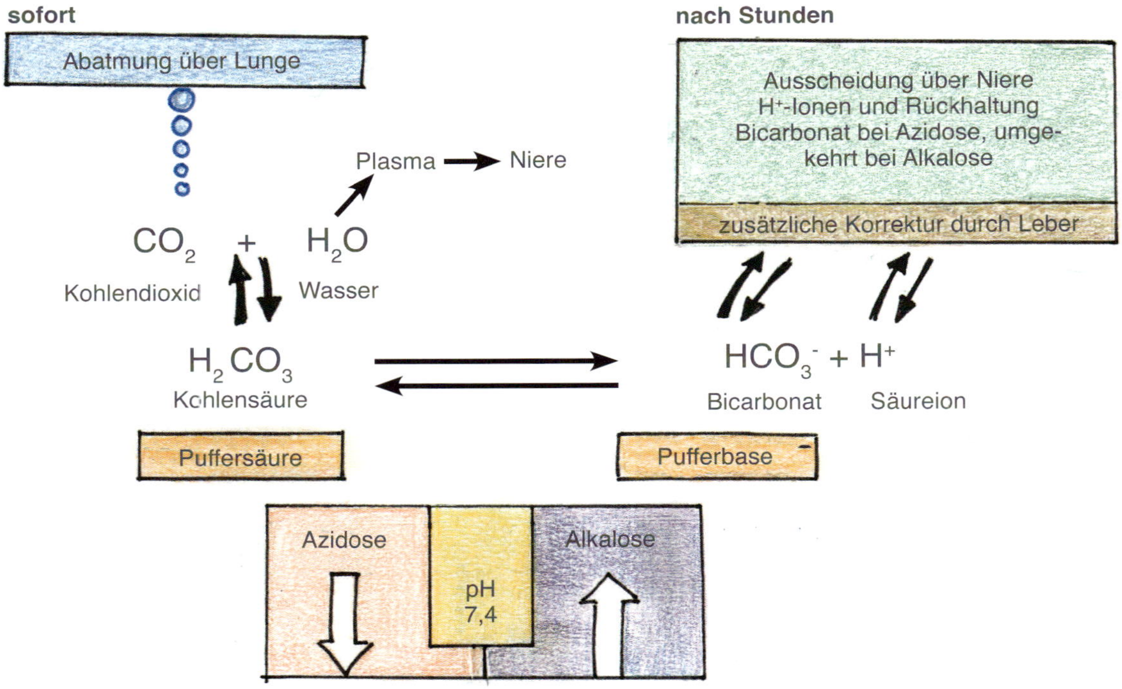

- **Sofortige CO_2-Abatmung:** Die Pufferung einer Störung im Säure-Basen-Haushalt (z. B. Azidose -pH ↓) wird durch die chemische Umsetzung der im Plasma gelösten Kohlensäure zu gasförmigem Kohlendioxid und Wasser sofort möglich, vergleichbar dem Öffnen einer Limonadenflasche (Gasperlen).
- **Nach Stunden** erfolgt die endgültige Korrektur über die Niere und Leber.

Kohlendioxid/Bicarbonat-Puffersystem

Von großer Bedeutung für die gesamten Funktionsabläufe des Organismus ist der **Säure-Basen-Haushalt**. So benötigen Enzyme, um optimal arbeiten zu können, ein leicht basisches Milieu, gemessen am **pH-Wert** (Säure-Basen-Wert) von 7,4 im Blut und 7,2 in der Muskelzelle. Damit bleiben auch die Zellmembranen stabil, und die elektrische Erregungsleitung in Muskeln und Nerven läuft konstant. Der pH-Wert selbst errechnet sich aus der »Henderson-Hasselbalch-Gleichung«. Ein Wert von 7,0 ist neutral, Werte darüber zeigen ein basisches, darunter ein saures Milieu an. Unter Laborbedingungen kann der pH-Wert im arterialisierten Kapillarblut direkt gemessen werden. Er liegt beim Menschen normalerweise im leicht alkalischen Bereich um **7,4**. Eine Senkung des physiologischen pH-Wertes unter 7,4 wird als **Azidose**, eine Erhöhung über 7,4 als **Alkalose** bezeichnet. Blutwerte unter pH 7,0 und über pH 7,8 sind längerfristig nicht mit dem Leben vereinbar. Kurzfristig werden im Hochleistungssport z. B. bei Mittelstreckenläufern (800 bis 1500 Meter) Laktat-Azidose-Werte deutlich unter 7,0 toleriert, aber sofort wieder durch eine hohe Pufferkapazität kompensiert. Von überragender Bedeutung ist hier das **Kohlendioxid/Bicarbonat-Puffersystem**, da es über die Atmung sofort und über die Nieren und Leber um Stunden verzögert zur Wirkung kommt (sogenanntes offenes System): $\mathbf{CO_2 + H_2O \rightleftarrows HCO_3^- + H^+}$. Liegt ein Säureüberschuss vor (z. B. Milchsäure bei hohen muskulären Belastungen), kann bedarfsweise im Blut gelöste Kohlensäure (H_2CO_3) als Kohlendioxid (CO_2) abgeatmet werden, um in einem ersten Schritt den pH-Wert wieder zu normalisieren: respiratorische Kompensation einer metabolischen Azidose. In einem zweiten, aber Stunden verzögerten Schritt können dann über die Nieren Säure-Ionen (H^+) ausgeschieden und Bicarbonat (HCO_3^-) bedarfsweise zurückgehalten werden. Auch eine Korrektur über die Leber ist möglich. Bei einer Alkalose treten die umgekehrten Mechanismen in Kraft. **Immer ist das oberste Ziel die Aufrechterhaltung eines pH-Wertes von 7,4.** Weitere, weniger bedeutende Puffersysteme sind das Hämoglobin, die Plasmaproteine und die Phosphate.

Auf zwei häufige Phänomene einer funktionellen Störung im Säure-Basen-Haushalt soll noch hingewiesen werden. Sie besitzen keinen organischen Krankheitswert, zeichnen sich aber durch eine gewisse Dramatik aus:

Atemnot bei belastungsinduzierter respiratorischer Überkompensation. Hochintensive Sprint- oder Ausdauerbelastungen (Wettkampf, Tests) ohne vorausgehende Aufwärmphase können bei jungen, häufig unerfahrenen Sportlern eine überschießende Atemtätigkeit mit Atemnotgefühl hervorrufen, das gerne mit einem Belastungsasthma verwechselt wird. Tatsächlich handelt es sich um eine **respiratorische Überkompensation (CO_2-Abatmung)** bei rasch ansteigender Milchsäurekonzentration. Gutes Aufwärmen vor Belastung beugt dieser harmlosen Überregulation vor.

Hyperventilationstetanie

Überhöhte psychische Anforderungen führen gelegentlich, bevorzugt bei jungen Frauen, zu einem Atemnot-Syndrom, das von pelzigen, verkrampften Fingern (im Extrem »Pfötchenstellung«) begleitet wird. Ursächlich liegt eine psychogene Mehratmung in Ruhe (Hyperventilation, Seufzeratmung) zugrunde. Diese führt zu einer unphysiologisch erhöhten Abatmung von Kohlensäure über CO_2 mit der Folge einer **respiratorischen Alkalose**. Dadurch wiederum wandern Calcium-Ionen aus dem Plasma in die Zellen ab, es entsteht ein relativer Calcium-Mangel mit den beschriebenen neuromuskulären Sensationen. Allein die Rückatmung der Ausatemluft über eine große Papiertüte kann die oft dramatischen Symptome bessern.

3.8.4. Anpassung des Blutes auf körperliche Belastung

Neben den bereits beim Immunsystem besprochenen Anpassungserscheinungen finden wir noch Adaptationsphänomene, die vorwiegend im Ausdauersport beobachtet werden können. So nimmt unter chronischer Ausdauerbelastung das Plasmavolumen in Relation zu den ebenfalls ansteigenden zellulären Bestandteilen überproportional zu, sodass ein Verdünnungseffekt resultiert, der eine »Pseudoanämie« vortäuscht. Der physiologische Sinn ist eine Verbesserung der Fließeigenschaften des Blutes (»Wasser läuft besser als Honig«). Akute, hochintensive Belastungen können über einen Anstieg der Thrombozytenzahlen und der Gerinnungsfaktoren für wenige Stunden eine erhöhte Gerinnungsneigung im Sinne eines »Verletzungsschutzes« herbeiführen, während jahrelanges Ausdauertraining eine verringerte Gerinnungsneigung induziert. Diese Anpassungsvorgänge unterliegen allerdings einer hohen Variationsbreite. Was aber immer Beachtung finden sollte, ist eine ausreichende Flüssigkeitszufuhr, um den Wasseranteil des Plasmas hochzuhalten. Denn sowohl die logistischen Transportaufgaben des Blutes wie auch die Blutgerinnung profitieren von den dadurch optimierten Fließeigenschaften.

3.9. Nieren und Wasser-Salz-Haushalt – »Waterworld des Körpers«

Alles Leben auf der Erde entstand im Meerwasser. Solange die Lebewesen als Einzeller und Fische im Wasser lebten, gab es keine Probleme mit der Ressource Wasser. Als sie aber als Amphibien an Land stiegen, setzten sie sich der Gefahr aus, auszutrocknen. Die Evolution sorgte dafür, dass sie biologische Mechanismen entwickelten, den drohenden Wasserverlusten vorzubeugen. Die Nieren und die wassersparenden Hormonsysteme wurden perfektioniert, insbesondere die Regelkreise des antidiuretischen Hormons (ADH), des Aldosterons und des Renin-Angiotensin-Systems. Wasser wurde zum wichtigsten Lebensmittel, das Durstgefühl zur zentralen Regelgröße. So zählt eine ausgewogene Flüssigkeitsbilanz zu den Grundvoraussetzungen zur Aufrechterhaltung des inneren Milieus (Homöostase) beim Menschen. Hinzu kommt, dass auch heute noch das uralte Überlebensprinzip des Einzellers beim Menschen zum Tragen kommt: Aufnahme wasserlöslicher Nährstoffe und Ausscheidung giftiger Stoffwechselprodukte in wässriger Lösung. Damit sind auch die **Aufgaben** der Nieren innerhalb des Wasser-Salz-Haushalts und des Stoffwechsels klar umrissen:

Kontrolle des Wasser- und Mineralsalzhaushalts durch Ausscheidung bzw. Rückresorption von Wasser und Elektrolyten, wie Natrium, Kalium, Calcium, Magnesium, Chlor und Phosphat. Ziel ist die **Konstanterhaltung** des Flüssigkeitsvolumens, des osmotischen Drucks und des Ionengleichgewichts.

Regulation des Säure-Basen-Haushalts durch eine pH-Wert-gesteuerte Ausscheidung von Säure-Ionen (H^+) oder einen Rückhalt (Retention) der Pufferbase Bicarbonat (HCO_3^-). Die Zusammenarbeit mit Lunge und Leber erweitert und optimiert die Pufferkapazität.

Ausscheidung von wasserlöslichen Stoffwechselprodukten (Harnstoff, Harnsäure, Kreatinin) und **Fremdstoffen** (Medikamente), einschließlich ihrer **Abkömmlinge** (Metaboliten). Blutzellen und Plasmaproteine werden dabei zurückgehalten, Glucose und Aminosäuren wieder rückresorbiert.

Hormonproduktion und Beteiligung an hormonellen Regulationsmechanismen, z. B.

- Renin-Angiotensin-Aldosteron-Achse zur Kreislaufregulation (Blutdruck)
- Erythropoietin zur Bildung von Erythrozyten
- Calcitriol zur Calcium-Absorption aus dem Darm und Einbau in den Knochen

3.9.1. Nieren

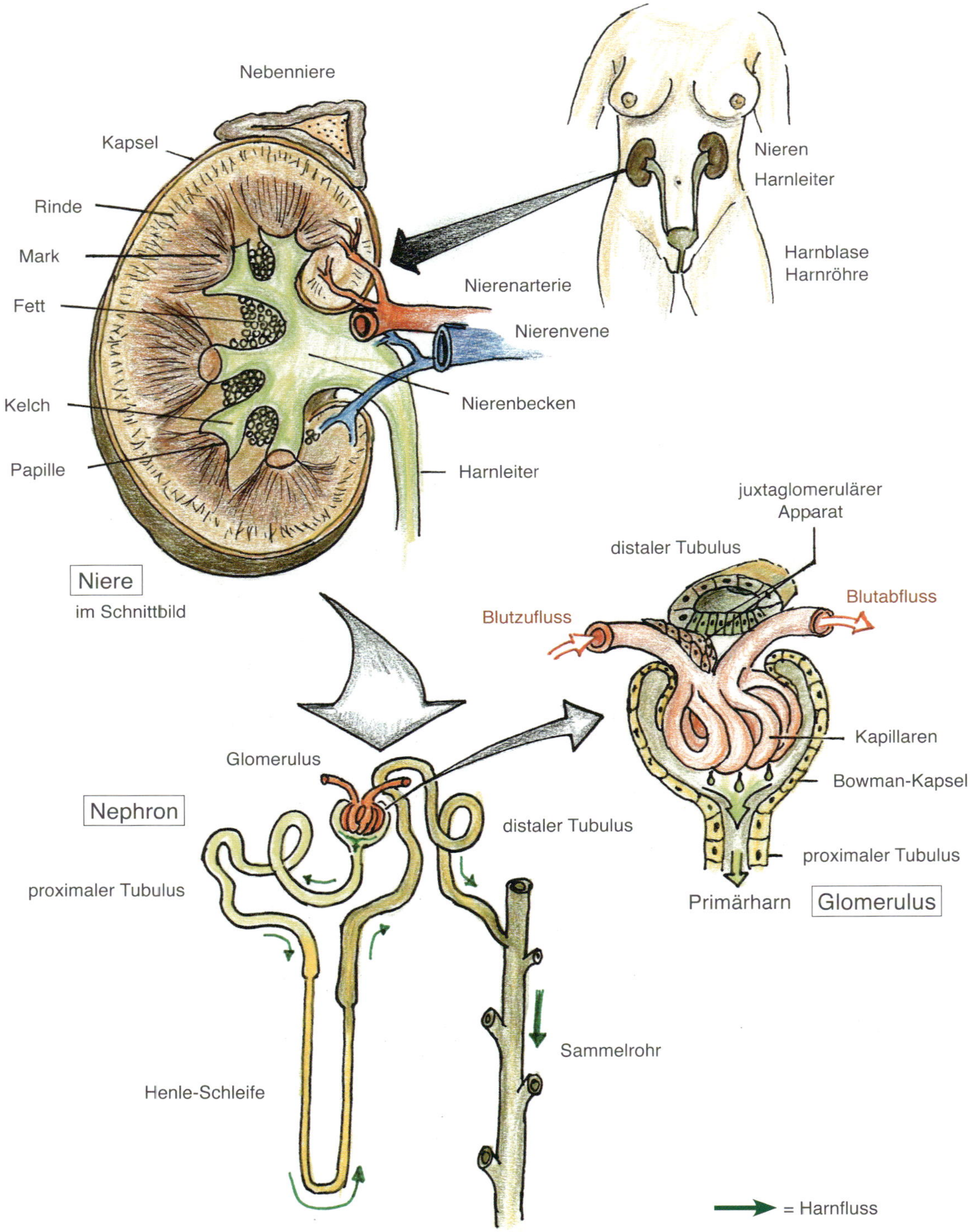

Nieren und ableitende Harnwege. Das Nephron ist die kleinste funktionelle Einheit: Die Urinbildung (Primärharnfiltration) beginnt im Glomerulus.

Die paarig angelegten Nieren liegen rechts und links der Wirbelsäule unterhalb des Zwerchfells, eine Verbindung zur Bauchhöhle besteht nicht. Ihre Form erinnert an zwei riesige Bohnen mit 11 bis 12 Zentimeter Länge und 6 Zentimeter Breite, das Gewicht beträgt je ca. 150 Gramm. Die versteckte Lage, die Einbettung in ein Fettlager und die derbe Kapsel bieten einen guten Schutz vor äußeren Einwirkungen. Auf jeder Niere sitzt wie eine kleine Mütze die bereits besprochene Nebenniere, deren Funktion unabhängig von den Nieren ist. Die Niere besteht grob aus zwei Schichten, **Rinde** und **Mark**. In der äußeren Rindenschicht finden sich die Filterorgane zur Urinherstellung, die sogenannten Nierenkörperchen (Nephrone), ca. eine Million pro Niere. Aus der darunter gelegenen äußeren Markschicht steigen die Blutgefäße zur Oberfläche hin auf und geben ihre Verzweigungen an die Filterorgane ab. Ein weiteres Gefäßnetz zieht gerade in die Tiefen der inneren Markschicht, wo sich auch ein dichtes Leitungsnetz aus Sammelrohren findet, die den Harn Richtung Nierenkelche und Nierenbecken leiten. Das Nierenbecken fängt den fertigen Harn reservoirartig auf und lenkt ihn über den Harnleiter zur Blase, von wo er schließlich über die Harnröhre nach außen abgegeben wird.

Nephron

Ein Nephron ist die kleinste funktionelle Einheit innerhalb der Niere. Es besteht aus Glomerulus, proximalem Tubulus, Henle-Schleife und distalem Tubulus. In den Nephronen beginnt die Harnbildung. Hierzu strömen 25 Prozent des Herzminutenvolumens, also 1,2 Liter arterielles Blut pro Minute, in die Nieren. In den Kapillarknäueln der Nierenkörperchen (Glomeruli, Einzahl Glomerulus) werden durch feine Membranen ca. 120 Milliliter Primärharn pro Minute abfiltriert und im Trichter der Bowman-Kapsel aufgefangen. Dies entspricht einer Filtrationsmenge von ca. 170 Liter pro Tag. Da davon aber nur 1,5 Liter Harn ausgeschieden werden, müssen fast 99 Prozent des Primärharns wieder in das Gefäßsystem rückresorbiert werden. Hierauf ist ein ausgedehntes Röhrensystem spezialisiert, der proximale und distale Tubulus mit zwischengeschalteter Henle-Schleife. Bereits unmittelbar nach der Bowman-Kapsel am Beginn des proximalen Tubulus setzen diese Rückholvorgänge für Wasser, Elektrolyte, Glucose und Harnstoff ein (siehe Abb. S. 362). Das umhüllende, dichte Kapillarnetz sorgt für die Wiederaufnahme (Rückresorption). Mit dem Eintritt in das Sammelrohrsystem endet das Nephron.

Den **weiteren Weg** geben die aus zahlreichen Tubuli zusammengeschalteten Sammelrohre vor. Sie leiten den Endharn über Papillengänge und Nierenkelche in das Nierenbecken. Von dort tragen ihn die Peristaltik des Harnleiters und die Schwerkraft zur Harnblase. Ist diese mit einem Volumen von 500 bis 800 Milliliter gefüllt, zeigen Dehnungsrezeptoren in der Blasenwand die Notwendigkeit der Blasenentleerung an (Harndrang). Die Harnblasenentleerung erfolgt willkürlich und wird über den Parasympathikus gesteuert. Durch körperliche Belastung (Sympathikusantrieb) wird die Entleerung vorübergehend unterdrückt.

Hormonelle Funktionskreise

Der Wasser-Salz-Haushalt unterliegt einerseits der Steuerung durch externe Hormone, wie **ADH** aus der Hypophyse und **Aldosteron** aus der Nebennierenrinde (siehe S. 237), andererseits produziert die Niere aber auch

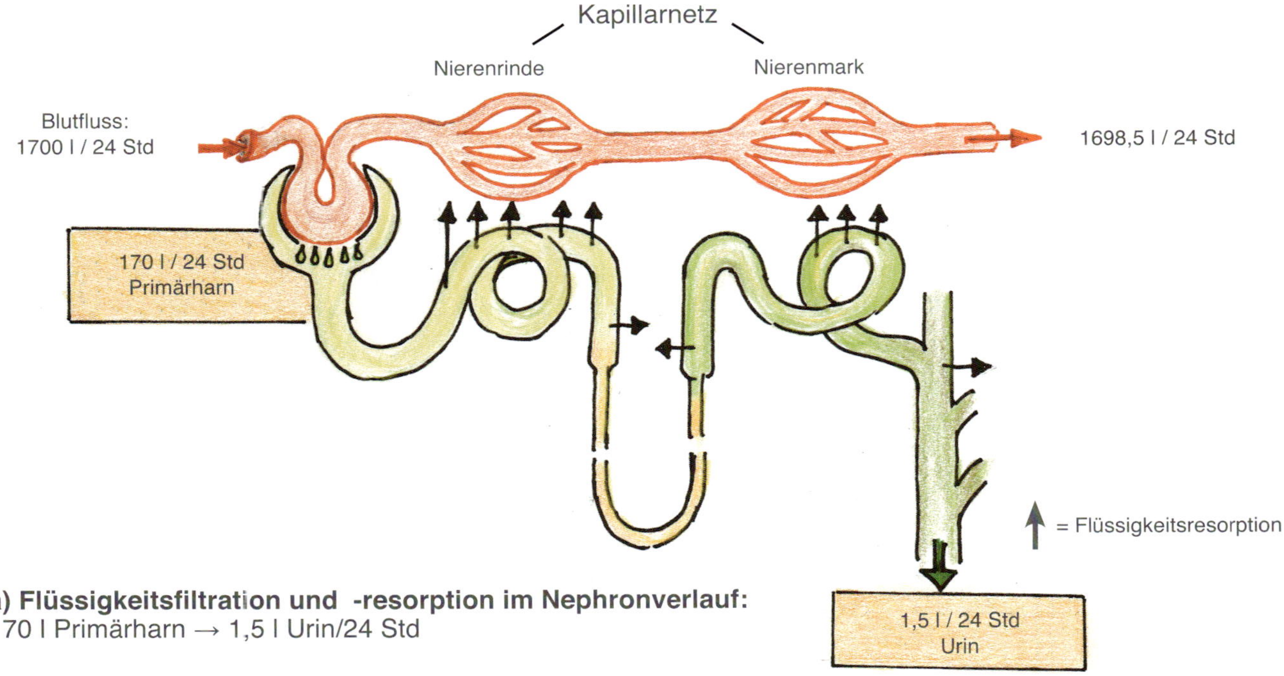

a) Flüssigkeitsfiltration und -resorption im Nephronverlauf:
170 l Primärharn → 1,5 l Urin/24 Std

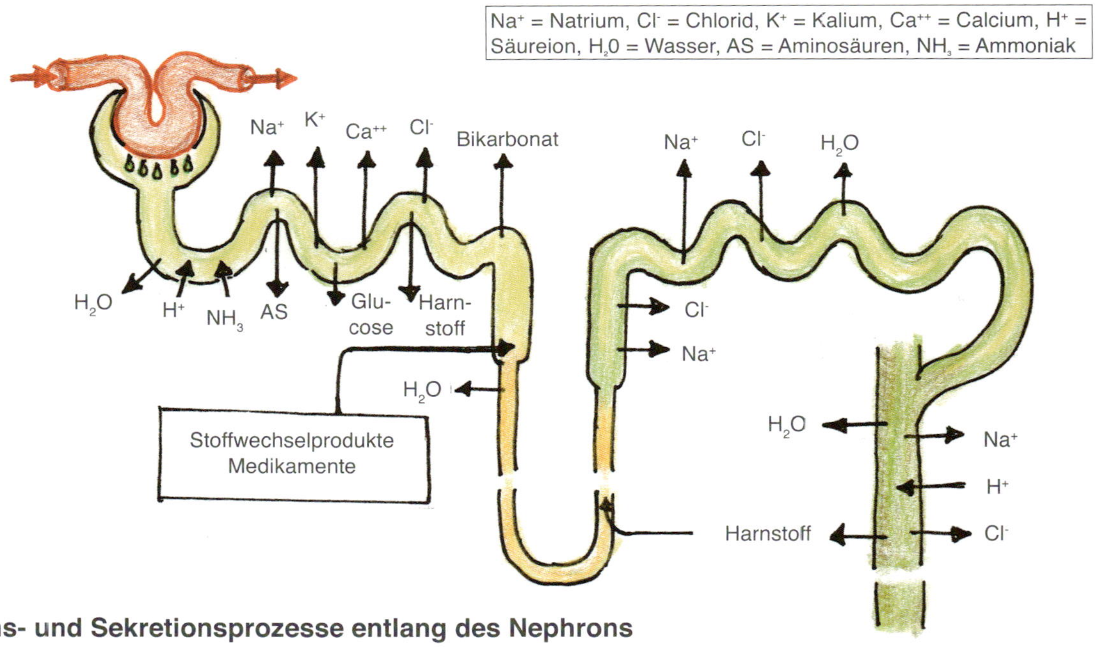

b) Resorptions- und Sekretionsprozesse entlang des Nephrons

Transportprozesse am Nephron (schematisiert)
a) Bei einer Nierendurchblutung von 1700 l/24 Std. werden an den Glomeruli ca. 170 l/24 Std. Primärharn filtriert. Rückresorptionsprozesse im weiteren Tubulussystem sorgen aber dafür, dass davon nur 1,5 l/24 Std. Urin ausgeschieden werden.
b) Aktive und passive Austauschprozesse kontrollieren den Wasser-Mineralsalz-Haushalt, den pH-Wert, den osmotischen Druck, die Giftausscheidung und sichern die Homöostase (modifiziert nach Bartels, R. u. H.)

selbst Hormone, wie das kreislaufregulierende **Renin**. Wassermangel stimuliert die ADH-Sekretion, was im distalen Tubulus-System zu einer vermehrten Wasserrückgewinnung führt. Kochsalzmangel induziert eine Aldosteronsekretion, die wiederum eine vermehrte Natriumrückgewinnung bewirkt. Salzmangel und eine Drosselung der Nierendurchblutung setzt die **Renin-Angiotensin-Aldosteron-Hormonachse** in Gang, die durch die gefäßverengende Wirkung von Angiotensin II zu einer Blutdrucksteigerung und durch Aldosteron zu einer verstärkten Natriumrückresorption führt. Bei Krankheitsdisposition durch Zusatzfaktoren kann auf diesem Weg ein Bluthochdruck entstehen. Die Reninherstellung erfolgt im sogenannten juxtaglomerulären Apparat, speziellen Zellansammlungen im Bereich der zu- und abführenden Glomerulus-Gefäße und des distalen Tubulus. Der **juxtaglomeruläre Apparat** hat eine Doppelfunktion, einerseits ist er Messfühler für den Abfall der Nierendurchblutung und der Natriumkonzentration, andererseits produziert er Renin, um in der oben beschriebenen Reaktionskette den Blutdruck anzuheben und den Natriumspiegel im Blut zu korrigieren. Unabhängig vom Wasser-Salz-Haushalt produziert die Niere das Hormon **Erythropoietin**, das bei der Bildung von roten Blutkörperchen eine zentrale Rolle spielt. Auch **Calcitriol**, das die Aufnahme von Calcium aus dem Darm und seinen Einbau in den Knochen fördert, wird in der Niere aus mehreren Vorstufen (z. B. Vitamin D_3) hergestellt (siehe Kap. 3.3., Hormone).

3.9.2. Flüssigkeitsräume und Flüssigkeitsbilanz

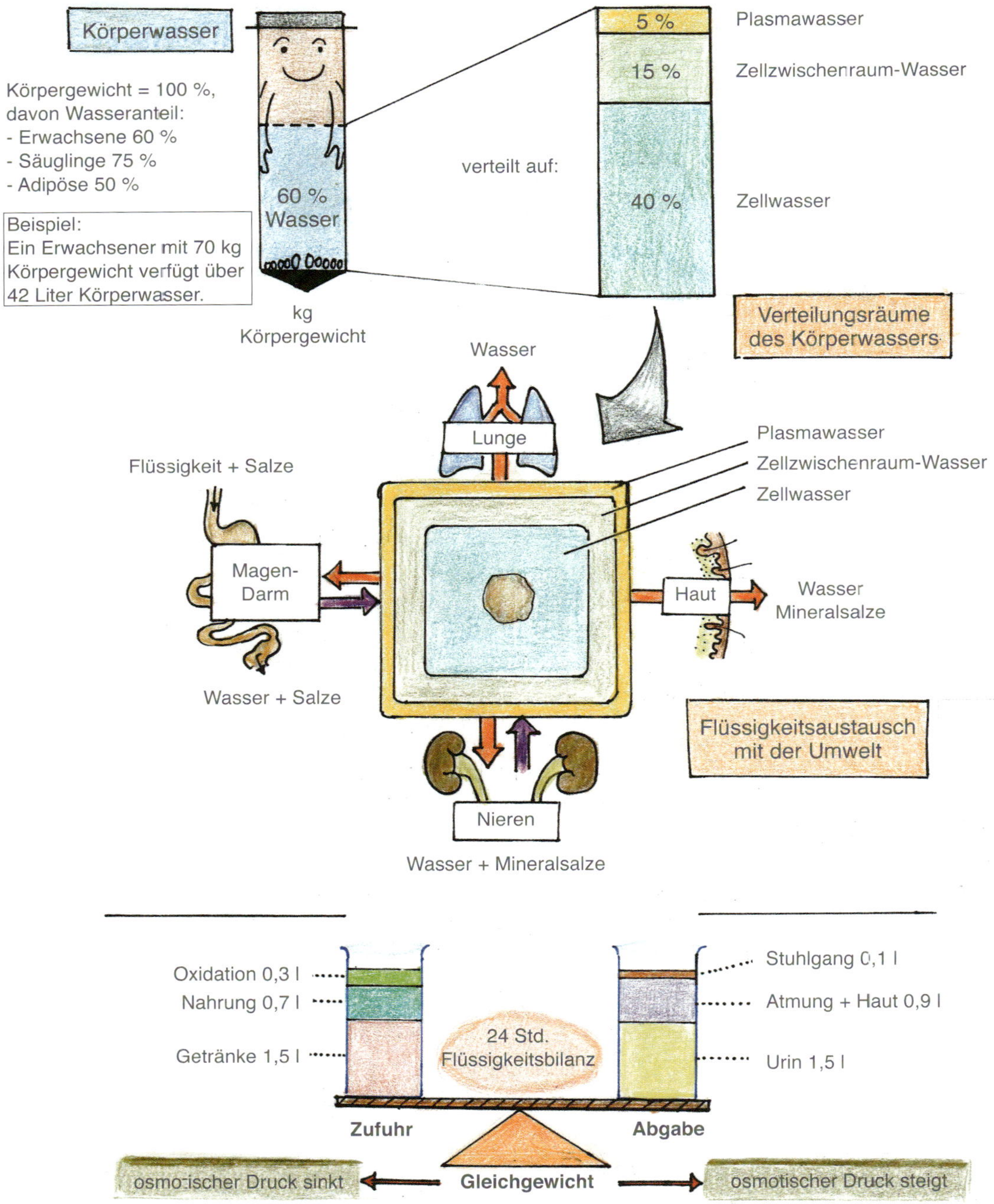

Eine Darstellung der Flüssigkeitsräume und der Flüssigkeitsbilanz beim Erwachsenen: Das Gleichgewicht zwischen Zufuhr und Abgabe ist Voraussetzung für die Konstanterhaltung des Flüssigkeitsvolumens und des osmotischen Drucks.

Während bei Säuglingen noch ca. 75 Prozent des Körpergewichts aus Wasser besteht, liegt der Anteil beim Erwachsenen bei ca. 60 Prozent. Dies sind bei einem Körpergewicht von 70 Kilogramm 42 Liter. Diese Wassermenge verteilt sich auf verschiedene Kompartimente: 28 Liter (zwei Drittel) befinden sich in den Körperzellen (intrazellulär), 14 Liter (ein Drittel) im Blutplasma und in den Zellzwischenräumen (extrazellulär). Eine ausgeglichene Flüssigkeitsbilanz ergibt sich aus dem Gleichgewicht zwischen Flüssigkeitszufuhr über die Ernährung und Wasserausscheidung über die Nieren, Atmung, Haut und Stuhlgang. Auch unter stark variierender Flüssigkeitszufuhr, Wasser- und Elektrolytverlusten infolge Durchfall oder Schwitzen und Überladung mit salzhaltigen Speisen gelingt es dem Organismus, die homöostatischen Zielgrößen des Flüssigkeitshaushalts, des osmotischen Drucks und der Mineralstoffzusammensetzung im Blut **konstant** zu halten. Regelgrößen wie Durstgefühl, hormonelles Feedback und Instinktverhalten sind hierbei die treibenden Kräfte. Die Nieren sind das wichtigste Ausscheidungsorgan. Unterstützt werden ihre Bemühungen durch weitere Organe, die einen Wasser- und Elektrolytaustausch mit der Umwelt ermöglichen: Der **Verdauungstrakt** liefert Wasser und Mineralsalze für die verschiedenen Flüssigkeitsräume, scheidet aber auch selbst einen geringen Teil an Wasser und Salzen zum Ende des Verdauungsvorganges aus; die **Lunge** gibt wasserdampfangereicherte Luft ab, und die **Haut** verdunstet ständig Wasser (»unmerkliche Verdunstung«). Davon zu unterscheiden ist die Schweißproduktion über die Schweißdrüsen, die bei Hitze und Muskelarbeit der Kühlung des Körpers dient, aber auch zu erheblichen Flüssigkeits- und Elektrolytverlusten führen kann.

Betrachtet man die Flüssigkeitsbilanz unter »Normalbedingungen«, so liegt der Flüssigkeitsumsatz Erwachsener bei 2,5 Litern pro Tag. Das heißt, um das Flüssigkeitsvolumen und den osmotischen Druck konstant zu halten, müssen 2,5 Liter zugeführt und 2,5 Liter abgegeben werden. Die **Zufuhr** resultiert aus 1,5 Liter Getränken, 0,7 Liter Nahrungswasser, z. B. aus Gemüse, Salat und Obst, und aus 0,3 Liter Oxidationswasser, das beim Abbau von Kohlenhydraten zu Wasser und Kohlendioxid frei wird. Die **Abgabe** erfolgt über 1,5 Liter Urin, 0,9 Liter Atmung und Haut und 0,1 Liter über den Stuhlgang (siehe Abb. S. 364).

Anmerkung: Die Wandschichten der Glomerulus-Kapillaren und der inneren Bowman-Kapsel, die als Filtermembran zur Primärharnherstellung dienen, lassen normalerweise nur Wasser, Salze und kleinmolekulare Plasmabestandteile durch, Blutkörperchen und Proteine werden zurückgehalten und tauchen im Urin nicht auf. Allerdings kann unmittelbar nach besonders intensiven Ausdauer-, aber auch Kraftbelastungen **vorübergehend** eine erhöhte Membrandurchlässigkeit bestehen, die für das Auftreten von roten und weißen Blutkörperchen, Zellpartikeln, Eiweiß und Myoglobin im Harn (Sediment) verantwortlich ist. Dieser Befund bildet sich spontan wieder zurück und ist grundsätzlich harmlos. Nierenerkrankungen sollten allerdings vom Arzt ausgeschlossen werden.

Zusammenfassung: Der Urin charakterisiert das Endprodukt der Nierenfunktion. Er ist Ausdruck der vielfältigen Bemühungen der Nieren zur homöostatischen Bilanzierung des Wasser-Salz-Haushalts, der Optimierung des Zellmilieus und der Ausscheidung von

Giftstoffen. 95 Prozent des Urins sind Wasser, der Rest besteht aus Stoffwechselprodukten, wie Harnstoff, Harnsäure und Kreatinin. Zusätzlich finden sich Mineralsalze und Pufferäquivalente. Der Urin-pH-Wert liegt um 6.

Für den Sporttreibenden ist die normalerweise leicht gelbliche Urinfarbe interessant. Zeigt sie sich goldgelb (konzentriert), besteht eine negative Flüssigkeitsbilanz, es gilt die Trinkmenge zu erhöhen. Aber Achtung: Medikamente oder Vitamin B können die Urinfarbe ebenfalls im Sinne einer vermehrten Gelbfärbung verändern. Überschusstrinken führt normalerweise zu einem wenig konzentrierten, wasserklaren Urin. Aber auch hier kann man einer Täuschung unterliegen: Alkohol hemmt das antidiuretische Hormon (ADH) und kann so trotz Flüssigkeitsverlusten einen hellen Urin produzieren. Deshalb ist es wenig sinnvoll, unmittelbar nach schweißtreibendem Sport Alkohol zu trinken. Zunächst gilt es, die Defizite mit Mineralwasser-Obstsaft-Mischungen oder Elektrolytgetränken auszugleichen. Erst nach zwei Stunden kann dann ein Glas des »geliebten« Weißbiers getrunken werden. Die Kunst der Bewegung äußert sich auch im Umgang mit variablen Rahmenbedingungen.

3.10. Sexualität – Geschlechtsorgane – »Das Zauberwort heißt Liebe«

Die weiblichen und männlichen Geschlechtsorgane entwickeln sich aus einer mit den Harnwegen gemeinsamen Anlage (Urogenitalanlage). Die chromosomale Disposition entscheidet über die Geschlechtsdifferenzierung. Die hormonelle Regulation beider Geschlechter wurde bereits in Kapitel 3.3. (Hormone) dargestellt.

3.10.1. Gedanken zur Sexualität

Wie die Bewegung ist auch die **Sexualität eine Kunst**, die wir hier allerdings nur streifen können. Es ist »modern« geworden, die Sexualität auf den bloßen Sexualakt zu reduzieren. Das Schlagwort »Sexkonsum« symbolisiert die kommerziellen Interessen, die auf den ureigenen Fortpflanzungstrieb Einfluss nehmen. Das Dilemma zwischen »Scham« und »Geilheit«, das viele Menschen, besonders in der Pubertät, verunsichert, wird schamlos ausgenutzt (»McSex«). Auch die pseudowissenschaftlichen Erklärungsversuche, Sexualität auf »Glückshormone« wie Endorphine und Dopamin-Reaktionsketten zurückzuführen, werden der menschlichen Physiologie nicht gerecht. Das Zauberwort einer erfüllten Sexualität heißt Liebe. Sie ist eine Komposition alles Sinnlichen und manifestiert sich nicht nur im limbischen System, im vegetativen Nervensystem, in den Hormonen und Sinnesorganen, sondern besitzt die Kraft der **Empathie,** des Einfühlens in die Erlebensweise des Partners. Empathisches Bewusstsein ist nicht auf die Sexualität beschränkt, sondern beinhaltet allgemein das Mitgefühl für andere Menschen. Sie ist aber eine wichtige Voraussetzung für eine erfüllte Liebe. Empathie ist das Ergebnis eines Lernprozesses, der optimalerweise vom dritten bis zum siebten Lebensjahr stattfindet. Die Thematisierung der Sexualität beginnt erst mit dem Einsetzen der Pubertät, also frühestens im zehnten/elften Lebensjahr. Es bleibt also ausreichend Zeit, die Kinder auf diese Facette des Lebens vorzubereiten.

Die von Sportlern immer wieder gestellte Frage, ob »Sex« in der Nacht vor dem Wettkampf oder Turnier die sportliche Leistung beeinträchtigt, erübrigt sich, **eine erfüllte Sexualität kann gar nicht schaden.** Genauso wenig wirkt Sexentzug im Trainingslager leistungssteigernd. Allerdings können psychodynamische Gründe der Konzentration und der Mannschaftsdynamik solche Maßnahmen rechtfertigen.

3.10.2. Geschlechtsorgane

Im Weiteren werden die weiblichen und männlichen Geschlechtsorgane und Sexualreflexe in einfacher Weise dargestellt. Die Physiologie der Befruchtung, Schwangerschaft und Geburt ist der Spezialliteratur vorbehalten.

Weibliche Geschlechtsorgane
(siehe Abb. unten)

Innere Geschlechtsorgane: Hierzu zählen die Eierstöcke, die Eileiter, die Gebärmutter und die Scheide.

Äußere Geschlechtsorgane: Zu diesen zählen die großen und kleinen Schamlippen, die Klitoris (Kitzler) und der Scheideneingang.

Die paarig angelegten **Eierstöcke** liegen im kleinen Becken. Sie sind die Produktionsstätte der Sexualhormone **Östrogen** und **Progesteron** (siehe S. 268–273). Weiter beinhalten sie die Eianlage, die Eizellreifung und sorgen nach der Pubertät für den Eisprung. Das gesprungene Ei wird vom **Eileiter** aufgefangen und durch den schlauchförmigen Eileiter zur **Gebärmutter** transportiert. Die Schleimhaut der muskelkräftigen Gebärmutter unterliegt monatszyklischen Veränderungen (siehe Abb. S. 273) und ist auf die Aufnahme eines während der Eileiterpassage befruchteten Eis vorbereitet. Tritt keine Befruchtung ein, wird die Schleimhaut zum Zyklusende abgestoßen. Im Falle einer Befruchtung erfolgt die Einnistung des Eis und der Beginn der Schwangerschaft, bei der die Gebärmutter als Fruchthalter fungiert. Die zum inneren Genitale gehörende ca. acht bis zwölf Zentimeter lange, muskelschlauchartige **Scheide** ist mit ihrer drüsigen Schleimhaut für die Aufnahme des Penis vorbereitet. Die gro-

a) weibliche Geschlechtsorgane

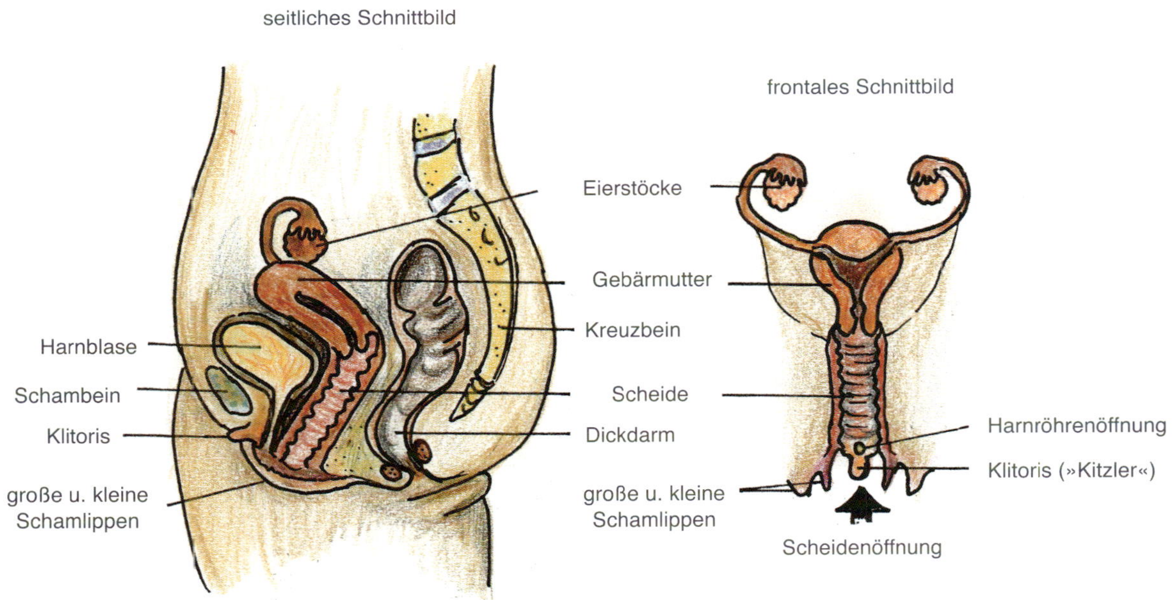

ßen und kleinen Schamlippen bedecken im unerregten Zustand den Scheideneingang, sie sind dicht mit Talg-, Schweiß- und Duftdrüsen besetzt. Am vorderen Scheideneingang sitzt die **Klitoris** (»Kitzler«), die wesentlicher Bestandteil der sexuellen Erregung ist. Kurz dahinter mündet die Harnröhre ein.

Männliche Geschlechtsorgane

(siehe Abb. unten)

Innere Geschlechtsorgane: Hierunter versteht man die Hoden mit Nebenhoden, die Samenleiter und die Geschlechtsdrüsen Prostata, Samenbläschen und Cowper-Drüsen.

Äußere Geschlechtsorgane: Das männliche Glied (Penis) mit dem gemeinsamen Harn-/Samenweg und der Hodensack sind die wichtigsten Vertreter der äußeren Geschlechtsorgane.

Die paarig angelegten **Hoden** produzieren mit dem Eintritt in die Pubertät die Samenzellen (Spermien) und speichern sie im Nebenhoden. Sie werden bei der Ejakulation zusammen mit Drüsensekreten aus der **Prostata**, den **Samenbläschen** und den **Cowper-Drüsen** in einer Menge von zwei bis fünf Milliliter als Sperma über die Samenwege und die Harnröhre ausgestoßen. Ein Milliliter enthält ca. 50 bis 200 Millionen Spermien. Bei der Kohabitation bildet das Sperma ein Depot im hinteren Scheidengewölbe. Der Weiterweg erfolgt dann aktiv über den Muttermund durch die Gebärmutter der Frau bis in die Eileiter. Treffen die Spermien auf ein befruchtungsfähiges Ei und dringt eine männliche Samenzelle in dieses ein, verschmilzt sie mit der Eizelle, die Befruchtung ist vollzogen. Die Entwicklung des Keimlings kann beginnen.

b) männliche Geschlechtsorgane

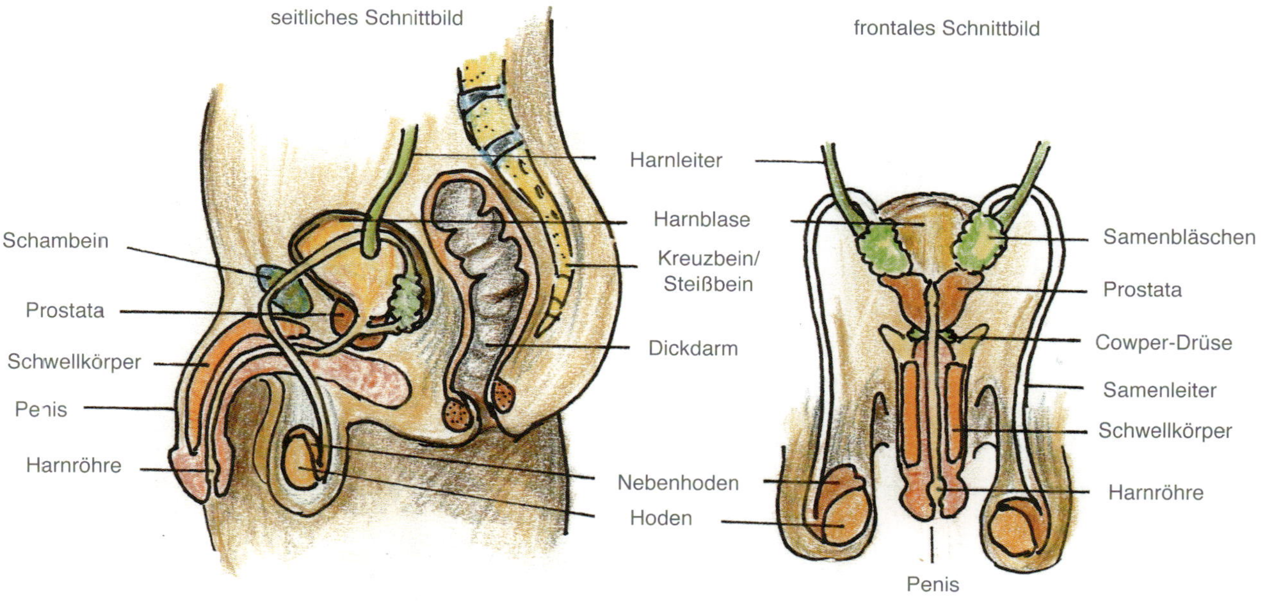

Schematische Darstellung der weiblichen (a) und männlichen (b) Geschlechtsorgane im seitlichen (sagittalen) Schnittbild und Frontalschnitt

3.10.3. Sexualreflexe

Der sexuelle Reaktionszyklus läuft in vier Phasen ab: **Erregungsphase, Plateauphase, Orgasmusphase und Rückbildungsphase.** Prinzipiell unterscheiden sich diese Phasen bei Mann und Frau aus funktioneller Sicht nicht, allerdings zeigen sich verständlicherweise geschlechtsspezifisch unterschiedliche Organauswirkungen.

Beim **Mann** wird die sexuelle Erregung durch Berührung der Genitalien, Streicheln erogener Zonen und sexuelle Fantasien und Bilder eingeleitet. Diese Stimulation löst über parasympathische Nervenfasern aus dem Sakralmark (S_2 bis S_4) der Wirbelsäule (Erektionszentrum) die **Erektion** aus. Dazu strömt vermehrt arterielles Blut in die Schwellkörper des Penis, gleichzeitig wird der venöse Abstrom gedrosselt. Das Glied vergrößert sich von 6 bis 10 Zentimeter Länge auf 14 bis 18 Zentimeter, verdickt sich und versteift, um das Eindringen in die weibliche Scheide zu ermöglichen. Durch weitere Manipulation an der mit einer hohen Rezeptordichte ausgestatteten und deshalb besonders empfindlichen Eichel oder durch den Geschlechtsverkehr selbst steigert sich die Erregung bis zur Plateauphase. Es kommt zu einer Aktivierung des Ejakulationszentrums im Rückenmark L_2 bis L_3. Dieses leitet nun über sympathische Nervenfasern den Samenausstoß ein, der mit der **Ejakulation** (Herausschleudern des Samens) seinen Höhepunkt findet. Begleitet wird dieser Vorgang von starker psychisch-sexueller Erregung **(Orgasmus)**: Stoßatmung, Herzfrequenz- und Blutdruckanstieg, Schweißausbruch und Muskelanspannung. Bereits einige Sekunden nach der Orgasmusphase setzt beim Mann die Rückbildungsphase ein, der Penis erschlafft. Für kürzere Zeit ist jetzt keine neue Erregung möglich.

Bei der **Frau** führt die Berührung der Genitalien, der Brustwarzen und erogenen Zonen zur sexuellen Erregung, insbesondere steigert ein behutsames Streicheln der Klitoris die Lust. Auch hier führen parasympathische Impulse zu vermehrter Blutfülle von **Klitoris und kleinen Schamlippen**, die sich dadurch um das 2- bis 3-Fache verdicken können. Die Drüsen der Scheide produzieren nun ein schleimiges Sekret, das das Eindringen des Penis erleichtert. Die Brustwarzen stellen sich auf, die Scheide verlängert sich, während die Gebärmutter sich aufrichtet, um Platz zu schaffen. Steigert sich die Erregung weiter bis zur Plateauphase, bildet sich im vorderen Drittel der Scheide durch lokale Blutstauung die **orgastische Manschette**, die den Penis fest umschließen kann. Das hintere Scheidengewölbe erweitert sich. Mit dem Einsetzen des Orgasmus beginnen rhythmische Kontraktionen der orgastischen Manschette, die auch die Beckenbodenmuskulatur und die Gebärmutter miterfassen. Gleichzeitig öffnet sich der Muttermund. Die intensiven sexuellen Empfindungen werden von Stöhnen, Stoßatmung, Herzklopfen, Blutdruckanstieg und Einengung der übrigen Sinneswahrnehmungen begleitet. Eine herabgesetzte Erregbarkeit besteht in der Refraktärphase nicht. Nach dem Orgasmus bleibt der Muttermund noch 30 Minuten geöffnet, um das Aufsteigen der Spermien zu begünstigen.

3.10.4. Sport in der Schwangerschaft

Schwangerschaft und Sport schließen sich nicht aus, im Gegenteil. Sport, im richtigen Maß betrieben, bringt auch in der Schwangerschaft **gesundheitliche Vorteile**, eine unkomplizierte Schwangerschaft vorausgesetzt:

- Sporttreibende Schwangere nehmen während der Schwangerschaft weniger an Gewicht zu.
- Sie haben ein geringeres Risiko, an Schwangerschaftsdiabetes (Zuckerkrankheit) oder Gestosen (Schwangerschaftshochdruck) zu erkranken.
- Lendenwirbelsäulenbeschwerden sind seltener.
- Die Rate an Krampfaderentstehung und Thrombosen ist niedriger.
- Die Schwangeren fühlen sich besser: gesteigertes Wohlbefinden, intensiveres Körpergefühl und gestärktes Selbstbewusstsein.

Auch auf das **ungeborene Kind** wirkt sich die sportliche Aktivität der Mutter positiv aus:

- Diskutiert wird eine verstärkte Durchblutung der Placenta (Mutterkuchen) mit verbesserter Nährstoff- und Sauerstoffausschöpfung durch das sich entwickelnde Kind.
- Nicht nur für die Mutter, sondern auch für den Fetus bedeutet Sport eine lustvolle Abwechslung.

Sportempfehlung für Schwangere

Ausdauertraining: Grundsätzlich empfehlen sich **allgemeine aerobe Ausdauerbelastungen** mit moderatem Charakter. Hier eignen sich besonders:

- Nordic Walking
- Zügiges Gehen (auch mit Handgewichten »heavy hands«)
- Einfache Bergtouren
- Laufen
- Radfahren/Ergometer
- Schwimmen/Wassergymnastik
- Aerobic

Die **Trainingsintensität** kann über die Herzfrequenzmessung (Halsschlagader/Pulsmessgerät) gesteuert werden. Aufgrund der reduzierten Herzfrequenzreserve in der Schwangerschaft liegen die Belastungspulse aber deutlich niedriger als bei Nichtschwangeren.

Herzfrequenzvorgaben für aerobe Ausdauerbelastungen in der Schwangerschaft (nach Lochmüller, E.-M., Friese, K.):

Mütterliches Alter und Herzfrequenzen

Alter in Jahren	Herzfrequenzen pro Minute
< 20	140–155
20–29	135–150
30–39	130–145
> 40	125–140

Im Regelfall reicht auch der sogenannte »**Sprech-Test**« zur Intensitätssteuerung: Man sollte während der Belastung gerade noch ganze Sätze sprechen können.

Die optimale **Trainingshäufigkeit** liegt bei drei Belastungen pro Woche (maximal fünf).

Die **Trainingsdauer** ist je nach Sportart mit 15 bis 30 Minuten anzusetzen. Für trainierte Schwangere sind auch deutlich längere Belastungszeiten möglich, auf »Ultrastrecken« sollte aber verzichtet werden.

Krafttraining/Beweglichkeitstraining: In der Schwangerschaft empfiehlt es sich, immer ein Krafttraining mit einem Beweglichkeitstraining zu kombinieren. Beide sichern die Stabilität der Lendenwirbelsäule und vermeiden muskuläre Dysbalancen (Muskelungleichgewichte). Zudem wird die Bauch- und Beckenmuskulatur auf den Geburtsvorgang vorbereitet.

Die **Trainingsintensität** im Kraftbereich sollte im Wiederholungsbereich bei 20 bis 30 Wiederholungen liegen (Kraftausdauer), die Zahl der Sätze bei einem bis drei. Isometrische oder Maximalkraftübungen sind auch bei richtiger Atmung zu vermeiden, da hier ungünstige Druckbelastungen auf den Bauchraum wirken und die Blutzirkulation kritisch abfällt. Auch für die Kraftausdauerbelastung gilt: Ausatmen bei Muskelanspannung, einatmen bei Muskelentspannung. **Luftanhalten oder Pressen sollte vermieden werden.** Eine **Trainingshäufigkeit** von zwei (bis drei) Sitzungen ist ausreichend. Die **Trainingsdauer** orientiert sich an der Satzzahl (ein bis drei Sätze).

Achtung: Ein Training in Rückenlage (Bank/Boden) sollte spätestens nach den ersten drei Monaten vermieden werden, da hier die große Bauchvene (Vena cava) mit dem Risiko eines Kollapses komprimiert wird (Kindsdruck + Bauchpresse).

Dringend abzuraten ist während der Schwangerschaft von folgenden Sportarten:

- Gerätetauchen
- Kampf- und Kontaktsportarten
- Risikosportarten (Extremklettern, Fallschirmspringen usw.)
- Sportarten mit erhöhtem Sturzrisiko (Reiten usw.)
- Höhenbergsteigen

Rahmenbedingungen des Trainings:

- Kühle Tageszeit und kühle Räume bevorzugen (Gefahr der Überhitzung in der Schwangerschaft)
- Ausreichend trinken
- Höhenlagen über 2500 Meter meiden (auch mit Bergbahn)
- Auf Warnsignale achten!

Warnsignale:
Sollten trotz regelmäßiger gynäkologischer Kontrollen und fehlender Risikodispositionen folgende Symptome auftreten, ist die sportliche Belastung umgehend abzubrechen und der Arzt aufzusuchen.

- Plötzliche Atemnot
- Schwindel, Übelkeit
- Brustschmerzen
- Muskelschmerzen
- Blutung aus der Scheide
- Bauchschmerzen, vorzeitige Wehen
- Abnahme der Kindsbewegungen
- Vorzeitiger Blasensprung

Hochleistungssport und Schwangerschaft
Grundsätzlich kann ein leistungssportlich orientiertes **Basistraining** weitergeführt werden, vorausgesetzt, es liegen keine gynäkologischen Risiken vor. Allerdings erfordert es von der Athletin eine hohe Disziplin und eine noch engere Zusammenarbeit mit einem speziali-

sierten Gynäkologen. Unbedingt ist auch der Trainer in den zu modifizierenden Trainingsplan miteinzubeziehen und über die Möglichkeit von Komplikationen genau zu informieren. Die Logistik der mikro- und makrozyklischen Trainingsgestaltung in der Schwangerschaft gestaltet sich sportartspezifisch sehr unterschiedlich. Das **subjektive** Empfinden der Athletin, die »**objektiven**« Befunde des Arztes und die **Ratschläge** des Trainers helfen, einen achtbaren konditionellen Trainingszustand zu erhalten, vor allem aber ein gesundes Kind zu gebären.

3.11. Verdauungssystem – »Fließband des Stoffwechsels«

Aufnehmen, Zerkleinern, Mahlen, Wässern, Ansäuern, Spalten, Alkalisieren, Kneten, Verdichten und Formen, der Verdauungsapparat gleicht einem biologischen Fließband. Mechanische, chemische und biochemische Arbeitsstationen begleiten den beim Erwachsenen 4,5 bis 5 Meter langen Verdauungsschlauch systematisch. Seine Hauptaufgabe ist die Präparation **(Verdauung)** und Aufnahme **(Absorption/Resorption)** von Baustoffen und Energieträgern aus der Nahrung. Über wellenförmige Kontraktionen der glatten Muskulatur in den Wänden des Verdauungskanals **(Peristaltik)** wird der Speisebrei von Station zu Station getrieben (siehe Abb. unten). Die Passagegeschwindigkeit nimmt mit zunehmender

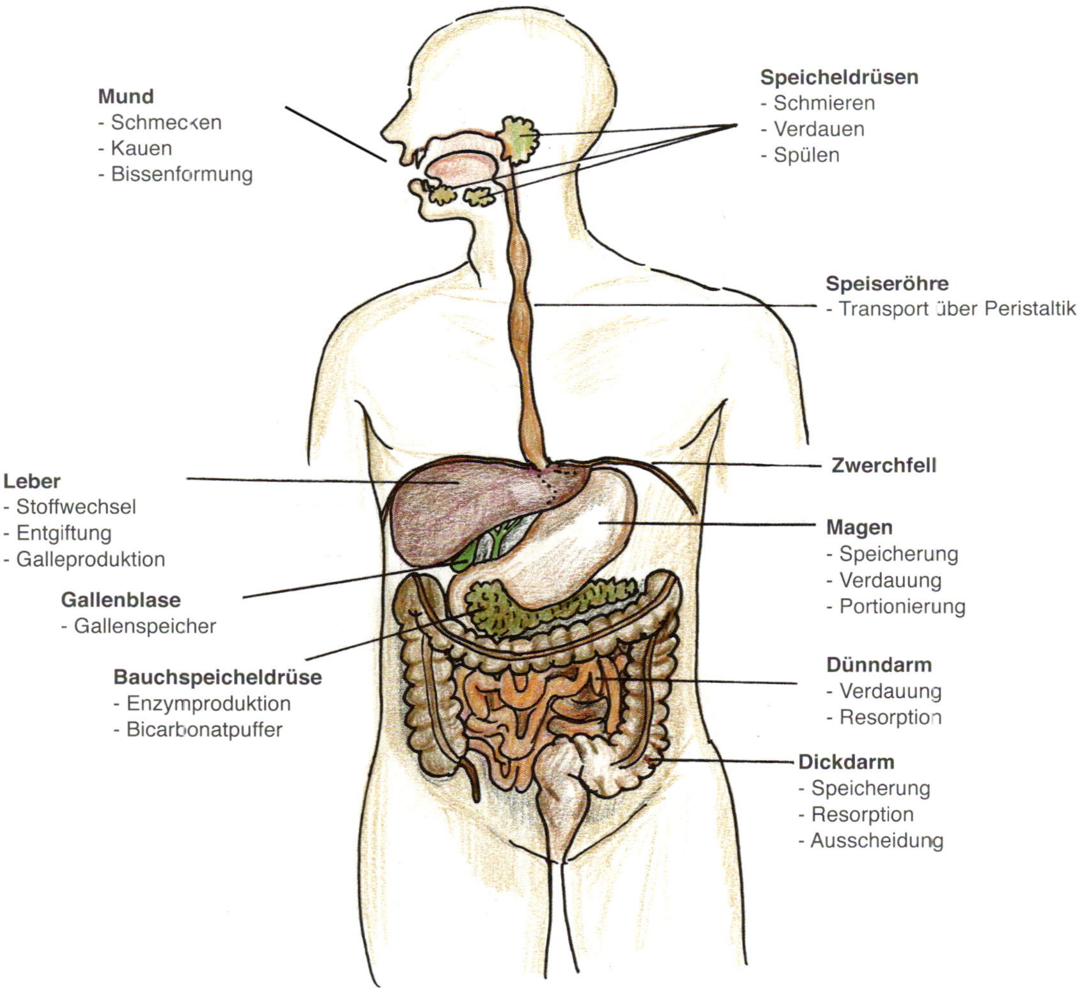

Überblick über den Verdauungskanal und seine Funktionen (modifiziert nach Silbernagel, S. und Despopoulos, A. 2000)

Wegstrecke ab. Während die Verweildauer in der Speiseröhre noch bei zehn Sekunden liegt, beträgt sie im Dickdarm in Abhängigkeit von der Art der Lebensmittel bereits 24 bis 30 Stunden. Aus didaktischen Gründen hat es sich bewährt, den Verdauungskanal in drei Etagen einzuteilen:

- **Oberer Verdauungstrakt** mit Mundhöhle, Rachen und Speiseröhre
- **Mittlerer Verdauungstrakt** mit Magen und Dünndarm
- **Unterer Verdauungstrakt** mit Dickdarm und Mastdarm

Zwei große Drüsen säumen den mittleren Verdauungstrakt, die **Leber** und die **Bauchspeicheldrüse**. Ein solch ausgedehntes System erfordert auch eine adäquate Durchblutung, die in Ruhe beim Erwachsenen 1500 Milliliter des Herzminutenvolumens (≈ 30 Prozent) in Anspruch nimmt, bei voluminösen Mahlzeiten noch deutlich mehr. Unter körperlicher Belastung hingegen nimmt das Durchblutungsvolumen der Eingeweide signifikant ab (siehe Blutumverteilung, Abb. S. 316). Die an die 100 Quadratmeter große Schleimhautoberfläche des Magen-Darm-Traktes ist mit einer schlagkräftigen **Immunabwehr** ausgerüstet, da gerade hier ein ungewolltes Eindringen von krank machenden Keimen über kontaminierte Lebensmittel oder Kontaktinfektion (Schmierinfektion) gut möglich ist. Bereits im Speichel inaktiviert **Immunglobulin A** die Erreger, und das aggressive **Lysozym** zerstört sie. Mit der Barriere des sauren **Magensaftes** stellt sich den Mikroben ein weiteres Hindernis entgegen. Doch damit nicht genug, mit den vorwiegend in der Dünndarmschleimhaut angesiedelten **Peyer-Plaques** verfügt der Verdauungstrakt über ein eigenes spezifisches Abwehrsystem. Lymphgewebeinseln, die mit IgA-produzierenden Immunzellen und lauernden Makrophagen bestückt sind, besitzen ein wirksames Abwehrpotenzial. Zusätzlich sichern **Lymphozyten mit T-Killerzelleigenschaften** den Organismus vor unerwünschten Eindringlingen aus dem Darm. Eine intakte **Dickdarmflora** ist ein weiterer Abwehrmechanismus, um die kulturelle Ausbreitung von Bakterien und Pilzen zu vermeiden. Das Darmimmunsystem mit seiner riesigen Kontaktfläche zu Antigenen und potenziellen feindlichen Erregern wird häufig unterschätzt, da es von außen quasi unsichtbar ist. Erst wenn man weiß, dass 75 Prozent aller antikörperproduzierenden Immunzellen des Menschen in der Darmschleimhaut angesiedelt sind, lässt sich das wahre Ausmaß erahnen.

Die **Steuerung der Verdauung** erfolgt über das **vegetative Nervensystem**. Der Parasympathikus fördert die Darmbewegung und die Sekretion von Verdauungssäften, der Sympathikus hemmt die Magen-Darm-Aktivität und steigert den Tonus der Schließmuskeln in den einzelnen Funktionsbereichen. Auch **Magen-Darm-Hormone** greifen in die Regulation ein, so regt Gastrin die Magensäuresekretion an, **Sekretin** hemmt sie und **Cholecystokinin** löst die Gallenblasenkontraktion aus.

3.11.1. Oberer Verdauungstrakt

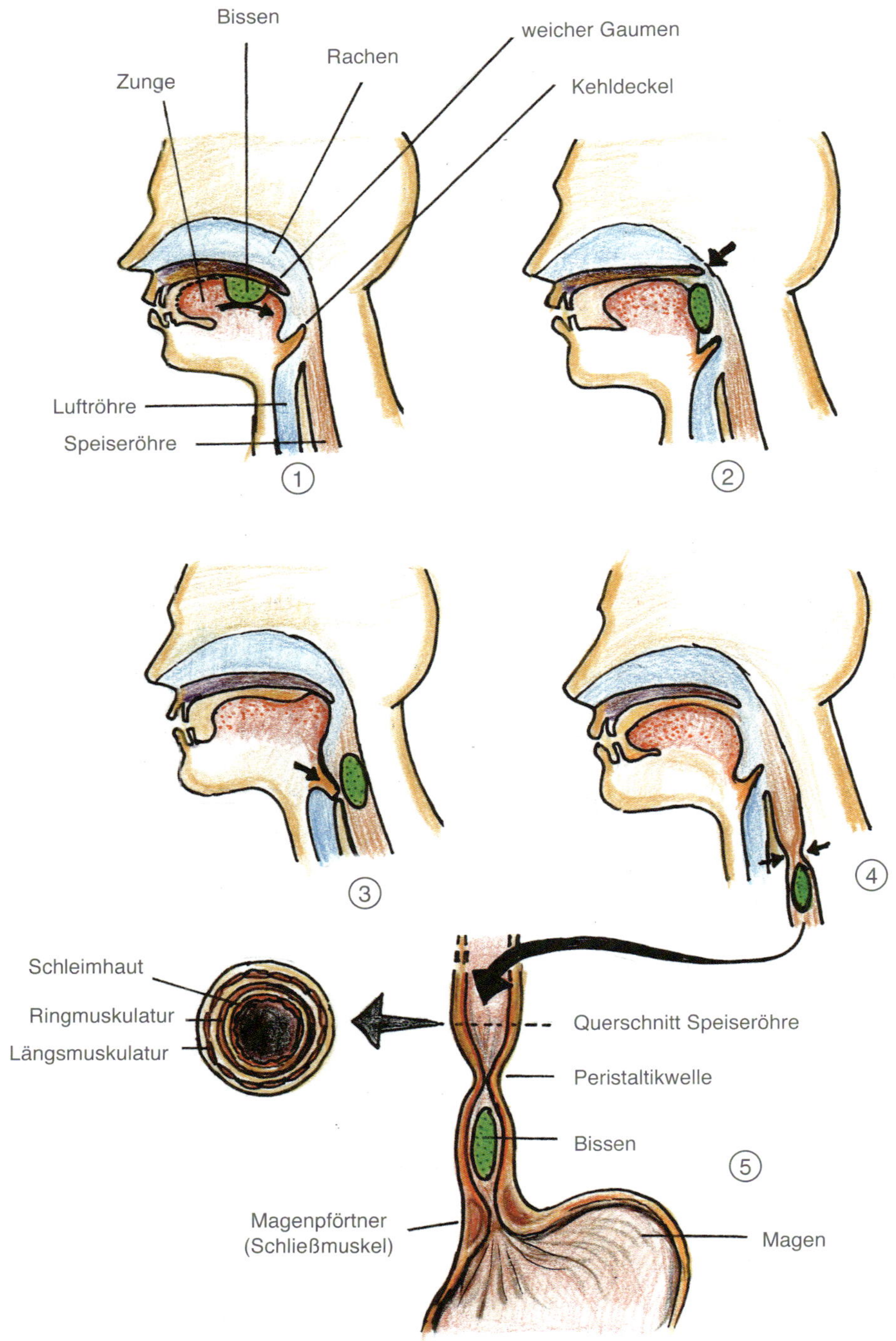

1) Die Zunge schiebt den Bissen in den Rachen, 2) der Nasenrachen wird mit dem weichen Gaumen abgedichtet, die Atmung angehalten, 3) der Kehldeckel verschließt die kreuzende Luftröhre, 4) die Speiseröhre befördert den Bissen über eine Peristaltikwelle mittels Längs- und Ringmuskulatur zum Magen, 5) der Magenpförtner öffnet sich kurzzeitig zum Durchtritt des Bissens.

Oberer Verdauungstrakt: Schluckakt und Speiseröhrenperistaltik

Nach einer Geruchsprüfung wird die Nahrung über den **Mund** aufgenommen und ihr Geschmack mittels der Geschmacksknospen von Zunge, Gaumen und Rachen auf Genießbarkeit geprüft. Gleichzeitig setzt mit Schneide- und Mahlbewegungen der **Zähne** der Kauvorgang ein, der durch Zungenbewegungen unterstützt wird. Drei paarig angelegte **Speicheldrüsen** (Ohrspeicheldrüse, Unterzungendrüse, Unterkieferspeicheldrüse) produzieren Speichel, der bereits Verdauungsenzyme (Amylasen) und Abwehrstoffe (Immunglobulin A, Lysozym) enthält und der Nahrung gute Gleitfähigkeiten und Formbarkeit verleiht. Über den **Schluckakt**, der durch Zungenbewegung nach hinten eingeleitet wird, gelangt der so vorbereitete Bissen in die Speiseröhre. Dabei werden die Atemwege kurz oberhalb des Kehlkopfes überkreuzt. Um ein »Verschlucken«, also ein Eindringen von Speisebrei in die Luftwege zu vermeiden, werden diese reflektorisch abgedichtet: Kurzes Atemanhalten, der weiche Gaumen verschließt den Nasenrachen, die Stimmritze schließt sich, und der Kehldeckel überdeckt die Luftröhre. Über peristaltische Kontraktionswellen der ca. 25 Zentimeter langen muskelschlauchartigen Speiseröhre erreicht der Speisebrei in 10 bis 15 Sekunden den Mageneingang. Dessen Pförtner öffnet sich kurzzeitig reflektorisch und schließt sich sofort wieder, um einen Rücklauf des aggressiven sauren Magensafts nach dem Durchtritt des Bissens zu verhindern (siehe Abb. S. 376).

3.11.2. Mittlerer Verdauungstrakt

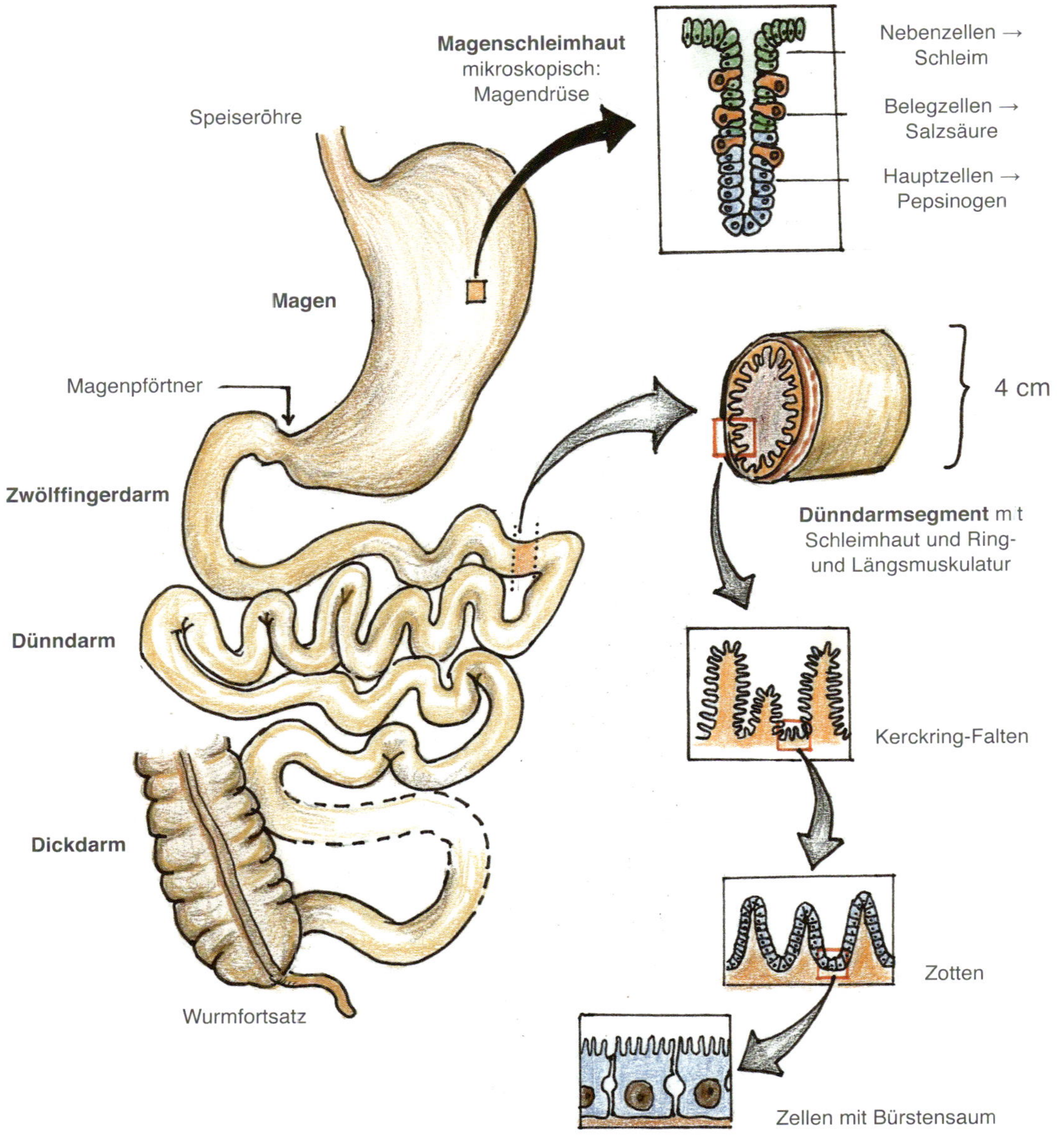

600-fache Oberflächenvergrößerung der Dünndarmschleimhaut durch Falten, Zotten und Bürstensaum der Zellen im Vergleich zu einer glatten Fläche

Magen und Dünndarm bilden den mittleren Verdauungstrakt. Der Magen fungiert als passageres Auffangbecken, dem er Salzsäure und Pepsin hinzusetzt, der Dünndarm imponiert mit einer riesigen Resorptionsfläche.

Ab jetzt übernehmen der **Magen** und der anhängende **Dünndarm** die Transport- und Verdauungsfunktion. Die **Aufgaben des Magens** setzen sich aus mehreren funktionellen Komponenten zusammen:

Mechanisch: Mit seiner sackförmigen Erweiterung des Verdauungsschlauches kann der Magen ein maximales Füllungsvolumen von 1,5 bis 2 Litern erreichen und dient damit als **Auffangreservoir** für die Nahrung. Durch regelmäßige eigenrhythmische Muskelkontraktionen **durchmischt er den Speisebrei** und sorgt zuletzt für den **Weitertransport** in den Dünndarm.

Chemisch: Seine tägliche Produktion von zwei Litern Magensaft enthält eine große Menge an **Salzsäure** aus den sogenannten Belegzellen, unter der sich der pH-Wert auf ungefähr zwei absenkt, damit die meisten Speisen **andaut** und deren pflanzliches oder tierisches Hüllgewebe aufbricht. Zudem wirkt diese starke Ansäuerung des Mageninhalts **desinfizierend** gegenüber Krankheitserregern. Die Magenschleimhaut ist durch eine selbst produzierte Schleimschicht gegenüber Andauung geschützt. **Aber Achtung:** Die Einnahme von Aspirin und nichtsteroidalen Antirheumatika kann diesen Schutz beeinträchtigen und Blutungsherde und Geschwüre begünstigen!

Biochemisch: Für die weitere Eiweißspaltung werden Enzymvorstufen (Pepsinogene) aus den sogenannten Hauptzellen des Magens freigesetzt, die unter dem Einfluss der Salzsäure in ihre aktive Form **(Pepsin)** umgewandelt werden.

Mit der Bewältigung dieser Aufgaben sammelt sich am Magenausgang ein Bad aus Salzsäure, Pepsin, Eiweißspaltprodukten, Kohlenhydratbruchstücken und teilweise emulgiertem Fett an. Nach einer Magenverweildauer von ein bis vier Stunden (Kohlenhydrate kurz, Fette lang) wird der Speisebrei portionsweise über den Schließmuskel des Magenausgangspförtners an den Dünndarm weitergegeben. Neben den oben genannten vegetativen Steuergrößen üben lokale Hormone großen Einfluss auf die Magensaftbildung und die Verdauung aus, das **aktivierende Hormon Gastrin** aus der Magenwand und das **hemmende Hormon Sekretin** aus dem Zwölffingerdarm. Stimulus für die Gastrinausschüttung ist u. a. die Dehnung der Magenwand, Sekretin wird beim Eintreffen von saurem Speisebrei im Zwölffingerdarm freigesetzt. Speziell für die Vitamin-B_{12}-Aufnahme, das für die Blutbildung außerordentlich wichtig ist, stellt der Magen zusätzlich den sogenannte **Intrinsic-Factor** her. In höherem Alter kann die Qualität der Magenschleimhaut abnehmen, was sich u. a. auf die Aufnahme von Vitamin B_{12} und damit auf das rote Blutbild ungünstig auswirkt (Anämie). Über intramuskuläre Vitamin-B_{12}-Gaben kann der Arzt aber dieses Defizit ausgleichen.

Der knapp drei Meter lange **Dünndarm** beginnt am Magenausgang mit dem gut 20 Zentimeter langen **Zwölffingerdarm** (so lang wie zwölf nebeneinandergelegte Finger) und setzt sich dann in einem **oberen** (Jejunum) und einem **unteren** (Ileum) **Abschnitt** fort. Seine Aufgabengebiete sind klar umrissen:

- **Durchmischung** mit Verdauungssäften und **Weitertransport** des Speisebreis
- **Vollständiger Abbau** der bereits begonnenen Eiweiß-, Kohlenhydrat- und Fettverdauung zu aufnahmefähigen Molekülen
- **Aufnahme der Spaltprodukte** über die Dünndarm-Schleimhaut in das Blut- (Aminosäuren, Monosaccharide, Fettsäuren) und Lymphsystem (Fettpartikel)

In den Zwölffingerdarm werden täglich 1 bis 1,5 Liter **Bauchspeicheldrüsensekret** und 0,5 Liter **Gallenflüssigkeit** abgegeben und mit dem vorverdauten Speisebrei vermischt. Nach dem Weitertransport in die tieferen Dünndarmabschnitte und Vervollständigung der Verdauung durch die Enzyme der Bauchspeicheldrüse und die Gallensalze der Leber erfolgt jetzt die Aufnahme (Resorption) der Endprodukte des Verdauungsvorganges. Hierzu steht während einer Transport- und Kontaktzeit von fünf bis acht Stunden eine riesige Schleimhautoberfläche zur Verfügung, die sich aus einer auffallend starken Verfältelung, Zottenbildung und dem Zellbürstensaum des Schleimhautreliefs ergibt. Sie entspricht mit ca. 100 Quadratmetern einem halben Tennisspielplatz. Ein Netz von Kapillaren nimmt die gewonnenen Nährstoffe ins Blut auf und leitet sie weiter über das **Pfortadersystem** zur Leber (siehe Kap. 3.11.4.). Nur die Chylomikronen (Fett-Eiweiß-Tröpfchen) werden über das Lymphsystem an der Leber vorbeigeschleust. **Zusammengefasst** leistet der Dünndarm die Hauptarbeit beim Abbau der Nahrung und der Aufnahme ihrer molekularen Bestandteile. Neben Aminosäuren, Zuckern, Fettsäuren und Zellkernmaterialien werden auch Mineralstoffe, Vitamine und Wasser aus dem Darminhalt absorbiert.

3.11.3. Unterer Verdauungstrakt

Massenbewegung des Dickdarms (Kot dunkelbraun)

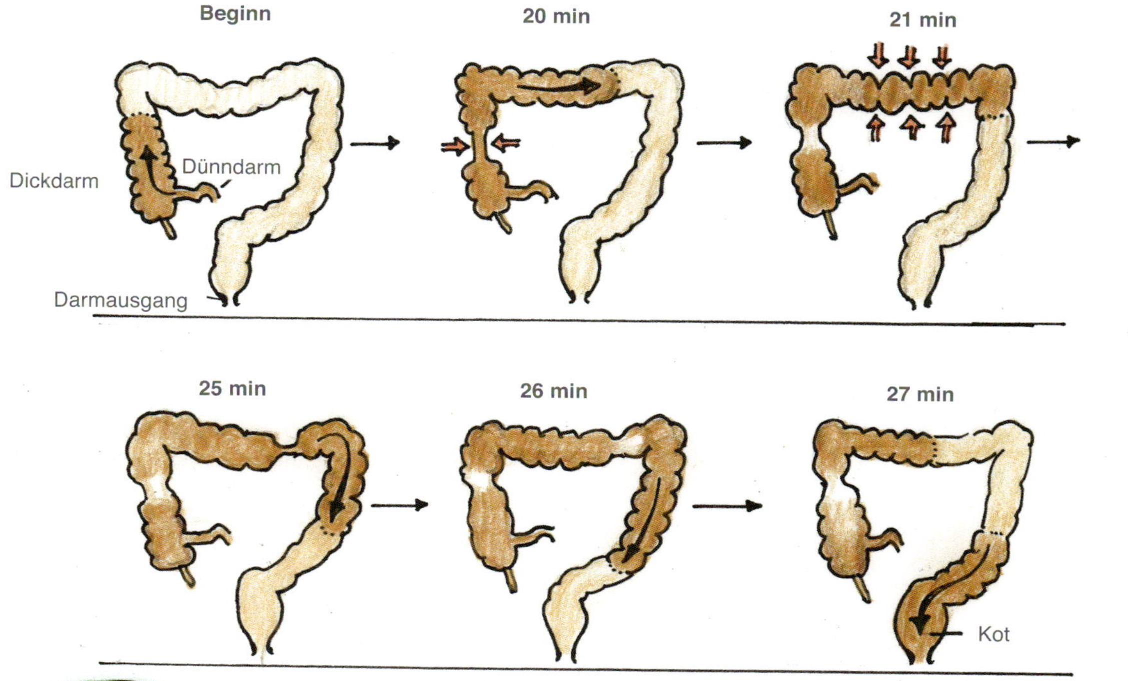

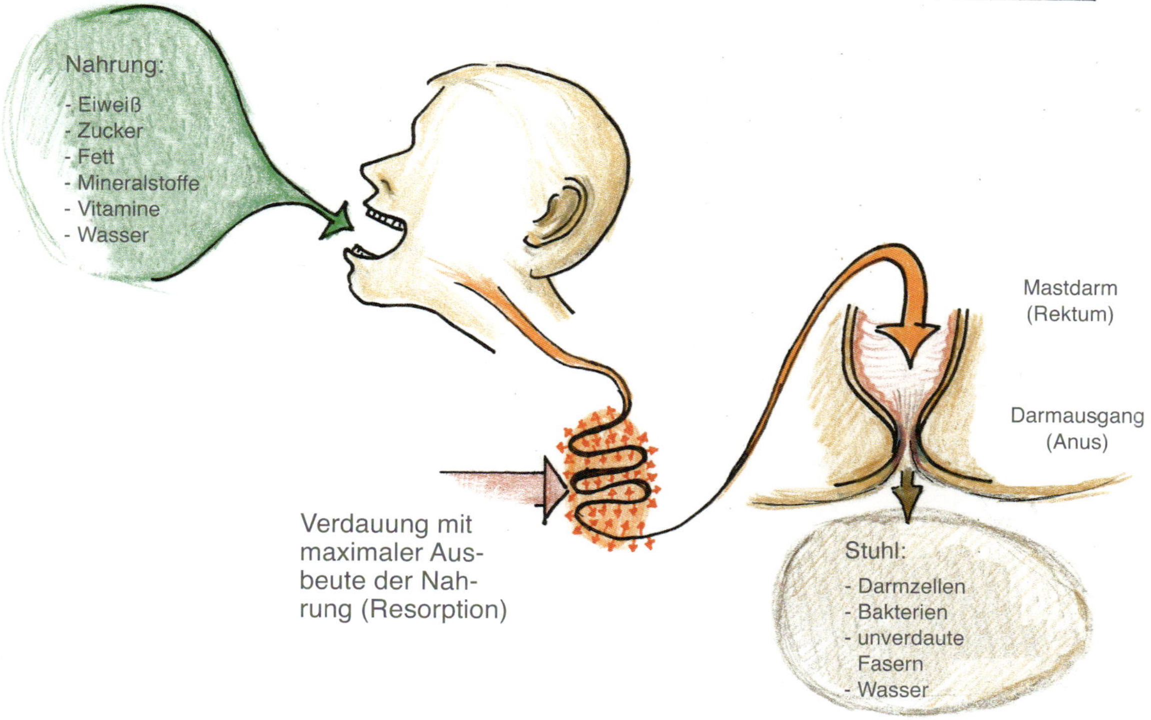

Unterer Verdauungstrakt mit Dickdarm: Die Massenbewegung befördert den Stuhl (Kot, Fäzes) zum Mastdarm. Die Zusammensetzung des Kots beweist die optimale Ausschöpfung der Nahrung.

Über eine Klappe mündet der Dünndarm in den 1 bis 1,5 Meter langen **Dickdarm**, der hier als **Blinddarm** mit dem anhängenden berühmten Wurmfortsatz imponiert. Deutlich voluminöser als der Dünndarm umrahmt der Dickdarm wie eine Girlande nahezu den gesamten Bauchraum und endet im **Mastdarm**, der sich, abgesichert durch ein ausgefeiltes Verschlusssystem nach außen öffnen kann. Auffallend sind die über den ganzen Dickdarm verlaufenden Ausbuchtungen und Einziehungen (Haustrierung), die durch eine innere Ringmuskelschicht zustande kommen. Gemeinsam mit den streifenförmigen oberflächlichen Längsmuskeln (Taenien) sorgen sie für lokale peristaltische Mischbewegungen und die sogenannte Massenbewegung mehrmals am Tag.

Die **Aufgaben** des Dickdarms sind:

- **Rückresorption von Wasser und Mineralstoffen**, was zu einer Eindickung des Darminhalts, des Kots, führt
- **Speicherung des Kots** in Vorbereitung zur Stuhlentleerung

Letztere erfolgt über Dehnungssensoren in der Darmwand, die einen **Stuhldrang** auslösen, der wiederum für eine bewusste Entleerung durch Anspannen der Bauchpresse zum richtigen Augenblick sorgt. Gleichzeitig setzt bei Entspannung des Schließmuskels eine parasympathisch gesteuerte Welle der Ringmuskulatur des Dickdarms ein, die den Stuhlgang vorwärts treibt und nach außen entleert.

3.11.4. Leber

Mit 1500 Gramm ist die Leber das größte Drüsenorgan im gesamten Verdauungstrakt. Im rechten Oberbauch gelegen wird sie von der Kuppel des Zwerchfells überdacht. Sie fügt sich aus einem großen rechten und einem kleineren linken Leberlappen zusammen. Über das Gallenwegssystem ist sie mit dem Zwölffingerdarm verbunden. Die **Gallenblase** sieht man unter dem rechten Leberlappen hervorlugen. Die häufig als »Chemiefabrik des Körpers« beschriebene Leber erfüllt über 500 verschiedene Funktionen im **Kohlenhydrat-, Eiweiß-** und **Fettstoffwechsel**, die der Energiebereitstellung, -speicherung und dem Eiweißauf- und -abbau dienen. Sie inaktiviert **körpereigene und körperfremde Giftstoffe**, einschließlich Alkohol und Medikamente. Schließlich stellt sie **Galle** her, mit deren Hilfe die Verdauung der Nahrungsfette beschleunigt wird. Um diese Aufgabenbereiche sicherzustellen, ist die Leber (siehe Abb. S. 383) an zwei Blutgefäßsysteme angeschlossen und verfügt mit den Gallenwegen über ein drittes Leitungssystem. 75 Prozent der Leberdurchblutung entstammt der **Pfortader**, einer mächtigen Vene, die vorwiegend venöses »Arbeitsblut« aus sämtlichen Darmabschnitten, dem Magen, der Milz und der Bauchspeicheldrüse führt. Resorbierte Nährstoffe, Stoffwechselabfall und Gifte werden so unmittelbar der Leber zugeführt, ohne vorher in den großen Kreislauf zu gelangen (First-pass-Effekt). 25 Prozent der Durchblutung dienen der Eigenversorgung durch die **Leberarterie**. In der Leber werden täglich ca. 650 Milliliter Galle produziert. Die Galle enthält Gallensäuren,

Cholesterin, Gallenfarbstoffe, Phospholipide und Bicarbonat. Ein Teil wird im Reservoir der Gallenblase gesammelt, der andere Teil fließt während der Verdauungsphasen direkt über den Hautgallengang in den Zwölffingerdarm, wo er vor allem die Verdauung der Fette unterstützt. Bis zum Ende des Dünndarms werden 95 Prozent der Galle über den **enterohepatischen Kreislauf** (siehe Abb. S. 384) wieder rückresorbiert. Dieses »Recycling« der Galleninhaltsstoffe beugt primär Verlusten vor, birgt aber bei fettreicher Ernährung die Gefahr von Cholesterinüberschuss mit einer Gefäßrisikodisposition. Mit einem einfachen Trick gelingt es, diesen Kreislauf etwas zu reduzieren. Die tägliche Zufuhr von zwei bis drei Esslöffel Weizen- oder Haferkleie wirkt als Cholesterin-»Bindemittel« und behindert dadurch dessen Rückresorption. Diese Vorgehensweise besitzt allerdings lediglich **präventiven Charakter**, bei manifesten Fettstoffwechselstörungen kommen zusätzlich diätetische Maßnahmen und gegebenenfalls Medikamente nach ärztlicher Vorgabe zur Anwendung.

a) Leber, Blick von vorn

Die Gallengänge im Leberinneren sind virtuell von außen sichtbar dargestellt. Der Hauptgallengang mündet gemeinsam mit dem Bauchspeicheldrüsenausführgang in den Zwölffingerdarm. Die tägliche Galleproduktion der Leber beträgt 0,65 Liter. Die Gallenblase dient als Reservoir, gleichzeitig konzentriert sie die Galle.

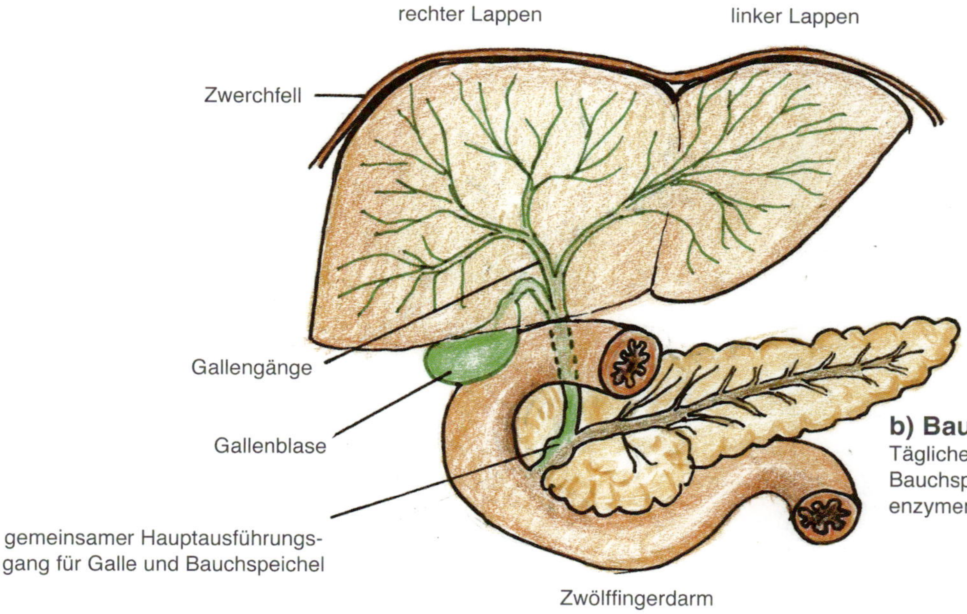

b) Bauchspeicheldrüse

Tägliche Produktion von ca. 1,5 Liter Bauchspeicheldrüsensaft mit Verdauungsenzymen und Bicarbonat

a) Leber mit Gallengängen
b) Bauchspeicheldrüse mit Ausführgang in den Zwölffingerdarm

c) Enterohepatischer Kreislauf (schematisiert)

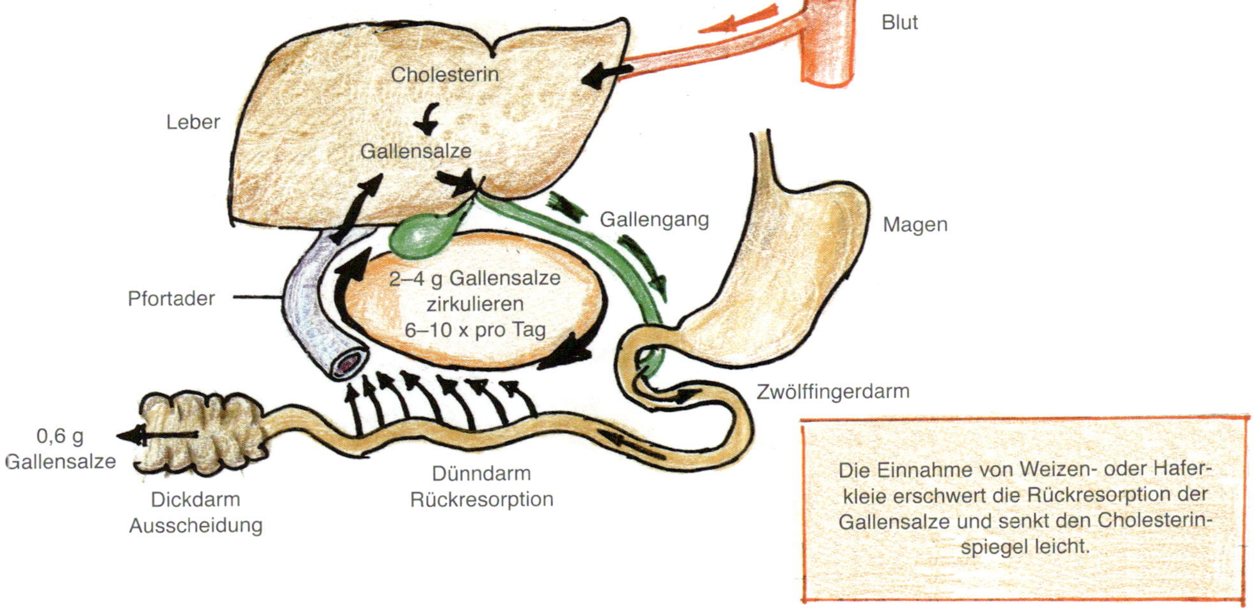

c) Enterohepatischer Kreislauf (Zirkulation der Gallensalze)

3.11.5. Bauchspeicheldrüse

Die versteckt hinter dem eigentlichen Bauchraum liegende Bauchspeicheldrüse (siehe Abb. S. 383 b) projiziert sich direkt in den C-förmigen Bogen des Zwölffingerdarms. Hier mündet auch ihr **Hauptausführungsgang für die von ihr produzierten Verdauungssäfte** gemeinsam mit dem Hauptgallengang ein. Von außen betrachtet gleicht das längliche Organ dem lappenartigen Aufbau der Speicheldrüsen. Mikroskopisch fallen allerdings inselartig eingelagerte Zellverbände auf, die **Langerhans-Inseln**. Sie sind die Produktionsorte der Hormone Insulin, Glucagon und Somatostatin. Die Bauchspeicheldrüse verfügt damit über eine **endokrine** (hormonproduzierende) und eine **exokrine** (verdauungssaftproduzierende) **Funktion**. Die hormonellen Aufgaben haben wir bereits kennengelernt, im Weiteren gilt es die **Verdauungsfunktion** zu besprechen. Hierzu produziert die Bauchspeicheldrüse täglich ein bis zwei Liter Sekret, das eine Vielzahl von **Enzymen** enthält, die Eiweiß (Peptidasen), Fette (Lipasen) und Kohlenhydrate (Amylasen) aufspalten können. Hinzu kommt reichlich **Bicarbonat**, das den sauren Speisebrei, der hier direkt aus dem Magen kommt, abpuffert. Die Stimulation zur Sekretproduktion erfolgt schon bei der Nahrungsaufnahme durch den **Nervus vagus**. Trifft der Speisebolus dann im Zwölffingerdarm ein, wird dies einerseits von Dehnungssensoren in der Darmwand, andererseits von Rezeptoren in der Bauchspeicheldrüse registriert, was wiederum die Produktion der lokalen **Hormone** Cholecystokinin und Sekretin anregt. Sekretin fördert die Mengenproduktion, Cholecystokinin den Enzymgehalt des Bauchspeichels. Zudem regt Cholecystokinin die Gallenblase zur Kontraktion an. Zusammengefasst spielt die Bauchspeicheldrüsensaftsekretion eine zentrale Rolle bei der Aufschlüsselung der Nahrungsbestandteile und der Optimierung des Darm-pH-Wertes, die die Arbeit der Bauchspeicheldrüsenenzyme erst ermöglicht.

Sportliche Aktivität und Verdauungssystem
Die Blut-Umverteilung mit Abfall der Durchblutung der Bauchorgane während körperlicher Anstrengung haben wir bereits kennengelernt (siehe Abb. S. 316). Aus der Sicht des Stoffwechsels kommt unter chronisch sportlicher Belastung der **Leber die größte Bedeutung** zu. Vor allem der Ausdauerleistungssport führt zu Adaptationen innerhalb der Leber, die gut mit dem Begriff »Sportleber« vereinbar sind. Hervorzuheben sind:

- Eine **Zunahme der Glykogenspeicher**, die zuvorderst das Gehirn mit Glucose beliefern
- Eine **Vergrößerung der Leberzellen** mit Vermehrung der Mitochondrien (aerobe »Zellkraftwerke«) und der Zellproteine
- Beides zusammen summiert sich zum Bild einer **Leberhypertrophie**, also einer vergrößerten Leber.

Eine besondere Problematik ergibt sich aus der Tatsache, dass die Muskulatur auch auf Leberglykogen zurückgreift, wenn Muskelglykogen weitgehend verbraucht ist. Dadurch kommt es zu **Engpässen in der Energieversorgung des Zentralnervensystems**. Die Folgen reichen von koordinativen Problemen über Fehleinschätzungen bis hin zu großen zerebralen Krampfanfällen. Gefährdet sind hier bevorzugt Ultrasportler und Höhenbergsteiger. Gerade bei Letzteren können koordinative Fehler und Fehleinschätzungen erhebliche Unfallrisiken herbeiführen, wie der Autor in Zusammenarbeit mit dem Sicherheitskreis des DAV darstellen und veröffentlichen konnte.

Umstritten ist die Ursache des sogenannten **Seitenstechens**. Dabei handelt es sich um fast ausschließlich beim Laufen auftretende rechts- oder linksseitige Oberbauchschmerzen, die akut die Beendigung der sportlichen Belastung erzwingen können. Die Theorie einer übermäßigen Blutfülle von Leber und Milz mit Kapseldehnschmerz erscheint dem Autor dieser Zeilen wenig plausibel. Allen Erfahrungen nach handelt es sich um eine **Störung der Zwerchfelldurchblutung**. Provoziert wird diese durch eine ungenügende direkte Wettkampfvorbereitung (Einlaufen), eine oberflächliche Hyperventilation in der unmittelbaren Vorstartphase und eine unzweckmäßige Nahrungsaufnahme vor dem Lauf, z. B. kohlensäurehaltige Getränke. Daraus leitet sich auch eine sinnvolle Prophylaxe ab: Einlaufen, Atemübungen mit ruhiger vertiefter Atmung und Vermeidung blähender Getränke und Speisen.

3.12. Ernährung – »Nachschub für den Energie- und Baustoffwechsel«

Die Suche, Auswahl und Sicherstellung geeigneter und ausreichender Nahrung gehört zusammen mit der Fortpflanzung zu den ureigenen evolutionären Überlebensprinzipien des Menschen. Jagend und sammelnd wurden in der Frühzeit des Menschen bis zu 40 Kilometer am Tag zurückgelegt und im Kampf mit wilden Beutetieren das Leben riskiert, um die Familie und sich selbst zu ernähren. Das Ziel ist bis heute gleichgeblieben. Es gilt, einerseits Körpersubstanz aufzubauen oder zu erhalten **(Baustoffwechsel)**, andererseits Energie zu gewinnen **(Energiestoffwechsel)**, um die Zellfunktionen in Ruhe und unter Belastung zu sichern und schließlich auch die **Körpertemperatur** konstant zu halten. Die Nahrung muss ein ganzes Spektrum an Komponenten beinhalten, um diesem Anspruch gerecht zu werden. Denn Defizite schmälern die Leistungsfähigkeit oder schaden der Gesundheit. Die wichtigsten Gruppen sind: Kohlenhydrate, Fette, Proteine, Mineralstoffe, Vitamine, Wasser und Ballaststoffe (siehe Abb. S. 387).

3.12.1. Sicherung des Energiebedarfs

Der tägliche Energiebedarf hängt im Wesentlichen von der zu leistenden Muskelarbeit und einem basalen Energieverbrauch zur Sicherung der Zellfunktionen in Ruhe ab, einem definierten **Grundumsatz**. Dieser liegt beim erwachsenen Mann im Durchschnitt bei 4,2 kJ (1 kcal) pro Kilogramm Körpergewicht und Stunde, bei der Frau um etwa zehn Prozent niedriger (J = Joule, k = Kilo = 10^3). Über den Tag gerechnet beträgt der Grundumsatz 7,1 MJ (1,7 Mcal) (M = Mega = 10^6).

Unter **Muskelarbeit und Sport** werden folgende Energieumsätze **pro Tag** angegeben:

- Leichte Arbeit, z. B. Bürotätigkeit 10,1 MJ (2,4 Mcal)
- Mittelschwere Arbeit, z. B. Pflegedienst 12,6 MJ (3,0 Mcal)
- Schwere Arbeit, z. B. Bauarbeiter 15,1 MJ (3,6 Mcal)
- Sehr schwere Arbeit, z. B. Waldarbeiter 17,6 MJ (4,2 Mcal)
- Hochleistungssport, z. B. Ausdauer 20,1 MJ (4,8 Mcal), nur kurzzeitig!

Als **energieliefernde Substrate** dienen die Kohlenhydrate, Fett und Eiweiß. Eine ausgewogene Kost setzt sich aus zwei Drittel Kohlenhydraten, einem Sechstel Eiweiß und einem Sechstel Fett, ausgedrückt in Gewichtsanteilen, zusammen. Anzumerken ist, dass Eiweiß nur zu einem geringen Teil der Energiegewinnung dient, der Hauptanteil wird zum Aufbau körpereigener Eiweißsubstanzen verwandt.

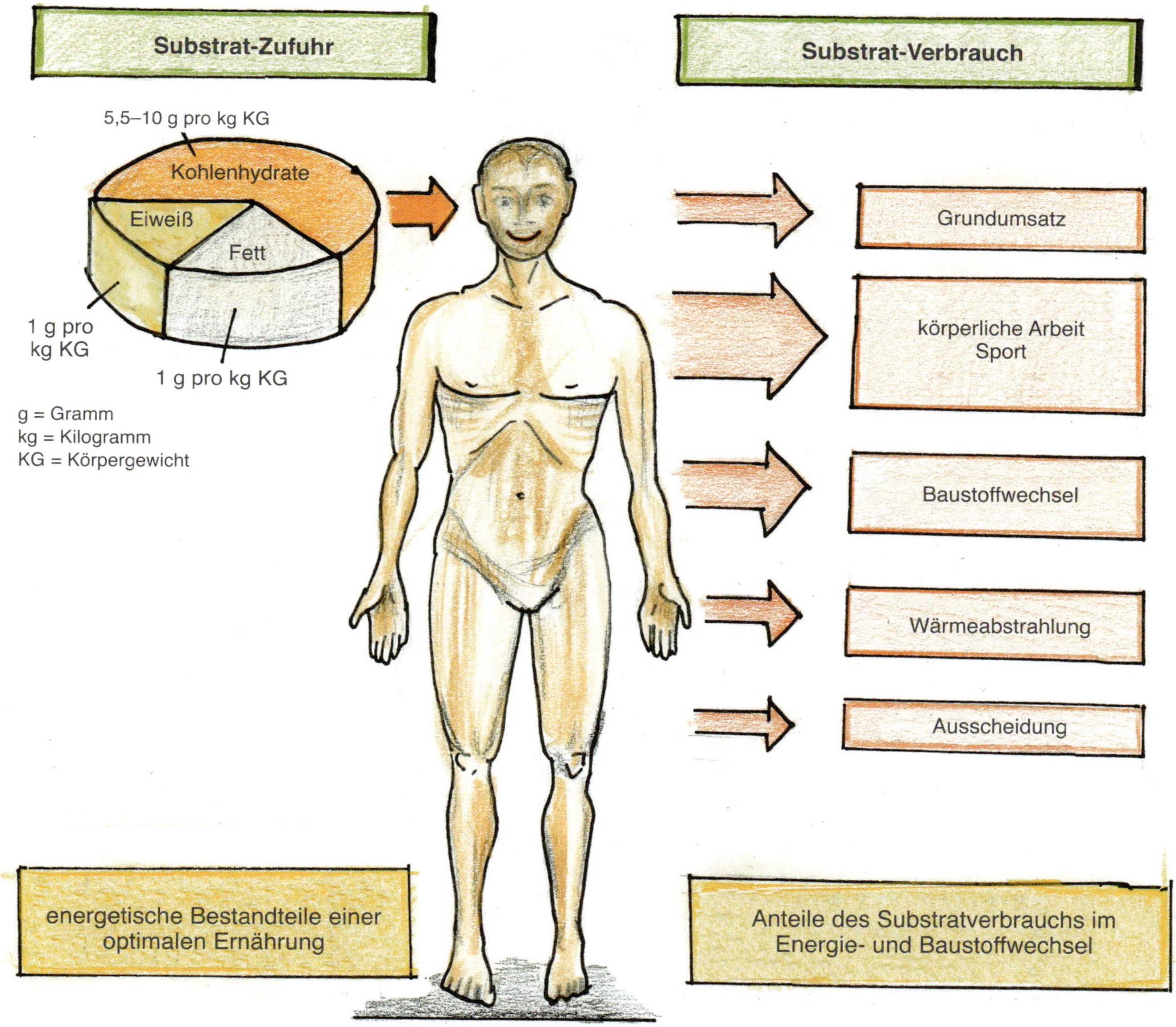

Sportarten	Energieumsatz pro kg KG pro Std. in kJ	in kcal
Laufen 12 km/h	45,4	10,8
Rad 30 km/h	50,4	12,0
Schwimmen 0,8 m/sec	43,3	10,3
Ski-Langlauf 9 km/h	37,8	9,0
Handball	81,1	19,3

Sicherung des Energie- und Baustoffwechsels über eine optimale Ernährung: Der angegebene Energieumsatz für verschiedene Sportarten addiert sich zum Grundumsatz. Umrechnungsfaktor: 4,2 kJ entsprechen einer 1 kcal.

3.12.2. Kohlenhydrate

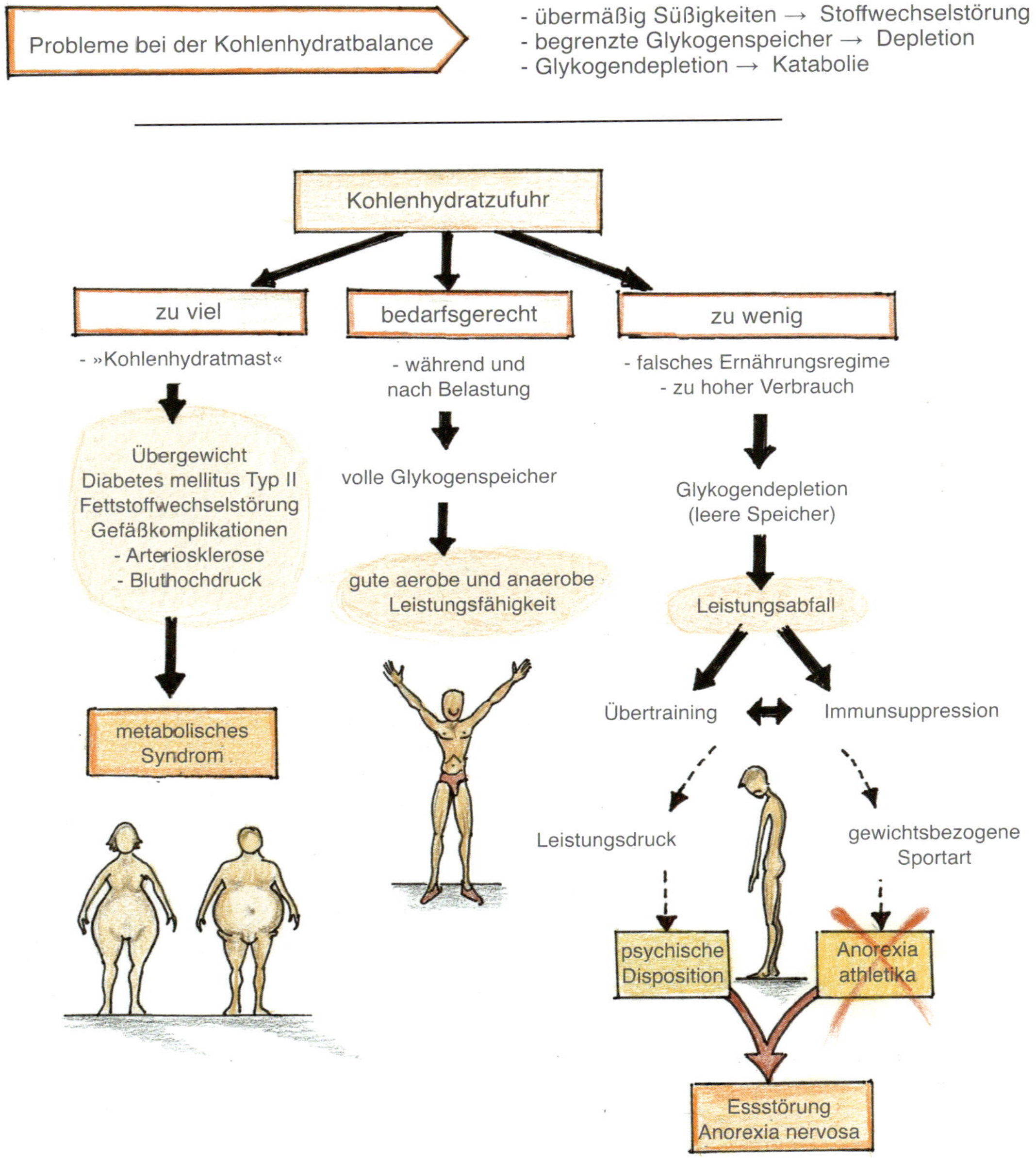

Der Kohlenhydrathaushalt ist störanfällig. Eine ausgeglichene Balance von Zufuhr und Verbrauch hält die Leistungsfähigkeit hoch und schützt vor Leistungseinbuße und Krankheiten.

Sie sind die »Beschleuniger« des Energieflusses und kommen sowohl bei der aeroben wie auch anaeroben Energiebereitstellung bevorzugt zum Einsatz, insbesondere, wenn es schnell gehen muss und die Intensitäten hoch sind (siehe Kap. 2.7. Energiekaskade).

Kohlenhydrate sollten bei Sporttreibenden 60 bis 65 Prozent der gesamten Energiezufuhr abdecken, was in etwa 5,5 bis 10 Gramm pro Kilogramm Körpergewicht entspricht und von Sportart zu Sportart variiert. Gespeichert werden die Kohlenhydrate als **Glykogen** in der

Muskulatur (normal ca. 300 Gramm, bei Hochausdauertrainierten bis zum Doppelten) und in der Leber (ca. 100 Gramm). Der Speicher-Vorrat an Glykogen ist damit begrenzt. Bei einer Intensität von 60 bis 70 Prozent der maximalen Leistungsfähigkeit (z. B. leichter Berglauf) reicht die Zulieferung von Glucose aus den Glykogenspeichern bei Nichtsportlern nur für 45 bis 50 Minuten, bei Hochleistungssportlern aus dem Ausdauerbereich für 90 Minuten. Regelmäßiges Ausdauertraining und eine bedarfsgerechte Kohlenhydratzufuhr erweitern die Glykogenspeicher. Eine ungenügende Wiederauffüllung nach dem Training und/oder ein überhöhter Verbrauch münden gelegentlich in eine **Glykogendepletion** (leere Glykogenspeicher), die bei anhaltender Belastung eine ersatzweise Eiweißverbrennung bedingt, also in einen katabolen (abbauenden) Zustand führt. Die Glykogendepletion ist ein häufiger Begleiter des **Übertrainings** (siehe Kap. 4.6.). Die **Begleitsymptome** sind Leistungsabfall, überhöhte Herzfrequenzen (sympathikotone Gegenregulation), Heißhungerattacken, Schlafstörungen, psychische Instabilität und eine Krankheitsanfälligkeit (Immunsuppression). Die wichtigsten **Gegenmaßnahmen** sind: vorübergehende Belastungsreduktion, Trainingsumstellung, Wettkampfpause und eine kohlenhydrat-, kalium- und flüssigkeitsreiche Ernährung unter Zusatz von Oligosaccharid- oder Maltodextringetränken nach jeder Belastung, auch wenn sie reduziert ist.

Die vom Menschen bevorzugten **Kohlenhydratquellen** variieren regional, subsumieren sich aber in folgende große Gruppen: Getreideprodukte, Kartoffeln, Nudeln, Reis, Brot, Obst, Süßigkeiten, gesüßte Getränke und Müslizubereitungen.

Nach der Anzahl der Zuckerbausteine lassen sich die Kohlenhydrate ernährungsphysiologisch in verschiedene Gruppen einteilen:

- **Monosaccharide** (Einfachzucker)
- Glucose (Traubenzucker)
- Galaktose
- Fruktose
- **Disaccharide** (Zweifachzucker)
- Laktose (Glucose + Galaktose = Milchzucker)
- Maltose (Glucose + Glucose)
- Saccharose (Glucose + Fruktose)
- **Oligosaccharide** (wenige Zucker)
- Raffinose (Fruktose + Glucose + Galaktose)
- Sportgetränke (bis sechs verschiedene Monosaccharide)
- **Polysaccharide** (viele Zuckerbausteine)
- Glykogen (Glucosebausteine)
- Pektine (Polymer der Galakturonsäure) = Ballaststoff
- Zellulose (Polymer der Glucose) = Ballaststoff

Die **Regulation des Kohlenhydrathaushalts** erfolgt über die Hormone **Insulin** und **Glucagon**, deren Funktion wir bereits kennengelernt haben.

Probleme ergeben sich aus der Überschuss-Aufnahme von Traubenzucker (Glucose), z. B. in Form von Süßigkeiten. Eine »Überschwemmung« des Organismus mit Traubenzucker kann zu Übergewicht, Zuckerkrankheit (Diabetes mellitus), Gefäßschäden und Karies führen. Anstelle von Mono- oder Disacchariden sollte deshalb der Kohlenhydratbedarf mit mittel- und langkettigen Zuckern gedeckt werden, wie sie in Reis, Getreideprodukten und Kartoffeln vorkommen.

3.12.3. Fette

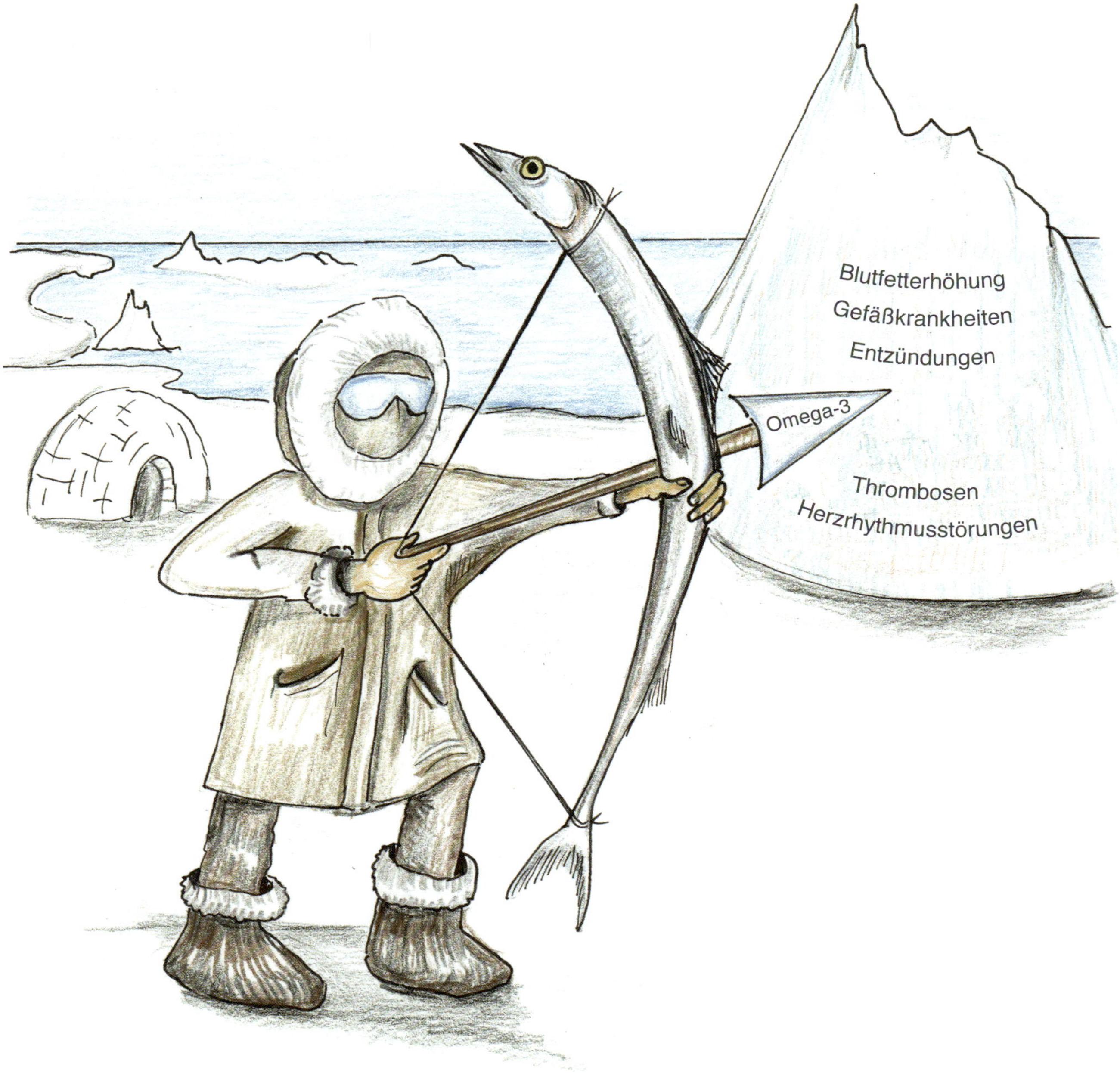

Omega-3-Fettsäuren - Die Wunderwaffe der Eskimos.
Als man danach forschte, warum Eskimos keine Herzinfarkte bekommen, stieß man auf das Fischöl, das mit seinen mehrfach ungesättigten Fettsäuren (Omega-3) eine Schutzwirkung auf das Gefäßsystem aufweist.

Wie die Kohlenhydrate dienen die Fette vorwiegend als Energielieferanten. Allerdings kommt die Fettverbrennung eher bei langsamer und langer Muskelarbeit (Ausdauerbelastung) zum Tragen. Hier kann sie mit einer nahezu unbegrenzten Belastungszeit aufwarten, da die Fettspeicher (Depotfett in der Unterhaut, im Bindegewebe, in der Leber und den Nieren) auch bei schlanken Menschen stundenlange Belastungen ermöglichen. Zudem weisen die Fette mit 38,9 kJ/g einen **hohen Energiegehalt** (Brennwert) auf. Im Vergleich liegen die Kohlenhydrate und Proteine jeweils nur bei 17,2 kJ/g. Neben den energetischen Aufgaben fungieren die Fette als Zellmembranbausteine und helfen bei der Resorption fettlöslicher Vitamine und sonstiger Wirkstoffe (z. B. Medikamente) mit.

Die **Fettaufnahme** sollte 25 Prozent der gesamten Energieaufnahme nicht überschreiten, was in etwa einem Tagesbedarf von einem Gramm pro Kilogramm Körpergewicht entspricht. Die Fette, auch als Lipide bezeichnet, stammen sowohl aus tierischen, wie aus pflanzlichen Lebensmitteln: Fleisch, Wurst, Fisch, Milch, Eier, Butter, tierische und pflanzliche Öle und Margarine. Übermäßig zugeführte Kohlenhydrate werden ebenfalls in Fett umgewandelt und in den Fettdepots gespeichert. Mit über 90 Prozent sind die **Triglyceride** (Neutralfette) die bedeutendste Fettfamilie. Sie bestehen aus Glycerin und drei Fettsäuren. Bei den Fettsäuren unterscheidet man **ungesättigte** und **gesättigte**. Die ungesättigten Fettsäuren sind im Ernährungsplan zu bevorzugen, da sie einen blutgefäßschützenden Charakter besitzen. Es sind dies z. B. Olivenöl (einfach ungesättigt), Sonnenblumenöl (zweifach ungesättigt) und Fischöl (mehrfach ungesättigt). Letztere, die sogenannten Omega-3-Fettsäuren, besitzen neben einer blutfettsenkenden Wirkung auch eine Schutzwirkung gegen Entzündungen und Blutgerinnsel und beugen nach neueren Untersuchungen Herzrhythmusstörungen vor. Gesättigte Fettsäuren, z. B. Butter und Schmalz, besitzen diese Wirkungen nicht. Zu den Fetten gehört auch **Cholesterin**, das zum großen Teil in der Leber gebildet und zusätzlich mit tierischen Produkten aufgenommen wird. Cholesterin ist ein wichtiger Baustein für Zellmembranen und stellt das Grundgerüst für Gallensalze und Steroidhormone, wie z. B. Cortisol, dar. **Überhöhte Cholesterinspiegel** (größer 200 mg/dL oder 5,2 mmol/l) besitzen allerdings eine Risikodisposition für die Entstehung einer Arteriosklerose. Die Höhe des Risikos errechnet sich aus der blutchemischen Bestimmung des Quotienten der Cholesterin-Untergruppen LDL-/HDL-Cholesterin (LDL = Low-Density-Lipoprotein, HDL = High-Density-Lipoprotein). **Das Risiko ist umso größer, je höher das »böse« gefäßschädigende LDL- und je niedriger das »gute« gefäßschützende HDL-Cholesterin ist** (siehe Spezialliteratur).

> Auch wenn vielfach eine genetische Disposition zur Fettstoffwechselstörung besteht, empfiehlt sich doch eine disziplinierte Fettaufnahme, die die bewusste Grenze von einem Gramm pro Kilogramm Körpergewicht nicht überschreiten sollte, zumal auch noch »versteckte Fette« in der Nahrung lauern, z. B. in der Schokolade. Ein regelmäßiges moderates Ausdauertraining zwei- bis dreimal pro Woche unterstützt die Fettverbrennung und verbessert die Cholesterin-Konstellation.

3.12.4. Eiweiße

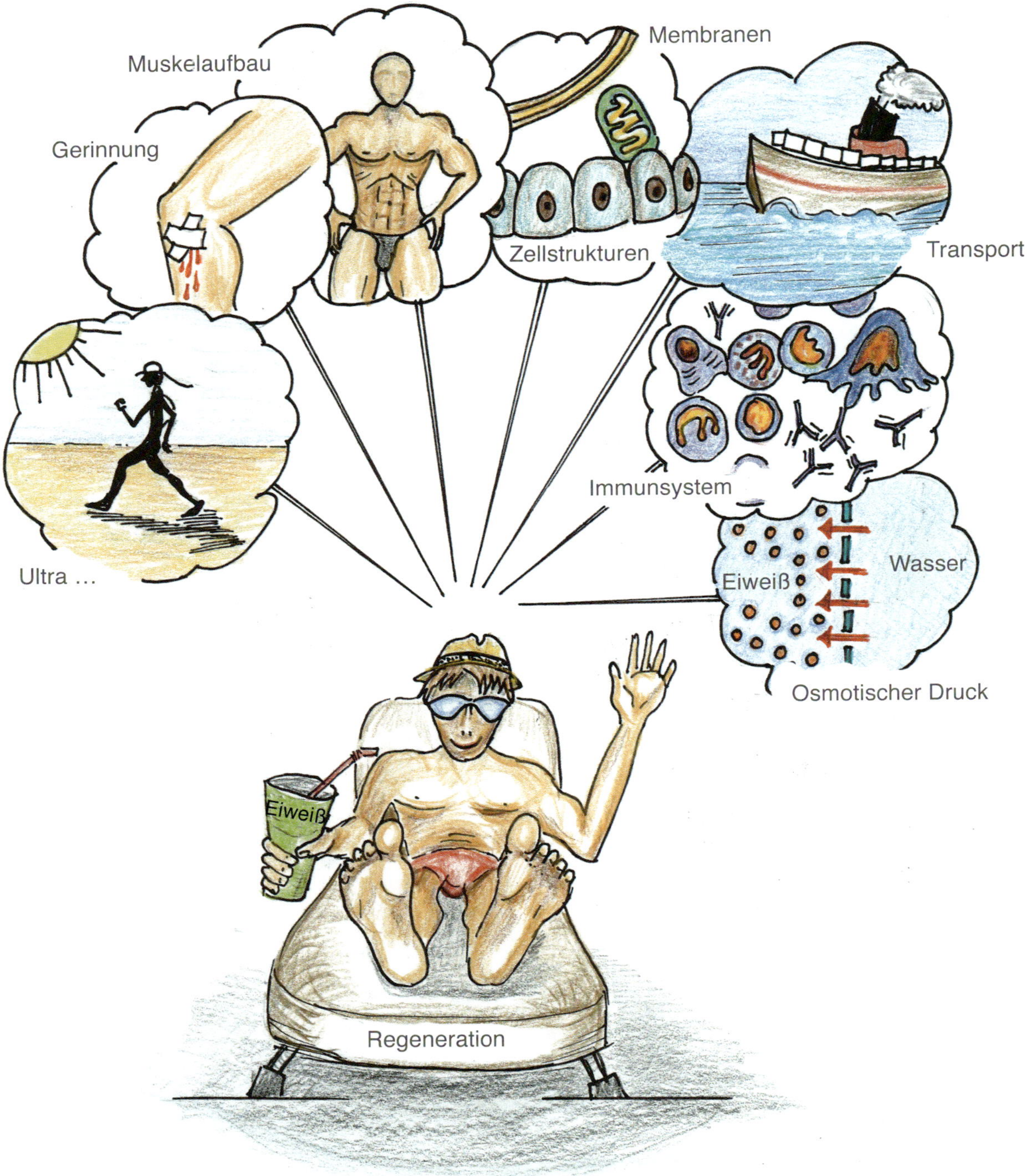

Eiweiß dient als wertvolles Bau- und Reparatursubstrat.
Als Energielieferant kommt es nur bei »Ultra«-Leistungen und/oder leeren Glykogenspeichern zum Einsatz, der Körper »verbrennt sich dann selbst«.

Wie eingangs betont, dient das zugeführte Eiweiß überwiegend dem **Baustoffwechsel**. Die aus dem Darm resorbierten **Aminosäuren** (Eiweißbausteine) sind Bausubstanz und Reparaturmaterial für die Muskelfibrillen und werden als Eiweißmoleküle für Transportaufgaben, im Immunsystem, bei der Blutgerinnung und zur Erhaltung des osmotischen Drucks eingesetzt. Als **Energielieferant** kommt Eiweiß bei Ausdauerbelastungen über 90 Minuten zum Einsatz, wenn die Kohlenhydratspeicher zur Neige gehen. Die Mobilisation erfolgt dann katabol unter dem Einfluss des Nebennierenrindenhormons Cortisol, das über die Freisetzung von freien Fettsäuren im Blut auch den Fettstoffwechsel unterstützt.

Die tägliche **Eiweißzufuhr** sollte im Durchschnitt bei einem Gramm pro Kilogramm Körpergewicht liegen. Kraftsportler führen mehr als das Doppelte zu. Die Qualität des Nahrungseiweißes wird an der sogenannten **biologischen Wertigkeit** gemessen. Denn der menschliche Organismus kann von den benötigten rund 20 verschiedenen Aminosäuren nur etwa die Hälfte selbst herstellen, den Rest muss er als **essenzielle** (unentbehrliche) **Aminosäuren** mit der Nahrung zuführen. Wegen ihrer Wichtigkeit bei der Beurteilung der Eiweißqualität (z. B. von Zusatzernährungskonzentraten) seien sie hier aufgeführt: Isoleucin, Leucin, Lysin, Methionin, Phenylalanin, Threonin, Tryptophan und Valin, für Säuglinge zusätzlich Histidin. **Pflanzliches Eiweiß**, wie Weizen, Kartoffeln, Gemüse und Soja, enthält weniger essenzielle Aminosäuren als tierisches. **Tierisches Eiweiß**, z. B. Fleisch, Fisch, Ei und Milch, ist damit prinzipiell hochwertiger als pflanzliches. Als Richtwert dient das Eiprotein (»Volleiprotein«), dem man die biologische Wertigkeit 100 gibt. Zum Vergleich liegt Weizenprotein bei 59. Durch die Kombination verschiedener Eiweißgemische lässt sich aber die Wertigkeit deutlich steigern. So erreichen Bohnen + Mais, Milch + Weizen, Ei + Weizen und Ei + Kartoffeln ein Wertigkeitsoptimum über 100, was z. B. bei fleischloser Kost von Bedeutung ist. Denn eine **hochwertige Eiweißzufuhr** sichert die vollständige Regeneration nahezu aller Körpergewebe, optimiert die Arbeit der Enzyme und Transportsysteme und gewährleistet ein Funktionsoptimum für alle steuernden Systeme, wie Hormone, Immun- und Nervensystem. Wird zu viel von diesem wertvollen Stoff verbraucht und/oder zu wenig angeliefert, entsteht eine **katabole (abbauende)** Stoffwechsellage, die langfristig in eine Erkrankung einmünden kann. Im Übrigen zeigt auch die chronische Aufnahme von **alkoholischen Getränken** eine katabole Wirkung. Alkoholgenuss innerhalb zwei Stunden nach dem Training verhindert die reparative Ausschüttung anaboler Hormone, wie Testosteron, und verringert dadurch den Trainingseffekt. Nebenbei fördert Alkohol wegen seines hohen Energiegehalts (doppelt so hoch wie Zucker) eine unerwünschte Gewichtszunahme.

3.12.5. Sportliche Belastung und Ernährung

Unterschiedliche Belastungsanforderungen im Sport verlangen eine stoffwechselangepasste Variation der Nährstoffe.

Ausdauersport
Beispiele: Langstreckenlauf, Radsport, Triathlon, Ultrasport, Skilanglauf, Skiberglauf, Speed-Bergsteigen, Höhenbergsteigen.

Ausdauerbelastungen, die über **90 bis 120 Minuten** mit hoher Intensität (Wettkämpfe, Zeitvorgaben) durchgeführt werden, erfordern die Beachtung folgender physiologischer **Störgrößen** und **Gesetzmäßigkeiten** bei der Sicherung des Energiehaushalts:

- Zunehmende Entleerung der Muskel- und zuletzt der Leberglykogenspeicher mit Leistungsabfall und zentralnervösen Problemen
- Ersatzweiser Abbau von wertvollem Struktureiweiß nach 90 bis 120 Minuten (katabole Reaktion) mit Harnstoffanstieg
- Zunehmende Fettverbrennung bei erschöpften Glykogenspeichern steigert den ersatzweisen Eiweißabbau über glucoplastische (zuckerbildende) Aminosäuren
- »Fett verbrennt nur im Feuer der Kohlenhydrate«

Da die begrenzten Glykogenspeicher über lange Distanzen den »Schwachpunkt« der Energieversorgung darstellen, stehen die **Füllung der Speicher** und die **kontinuierliche Versorgung mit Kohlenhydraten** im Vordergrund, um einen Leistungsabfall zu verhindern.

- Nur mit vollen Glykogenspeichern antreten.
- Die regelmäßige Füllung der Energiespeicher ist Teil des Trainings.
- Spaghetti-Partys am Vorabend reichen nicht aus.
- Trickdiäten (Saltin usw.) halten nicht, was sie versprechen.
- Alle 15 bis 30 Minuten Energie zuführen.
- Sechsprozentige Kohlenhydratgetränke mit Oligosacchariden/Maltodextrinen + Natrium + geringen Mengen Kalium
- Regelmäßige Plateauphasen zur Regeneration in den Makrozyklus des Trainings einbauen.
- **Doping ablehnen:**
- Das neuerdings praktizierte Insulin-Glucose-Doping zur Erweiterung der Glykogen-Speicher ist höchst gefährlich, denn es birgt das Risiko von Unterzucker und Hirnschäden.
- Anabole Steroide sind gesundheitsschädigend (Leber, Sexualorgane, Gene).
- EPO (Erythropoietin) begünstigt Thrombosen und Embolien.
- Amphetamine führen in den Grenzbereich menschlicher Belastbarkeit, schlimmstenfalls in den Tod.

Ausdauertraining im Breiten- und Gesundheitssport erfordert in der Regel keine spezielle Kohlenhydratsubstitution. Eine ausgewogene Ernährung mit ausreichender Flüssigkeitszufuhr ist ausreichend.

Kraftsport

Beispiele: Bodybuilding, Gewichtheben, Strongest Man.

Die frühere Ansicht, nahezu unbegrenzte Mengen an Steaks, Eiweißkonzentraten und Aminosäuren zuführen zu müssen, scheint überholt. Nach neueren Untersuchungen reichen im Leistungssport **zwei bis drei Gramm hochwertiges Eiweiß pro Kilogramm Körpergewicht täglich**. Da große Mengen an Fleisch die Risiken einer **Fettstoffwechselstörung** und einer **Harnsäureerhöhung** mit **manifester Gicht** und **Nierensteinen** bergen, ist es vielfach empfehlenswert, das Eiweiß als hochgereinigtes Konzentrat zu substituieren.

Doping mit anabolen Steroiden, Wachstumshormon, Insulin/Wachstumshormon-Kombinationen und Beta-2-Stimulatoren ist durchweg abzulehnen. Dies gilt auch für Hobby-Kraftsportler und Studioamateure, die zwar nicht den Regularien des Antidopings unterliegen, aber durch den Gebrauch dieser Substanzen hohe Gesundheitsrisiken in Kauf nehmen.

Schnellkraftsport

Beispiele: Sprint, Sprung, Wurf, Eishockey, Fußball, Handball, Bob.

Neben einer vermehrten Zufuhr **hochwertigen Eiweißes** bis maximal zwei Gramm pro Kilogramm Körpergewicht ist auch auf eine ausreichende **Füllung der Glykogenspeicher** zu achten, denn die meisten schnellkräftigen Sportarten spielen sich im anaeroben Bereich ab, wo neben Kreatinphosphat die Geschwindigkeit des Glucoseflusses eine zentrale Rolle spielt. Hier sind **nach** dem Training neben einer **kohlenhydratreichen Kost sechsprozentige Kohlenhydratgetränke** ausreichend und empfehlenswert. Als Reihenfolge für diese Form der Kohlenhydrataufnahme gilt: zum Ende des Trainings trinken, nach ein bis zwei Stunden essen. Da viele der Schnellkraft- und Schnelligkeitssportarten körpergewichtsbezogen sind, ist eine »Kohlenhydratmast« mit dem Ergebnis einer Erhöhung des Körpergewichts zu vermeiden. Strittig ist die Frage der **Kreatin-Supplementierung**. Vom Körper selbst hergestelltes und mit der Nahrung (z. B. Fleisch) aufgenommenes Kreatin spielt eine zentrale Rolle im anaerob-alaktaziden Energiestoffwechsel. Als Kreatinphosphat regeneriert es ohne messbare zeitliche Verzögerung den ATP-Pool. Mit einer maximalen Arbeitskapazität von acht bis zehn Sekunden ist der Kreatinphosphat-Mechanismus prädestiniert für Schnelligkeits- und Schnellkraftbelastungen (siehe Kap. 2.7., Energiekaskade). Durch künstliche Zufuhr mittels frei käuflicher Kreatinpräparate können die Kreatinphosphatspeicher um ca. 20 Prozent erweitert werden. Bei 60 bis 70 Prozent der Versuchspersonen führt dies zu einer leichten Erhöhung der Maximalkraft, vor allem aber zu einer verlängerten Arbeitszeit auf einem submaximalen Kraftniveau. Erkauft werden diese augenscheinlichen Vorteile mit einer vermehrten Wassereinlagerung in die Muskulatur, die das Körpergewicht erhöht, und einer Erhöhung des Muskeltonus, die Muskelverletzungen begünstigt. Zudem zeigen sich die bindegewebigen Strukturen, wie Sehnen und Sehnenansätze, den hohen Kraftspitzen nicht gewachsen, da sie nicht im längerfristigen Trainingsprozess adaptiert sind. Fasst man alle Argumente des Für und Wider zusammen, so ist die Kreatinsupplementierung als Ernährungsmanipulation überflüssig, da sich Vorteile und Nachteile nahezu aufheben.

3.12.6. Mineralstoffe und Spurenelemente

Primär handelt es sich bei den Mineralstoffen und Spurenelementen um **anorganische Materalien** aus der Erde, die nach ihrer Aufnahme in den Körper mit organischen Molekülen in Verbindung treten. Sie machen vier Prozent der Körpermasse aus, wobei der Großteil im Skelett zu finden ist. Ab einer Elementgröße unter 0,01 Prozent Körpermasse spricht man von Spurenelementen.

Die wichtigsten **Mineralstoffe** sind (Auszug, Lokalisation und Funktion in Stichworten):

- **Calcium** in Knochen und Zähnen, Muskelerregung, Blutgerinnung
- **Phosphor** in Knochen und Zähnen, Puffersystem, Energiefreisetzung
- **Kalium** in den Zellen, Erzeugung und Weiterleitung von Aktionspotenzialen in Muskeln und Nerven
- **Natrium** in Flüssigkeiten außerhalb der Zellen, beeinflusst die Wasserverteilung, Beteiligung an Aktionspotenzialen
- **Chlor** beeinflusst den Säure-Basen-Haushalt im Blut, Salzsäurebildung im Magen
- **Magnesium** vorwiegend in den Zellen, wichtige Rolle bei der Funktion des Muskel- und Nervengewebes, Knochenbildung

Die wichtigsten **Spurenelemente** sind (Auszug, Lokalisation und Funktion in Stichworten):

- **Eisen** bindet Sauerstoff am Hämoglobin und Myoglobin, Bestandteil der Atmungskette.
- **Jod** ist wichtig für die Herstellung der Schilddrüsenhormone zur Stoffwechselregulation.
- **Zink** Bedeutung beim Wachstum, bei der Wundheilung, beim Geschmack und Appetit
- **Selen** Rolle im Immunsystem, Antioxidans gegen freie Radikale
- **Fluor** Verbesserung der Zahnstruktur und Haltbarkeit
- **Chrom** Optimierung Kohlenhydrat- und Fetthaushalt

Normalerweise ist die Versorgung mit den lebensnotwendigen Mineralstoffen und Spurenelementen in Mitteleuropa unproblematisch. Im Leistungssport und bei Erkrankungen (Durchfall, Resorptionsstörungen, Lecks) kann allerdings die Notwendigkeit einer **gezielten** Substitution auftreten. Als Beispiel sei die **Eisenmangelanämie** junger Leistungssportlerinnen um die Pubertät angeführt. Häufig liegt dieser eine Kombination aus erhöhtem Verbrauch, Verlusten durch eine instabile Menstruation und eine ungenügende Eisen-Zufuhr bei fleischloser Kost zugrunde. In jedem Fall ist hier eine **ärztliche Intervention** mit Diagnosesicherung, Aufklärung, Eisensubstitution und dem Versuch einer Periodenregularisierung empfehlenswert.

3.12.7. Vitamine

Als Vitamine bezeichnet man lebensnotwendige Stoffe, die der Körper nicht selbst herstellen kann, die in kleinsten Mengen wirken und ohne wesentlichen Eigenverbrauch Stoffwechselvorgänge katalysieren. Sie müssen mit einer vitaminreichen Nahrung zugeführt werden, z. B. Obst, Gemüse, Fleisch, Nüsse und Hefeprodukte. Ein geringer Teil wird auch von den Darmbakterien synthetisiert. Man unterscheidet fettlösliche und wasserlösliche Vitamine.

Fettlösliche Vitamine sind (Auszug, Funktion in Stichworten):

- **Vitamin A** schützt die Haut und ihre Anhangsgebilde, ist essenziell für die Bildung der Sehpigmente und ist ein Antioxidans gegen freie Radikale.
- **Vitamin D** verbessert die Resorption von Calcium und Phosphor aus dem Verdauungstrakt und fördert den Einbau von Calcium in die Knochengrundsubstanz über die Bildung des Hormons **Calcitriol** (siehe S. 253 und 254), Vorstufen (Vitamin D_3) werden durch UV-Lichteinwirkung in der Haut hergestellt.
- **Vitamin E** trägt zur Senkung des Blutfettspiegels mit bei, stabilisiert die Zellmembranen und hält Bindegewebe elastisch, hat eine antioxidierende Wirkung (»Radikalschutz«).
- **Vitamin K** unterstützt die Blutgerinnung, wird teilweise von Darmbakterien produziert.

Wasserlösliche Vitamine sind (Auszug, Funktion in Stichworten):

- **Vitamin B_1** unterstützt den Kohlenhydratstoffwechsel, ist essenziell für die Herstellung des Neurotransmitters Acetylcholin.
- **Vitamin B_2** ist beteiligt am Kohlenhydrat- und Proteinstoffwechsel, schützt Augen und Darmschleimhaut.
- **Niacin** unterstützt u. a. den Fettabbau.
- **Vitamin B_6** hilft beim Aminosäurestoffwechsel mit.
- **Vitamin B_{12}** ist für die Bildung der roten Blutkörperchen notwendig.
- **Pantothensäure** unterstützt die Energieherstellung und die Synthese von Cholesterin und Steroidhormonen.
- **Folsäure** ist für die Produktion von roten und weißen Blutkörperchen wichtig.
- **Biotin** arbeitet im Muskel- und Nervenstoffwechsel mit.
- **Vitamin C** fördert die Eiweißsynthese in den Bindegeweben, wirkt bei der Inaktivierung von Giftstoffen mit, stabilisiert Zellmembranen und ist ein wichtiges Antioxidans, unterstützt die Eisenresorption.

3.12.8. Das Gießkannenprinzip

Die andauernde, ungezielte Supplementierung mit dem Argument der Leistungssteigerung fördert bei Jugendlichen eine Dopingmentalität, auch wenn die einzelnen Substanzen harmlos sind!

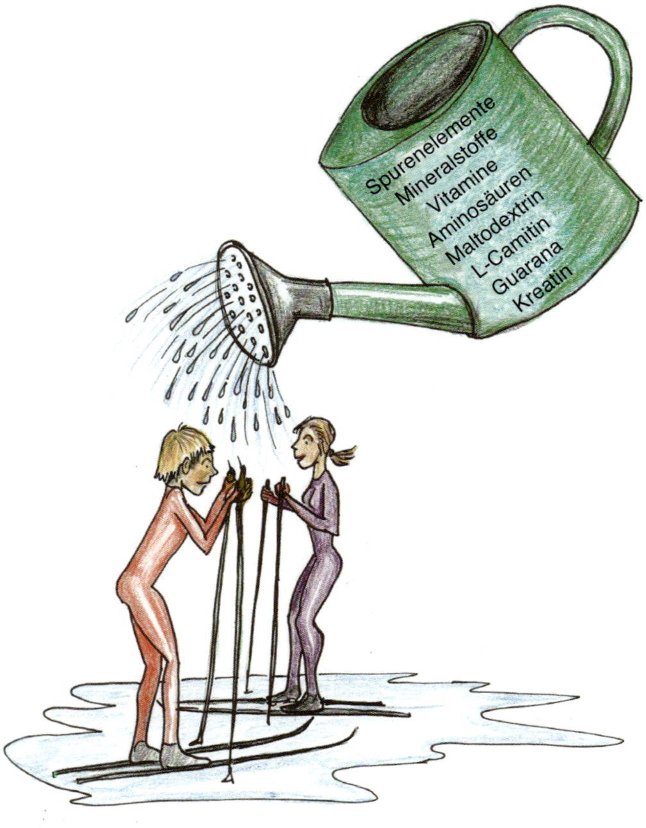

Das Gießkannenprinzip:
»Alles was gut ist« wird über die jungen Sportler wie mit einer Gießkanne ausgeschüttet.

Mineralstoffe und Vitamine haben einen herausragend positiven Ruf in der Bevölkerung. Die Neigung der Sporttreibenden ist deshalb groß, Multimineral- und Multivitaminpräparate wie mit der Gießkanne in einer großen, wenig gezielten Streuung einzunehmen, um die Leistungsfähigkeit mit »harmlosen Mitteln« zu steigern. Alle bisherigen wissenschaftlichen Untersuchungen zeigen, dass dies einem wenig sinnvollen Unterfangen gleichkommt:

- Ein Überschuss an Mineralstoffen und Vitaminen verbessert die Leistungsfähigkeit **nicht**.
- Stark überhöhte Dosen können sogar **schaden**, dies gilt insbesondere für die fettlöslichen Vitamine.
- Bestimmte Mineralstoffe **behindern** sich gegenseitig, z. B. Calcium und Eisen.
- Gegen eine **gezielte** Substitution von nachgewiesenen (Labor) oder zu befürchtenden Mangelzuständen (Veganer) ist nichts einzuwenden.
- **Achtung:** Die monate- bis jahrelange ungezielte Einnahme von Supplementen mit dem Hinweis auf eine Leistungsverbesserung kann bei Jugendlichen zu einer **Dopingmentalität** führen.

Am sinnvollsten ist die Aufnahme von Mineralstoffen und Vitaminen über eine **hochwertige, breit gefächerte Ernährung**. Um die volle Wertigkeit zu sichern, gilt es dabei zu beachten, dass Erhitzungsvorgänge die Vitamine denaturieren können. Vitamin C wird beispielsweise bei Erhitzung über 50 °C zerstört.

3.12.9. Durst, Hunger und Sättigung

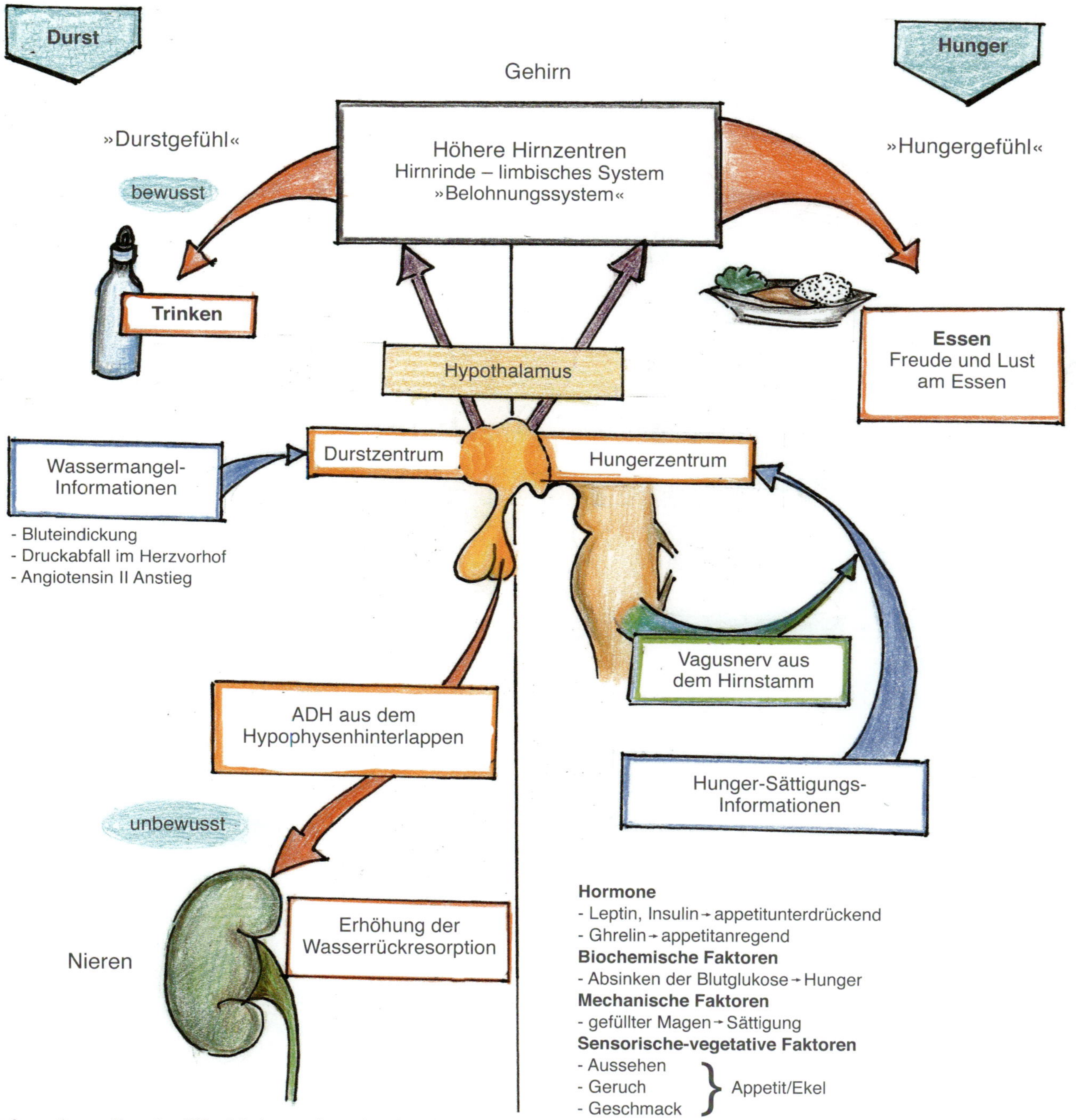

Hormone
- Leptin, Insulin → appetitunterdrückend
- Ghrelin → appetitanregend

Biochemische Faktoren
- Absinken der Blutglukose → Hunger

Mechanische Faktoren
- gefüllter Magen → Sättigung

Sensorische-vegetative Faktoren
- Aussehen
- Geruch
- Geschmack

} Appetit/Ekel

Hedonistische Faktoren
- Freude und
- Lust an gutem Essen/Kochen

Informationen über den Flüssigkeitsstand werden dem Durstzentrum des Hypothalamus gemeldet. Von dort aus erfolgt einerseits über das Gehirn die bewusste (Trinken), andererseits über die Nieren die unbewusste (Wasserrückhalt durch ADH) Flüssigkeitsregulierung.

Regulation von Durst, Hunger und Sättigung

Die Appetitregulation ist multifaktoriell. Zentrale Antriebe aus dem »Belohnungssystem« (limbisches System/präfrontaler Kortex) scheinen einen stark modulierenden Einfluss zu besitzen.

Der Hypothalamus verfügt über Regelzentren, die entsprechend der Informationen aus der Peripherie und der Abstimmung mit weiteren Hirnzentren für den Ausgleich der Durst- und Hungersignale sorgen.

Durst:
Ein Flüssigkeitsdefizit wird über eine erhöhte Osmolalität (Bluteindickung), den Abfall der Herzvorhofdrucke und eine Erhöhung von Angiotensin II dem **Durstzentrum** im Hypothalamus signalisiert. Die Antwort erfolgt einerseits über eine vermehrte Trinkmenge, ausgelöst durch Durstgefühl, andererseits über einen Anstieg der ADH-Ausschüttung mit der Wirkung einer erhöhten Wasser-Rückresorption in den Nieren. Sehr schön lässt sich hier darstellen, wie bewusste Handlungsmuster (Trinken) und unbewusste hormonelle Reaktionen (Wasserrückhalt) vom Hypothalamus synchronisiert werden.

Hunger/Sättigung:
Sitz der Hunger-, Appetit- und Sättigungssteuerung ist ebenfalls der Hypothalamus. Die Grundeinstellung der zentralen Regelsysteme scheint **Hunger** zu sein, was aus Überlebensgründen durchaus sinnvoll ist. Als Regelgröße ist er durch Sättigungssignale modulierbar. Eine herausragende Rolle spielen dabei die Hormone **Leptin** und **Insulin**. Leptin wird im Fettgewebe gebildet und von dort ins Blut freigesetzt. Es wirkt appetitunterdrückend auf den Hypothalamus. Je größer die gespeicherte Fettmasse ist, umso mehr Leptin wird produziert. Damit dient Leptin auch der **Körpergewichtsregulation**. Insulin fungiert neben seiner zentralen Rolle im Glucosestoffwechsel ebenfalls als Sättigungssignal. Gegenspieler des Leptins und Insulins ist das vom Magen produzierte Hormon **Ghrelin**, das die Nahrungsaufnahme anregt und durch Nahrungsentzug stimuliert wird. Neben diesen hormonellen Funktionsgrößen bestimmen noch biochemische, mechanische, externe und emotionale Faktoren die Nahrungsaufnahme. So löst ein Absinken der Blutglucose ein starkes Hungergefühl aus, während ein gefüllter Magen über Dehnungsrezeptoren ein Sättigungsgefühl aussendet. Optik, Geruch und Geschmack des Essens steuern neben der Tageszeit ebenfalls die Regulation von Hunger und Sättigung. Hier wird schon der Bezug zu emotionalen Hirnzentren sichtbar. Insbesondere das limbische System kann in Verbindung mit dem präfrontalen Kortex den Hypothalamus und vegetative Zentren im Hirnstamm über das normale Hunger- und Sättigungsgefühl hinaus so beeinflussen, dass Essen Lust und Freude bereitet. Vorlieben für bestimmte Speisen und hedonistische Verhaltensmuster lassen sich dadurch erklären. Leider kann eine positive Verstärkung dieses Verhaltens auch zu einer suchtartigen Komponente des Essverhaltens führen, da im limbischen System und in Hirnstammarealen das sogenannte **Belohnungssystem** angesiedelt ist, das u. a. auch für die Suchtentwicklung bei Alkohol und Opiaten verantwortlich gemacht wird (siehe Abb. S. 399).

3.12.10. Magersucht im Sport

»Vorne laufen die Bleistifte und hinten die Radiergummis«. (M. S.)

»Beim Marathonlauf bedeutet ein Pfund weniger 40 Sekunden weniger Zeit«. (E. v. A.)

O. G., Siegerin München-Marathon 1986 in 2:38:51
Körpergröße: 168 cm
Körpergewicht: 36 kg

Krankenhauseinweisung 1987
Körpergröße: 168 cm
Körpergewicht: 31 kg
BMI: 11 (lebensbedrohlich!)

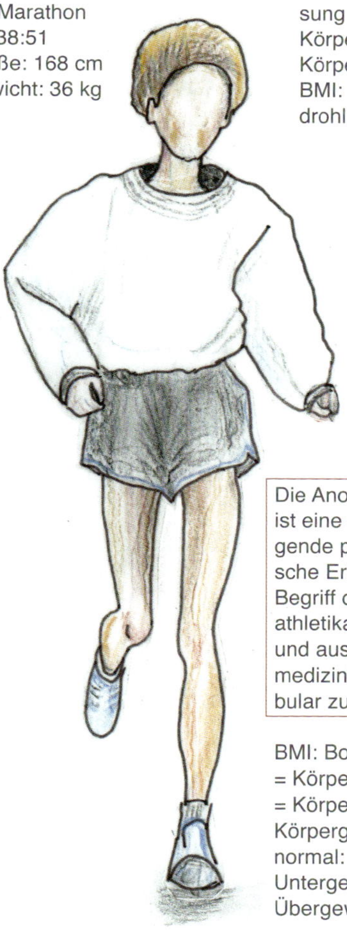

Die Anorexia nervosa ist eine schwerwiegende psychosomatische Erkrankung. Der Begriff der Anorexia athletika ist zynisch und aus dem sportmedizinischen Vokabular zu streichen!

BMI: Body-Mass-Index
= Körpermasse-Index
= Körpergewicht (kg)/Körpergröße (m)²
normal: 18,5–24,9
Untergewicht: < 18,5
Übergewicht: > 25

Magersucht (Anorexia nervosa) im Leistungssport
Beispiel: O. G., originalgetreue Körperumrisse, aus ethischen Gründen wird auf weitere Details verzichtet. Die Zitate stammen von sogenannten »Laufpäpsten«.

Vorausgesetzt, es bestehen keine Defizite, ist es grundsätzlich **nicht** möglich, durch die Wirkung verschiedenster Ernährungsvorgaben die sportliche Leistung zu verbessern (Doping und Kreatinmanipulation ausgeschlossen). In Kenntnis dieser Tatsache wird bei **gewichtsbezogenen Sportarten** oft der umgekehrte Weg beschritten: Durch Abmagerungskuren, Darmeinläufe und wassertreibende Medikamente (Doping!) wird ein niedriges Körpergewicht angestrebt, das die biomechanischen Voraussetzungen verbessert, indem es die zu beschleunigenden Kräfte des Körpers erniedrigt (»Leistungsgewicht«), die spezifische Ästhetik unterstreicht oder in eine niedrigere Gewichtsklasse Zugang verschafft. Betroffen sind beispielsweise folgende Sportarten: Kunstturnen, rhythmische Sportgymnastik, Eiskunstlauf, Sportklettern, Langstreckenlauf, Berglauf und bedingt auch Skisprung. Nicht gerade selten verselbstständigt sich das Bemühen um eine Gewichtsabnahme, und die Grenze zum krankhaften Untergewicht wird unterschritten. Zu 95 Prozent handelt es sich um das weibliche Geschlecht. Liefert die Athletin noch gute sportliche Leistungen ab, bezeichnet man diese Form der Untergewichtigkeit als **Anorexia athletika** in Anlehnung an die »echte« Magersucht, die **Anorexia nervosa**, eine schwere psychosomatische Erkrankung. Doch das ist eine Fehlbeurteilung! **Der Begriff der Anorexia athletika ist zynisch und überflüssig.** Im Vollbild einer echten Magersucht wurde beispielsweise der München-Marathon in der Damenwertung 1986 von einer jungen Frau gewonnen, die nach über 25 Jahren immer noch an den Folgen der schwerwiegenden Erkrankung leidet. **Der Leistungssport muss endlich lernen, die Gesundheit über die sportliche Leistung zu stellen.**

3.12.11. Supplementierung – Substitution – Doping

In den speziellen Kapiteln über Ernährung und Hormone werden diese Begriffe mehrfach gebraucht und inhaltlich dargestellt. Im Folgenden geht es einerseits darum, die Begriffe abzugrenzen, da sie häufig vermengt werden, andererseits aber auch um eine physiologische Sichtweise, die dem Titel »Kunst der Bewegung« gerecht wird und frei von paramedizinischen Einflussgrößen ist.

Supplementierung:
Hier handelt es sich um eine allgemeine, **ungezielte Nahrungsergänzung** mit einer Vielzahl von Inhaltsstoffen (»Alles, was gut ist«). Wie im Kapitel 3.12.8. das Gießkannenprinzip dargestellt, gibt es unter Normalbedingungen im Sport hierfür keine ernährungsphysiologische Begründung. **Sinnvolle Ausnahmen** sind schlechte Ernährungsbedingungen in Trainingslagern, auf Expeditionen, bei Abenteuerreisen usw., wenn sie über eine Woche andauern.

Substitution:
Die Substitution dient dem mehr oder weniger **gezielten Ersatz verbrauchter Körperstoffe** oder dem zu **erwartenden Verbrauch**, beispielsweise die kontinuierliche sechsprozentige Kohlenhydrat-Wasserzufuhr während Ausdauerbelastungen über 60 bis 90 Minuten. Ebenso ist der Ersatz von zweiwertigem Eisen bei nachgewiesenem Eisenmangel eine notwendige Substitutionsmaßnahme. Dies gilt auch für die »prophylaktische« Eisensubstitution beim sporttreibenden Vegetarier/Veganer, da bei diesem Ernährungsregime allen Erfahrungswerten nach die Wahrscheinlichkeit eines Eisenmangels außerordentlich hoch ist.

Doping:
Soweit es die Physiologie der Bewegung betrifft, wurde in einzelnen Kapiteln (Hormone, Ernährung) über Doping berichtet. Sinn dieses Buches ist es nicht, sämtliche Dopingmittel und Manipulationen zu beschreiben, sondern Argumentationshilfen bei der **Bewertung von Doping** zu geben, zumal der Sport als Institution hier hilflos wirkt. Die **gültige Definition** der Medizinischen Kommission des Internationalen Olympischen Komitees (IOC) lautet: »Doping ist die Verwendung von Substanzen aus den verbotenen Wirkstoffgruppen und die Anwendung verbotener Methoden«. Diese sind wie folgt aufgelistet:

I. Verbotene Wirkstoffgruppen
A. Stimulanzien
B. Narkotika
C. Anabole Wirkstoffe
D. Diuretika
E. Peptid- und Glykoproteinhormone und Analoge

II. Verbotene Methoden
A. Blutdoping
B. Pharmakologische, chemische und physikalische Manipulation

III. Wirkstoffgruppen, zugelassen nur mit Einschränkungen
A. Alkohol
B. Marihuana
C. Lokalanästhetika
D. Corticosteroide
E. Beta-Blocker

Abgesehen von der fehlenden juristischen Beurteilung ist eine ethisch-moralische Bewertung des Dopings von tragender Bedeutung nicht zu finden.

Betrachtet man die Bewegung als Kunst, so mutet Doping im allegorischen Sinne wie eine **Fälschung** an. Im Bereich der musischen Künste werden Fälschungen nicht nur bestraft, sondern vor allem **geächtet**. Was für gefälschte Kunstwerke und gestohlene Musikstücke gilt, hat sich beim Doping in der allgemeinen Betrachtungsweise nicht durchgesetzt. Man empfindet erstaunlicherweise Verständnis für Dopingsünder, die das Publikum und die Sponsoren hinters Licht führen. Und dies, obwohl Doping nicht nur Betrug am Sport ist, sondern auch die **Gesundheit schädigt**. Wir kennen zahlreiche Dopingfälle mit tödlichem Ausgang. Wir wissen um die Zusammenhänge von gefährlichen Hormonmixturen und bleibenden Gesundheitsschäden. Wir lassen uns über die traurigen Fälle von Missbildungen bei Fruchtabgängen dopender Mütter und Väter berichten. Wir lächeln über den Einsatz aggressionssteigernder Psychostimulanzien verständnisvoll. – Muten wir dieses Verständnis auch unseren Kindern zu?

Die Umsätze des Dopingmarktes boomen und haben inzwischen die Höhe des Drogenmarktes erreicht. Warum? Doping besitzt längst keine Monopolstellung mehr für den Hochleistungssport, sondern hat sich wie ein Flächenbrand ausgebreitet. Über 20 Prozent der Studiobesucher haben oder hatten Kontakt mit anabolen Wirkstoffen. EPO kommt schon bei Rad-Amateuren zum Einsatz. Dopingmittel werden auf dem Schulhof gehandelt. In Internetforen werden die ausgefeiltesten Dopingvariationen diskutiert und empfohlen, die selbst den erfahrenen Sportarzt in Erstaunen versetzen. Doch der Eindruck biochemischen Wissens trügt. Naive Gehirne, denen jede Form der Empathie zu fehlen scheint, tüfteln hier an Doping-Rezepten, die dem Hochleistungssport entlehnt sind, und erweitern sie auf ihre Weise ohne Kenntnis pharmakodynamischer Interaktionen!

Hier tut Aufklärung not. Doping muss, wie auch die Drogensucht, an den Schulen thematisiert werden. Studios müssen, um die Zertifizierung zu erlangen, verpflichtet werden, regelmäßig Antidoping-Veranstaltungen durchzuführen. Die Krankenkassen, zu deren Lasten die Diagnostik und Therapie von Dopingschäden erfolgt, sollten die Aufklärung mit ihren Mitteln unterstützen. Über ein Antidoping-Gesetz hinaus sollte sich das Gesundheitsministerium diesen Bemühungen anschließen und sie koordinieren. Denn **Doping hat Suchtcharakter. Leistung und »Schönheit« werden dadurch käuflich.** In einer Gesellschaft, die Leistung, Erfolg und Körperkult favorisiert, findet Doping einen guten Nährboden. Der schnell sicht- und messbare Erfolg der Dopingmittel bestärkt gerade den verunsicherten Dopinganfänger in seinem Entschluss. Geplagt von Selbstzweifeln wird er falschen Beratern folgen, nicht deklarierte und nicht kontrollierte Mittel auf dem schwarzen Markt kaufen und schließlich krank werden. Ein Ziel, das er nie erreichen wollte.

Doping muss geächtet werden, denn es ist nicht nur sportlich unfair, sondern gesundheitsschädigend und menschenunwürdig. Die Entwicklung einer Dopingmentalität durch eine falsch verstandene chronische Supplementierung ist bei jugendlichen Sportlern besonders gefährlich. Denn aus dem vergleichsweise harmlosen Pflänzchen der Supplementierung kann sich die »fleischfressende Monsterpflanze Doping« entwickeln, die ihren Anwender auffrisst (siehe Abb. S. 404).

Doping nimmt nicht nur im Sport überhand, sondern auch im Alltags- und Arbeitsleben. Aufputschende Amphetamine sollen die Arbeitsleistung stimulieren, Tranquilizer dämpfen Stress und Schlaflosigkeit, Alkohol dient als Problemlöser. Gewöhnung und Sucht sind die Folge. Moderater Sport 2- bis 3-mal pro Woche und Entspannungstechniken, wie die progressive Muskelrelaxation nach Jacobson, sind hier die bessere Lösung.

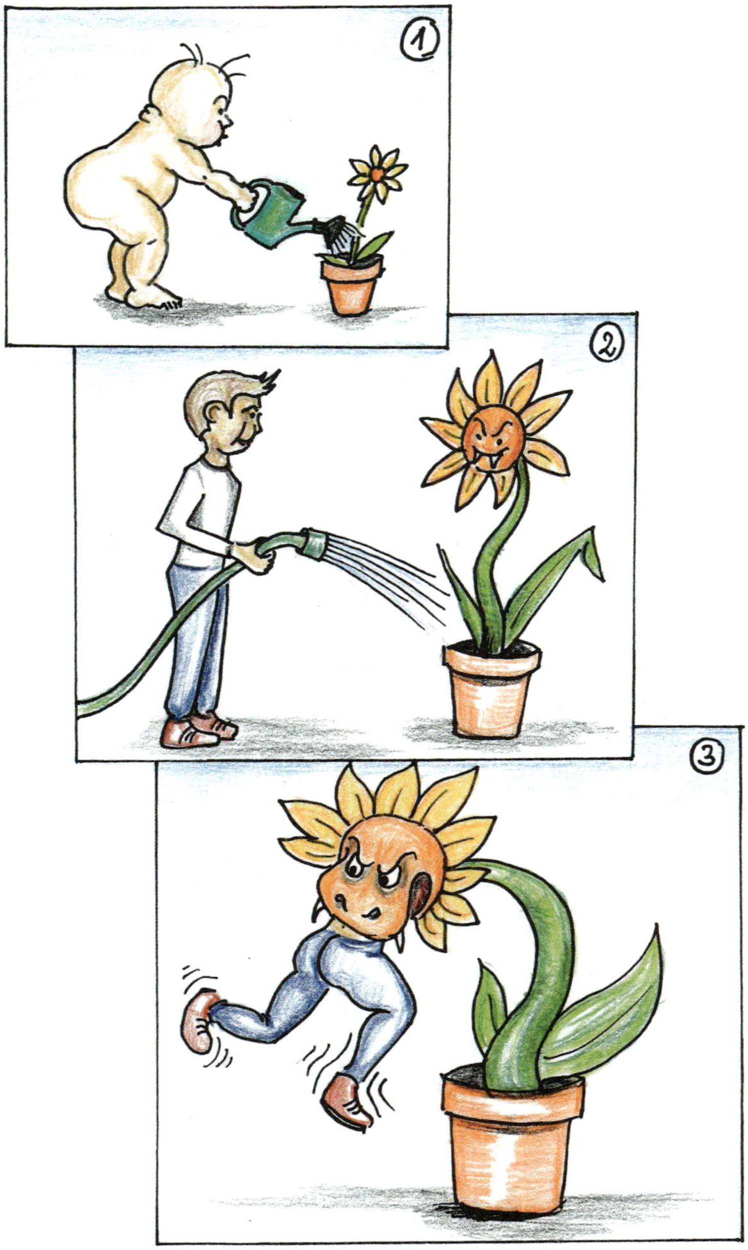

Doping frisst seine Anwender, wenn sich das Pflänzchen der chronischen Supplementierung zur fleischfressenden Pflanze der Dopingmentalität entwickelt.

3.13. Wärmehaushalt – »Fieberthermometerklima«

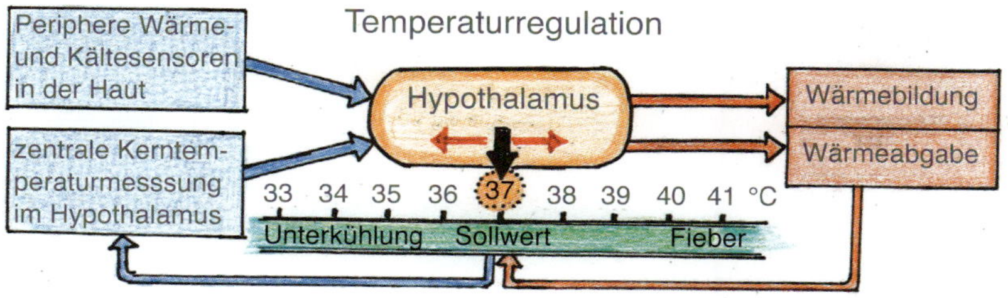

Die Temperaturregulation läuft über den Hypothalamus mit einer Sollwerteinstellung von 37 °C.

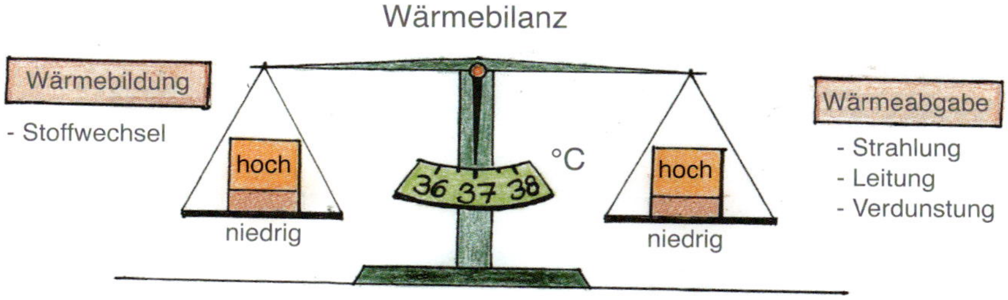

Die Sollwerteinstellung von 37 °C ermöglicht unter unterschiedlichen Temperaturbedingungen ein Gleichgewicht zwischen Wärmeproduktion und Wärmeabgabe.

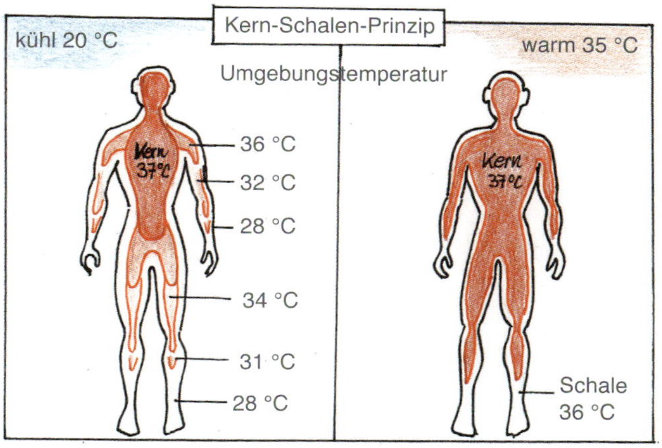

Das Kern-Schalen-Prinzip garantiert eine gute Anpassung an wechselnde Umgebungstemperaturen.

Regulation der Körpertemperatur über eine Sollwerteinstellung im Hypothalamus
Wärmebilanz: Wärmebildung und Wärmeabgabe halten ein Gleichgewicht.
Der Körperkern reagiert homoiotherm (gleichwarm), die Körperschale poikilotherm (wechselwarm).

Wie die Säugetiere und Vögel gehört der Mensch zu den **Warmblütern**. Sie alle benötigen ein stabiles »Körperklima« für eine optimale Körperfunktion, die wiederum eng mit den temperatursensiblen Enzymen verknüpft ist. Aus diesem Grund ist das vordringliche Ziel der menschlichen Temperaturregulation eine **konstante Körperwärme um 37 °C** (Sollwert) trotz wechselnder äußerer und innerer Temperaturbedingungen. Diese Eigenschaft wird als **homoiotherm** (gleichwarm) bezeichnet und erfordert eine ausgeklügelte homöostatische Einstellung von Wärmeproduktion, Wärmeaufnahme und Wärmeabgabe (siehe Abb. oben).

3.13.1. Kern-Schalen-Prinzip

Um eine möglichst hohe Flexibilität bei der Körpertemperatursteuerung zu erreichen, hat sich die Natur das Kern-Schalen-Prinzip einfallen lassen. So gilt die Konstanterhaltung der Körperwärme mit 37 °C nur für den **Körperkern** mit Gehirn und den Organen des Brust- und Bauchraums. Die **Körperschale** aus Extremitäten und Körperhaut passt sich den wechselnden Temperaturbedingungen an: Bei Kälte nimmt die Schalendurchblutung ab, bei Hitze zu. Die Schale reagiert damit im Gegensatz zum **homoiothermen** (gleichwarmen) Kern **poikilotherm** (wechselwarm), quasi wie die früher als Kaltblüter bezeichneten Fische, Frösche und Echsen, die sich an die Umgebungstemperatur anpassen. Die Kerntemperatur selbst zeigt tagesrhythmische Schwankungen (morgens 36,5 °C, abends 37,5 °C), reagiert auf hormonelle Einflüsse (Basaltemperaturanstieg um 0,5 °C nach dem Eisprung) und steigt bei infektbedingtem Fieber (> 38 °C) (siehe Abb. S. 405).

Die Messung der Körpertemperatur (»Fiebermessen«) sollte eine Messung der Kerntemperatur sein, muss also für den Laien immer in unmittelbarer Nähe zum Körperkern erfolgen: im Darm (rektal), im Mund (sublingual = unter der Zunge) und vorsichtig im Ohr.

3.13.2. Temperaturregulation

Regelzentrum der Körperwärme ist der **Hypothalamus**. Um die Wärmeproduktion und Wärmeabgabe bei einem **Sollwert von 37 ± 0,5 °C** im Gleichgewicht zu halten, erfolgt eine **zentrale** Messung der Kerntemperatur direkt über Sensoren im Hypothalamus und eine **periphere** Messung der Schalentemperatur über Wärme- und Kälterezeptoren in der Haut. Entsprechend der eintreffenden Informationen wird die **Wärmeabgabe** über einen Vergleich des gemessenen **Istwerts** mit dem **Sollwert** erhöht bzw. erniedrigt. Reichen diese Maßnahmen nicht, werden bewusste und unbewusste aktive Regulationsmaßnahmen angestoßen, wie forcierte Bewegungen und Muskelzittern bei Kälte.

Umgebungstemperatur

Innerhalb bestimmter **äußerer Temperaturgrenzen**, die zwischen 0 °C und 50 °C liegen, kann ein nur **spärlich bekleideter** Mensch in Ruhe durch Zittern oder Schwitzen seine Kerntemperatur von 37 °C für kurze Zeit halten. Dazwischen liegt eine sogenannte **thermoneutrale Zone** mit einem schmalen Temperaturkorridor von ca. 27 bis 32 °C, ein Wohlfühlbereich, der sich allein über eine **Änderung der Hautdurchblutung** steuern lässt. Dieser enge Temperaturbereich kann nun durch **Verhaltensänderungen** weiter entscheidend beeinflusst werden: Kleidung anlegen, heizen, Schatten suchen, Klimaanlage einschalten usw. Bekleidet wird z. B. ein

Raumklima von 23 °C bei einer Luftfeuchtigkeit von 50 Prozent als angenehm empfunden. Durch die Anpassung des Verhaltens an die Klimabedingungen lassen sich die tolerierbaren Temperaturgrenzen erweitern, z. B. arktische Temperaturen von minus 60 °C im Iglu ertragen. Das Entzünden einer Kerze in einer selbst gegrabenen Schneehöhle kann bei ausreichenden tiefer gelegten Belüftungsgängen wahre thermische Wunder bewirken (»Kunst des Überlebens«). Problematisch wird es im **Wasser**. Die Wärmeleitfähigkeit gegenüber Luft ist hier um das **20-Fache** erhöht, entsprechend steigt das Risiko der Unterkühlung in kaltem Wasser. Die **Behaglichkeitstemperatur** liegt im Wasser je nach isolierender Unterhautfettschicht zwischen 30 °C (dick) und 36 °C (dünn).

Akklimatisation

Eine stabile, nachhaltige Akklimatisation an erhöhte Temperaturen (Tropen) ist langfristig (Monate bis Jahre) über einen erhöhten Körperwasserumsatz gut möglich. Auch unter sportlicher Belastung zeigen sich kurzfristige, aber instabile Adaptationsreaktionen (siehe Kap. 3.13.3., Hitze und Sport). Eine Kälteadaptation hingegen findet nur in geringem Maße über eine Verbesserung der Durchblutungsgrößen statt. Bei Eskimos entdeckte man zusätzlich noch eine Erhöhung des Grundumsatzes, die zu einer leichten Steigerung der basalen Wärmeproduktion führt. Sowohl für die chronische Kälte- wie auch Hitzeexposition gilt, dass nach individuell unterschiedlicher Zeit ein Gewöhnungseffekt bezüglich des Kälte- und Hitzeempfindens auftritt.

Wärmeproduktion

In Abhängigkeit vom Energieumsatz stellt der Körper als »Stoffwechselabfall« selbst Wärme her. In **Ruhe** sind die inneren Organe des Bauch- und Brustraums mit 55 Prozent Anteil an der Wärmeproduktion die Hauptlieferanten, während Muskeln und Haut bei 20 Prozent, das Gehirn bei 15 Prozent und der Rest (Knochen, Bindegewebe) bei 10 Prozent liegen. Unter **starker körperlicher Arbeit** (Bewegung, Sport) nimmt die **gesamte Wärmebildung deutlich zu**, und die Anteile der Lieferanten ändern sich dramatisch. Die Muskulatur liegt nun mit 90 Prozent an der Spitze, während in **Relation zur Gesamtwärmeerhöhung** der Eingeweideanteil auf 8 Prozent, das Gehirn und der Rest auf je 1 Prozent abfallen.

Wärmeabgabe (siehe Abb. S. 408)

Um den Sollwert von 37 °C bei vermehrt anfallender Körperwärme zu halten, ist es notwendig, die Wärmeabgabe zu erhöhen. Dies geschieht in Abhängigkeit von der Umgebungstemperatur und der Hautdurchblutung auf drei Wegen:

Wärmestrahlung: Sie setzt eine im Vergleich zur Hauttemperatur niedrigere Temperatur in der Umgebung voraus (Zimmerwand, Nachthimmel usw.). In Ruhe beträgt sie z. B. bei 20 °C Umgebungsluft 60 Prozent der gesamten Wärmeabgabe, bei 36 °C Umgebungsluft 0 Prozent.

Aber Achtung: Finden sich in der unmittelbaren Umgebung Gegenstände mit höherer Temperatur als die Haut, z. B. Öfen, nimmt der Körper Strahlungswärme auf.

Wärmeleitung und Konvektion: Die Ableitung der Körperwärme an die kühlere Umgebungsluft erfolgt hier von der erwärmten Luftschicht, die direkt der Haut anliegt, an die kühlere Umgebungsluft. Unterstützt wird dieser Vorgang durch Luftströmung (Konvektion), die die erwärmte Luftschicht zusätzlich »wegbläst«. Beträgt die Umgebungsluft 20 °C, liegt der Anteil der Wärmeabgabe bei 25 Prozent, bei einer Umgebungsluft von 36 °C bei 0 Prozent.

Verdunstung: Insbesondere bei erhöhten Außentemperaturen und starker Muskelarbeit kommt die Verdunstung nahezu als ausschließlicher Wärmeabgabemechanismus zum Tragen. Die Wärmeabgabe erfolgt durch Wasserverdunstung auf der Hautober-

Prozentualer Organanteil an der Körperwärmebildung (= 100 %)

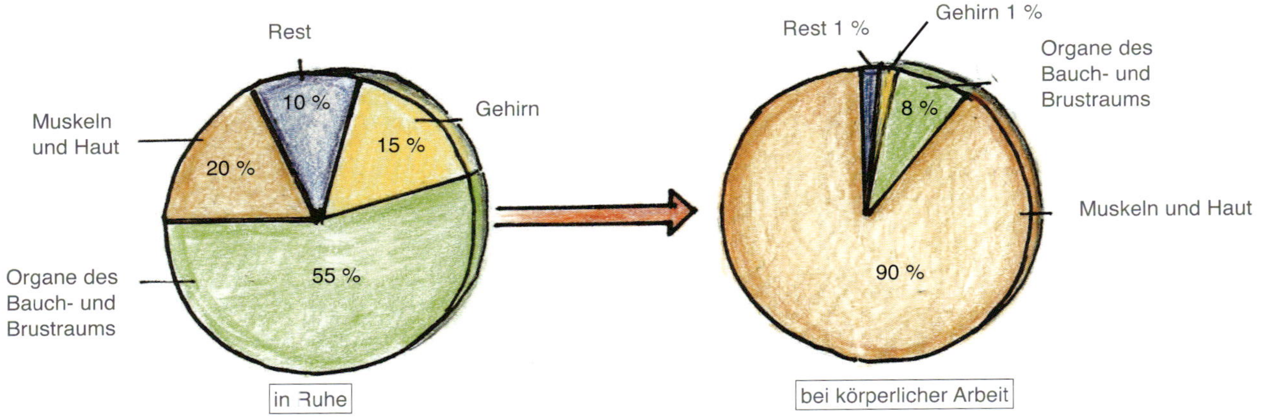

Wärmeabgabemechanismen

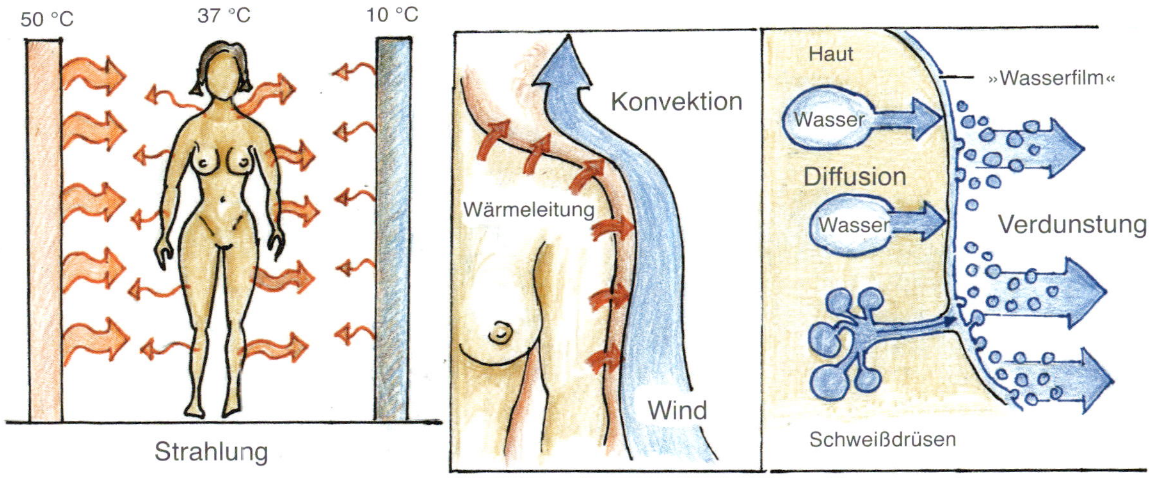

Beispiel:
Wärmeabgabe an kalte Wand
Wärmeaufnahme von heißer Wand

Leitung und Konvektion
Die nach außen geleitete Wärme bildet einen warmen Hautsaum und wird »weggeblasen«.

Verdunstung
Das über die Schweißdrüsen und Diffusionsvorgänge an die Hautoberfläche transportierte Wasser liefert Verdunstungskälte

Wärmebildung in Ruhe und unter körperlicher Belastung bei Arbeit und Sport.
Während in Ruhe die Organwärme dominiert, steigt bei Muskelarbeit die Wärmebildung in Relation um ein Vielfaches an, und der Anteil der Muskulatur wächst auf 90 %.
Die Wärmeabgabe über Verdunstung steht bei Muskelarbeit ganz im Vordergrund. Der Anteil der Wärmeabstrahlung hängt von der Wärmestrahlung der Umgebung ab, während die Wärmeleitung im Wesentlichen von der Bewegung der umgebenden Luft bestimmt wird.

fläche. Dieser Mechanismus ist besonders effektiv, denn durch Verdunstung von einem Liter Schweiß werden dem Körper 2400 kJ (570 kcal) entzogen. Der Antransport erfolgt über die vegetativ (Sympathikus) aktivierten Schweißdrüsen und über Diffusionsprozesse (Perspiratio insensibilis). Ein Teil wird auch durch Wasserdampfabgabe über die Ausatemluft »abgeatmet«. Während die Verdunstung in Ruhe bei einer Umgebungsluft von 20 °C nur bei ca. 15 Prozent der Wärmeabgabe liegt, beträgt sie bei 36 °C 100 Prozent.

Wärmeverluste

Zur Regulation der Körperwärme gehört auch die Vermeidung von Wärmeverlusten in kalter Umgebung. Grundkenntnisse hierüber sind besonders wichtig, da die Zahl der Wintersportler, Skitouristen, Eiskletterer, Höhenbergsteiger und der Wassersportler in den letzten Jahren steil angestiegen ist. Ebenso ist dieses Wissen bei der Bergung von Lawinen- und Seenotopfern gut einsetzbar.

Analysiert man die Wärmeverluste in kalter Umgebung, wird das **Kern-Schalen-Prinzip** der Temperaturregulation besonders augenscheinlich: Die Schalendurchblutung wird gedrosselt, und die Wärmeproduktion wird erhöht. Je kälter aber die Umgebung wird und je höher die Wärmeverluste sind, umso mehr gewinnt das **menschliche Verhalten** beim Kälteschutz an Bedeutung:

- Wärmende Bekleidung nach dem Mehrschichtenprinzip
- Fetthaltige Hautcremes als Gesichtsschutz (keine Tapes aufkleben!)
- Große Skibrillen mit UV-Schutz-Doppelscheiben als Augenschutz
- Berg- und Skischuhe mit Kälteisolierung
- Handschuhe in Doppelausführung/Unterziehhandschuhe
- Daunenschlafsäcke
- Windstabile Zelte
- Kenntnisse im Iglu- oder Schneehöhlenbau
- Mitführen hochkalorischer heißer Getränke (Thermosflasche)
- **Kein Alkohol**, da dieser die Schalendurchblutung erhöht und Wärmeverluste begünstigt

Das **Warmhalten des Körpers** erfordert eine mehr oder weniger kontinuierliche aktive Bewegung großer Muskelgruppen (Arme, Beine) zur Erzeugung von Wärme. Kommt es trotzdem zum Abfall der Kerntemperatur, setzen spontane **Gegenregulationen** ein:

- **Zentralisation** durch eine weitere Verminderung der Schalendurchblutung über eine erhöhte Sympathikus-Aktivität
- **Muskelzittern** am ganzen Körper
- **Erhöhung des Grundumsatzes** über eine vom Sympathikus angeregte Fettverbrennung
- beim Säugling **»zitterfrei« erzeugte Wärmefreisetzung** im braunen Fettgewebe

Beim weiteren Abfall der Körperkerntemperatur unter 35 °C spricht man von **allgemeiner Unterkühlung**. Wegen ihrer Gefährlichkeit wird sie im Kapitel 13.5. »Überschreitung der Kältetoleranz« gesondert besprochen.

3.13.3. Hitze und Sport

Muss eine körperliche Arbeit oder ein sportliches Training längerfristig unter anhaltenden Hitzebedingungen durchgeführt werden, kann es durchaus innerhalb ein bis zwei Wochen zu einer reversiblen **Kurzzeitadaptation** kommen:

- Verstärktes Schwitzen mit erhöhter Verdunstungsrate
- Niedrigerer Salzgehalt im Schweiß, um Salzverlusten entgegenzuwirken
- Erhöhtes Durstgefühl zur Vermeidung eines Flüssigkeitsdefizits

Problematisch stellt sich allerdings Hitze in Begleitung einer hohen Luftfeuchtigkeit dar. Diese erhöht zusätzlich die Schweißrate, da eine hohe Luftfeuchtigkeit die Wärmeabgabe durch Verdunstung beeinträchtigt. Durch die beeinträchtigte Thermoregulation und die gesteigerten Flüssigkeitsverluste verschlechtert sich die körperliche Leistungsfähigkeit entscheidend. Bezogen auf den **Schweißverlust in Prozent des Körpergewichts** gilt:

3 bis 4 Prozent: Abfall der körperlichen Leistungsfähigkeit, vor allem im Ausdauerbereich

5 bis 6 Prozent: zusätzlich Abfall der Kraftfähigkeiten und erhöhte Krampfneigung

Über 6 Prozent: Überhitzung (Hyperthermie) des Körperkerns mit zentralnervösen Ausfällen und hochbedrohlichem Krankheitsrisiko (siehe S. 411, Hitzschlag)

Empfehlungen für den Leistungssport, Expeditionen usw.:

- **Tägliches Wiegen**, Gewichtsabfall zeigt Flüssigkeitsverlust an
- **Beobachtung der Urinfarbe**, je goldgelber, umso höher ist der Flüssigkeitsverlust (Achtung: Vitamin B färbt den Urin auch an, wenn kein Flüssigkeitsverlust besteht)
- **Messung des spezifischen Uringewichts** mit einfacher Messspindel (> 1025 zeigt Flüssigkeitsdefizit an)

- Der **Flüssigkeitsausgleich** sollte immer durch Mineralgetränke, gegebenenfalls mit sechsprozentiger Kohlenhydratzumischung über Oligosaccharide/Maltodextrine erfolgen. Über Tage bis Wochen reines Leitungswasser, geschmolzenen Schnee usw. zu trinken, führt zu einem ungünstigen Verdünnungseffekt. **Getränkevorschlag** zum Flüssigkeitsausgleich »Quick Fix nach Dr. Haas«: ein halber Liter Mineralwasser + ein halber Liter Orangensaft + zwei Prisen Kochsalz.

3.13.4. Überschreiten der Hitzetoleranz

Reichen die Regulationsmechanismen der Wärmeabgabe bei zu hohen »Betriebs«- und Umgebungstemperaturen nicht mehr aus, kann es neben einem **Leistungseinbruch** zu **ernsthaften Hitzeerkrankungen** kommen:

Hitzschlag

Über 41 °C Körperkerntemperatur (Hyperthermie) tritt eine Störung der Hirnfunktion mit Koordinationsproblemen, Desorientierung und Verwirrtheit auf. Da dabei auch die Thermoregulation im Hypothalamus selbst betroffen ist, fallen die Wärmeabgabemechanismen aus, was das Krankheitsbild noch potenziert: Die Haut wird trocken und heiß, es kommt zu Bewusstseinseintrübung und Krampfanfällen, schlimmstenfalls zum Tod. Die Akuttherapie besteht in kühler, schattiger Lagerung, feuchten Stirnumschlägen, Ventilation und lauwarmer (nicht kalter!) Flüssigkeitszufuhr mit Elektrolyten und Kohlenhydraten. Letztere als sechsprozentige Maltodextrin/Oligosaccharid-Zubereitung, da gerade im Sport eine latente Glykogendepletion das Krankheitsbild noch erschwert. Bei Bewusstlosigkeit gelten die Kriterien der stabilen Seitenlage, die Überwachung der Herz- und Lungenfunktion und eine schnellstmögliche notärztliche Intervention.

Hitzekollaps

Der harmlosere Hitzekollaps beruht auf einem Versagen der Kreislauffunktion bei längerem Stehen in der Hitze oder nach sportlicher Belastung während großer Hitze. Die hitzebedingte Erweiterung der Hautgefäße (Körperschale) führt, häufig gemeinsam mit einem Flüssigkeitsdefizit, zum Druckabfall in den großen Arterien (Blutdruck) und damit zur vorübergehenden Hirndurchblutungsstörung in aufrechter Körperhaltung. Eine gefährliche Überhitzung des Zentralnervensystems liegt **nicht** vor. Therapeutisch genügen Flachlagerung, Kühlung und Flüssigkeitszufuhr im wachen Zustand.

Sonnenstich

Der Sonnenstich entsteht durch eine längerdauernde direkte Sonneneinstrahlung auf Kopf und Nacken, z. B. bei langen Radtouren ohne Kopf- und Nackenschutz, bei hochalpinen Bergtouren über schneebedeckte Gletscher und bei langen Klettertouren in Südwänden. Dabei kommt es zu einer entzündlichen Reizung der Hirnhäute, die von starken Kopfschmerzen, Übelkeit und Nackensteife begleitet wird. Körperliche Belastungen sind, wenn möglich, abzubrechen, schattenspendende Maßnahmen zu treffen und kühle Nackenrollen durchzuführen. Eine baldmögliche ärztliche Kontrolluntersuchung ist dringend zu empfehlen, da andere Krankheitsbilder, wie eine virusinduzierte Hirnhautentzündung, auszuschließen sind.

3.13.5. Überschreiten der Kältetoleranz

Allgemeine Unterkühlung

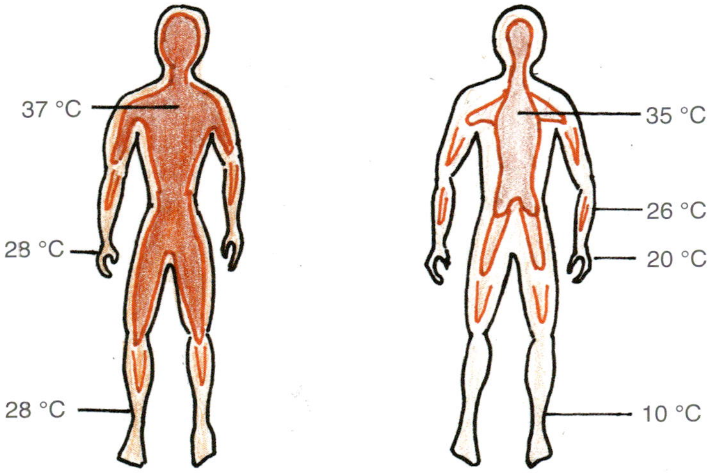

normal — Unterkühlung

Stadien der allgemeinen Unterkühlung:

Kerntemperatur	
I. 37–34 °C	Exzitationsstadium Erregung überwiegt
II. 34–30 °C	Adynamiestadium Teilnahmslosigkeit
III. 30–27 °C	Paralysestadium Bewusstlosigkeit
IV. unter 27 °C	Scheintod ↔ Tod

Therapie: Wärmepackung auf Brust und Bauch

Nur Körperkern erwärmen – nicht Schale, der Einstrom kalten Schalenblutes würde die Kerntemperatur lebensgefährlich senken.

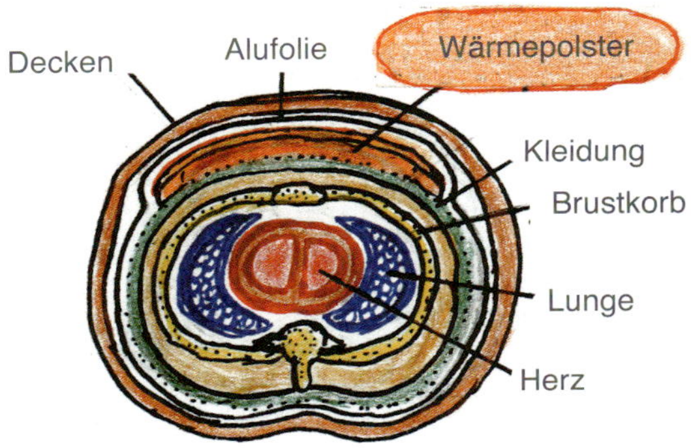

Aufbau der Wärmepackung im Querschnitt auf Brusthöhe, modifiziert nach Hibler

Lokale Erfrierung

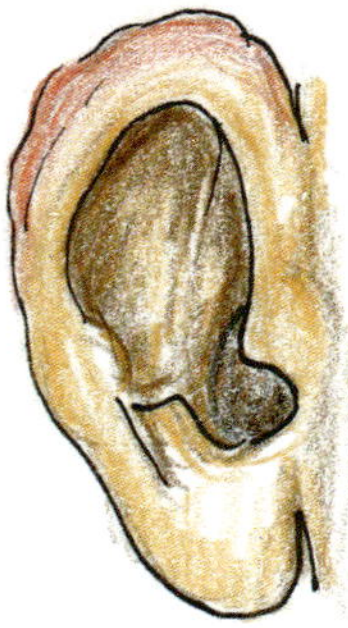

Ohr

Erfrierung 1. Grades
- Rötung
- Schwellung

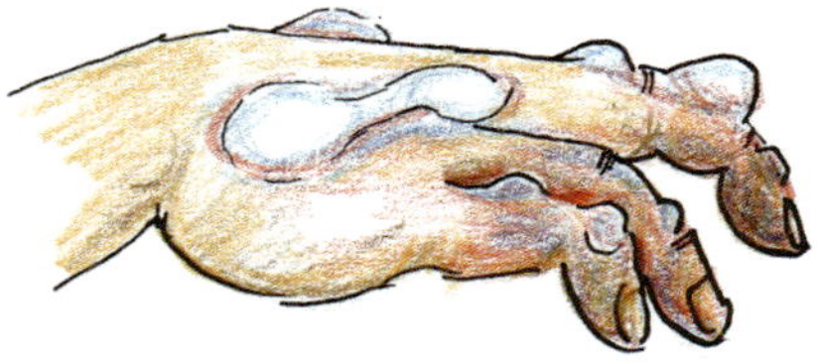

Hand

Erfrierung 2. Grades
- blaurote Verfärbung
- Blasenbildung

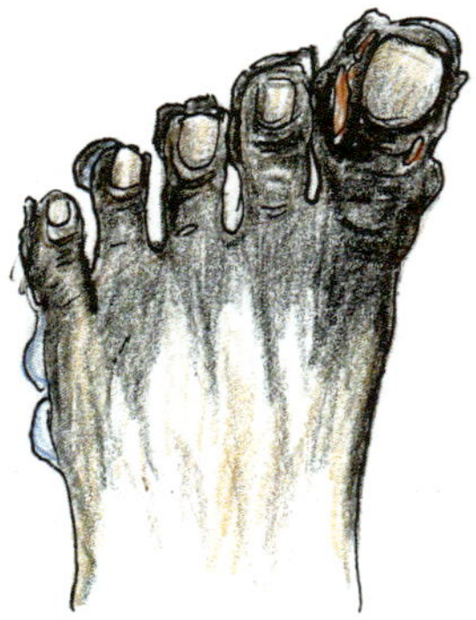

Vorfuß

Erfrierung 3. Grades
- Schwarzfärbung
- Geschwüre – Blasen
- Abstoßungsreaktionen

Allgemeine Unterkühlung – lokale Erfrierung

Hier stehen zwei **schwerwiegende Krankheitsbilder** im Vordergrund, die einzeln oder kombiniert auftreten können, die **allgemeine Unterkühlung** und die **lokale Erfrierung**. Ihre Darstellung in diesem Buch erscheint unumgänglich, da der Mensch in seiner Bewegungsexpansion immer häufiger in Grenzbereiche vordringt, zu denen auch die vital bedrohliche Kälteexposition gehört (siehe Abb. S. 412).

Allgemeine Unterkühlung (Hypothermie)
Versagen die vorher beschriebenen (siehe S. 409, Wärmeverluste) Kälteschutzmaßnahmen unter extremen Kältebedingungen, ungenügender Nährstoffzufuhr, Durchfeuchtung der Kleidung und ungenügendem Windschutz, so zieht sich das wärmende Blut aus der Körperschale in den Körperkern zurück. Kühlt auch dieser langsam aus, setzen im sogenannte **Exzitationsstadium** zwischen 37 und 34 °C allgemeine Unruhe, schnelle Atmung und Herzfrequenz, vor allem aber starkes generalisiertes Muskelzittern ein (»Kältezittern«). Bei einem weiteren Abfall der Kerntemperatur bis 30 °C kommt es zum Abflauen der motorischen Aktivität, Teilnahmslosigkeit und Schläfrigkeit machen sich breit **(Adynamiestadium)**. Vorher empfundene Kälteschmerzen lassen nach. Unter 30 °C tritt Bewusstlosigkeit ein **(Paralysestadium)**, es besteht **akute Lebensgefahr**. Ab 27 °C ist der Tod durch Kammerflimmern des Herzens zu befürchten. Aber Achtung: In diesem Stadium kann eine Form von **Scheintod** auftreten. Reanimationsmaßnahmen sollten nur nach ärztlicher Entscheidung abgebrochen werden! Es gilt der Satz von Mills aus Alaska: »Nobody is dead until he's warm and dead!«

In der **Therapie** der Unterkühlung besitzt folgende Vorgabe oberste Priorität:

Vermeide die Vermischung von kaltem Schalenblut mit warmem Kernblut!
Daher: kein heißes Bad, kein Alkohol, keine aktiven und passiven Bewegungen.

Weiter sind folgende Maßnahmen zu beachten:

- Schutz vor weiterer Auskühlung
- Vorsichtige und langsame Wiedererwärmung mit zentral positionierter Wärmepackung, z. B. nach Hibler (siehe Spezialliteratur »Bergrettung«)
- Heiße, leicht gezuckerte Getränke beim Bewusstseinsklaren
- Reanimationsmaßnahmen, falls erforderlich
- Notarzteinsatz/Klinikeinweisung veranlassen
- Unter 30 °C Kerntemperatur zur nächsten Herzchirurgie transportieren lassen, da mit der Herz-Lungen-Maschine eine Erfolg versprechende zentrale Erwärmung möglich ist

Lokale Erfrierung
Besonders gefährdet sind Zehen, Finger, Nase und Ohren. Die Kälteeinwirkung wird durch Wind und Nässe gesteigert. Nach der Schädigungstiefe werden die lokalen Erfrierungen in drei Stadien eingeteilt:

Erfrierung 1. Grades:
Sie äußert sich in Gefühllosigkeit, weißer, nach Wiedererwärmung roter Haut und leichter Schwellung. Die Symptome bilden sich ohne Therapie wieder zurück.

Erfrierung 2. Grades:
Sie erscheint zunächst wie eine erstgradige Erfrierung, nach ein bis drei Tagen verfärbt

sich die Haut dann aber blaurot, und es tritt eine oberflächliche Blasenbildung auf. Die Therapie erfolgt lokal mit Desinfektion, Fusidinsäure-Gaze-Auflagen, gegebenenfalls Blaseneröffnung und funktioneller Ruhigstellung.

Erfrierung 3. Grades:
Hier lassen sich hartgefrorene Gewebsschichten ertasten, die Finger oder Zehen wirken geschwollen, subjektiv besteht Gefühllosigkeit, nach dem »Auftauen« wird der erfrorene Abschnitt schwarz, und es entstehen Geschwüre und Abstoßungsreaktionen. Die Therapie frischer Erfrierungen wird von **starken Schmerzen** begleitet. In einem auf die erfrorene Extremität begrenzten Wasserbad von 40 °C (Kübel, Schüssel usw.) soll die drittgradige Erfrierung **möglichst rasch** in 15 bis maximal 30 Minuten unter kontinuierlichem Zuschütten von 40 °C warmem Wasser aufgetaut werden. Anschließend muss ein steriler Verband angelegt werden. Die weitere Behandlung, die bis zur Finger- oder Zehenamputation reichen kann, gehört in die Hände eines erfahrenen Arztes.

> Sollten allgemeine Unterkühlung und lokale Erfrierung gemeinsam auftreten, besitzt die Behandlung der allgemeinen Unterkühlung den Vorrang.

3.14. Sport im Alter – »Die grauen Panther kommen«

Alterspyramiden der Bevölkerung in Deutschland (Quelle: Statistisches Bundesamt)

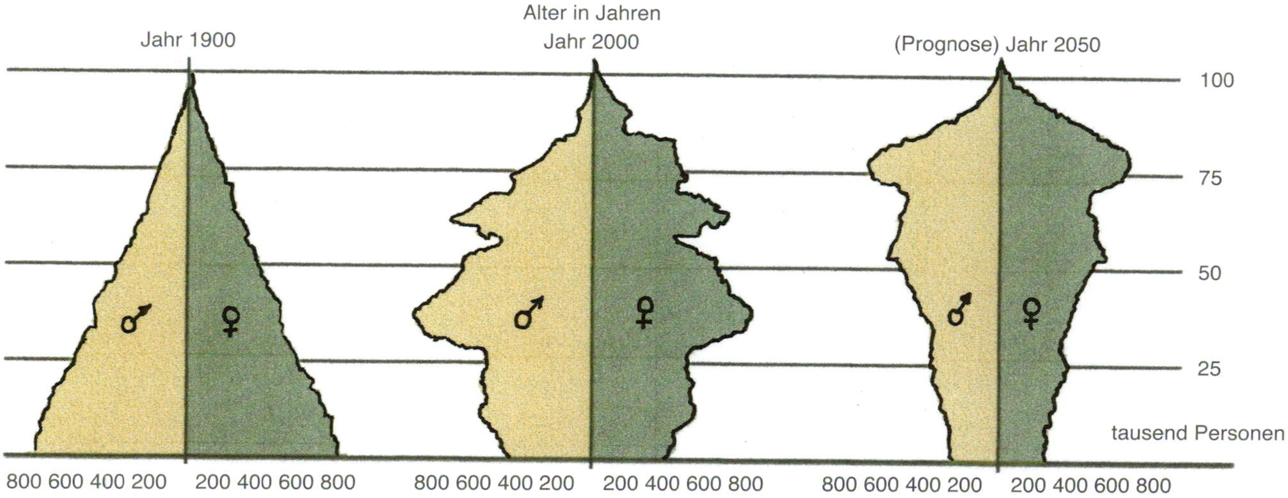

Aus dem Vergleich der Alterspyramiden ergibt sich eine Zunahme alter Menschen bei Abnahme der jungen.

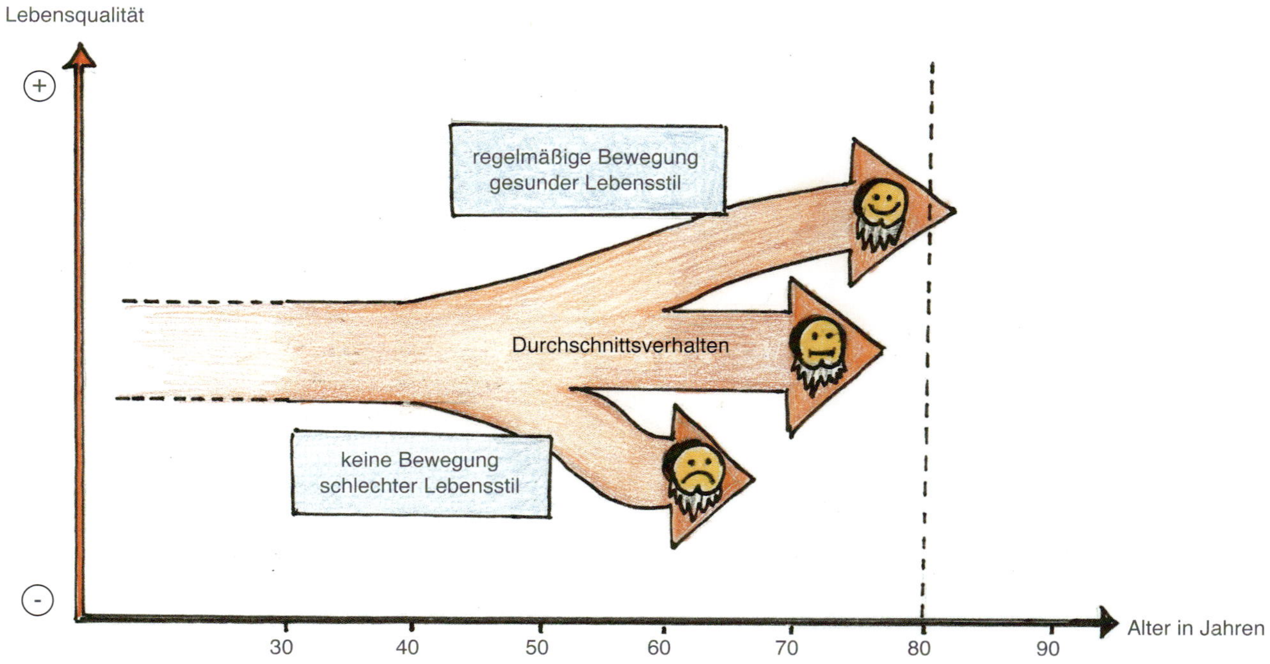

Lebensqualität und Lebensdauer korrelieren positiv mit Bewegung und Lebensstil.

Alterspyramiden im Vergleich: Die alten Menschen nehmen zu, die jungen ab.
Lebensqualität und Lebensdauer werden durch ein Bewegungstraining und eine gesunde Lebensführung positiv beeinflusst.

Die Theorien menschlicher Zellalterungsprozesse laufen auf eine **genetische Determination** hinaus, die durch **äußere Einflüsse** modulierbar ist. Das heißt, die genetisch vorprogrammierte Lebensspanne kann durch schädigende oder unterstützende Einwirkungen verkürzt oder verlängert werden. Während die mittlere Lebenserwartung um 1900 wegen Hygieneproblemen und Infektionskrankheiten noch bei 47 Jahren lag, beträgt sie heute in Deutschland bei den Frauen 79, bei den Männern 73 Jahre. Noch nie gab es so viele alte Menschen wie heute. Nach biologischen Berechnungen soll die determinierte Lebenserwartung bei einem Maximalalter von 110 Jahren liegen. Erschreckend dabei ist, dass die Menschen mit zunehmender Lebenserwartung nicht »gesünder« geworden sind, im Gegenteil, die chronischen (Zivilisations-)Krankheiten nehmen zu. So steigen die Zahlen der Herz-Kreislauf-Erkrankungen, der Stoffwechselkrankheiten, der Tumorerkrankungen, der Autoimmunkrankheiten, der Allergien und der degenerativen Gelenkerkrankungen rasant an. Dies mag zum einen am Zellalterungsprozess selbst liegen, der nach den Erkenntnissen der Altersforschung mit ca. 30 bis 35 Jahren einsetzt, zum anderen aber auch an Lebensstil und Umweltbelastungen. Rauchen, Drogen, Übergewicht, Zuckerkrankheit, Fettstoffwechselstörung, Dauerstress und Umweltschadstoffe können sogar lebensverkürzend wirken, während moderater Sport und eine gesunde Lebensführung im Alter die Lebensqualität und Lebensdauer positiv beeinflussen. Verschiedene Forschergruppen (u. a. um R. S. Paffenbarger und S. Heyden) kamen zu dem Schluss, dass die Wahrscheinlichkeit, das 80. Lebensjahr zu erreichen, bei körperlich aktiven Personen um zehn Prozent höher liegt als in der inaktiven Vergleichsgruppe. Welches Anti-Aging-Medikament kann das schon leisten? **Wieder offenbart sich die zentrale Bedeutung der Bewegung im weitesten Sinn als Kunst.** Dies spiegelt sich auch in einer deutlich höheren Lebensqualität bezogen auf die körperliche und geistige Leistungsfähigkeit von sportlich aktiven Senioren wider (siehe Abb. S. 93). Was beweist, dass die nach medizinisch-physiologischen Kriterien festgestellte globale Leistungseinbuße von fünf Prozent pro Lebensdekade nach dem 30./35. Lebensjahr durch ein geeignetes Bewegungstraining vermindert werden kann. Unverändert gilt der Satz des Nestors der deutschen Sportmedizin Wildor Hollmann von 1983:

> »Körperliches Training ist die einzige wissenschaftlich gesicherte Maßnahme, alternsbedingten Leistungseinbußen von Herz, Kreislauf, Atmung, Stoffwechsel, Skelettmuskulatur und Nervensystem entgegenzuwirken.«

Nach den bisherigen Ausführungen ist es deshalb angebracht, neben dem **chronologischen Alter** von einem **biologischen Alter** zu sprechen, das qualitativ höher oder niedriger angesetzt werden kann, als die Jahreszahlen es vorgeben. Auf die abgestufte kalendarische Altersdefinition der WHO (Weltgesundheitsorganisation) wird hier deshalb verzichtet. Wir sprechen ab 45 Jahren von einem alternden Menschen, ab 75 Jahren von einem alten Menschen. Betrachtet man das Altern als rein biologisch verursachten Leistungsverlust der einzelnen Funktionssysteme, so finden sich dort folgende Veränderungen:

Herz-Kreislauf-Lungen-System

- Arteriosklerotische Veränderungen und erhöhte Rigidität der arteriellen Blutgefäße mit konsekutivem Blutdruckanstieg (Bluthochdruck)
- Eine dadurch vermehrte Herzarbeit mit Abnahme der maximalen Herzfrequenz und des Herzminutenvolumens
- Abnahme der Lungenelastizität
- Rarifizierung der Lungenbläschen
- Abnahme der maximalen Sauerstoffaufnahme z. B. um 50 Prozent beim 75-jährigen

Passiver Bewegungsapparat

- Elastizitätsabnahme des Kapselbandapparates (Gelenke) und der Sehnen mit Verletzungsneigung
- Mineralverlust der Knochen mit Tendenz zur Osteoporose
- Ausdünnung von Gelenkknorpel und Bandscheiben Nebeneffekte: Abnahme der Körpergröße, Arthroserisiko und chronische Bandscheibenschäden

Muskulatur

- Verminderung der Muskelmasse mit bindegewebigem Ersatz und Einlagerung von Fett, wobei die Beine stärker betroffen sind als die Arme
- Reduzierte neuromuskuläre Kapazität durch rückläufige Motoneuron-Zahlen. Es resultiert ein Kraftverlust – gemessen am maximalen isometrischen Drehmoment – von 30 bis 40 Prozent beim 75-Jährigen im Vergleich zum 30-Jährigen.

Gehirn

- Abnahme der Anzahl an Nervenzellen und Nervenfasern, in manchen Hirnbezirken bis zu 30 Prozent
- Einlagerung von Stoffwechselschlacken (senile Plaques)
- Rückgang der Kapillardurchblutung
- Rückläufige Sinnesleistung. Aus ihr resultieren Vergesslichkeit, mangelnde Anpassungsfähigkeit, Schwerhörigkeit, Schwersichtigkeit u. v. m.

In sämtliche Überlegungen zum Alterungsprozess sollte auch die altersunabhängige **Inaktivitätsatrophie** miteinbezogen werden. Denn aus der Sichtweise der **biologischen Adaptation** (siehe Kap. 1.5.) führen **unterschwellige** Belastungsreize auf die verschiedenen Organstrukturen zur Atrophie derselben (Inaktivitätsatrophie). Deshalb entscheidet im Alter auch der Gebrauch oder Nichtgebrauch zusätzlich über die Organqualität.

Nicht messbar, aber von entscheidender Bedeutung für den Alterungsprozess sind **soziale und emotional-kognitive Anforderungen**. Kontakte mit Verwandten, Freunden und Sportkollegen, Interessensgemeinschaften und verantwortungsvolle gesellschaftliche Aufgaben fördern das Selbstwertgefühl und halten den Geist jung. **Soziale Isolation ist das Gift einer alterswürdigen geistig-körperlichen Lebensqualität.** Sie fördert, hart formuliert, die Ausbildung einer »Pseudoalzheimeerkrankung«, also ein Erscheinungsbild, das an die echte Alzheimer-Erkrankung erinnert, aber hierfür kein organisches Substrat besitzt. Zusätzliche Voraussetzung einer erfolgreichen Strategie, die Geschwindigkeit des Alterungsprozesses aufzuhalten oder gar Gebrechlichkeit (Frailty) zu verhindern, ist eine zielorientierte, altersgerechte Ernährung (siehe Kap. 3.14.2., Gesunde Ernährung im Alter).

Zusammengefasst basiert ein erfolgreiches Anti-Aging auf den vier Säulen Bewegungstraining, gesunde Ernährung, soziale Kontakte und psychoemotionale Anforderung.

3.14.1. Bewegungstraining

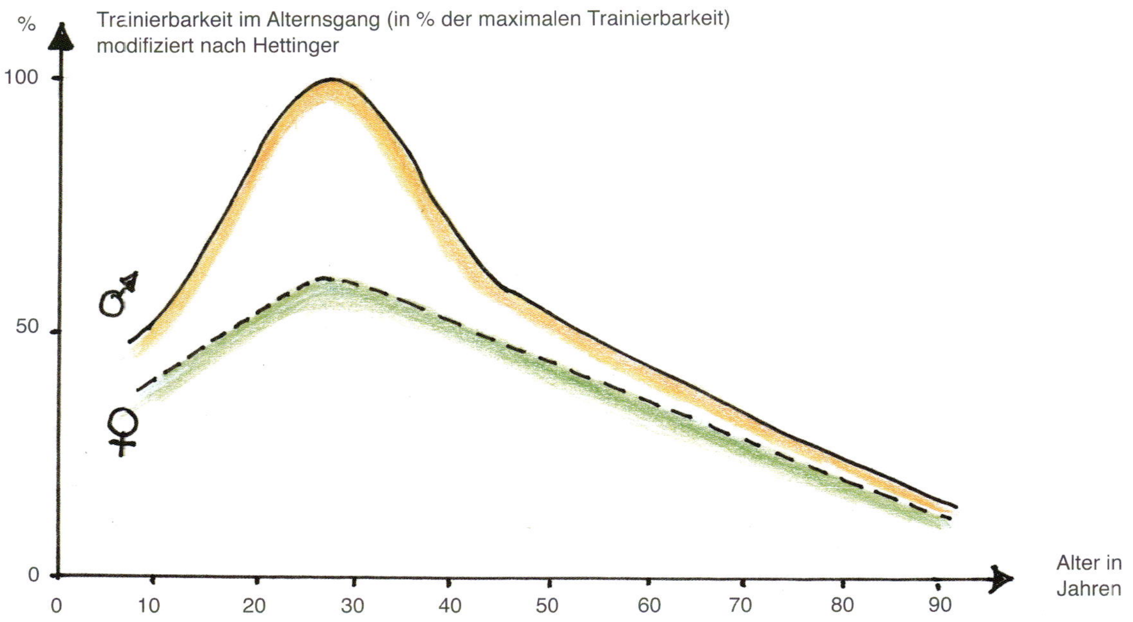

Die Trainierbarkeit nimmt nach einem Maximum um 25–30 Jahre im Alternsgang ab.

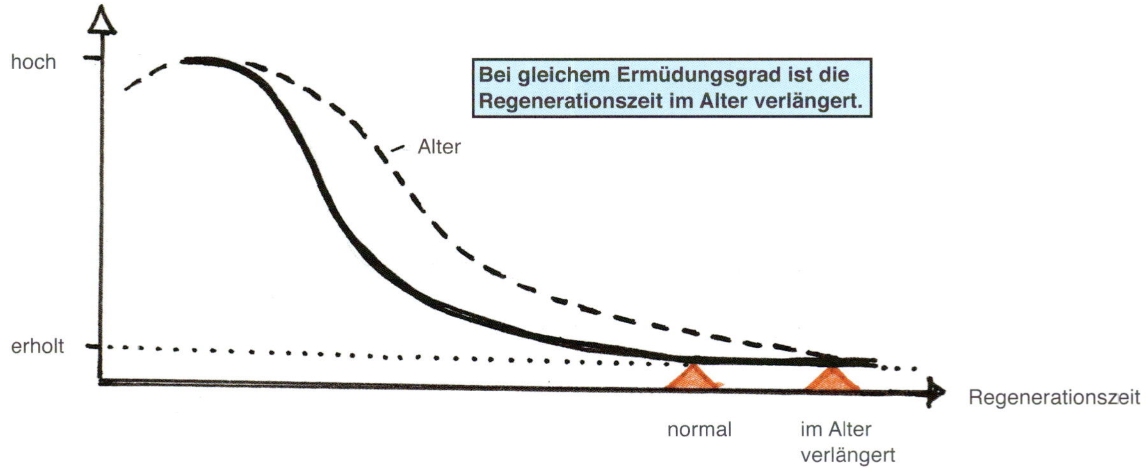

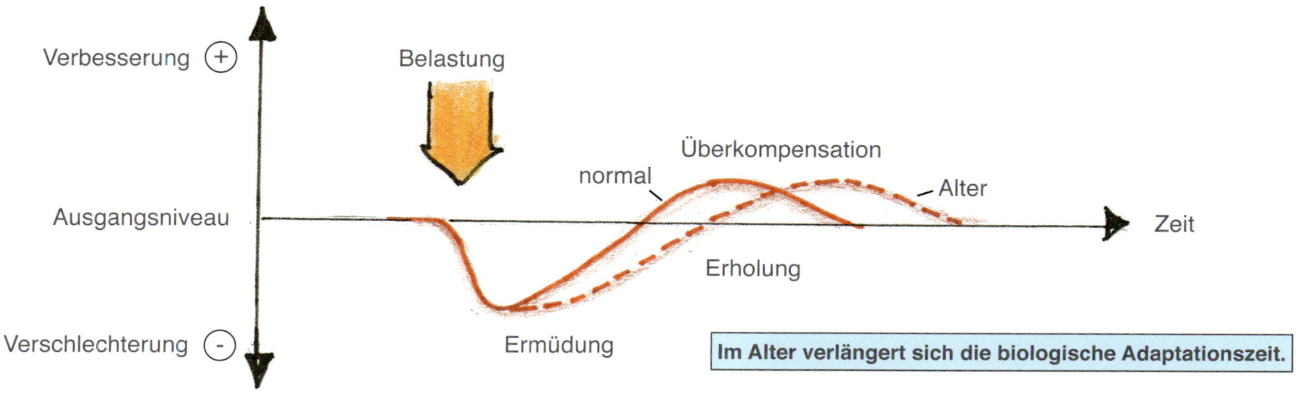

Trainierbarkeit, Regeneration und biologische Adaptation im Alter

Trainingseffekte können prinzipiell in jeder Altersstufe erzielt werden. Allerdings nimmt die Trainierbarkeit im Alternsgang ab 30 Jahren ab. Im Alter von 70 Jahren beträgt sie nur noch 50 Prozent des Ausgangswertes.

An wichtigen Besonderheiten sind zu beachten (siehe Abb. S. 418 und oben):

- Eine **ausreichende Aufwärmphase** von 10 bis 15 Minuten wegen der erhöhten Rigidität des Bindegewebes und zur Aktivierung der Herz-Kreislauf-Lungenfunktion
- Eine **verlängerte Regenerationsphase** nach Belastung, insbesondere der Blutdruckrückgang und die »Aufräumarbeiten« der Stoffwechselabfälle erfolgen verzögert, z. B. der Milchsäure-(Laktat-)Abbau
- Eine **längere Adaptationsphase** auf den Trainingsreiz hin, was eine Vermeidung zu häufiger Belastungen impliziert
- Eine **ärztliche Eingangsuntersuchung** mit Belastungs-EKG und orthopädisch-biomechanischem Status in Ruhe und Bewegung (z. B. Laufbild) ist ab dem 45. Lebensjahr dringend zu empfehlen.

Ausdauertraining im Alter
(siehe auch Kapitel 2.9.)
Wegen des universellen Effekts auf das Herz-Kreislauf-Lungen-System, den Zucker- und Fettstoffwechsel, die Steuersysteme (Nervensystem, Hormone und Immunsystem) und den Bewegungsapparat sind Ausdauersportarten für ein (gesundheitsorientiertes) Training im Alter besonders geeignet. Die Auswahlmöglichkeiten sind so groß, dass jeder »seine« Sportart finden kann. Wichtig ist, dass sie möglichst viele Muskelgruppen beansprucht und bestehende Erkrankungen, vor allem des Bewegungsapparates, Berücksichtigung finden.

Beispiele: Laufen, Walking, Nordic Walking, Radfahren, Rudern, Schwimmen, Bergwandern und Ski-Langlauf. Unter Studiobedingungen ist auch ein Ergometertraining mit Rudergerät, Cross-Trainer oder Laufband möglich. Für Risikopatienten aus dem Herz-Kreislauf-Lungen-Bereich und für stark Übergewichtige (Adipöse), z. B. mit metabolischem Syndrom, sind auch sogenannte E-Bikes (Elektrobikes) hervorragend geeignet. Denn sie lassen eine niedrige Dosierung des Trainings zu und helfen große Strecken mit viel Spaß zu bewältigen. Zur Information: Ein E-Bike fährt nicht alleine, sondern **unterstützt** nur die Bemühungen des Radfahrers. Die **Intensitätsvorgaben** können für die meisten Ausdauersportarten (ausgenommen Schwimmen) mittels eines einfachen Herzfrequenzmessgerätes (»Pulsmesser«) gesteuert werden. Zum Beispiel gilt für ein aerobes Ausdauertraining: **Puls 180 minus Lebensalter.** Da aber höheres Lebensalter nicht automatisch mit einer Krankheit gleichzusetzen ist, können die Trainingsbelastungen auch nach dem **eigenen Instinkt** durchgeführt werden. Gegen die Teilnahme an Seniorenwettkämpfen ist gleichfalls nichts einzuwenden, allerdings setzt sie einen ärztlichen Belastungs-Check voraus. **Bei Wettkampfteilnahmen ist die Häufigkeit niedrig zu halten, und die Vernunftgrenzen sollten nicht aus Ehrgeizgründen missachtet werden.**

Die Trainingshäufigkeit im Ausdauerbereich ist mit wenigstens 2-mal pro Woche, optimalerweise 3-mal pro Woche anzusetzen, 5-mal pro Woche sollte nicht überschritten werden.

Krafttraining im Alter (siehe auch Kap. 2.10.)
Vor einem Jahrzehnt im Altensport noch verpönt, hat sich Krafttraining im Alter als wichtiges Trainingsinstrument zu Verbesserung der Lebensqualität im Alltag, zur Sicherung der Gelenkfunktion, zur Sturzvermeidung und als Schlüssel in eine freudebringende Sportwelt gemausert. Eine Vielzahl von Studien zeigt eine Verbesserung der Kraftfähigkeiten und einen Zuwachs der Muskelquerschnittsfläche bis ins hohe Alter, wenn ein geeignetes, altersentsprechendes Krafttraining durchgeführt wird. Es handelt sich dabei um einen echten Muskelaufbau und nicht nur einen Übungseffekt. Relativ neu ist auch die Erkenntnis, dass Krafttraining den Blutzucker- und Fettstoffwechsel mindestens genauso positiv beeinflusst wie Ausdauertraining. **Eine Kombination von Ausdauer- und Krafttraining erscheint deshalb ideal.**

Die **Umsetzung des Krafttrainings** kann individuell unterschiedlich erfolgen: kraftausdauerorientiert, muskelaufbauorientiert oder leistungsorientiert (siehe Abb. S. 82 und 86). Für den **Trainingsanfänger** ist in jedem Fall eine 4- bis 6-wöchige Gewöhnungsphase mit niedrig dosierten Reizen im Wiederholungsbereich um 15 bis 20 mit technisch sauberer Bewegungsausführung zu empfehlen. Erst dann sind höher dosierte Vorgaben ratsam, die z. B. beim progressiven Krafttraining bis 90 Prozent der maximalen Leistungsfähigkeit reichen können. Auf ein reines Maximalkrafttraining sollte allerdings aus Verletzungsgründen und wegen der blutdrucksteigernden Wirkung verzichtet werden. **Ein guter Trick zur Vermeidung von Blutdruckspitzen ist eine kurze spannungsfreie Pause zwischen den einzelnen Wiederholungen, um die Muskeldurchblutung zu erhöhen und dadurch den peripheren Gefäßwiderstand zu erniedrigen.** Er sei all denen empfohlen, die zum Bluthochdruck neigen. Bei einem medikamentös schlecht eingestellten manifesten Bluthochdruck ist das Krafttraining auszusetzen.

Die Inhalte des Krafttrainings sollten mit den angepeilten Zielen abgestimmt werden, die Beratung durch einen Fachmann, z. B. Übungsleiter, Studiotrainer oder Sportmediziner, ist hier unumgänglich. In jedem Fall sollte die **Sicherung der Gelenkfunktion** von Hüftgelenk, Kniegelenk, Schultergelenk und Wirbelsäule beachtet werden.

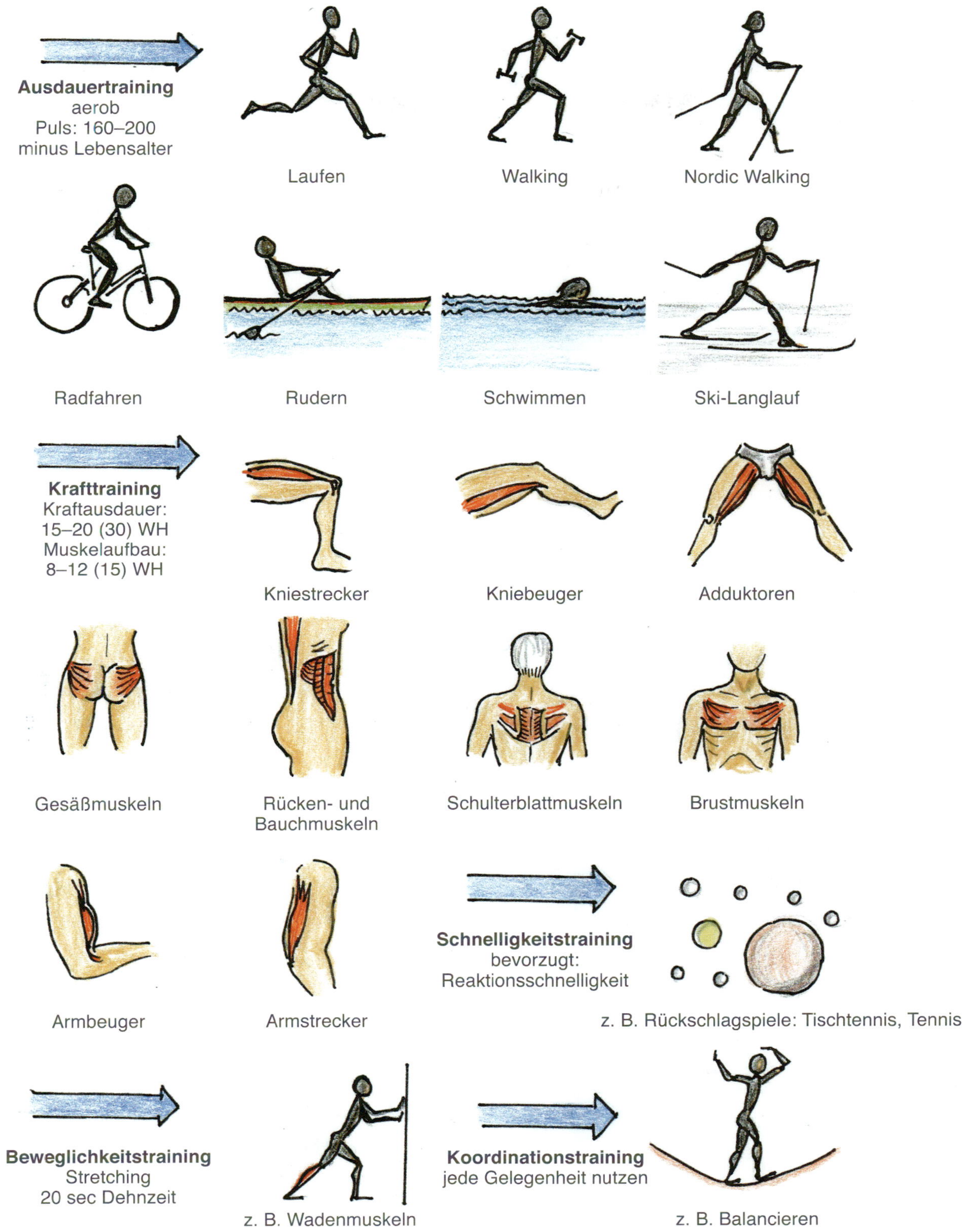

Trainingsbeispiele für das Seniorentraining: Ausdauer, Kraft, Schnelligkeit, Beweglichkeit und Koordination

Die Trainingshäufigkeit für das Krafttraining im Alter ist mit 2-mal pro Woche anzusetzen und auch völlig ausreichend. Wird das angestrebte Kraftniveau erreicht, genügt ein einmaliges Training pro Woche, um die Kraftfähigkeiten für drei bis vier Monate zu erhalten. Dann sollte wieder eine 6-wöchige Steigerung mit zwei Einheiten pro Woche erfolgen usw.

Schnelligkeitstraining im Alter
(siehe auch Kap. 2.11.)
Kraft und motorische Schnelligkeit korrelieren in hohem Maß, sodass ins Gesundheits- und Fitnesstraining des alternden Menschen nicht unbedingt Übungen mit hoher **Aktionsschnelligkeit** eingebaut werden müssen, zumal damit auch eine erhöhte Verletzungsneigung zu befürchten ist. Ein Training der **Reaktionsschnelligkeit** ist aber als Unfall- und Sturzprophylaxe dringend zu empfehlen. Sehr gute Trainingsmöglichkeiten bieten hier alle Ballspielarten, insbesondere die Rückschlagspiele Tischtennis und Tennis, ein bis zweimal pro Woche. »Altgediente« Schnellkraftsportler, wie Fußballspieler, deren Bewegungsapparat bereits an schnellkräftige Reize adaptiert ist, können ihren Sport selbstverständlich unter Beachtung einer ausreichenden Aufwärmphase vor und einer verlängerten Regenerationszeit nach Belastung weiterführen.

Beweglichkeitstraining im Alter
(siehe auch Kap. 2.12.)
Im Alter nimmt gerade die Beweglichkeit und Elastizität des Bewegungsapparates signifikant ab. Mit einem regelmäßigen Stretching zwei- bis dreimal pro Woche kann dieser Entwicklung begegnet werden. Besonderer Beachtung bedürfen folgende Muskeln, die auffallend stark zur Verkürzung neigen: Trapezmuskel oberer Anteil, Brustmuskel, Hüftbeuger, birnenförmiger Gesäßmuskel, Kniebeuger und Wadenmuskeln.

Die Dehnzeit pro Muskel ist mit ca. 20 Sekunden anzusetzen, zwei Wiederholungen sind ausreichend.

Koordinationstraining im Alter
(siehe auch Kap. 2.13.)
Sowohl als Sturz- und Verletzungsprophylaxe wie auch aus bewegungsökonomischen und ästhetischen Gründen ist eine Feinabstimmung der Bewegung im Alltag und Sport von Vorteil. Dem alternsbedingten Nachlassen der Sinnesleistung von Propriorezeptoren (Muskulatur, Gelenke, Haut) und Gleichgewichtsorgan, aber auch der übergeordneten Kleinhirnfunktion kann durch abwechslungsreiche, das Zentralnervensystem aktivierende Sportarten und Bewegungstechniken entgegengewirkt werden. Es bieten sich hierfür an: Tanzen, Klettern, Balancieren (Slack-Line), Karate, Tai-Chi, Yoga usw.

Grundsätzlich sind koordinative Übungen täglich möglich, für den eingangs gewünschten Effekt reichen aber pro Woche ein bis zwei Trainingseinheiten mit komplexem Charakter aus.

Um ohne zusätzlichen Stress all diesen Anforderungen eines altersspezifischen Trainings gerecht zu werden, empfiehlt sich ein **organisiertes Training** wenigstens einmal, besser zweimal pro Woche im Sportverein, im Studio oder in dafür ausgelegten Krankengymnastik- und Reha-Zentren. Die Abrechnung erfolgt dabei über Vereinsbeiträge, Studioverträge oder »Zehnerkarten«. Sollte hierfür das Geld oder die Zeit nicht ausreichen, empfiehlt sich ein Heimtraining ein- bis zweimal pro Woche, das in etwa wie folgt ausgelegt sein sollte (siehe Abb. S. 424):

10 Minuten Aufwärmtraining:
Gymnastik

- Armeschwingen mit wechselnder Gewichtsverlagerung der Beine
- Am Platz gehen (»hohes Knie«)
- Arme wechselseitig nach oben bringen (»Äpfel pflücken«) oder
- Heimtrainer mit niedriger Intensität:
- Einrudern am Rudergerät
- Eingehen oder Einlaufen am Cross-Trainer oder Laufband

15 Minuten Krafttraining:

- Kniebeugen bis 90° Beugung
- Liegestütz mit oder ohne Knieauflage
- Rumpfhalten im Unterarmstütz mit oder ohne Knieauflage

Die Übungen sollten jeweils bis zur spürbaren Ermüdung der Muskulatur (Brennen, Spannungs- und Wärmegefühl) mit korrektem Bewegungsablauf durchgeführt werden, nach einer Pause von zwei bis drei Minuten kann eine zweite Serie erfolgen, z. B. zuerst zehn Wiederholungen – Serienpause drei Minuten – dann acht Wiederholungen.

20 bis 30 Minuten Ausdauertraining:

- Ergometertraining: Rudergerät, Cross-Trainer, Fahrrad oder
- Im Freien (30 bis 45 Minuten): Laufen, Walken, Nordic Walking, Radfahren, E-Bike. Trainingspulse 160 bis 200 minus Lebensalter pro Minute

5 Minuten Koordination:

- Einbeinstand mit offenen und geschlossenen Augen
- Balancieren im Alltag so oft wie möglich

Aber Achtung: Sollte ein hochanspruchsvolles Koordinationstraining durchgeführt werden, ist es aus Ermüdungsgründen **vor** Kraft und Ausdauer anzusetzen.

10 Minuten Abwärmen:

- Dehnübungen (»Stretching«, siehe auch Abb. S. 102) für Kniestrecker, Kniebeuger, Waden, Hüftbeuger und Brustmuskel oder
- Ausfahren, Ausrudern am Ergometer

Bei ganz schmalem Zeitfenster ist auch ein Aufteilen (»Splitting«) von Kraft und Ausdauer auf verschiedene Tage möglich. Das Krafttraining sollte immer von einem Auf- und Abwärmen begleitet werden.

Anmerkungen zum HIT-Training: Hochintensives **I**ntervall-**T**raining erlebt derzeit in schnellkräftigen und schnellkraftausdauerbetonten Einzel- und Mannschaftssportarten, wie Fußball, eingebaut in das sportartspezifische Training, eine erfolgreiche Renaissance. Kurze, maximale Belastungsreize im anaeroben Bereich von zehn Sekunden bis vier Minuten wechseln sich mit inkompletten aktiven Pausen ab. Trotz der Erfolgsgeschichte im Hochleistungssport ist es für den Seniorensport wegen der Risiken im Herz-Kreislauf-Bereich und am Bewegungsapparat **nicht** sinnvoll.

Begründung:

- Überhöhte Stresshormonausschüttung
- Verletzungsrisiko
- Immunsuppression

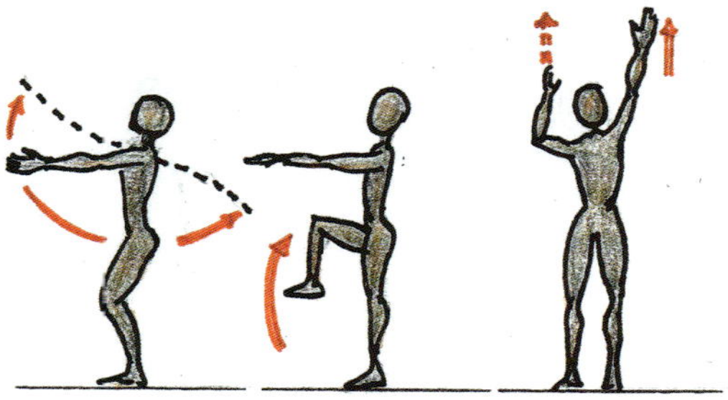

Aufwärmen
z. B.
Arme schwingen
Gehen im Stand
»Äpfel pflücken«

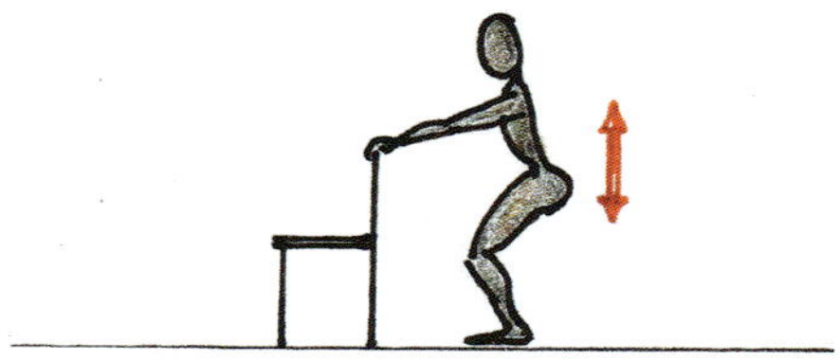

Krafttraining
z. B.
Kniebeugen
Liegestütz
Rumpfhalten

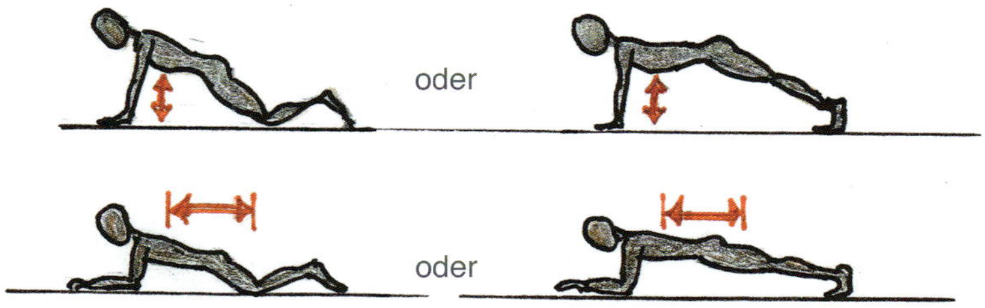

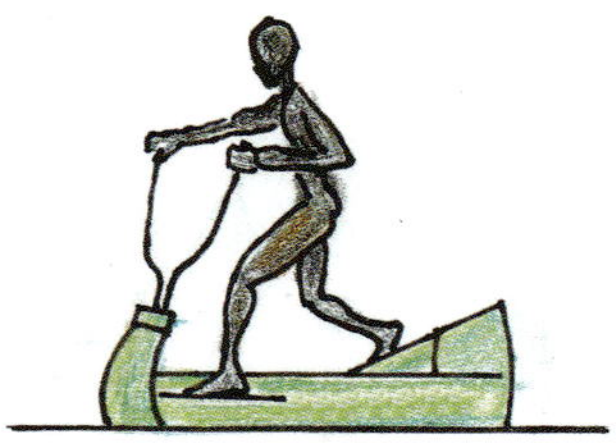

Ausdauertraining
z. B.
Cross-Trainer

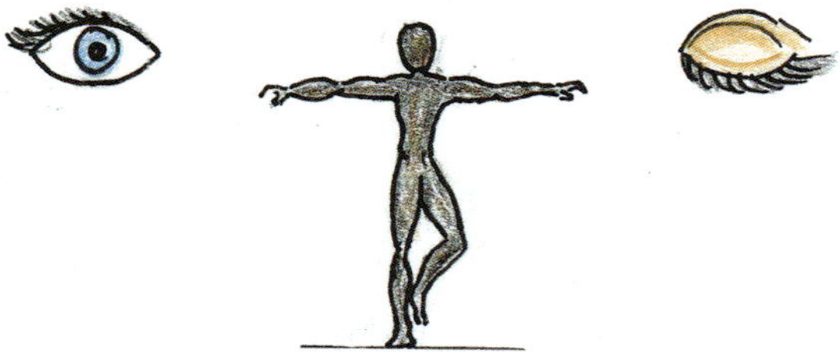

Koordinationstraining
z. B.
Einbeinstand mit offenen
und geschlossenen Augen

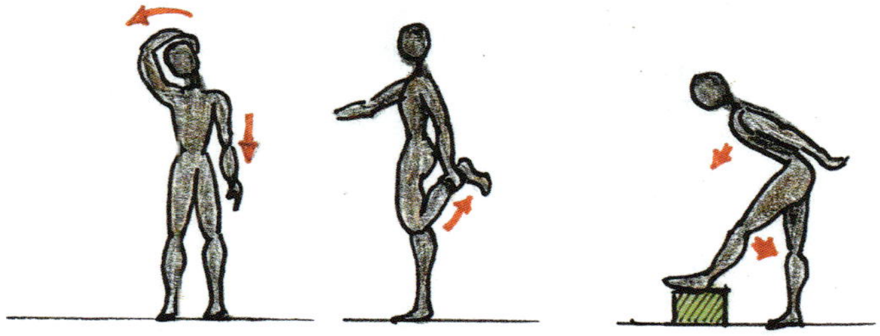

Abwärmen mit Dehnübungen
z. B.
Halsmuskeln
Kniestrecker
Kniebeuger

Beispiele für ein Senioren-Heimtraining 1–2 mal pro Woche

3.14.2. Gesunde Ernährung im Alter

Grundsätzlich gelten die Empfehlungen im Kapitel 3.12. Ernährung. Besonderheiten für das Alter ergeben sich in folgenden Teilbereichen:

Flüssigkeitshaushalt
Mit zunehmendem Alter lässt das **Durstgefühl** als stimulierender Regulator der Trinkmenge nach. Das **Gesamtkörperwasser sinkt**, da auch die Kompensation durch die ADH-Wirkung an den Nieren nicht ausreicht. So gilt es, auch bei fehlendem Durstgefühl, die Trinkmenge hochzuhalten. Unter Normalbedingungen ist eine Zufuhr von 1,5 Liter Leitungs- und Mineralwasser pro Tag in Form von Obstsaftmischungen usw. empfehlenswert, bei Hitze und Sport entsprechend mehr (hellen Urin anstreben). Problematisch wird es bei der Verwendung von **wassertreibenden Medikamenten** gegen Bluthochdruck und Herzschwäche. Hier ist immer der Arzt zu konsultieren, da gelegentlich Störungen im Mineralstoffhaushalt (Kalium, Magnesium) als Nebenwirkung auftreten können.

Eiweißzufuhr
Das Altern zeichnet sich durch eine Abnahme der fettfreien Körpermasse, überwiegend von Muskeleiweiß, aus. Um diesen Abbau zu mildern, hat es sich bewährt, eine Eiweißzufuhr von einem Gramm pro Kilogramm Körpergewicht und Tag anzustreben. Geeignet sind hierfür Milchprodukte, Fisch, Fleisch, Eier, aber auch Soja, Hülsenfrüchte, Kartoffel und Getreideprodukte. Mit der richtigen Mischung lässt sich eine **hohe biologische Wertigkeit** herstellen (siehe Kap. 3.12.4.). Sollte aus verschiedenen Gründen eine Eiweiß-Mangelversorgung bestehen, empfiehlt sich der Zusatz eines **hochgereinigten fettfreien Eiweißkonzentrats** in Pulverform zum Selbstanrühren.

Vitamin D
Vitamin-D-Mangel ist im Alter vielfach verbreitet. Hauptursachen sind die häufig mangelnde Sonnenexposition, die ungenügende Zufuhr über die Nahrung und seltener Resorptionsstörungen. Zuständig für die Calcium-vermittelte Stabilität des Knochens und die Kraftentwicklung des Muskels sollte Vitamin D in ausreichender Menge vorhanden sein. Dies gelingt mit **häufigen Aufenthalten im Freien** (Sonnenlichtexposition) und einer **Vitamin-D_3-Supplementierung.**

Antioxidantien
Bei der **Zellalterung** wird der **oxidative Stress** mit der zellschädigenden Wirkung seiner **freien Radikale** und der Folge latent entzündlicher Prozesse als wichtiger äußerer Kofaktor diskutiert und in mehreren groß angelegten empirischen Studien belegt. Vieles weist darauf hin, dass die durch Strahleneinwirkung entstehenden aggressiven freien Radikale durch antioxidativ wirkende Nährstoffe in ihrer Wirkung abgeschwächt werden können. Es sind dies: **Vitamin E, Vitamin C, Provitamin A, Selen** und **Zink**. So empfiehlt sich im Alter die optionale Einnahme dieser Wirkstoffe als Kombinationspräparat, zumal sie auch, wie Messungen ergeben, bei Senioren oftmals erniedrigt sind.

Omega-3-Fettsäuren
Über die »wundersamen« Wirkungen des Fischöls wurde bereits im Ernährungskapitel

berichtet. Trotzdem sei nochmals daran erinnert, da gerade der ältere Mensch die **blutfettsenkenden, entzündungshemmenden, thrombosevermeidenden und herzrhythmusstabilisierenden Wirkungen** nutzen sollte. Wem fetter Seefisch wie Lachs, Hering und Makrele nicht schmeckt oder nicht erschwinglich ist, der kann immer noch auf Fischölzubereitungen in Kapsel- oder flüssiger Form zurückgreifen.

Möchte man einen Sammelbegriff für die Ernährung älterer Menschen finden, kann man guten Gewissens auf die mediterrane Kost zurückgreifen.

3.14.3. Soziale Kontakte und psychoemotionale Anforderung

Ausscheiden aus dem Berufsleben, der Tod des Partners, ein Umzug oder eine finanzielle Notlage ändern häufig das soziale Umfeld und münden schlimmstenfalls in eine **soziale Isolation**. Diese wiederum kann zu einem **sozialen Altern** führen. Der Mensch braucht den Menschen, um seine Reiz- und Steuerzentren funktionstüchtig zu halten. Mangelnde Kontakte, reduzierte psychophysische und emotionale Herausforderungen, mangelndes Selbstwertgefühl und eine medial angeheizte negative Stimmung einer jugendlich orientierten, empathiearmen Gesellschaft verstärken den Alternsprozess. Die Dynamik der kognitiven und emotionalen Leistungsfähigkeit wandelt sich nicht selten in die belastende Monotonie einer depressiven Grundstimmung. Vergessen zu sein provoziert Vergesslichkeit. Hinzu kommen Medikamente, z. B. bestimmte Hochdruckmittel, die die Suppression der geistig-emotionalen Leistungsfähigkeit noch verstärken. All dies belastet den alten Menschen und, wenn man so will, die Gesellschaft. Führt man sich die in Zukunft weiter steigende Lebenserwartung vor Augen, müssen dringend Lösungsansätze gefunden werden, die die Lebensqualität des alternden Menschen sichern:

- Organisation soziokultureller Veranstaltungen über den Besuch von Musikabenden und Ausstellungen, gemeinsame Ausflüge, wie Bootsfahrten, Bergtouren usw.
- »Graue Panther« – Trainings- und Ernährungskurse in Studios, Sportheimen, kirchlichen Einrichtungen usw.
- Hausbesuche von sozialen Einrichtungen zur Ortung von Problemsituationen
- Planung und Bau von Mehrgenerationshäusern
- Mediale Aufwertung des Altseins und -werdens
- Erarbeitung von noch besseren Konzepten für die Organisation des Seniorensports, die sich mehr am Pro als am Kontra orientieren sollten
- Berühren, berühren, berühren … neurobiologische Forschungsergebnisse zeigen, dass der zärtlich-sanfte Berührungsreiz im Körper den größten Eindruck hinterlässt, mehr noch als alle anderen Sinnesorgane.

Wer kann das leisten?
Die Politik kann verbesserte Rahmenbedingungen schaffen, z. B. Unterstützung der Mehrgenerationenhäuser; die Arbeitgeber und Gewerkschaften können den Übergang von der Arbeit zur Rente besser vorbereiten; die Krankenkassen, Kirchen und Stiftungen können die nötigen Organisationsstrukturen anbieten. Und schließlich kann der alternde Mensch selbst Verantwortung übernehmen, wenn ihm die Bedeutung der Bewegung, der Ernährung und des sozialen Umfeldes medial vermittelt wird.

4. Komplexe Bewegungsabläufe und Sonderkapitel

Ausgerüstet mit Grundkenntnissen, die uns die Physiologie (Natur) als Instrument zum Verständnis der Kunst der Bewegung zur Verfügung stellt, wenden wir uns nun komplexen Bewegungsabläufen zu, die die Einzeldarstellungen zu einem dynamischen Ganzen zusammenführen. Zum Verständnis sei hier nochmals an die **sensomotorische Leistung des Nervensystems** bei der Abstimmung der Ziel- und Stützmotorik (siehe Abb. S. 206) und an die **Energiebereitstellung der Muskulatur** in Abhängigkeit von der Kontraktionsgeschwindigkeit erinnert (siehe Abb. unten).

Darüber hinaus werden in kurzen Übersichten die Themen Übertraining, Leistungsdiagnostik und Biomechanik behandelt. Zum Abschluss des Buches wird versucht, auf der Spur der Spiegelneuronen wandernd darzustellen, warum wir Bewegungsabläufe im Gehirn trainieren können, warum wir fühlen können, was andere fühlen, wie Intuition funktioniert und warum Lachen ansteckend wirkt.

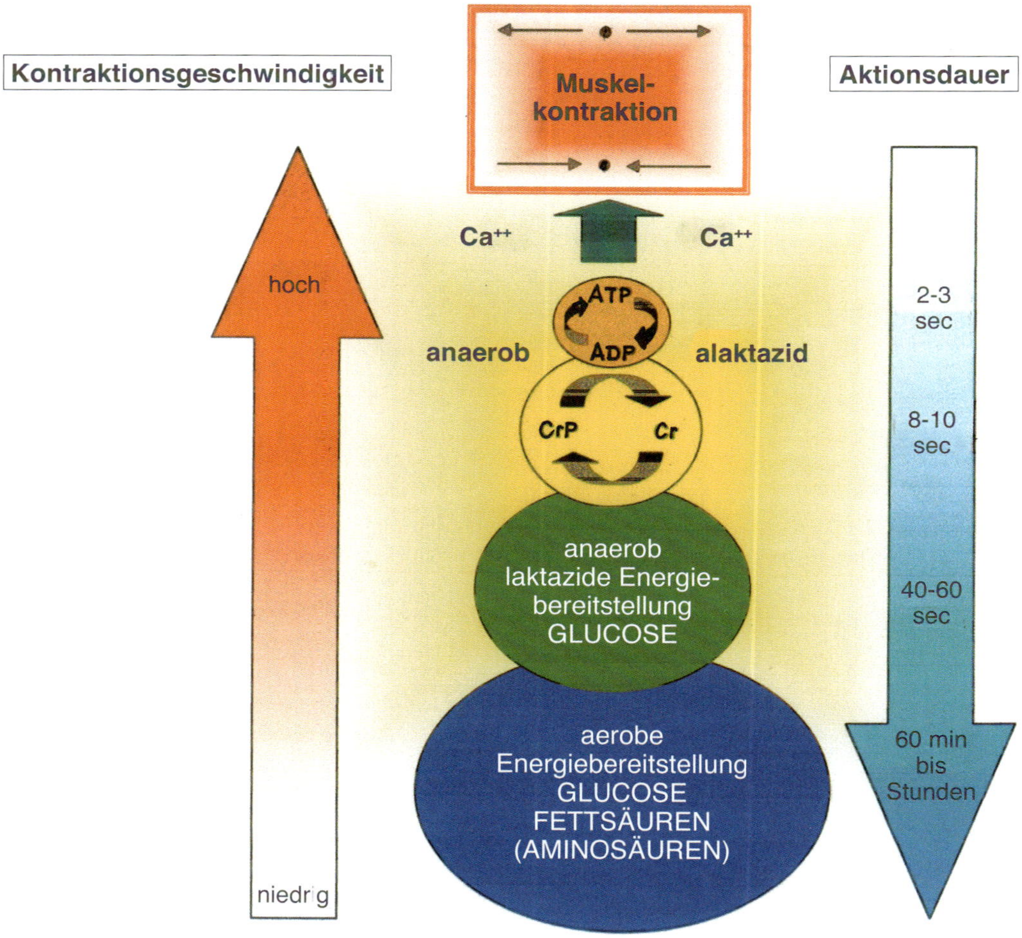

Zur Erinnerung: Übersicht über die muskulären Energiebereitstellungsmechanismen in Abhängigkeit von der Kontraktionsgeschwindigkeit und der Aktionsdauer

4.1. Gehen – Wandern – Power Walking – Nordic Walking

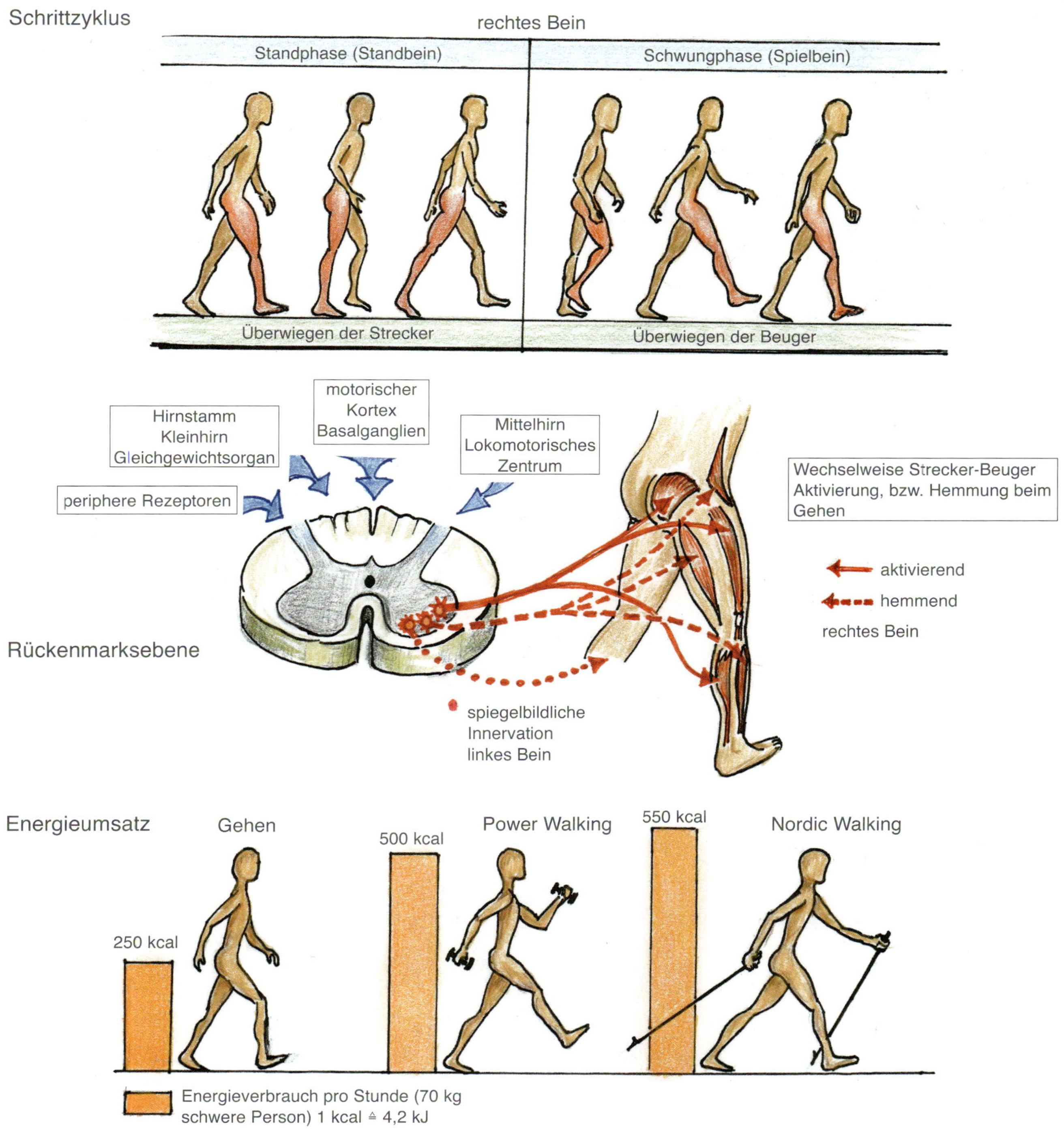

Gehen - Power Walking - Nordic Walking: Schrittzyklus, neuromuskuläre Steuerung und vergleichender energetischer Umsatz

Die gemeinsame motorische Grundqualität für diese gleichmäßig dynamischen (zyklischen) Fortbewegungsformen ist die aerobe Ausdauer.

Gehen: Die Dynamik des Gehens basiert auf einer wechselweisen Beinbelastung; dabei ist immer ein Bein am Boden (Standbein), eines in der Luft (Spielbein). Die Beuger und Strecker im Hüft-, Knie- und Sprunggelenk arbeiten dabei dynamisch, die Gesäß- und Rumpfmuskulatur reagiert darüber hinaus statisch-stabilisierend. Das Körpergewicht wird in aufrechter Haltung getragen und beeinflusst den muskulären Energieeinsatz auffallend stark. So erfordert ein Übergewicht von 30 Kilogramm beim Gehen den doppelten Energiebedarf im Vergleich zu einer normalgewichtigen Person von 70 Kilogramm. Die Arme hingegen schwingen passiv ohne wesentlichen Energieaufwand in gegensätzlicher Richtung zum Beinschwung mit. Die energetisch sparsamste Gehgeschwindigkeit liegt bei vier Kilometer pro Stunde, was einem energetischen Aufwand von 1050 kJ (250 kcal) pro Stunde bei einer 70 Kilogramm schweren Person entspricht. Nahezu ausschließlich kommen langsame Muskelfasertypen mit **aerobem Metabolismus** zum Einsatz. Nur zu Belastungsbeginn werden die ersten Schritte energetisch aus dem **Phospagenpool** abgesichert, um die leicht verzögert anlaufende **Energiegewinnung aus Glucose** zu überbrücken. Etwa 15 Minuten nach dem Beginn des aeroben Glucosemetabolismus setzt dann mit crescendoartigem Anstieg die **Fettverbrennung** ein und sichert auf längeren Gehstrecken (über eine Stunde) die aerobe Energiebereitstellung. Die neuromuskuläre Koordination der agonistisch-antagonistisch arbeitenden Beinmuskulatur erfolgt im Wesentlichen auf Rückenmarksebene im Sinne eines Reflexverhaltens: Arbeiten die Strecker, werden die Beuger gehemmt und umgekehrt; für die Gegenseite gilt ein spiegelbildliches Verhalten. In Summation fungieren fest installierte **polysynaptische Reflexbögen** auf Rückenmarksebene als Rhythmusgenerator der Gangdynamik. Über absteigende Bahnen aus dem **Hirnstamm** und vom **lokomotorischen Zentrum des Mittelhirns** können die Reflexmuster des Rückenmarks kontrolliert und moduliert werden. Informationen aus den **peripheren Fühlersystemen** (Haut-, Muskel-, Gelenk- und Sehnenrezeptoren) liefern dem Rückenmark und Hirnstamm zusätzliche Hinweise, z. B. über die Bodenbeschaffenheit oder die Kopf-Rumpf-Stellung. Neben dieser »automatischen« Steuerung des Gangs, die auch beim Vierbeiner zu finden ist, verfügt der Mensch über zusätzliche übergeordnete Zielprogramme in den **motorischen Großhirnzentren**. Die Feinabstimmung der Gehbewegung und die Sicherung des aufrechten Gangs werden von den **Basalganglien**, dem **Kleinhirn** und dem **Gleichgewichtsorgan** organisiert.

Wandern: Wandern definiert sich im Vergleich zum Gehen aus einer längeren Gehstrecke und einem Wanderziel. Mit dem Überschreiten der 15- bis 20-Minuten-Belastungsgrenze setzt bei unverändert niedrig dosierter aerober dynamischer Muskelbelastung nach anfänglichem Kohlenhydratverbrauch eine **bevorzugte Fettverbrennung** ein. Da »Fett aber nur im Feuer der Kohlenhydrate verbrennt« (siehe Kapitel 2.7., Energiekaskade), verbleibt eine, wenn auch deutlich reduzierte Kohlenhydratverbrennung. Durch die ständig wiederkehrende Bewegungsfolge des Wanderns stellt sich langfristig ein **Ökonomisierungseffekt** (Spareffekt) ein, der Wanderer »geht sich leichter«. Die neuromuskuläre Steuerung entspricht dem Gehen.

Walking/Power Walking: Der wesentlichste Unterschied zum Gehen und Wandern ist der **bewusste aktive Armeinsatz** im Vergleich zum automatisierten passiven Mitschwingen der Arme. Der motorische Antrieb der oberen Extremitäten, die teilweise noch mit leichten Gewichten beschwert werden (»Heavy Hands«, 0,5 bis 1 Kilogramm), erfolgt aus dem motorischen Kortex des Großhirns. Die koordinative Abstimmung des vermehrten Armeinsatzes mit der Beinarbeit hingegen wird auf Rückenmarksebene organisiert. Basalganglien, Kleinhirn und Gleichgewichtsorgan sichern die Feinabstimmung von Bewegung und aufrechter Körperposition. Ähnlich dem Marschieren der Soldaten erhöht sich bewusst/unbewusst die Aktivität und Prägnanz des Beinmuskeleinsatzes. Der zusätzliche Armeinsatz und die stärkere muskuläre Intention **steigern den Energieumsatz im aeroben Stoffwechsel**, was letztendlich dem Abbau überschüssigen Körperfetts zugute kommt, bei übergewichtigen Menschen ein primäres Motivationsziel. So liegt der Energieverbrauch unter dem Einsatz von Handgewichten mit 2100 kJ (500 kcal) pro Stunde bei einer 70 Kilogramm schweren Person deutlich höher als beim normalen Gehen. 30 Minuten Power Walking entspricht in etwa 60 Minuten Gehen. Walking/Power Walking und das unten zu besprechende Nordic Walking sind einem moderaten Ausdauertraining mit den mehrfach beschriebenen gesundheitsstabilisierenden Wirkungen gleichzusetzen.

Nordic Walking: Beim Gehen mit Stöcken (Nordic Walking) wird die Intensität der Armarbeit noch dadurch erhöht, dass die Arme gegen einen Widerstand arbeiten (Bodenkontakt = geschlossenes System). Voraussetzung hierfür ist die **richtige Stocklänge von Körpergröße mal 0,68 (Zentimeter) und eine wirkungsvolle Technik.** Letztere sollte in Kursen erlernt werden, da der Mensch hierfür über kein genetisch vorgegebenes Programm verfügt. Ziel ist ein zügiges, rhythmisch koordiniertes Gehen mit gekreuztem Arm-Bein-Einsatz und spürbarem Abdruck vom Vorfuß und stockbewehrten Arm. Eine gute, koordinativ anregende Hilfe ist das Abhören rhythmischer Musik, etwa über einen MP3-Player, während der Belastung. Ähnlich einem Metronom in der Musik kann sie als Taktgeber für den Bewegungsrhythmus dienen. Durch Nordic Walking lässt sich der Energieumsatz nochmals steigern, ohne die Gelenke zu überlasten. Der stündliche Energieaufwand beträgt bei einer 70 Kilogramm schweren Person 2310 kJ (550 kcal) in ebenem bis leicht hügeligem Gelände. Wählt man ein leicht ansteigendes Gelände (Forststraße), lässt sich der Energieumsatz weiter steigern (siehe dazu das folgende Kapitel).

4.2. Laufen – Berglaufen

Als motorische Grundqualitäten finden sich hier je nach Streckenlänge, Steilheit und Laufgeschwindigkeit Ausdauer, Kraftausdauer und Schnellkraftausdauer.

Laufen: Laufen ist nicht nur eine bloße Steigerung des Gehens, sondern zeichnet sich durch deutlich höhere Abstoßkräfte, eine komplette Flugphase ohne Bodenkontakt und eine verstärkte exzentrische Aufprallphase aus. Die dabei zu bewältigenden Kräfte betragen im ebenen Gelände das 2- bis 3-fache Körpergewicht. Die Entscheidung, ob Vor- oder Rückfußlauf, hängt in der Regel von der Laufgeschwindigkeit ab: **Sprinter** bevorzugen ausschließlich den Vorfußlauf, **Dauerläufer** eher den Rückfußlauf. Bei Letzteren ist durch genetische Disposition, vor allem aber über Lernprozesse (Barfußlauf), in ca. 15 bis 20 Prozent auch ein Vorfußlauf zu beobachten. Vom gelenkbelastenden Mittelfußlauf ist abzuraten. Wenig sinnvoll ist es, langfristig erlernte und im Zentralnervensystem (Rückenmark, Großhirn und Kleinhirn) gespeicherte Bewegungsprogramme kurzfristig modischen Strömungen zu opfern. Unabhängig von Adaptations- und Lernprozessen entspricht die Abstimmung der Ziel- und Stützmotorik mit allerdings höherem Anspruch und schnellerer neuromuskulärer Reaktion der Organisationsstruktur des Gehens. Auch die metabolische Reaktion passt sich der »eingestellten« Laufgeschwindigkeit an. Je schneller diese ist, umso mehr kommen neben den **aerob** reagierenden langsamen Muskelfasern schnelle Fasertypen mit **anaerob-alaktazider** und **-laktazider** Stoffwechselleistung zum Einsatz. Gleiches gilt für die langsam und schnell leitenden Nervenfasern. Besonders lange und besonders schnelle Läufe erfordern einen zusätzlichen **stressorischen Einsatz** unterschiedlicher hormoneller Funktionsebenen. So wird bei Ultraläufen (≥ 42 Kilometer) das Stresshormon Cortisol (Kortison) vermehrt ausgeschüttet. Unter der Hormonwirkung wird wertvolles Körpereiweiß abgebaut, um den Verbrennungsvorgang der Energiebereitstellung zu sichern (katabole Reaktion), wenn die Kohlenhydratspeicher weitgehend entleert sind. Wird dieser Weg durch mangelnde regenerative Maßnahmen, zu hohe Umfänge und falsche Ernährungsstrategien chronisch beschritten, resultiert ein Erkrankungsrisiko als Folge einer **Immunsuppression** und eine Neigung zu **Überlastungsschäden am Bewegungsapparat.**

Sprintbelastungen führen physiologischerweise zu einer erhöhten Produktion der Stresshormone Adrenalin und Noradrenalin, die im Normalfall unmittelbar nach Belastung wieder abgebaut werden. Eine Häufung hochintensiver Trainingsformen, wie Intervalle, Wiederholungsläufe und Seriensprints, kann insbesondere bei Kindern zu einer Dauerstress-Situation mit überhöhten Herzfrequenzen, Schlafstörungen, inadäquater Emotionalität und Leistungsknick führen (**sympathikotones Übertraining**, siehe Kap. 4.6.).

Obwohl die **chronische Glykogendepletion** (Entleerung der Kohlenhydrat-Energiespeicher) bereits im Ernährungskapitel behandelt wurde, soll hier nochmals wegen der besonderen Problematik bei Langstreckenläufern und Bergläufern an sie erinnert werden. Bedacht auf **niedriges Körpergewicht** (»Leistungsgewicht«) bei extrem hohem Trainingsaufwand kann es zu einem **Missverhältnis zwischen Energieaufnahme und Energieverbrauch** kommen. Dieses macht sich durch einen schleichenden Leistungsabfall, psychovegetative Fehlregulationen und eine Häufung banaler Infekte und Sportschäden bemerkbar. Wird aus einem falschen Kausalitätsverständnis noch das Trainingsvolumen erhöht, erfolgt ein dramatischer Leistungseinbruch. Nur mittels Trainingsumstellung und Ernährungsoptimierung gelingt es, in einem eher langwierigen Regenerationsprozess das Leistungsniveau wieder anzuheben.

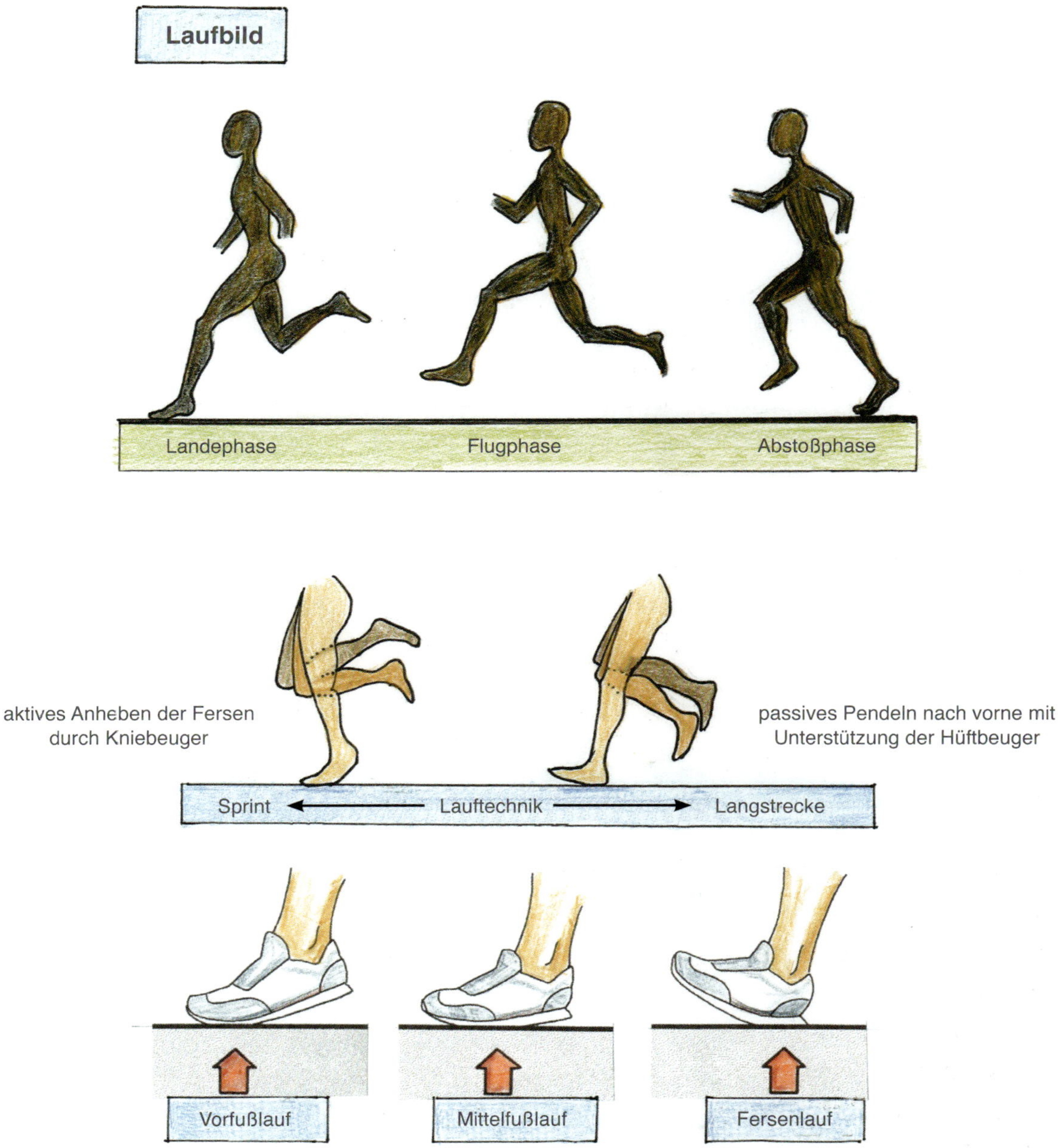

Lauf: Laufbild – Technikunterschiede: Sprint - Dauerlauf und Stilunterschiede: Vorfuß-, Mittelfuß- und Fersenlauf.

Berglaufen: Im Vergleich zum Laufen in ebenem Gelände verlangt der Berglauf eine zusätzliche **Hubleistung** in der Steigung, die gegen die Erdanziehungskraft (Faktor 9,81) anarbeiten muss. Der dazu benötigte Krafteinsatz korreliert positiv mit der Steigung (Prozent) und dem Körpergewicht (Kilogramm). So errechnet sich die Leistung (Watt) beim Bergauflaufen aus der Summe von Laufleistung in der Ebene und Hubleistung in der Steigung. Bereits bei einer zehnprozentigen Steigung geht gut die Hälfte der Laufgeschwindigkeit an die Hubleistung verloren. Auch **biomechanische Eigenschaften des Läufers** selbst beeinflussen neben dem Körpergewicht die Laufleistung, z. B. die Unterschenkellänge. Je kürzer diese ist, umso günstiger sind die Hebelverhältnisse in starken Steigungen.

Der Muskelstoffwechsel bewegt sich beim Bergauflaufen im bevorzugt kohlenhydratverbrennenden **aerob-anaeroben Übergangsbereich** (Laktat: 3 bis 4 mmol/l), an starken Steigungen oder im **Wettkampf** weit darüber (Laktat: 12 bis 16 mmol/l). **Wettkampfhärte** (Laktattoleranz) ist deshalb als psychische Grundeigenschaft gefragt.

Noch mehr als beim Laufen in der Ebene sind beim Bergläufer wegen der kurzfristig wechselnden Geländeinformationen **antizipatorische (vorausschauende) Fähigkeiten** notwendig: Beurteilung der günstigsten Lauflinie, Suchen kleiner Trittauflagen, Vermeiden von rutschigem Untergrund usw. Die Augen des Bergläufers sondieren bereits das kommende Gelände, während die Füße noch auf dem zuvor eingeschätzten Untergrund laufen.

Im Gegensatz zum nahezu linearen Anstieg der Herzfrequenz (Puls) beim Lauf in der Ebene flacht die Herzfrequenzkurve bergauf im submaximalen Bereich deutlich ab. Aus der ruhigen, tiefen »Sauerstoffatmung« entwickelt sich mit zunehmender Steilheit eine schnelle, oberflächlich hechelnde Atmung. Sie kompensiert sofort über die Abatmung von Kohlensäure in Form von Kohlendioxid (CO_2) die Übersäuerung der Muskulatur und des gesamten Organismus **(respiratorische Kompensation der metabolischen Azidose)**. Stunden nach der sportlichen Belastung erfolgt die **endgültige Kompensation der Übersäuerung über die Nieren.** Die exogene Zufuhr von Puffersubstanzen, wie Bicarbonat, ist sinnlos und erschwert den Nieren nur ihre Aufgabe. Besser ist es, nach Belastung vermehrt Flüssigkeit und Energie in Form von sechsprozentigen Maltodextrin/Oligosaccharid-Getränken zuzuführen und ausreichend zu schlafen (acht Stunden).

Berglaufformel

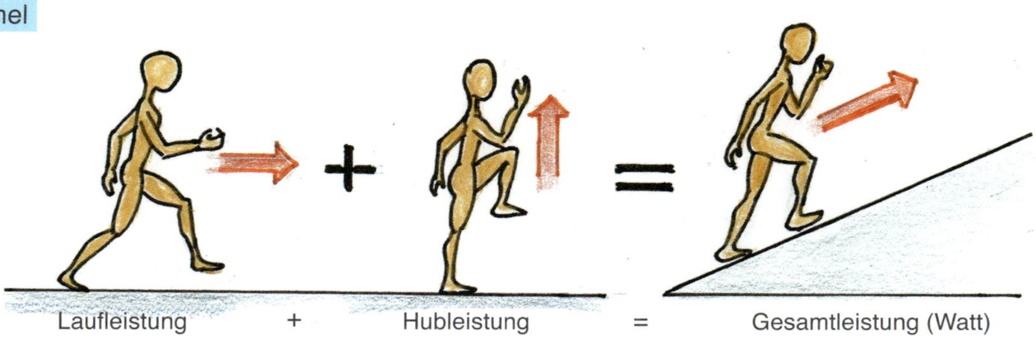

Berglauftechnik

Ungünstige Vorverlagerung des Körperschwerpunktes (KSP):
- erhöhte Hubleistung
- übermäßige Wadenmuskelvorspannung
- Rutsch- und Stolpergefahr

günstige Schwerpunktlage über Abdruckzone:
- ökonomische Muskelarbeit
- kraftsparender Einsatz der Wadenmuskulatur
- geringes Rutsch- und Stolperrisiko

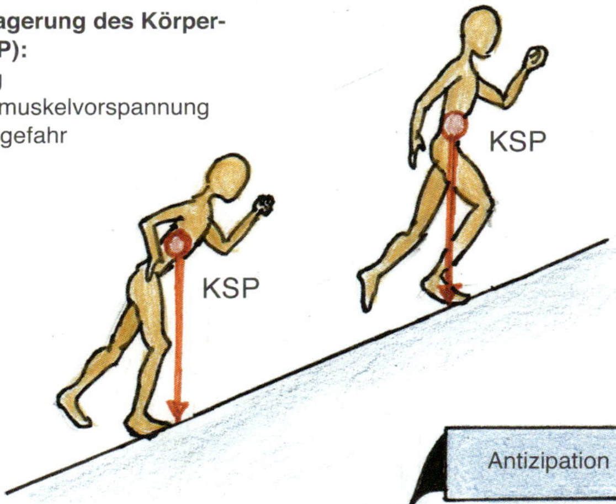

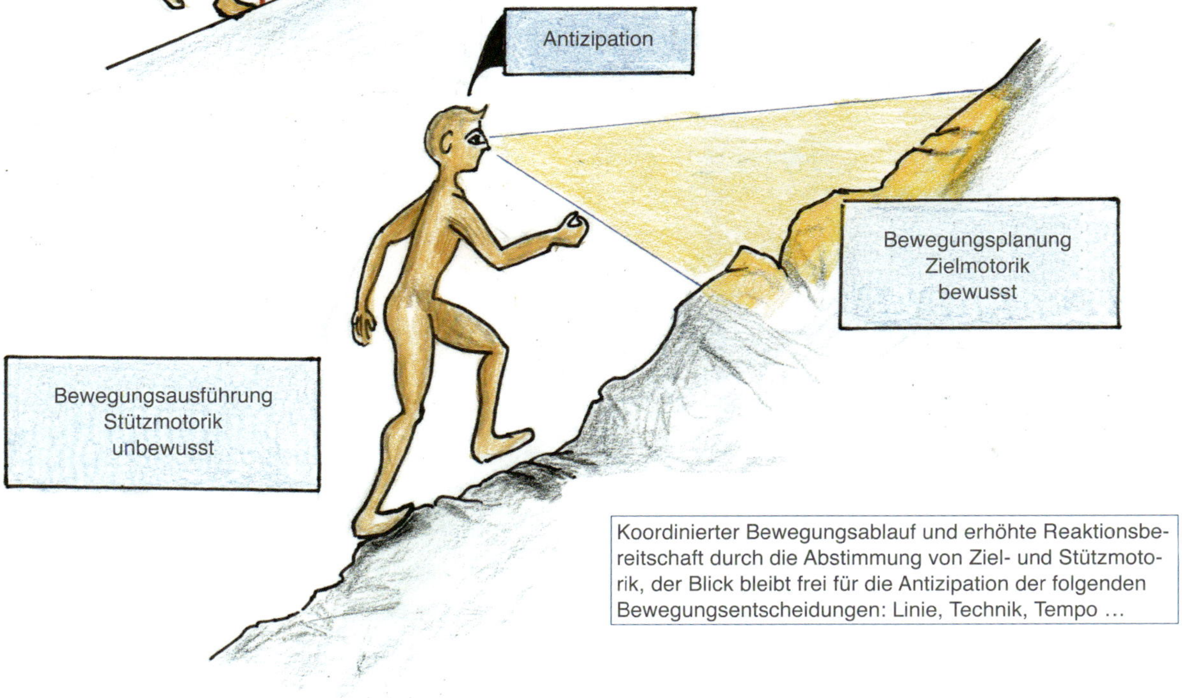

Berglauf: Leistungsformel, Technikhinweis und erhöhte Anforderungen an die Bewegungsantizipation durch geländeangepasste Bewegungsvariationen.

4.3. Ballsport

Bei den Ballsportarten zeigt sich die ganze Bandbreite der verschiedenen sportmotorischen Belastungsformen. In der Regel überwiegen die Grundqualitäten Kraft, Schnelligkeit und Koordination (siehe Abb. S. 438).

Unabhängig von der speziellen Sportart steht bei Ballspielen immer die zielgenaue Beschleunigung oder das präzise Fangen des Balls mit hoher Aktionsgeschwindigkeit im Vordergrund. Rückschlagspiele, wie Tennis, Tischtennis oder Squash, und Kampfspiele, wie Fußball, Handball, Volleyball, Rugby, American Football, Baseball, Feldhockey und Eishockey, erfordern eine hohe Reaktionsschnelligkeit, Schnellkraft und Koordination. Die Ausdauer besitzt hier nur die Bedeutung einer Basisqualität (Grundlagenausdauer) zur schnellen Erholung nach Belastungsspitzen während des Spiels, zur Erhöhung des Ermüdungswiderstandes und zur schnellen Regeneration nach Belastung. Die Schnelligkeit lässt sich in zwei Komponenten zerlegen, die **Aktions- und die Reaktionsschnelligkeit** (siehe Abb. S. 438). Während die Aktionsschnelligkeit direkt mit den Kraftfähigkeiten (Schnellkraft) korreliert und somit gut trainiert werden kann, ist die oftmals spielentscheidende Reaktionsschnelligkeit vergleichsweise schwierig zu trainieren. Reaktionsübungen auf akustische oder optische Signale können besonders bei Kindern und Jugendlichen die Reaktionsschnelligkeit erhöhen. Ältere Menschen profitieren von Koordinationsübungen, die indirekt die Reaktionsfähigkeit schulen. Oftmals wird die **Konzentration** vernachlässigt, obwohl sie spielbestimmenden Charakter besitzt. Eine hohe Konzentration, z. B. auf ein Spiel, fördert den Wachheitsgrad, erhöht die Aufmerksamkeit und schärft die Sinne. Hierfür ist ein **unspezifisches System in der Formatio reticularis des Hirnstamms und im Thalamus (ARAS)** verantwortlich (siehe Abb. S. 187). Es weist zu nahezu allen Sinnesorganen, zu den meisten Kortexgebieten, den Basalganglien, zum limbischen System und zum Hypothalamus Verbindungen auf. Die Nähe zum limbischen System kann sich z. B. in einer im positiven Sinn vermehrten »Kampfbereitschaft« äußern. Diese über »Pillen«, wie Amphetaminabkömmlinge oder sonstige zentral stimulierende Substanzen, herzustellen, ist gefährlich, dumm, da wenig zielgerichtet, und Doping! Eine starke Psyche und ein hohes Selbstvertrauen sind Erfolg versprechender

Neben diesen allgemeinen Voraussetzungen muss ein erfolgreicher Ballspieler eine gute **sportartspezifische Koordination von Stütz- und Zielmotorik** beim Schlag, Wurf oder Schuss haben. Am Beispiel eines Tennisspielers (Rechtshänder) soll dies demonstriert werden (siehe Abb. S. 438):

Die Aufschlagbewegung des Gegners und der Ballflug werden optisch registriert und interpretiert, der Spieler stellt sich richtig zum ankommenden Ball und holt aus (Zielmotorik). Während der Ausholbewegung müssen das rechte Bein und der linke Arm für die Balance sorgen (Stützmotorik). Die Blickmotorik behält bis zum Treffpunkt den Ball »im Auge«, wobei die Sehrinde und optische Assoziationszentren Informationen über die Flugbahn und Geschwindigkeit des Balls liefern. Gleichzeitig entwerfen prämotorische Hirnrindenzentren auf diese Informationen hin den Rückschlag. Dabei werden die gegnerische Position, die Schlagrichtung und die Schlagtechnik mit ins Kalkül gezogen. Während der Rückschlagbewegung, die über die Basalganglien und das Kleinhirn programmiert und vom motorischen Kortex mit der erlernten Slice- oder Topspin-Technik durchgeführt wird (Zielmotorik), müssen die Beine und der Körperschwerpunkt neu in Richtung Gegner ausgerichtet werden (Stützmotorik). Unmittelbar nach Schlagdurchführung wird »automatisch« eine günstige neue Position eingenommen, um den gegnerischen Rückschlag optimal beantworten zu können.

Inwieweit genetische Anlagen (»geborener Ballspieler«) die Leistungsfähigkeit beeinflussen, lässt sich auch bei erfolgreich ballspielenden Eltern nicht schlüssig beantworten. In jedem Fall spielen das (von den Eltern initiierte?) Training und die Begeisterung für das Ballspiel eine entscheidende Rolle.

Betrachtet man die gesamte, hier vereinfacht dargestellte Komplexität der Stütz- und Zielmotorik und ihre emotionale Beeinflussbarkeit, wird klar, wie störanfällig diese Systeme gerade bei den hochkoordinativen und schnellkräftigen Ballsportarten sein können. Besonders psychische Fehlregulationen, wie Versagensangst und Stress, stören den motorischen Output. Gleichermaßen hemmen latente Verletzungen und Überlastungsschäden den Informationsfluss zum sensomotorischen Kortex. **Neben dem sportartspezifischen Training sind deshalb bei den Ballsportarten mentale Trainingsformen und ein völliges Ausheilen von Verletzungen unabdingbar, um die Freude am Sport genießen zu können und um erfolgreich zu sein.**

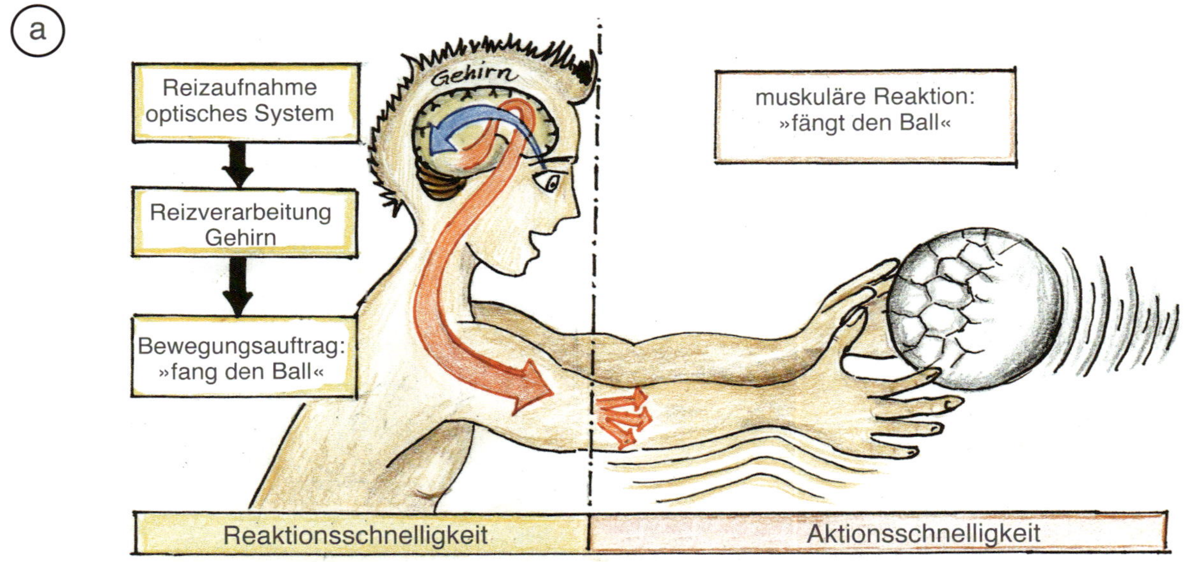

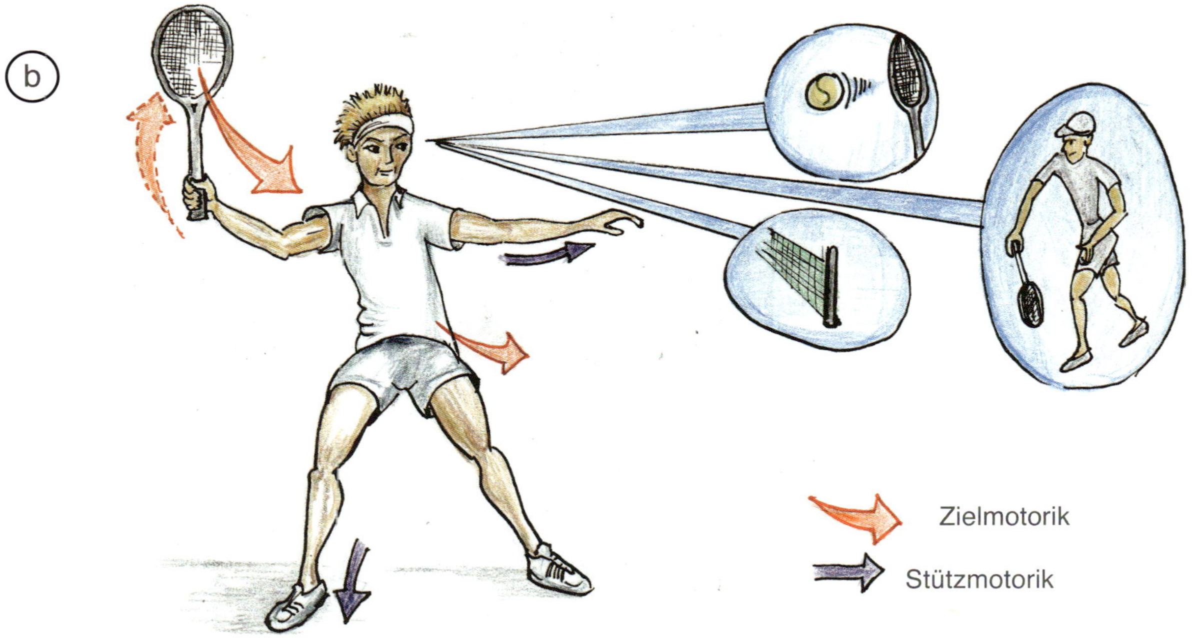

Zentraler Erregungsablauf zur Bewegungssteuerung:								
Antrieb	→	**Entwurf**	→	**Programm**	→	**Befehl**	→	**Ausführung**
Stirnhirn limbisches System		prämot. Kortex		Basalganglien Kleinhirn		motor. Kortex		Muskulatur

Ballsport: Die Schnelligkeit setzt sich aus der Reaktionsschnelligkeit des Zentralnervensystems und der Aktionsschnelligkeit der Muskulatur zusammen (a), die Bewegungssteuerung erfordert die Zusammenarbeit mehrerer Hirnareale (b).

4.4. Klettern und Kunstturnen

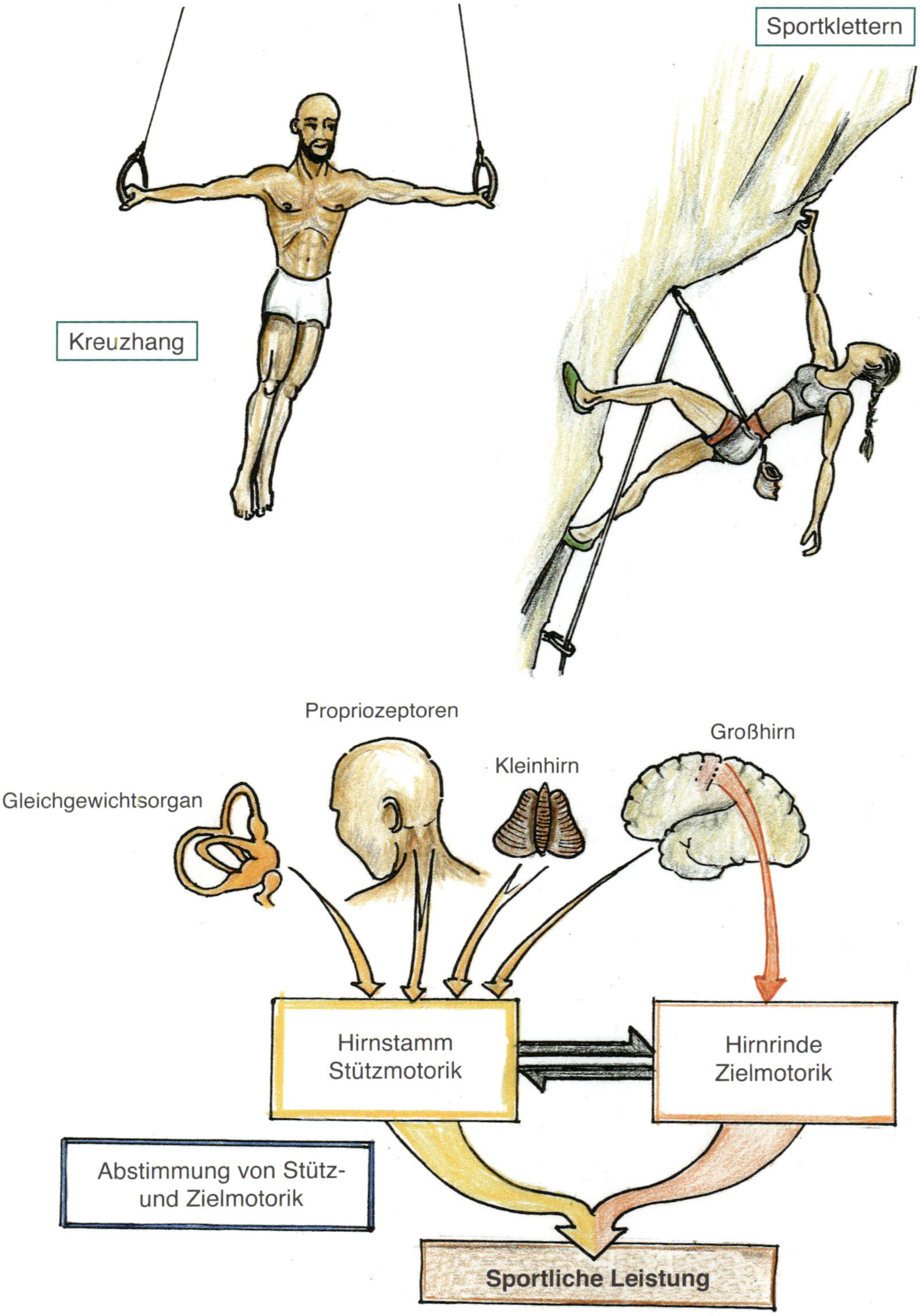

Klettern und Kunstturnen: Extreme Leistung erfordert eine enge Zusammenarbeit zwischen Stütz- und Zielmotorik.

Herausragende motorische Grundqualitäten sind bei beiden Sportarten die Kraft, die Koordination und die Beweglichkeit.

Beim Fels-, Hallen- und bedingt beim modernen Eisklettern wie auch beim Kunstturnen kommen die verschiedenen **Arbeitsformen** der Kraft zur Anwendung: die isometrische, dynamisch-konzentrische und dynamisch-exzentrische Muskelarbeit. Die Intensität des **Krafteinsatzes** reicht von der Kraftausdauer über die Schnellkraft bis zur Maximalkraft. Somit werden beim Klettern und Turnen alle rekrutierbaren Muskelfasern und Fasertypen eingesetzt, um das Bewegungsziel zu erreichen. Aerober und anaerober Energiestoffwechsel sind in gleicher Weise gefragt. Die Herz-Kreislauf-Reaktion bleibt davon unbeeinflusst. Klettert man allerdings auf langen Touren im Hochgebirge, ist eine gute aerobe Gesamtkapazität (Muskulatur, Herz/Kreislauf, Blut, Lunge) Voraussetzung, um den Strapazen der langen Wege, der Höhe und der schweren Rucksäcke gewachsen zu sein. Doch zurück zum reinen Klettern und Kunstturnen. Beides sind Ganzkörpersportarten, Turnen mehr mit zyklisch-azyklisch vorgegebenem Charakter, Klettern mit azyklischer virtuoser Qualität. Obwohl die Zielsetzungen unterschiedlicher Natur sind, ist das Anforderungsprofil ähnlich. Von Vorteil ist ein **leichtgewichtiger Körperbau, ausgerüstet mit hohen Kraftfähigkeiten.** Ein Muskelhypertrophietraining mit stärkerer Muskelmassenzunahme ist daher kontraproduktiv. **Ein Maximalkraft-, ein Schnellkraft- und ein Kraftausdauertraining hingegen führen zu keiner Gewichtsproblematik.** Je höher die Schwierigkeiten sind, umso ökonomischer muss die Kraft eingesetzt werden, was eine gute Technik verlangt. Eine frühzeitige muskuläre Ermüdung stört die koordinativen Fähigkeiten, die gerade beim Klettern und Turnen eine herausragende Bedeutung besitzen. Koordination bedeutet hier nicht allein den **intermuskulären** Beuger-Strecker-Einsatz oder die **intramuskuläre** Faseraktivierung, sondern besonders die **zentralnervöse Abstimmung der Stütz- und Zielmotorik** (siehe Abb. S. 439). Ausgeprägte Gleichgewichtsfähigkeiten und eine situativ angepasste Körperschwerpunktorientierung mit Fokussierung auf das Bewegungsziel erhöhen die Leistungsfähigkeit des Kletterers und Turners entscheidend und schützen vor Fehlern und Stürzen. Deshalb besitzt die »unsichtbare« Stützmotorik neben der »sichtbaren« Zielmotorik einen hohen Stellenwert und sollte in der Trainingsplanung besonders berücksichtigt werden: z. B. Balancieren auf der Slackline, schwierige Wasser- und Trockensprünge usw. Das Gleichgewichtsorgan im Innenohr, Dehnungsrezeptoren in der Nackenmuskulatur und Informationen aus dem Kleinhirn und den höheren Großhirnzentren sorgen für eine **anforderungsgerechte Körperschwerpunktlage**, eine **Orientierung im Raum** unter Beschleunigungsbedingungen und einen **situativ angepassten Muskeltonus**. Im Spitzenbereich des Sportkletterns und Kunstturnens, insbesondere im Frauenturnen ist eine **über das normale Maß hinausgehende Beweglichkeit** erforderlich, um dem Leistungsanspruch gerecht zu werden. Die bereits im Kindesalter bei Kunstturnern durchgeführten aktiven und passiven Bewegungsübungen sind so zu dosieren, dass sie nicht die Gesundheitsgrenzen überschreiten und zu einer muskulär nicht mehr kompensierbaren Überbeweglichkeit (Hypermobilität) der Wirbelsäule und der Gelenke führen. Ansonsten drohen in späteren Jahren Bandscheibenschäden und frühzeitige Arthrosen. Ähnliches gilt für die Fingergelenke von jugendlichen Sportkletterern. Infolge unphysiologischer Trainingsübungen mit »aufgestellten« Fingern wird der Kapselbandapparat überlastet, Gelenkschwellungen und Bandabrisse sind das Ergebnis einer chronischen Überlastung. Häufige »programmierte« Stürze oder Sturzübungen mit hohem Sturzfaktor wirken sich bei der üblichen Sitzgurtverwendung ungünstig auf die Lendenwirbelsäule aus, da bei kurzen Stürzen bis fünf Meter das Arbeitsvermögen des Seils (Dehnbarkeit) eingeschränkt ist und der Fangstoß die unteren Bandscheibensegmente sehr hart trifft.

Für beide Sportarten gilt: Der Grat zwischen positivem Trainingseffekt und Sportschaden ist relativ schmal. Unter professioneller Anleitung handelt es sich aber sowohl beim Klettern wie auch Kunstturnen um wunderbare Sportarten, die eine muskuläre Ganzkörperbelastung abverlangen und gleichzeitig psychische Grundeigenschaften wie Konzentration, Mut, Selbstvertrauen und Disziplin schulen. Freude und Frust liegen hier eng zusammen und sind augenblicklich fühlbar, was im Sinne eines feedbackgesteuerten Lerneffektes ideal ist. Im Wort Kunstturnen spiegelt sich die Begrifflichkeit der **Kunst der Bewegung** wider. Erfreulicherweise expandiert Klettern an den Schulen im Zuge der sogenannten Fun-Sportarten; man würde sich dies auch für das Kunstturnen wünschen.

4.5. Gruppentraining

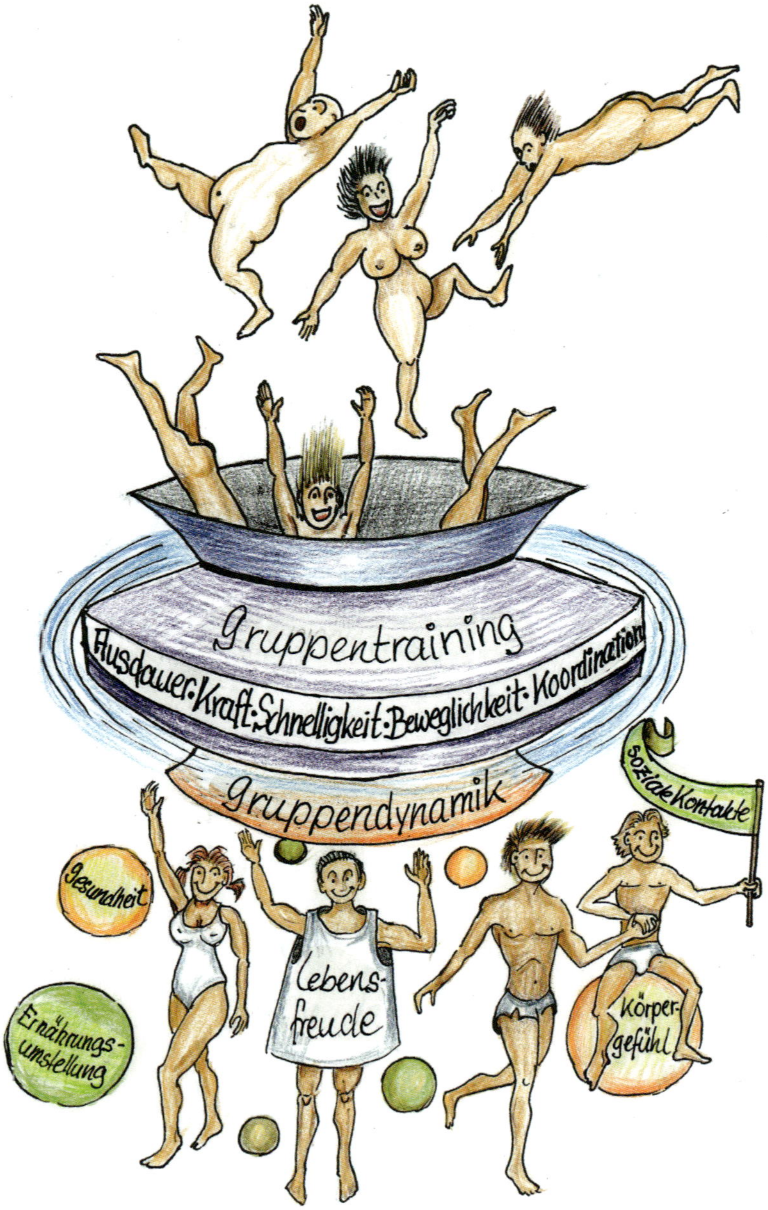

Gruppentraining – eine gesunde Mischung

Studios, Sportvereine und Krankenkassen bieten Gruppentrainingsformen an, deren Inhalte schwerpunktmäßig in drei Richtungen tendieren: Gymnastik, Kraftausdauer und Ausdauer. Prinzipiell beinhalten diese aber – mit unterschiedlicher Gewichtung – alle fünf hauptmotorischen Qualitäten: Ausdauer, Kraft, Schnelligkeit, Beweglichkeit und Koordination.

Gymnastik: Pilates, Stretching- und Rückenkurse, Ski- und Wassergymnastik, Bauch-Beine-Po-Kurse, Yoga u. v. m. In der Regel dient hier der **eigene Körper als Übungsgerät**. Hilfsmittel, wie Bänke, Matten und Bälle jeder Größe unterstützen die Bewegungsausführung. Im Mittelpunkt der gymnastischen Übungen stehen die Grundqualitäten **Beweglichkeit, Koordination** und **Kraft mit stabilisierendem Charakter.** Meist wird ein Stations- oder Zirkeltraining angeboten. Primäre Ziele sind die Beseitigung muskulärer Dysbalancen, Verbesserung der Gleichgewichtsfähigkeiten, Wiederherstellung des Körpergefühls und Freude an der Bewegung im Kreis Gleichgesinnter. Für Trainierende mit Übergewicht, Wirbelsäulen- und Gelenkproblemen ist die Wassergymnastik einschließlich Aqua-Jogging hervorzuheben, da der Wasserauftrieb das Körpergewicht nahezu neutralisiert: Es beträgt nur noch ein Zehntel des Ausgangsgewichts. Andererseits ist der Wasserwiderstand bei Bewegungsübungen erhöht, was einem leichten Krafttraining entspricht.

Kraftausdauertraining: Langhanteltraining in Kombination mit Musik, Workouts mit Kurzhanteln und Gummibändern, kontaktfreies Konditionsboxen usw.

Hier steht die Kombination von **Kraft** und **Ausdauer** im Vordergrund. Belohnt wird das Training mit erfreulich positiven Auswirkungen auf das Körpergewicht, den Fett- und Kohlenhydratstoffwechsel, auf das Herz-Kreislauf-System und die gelenk- und wirbelsäulenstabilisierende Muskulatur. Problem ist der Umgang mit den Trainingsmitteln. Besonders das freie Hanteltraining erfordert eine **technisch saubere Bewegungsausführung**. Der eigene Ehrgeiz sollte zugunsten der Traineranweisung im Zaum gehalten werden, um einen Überlastungsschaden zu vermeiden. **Auf-** und **Abwärmen** sind für ein erfolgreiches Training verpflichtend.

Ausdauertraining: Aerobic, Spinning, Step, Nordic-Walking und Outdoor-Cycling in der Gruppe. **Ausdauertraining** zeigt globale gesundheitsstabilisierende Auswirkungen auf nahezu alle Funktionssysteme: Stoffwechsel, Herz-Kreislauf-System, Immunsystem und Psyche, um nur die wichtigsten zu nennen.

Bei den aufgeführten Sportarten animiert die **Gruppendynamik** zum Training. Schon alleine die englisch-amerikanische Namensgebung weckt »kalifornische Gefühle«, auch wenn es beim Spinning »steil den Berg hinaufgeht« oder man beim Aerobic heftig schwitzend seinem Schönheitsideal nacheifert. Beim anschließenden Duschen glätten sich dann die Wogen, und man ist nur noch »happy«. Die Motivation zum Gruppentraining lebt von **psychodynamischen** Einflüssen: Das oftmals mühsame Training lässt sich gemeinsam leichter ertragen, Pünktlichkeit und Trainingshäufigkeit werden strenger eingehalten, der Ehrgeiz wird durch rivalisierende Trainingsziele angestachelt, und die Freude an der Bewegung wird durch gleichgesinnte Mitstreiter potenziert. Die **Kunst der Bewegung** vermittelt hier auch eine Form der **Lebenskunst**. Viele Trainierende öffnen ihr Stressventil, stellen ihre Ernährung um, entdecken ihren eigenen Körper neu und ändern ihren Lebensstil hin zu Gesundheit und Leistungsfähigkeit. Problematisch wird es nur, wenn das Gruppentraining mangels eines erfüllten Privatlebens zur fremdgesteuerten Ideologie wird. Die Trainingsgruppe und der Trainer (die Trainerin) sind kein Familienersatz. Training kann keine Probleme lösen, sondern hilft, das Selbstwertgefühl zu steigern, um sie wirkungsvoll angehen zu können.

4.6. Übertraining – »Tanz über dem Abgrund«

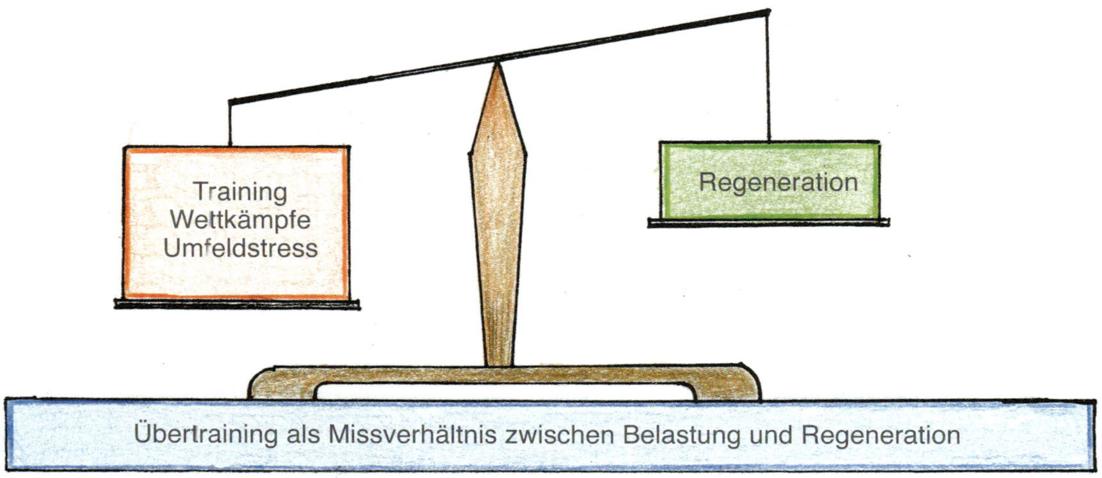

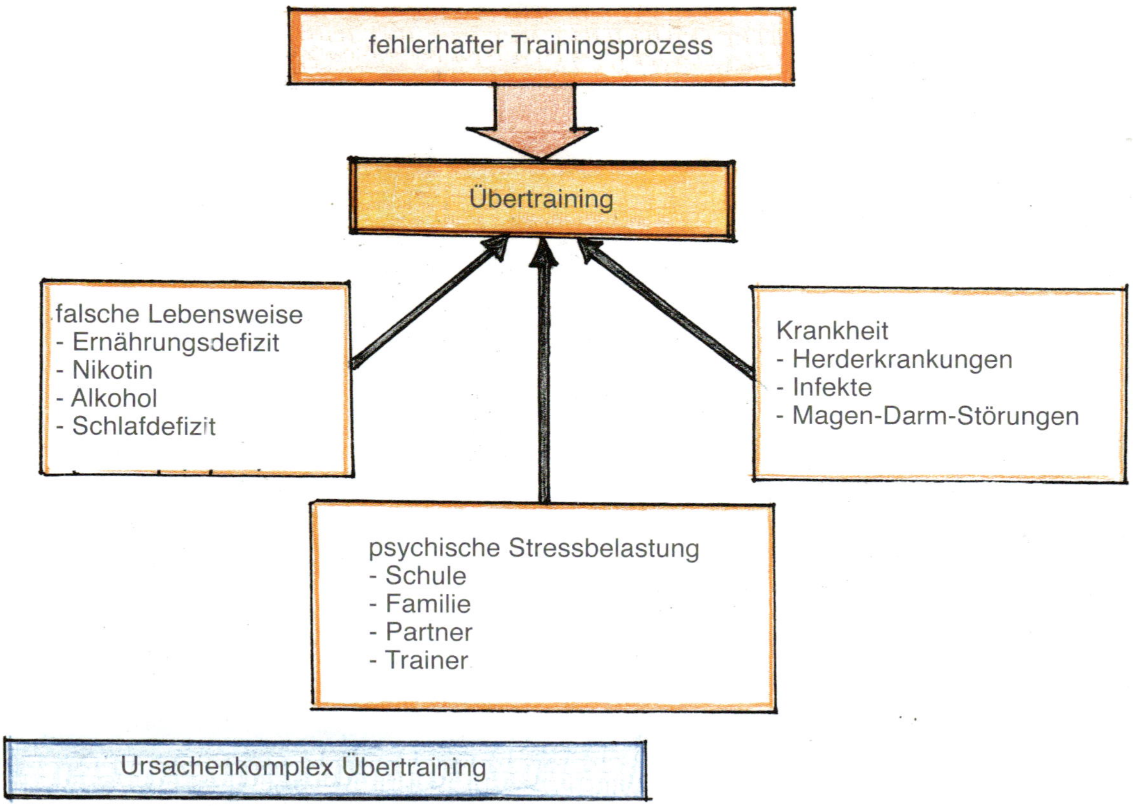

Übertraining: Stress- und Regenerations-Missverhältnis bei ungünstigen Rahmenbedingungen

Während die **Ermüdung** alleine eine direkte Folge der vorausgehenden Belastung ist und nur kurzzeitig (Stunden bis Tage) während der Regenerationsphase die Leistungsfähigkeit mindert, handelt es sich beim **Übertraining** um einen inadäquaten, viele Tage bis Wochen anhaltenden Leistungsabfall, der von vegetativen Symptomen begleitet wird. Leistungsphysiologisch wird ein **Kurzzeitübertraining** mit einer Wiederherstellung der Leistungsfähigkeit innerhalb von zwei Wochen von einem **Langzeitübertraining** mit einer Erholungszeit über zwei Wochen bis mehrere Monate unterschieden. Grundsätzlich ist Übertraining ein Problem des Hochleistungssports, der bis zu drei Trainingseinheiten am Tag abverlangt. In den letzten Jahren mehren sich aber auch die Fallzahlen aus Studios und von frei trainierenden Amateursportlern.

Übertraining resultiert aus einem Missverhältnis zwischen zu vielen Trainingsbelastungen und zu wenig Regeneration. Unter Miteinbeziehung ungünstiger Rahmenbedingungen kann man es auch allgemein als »Stress-Regenerations-Missverhältnis« bezeichnen (Lehmann, M. 1999).

Das **Kurzzeit-Übertraining** wird als mehr oder weniger harmlos eingestuft und ist in vielen Fällen sogar gewollt (Overreaching = Überziehen), um eine noch stärkere Superkompensation (Trainingseffekt) als im normalen Training zu erzielen. Dieses Prinzip der summierten Ermüdung (Ermüdungsaufstockung) kommt in Trainingslagern, aber auch im Höhentraining gezielt zur Anwendung. Nach Beendigung der harten Trainingsphase gilt es, auf eine besonders ausgiebige Regenerationsphase von mindestens einer Woche zu achten, um den Superkompensationseffekt auch wirklich nutzen zu können. Die Chancen sind hierbei gut, da es sich beim Kurzzeit-Übertraining nur um eine **periphere Ermüdung** der Muskulatur handelt, die von Muskelschmerzen und Leistungsabfall begleitet werden kann. Bei einer ungenügenden Regeneration besteht allerdings das Risiko, in ein Langzeit-Übertraining abzugleiten.

Das **Langzeit-Übertraining** stellt die »gefährliche« Form des Übertrainings dar. Zur **peripheren** muskulären Ermüdung gesellt sich noch eine **zentrale,** vom Nervensystem ausgehende Ermüdung hinzu. Sie dauert deutlich länger als zwei Wochen, meist Monate. Die anfänglich schleichend einsetzende Leistungsminderung verleitet sogar dazu, das Trainingsvolumen zu erhöhen, was die Situation noch verschärft. Trainingsanpassungen finden bis zum Abklingen der Problematik nicht mehr statt. **Ein Langzeit-Übertraining besitzt Krankheitswert.** Im Weiteren wird deshalb schwerpunktmäßig auf das Langzeit-Übertraining eingegangen.

Ursachen des Übertrainings

Meist handelt es sich um eine individualisierte komplexe Ursachenkette (siehe Abb. S. 444):

Fehler im Trainingsprozess

- Vernachlässigte Regeneration
- Zu schnell gesteigerte Anforderungen
- Zu große Belastungsumfänge
- Zu häufige hohe und höchste Intensitäten
- Zu schnelle Erhöhung der Belastungen nach Verletzung und Krankheit
- Übermäßig forcierte Technikschulung (Monotonie)
- Übermaß an Wettkämpfen
- Häufung von Misserfolgen
- Übersteigerte Zielsetzung

Ungünstige psychische Belastungen

- Hoher Erwartungsdruck (Eltern, Trainer), Versagensangst
- Partnerprobleme, das Hochleistungsalter ist auch der Zeitabschnitt der Partnersuche und Partnerbindung
- Schwierigkeiten in Schule und Beruf
- Ungenügende soziale Absicherung

Krankheiten mit schleichendem Verlauf

- Herderkrankungen des oberen Luftwegsbereichs und der Zähne
- »Versteckt« verlaufende Viruserkrankungen, z. B. Pfeiffersches Drüsenfieber
- Atypische bakterielle Erkrankungen, z. B. Borreliose
- Chronische Magen-Darm-Störungen mit Elektrolyt- und Flüssigkeitsverlusten, z. B. Laktoseintoleranz

Falsche Lebensweise

- Chronisches Schlafdefizit
- Unzureichende oder falsche Ernährung
- Missbräuchliche Zufuhr von Alkohol, Nikotin, Psychostimulanzien, Anabolika usw.

Symptome des Übertrainings
(siehe Abb. S. 447)
Die Symptome des Übertrainings sind so bunt wie das multifaktorielle Puzzle der Ursachen. Sie lassen sich grob in die Störungen zweier Funktionsbereiche einteilen: übergeordnete Steuersysteme und Muskel-Energie-System.

Störung der Steuerung von somatischem Nervensystem, vegetativem Nervensystem und Hormonsystem (übergeordnete Steuersysteme)

- Affektlabilität mit Schwankungen zwischen aggressiven und fatalistischen Verhaltensmustern
- Konzentrationsstörungen bei der Umsetzung technischer Vorgaben
- Schlafstörungen, vorwiegend Einschlafstörungen
- Neigung zu Hyperventilation, inadäquatem Atemnotgefühl und Seufzeratmung als Zeichen der depressiven Grundstimmung
- Überhöhte Pulsfrequenzen in Ruhe, aber auch mangelnder Pulsanstieg bei Belastung
- Kollapsneigung bei schnellen Lagewechseln
- Hormonelle Fehlregulation der Sexualhormone mit Menstruationsstörungen bei der Frau und Potenzproblemen beim Mann
- Inadäquater Anstieg der Stresshormone Adrenalin, Noradrenalin und Cortisol

Fehlfunktion des Muskel-Energie-Systems

- Vorzeitige Muskelermüdung und Schwächegefühl
- Neigung zu Muskelkrämpfen
- Verletzungshäufung, insbesondere Muskelfaserrisse
- Überlastungsschäden, häufig Sehnenansatzentzündungen
- Gewichtsabnahme durch Wasserverluste und leere Energiespeicher

Veränderungen von Laborparametern:

- Überhöhte Muskelenzyme (CK = Creatinkinase) bereits unter Ruhebedingungen
- Chronische Harnstofferhöhung als kataboler Hinweis

- Abflachung oder vorzeitiger Anstieg der Laktatleistungskurve bei verringerter Endleistung im Vergleich zum Vortest
- Anstieg des Plasma-Cortisols bei Testosteron Abfall als Hinweis für eine katabole (abbauende) Stoffwechselsituation
- Elektrolytverschiebungen

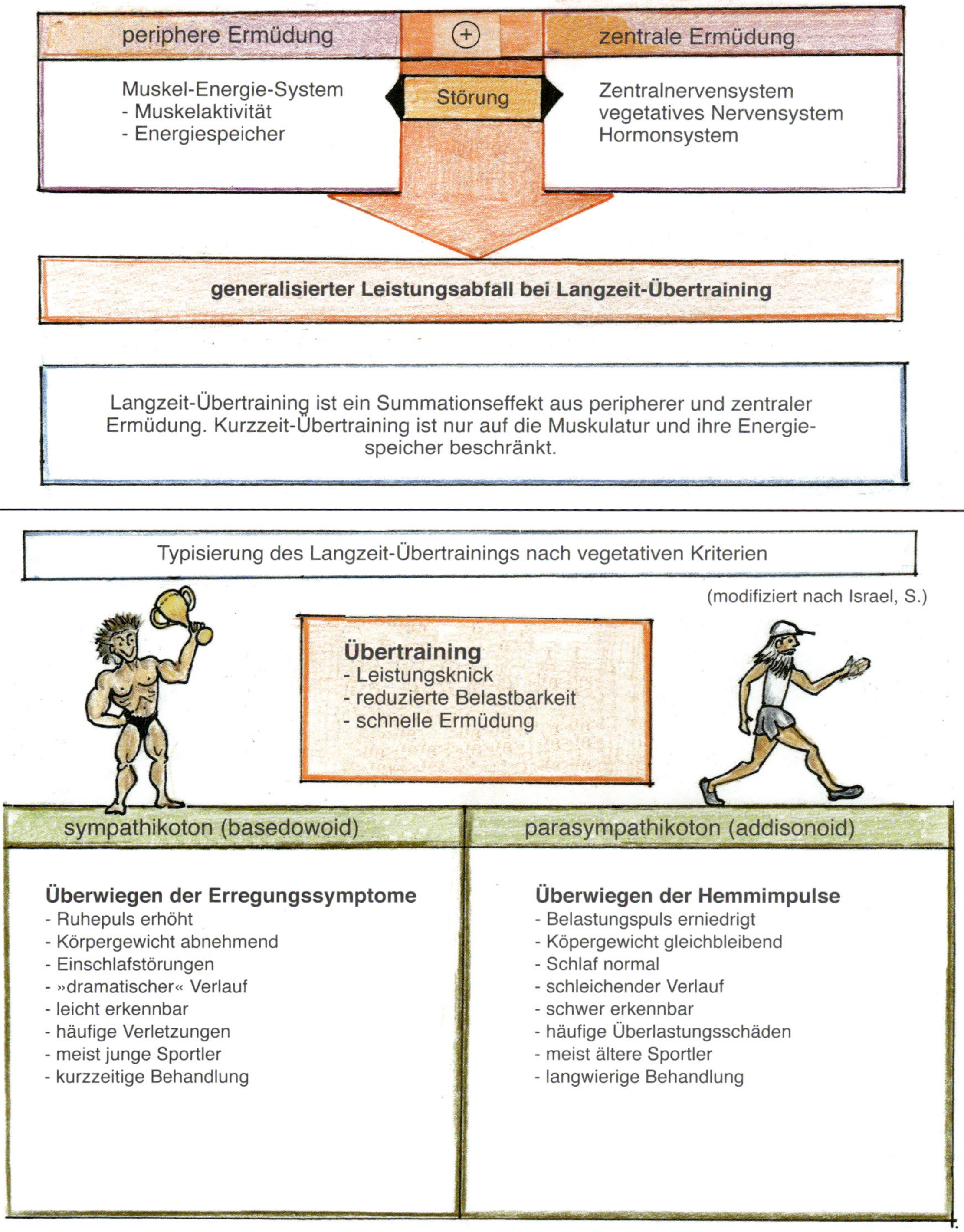

Periphere und zentrale Ermüdung – Typisierung des Langzeit-Übertrainings

Aber Achtung: Die Diagnose eines Übertrainings stützt sich nicht auf einen einzelnen Befund, sondern ergibt sich aus der Summe vieler Einzelbefunde.

Zur Erleichterung der oftmals verwirrenden Symptomfülle hat es sich **in der Praxis bewährt**, nach S. Israel zwei Erscheinungsformen des Übertrainings einander gegenüberzustellen: das **sympathikotone** und das **parasympathikotone Übertraining** (siehe Abb. S. 447). In Anlehnung an die Überfunktion der Schilddrüse (Morbus Basedow) wird das sympathikotone Erscheinungsbild auch als **basedowoides Übertraining** bezeichnet. Die parasympathikotone Ausprägungsform hingegen erinnert an das Krankheitsbild des Morbus Addison, eine Unterfunktion der Nebennierenrinde, sodass sie als **addisonoides Übertraining** benannt wird.

Sonderformen des Übertrainings:
Der leere (glykogenverarmte) Athlet
(Glykogen = Speicherform des Zuckers)
Wiederholt ist uns in diesem Buch, z. B. im Ernährungskapitel, die Glykogendepletion von Muskeln und Leber begegnet. Sie entwickelt sich aus einem trainings- und/oder wettkampfbedingten erhöhten Kohlenhydratverbrauch bei unzureichender Zufuhr. Zunächst ist nur die Arbeitsmuskulatur betroffen, dann auch die ruhende Muskulatur und die Leber, deren Glykogendepots eigentlich für das Gehirn reserviert sind. Daraus resultieren nicht nur lokale Symptome, sondern auch muskuläre Mitreaktionen und psychovegetative Begleiterscheinungen.

Typisch für die Glykogendepletion sind:

- Mangelndes Beschleunigungsvermögen
- Schmerzen in den Armen beim Laufen
- Hingegen ist langsames »Joggen« gut möglich
- »Brennen« in der Arbeitsmuskulatur (fakultativ)
- Heißhungerattacken
- Häufiges Gähnen
- Stimmungslabilität
- Konzentrationsstörungen
- Einschlafstörungen
- Im Längsschnitt des Laktatleistungstests (siehe Kap. 4.7., Leistungsdiagnostik) zeigt sich eine fälschlich verbesserte Abflachung der Laktatleistungskurve bei allerdings erniedrigter Endleistung. Die maximale Laktatentwicklungsfähigkeit fällt signifikant unter die bisher erreichten Maximalwerte (siehe Abb. S. 449).

Die Glykogendepletion als Auslöser eines Übertrainings ist relativ häufig, man sollte immer daran denken. Die Therapie besteht in einer Trainingsreduktion und Wiederauffüllung der Energiespeicher mit sechsprozentigen Maltodextrin- oder Oligosaccharidgetränken, die auch das für die Speicherung wichtige Kalium enthalten. Bei länger bestehender Glykogenverarmung empfiehlt sich unter der Annahme, dass ersatzweise schon wertvolles Eiweiß verbrannt wurde, eine vierwöchige Eiweißzufuhr über entsprechende fettfreie Konzentrate.

Immunsuppression im Leistungssport
(siehe Abb. S. 450)
Während moderates Ausdauertraining das Immunsystem stärkt, führt anhaltendes extremes körperliches Training ohne ausreichende regenerative Maßnahmen zur reversiblen Schädigung des Immunsystems, der **Immunsuppression**. Sie ist uns bereits im Kapitel

3.4.4. »Immunsystem und Sport« begegnet. Die »Unterdrückung« von Teilen des unspezifischen und spezifischen Immunsystems begünstigt Infektionen, vor allem im oberen Luftwegssystem. Viele Spitzenathleten leiden in Phasen erhöhter Trainings- und/oder Wettkampfbelastungen an hartnäckigen Infektionen im Bereich der Nasennebenhöhlen, des Rachens, der Zähne und der Luftröhre und Bronchien. Neben einer symptomatischen Therapie beim Arzt sind in jedem Falle eine vorübergehende, drastische Trainingsreduktion und die Absage von anstehenden Wettkämpfen anzuraten.

Glykogendepletion: ungenügender Energiefluss bei leeren Kohlenhydratspeichern

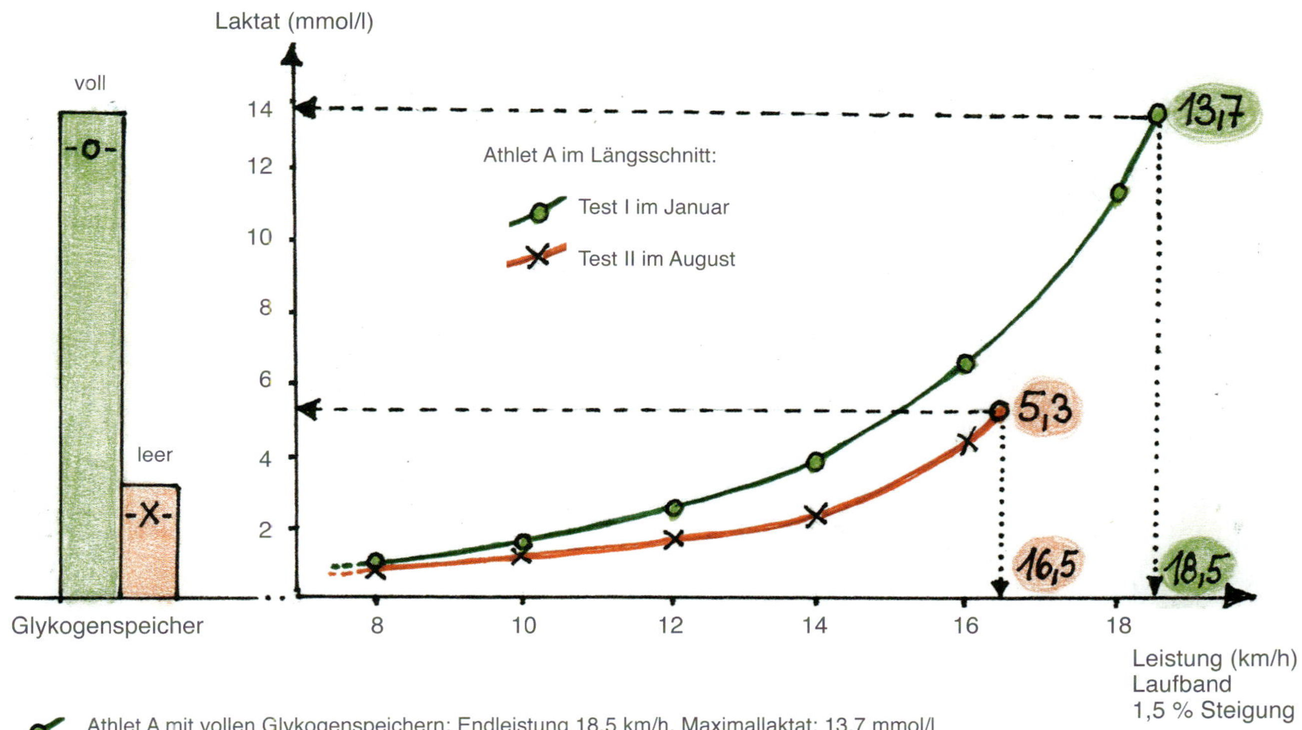

Athlet A mit vollen Glykogenspeichern: Endleistung 18,5 km/h, Maximallaktat: 13,7 mmol/l

Athlet A mit leeren Glykogenspeichern: Endleistung 16,5 km/h, Maximallaktat: 5,3 mmol/l

Beurteilung: im Test II signifikant verschlechterte Endleistung, ungenügende maximale Laktat-Entwicklungsfähigkeit bei mangelndem Verbrennungssubstrat, fälschliche Ausdauerverbesserung bei Abflachung der Laktatleistungskurve.

Glykogendepletion ("Brennstoffverarmung") als Sonderform des Übertrainings

Immunsuppression:

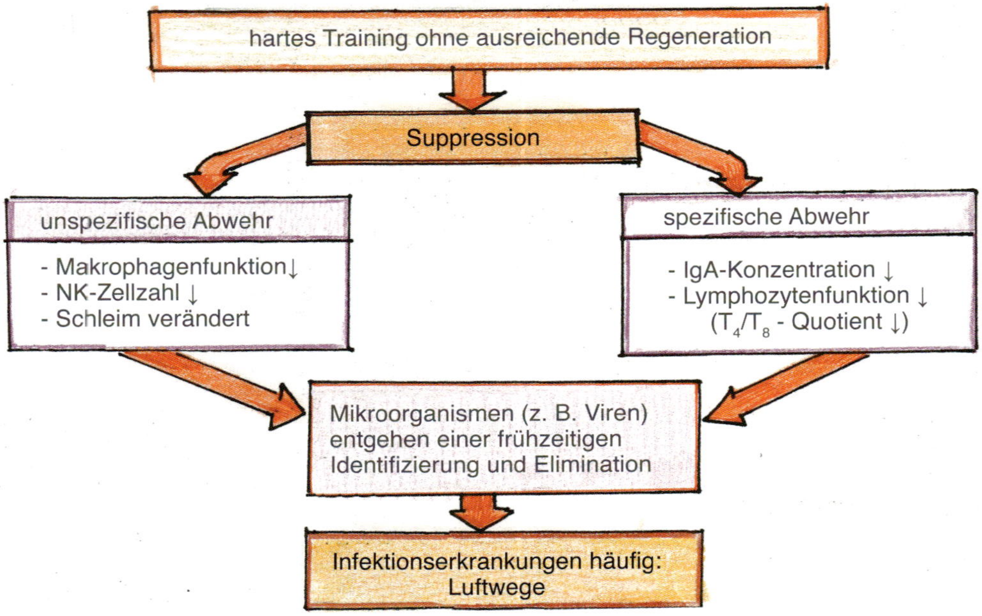

Immunsuppression als Sonderform des Übertrainings

Behandlung des Übertrainings

Nach dem Ausschluss von primär organischen (z. B. Mononucleose, Borreliose) oder psychischen (z. B. Depressionen, Burn-out-Syndrom) Erkrankungen muss unmittelbar mit der Behandlung des Übertrainings begonnen werden, um nicht den Leidensweg des Athleten unnötig zu verlängern. Auch bei individuell unterschiedlicher Entstehungsgeschichte kann folgende Vorgehensweise mit der entsprechenden speziellen Gewichtung empfohlen werden:

Wettkampfpause: mindestens drei bis sechs Wochen, vielfach auch länger

Trainingsreduktion: Rücknahme von Umfang und Intensität, leichtes Training nur jeden zweiten Tag, nur wenig Techniktraining. Keine völlige Trainingspause wegen der Gefahr eines akuten Sportentlastungs-Syndroms mit vegetativen Beschwerden, wie Herzstechen usw.

Arztbesuch: Diagnostik und Therapieeinleitung unter Beachtung von Begleiterkrankungen

Medizinische Therapie: sportärztliche Beratung zu übertrainingsdisponierenden Faktoren, Substitutionsbehandlung mit Maltodextrinen/Oligosacchariden, Mineralstoffen usw., medikamentöse Therapie, HNO- oder zahnärztliche Eingriffe, Psychotherapie, z. B. mentale oder autogene Übungsformen, konditionierende Verfahren über CD-Player, gegebenenfalls mit Psychotherapeuten.

Physikalische Therapie:

dämpfend - entspannend	anregend - aktivierend
bei Übererregung:	**bei Hemmung:**
Sedativbäder	Wechselduschen, CO_2-Bäder
tonisierende Massagen	tiefe Massagen

Aktive Erholung: Gymnastik, Schwimmen, Regenerationsläufe, Spiele, Wiederauffüllung der leeren Energiespeicher (Glykogen) durch eine kohlenhydrat-, kalium- und flüssigkeitsreiche Kost, Milieu- und Klimawechsel.

Bedenklich sind in diesem Zusammenhang **paramedizinische Verfahren** wie Darmspülungen, unreflektierte Borreliose- und Darmpilzbehandlungen, Ozonaufsättigung des Blutes und unkritische Injektionen in eitrige Mandeln. Manchmal werden über zehn verschiedene Wirkstoffe in einer Sitzung injiziert, was das Risiko für allergische und anaphylaktische (Kollaps, Luftwegsschwellung usw.) Reaktionen bei einem ohnehin durch Übertraining angeschlagenen Immunsystem noch erhöht. Obskure Gurus und selbsternannte Schamanen ohne Kenntnisse über die physiologischen Zusammenhänge des Übertrainings verschieben und verschleppen die Problematik zusätzlich.

Naturheilkundliche und homöopathische Behandlungsmethoden hingegen zeigen oft erstaunlich gute Ergebnisse bei geringen Risiken. Gerade in einem von Übertraining geplagten, funktionsgestörten Organismus stellen sie eine gute Ergänzung/Alternative zu **schulmedizinischen Verfahren** dar.

Zusammenfassend bewegt sich heute ein Athlet, um einen Leistungsfortschritt zu erzielen, auf einem sehr schmalen Grat zwischen Unter- und Übertraining. Das Risiko, in ein Übertraining abzugleiten oder an einem Überlastungsschaden zu erkranken, ist hoch. Lastet zusätzlich ein hoher Leistungsdruck auf dem Sportler, werden die ersten, noch diskreten Übertrainings-Symptome von ihm selbst und seinem direkten Umfeld gelegentlich ignoriert. Zur Beseitigung eines vermeintlichen Trainingsdefizits wird die Trainingsbelastung sogar noch erhöht, was zur völligen Dekompensation des Repair-Systems führt. Ist im Spitzensport ein Übertraining eingetreten, ergibt sich für das betreuende System aus Eltern, Trainern, Funktionären, Physiotherapeuten und Ärzten, die den Sportler in physische und psychische Grenzbereiche begleiten, die Verpflichtung, Verantwortung zu übernehmen. Es ist leicht, sich im Umfeld eines guten Athleten im »gemeinsamen« Erfolg zu sonnen, aber es ist schwer, auch Misserfolge mittragen zu können, zumal sich hier erhebliche Spannungsfelder aufbauen können. Immer aber ist bei konsequentem Handlungsregime eine Lösung der Übertrainingsproblematik möglich.

4.7. Leistungsdiagnostik – »Leistung durch Wissen«

Ganz gleich, ob Gesundheits-, Hobby- oder Leistungssportler, jeden halbwegs ehrgeizigen Menschen interessiert seine körperliche Leistungsfähigkeit. Hier ein kurzer Abriss zu ihrer Feststellung.

Leistungsdiagnostische Verfahren

Aus der Methodik der praktischen Physiologie und der klinischen Medizin entwickelte die Sportmedizin in den letzten Jahrzehnten zahlreiche Tests, die dem Anspruch einer Diagnose der Leistungsfähigkeit mehr oder weniger gerecht werden. Meist handelt es sich um sogenannte **Labortests**, da hier das Belastungsgerät (Ergometer) und die Rahmenbedingungen weitgehend standardisierbar sind, also gleiche Voraussetzungen in dafür geeigneten Räumen bieten. Den Anforderungen des Hochleistungssports genügend wurden zusätzlich sogenannte **Feldtests** erarbeitet, also möglichst sportartspezifische Testverfahren auf der leichtathletischen Bahn, der Skirollerbahn, dem Spielfeld, im Gelände, im Schwimmbecken usw. Dazwischen liegen sportartspezifische Testgeräte, die häufig von den Sportverbänden selbst entwickelt werden. Wir kennen heute valide Messverfahren zur Kraft- und Schnelligkeitsentwicklung, zum koordinativen Verhalten und zur Beurteilung der aeroben und anaeroben Ausdauerleistungsfähigkeit. Auf letztere, wohl am häufigsten praktizierte Verfahren wird im Folgenden beispielhaft eingegangen.

4.7.1. Bestimmung der aeroben Ausdauerleistungsfähigkeit

Die aerobe Kapazität ist die **leistungsbestimmende Basisqualität** aller Ausdauerdisziplinen und die Grundlage der meisten Spielsportarten (Grundlagenausdauer). Im **Kinder- und Jugendbereich** sind aerobe Testverfahren die Methode der Wahl, zumal man auch weiß, dass Kinder mit guter Grundlagenausdauer nicht nur bessere Ausdauersportler, sondern sogar bessere Sprinter werden. Im **Gesundheitssport** sind die Ermittlung der Belastungszumutung und die Festlegung der gesundheitsfördernden Intensitätsbereiche mittels aerober Tests nicht mehr wegzudenken.

In der Regel kommt ein **Stufentest** mit treppenförmiger Belastungssteigerung am Fahrradergometer, Rudergerät oder Laufband zur Anwendung. Ausgehend von einer niedrigen Belastungsstufe mit 50 bis 100 Watt oder 6 bis 10 km/h, je nach Alter und Leistungsfähigkeit, wird bis zur subjektiven Erschöpfung oder einem festgelegten submaximalen Bereich belastet. Beim Auftreten von Beschwerden, z. B. Brustschmerzen, Gelenkbeschwerden, wird der Test vorzeitig abgebrochen. Gleiches gilt auch, wenn der Untersucher, in der Regel ein Arzt, bedrohliche Zeichen einer Herzrhythmusstörung oder sonstige Hinweise einer Herz-Kreislauf-Dekompensation erkennen kann. Die einzelne Stufendauer liegt bei drei bis fünf Minuten. Die in der Regel erforderliche maximale Ausbelastung lässt sich an bestimmten Parametern darstellen, z. B. maximale Herzfrequenz, Borg-Skala zur subjektiven Beurteilung des Belastungsempfindens in einem Punktesystem von 6 bis 20. Bei vorgegebenem Testdesign werden folgende Messgrößen an den einzelnen Belastungsstufen bestimmt: Herzfrequenz (Puls), Laktat als metabolische Größe und/oder Atemgase (O_2, CO_2), Atemfluss und Atemfrequenz als respiratorische Parameter.

Die **Laktatmessung** steht nach jahrzehntelangen Erfahrungen mit den verschiedensten methodischen Ansätzen immer noch im Zentrum der leistungsphysiologischen Beurteilung. Das Endprodukt des anaerob-laktaziden Stoffwechsels, die **Milchsäure (= »Laktat«)**, wird dabei als Indikator für die Ausdauerleistungsfähigkeit herangezogen (siehe Kap. 2.7., Energiekaskade). Je später ein Laktatanstieg zu verzeichnen ist, umso besser erscheint die Grundlagenausdauer; je früher und höher der Laktatanstieg erfolgt, umso mehr überwiegt die anaerob-laktazide Reaktionsweise und Kapazität. Was sich so einfach anhört, erfordert aber eine kritische Beurteilungsfähigkeit, da zahlreiche Einflussgrößen das Ergebnis relativieren können, z. B. eine Glykogendepletion, von der wir schon mehrfach gehört haben. Laktat und die damit verbundenen Säureäquivalente entstehen primär im Muskel, diffundieren dann aber rasch ins Blut und sind im arterialisierten Kapillarblut des Ohrläppchens gut messbar. Auch in Ruhe ist eine Basislaktatkonzentration von 0,6 bis 1,8 mmol/l nachweisbar.

Laktatleistungstest (siehe Abb. S. 254): Beim üblichen Laktatleistungstest erfolgt in Ruhe und unmittelbar nach jeder 3-minütigen

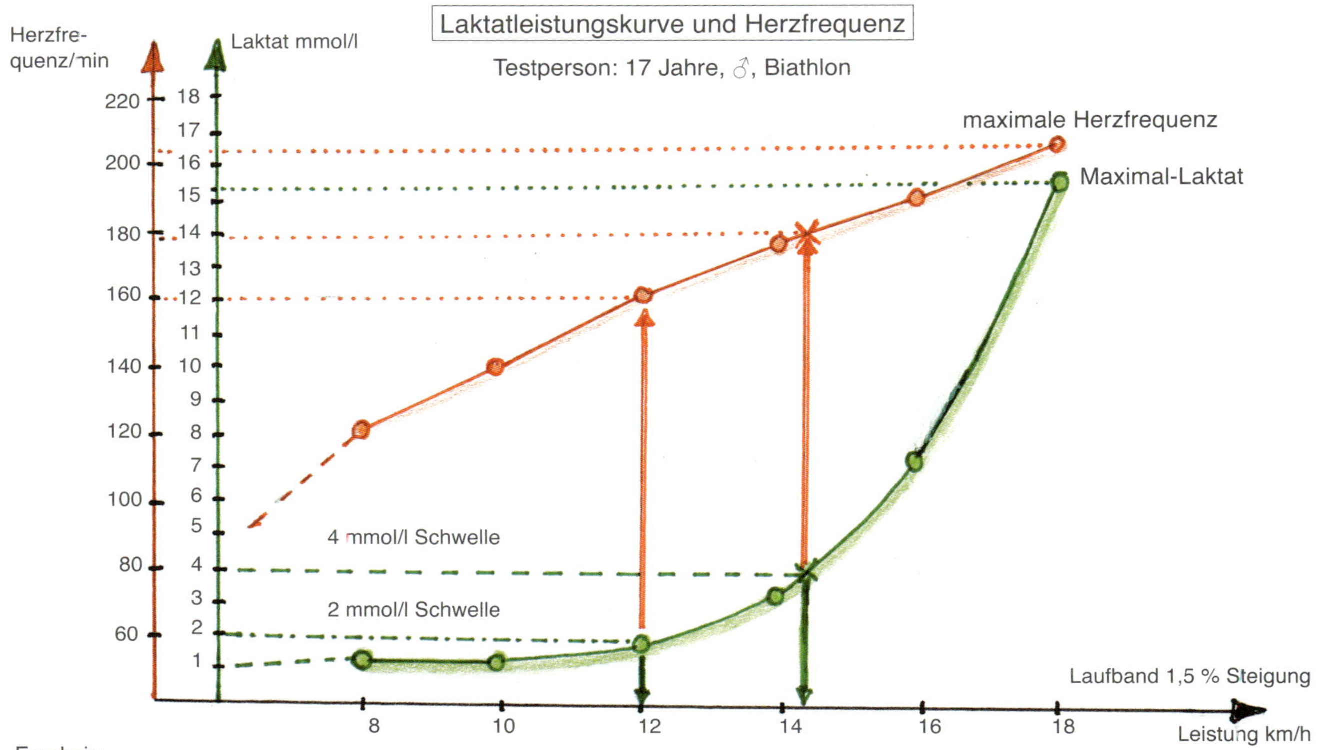

Ergebnis:
- aerobe Schwelle: Laktat 2 mmol/l, Leistung 12 km/h, Herzfrequenz 160/min
- anaerobe Schwelle: Laktat 4 mmol/l, Leistung 14,4 km/h, Herzfrequenz 178/min
- Maximalwerte: Laktat 15,5 mmol/l, Leistung 18 km/h, Herzfrequenz 204/min
- Beurteilung: gute, aber noch verbesserbare aerobe Grundlage, sehr gute anaerobe Kapazität

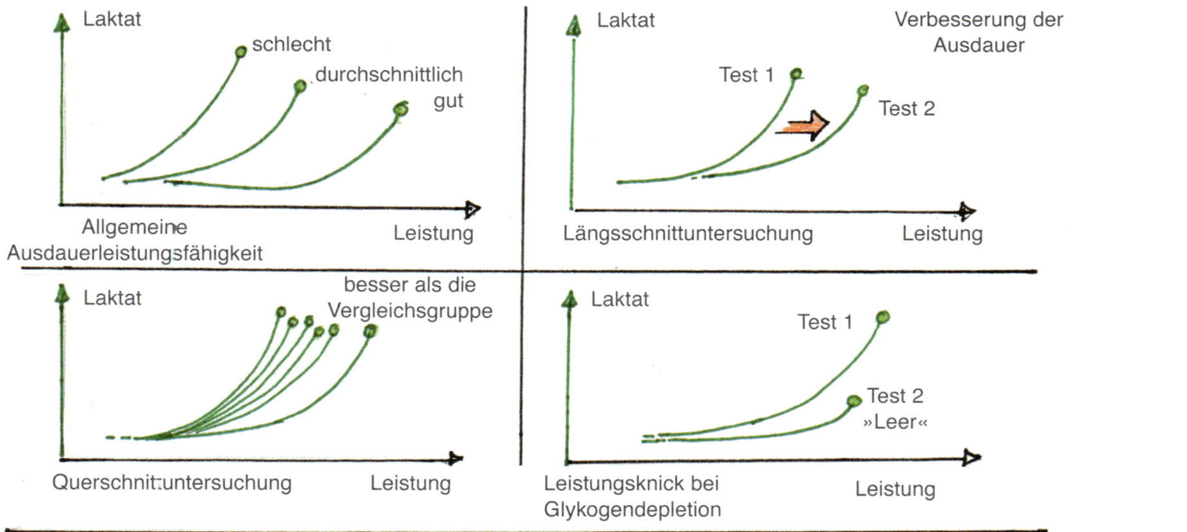

beispielhafte Beurteilungskriterien verschiedener Laktatleistungstests
(ohne Darstellung der Herzfrequenz)

Laktatleistungstest – metabolisches Kriterium der Ausdauerleistungsfähigkeit

Belastungsstufe innerhalb 30 Sekunden eine Laktatabnahme aus dem Kapillarblut des Ohrläppchens und, dringend empfehlenswert, die Dokumentation der Herzfrequenz aus dem Belastungs-EKG. Gibt es keine Gegengründe, ist immer eine Ausbelastung (Maximallaktat) anzustreben. Fakultativ kann auch die Laktatrückbildung in der dritten, fünften und fünfzehnten Nachbelastungsminute gemessen werden. Zur Arterialisierung des Ohrläppchens eignen sich hyperämisierende Salben. Die Blutabnahme selbst **muss** mit Handschuhen nach medizinhygienischen Kriterien erfolgen. Aus den Parametern Laktat (mmol/l) und Leistung (Watt, km/h, m/sec) lässt sich das typische Bild der Laktatleistungskurve erstellen und zusätzlich die Herzfrequenz in Beziehung setzen. Die Dynamik der Laktatbildung entspricht nach Ch. Hille/L. Geiger einer Exponentialfunktion, wie so viele Funktionsabläufe in der Natur. Aus empirischen, physiologischen und rechnerischen Modellen lassen sich nun bestimmte Schwellenbereiche ermitteln, die zu Längs- und Querschnittuntersuchungen verwendet werden können und bei der Trainingssteuerung wertvolle Hilfe leisten:

Aerobe Schwelle: Ausgehend von basalen Ruhewerten um 1 mmol/l Laktat wird der erste signifikante Anstieg als **aerobe Schwelle** (Lactate Threshold) bezeichnet. Sie liegt im Durchschnitt bei 2 mmol/l Laktat. Die aerobe Glucose- und Fettsäurenverbrennung erreicht hier ihr Maximum.

Aerob-anaerober Übergang: Eine weitere Intensitätssteigerung führt belastungsabhängig zu einem Anstieg der Laktatkonzentration über 2 mmol/l, da sich crescendoartig die anaerob-laktazide Glucoseverwertung zuschaltet. Der Anteil der aerob metabolisierten Fettsäuren nimmt in gleichem Maß ab. Bis zu einer kritischen Belastungsschwelle (anaerobe Schwelle) kann die weiter ansteigende Milchsäure gut kompensiert werden: Die Laktatabbaurate passt sich der Bildungsrate an (Steady State), und die anfallenden Säureionen (H^+) werden bereits gepuffert.

Anaerobe Schwelle: Ist das maximale Steady State erreicht, übersteigt bei jedem weiteren Belastungsanstieg die Laktatbildungsrate die Abbaurate. Diesen kritischen Bereich bezeichnet man als anaerobe Schwelle. Sie liegt im Durchschnitt bei 4 mmol/l Laktat, der aerob-anaerobe Übergang dementsprechend zwischen 2 und 4 mmol/l Laktat. Das Überschreiten der anaeroben Schwelle verlangt vom Organismus eine deutlich vermehrte Beanspruchung der Regelsysteme, um die Belastung weiter fortsetzen zu können. So schlägt die Atmung von einer tiefen und ruhigen »Sauerstoffatmung« in eine oberflächlich hechelnde um, damit durch die Abatmung von Kohlensäure in Form von CO_2 der pH-Wert-Abfall kompensiert werden kann. Die Stresshormonausschüttung über die Katecholamine, vor allem Noradrenalin, nimmt überproportional zu. Je höher die Belastungsintensität über der anaeroben Schwelle liegt, umso schwerer werden die belasteten Beine oder Arme. Die enzymatische Aktivität in der Muskulatur sinkt so weit ab, dass die Belastung in Abhängigkeit vom Standvermögen schließlich abgebrochen werden muss.

Individuelle anaerobe Schwelle: Nach heutiger Auffassung gibt es keine für alle Sportarten und Individuen geltende fixe anaerobe Schwelle, die 4-mmol/l-Angabe stellt nur einen Durchschnittswert dar. Sie variiert je nach Trainingszustand, genetischer Anlage (langsame/schnelle Muskelfasern) und Ernährungsregime. So findet man bei Hochausdauertrainierten Schwellenwerte um 2,5 mmol/l Laktat, bei eher sprintbetonten Sportarten Werte bis 6 mmol/l Laktat. Der Begriff der **individuellen anaeroben Schwelle** ist dieser Tatsache geschuldet. Sie lässt sich nach verschiedenen Schwellenkonzepten (> 10) bestimmen, auf die hier aber nicht im Einzelnen eingegangen wird. Wir selbst arbeiten mit dem Bereich der stärksten Krümmung (nicht Steigung!) im Laktatkurvenverlauf (Geiger/Hille-Schwelle). Die individuelle anaerobe Schwelle (IAS) besitzt eine herausragende Bedeutung für die Trainingssteuerung, da sich mit ihrer Hilfe die verschiedenen Trainingsintensitäten vorgeben lassen (siehe S. 455).

Grundsätzlich gilt: Was man auch immer für eine »Schwelle« verwendet, Schwellen sind keine mathematischen Punkte, sondern biologische Bereiche mit erhöhter Streubreite.

Spiroergometrie (siehe Abb. S. 257):
Die Messung der **Atemgaskonzentrationen von Sauerstoff und Kohlendioxid, des Atemflusses und der Atemfrequenz** über eine Atemmaske unter rampenförmig ansteigenden Belastungsbedingungen (Ergometer, Laufband o. Ä.) erlaubt gemeinsam mit weiteren errechneten Werten eine gute Einschätzung der aeroben Leistungsfähigkeit. Durch die technische Weiterentwicklung von leichten, tragbaren Messgeräten ist mit Abstrichen auch eine sportartspezifische Messung möglich. Interessant sind vor allem die **maximale Sauerstoffaufnahmefähigkeit** und die Bestimmung der **Dauerleistungsgrenze**.

Während die maximale Sauerstoffaufnahme nach Hollmann ein **Bruttokriterium der gesamten sauerstoffverbrennenden Systeme (Muskulatur) und ihrer Zuliefersysteme (Herz, Blutkreislauf, Lungen und Blut)** ist, entspricht die Dauerleistungsgrenze in etwa der laktatermittelten anaeroben Schwelle. Sie berücksichtigt aber noch weitere Einflussgrößen, wie Kompensationsmechanismen über die Atmung, die Pufferkapazität des Blutes und vegetative Steuergrößen. Deshalb könnte man sie auch als »**Bruttokriterium der aeroben Leistungsfähigkeit im submaximalen Bereich**« (Langzeitausdauer) bezeichnen. Darüber hinaus steht die Dauerleistungsgrenze bei Ausdauersportarten über 90 Minuten in enger Korrelation mit der Wettkampfleistung. Die Spiroergometrie erfordert einen erheblichen apparativen Aufwand und verlangt auch von der Testperson eine erhöhte »Leidensfähigkeit« aufgrund des »Maskenstresses« mit vermehrtem Atemwiderstand, Schwitzen und Drücken der Gurtbänder. Im Gegensatz zum Laktatleistungstest ist sie keine Routineuntersuchung. Trotzdem liefert sie wertvolle Hinweise, wenn es um die Prognose und Zukunft einer leistungssportlichen Karriere im Ausdauerbereich geht, natürlich auch zum Ausschluss von Erkrankungen. Neben der Festlegung der Dauerleistungsgrenze hat sich hier vor allem die Beurteilung der maximalen Sauerstoffaufnahme in **Korrelation zu Vergleichswerten** von Top-Sportlern aus den verschiedenen Sportarten bewährt (siehe Abb. S. 257). Da bei vielen Sportarten das Körpergewicht eine leistungsbestimmende Rolle spielt, wird neben der **absoluten** maximalen Sauerstoffaufnahme in Litern pro Minute auch die körpergewichtsbezogene **relative** maximale Sauerstoffaufnahme in Milliliter pro Minute und Kilogramm Körpergewicht angegeben.

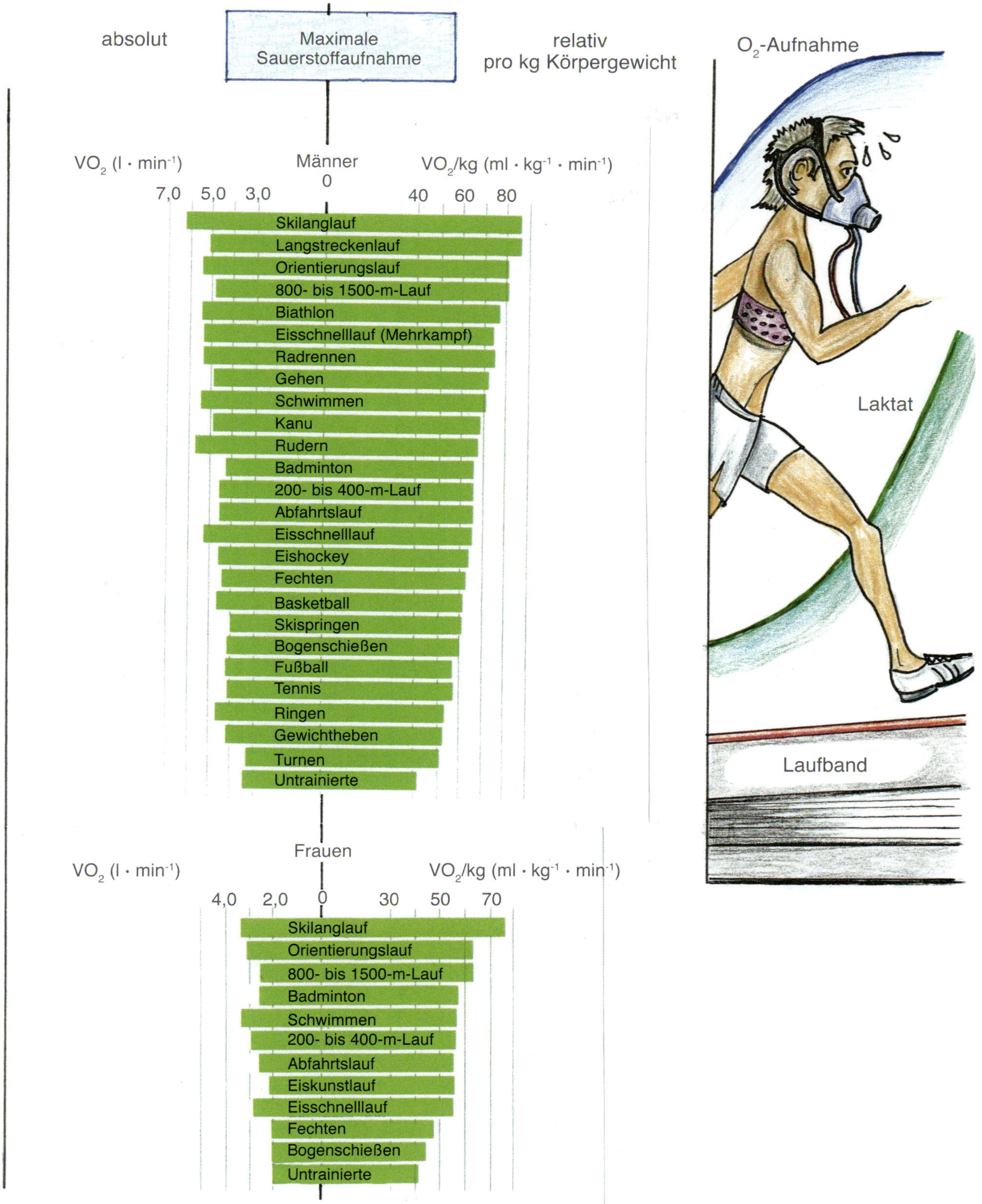

Spiroergometrie – Vergleichstabellen zur maximalen Sauerstoffaufnahme (modifiziert nach Astrand/Rodahl aus: Geiger, L. »Ausdauertraining«) • ≙ x

Normwerte für die maximale Sauerstoffaufnahme zwischen 20 und 30 Jahren (im Alternsgang abnehmend):

Untrainierte	**absolut**	**relativ**
Männer:	3,3 ± 0,2 l/min	40–45 ml/min x kg
Frauen:	2,2 ± 0,2 l/min	35–40 ml/min x kg

Zum Vergleich die durchschnittlichen relativen maximalen Sauerstoffaufnahmen in Laufdisziplinen verschiedener Leistungsklassen **(Männer):**

ausdauertrainierte Breitensportler
≈ 60 ml/min x kg

regional erfolgreiche Mittel- und Langstreckenläufer
≈ 70 ml/min x kg

hochtrainierte Mittel- und Langstreckenläufer
≈ 80 ml/min x kg

4.7.2. Bestimmung der anaeroben Leistungsfähigkeit

Es gestaltet sich außerordentlich schwierig, zuverlässige Testkonzepte für die anaerobe Leistungsfähigkeit zu finden, die aerobe Einflüsse ausschließen und die alaktazide von der laktaziden anaeroben Leistungsfähigkeit trennen. Nicht zuletzt beeinflussen auch Motivation und »Wettkampfhärte« das Ergebnis des höchst anspruchsvollen Tests. Nach unseren Erfahrungen kommt der **30-Sekunden-Wingate-Fahrradergometertest** am SRM-Rad diesem Anspruch am nächsten. Eine maximale Anfeuerung und eine professionelle Auswertungs-Software mit grafischer Darstellung der maximal erreichten Wattleistung (Peak Power) und dem anschließenden Leistungsabfall (Plateauleistung) sind wichtige Voraussetzungen.

Der **Test zur maximalen Laktatbildungsrate in 15 Sekunden** Maximalbelastung am Ergometer ist eine weitere Möglichkeit, die anaeroben Fähigkeiten global zu überprüfen. Er ist dem Hochleistungssport vorbehalten und kann den Wingate-Test ergänzen, aber nicht ersetzen.

Beide Tests verlangen von Beginn an die maximal mögliche Tretleistung. Ihre Aussagekraft ist auf Sportarten mit hohem anaeroben Anteil beschränkt, z. B. Sprintsportarten, wie Radsprint, Antrittssportarten, wie Eishockey, und anaerobe Dauerbelastung, wie Ski alpin usw. Für Freizeit- und Breitensportler sind die anaeroben Tests nicht geeignet.

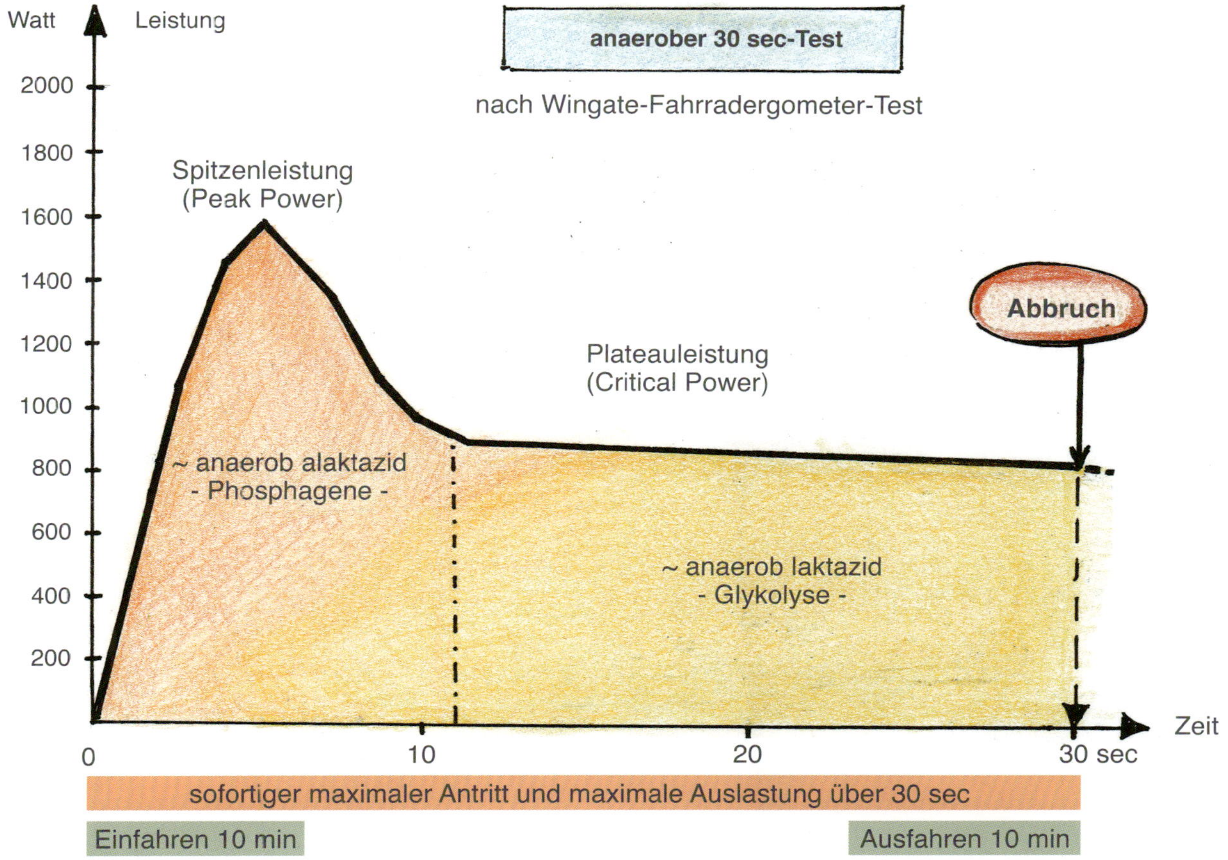

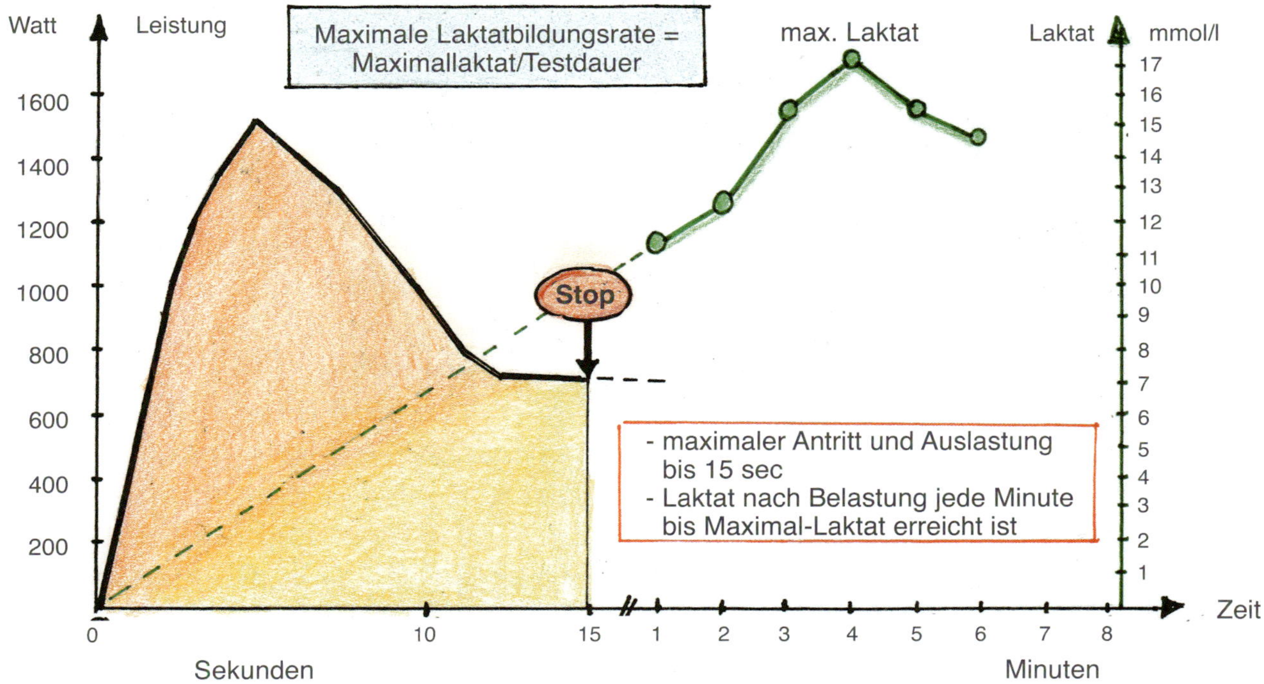

Anaerobe Testverfahren: Wingate-Test und maximale Laktatbildungsrate

4.7.3. Beispiele weiterer leistungsdiagnostischer Testverfahren

(Zu deren Vertiefung wird auf die Spezialliteratur verwiesen)

Conconi-Test: Herzfrequenztest zur Ermittlung der anaeroben Schwelle am sogenannten Deflexionspunkt

PWC-150- oder PWC-130-Test: Arbeitskapazität bei Puls 150 oder Puls 130 in Watt pro Kilogramm Körpergewicht

Cooper-Test: indirekte Bestimmung der maximalen Sauerstoffaufnahme im Zwölf-Minuten-Lauf

4.7.4. Trainingssteuerung

Die im Laktatleistungstest oder spiroergometrisch ermittelten Schwellenbereiche können bevorzugt bei Ausdauersportarten der Trainingssteuerung (siehe Abb. S. 461 und 462) dienen, wenn man sie in Beziehung zur Herzfrequenz (/min) und/oder der Leistung (Watt, km/h, m/sec, Zeit auf 1000 Meter) setzt. Üblich ist es, die **individuelle anaerobe Schwelle als 100-%-Referenzmarke** zu setzen und danach die weiteren Intensitätsabstufungen in Herzfrequenz- bzw. Leistungsvorgaben vorzunehmen. Der Sportler kann dann innerhalb der am Pulsmessgerät eingestellten Ober- und Untergrenzen trainieren oder sich an Wattgrenzen und 1000-Meter-Durchgangszeiten auf der Bahn halten. Im Trainingsprozess werden die Vorgaben überprüft, wobei sich unterhalb der anaeroben Schwelle Pulskontrollen, oberhalb der anaeroben Schwelle Laktatkontrollen empfehlen. Neben diesen stichprobenartigen Messungen, die durchaus eine Trainingsumstellung bewirken können, wird in dazu geeigneten Trainingsphasen die gesamte Leistungsdiagnostik wiederholt. Diese Längsschnittkontrollen sichern die Trainingseffizienz und auch die Gesundheit des Sportlers, da sie in der Regel auch eine ärztliche Untersuchung beinhalten.

Während die aeroben leistungsdiagnostischen Tests eine solide Basis zur Trainingssteuerung bieten, lassen sich die anaeroben Tests nur bedingt zur Vorgabe von dezidierten Trainingsinhalten verwenden. Sieht man aber von Puls-, Watt- und Geschwindigkeitsbereichen ab, die hier nicht verwendbar sind, lassen sich doch Erfolg versprechende **allgemeine** Steuermöglichkeiten ableiten. Nimmt man beispielsweise die sportmotorischen Profile von Spitzenathleten mit einem hohen Anteil an anaerober Energiebereitstellung und vergleicht sie mit dem Ergebnis der Testperson, kann man Defizite erkennen und Zielvorstellungen für das Training projektieren. Bestehen im Wingate-Test beispielsweise Defizite in der Spitzenleistung (Peak Power), können diese durch ein Maximal-und Schnellkrafttraining korrigiert werden. Ist die Plateauleistung (Critical Power) zu niedrig, empfiehlt sich der Einbau eines Kraftausdauertrainings. Führt man eine ungenügende maximale Laktatbildungsrate im Test auf eine nicht ausreichende Motivation und Wettkampfhärte zurück, ist hier der Hebel anzusetzen, der neben anaeroben Trainingsformen auch mentale Techniken enthalten sollte.

Zusammengefasst ist die aus der Leistungsdiagnostik abgeleitete Trainingssteuerung ein wichtiges Hilfsmittel zum Erreichen der Trainingsziele. Immer aber ist zu beachten, dass alle biologischen Werte einer erhöhten Variationsbreite ausgesetzt sind. Tagesform, Motivation, Ernährung, latente Erkrankungen, Fehler bei der Testdurchführung und Fehlinterpretationen können das Ergebnis ungünstig beeinflussen. Bei Zweifeln und fehlender Testkontrollmöglichkeit kann es oftmals sinnvoll sein, seinem »Bauchgefühl« mehr zu vertrauen als einem »objektiven« Test.

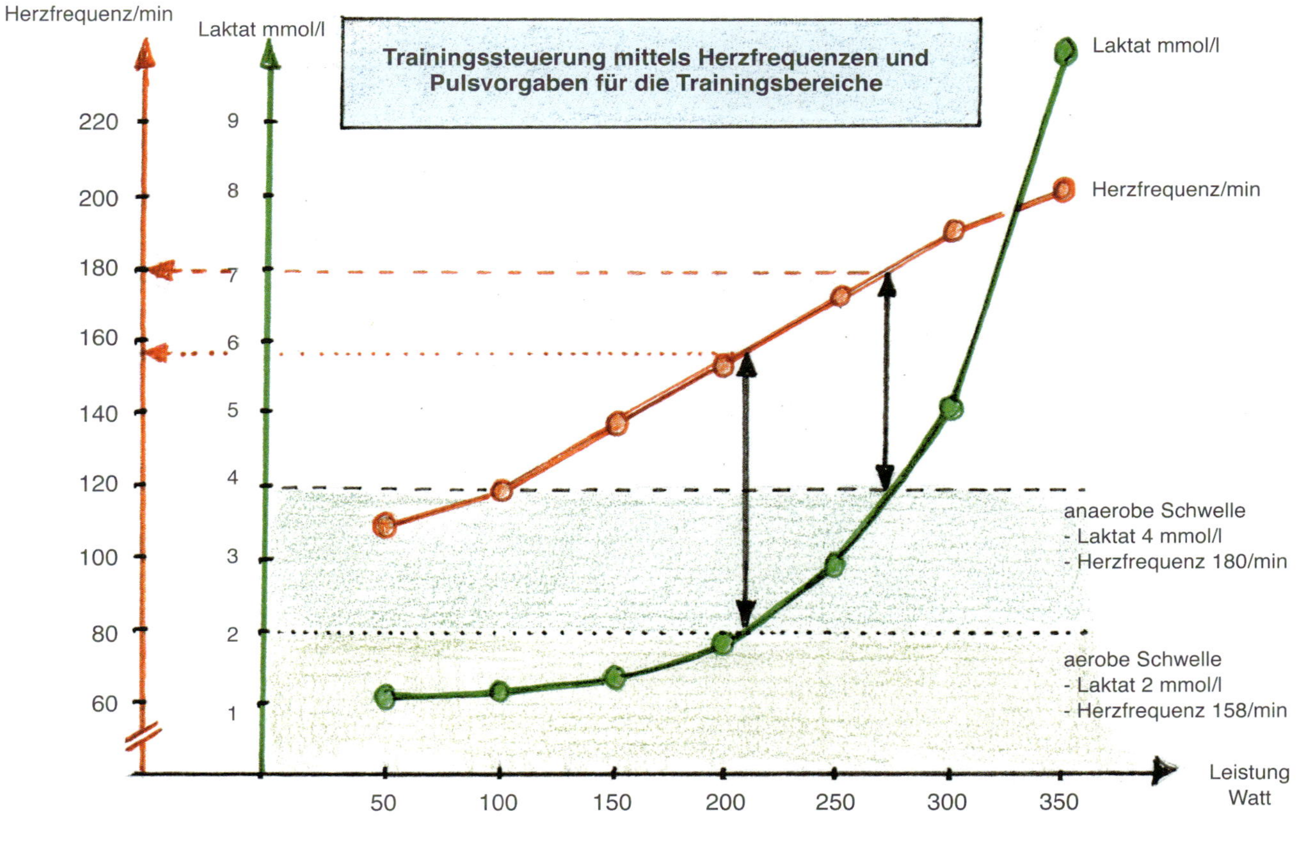

Beispiel Trainingsbereiche nach Fahrradergometertest: gut trainierter Breitensportler, 20 J., ♂

- Regenerationsbereich: bis Puls 125/min
- extensiv, unterer Bereich: Puls 125–145/min, bevorzugte Fettverbrennung
- extensiv, oberer Bereich: Puls 145–165/min, gemischte Kohlenhydrat-Fettverbrennung
- intensiver Ausdauerbereich: Puls 165–180/min, reine Kohlenhydratverbrennung

Trainingsteuerung im Ausdauerbereich mittels Pulsvorgaben

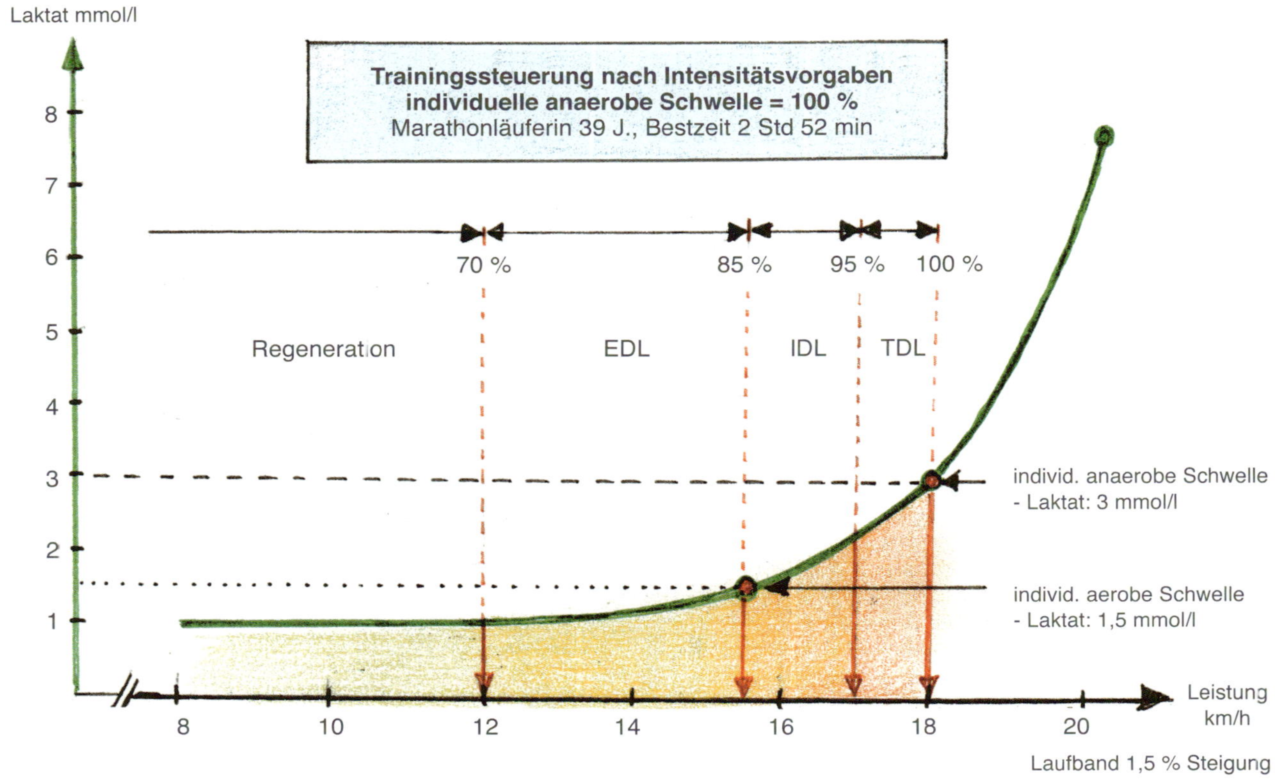

Begriffe:

Regeneration bis 70 %: Beschleunigung Wiederherstellung – Stressabbau
EDL: 70–85 %: Extensiver Dauerlauf zur Verbesserung der Langzeitausdauer III
IDL: 85–95 %: Intensiver Dauerlauf zur Verbesserung der Grundlagenausdauer
TDL: 95–100 %: Tempodauerlauf zur Anhebung des aeroben Niveaus

Trainingssteuerung im Ausdauerbereich mittels Intensitätsvorgaben

4.8. Sport trotz ungünstiger Voraussetzungen – »Bewegung zwischen Scylla und Charybdis?«

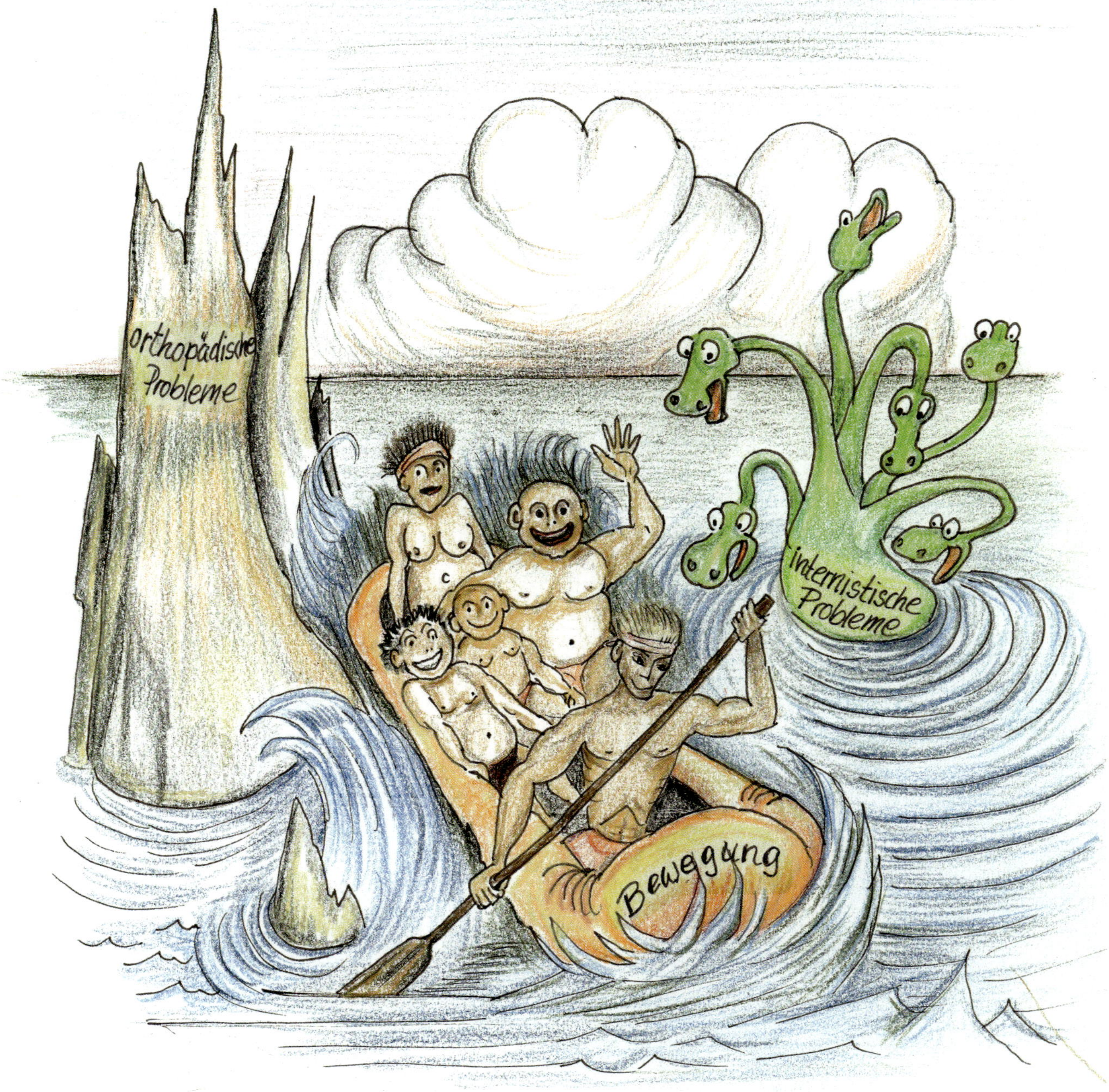

Zwischen Scylla und Charybdis: der sichere Weg der Bewegung durch die Gefahren von Krankheit und Überlastung

Auch bei Erkrankungen des Bewegungsapparates und der inneren Organe muss auf Sport nicht grundsätzlich verzichtet werden. Die Vielfalt, die Variationsbreite und die biologisch-ästhetische Kunst der Bewegung lässt Sport als wichtigen Kofaktor des Lebensstils, als Therapieform und als Prophylaxe einer zivilisatorischen Schädigung zu. Voraussetzung ist allerdings die richtige Auswahl der Bewegungsform, ihrer Inhalte und die Optimierung der Rahmenbedingungen, um nicht weitere Schäden hinzuzufügen. **Eine ärztliche Grunduntersuchung, Beratung und Begleitung geben dabei die nötige Sicherheit und bieten Hilfestellung, mit neuer Kraft die Klippen der Krankheit zu überwinden.**

4.8.1. Orthopädische Probleme

Vielfach leiten sich Schäden am Bewegungsapparat aus biomechanischen Fehlleistungen ab. Überlegungen zur »Mechanik« der Körperstatik und Körperfunktion werden uns im Folgenden helfen, die Entstehung von Schäden am Bewegungsapparat besser zu verstehen oder sie zu vermeiden. Optimal funktionierende biologische Systeme dienen dabei der Biomechanik als Vorlage, allgemeine Gesetzmäßigkeiten der Statik und Dynamik zu übernehmen.

Wirbelsäulenfehlhaltung (siehe Abb. unten und S. 465): Von der Seite betrachtet weist die Wirbelsäule eine physiologische, leicht S-

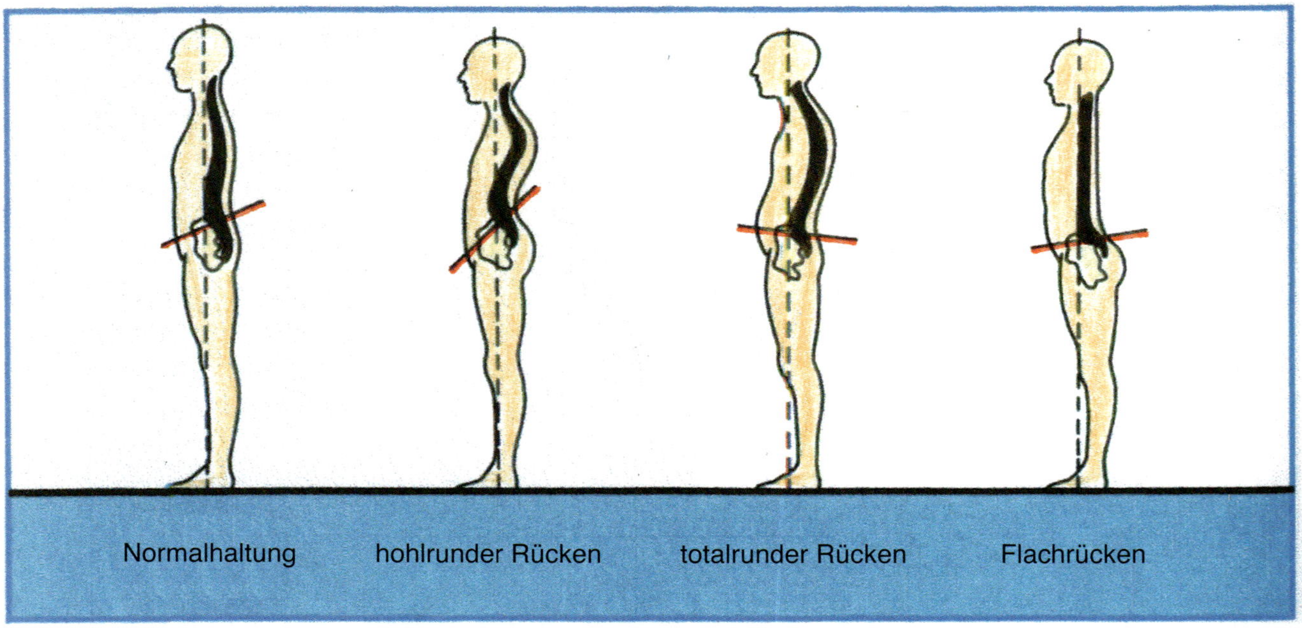

Wirbelsäulenfehlhaltungen bei seitlicher Betrachtung (Sagittalebene)

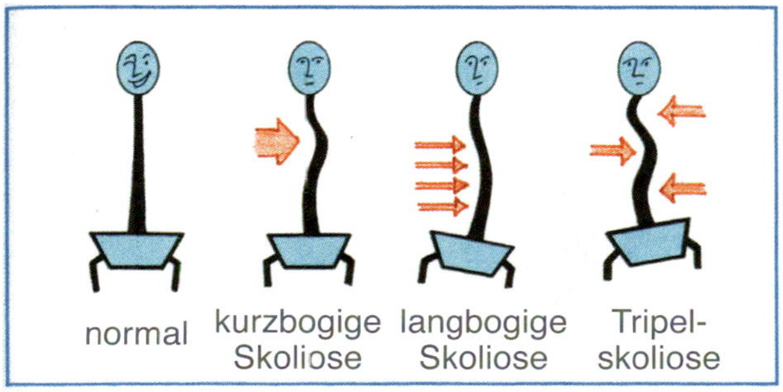

Skoliosen: Wirbelsäulenfehlhaltungen von vorne betrachtet (Frontalebene)

Wirbelsäulenfehlhaltungen

förmige Krümmung auf, die zur Dämpfung axialer Stöße geeignet ist. Der Blick von vorne zeigt die Wirbelsäule gerade, was einerseits auf eine normalerweise symmetrische Skelettanlage und andererseits auf eine rezeptorgestützte Haltungseinstellung zurückzuführen ist. Die in den Abbildungen auf Seite 464 und oben demonstrierten Fehlhaltungen können ungünstige Voraussetzungen für eine sportliche Belastung darstellen. So schlagen beispielsweise axiale Stoßbelastungen wie bei einem defekten Stoßdämpfer durch. Ursächlich finden sich häufig **Muskelungleichgewichte** (siehe Abb. S. 100), die vor Sportaufnahme krankengymnastisch angegangen werden sollten. Das Ergebnis ist dann durch ein Eigentraining zu stabilisieren. Die selteneren **Beinlängenverkürzungen** sind ab einem Verkürzungsdefizit über zehn Millimeter durch einen Orthopädieschuhtechniker (teil-)ausgleichsbedürftig. Lässt sich durch diese Maßnahmen kein befriedigendes Ergebnis erzielen, sind Trainingsformen mit hoher mechanischer Belastung der Wirbelsäule **zu vermeiden**, z. B. freies Langhanteltraining in aufrechter Körperposition, Beinpresse, lange Läufe auf hartem Untergrund, Kunstturnen usw.

Ungünstige Rahmenbedingungen (siehe Abb. S. 466) können auch eine gesunde oder nur gering vorgeschädigte Wirbelsäule überlasten. So bergen **Technikfehler** bei den häufig im Krafttraining eingesetzten Kniebeugen mit der Langhantel ein solches Risiko. Bereits eine ungünstige Vorverlagerung des Körperschwerpunktes von fünf Zentimetern kann das Risiko eines Bandscheibenschadens potenzieren. **Taktikfehler** sind die oftmals zu häufigen Stürze beim Hallenklettern mit hoher Belastung der Lendenwirbelsäule. So erfreulich es ist, dass sich Hallenklettern mit all seinen positiven Auswirkungen fast schon zum Schulsport entwickelt hat, sind regelrechte »Sturzorgien« bei der Bewältigung von für den Trainingszustand zu hoher Schwierigkeitsgrade bedenklich. Das geringe Arbeitsvermögen (Elastizität) des Kletterseils bei kurzen Stürzen führt zu einem hohen Fangstoß, der direkt über den Sitzgurt auf die Lendenwirbelsäule übertragen wird. Auch eine **ungünstige Position** auf dem Fahrrad kann zu Nervenwurzelirritationen an der Hals- und Lendenwirbelsäule führen, die sich durch »Einschlafen« der Finger und Zehen bemerkbar macht. Reaktiv entstehen Muskelungleichgewichte im Schultergürtelbereich. Die Ursache ist zumeist ein zu tief gestellter Lenker.

Die beschriebenen ungünstigen Faktoren sollten konsequent beseitigt werden: Technikeinweisung und -kontrolle beim Krafttraining, Optimierung des Sportgerätes und eine realistische Einschätzung des eigenen Leistungsvermögens.

Allgemein sind bei schon **manifesten Wirbelsäulenschäden** folgende sportliche Belastungen beispielhaft zu empfehlen: Wassergymnastik, Aqua-Jogging, Bergaufgehen am Laufband mit 7,5 Prozent Steigung, Nordic Walking o. Ä.

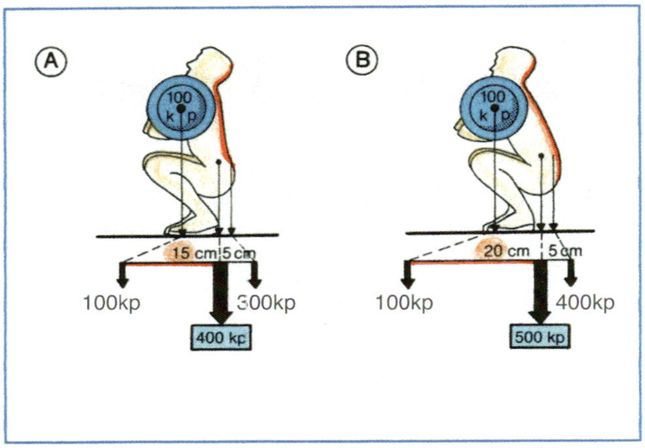

Technikfehler:
Beispiel Kniebeugen mit der Langhantel. Bereits kleine Fehler wie die Vorverlagerung des Rumpfes führen zu einer unphysiologischen Mehrbelastung der unteren Lendenwirbelsäule.

(A) richtige

(B) falsche Rumpfhaltung mit 100 kp Mehrbelastung für die Lendenwirbelsäule

Taktikfehler:
Bei sog. kontrollierten Stürzen von 3–5 m Fallhöhe ist das elastische Arbeitsvermögen des Kletterseils gering, es resultiert ein hoher Sturzfaktor. Zudem wird durch Festhalten am Seil, um ein nach hinten Kippen bei Verwendung eines Sitzgurts zu vermeiden, die Lendenwirbelsäule gestreckt. Beides zusammen führt zu einer ungünstigen Mehrbelastung von Bandscheiben und Bändern.

(A) Normalbefund: Federartige Kraftumlenkung bei physiologischer LWS-Krümmung.

(B) Krafteinwirkung auf die nach vorne gebeugte Lendenwirbelsäule: Wanderung des Gallertkernes und Überdehnung des Bandapparates bei unphysiologischer Belastung am Beispiel »kontrollierter« Stürze beim Sportklettern.

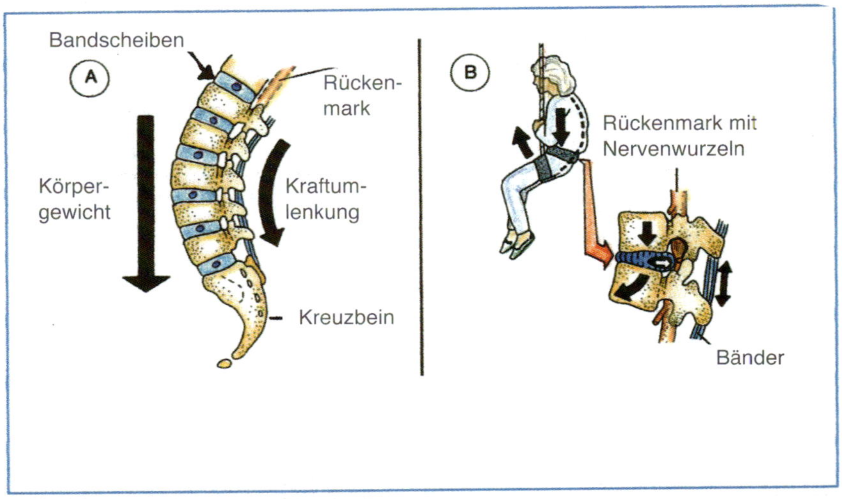

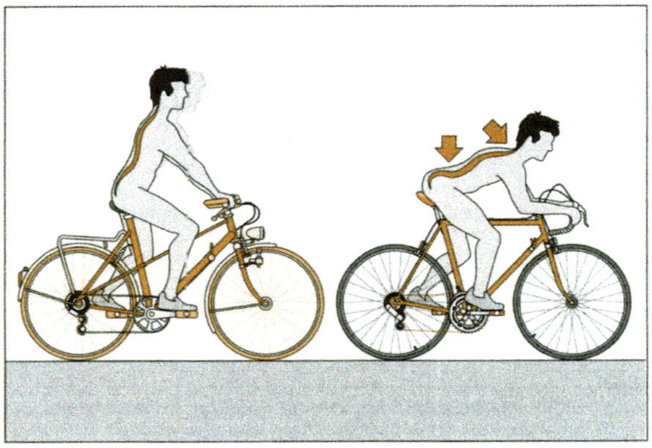

Materialfehler:
Die Sitzposition am Rad sollte zumindest im Breitensport eine physiologische Krümmung der Wirbelsäule zulassen. Im Amateur- und Profiradsport gilt es, einen Kompromiss zwischen entspannter Wirbelsäulenhaltung und Aerodynamik zu finden.

Ungünstige Rahmenbedingungen bei der Sportausübung vermeiden.

Fehlstatische Gelenkbelastungen: Bereits am Hüftgelenk haben wir ungünstige biomechanische Belastungsbedingungen kennengelernt (siehe Abb. S. 101). Am Beispiel des Kniegelenkes lassen sich die schädigenden Einflüsse eines Achsenfehlers und die Auswirkungen einer Belastungsfehlstatik noch deutlicher darstellen.

Knieachsenfehlstatik (siehe Abb. unten):
Ein **O-Bein** disponiert zu innenseitigen, ein **X-Bein** zu außenseitigen Überlastungsreaktionen von Meniskus und Knorpel. **Überstreckbare Kniegelenke**, die man häufig bei jungen Frauen findet, können hingegen zusätzlich den Kniescheibenknorpel schädigen.
Fußfehler (siehe Abb. unten):
Biomechanisch ungünstige Bewegungsmuster in den Sprunggelenken, wie **übermäßiges Innenknicken (Überpronation) oder übermäßiger Außenrandlauf (Übersupination)** verändern ebenfalls (zusätzlich) die Knieachse im Lauf. Die Überpronation begünstigt die X-Beinstellung, die Übersupination die O-Beinachse. Die Auswirkungen sind mit der primären Knieachsenfehlstatik vergleichbar. Zusätzlich ist ein Knorpelschaden der Kniescheibenrückseite (Chondropathia patellae) häufig mit einer

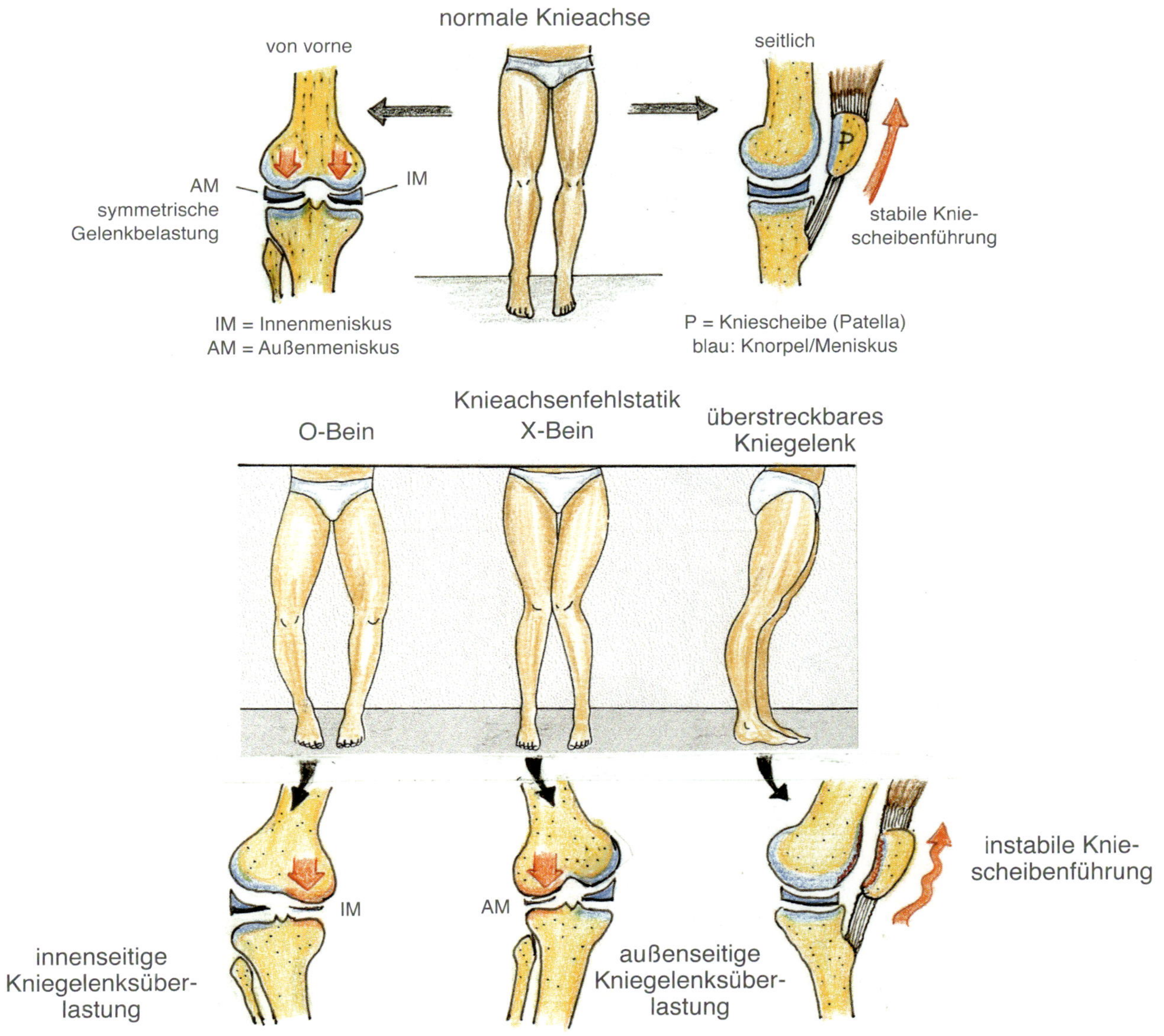

Fehlstatische Gelenkbelastungen am Beispiel des Kniegelenkes

Überpronation vergesellschaftet. Ist man bei Beschwerden über sein Laufbild im Zweifel, genügt es meist, die gebrauchten Laufschuhe von der Sohle her zu begutachten. Der Sohlenabrieb kann hier wichtige Hinweise geben (siehe Abb. links).

normales (physiologisches) Bewegungsmuster im Lauf (linkes Bein von hinten)

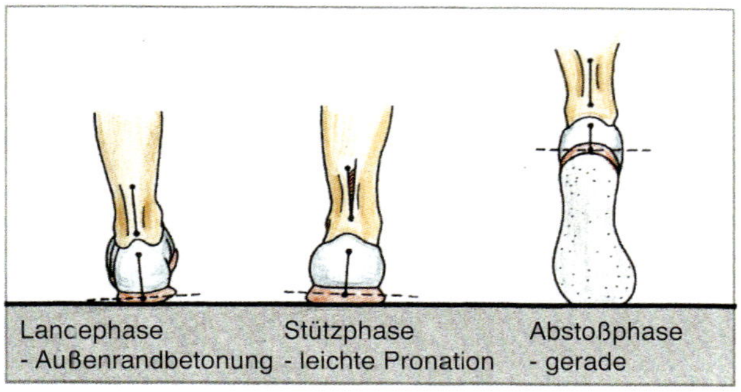

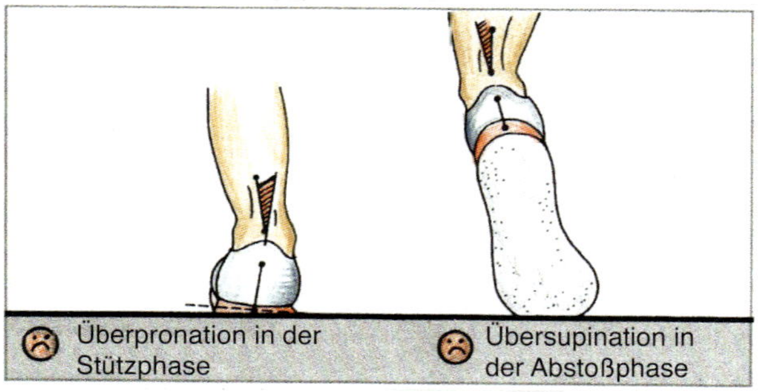

Fußfehler: übermäßiges Innenknicken/übermäßiger Außenrandlauf (linkes Bein von hinten)

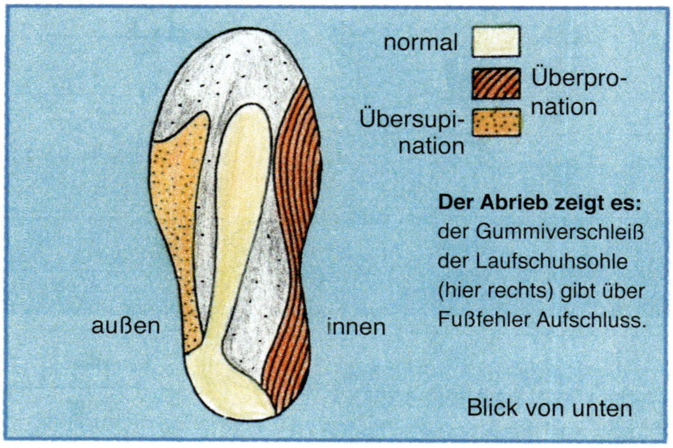

Belastungsfehlstatik durch Überpronation und Übersupination

Übergewicht (siehe Abb. rechts): Ein wesentlicher Kofaktor für die Entstehung von Gelenküberlastungen ist das Übergewicht. So wirkt beim Laufen das 2- bis 3-fache Körpergewicht auf die Gelenke und die untere Lendenwirbelsäule ein. Bereits auf kurzen Laufstrecken addieren sich diese einzelnen axialen Inputs zu einer enormen Gesamtbelastung. Diese kann dann die Belastungstoleranz von Bandscheiben, Knorpel und Menisken überschreiten und langfristig die Disposition für Bandscheibenleiden, Arthrosen und Meniskusschäden schaffen.

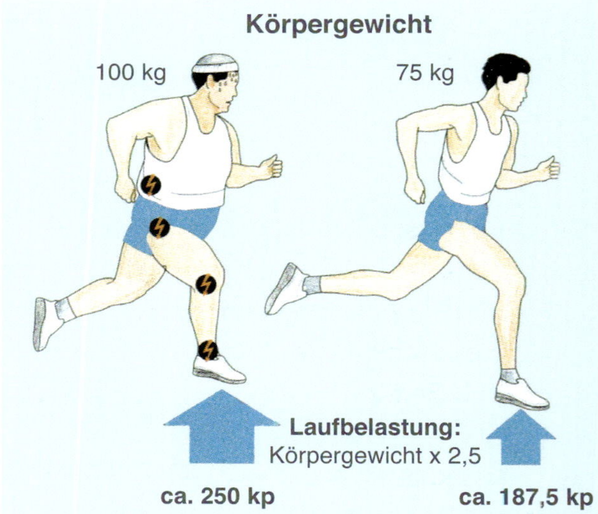

Stark vereinfacht ergibt sich auf einer Laufstrecke von 1000 m bei einem Übergewicht von 25 kg und einer Schrittlänge von 75 cm eine Mehrbelastung von weit über 40 000 kp pro Bein, was unter Berücksichtigung der Erdanziehungskraft (Faktor 9,81) einer Gewichtskraft von ca. 400 000 Newton entspricht.

Läufer mit mehr als 15–20 % Übergewicht riskieren einen überproportionalen Belastungsanstieg für den Bewegungsapparat, der langfristig die Belastungstoleranz der Knie-, Hüft-, Fußgelenke und der Lendenwirbelsäule überschreiten kann.

Laufbelastungen mit Übergewicht

Vorbeugung von Überlastungsschäden

Primäres Ziel ist es, die Fehlstatik unter Ruhe- und vor allem Belastungsbedingungen auszugleichen. Voraussetzung ist die Beurteilung der Knieachse im Stehen und eine Beurteilung des Gang- und Laufbildes. Ergänzend kann in unklaren Fällen eine kameraunterstützte Laufanalyse, eine Druckverteilungsmessung oder auch nur eine Beurteilung des Sohlenabriebs hinzugezogen werden.

X-Bein/Überpronation: Wichtig ist die Auswahl eines geeigneten Laufschuhs mit sogenannte Pronationsstützen. Bei gröberen Fußfehlern und Achsendeviationen wird der Arzt eine passive Schaumstoffeinlagenversorgung rezeptieren.

O-Bein/Übersupination: Zu bevorzugen sind Laufschuhe mit Supinationsführungen. Bei starker Übersupination empfehlen sich passive Schaumstoffeinlagen mit Außenranderhöhung nach Rezept.

Überstreckbare Kniegelenke sind häufig mit einer seitlichen Kniescheibenüberbeweglichkeit verbunden und erfordern ein Krafttraining für die Oberschenkelmuskulatur und ein entsprechendes Koordinationstraining.

Beinlängenverkürzung: Bei langjährigem Beckenschiefstand infolge Beinlängenverkürzung empfiehlt sich ein Teilausgleich mit gut der Hälfte der gemessenen Verkürzung, bei nur kurz zurückliegender Verletzungsursache (Operation) ist ein Vollausgleich vorzuziehen. Die Messung der Beinlängendifferenz und die Einschätzung des individuellen Längenausgleichs obliegt dem Arzt, der das gesamte Behandlungskonzept erstellt.

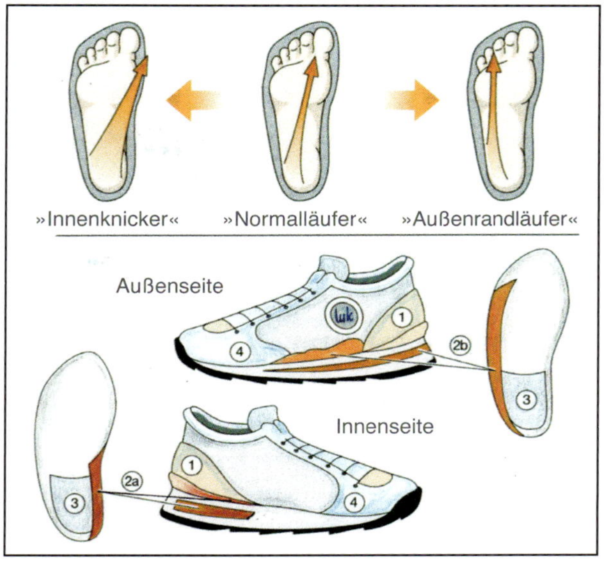

① Fersenkappe zur Stabilisierung der Aufprallphase
② Führungselemente:
2a gegen Innenknicken
2b gegen übermäßiges Außenrandlaufen
③ Dämpfungselemente in Abhängigkeit vom Körpergewicht
④ Zehenriemen zur Verbesserung der Vorfußstabilität

Vorbeugung von Überlastungsschäden durch geeigneten Sportschuh:
Die aufgeführten Konstruktionsmerkmale sind abhängig vom Lauftyp und vom Körpergewicht.
- *Fersenkappe: sorgt für Fersenstabilität in der Lande- und Abstoßphase.*
- *Führungselemente: gleichen je nach Lauftyp Fußfehler aus oder vermeiden sie.*
- *Dämpfungselemente: verringern die axialen Input-Einwirkungen, sie sollten nicht zu weich sein, um das »Rezeptorgefühl« der Füße zu erhalten. Schwere Läufer benötigen eine härtere Dämpfung (Gefahr des Durchschlagens).*

4.8.2. Internistische Probleme

Übergewicht (BMI 25 bis 30) und Adipositas (BMI > 30):
Für sich alleine betrachtet ist Übergewicht keine eigenständige Erkrankung, aber Ausgangspunkt für mehrere sogenannte Wohlstandskrankheiten:

- Zuckerkrankheit (Diabetes mellitus Typ II)
- Fettstoffwechselstörung
- Harnsäureerhöhung
- Bluthochdruck
- Arteriosklerose mit Risikodisposition für Herzinfarkt, Schlaganfall und periphere arterielle Durchblutungsstörungen.

Gemeinsam mit Bewegungsmangel kann Übergewicht zum ungenügenden Ansprechen der Insulin-Fühlersysteme (Rezeptoren) in

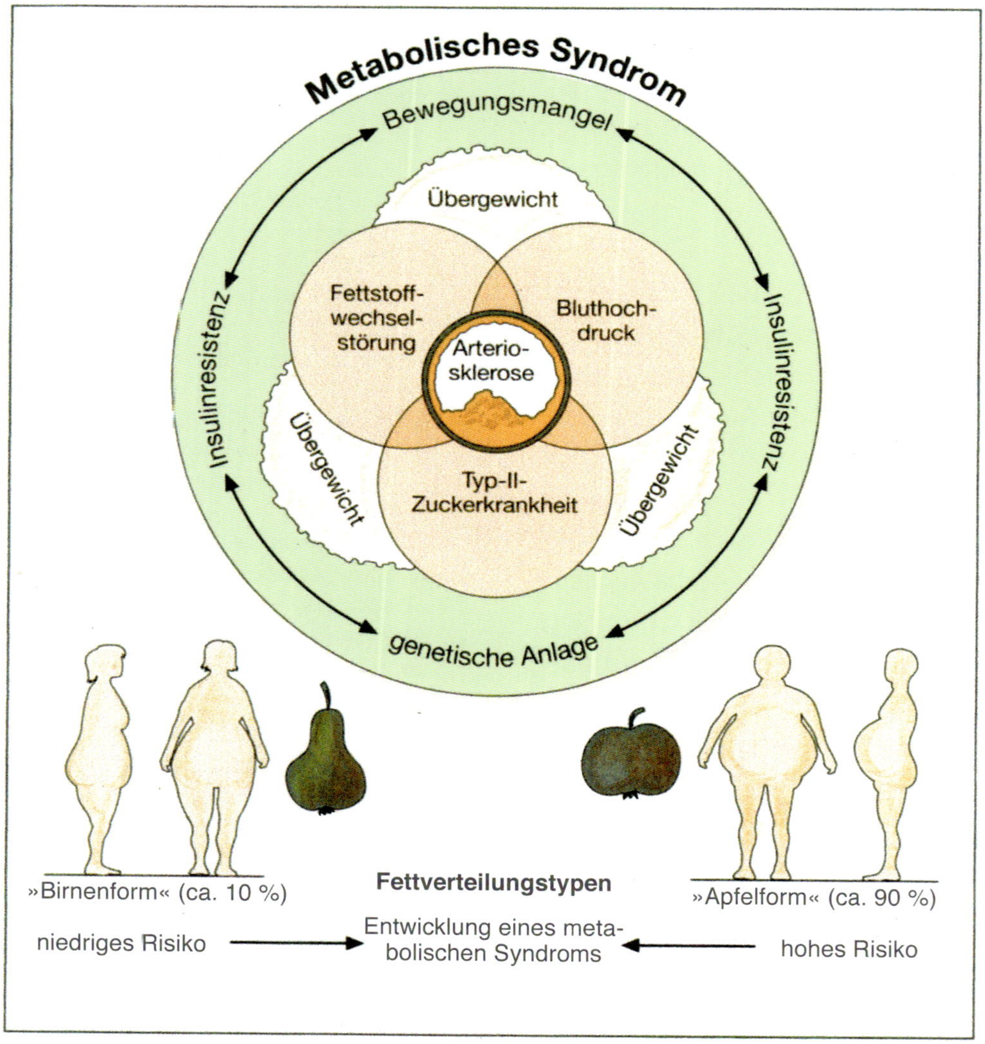

Metabolisches Syndrom (Wohlstandssyndrom).
Die Kombination aus Zuckerkrankheit Typ II, Fettstoffwechselstörung, Bluthochdruck und Übergewicht/Adipositas begünstigt eine Arteriosklerose. Besonders risikobehaftet für Gefäßkomplikationen (Herzinfarkt, Schlaganfall) ist der Fettverteilungstyp mit Apfelform, wie er zumeist bei Männern vorkommt (modifiziert nach Diehm, C., Weiss, T., Lingua Med 1997).

den Zielorganen wie der Muskulatur führen. Eine besonders markante und riskante Ausprägungsform dieser **Insulinresistenz** ist das **metabolische Syndrom** (Wohlstands-Syndrom) mit der typischen Komposition von Typ-II-Zuckerkrankheit, Fettstoffwechselstörung, Bluthochdruck und Übergewicht vom gefährlichen Apfeltyp (siehe Abb. S. 470). Wegen der Neigung zu Komplikationen wird das metabolische Syndrom zynisch auch als »tödliches Quartett« bezeichnet.

Neben einer zielgerichteten medikamentösen und diätetischen Therapie stellt ein **regelmäßiges Ausdauertraining** unter Einsatz möglichst vieler Muskelgruppen die Behandlungsmethode der Wahl dar. Damit lässt sich auch die **Sensitivität der Insulinrezeptoren wiederherstellen**. Ärztliche Kontrollen sind unumgänglich. Als empfehlenswerte Sportarten bieten sich an: Nordic Walking, Cross-Trainer, Rudern (Rudergerät), Fahrradfahren (Ergometer), Schwimmen, Skilanglauf u. Ä. Die Gewichtsabnahme zeigt neben den medizinischen Parametern eine erfolgreiche Therapie an.

Koronare Herzerkrankung: Die Durchblutungsstörung der Herzkranzgefäße stellt auch nach Stent-Implantation, Bypass-Operation und durchgemachtem Herzinfarkt im stabilen Stadium **keine** absolute Kontraindikation für die Sportausübung dar. Allerdings muss durch eine ärztliche Untersuchung einschließlich Belastungs-EKG die **Sporttauglichkeit gesichert** werden. Neben der medikamentösen Therapie ist dann ein regelmäßiges, stressfreies, sportliches Training mit Ausdauerkomponente möglich, z. B. Ergometertraining (Rad, Cross, Rudern), Radtouren (auch mit E-Bike), leichte Bergtouren usw. Auf höherintensives Krafttraining sollte wegen der reaktiven Druckerhöhung im Brustraum mit kritischem Abfall der Herzkranzgefäßdurchblutung (auch bei »richtiger« Atmung) verzichtet werden.

Bluthochdruck: Bei der Sportausübung wird ein Bluthochdruck häufig unterschätzt. Besonders ein instabiler, medikamentös schlecht eingestellter Hochdruck kann eine erhebliche Gefährdung für Herz (Herzinfarkt) und Gehirn (Schlaganfall) darstellen. Systolische Ruhewerte über 200 mmHg und diastolische Ruhewerte über 120 mmHg verbieten bis zu ihrer erfolgreichen Behandlung die Sportausübung. Besonders gefährlich ist hier ein höher dosiertes Krafttraining, das neben der oben erwähnten Minderung der Herzkranzgefäßdurchblutung auch die Gehirndurchblutung kritisch herabsetzt. Bei gut eingestelltem Bluthochdruck sind **Ausdauerbelastungen mit Fahrtspielcharakter** angezeigt und sogar Therapieinstrument, da sie die Regulation des Blutdrucks und die Elastizität der Blutgefäße positiv beeinflussen. Bei gefährdeten Patienten ist die Verwendung eines Elektro-Bikes (E-Bike) nahezu ideal, da sich der Tretwiderstand an die Belastung zu jedem Zeitpunkt gut anpassen lässt.

Risikofaktoren: Wie bereits beim metabolischen Syndrom beschrieben, stellt **Ausdauertraining** bei Blutzucker- und Fettstoffwechselstörungen die Trainingsmethode der Wahl dar. Es erhöht nicht nur die Sensitivität der Insulinrezeptoren, sondern verbessert auch die Blutfettkonstellation. »Böses«, risikoträchtiges LDL-Cholesterin fällt ab, »gutes«, schützendes HDL-Cholesterin steigt an. Auch bei einem gesundheitsorientierten Kraftausdauertraining im Wiederholungsbereich von 20 bis 30 Wiederholungen lassen sich vergleichbare Effekte erzielen. Allerdings gelten die oben beschriebenen Einschränkungen. Auf die Erhöhung der Harnsäure, die einen Risikofaktor für Nierensteine, Gicht und Gefäßschäden darstellt, zeigt sportliches Training keinen absenkenden Einfluss. Im Gegenteil, es gilt bei erhöhten Schweißraten ausreichend Flüssigkeit zuzuführen, um dem Auskristallisieren der Harnsäure in den ableitenden Harnwegen und Gelenken vorzubeugen.

Tumorerkrankungen: Grundsätzlich wirkt sich ein niedrig dosiertes (moderates) Ausdauertraining 2- bis 3-mal pro Woche positiv auf das Immunsystem aus. Dies gilt auch für die Abwehr von Tumorzellen, worauf auch seriöse wissenschaftliche Studien hinweisen. Im Einzelfall muss aber die Sporttauglichkeit immer mit dem behandelnden Arzt abgesprochen werden. Eine aktuelle Chemotherapie stellt eine Kontraindikation für sportliche Belastungen dar.

Infektionserkrankungen: Akute Virusinfektionen, wie die »Grippe«, und bakterielle Infektionen, wie eitrige Mandeln, verlangen **immer** eine Sportpause. **Eine Grippe kann man nicht »herausschwitzen«.** Es droht das Risiko von Herzmuskelentzündungen, Gelenkentzündungen und Nierenerkrankungen durch Streueffekte oder immunologische Reaktionen.

Psychische Erkrankungen mit psychoreaktivem Charakter: Sportliches Training kann stressabbauend, angstlösend und antidepressiv wirken. Vor allem ein **Gruppentraining** mit der Komposition der fünf hauptmotorischen Qualitäten Ausdauer, Kraft, Schnelligkeit, Beweglichkeit und Koordination kann wahre Wunder vollbringen. Die Mechanismen hierfür sind:

- Senkung der Stresshormon-Aktivität
- Sport als Ventilfunktion
- Aktivierung euphorisierender und tonisierender Regulationssysteme, z. B. des »Belohnungssystems«
- Hebung des Selbstwertgefühls durch die Gruppendynamik
- Soziale Kontakte

Zusammengefasst gibt es nur wenige Gründe, krankheitsbedingt auf die sportliche Bewegung verzichten zu müssen. Im Gegenteil, Bewegung ist die natürliche Kraft des Körpers, die Gesundheit zu erhalten oder Krankheiten zu therapieren. Die Optimierung der Rahmenbedingungen, wie Ernährung, Lebensstil und Material, ist dabei eine wichtige Voraussetzung.

4.9. Ausblick – Gedanken zu Spiegelneuronen – »Ich kann, was du machst, ich fühle, was du fühlst«

Sport ist die augenfälligste Ausprägungsform der Bewegung. Sport beinhaltet einen Leistungsgedanken, der menschlich und für sich gesehen durchaus sinnvoll ist, wenn er nicht gezielt Gesundheitsgrenzen überschreitet oder in sinnloser Selbstdarstellung erstickt. Uns allen ist bewusst, dass beispielsweise Extremsportarten wie Klettern, Abfahrtslauf, Automobilrennsport usw. Risiken bergen, die wir in Kauf nehmen können, wenn sie kalkulierbar sind. Nicht wenige Sportarten bewegen sich heute im Grenzbereich menschlicher Belastbarkeit, z. B. Ultraläufe, Radklassiker, Extrembergläufe, Höhenbergsteigen und Speedklettern, um nur einige zu nennen. Werden die dazu nötigen Voraussetzungen, wie Training, Ernährung, Material, Klima und Gesundheitsvorsorge optimal ausgeschöpft, ist auch dieser Grenzbereich machbar. Wird hier aber der gesundheitsverachtende Weg von unkalkulierbarem Risiko, Doping und unmenschlichen Werbeverträgen eingeschlagen, ist Sport nicht mehr Sport, sondern ein unwürdiges Gladiatorenspiel.

Bewegung ist aber noch mehr als Sport. Bewegung ist einer der wichtigsten Faktoren zur Wahrung menschlicher Integrität. Wie wir bei der Lektüre dieses Buches erfahren konnten, stimuliert und adaptiert die Bewegung alle steuernden und ausführenden Organe zu einer höheren Leistungsfähigkeit. Gehirn, Hormon- und Immunsystem arbeiten auf einem höheren Leistungsniveau, psycho-emotionale Reaktionen zeigen eine hohe Stabilität. Die Risikodispositionen für Wohlstandskrankheiten, wie Erkrankungen des Herz-Kreislauf-Systems und des Bewegungsapparates, sind bei sich regelmäßig bewegenden Menschen deutlich geringer als bei der vergleichbaren bewegungsarmen Durchschnittsbevölkerung. Die Zahl der Arbeitsunfähigkeitstage liegt bei aktiven Menschen wesentlich niedriger als bei inaktiven. Bei zunehmend höherer Lebenserwartung stellen diese gesicherten Erkenntnisse einen ernst zu nehmenden volkswirtschaftlichen Faktor dar, der Arbeitgeber und Krankenkassen entlasten kann. Alles in allem beinhalten sie einen klaren Auftrag an die Politiker und alle, die Verantwortung tragen. Jeder Einzelne ist aufgefordert, die Bewegung als Teil der Menschwerdung zu verstehen und für neue wissenschaftliche Erkenntnisse offen zu bleiben, die diesen Gedanken vorantreiben.

So kam 1990 die **Entdeckung der Spiegelneuronen** durch den italienischen Neurobiologen Giacomo Rizzolatti und seiner Mitarbeiter gerade zum richtigen Zeitpunkt, um die Arbeitsweise motorischer und emotionaler Hirnleistungen mit einem neuen Verständnis zu betrachten (siehe Abb. S. 474). Der modernen theoretischen Erkenntnis, dass Umwelterfahrungen und zwischenmenschliche Beziehungen das Menschenbild weit über die primären biologischen Anlagen hinaus formen, konnte erstmals ein biologisches Substrat zugeordnet werden, **die Spiegelnervenzellen**

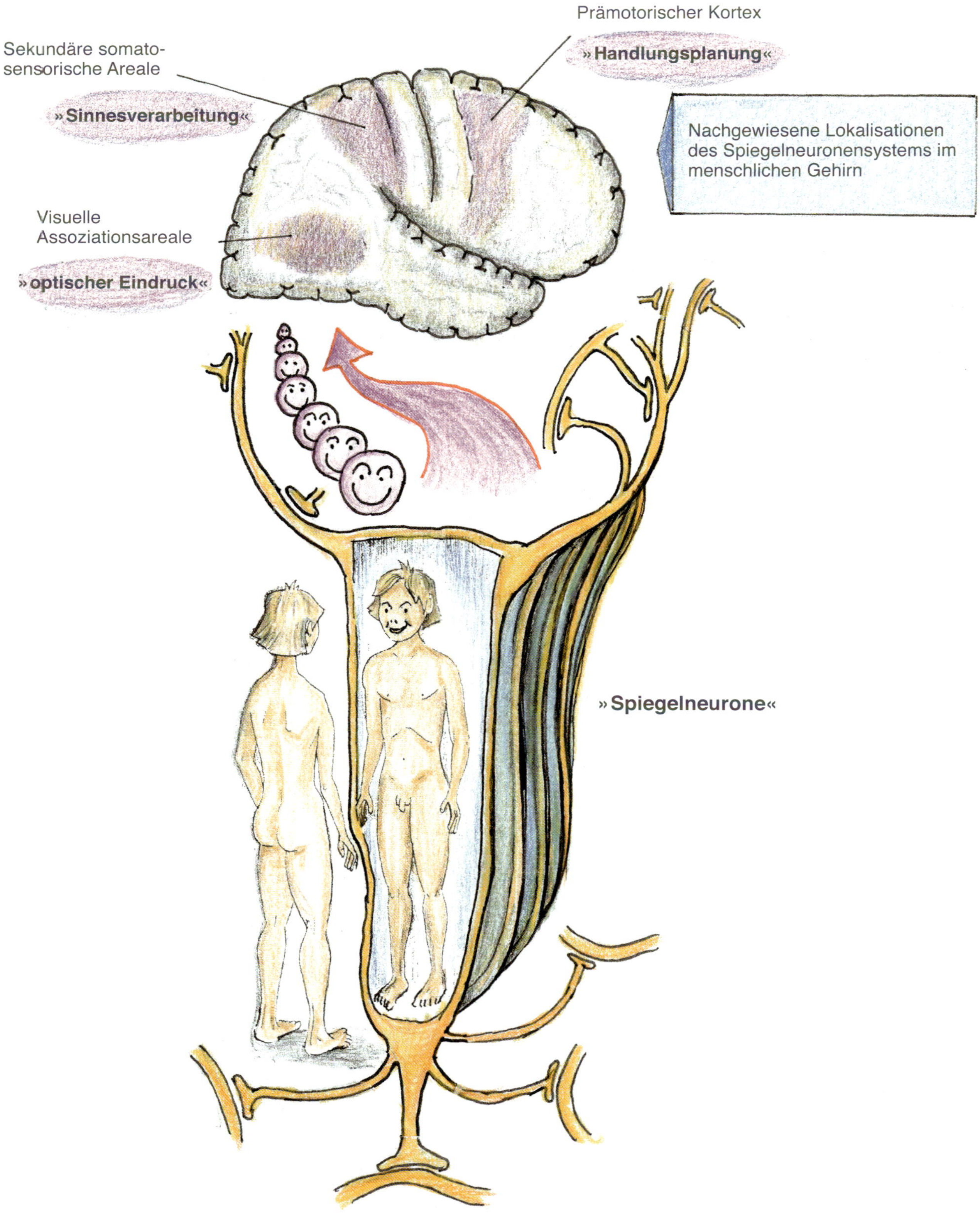

Spiegelnervenzellen (Spiegelneurone) formen das empathische Empfinden zwischenmenschlicher Beziehungen, unterstützen das kognitive Verstehen und Lernen und helfen bei motorischen Lernaufgaben.

im Gehirn. Die Wissenschaftler der Universität Parma forschten über motorische Hirnreaktionen an Affen. Sie leiteten die zugehörigen elektrischen Signale über feinste Sonden aus den bekannten motorischen Hirnregionen ab, wenn beispielsweise ein Affe nach einer Rosine griff. Die zuständigen Nervenzellen »feuerten« dann entsprechend dem **aktiven** Handlungsmuster. Das Erstaunliche aber war nun, dass diese Neuronen des motorischen Kortex auch dann feuerten, wenn der Affe nur **passiv** zusah, wie jemand anderes nach der Rosine griff. Das zentralnervöse Handlungsmuster des Akteurs spiegelt sich passiv im Beobachter wider. Der Mythos der Spiegelneuronen war geboren. In der Folgezeit konnte diese stille innere Mitreaktion durch den Einsatz hochentwickelter Technologien auch am Menschen diagnostisch gesichert und lokalisiert werden. Anstelle der Feinnadeltechnik bediente man sich der funktionellen Magnetresonanztomografie (fMRT), der Positronen-Emissions-Tomografie (PET) und der transcraniellen Magnetstimulation (TMS). Inzwischen weiß man, dass Spiegelneuronen nicht nur in motorischen Systemen, sondern auch in wesentlichen Bereichen des Fühlens und Empfindens angesiedelt sind. Sie vermitteln das, was wir als **Empathie** bezeichnen, das Mitfühlen mit anderen Menschen. Intuitiv können wir dadurch verstehen und fühlen, was der andere fühlt, wir leiden mit, wenn ein anderer Schmerzen empfindet, wir werden traurig, wenn der andere weint, wir lächeln, wenn der andere lacht, ja wir gähnen sogar, wenn der andere gähnt. Die Fähigkeit der Spiegelzell-Netzwerke, Bewegungsabläufe, z. B. im Kopf von Sportlern, still zu simulieren, oder ihre Kraft, zwischenmenschliche Beziehungen zu knüpfen, ist nicht angeboren. Zwar kommt ein Kind mit einem genetisch angelegten »Satz« von Spiegelneuronen zur Welt; werden diese zunächst nur einfach verschalteten Neuronen-Schaltkreise aber nicht benutzt, können sie sich auch nicht entwickeln. »Use it or lose it« lautet eine viel zitierte neurobiologische Grundregel. Übungs- und Lernprozesse sind notwendig, um das Spiegelzellsystem weiter auszubauen und intakt zu halten.

Hieraus ergeben sich Konsequenzen, deren Tragweite so bedeutsam ist, dass sie Einfluss auf pädagogische Sichtweisen in der Familie, in der Schule und im Sport nehmen. Erleben wir in der Kindheit Hinwendung und Liebe, wird sich das bereits im Mutterleib angelegte Empathieempfinden im positiven Sinne weiterentwickeln. Gerade in den ersten zwei bis drei Lebensjahren braucht der Säugling bzw. das Kleinkind eine individuelle Zuwendung, wie sie optimalerweise nur die Mutter geben kann, um den Faden der Empathieentwicklung nicht abreißen zu lassen. Kindertagesstätten und Krippen können den spiegelnden Einfluss der Mutter nicht ersetzen. Auch in der weiteren kindlichen Entwicklung sind enge Bezugspersonen, wie Mutter und Vater, entscheidend für das Auslösen empathischer Resonanzen. Die »Benutzung« von Spiegelneuronen erleichtert das Lehren und Lernen in der Schule, an der Lehrstelle und im Sport. Ein guter Lehrer, Vorgesetzter oder Trainer versteht es, auf der Basis einer positiven lustvollen Atmosphäre und Ausstrahlung die Balance zwischen Führen und Verstehen herzustellen. Ein überlasteter, gestresster Lehrer hingegen spiegelt keine Motivation und Lust zum Lernen wider. **Kognitives Verstehen und Lernen basieren auf der Qualität der emotionalen Grundstimmung,** sowohl aufseiten des Lehrers wie auch des Schülers.

Dies gilt für alle Lebensbereiche, in denen Lehren und Lernen eine Rolle spielen.

Eine noch wenig diskutierte, aber entscheidende Bedeutung besitzen die Spiegelneuronen im Medien- und Spielekonsum von Kindern und Jugendlichen. Ein hoher Konsum von Gewalt- und besonders Killerspielen vom Ego-Shooter-Typ zerstört das Empathieempfinden: Der Schmerz des anderen ist nicht mein Schmerz, das Leiden und Sterben des anderen löst in mir keine Resonanz aus und berührt meine Seele nicht. Auch überdurchschnittlich häufige Gewalt im Elternhaus und die langjährige Mitgliedschaft in gewaltbereiten Gangs und fanatisierten religiösen Gruppierungen können das Empathieempfinden schwer schädigen. Nicht der offene Waffenschrank des Vaters führt zur Katastrophe, sondern eine mangelnde empathische Kontrolle.

Die Anlage der Spiegelneuronen im Gehirn ist unbestritten, über das gesamte Spektrum ihres Einflusses auf menschliche Verhaltensweisen wird noch heftig diskutiert. Die Zukunft wird zeigen, in welchen weiteren Teilbereichen des menschlichen Zusammenlebens sie Bedeutung besitzen. Für das vorliegende Buch »Kunst der Bewegung« wünsche ich mir, dass sich meine Begeisterung bei seiner Erstellung in Ihnen widerspiegelt, wenn Sie es gelesen haben. Denn Begeisterung, Freude und Liebe sind es, die ein empathisches Bewusstsein schaffen, die Leistung im Sport und Alltag anspornen, kreativ erhalten und uns hungrig machen, den dornigen Weg zu einem ganzheitlichen Menschenbild zu beschreiten.

Seneca (4 v. Chr.–65 n. Chr.), römischer Philosoph:
»… dieselben Anfänge haben alle und denselben Ursprung – niemand ist vornehmer als der andere, außer wenn er eine aufrechtere und zum guten Handeln fähigere Anlage besitzt …«

Der Autor:
Dr. med. Ludwig V. Geiger, geb. 1946 in Kreuth
Facharzt für Allgemeinmedizin
Facharzt für Physikalische und Rehabilitative Medizin
Sportmedizin
Promotion in Psychiatrie
www.luk-geiger.de

»Luk« Geiger gehört zu den renommiertesten Sportmedizinern im süddeutschen Raum. Bekannt durch seine über 20-jährige Betreuung von Spitzensportlern des Deutschen Skiverbandes und des Olympiastützpunktes Bayern, hat er nie die kritische Distanz zu Problemen im Hochleistungssport verloren, wie Doping, Essstörungen und Übertraining – was ihm nicht nur Freunde einbrachte. Als zentrale Aufgabe seiner medizinischen Tätigkeit betrachtet er aber die Behandlung von Patienten aus dem internistischen und orthopädischen Bereich, egal ob Kind oder alter Mensch, egal ob Amateur oder Spitzensportler. Bei der Leitung der sportmedizinischen Untersuchungsstelle Blumenhof in Bad Feilnbach, später des Institutes für Sport- und Präventivmedizin am Medical Park Felden und in Kolbermoor-Rosenheim stellte er immer die Aufgaben des Arztseins über die Selbstdarstellung. Sein Interesse für den Extremsport spiegelt sich in den wissenschaftlichen Arbeiten über β-Endorphin und Stresshormone beim Sportklettern und Skifliegen wider. Besonders am Herzen liegt ihm der Einfluss der sportlichen Bewegung auf die kindliche Entwicklung im körperlichen, geistigen und emotionalen Sinn. Seine Hobbys extremes Bergsteigen, Eisklettern und Skibefahrung steiler Wände veranlassten ihn, als Bergführerausbilder Medizin und als Mitglied des Sicherheitskreises im deutschen Alpenverein tätig zu sein. Im vorliegenden Buch schreibt er seinen gesamten Erfahrungsschatz nieder.

Literaturverzeichnis

Ahonen, J. et al., Sportmedizin und Trainingslehre, Schattauer 1994
Bärtsch, P. et al., Intermittent hypoxia at rest for improvement of athletic performance, Scand.J.Med.Sci.Sports 2008:18:40-46
Bartels, R. u. H., Physiologie, Urban & Fischer 1998
Baum, M., Liesen, H., Sport und Immunsystem, Deutsches Ärzteblatt 95, Heft 10, 1998
Baum, K., Rüther, T., Goldschalt, C., Der ältere Mensch. Lebensqualität und Leistungsfähigkeit durch körperliches Training, Holzapfel 2000
Behe, M. J., Darwins Black Box, Resch-Verlag 2007
Berghold, F., Risiko Höhenkrankheit, Allgemeinarzt 2/2013
Burrell, B., Im Museum der Gehirne, Hoffmann und Campe 2005
Caspary, R., Lernen und Gehirn, Nikol-Verlag 2011
Deetjen, P., Humpeler, E., Medizinische Aspekte der Höhe, Thieme 1981
Deetjen, P., Speckmann, E.-J., Physiologie, Urban & Schwarzenberg 1994
Dickhuth, H.-H., Einführung in die Sport- und Leistungsmedizin, Karl Hofmann Schorndorf Verlag 2000
Dickhuth, H.-H., Mayer, F., Röcker, K., Berg, A., Sportmedizin für Ärzte, Deutscher Ärzte-Verlag 2007
Eibl-Eibesfeldt, I., Die Biologie des menschlichen Verhaltens, Sehamer Verlag 1997
Eibl-Eibesfeldt, I., Grundriss der vergleichenden Verhaltensforschung, Piper 1999
Fuchs, U., Reiß, M., Höhentraining, Trainerbibliothek 27, Phillipka 1990
Freudig, T., Martin, A., Bergrettung, Eigenverlag 1995
Geiger, L., Versagensangst, Befragung alpiner Skirennläuferinnen, Weltcup-Abfahrt Bad Kleinkirchheim-A., unveröffentlicht

Geiger, L., SuperHenry, Rosenheimer Verlag 2002
Geiger, L., Schulz, A., Teschemacher, H., Beta-Endorphin und Stresshormone beim Skifliegen, intern. Sportärztekongress 1998 Vortrag
Geiger, L., Teschemacher, H., Plasma-β-Endorphin Konzentrationen beim Sportklettern, Bergauf-Bergab, Bayerisches Fernsehen 1995
Geiger, L., Ausdauertraining, Copress Sport 1996
Geiger, L., Gesundheitstraining, BLV-Verlag 2003
Geiger, L., Überlastungsschäden im Sport, BLV-Verlag 1997
Geipel, I., No Limit. Wie viel Doping verträgt die Gesellschaft, Klett-Cotta 2008
Haber, P., Lungenfunktion und Spiroergometrie, Springer 2004
Harf, R., Die Inseln der Begabung, GEO Kompakt Nr. 28, 2011
Heck, H., Laktat in der Leistungsdiagnostik, Wissenschaftliche Schriftenreihe des deutschen Sportbundes, Band 22, 1990
Hick, Ch. und A., Intensivkurs Physiologie, Urban & Fischer 2009
Hille, Ch., Geiger, L., Mathematische Beschreibung der Laktatkinetik beim Stufentest und Umsetzung in eine datenbankorientierte Analysen-Software, Leistungssport 5, 1993
Heyden, S., Fodor, G. J., Does regular exercise prolong Life expectancy, sports med. 6, 1988
Hollmann, W., Hettinger, Th., Sportmedizin, Schattauer 2000
Hollmann, W., Strüder, K., Tagarakis, Ch., Gehirn und körperliche Aktivität, SpW 35. Jg 2005, Nr. 1
Hollmann, W., Strüder, H., Predel, H.-G., Tagarakis, Ch., Spiroergometrie, Schattauer 2006
Hüther, G., Bedienungsanleitung für ein menschliches Gehirn – Die Macht der inneren Bilder – Biologie der Angst, Vandenhoeck & Ruprecht 2013
Israel, S., Muskelaktivität und Menschwerdung – technischer Fortschritt und Bewegungsmangel, Academia-Verlag 1995
Jost, H., Geiger, L., Die 10 erfolgreichen Schritte – Handbuch für Berglauf, Sportinform 1999
Kautzmann, G., Miketta, G., Krieg in unserem Körper, Zabert-Sandmann 1998
Keysers, Ch., Unser empathisches Gehirn, C. Bertelsmann 2011
Klaus, S., Regulation von Hunger und Sättigung, Phoenix 4, 2006
Klinke, R., Pape, H.-Ch., Silbernagel, St., Physiologie, Thieme 2005
Lehmann, M. et al., Übertraining und Leistungsminderung, Leistungssport 5/1999
Liesen, H., Baum, M., Sport und Immunsystem, Hippokrates 1997
Lochmüller, E.-M., Friese, K., Schwangerschaft und Sport, LMU München, I. Frauenklinik
Paffenbarger, R. S., et al., Physical activity all-caused mortality and longvity of college alumni, New Engl. J. Med 314 (1986)
Rost, W., Emotionen, Springer 2005
Sakmann, B., Lauschangriff auf die Neuronen, Festansprache DSHS Köln 1995
Schedlowski, M., Stress, Hormone und zelluläre Immunfunktionen, Spektrum 1994
Schommer, K., Bärtsch, P., Basiswissen für die höhenmedizinische Beratung, Deutsches Ärzteblatt Ig. 108/Heft 49
Schulz, A., Geiger, L., Teschemacher, H., β-Endorphin immunoreaktives Material beim Skifliegen, 1998. Poster Sportmedizin-Kongress Innsbruck 1999
Schulz, A., Geiger, L., Teschemacher, H., Proopiomelanocortin Fragments in the Plasma of Athletes undergoing aerobic or anaerobic exercise, Vortrag 10th European Congress on Sports Medicine Innsbruck, 1999
Spitzer, M., Bertram, W., Braintertainment – Expeditionen in die Welt von Geist und Gehirn, Schattauer 2007
Thews, G., Mutschler, E., Schaible, H.-G., Vaupel, P., Anatomie – Physiologie – Pathophysiologie des Menschen, Wissenschaftliche Verlagsgesellschaft, Stuttgart 2007
Tittel, K., Beschreibende und funktionelle Anatomie des Menschen, Gustav-Fischer 1986
Tortora, G.-J., Derrickson, B.-H., Anatomie und Physiologie, WILEY-VCH Verlag 2007
Volkert, D., Was alte Menschen essen, in: MMW Nr. 10
Wastl, P., Beweglichkeitstraining-Skriptum Düsseldorf 2010
Weicker, H., Strobel, G., Sportmedizin. Biochemisch-physiologische Grundlagen und ihre sportartspezifische Bedeutung, Fischer 1994
Weineck, J., Optimales Training, Spitta 2004
Weineck, J., Sportanatomie, Perimed 1983
Wenger, U., Vogel, A., Geiger, L., Optimale Skilanglauftechnik 2: Freie Technik-Skating, Sportinform 1998
Wittchen, H.-U., Wenn Angst krank macht, Mosaik 1997
Zintl, F., Ausdauertraining, BLV 1994

Stichwortverzeichnis

www.rosenheimer.com

Titelfoto: © Alex Koch – Fotolia.com
Die Abbildungen im Buch wurden von Ludwig V. Geiger gezeichnet.
Abbildung S. 14: © nickolae – Fotolia.com
Lektorat: Gisela Faller, Stuttgart
Satz und Layout: SF-Design GmbH – Stefan Felder
Bildbearbeitung und Scan: Dieter Stragenegg, Kolbermoor
Druck und Bindung: FIRMENGRUPPE APPL, aprinta Druck, Wemding
Printed in Germany

ISBN: 978-3-475-54329-6